Kältegefühl 51
Kniebeschwerden nach Gewalteinwirkung 342
Kniebeschwerden ohne Gewalteinwirkung 344
Knoten oder Schwellungen an Hals
  und Nacken 173
Konzentrationsstörungen 97
Kopfhautveränderungen 400
Kopfschmerzen, akute 110
Kopfschmerzen, chronische oder
  wiederkehrende 107
Kreuzschmerzen 326
Kribbeln 395
Kurzatmigkeit, akute 202
Kurzatmigkeit, anhaltende, wiederkehrende 205
Lagerungsschwindel 93
Lähmung 312
Lärmüberempfindlichkeit 171
Leistenschmerzen, akute 339
Leistenschmerzen, chronische 340
Lippenbeschwerden 179
Menstruationsstörungen 295
Missempfindungen 395
Mittelbauchschmerzen 238
Mittelfußbeschwerden 353
Müdigkeit, anhaltende abnorme 55
Müdigkeit, zeitweilige abnorme 54
Mundgeruch mit weiteren Beschwerden 188
Mundgeruch ohne weitere Beschwerden 187
Mund, trockener 186
Muskelkrampf 320
Muskelschwäche 312
Muskelzuckungen 318
Myoklonus 318
Nackenschmerzen 322
Nagelbettveränderungen 402
Nagelfalzveränderungen 402
Nagelplattenveränderungen 403
Nasenbeschwerden 160
Nervosität 94
Niedergeschlagenheit 101
Oberbauchschmerzen 238
Oberschenkelschmerzen, akute 339
Oberschenkelschmerzen, chronische 340
Obstipation 256
Ohnmacht 86
Ohrendruck 164
Ohrenschmerzen 164
Panik 103
Parästhesie 395
Penis, schmerzende, juckende
  Veränderungen 279

Penis, schmerz...
Reizbarkeit 94
Reizhusten 209
Riechstörungen 163
Rückenschmerzen 326
Scheide, Blutung 298
Scheidenausfluss 286
Schluckbeschwerden vornehmlich
  bei fester Nahrung 152
Schluckbeschwerden vornehmlich
  beim Trinken 150
Schulterschmerzen, akute 328
Schulterschmerzen, chronische 330
Schwindel, unabhängig von Kopf-
  und Körperlage 91
Schwitzen, übermäßiges 48
Sehschwäche, zunehmende 132
Sehverschlechterung, plötzliche 134
Sinnestäuschung 105
Sprachstörungen 158
Sprechstörungen 156
Sprunggelenksbeschwerden 351
Steißbeinschmerzen 326
Stimmstörungen 154
Stuhl, blutiger 257
Synkope 86
Taubheitsgefühl 395
Tinnitus 170
Tremor 315
Übelkeit und Erbrechen mit Bauch-
  und Schluckbeschwerden 244
Übelkeit und Erbrechen ohne
  Bauchbeschwerden 248
Unterbauchschmerzen 242
Unterleibsschmerzen, zyklusabhängige 300
Urin, Farbveränderungen, Trübungen 269
Urinmenge, veränderte 272
Vergesslichkeit 97
Verstimmung, depressive 101
Verstopfung 256
Verwirrtheit 99
Wahn 105
Wahrnehmungen, ungewöhnliche 130
Wangenschleimhautbeschwerden 181
Wasserlassen, erschwertes 272
Wasserlassen, schmerzhaftes 266
Zahnfleischbeschwerden 181
Zahnschmerzen 176
Zehenbeschwerden 353
Zittern 315
Zungenbeschwerden 184

Hans Reuter (Hrsg.)

# Differenzialdiagnose für Heilpraktiker

unter Mitarbeit von

Markus Vieten, Aachen
Dr. Markus Escher, Stuttgart
Dr. Arne Schäffler, Augsburg

Foitzick Verlag, Augsburg

**Wichtiger Hinweis:** Die Autoren haben große Sorgfalt auf die (therapeutischen) Angaben, insbesondere Konzentrationen, Dosierungen, Indikationen und Warnhinweise, verwendet. Dennoch entbindet dies den Anwender dieses Werkes nicht von der eigenen Verantwortung. Weder die Autoren noch der Verlag können für eventuelle Nachteile und Schäden eine Haftung übernehmen, die aus den im Buch gemachten Hinweisen resultieren.

Bibliografische Information der Deutschen Bibliothek

Die Deutsche Bibliothek verzeichnet diese Publikation in der Deutschen Nationalbibliografie; detaillierte bibliografische Daten sind im Internet über <http://portal.d-nb.de> abrufbar.

© 2010 Foitzick Verlag, Augsburg
www.foitzick-verlag.de
Zuschriften an den Verlag an: info@foitzick-verlag.de

Lektorat: Markus Vieten, Aachen; Hans Reuter, Friedberg
Layout, Satz und Bildredaktion: Schäffler & Kollegen GmbH, Augsburg
Druck und Bindung: Buchproduktion Thomas Ebertin, Uhldingen/Bodensee
Titelabbildung: Fotolia.com – Günter Menzl (Frau); Photocase.de – AllzweckJack (Tafel);
 Bearbeitung: Schäffler & Kollegen, Augsburg
Fotos: siehe Bildnachweis S. 447

Das Werk ist urheberrechtlich geschützt. Die dadurch begründeten Rechte, insbesondere die der Übersetzung, des Nachdrucks, der Funksendung, der Wiedergabe auf fotomechanischem Weg und der Speicherung in Datenverarbeitungsanlagen, auch bei nur auszugsweiser Verwertung, bleiben vorbehalten.

ISBN 978-3-929338-48-5

# Inhalt

## 1 Prinzipien    9
- 1.1 Anlässe, differenzialdiagnostisch zu denken. . . . . . . . . . . . . . . . . . 10
- 1.2 Notfall ausschließen . . . . . . . . . . . . . 11
- 1.3 Abwendbar gefährliche Verläufe. . . . 11
- 1.4 Sammeln, ausschließen, nachweisen 12
- 1.5 Statistik berücksichtigen. . . . . . . . . . 15
- 1.6 Wann ist ein Screening sinnvoll? . . . 21

## 2 Notfälle    25
- 2.1 Anzeichen für einen Notfall. . . . . . . . 26
- 2.2 Vorgehen bei einem Notfall . . . . . . . 28
- 2.3 Spezielle Notfälle . . . . . . . . . . . . . . . 29

## 3 Allgemeinbeschwerden    33
- 3.1 Spezielle Anamnese bei Allgemeinbeschwerden . . . . . . . . . . 34
- 3.2 Patientenuntersuchung. . . . . . . . . . . 36
- 3.3 Abwendbar gefährliche Verläufe. . . . 36
- 3.4 Gesteigerter Appetit und Heißhungerattacken . . . . . . . . . . . . 38
- 3.5 Gewichtszunahme ohne gesteigerten Appetit . . . . . . . . . . . . . 40
- 3.6 Gewichtsverlust . . . . . . . . . . . . . . . . 43
- 3.7 Übermäßiger Durst. . . . . . . . . . . . . . 46
- 3.8 Übermäßiges Schwitzen. . . . . . . . . . 48
- 3.9 Übermäßiges Frieren oder Kältegefühl . . . . . . . . . . . . . . . . . . . . 51
- 3.10 Zeitweilige abnorme Müdigkeit und Abgeschlagenheit . . . . . . . . . . . 54
- 3.11 Anhaltende abnorme Müdigkeit und Abgeschlagenheit . . . . . . . . . . . 55
- 3.12 Fieber mit Beschwerden im Kopf- und Halsbereich. . . . . . . . . . . . . . . . 58
- 3.13 Fieber mit Beschwerden im Brustbereich. . . . . . . . . . . . . . . . . . . 60
- 3.14 Fieber mit Beschwerden im Bauch-, Flanken- und Genitalbereich . . . . . . 61
- 3.15 Fieber mit Beschwerden an Muskeln, Knochen, Gelenken und Haut. . . . . . 64
- 3.16 Fieber mit uncharakteristischen Beschwerden . . . . . . . . . . . . . . . . . . 66

## 4 Neurologie, Psychatrie    69
- 4.1 Spezielle Anamnese . . . . . . . . . . . . . 70
- 4.2 Patientenuntersuchung. . . . . . . . . . . 70
- 4.3 Abwendbar gefährliche Verläufe. . . . 85
- 4.4 Synkope, Bewusstseinsstörungen. . . 86
- 4.6 Schwindel unabhängig von Kopf- und Körperlage . . . . . . . . . . . 91
- 4.7 Bewegungs- oder Lagerungsschwindel . . . . . . . . . . . . . 93
- 4.8 Nervosität und Reizbarkeit . . . . . . . . 94
- 4.9 Vergesslichkeit, Gedächtnis- und Konzentrationsstörungen. . . . . . 97
- 4.10 Verwirrtheit und Desorientierung . . . 99
- 4.11 Niedergeschlagenheit und depressive Verstimmung . . . . . . . . . 101
- 4.12 Angst, Panik und grundlose Ängstlichkeit. . . . . . . . . . . . . . . . . . 103
- 4.14 Chronische oder wiederkehrende Kopfschmerzen. . . . . . . . . . . . . . . . 107
- 4.15 Akute Kopfschmerzen. . . . . . . . . . . . 110

## 5 Augen    113
- 5.1 Spezielle Anamnese . . . . . . . . . . . . . 114
- 5.2 Patientenuntersuchung. . . . . . . . . . . 114
- 5.3 Abwendbar gefährliche Verläufe. . . . 118
- 5.4 Auffälligkeiten am Augenlid . . . . . . . 119
- 5.5 Schmerzlose Auffälligkeiten am Auge 124
- 5.6 Augenschmerzen oder -jucken . . . . . 126
- 5.7 Ungewöhnliche Wahrnehmungen und Doppelbilder. . . . . . . . . . . . . . . 130
- 5.8 Langsam zunehmende Sehschwäche und Erblindung . . . . . 132
- 5.9 Plötzliche Sehverschlechterung. . . . . 134

## 6 Hals, Sprechen, Sprache, Nase, Ohren, Mund    137
- 6.1 Spezielle Anamnese . . . . . . . . . . . . . 138
- 6.2 Patientenuntersuchung. . . . . . . . . . . 139
- 6.3 Abwendbar gefährliche Verläufe . . . . 145
- 6.4 Halsschmerzen mit Fieber . . . . . . . . 146
- 6.5 Halsschmerzen ohne Fieber . . . . . . . 148
- 6.6 Schluckbeschwerden vornehmlich beim Trinken . . . . . . . . . . . . . . . . . . 150
- 6.7 Schluckbeschwerden vornehmlich bei fester Nahrung . . . . . . . . . . . . . 152
- 6.8 Heiserkeit und Stimmstörungen. . . . 154

| | | | | | |
|---|---|---|---|---|---|
| 6.9 | Sprechstörungen. . . . . . . . . . . . . . . . | 156 | 8.9 | Erbrechen von Blut oder kaffeesatzartiger Flüssigkeit . . . . . . . | 251 |
| 6.10 | Sprachstörungen. . . . . . . . . . . . . . . . | 158 | 8.10 | Akuter Durchfall (Dauer bis 2 Wochen) . . . . . . . . . . . . . . . . . | 252 |
| 6.11 | Nasenbeschwerden . . . . . . . . . . . . . | 160 | | | |
| 6.12 | Riechstörungen. . . . . . . . . . . . . . . . . | 163 | 8.11 | Chronischer Durchfall (Dauer über 2 Wochen). . . . . . . . . . . . . . | 253 |
| 6.13 | Ohrenschmerzen und Ohrendruck. . | 164 | | | |
| 6.14 | Schwerhörigkeit oder Taubheit. . . . . | 168 | 8.12 | Obstipation. . . . . . . . . . . . . . . . . . . | 256 |
| 6.15 | Tinnitus ohne andere Ohrenbeschwerden . . . . . . . . . . . . . | 170 | 8.13 | Blutiger Stuhl und Blutungen aus dem Analbereich . . . . . . . . . . . | 257 |
| 6.16 | Lärm- und Geräuschüberempfindlichkeit . . . . . . . . . . . . . . . | 171 | 8.14 | Schmerzen und Juckreiz am After. . . | 258 |
| 6.17 | Knoten oder Schwellungen an Hals und Nacken. . . . . . . . . . . . . | 173 | **9** | **Harnwege und Geschlechtsorgane** | **261** |
| 6.18 | Gesichts- und Zahnschmerzen . . . . . | 176 | 9.1 | Spezielle Anamnese . . . . . . . . . . . . | 262 |
| 6.19 | Beschwerden an den Lippen . . . . . . | 179 | 9.2 | Patientenuntersuchung. . . . . . . . . . | 262 |
| 6.20 | Wangenschleimhaut und Zahnfleisch. . . . . . . . . . . . . . . . . . | 181 | 9.3 | Abwendbar gefährliche Verläufe. . . . | 265 |
| | | | 9.4 | Schmerzen beim Wasserlassen. . . . . | 266 |
| 6.21 | Beschwerden an der Zunge . . . . . . . | 184 | 9.5 | Veränderungen des Urins . . . . . . . . | 269 |
| 6.22 | Trockener Mund . . . . . . . . . . . . . . . | 186 | 9.6 | Erschwertes Wasserlassen, veränderte Urinmenge . . . . . . . . . . | 272 |
| 6.23 | Mundgeruch ohne weitere Beschwerden . . . . . . . . . . . . . . . . | 187 | | | |
| | | | 9.7 | Ungewollter Harnabgang (Inkontinenz), verstärkter Harndrang. . . . . . . . . . . | 274 |
| 6.24 | Mundgeruch mit weiteren Beschwerden . . . . . . . . . . . . . . . . | 188 | | | |
| | | | 9.8 | Schmerzlose Veränderungen am Penis . . . . . . . . . . . . . . . . . . | 277 |
| **7** | **Thorax, Lunge, Herz** | **191** | | | |
| 7.1 | Spezielle Anamnese . . . . . . . . . . . . | 192 | 9.9 | Schmerzende und juckende Veränderungen am Penis . . . . . . . . | 279 |
| 7.2 | Patientenuntersuchung. . . . . . . . . . | 193 | | | |
| 7.3 | Abwendbar gefährliche Verläufe. . . . | 201 | 9.10 | Beschwerden an Hoden oder Damm . . . . . . . . . . . . . . . . | 280 |
| 7.4 | Akut auftretende Atemnot und Kurzatmigkeit . . . . . . . . . . . . . . . | 202 | | | |
| | | | 9.11 | Äußere Auffälligkeiten an den Brüsten. . . . . . . . . . . . . . . | 282 |
| 7.5 | Häufig wiederkehrende oder anhaltende Atemnot und Kurzatmigkeit . . . . . . . | 205 | | | |
| | | | 9.12 | Verhärtungen, Schwellungen und Knoten in der weiblichen Brust . . . . | 284 |
| 7.6 | Trockener Husten (Reizhusten). . . . . | 209 | | | |
| 7.7 | Feuchter Husten und Auswurf . . . . . | 211 | 9.13 | Schmerzen in einer oder beiden Brüsten. . . . . . . . . . . . . . . | 285 |
| 7.8 | Schmerzen in der Brust . . . . . . . . . . | 213 | | | |
| 7.9 | Einmalig oder selten auftretendes Herzklopfen, -rasen und -stolpern . . | 217 | 9.14 | Ausfluss aus der Scheide . . . . . . . . | 286 |
| | | | 9.15 | Jucken und Schmerzen im Genitalbereich . . . . . . . . . . . . . . . | 288 |
| **8** | **Bauchraum** | **225** | 9.16 | Schmerzen beim oder nach dem Geschlechtsverkehr (Dyspareunie) . | 290 |
| 8.1 | Spezielle Anamnese . . . . . . . . . . . . | 226 | | | |
| 8.2 | Patientenuntersuchung. . . . . . . . . . | 226 | 9.17 | Hautveränderungen im Genitalbereich . . . . . . . . . . . . . . . | 294 |
| 8.3 | Abwendbar gefährliche Verläufe. . . . | 233 | | | |
| 8.4 | Schmerzen im gesamten Bauch oder an wechselnden Stellen . . . . . | 235 | 9.18 | Störungen der Monatsblutung (Menstruationsstörungen). . . . . . . . | 295 |
| 8.5 | Schmerzen im Ober- und Mittelbauch oder in der Flanke . . . . | 238 | 9.19 | Blutungen aus der Scheide außerhalb der Menstruation. . . . . . | 298 |
| 8.6 | Schmerzen im Unterbauch . . . . . . . | 242 | 9.20 | Zyklusabhängige Unterleibsschmerzen . . . . . . . . . . . . . . . . . . | 300 |
| 8.7 | Übelkeit und Erbrechen mit Bauch- oder Schluckbeschwerden . . | 244 | | | |
| 8.8 | Übelkeit und Erbrechen ohne Bauchbeschwerden . . . . . . . . . . . . | 248 | | | |

## 10 Bewegungsapparat 301
- 10.1 Spezielle Anamnese ............ 302
- 10.2 Patientenuntersuchung .......... 302
- 10.3 Abwendbar gefährliche Verläufe.... 310
- 10.4 Muskelschwäche und Lähmungen .. 312
- 10.5 Zittern (Tremor) ............... 315
- 10.6 Muskelzuckungen............... 318
- 10.7 Muskelkrämpfe.................. 320
- 10.8 Nackenschmerzen .............. 322
- 10.9 Schmerzen im Bereich der Brustwirbelsäule................ 324
- 10.10 Schmerzen in Kreuz, Steißbein oder dem ganzen Rücken......... 325
- 10.11 Akute Schulterschmerzen ........ 327
- 10.12 Chronische Schulterschmerzen..... 329
- 10.13 Arm- und Ellenbogenbeschwerden nach Gewalteinwirkung .......... 331
- 10.14 Arm- und Ellenbogenbeschwerden ohne Gewalteinwirkung.......... 333
- 10.15 Handbeschwerden nach Gewalteinwirkung .............. 334
- 10.16 Handbeschwerden ohne Gewalteinwirkung .............. 336
- 10.17 Akute Schmerzen und Funktionsstörungen der Hüfte, Leiste und Oberschenkel ............... 338
- 10.18 Chronische Schmerzen und Funktionsstörungen der Hüfte, Leiste und Oberschenkel ............... 339
- 10.19 Knie- und Beinbeschwerden nach Gewalteinwirkung .......... 341
- 10.20 Kniebeschwerden ohne Gewalteinwirkung .............. 343
- 10.21 Beinbeschwerden ohne Gewalteinwirkung .............. 346
- 10.22 Beschwerden in Sprunggelenk oder Ferse ................... 350
- 10.23 Beschwerden in Mittelfuß oder Zehen................... 352
- 10.24 Einseitiges oder asymmetrisches Hinken und andere Gangstörungen ....... 355
- 10.25 Beidseitiges Hinken und andere Gangstörungen........... 357

## 11 Haut, Haare und Nägel 361
- 11.1 Spezielle Anamnese ............ 362
- 11.2 Patientenuntersuchung........... 362
- 11.3 Abwendbar gefährliche Verläufe.... 367
- 11.4 Flache Hautveränderungen ohne Fieber ................. 368
- 11.5 Erhabene Hautveränderungen ohne Fieber mit Hautverdickungen und Schuppen ................ 373
- 11.6 Erhabene Hautveränderungen ohne Fieber mit Quaddeln, Bläschen und Blasen.................... 376
- 11.7 Erhabene Hautveränderungen ohne Fieber mit Knötchen, Pusteln und Wucherungen .............. 380
- 11.8 Knoten unter der Haut ........... 387
- 11.9 Hautveränderungen mit Fieber..... 388
- 11.10 Großflächiger Hautjuckreiz ....... 393
- 11.11 Taubheitsgefühl, Kribbeln und andere Missempfindungen ....... 395
- 11.12 Haarausfall und andere Haarveränderungen ............ 399
- 11.13 Kopfhautveränderungen ......... 400
- 11.14 Veränderungen von Nagelfalz und Nagelbett................. 402
- 11.15 Veränderungen der Nagelplatte .... 403

## 12 Labor 407
- 12.1 Hämatologische Diagnostik ....... 408
- 12.2 Gerinnung..................... 410
- 12.3 Elektrolyte..................... 411
- 12.4 Eiweißstoffwechsel.............. 414
- 12.5 Fettstoffwechsel ............... 416
- 12.6 Eisenstoffwechsel .............. 418
- 12.7 Säure-Basen-Haushalt ........... 419
- 12.8 Folsäure...................... 420
- 12.9 Diabetesdiagnostik.............. 420
- 12.10 Entzündungswerte ............. 422
- 12.11 Herz- und Muskelwerte .......... 423
- 12.12 Leberwerte ................... 424
- 12.13 Pankreaswerte ................ 426
- 12.14 Nierenwerte .................. 426
- 12.15 Kortisol...................... 428
- 12.16 Schilddrüse................... 428

## 13 Anhang 431
- Register ..................... 432
- Abkürzungen................... 445
- Abbildungsquellen............... 447

# Bedienungsanleitung

Gemäß der Erkenntnis, dass 70-90 % der Informationen mit einer guten **Anamnese und körperlichen Untersuchung** gefunden werden, gibt es für jedes Organsystem entsprechende Hinweise. Auf apparative Diagnostik wird hingewiesen, wenn sie zur weiteren Abklärung sinnvoll ist. Komplementäre und spezielle Diagnoseverfahren werden nicht erläutert. Es würde den Rahmen des Buches sprengen.

Ein Buch kann nicht alle Erkrankungen aufführen. Wir haben uns auf **häufige** und auf **gefährliche** konzentriert. Besonderes Augenmerk haben wir auf drohende Komplikationen, abwendbar gefährliche Verläufe (→ 11) und Notfälle gelegt. Wichtige Erkrankungen und Komplikationen werden in eigenen Unterkapiteln erläutert, sonst gibt es in den Tabellen Hinweise, die mit einem Ausrufezeichen (!) gekennzeichnet sind.

Es liegt in der Natur eines Differenzialdiagnosebuches, dass Erkrankungen, die leicht erkannt und therapiert werden können, seltener erwähnt werden und weniger Platz bekommen, als seltene und solche, die leichter zu übersehen sind.

Im **Mittelpunkt steht die Diagnose**. Angaben zur Therapie beschränken sich daher auf erste (Notfall-)Maßnahmen und einige Hinweise.

Die Inhalte des Buches enden, wenn zur Therapie oder Diagnostik ein Not- oder Facharzt oder eine Einweisung in ein Krankenhaus nötig wird.

Da das Buch auch zum Nachschlagen z. B. einzelner Symptome verwendbar sein soll, gibt es **Redundanzen**. Wo der Platz nicht reicht, führen **Querverweise** zu weiteren Informationen.

Generell haben wir **Fachworte** verwendet und oft die deutsche Bezeichnung in Klammern gesetzt. So können auch Anfänger die Inhalte ohne viel Nachschlagen in Wörterbüchern verstehen. Erfahrene ignorieren bitte die für sie unötigen »Übersetzungen«. Ebenfalls haben wir auf Präparatenamen verzichtet.

Es gibt in der Literatur nur wenige Angaben zu **Häufigkeiten** von Symptomen bei Erkrankungen und von Erkrankungen bei bestimmten Symptomen. Zudem sind solche Angaben nur bedingt aussagekräftig, wenn man einem Individuum gegenübersitzt. Daher sind als Ahalt Begriffe wie „häufig" und „selten" verwendet worden.

Nach einführenden Kapiteln zu differenzialdiagnostischen Prinzipien und Differenzialdiagnose bei Notfällen folgen je Organsystem ein Kapitel und ein abschließendes Kapitel mit den wichtigsten Laborwerten.

Die Organkapitel sind einheitlich aufgebaut:
▶ Anamnese und körperliche Untersuchung
▶ abwendbar gefährliche Verläufe
▶ Unterkapitel nach Leitsymptomen.

Kern des Buches sind die differenzialdiagnostischen Tabellen:
▶ in der 1. Spalte: Symptomkonstellationen
▶ in der 2. Spalte: wahrscheinliche Diagnosen
▶ in der 3. Spalte: Vorgehen.

Wo es hilfreich sein kann, haben wir zusätzliche Informationen eingefügt:
▶ kurze Erklärungen von Erkrankungen vor oder in den Tabellen
▶ Abbildungen zur körperlichen Untersuchung da, wo die Untersuchung erklärt wird
▶ Abbildungen mit klinischen Symptomen vor der Tabelle mit dem entsprechendem Leitsymptom.

Ein ausführlicher Index und viele Querverweise führen schnell zu der gewünschten Information.

Senden Sie Ihre Hinweise und Kritik an:
info@foitzick-verlag.de.
Wir werden sie bei einer Neuauflage gerne berücksichtigen.

Friedberg, im Mai 2010

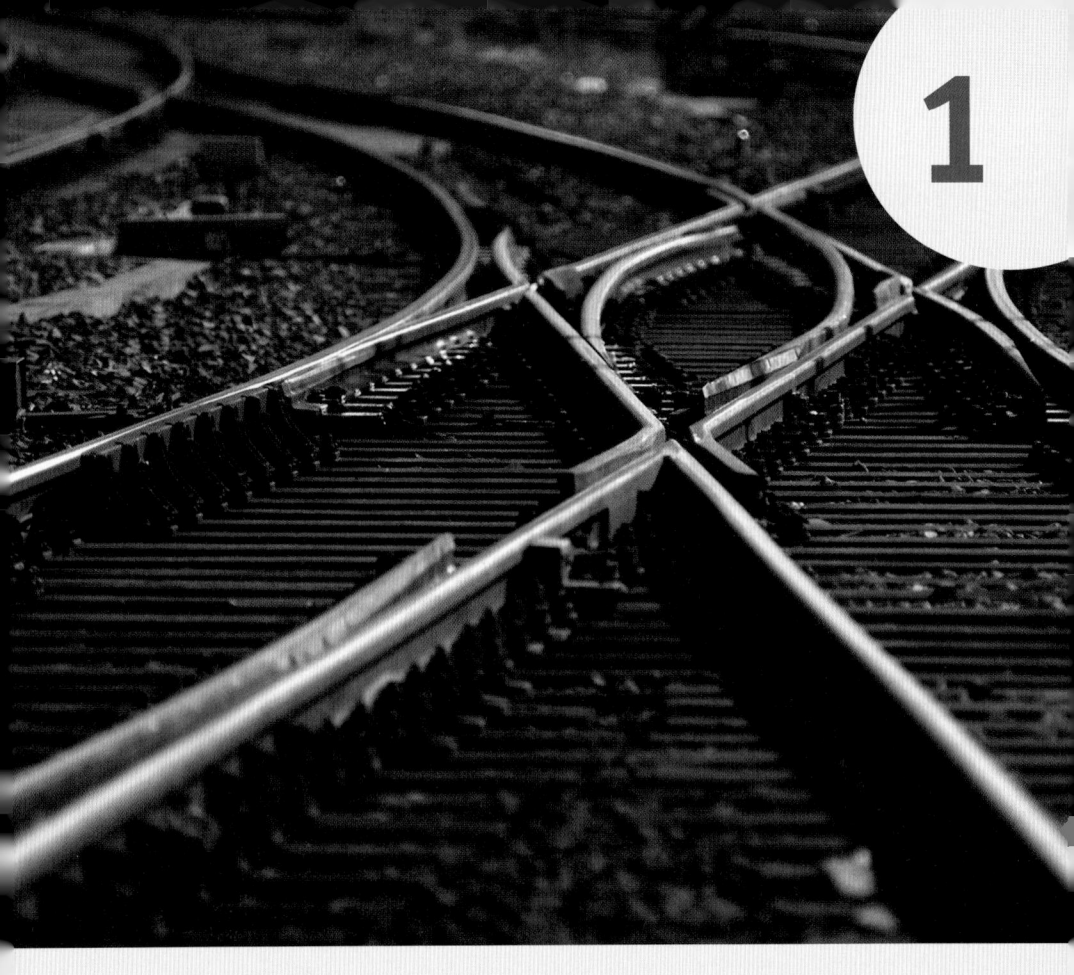

# Prinzipien

1.1 Anlässe, differenzialdiagnostisch zu denken . . . . . . . . . . . . . . . . . . . . . . . . . . . . . . . . . 10
1.2 Notfall ausschließen . . . . . . . . . . . . . . . . . . . . . . . . . . . . . . . . . . . . . . . . . . . . . . . . . . 11
1.3 Abwendbar gefährliche Verläufe . . . . . . . . . . . . . . . . . . . . . . . . . . . . . . . . . . . . . . . . . 11
1.4 Sammeln, ausschließen, nachweisen . . . . . . . . . . . . . . . . . . . . . . . . . . . . . . . . . . . . . 12
1.5 Statistik berücksichtigen . . . . . . . . . . . . . . . . . . . . . . . . . . . . . . . . . . . . . . . . . . . . . . 15
1.6 Wann ist ein Screening sinnvoll? . . . . . . . . . . . . . . . . . . . . . . . . . . . . . . . . . . . . . . . . . 21

## 1.1 Anlässe, differenzialdiagnostisch zu denken

»Vor die Therapie haben die Götter die Diagnose gestellt«, soll schon Hippokrates gesagt haben. Die Botschaft ist eigentlich selbstverständlich, allerdings scheint sie so selbstverständlich zu sein, dass sie im Alltag gern vergessen wird.

Die gesammelten Informationen und Wünsche des Patienten sind das Fundament, auf dem die Diagnosen als Säulen sozusagen die Therapie tragen. Dabei umfasst »Diagnosen« nicht nur ein bis mehrere beschreibbare Erkrankungen (Entitäten), sondern auch Kombinationen, individuelle Ausprägungen sowie Wünsche und Ressourcen des Patienten.

Der Begriff »differenzialdiagnostisch« betont, dass man verschiedene Erkrankungen und Syndrome voneinander trennt – differenziert –, indem man die richtige Diagnose identifiziert oder die falschen aussortiert. Meistens kombiniert man beide Ansätze.

Eine Schwierigkeit vor allem zu Beginn der praktischen Tätigkeit ist, dass in der Ausbildung überwiegend nach dem Schema »Krankheit X hat die Symptome A, B und C« unterrichtet und gelernt wird, während man bei der Differenzialdiagnose nach dem Schema »Symptom A kommt vor bei den Erkrankungen X, Y, Z, …« denkt. Kompliziert ist das Ganze, weil viele Wahrscheinlichkeiten, Aussagewertigkeiten und Wenn-dann-Zusammenhänge dazukommen. Es macht daher Sinn, differenzialdiagnostisches Denken mit entsprechender Literatur, Fortbildungen und Selbstreflexionen zu trainieren.

Folgende Anlässe gibt es typischerweise in der täglichen Praxis für differenzialdiagnostisches Denken:
1. Ein Patient stellt sich zum ersten Mal mit neu aufgetretenen Symptomen vor.
2. Ein Patient hat Symptome, deren Ursache trotz ausführlicher Diagnostik und Therapieversuche unbekannt bleibt.
3. Ein Patient kommt mit einer Diagnose.
4. Eine Therapie zeigt nicht den gewünschten Effekt.
5. Je nach Erkrankung ist ein regelmäßiger Review der Diagnose und Therapie bei jedem Besuch oder einmal im Jahr sinnvoll.

Seltene Gründe sind, dass eine neue Ursache für Symptome entdeckt wurde, z. B. Unverträglichkeit eines Lebensmittelzusatzes, oder eine neue Therapie entwickelt wurde, die bei einigen Konstellationen besser wirkt.

**Ein Patient stellt sich zum ersten Mal mit neu aufgetretenen Symptomen vor.** Dieser Fall ist die klassische Situation, wenn auch nicht die häufigste. Zwei Ziele stehen im Vordergrund:
1. die Gefahr eines akuten, möglicherweise sogar lebensgefährlichen Verlaufs abschätzen
2. die richtige Diagnose stellen.

Neben einer breiten, unvoreingenommenen Informationssammlung sucht und fragt man gezielt nach Informationen, die einen möglicherweise gefährlichen Verlauf nachweisen oder ausschließen.

**Ein Patient hat Symptome, deren Ursache trotz ausführlicher Diagnostik und Therapieversuche unbekannt bleibt.** Gerade in der Naturheilpraxis kommt dies häufig vor. Zuerst sollte man neben einer gründlichen Anamnese und Untersuchung des Patienten möglichst alle vorhandenen Befunde sichten. Danach wird entschieden:
- Geht man auf »Start« zurück und beginnt eine erneute grundlegende Diagnostik mit zusätzlichen Laboruntersuchungen, bildgebenden Verfahren und Funktionstests? Dies ist vor allem sinnvoll, wenn keine umfassende Diagnostik stattgefunden hat, sondern sehr schnell ein bestimmter Verdacht im Raum stand.
- Schließt man zuerst nur Lücken in der Diagnostik?
- Wurde die Ursache nicht gefunden, obwohl eigentlich eine sinnvolle und ausreichende Diagnostik stattgefunden hat? In dieser Situation sollte man die Möglichkeiten sorgfältig mit dem

Patienten besprechen. Zum einen kann man oft eine Reihe von speziellen Untersuchungen machen, die teuer sind und nur spezielle Ursachen nachweisen, zum anderen kann man abwarten, ob der Verlauf neue, diagnoseweisende Symptome oder einen krankheitstypischen Verlauf zeigt. Eine weitere, natürlich auch parallel einzusetzende Möglichkeit wäre, sich auf die Linderung der Symptome zu konzentrieren. Dem nahe kommt die Diagnose ex iuvantibus (→ S. 14), die meistens eine besonders sorgfältige Aufklärung des Patienten voraussetzt.

**Ein Patient kommt mit einer Diagnose.** Dieser Fall ist häufig. Die Kunst besteht darin, objektiv zu beurteilen, ob die Diagnose sicher ist, bestätigt werden sollte oder infrage zu stellen ist.

**Eine Therapie zeigt nicht den gewünschten Effekt.** Es ist immer möglich, dass schlichtweg die falsche Diagnose gestellt wurde und die spezifische Therapie daher nicht die wirkliche Ursache angeht.

**Je nach Erkrankung ist ein regelmäßiger Review der Diagnose und Therapie sinnvoll.** Persönliche Erfahrungen sind wichtig, aber auch eine Objektivierung, dass Diagnosen richtig sind und die Therapie wirkt. Je nach Sicherheit der Diagnose, Wirksamkeit der Therapie und Schwere der Erkrankung sollte man bei jedem Patienten in bestimmten Abständen die Vogelperspektive einnehmen. Dann kann man sich unvoreingenommen fragen, was man übersehen haben könnte, welche Alternativen denkbar wären und ob der Therapieerfolg den Erwartungen entspricht.

## 1.2 Notfall ausschließen

Um einen Notfall auszuschließen (→ S. 26), achtet man auf die Atmung, den Kreislauf und das Bewusstsein. Meistens reicht eine aufmerksame Haltung, um Störungen zu erkennen.

(!) »Daran denken« ist eine gute Versicherung gegen übersehene Notfälle.

Warnhinweise auf einen Notfall sind:
- Atmung: starke Luftnot, sichtbar angestrengte Atembewegungen, Zyanose, eingeschränkte Atembewegungen, schwache Atmung
- Kreislauf: Blässe, periphere Kühle, Tachykardie, niedriger Blutdruck
- Bewusstsein: Orientierungsstörungen, Verlangsamung, Schläfrigkeit.

Viele Notfälle haben spezielle oder abweichende Befunde (→ a. S. 29f), z. B. hoher Blutdruck bei einer hypertensiven Krise.

Gefährlich sind sich anbahnende oder versteckte Notfälle:
- zunehmende Atemnot bei einem beginnenden Asthmaanfall
- allergische Reaktionen, die mit leichtem Unwohlsein beginnen und bis zum anphylaktischem Schock führen
- Hirnblutungen und Hypoglykämien bei alkoholisierten Patienten.

Bei Verdacht sind eine gezielte Untersuchung und ggf. eine Überwachung unerlässlich.

## 1.3 Abwendbar gefährliche Verläufe

Weitaus häufiger als ein akuter, lebensbedrohlicher Notfall sind die abwendbar gefährlichen Verläufe. Der Begriff ist von der Allgemeinmedizin geprägt worden und bezeichnet gefährliche Verläufe einer Erkrankung, die rechtzeitig erkannt und mit einer rechtzeitigen Therapie verhindert werden können.

Der Terminus umfasst zwei Arten von Gefahren:
- Komplikationen, die im Verlauf drohen, z. B. eine Mastoiditis (Entzündung des Warzenfortsatzes) bei einer Otitis media (Mittelohrentzündung) oder eine Pneumonie bei einer Bronchitis

- ernste Erkrankung, die übersehen werden können, z. B. ein Schlaganfall bei leichter Verwirrtheit oder eine Pankreatitis bei Unwohlsein.

Ernste Erkrankungen können leicht übersehen werden, wenn
- die Symptome unspezifisch sind, z. B. Husten ohne weitere Symptome bei einer Lungenembolie
- die Symptome meistens für eine harmlose Erkrankungen sprechen, z. B. wenn im Rahmen einer Darmgrippe-Welle eine Appendizitis (Blinddarmentzündung) übersehen wird.

Daher sollten bei bestimmten Symptomen immer weitere Fragen und Untersuchungen folgen, z. B.
- bei Infekten: Fieber, Nachtschweiß, Gewichtsverlust, Auslandsaufenthalt?
- bei Durchfallerkrankungen: Blut, Schleim, Eiter im Stuhl?
- bei Obstipation: Blut im Stuhl, Wechsel mit Diarrhoe? Rektal palpieren
- Husten: Lunge abhören
- Bauchschmerzen: Bauch sorgfältig abtasten, nach Abwehrspannung fahnden.

Häufig übersehene oder aufgrund dezenter oder untypischer Symptomatik nicht erkannte Erkrankungen sind z. B. Herzinfarkt, Hypothyreose, Lungenembolie und Schlaganfall.

Das Gegenstück zu den abwendbar gefährlichen Verläufen ist das abwartende oder **beobachtende Offenhalten**. Dabei wird bewusst auf eine weitergehende Diagnostik verzichtet. Das geht, wenn Anamnese und klinischer Befund eine ernsthafte Erkrankung mit hoher Wahrscheinlichkeit ausschließen.

## 1.4 Sammeln, ausschließen, nachweisen

### Informationen sammeln

»Keine Diagnose durch die Hose.« Dieser launische Satz eines unbekannten Urhebers bringt einen wichtigen Aspekt auf den Punkt: die sorgfältige und umfassende Informationssammlung.

(!) Anamnese und körperliche Untersuchung liefern über 80 % der Informationen!

Berücksichtigt man zudem, wie wenig belastend diese für den Patienten i. d. R. sind und wie einfach und kostengünstig, wird deutlich, welche überragende Bedeutung eine gute Anamnese und eine gekonnte körperliche Untersuchung haben.

Unvoreingenommenheit. Der reinen Lehre nach sollen Informationen unvoreingenommen gesammelt und beschrieben werden, bevor eine Bewertung erfolgt. So unrealistisch dies ist, sollte man sich die Forderung aber immer wieder vor Augen halten. So landet man nicht – angeregt durch einen einzelnen Befund oder basierend auf einer persönlichen Erfahrung – frühzeitig auf dem falschen Gleis.

Eine andere Gefahr ist **fehlendes Wissen**: Man kennt bestimmte mögliche Erkrankungen und deren Symptome nicht und erkennt daher nicht, dass sie vorliegen. Hier hilft die Erkenntnis, dass niemand alles weiß. Auch die Bereitschaft, Literatur und Kollegen um Rat zu fragen, ist wichtig.

In der Praxis kommt es laufend zu einem Abgleich der gewonnenen Informationen mit eigenem Wissen und eigenen Erfahrungen – das macht einen guten und erfahrenen Diagnostiker aus. Solange man also die Fallen »frühzeitige Festlegung« und »nicht vorhandenes Wissen« vermeidet, spricht nichts gegen dieses Wechselspiel.

### Informationen bewerten

Die Informationen sind für unterschiedliche Zwecke unterschiedlich wertvoll. Manche Informationen oder Informationskombinationen weisen

## 1.4 Sammeln, ausschließen, nachweisen

deutlich auf eine Diagnose. Andere wiederum schließen bestimmte Diagnosen relativ sicher aus. Noch andere sagen nur, dass mit hoher Sicherheit etwas nicht in Ordnung ist, aber nicht was. Die Informationen sind also vor allem auf ihre Sensitivität und Spezifität auf bestimmte Fragestellungen hin einzuordnen.

⚠ Wie auf S. 20f ausgeführt wird, sind Untersuchungen mit hoher Spezifität und Relevanz geeignet, Diagnosen zu sichern. Untersuchungen mit hoher Sensitivität und Segreganz schließen Diagnosen sicher aus.

Leider liegen kaum genaue Informationen über die Sensitivität und Spezifität einzelner Befunde vor, aber es ist wichtig, Befunde zumindest grob einordnen zu können.

Einige Beispiele:
- Die Angabe von Kopfschmerzen zeigt sehr sensitiv, dass die Gesundheit des Patienten beeinträchtigt ist. Über die Ursache weiß der Therapeut noch fast gar nichts. Nur die Angabe von Kopfschmerzen hat also eine hohe Sensitivität und geringe Spezifität. Erst weitere Angaben engen die Diagnose ein. Dabei wären z. B. die Angaben von anfallsartigen, halbseitigen Kopfschmerzen mit vorausgehenden Sehstörungen sehr spezifisch für die Migräne. Angaben, die auf psychische Ursachen schließen lassen, werden erst im Zusammenhang mit den Kopfschmerzen und weiteren Angaben spezifisch als mögliche Ursache der Kopfschmerzen.
- Die BSG (Blutsenkungsgeschwindigkeit) reagiert sehr empfindlich auf eine veränderte Blutzusammensetzung, z. B. bei Entzündungen, Tumoren und Autoimmunkrankheiten. Außer bei extremen Werten gibt die BSG allein keine Hinweise auf die Diagnose. Zur genauen Diagnose ist oft eine Vielzahl von Untersuchungen und Laborwerten notwendig. Für den Verlauf z. B. einer Rheumatoiden Arthritis ist die BSG sehr gut geeignet, da sie billig, einfach und empfind-

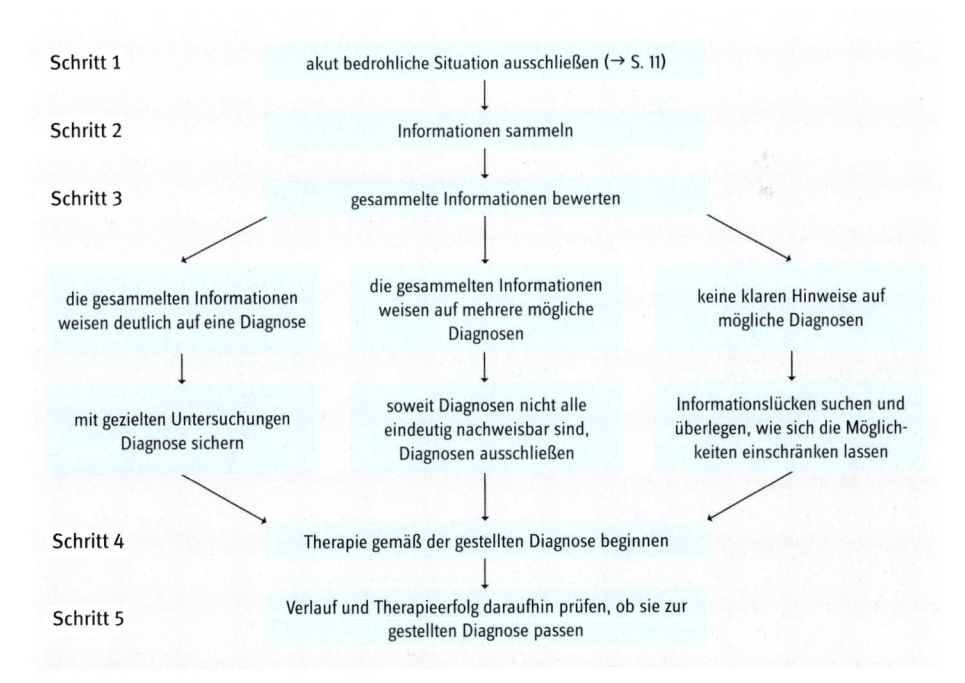

| | |
|---|---|
| Schritt 1 | akut bedrohliche Situation ausschließen (→ S. 11) |
| Schritt 2 | Informationen sammeln |
| Schritt 3 | gesammelte Informationen bewerten |
| | die gesammelten Informationen weisen deutlich auf eine Diagnose / die gesammelten Informationen weisen auf mehrere mögliche Diagnosen / keine klaren Hinweise auf mögliche Diagnosen |
| | mit gezielten Untersuchungen Diagnose sichern / soweit Diagnosen nicht alle eindeutig nachweisbar sind, Diagnosen ausschließen / Informationslücken suchen und überlegen, wie sich die Möglichkeiten einschränken lassen |
| Schritt 4 | Therapie gemäß der gestellten Diagnose beginnen |
| Schritt 5 | Verlauf und Therapieerfolg daraufhin prüfen, ob sie zur gestellten Diagnose passen |

Abb. 1.1: *Ablaufschema einer Differenzialdiagnose. Während der Schritte 3 bis 5 sollten immer wieder alternative Diagnosen in Betracht gezogen werden.* [SKO]

lich ist. Die BSG hat also ebenfalls eine hohe Sensitivität und geringe Spezifität.
- Ein normales TSH schließt Schilddrüsenfunktionsstörungen mit hoher Sicherheit aus. Zur Sicherung der Diagnose bei niedrigem oder hohem TSH müssen die peripheren Schilddrüsenhormone fT3 und fT4 und möglicherweise Autoantikörper bestimmt werden. Während das TSH eine hohe Sensitivität und geringe Spezifität bei der Frage Schilddrüsenfunktionsstörung hat, beantwortet das freie T3 in Kombination mit dem TSH die Frage nach der Art der Störung mit hoher Sensitivität und mittlerer Spezifität. Die Bestimmung der Autoantikörper nennt mit hoher Spezifität und geringer Sensitivität mögliche Ursachen. Ohne andere Hinweise auf Schilddrüsenfunktionsstörungen hätte die Bestimmung der Autoantikörper keine große Aussagekraft.

Die Beispiele zeigen, dass die Bedeutung mancher Informationen stark vom Kontext abhängt. Um Informationen sicher bewerten zu können, muss man also
- möglichst viel wissen
- einen klaren Kopf bewahren und sich vorher überlegen, ob man sondieren, ausschließen oder nachweisen möchte
- nachdenken und bei Wissenslücken und Unklarheiten recherchieren.

## Diagnose ex iuvantibus

Man beginnt ohne gesicherte Diagnose eine Therapie. Ein Erfolg der Therapie bestätigt dann die Verdachtsdiagnose. Dieses Verfahren verwendet man im Wesentlichen in drei Situationen:
- Es wird eine akut lebensbedrohliche oder -schädigende Erkrankung vermutet, bei der eine Diagnosestellung zu lange dauern würde und die Therapie auch bei falschem Verdacht weniger gefährlich ist als Zuwarten. Beispiel ist die Tollwutimpfung nach einem Hundebiss.
- Die Diagnose ist anders nicht zu stellen. Wenn man z. B. einen bewusstlosen Menschen findet und eine Hypoglykämie vermutet, schadet eine Glukosegabe extrem selten, kann aber Schäden verhindern. Wacht der Mensch auf, ist die Diagnose ex iuvantibus gestellt.
- Die Diagnostik ist wesentlich teurer, gefährlicher oder belästigender als ein Therapieversuch. Eine Zinksubstitution bei vermutetem Zinkmangel ist deutlich billiger als die Bestimmung des Zinks im Blut, die zudem nur eingeschränkt aussagekräftig ist.

## Evidenzbasierte Medizin

Evidenzbasierte Medizin (EbM, evidence based medicine) heißt der bewusste und gut überlegte Gebrauch von Informationen zur Behandlung von Patienten. Die Basis bilden die Erfahrung des Therapeuten und die besten externen Quellen (fast immer klinische Studien).

Die Kritik an der von Hierarchien geprägten Medizin in Krankenhäusern wird gerne mit »eminenzbasiert« beschrieben: Ein autoritärer Führungsstil erschwert eine objektive Berücksichtigung von Wissen und eine Kultur, bei der aus Fehlern gelernt wird. Die EbM soll dem entgegenwirken.

Ein häufig angewendetes Klassifikationssystem für die Evidenzbasierung kommt vom Ärztlichen Zentrum für Qualität in der Medizin (ÄZQ):
- Level 1: Es gibt ausreichende Nachweise für die Wirksamkeit aus systematischen Überblicksarbeiten über zahlreiche randomisierte kontrollierte Studien.
- Level 2: Es gibt Nachweise für die Wirksamkeit aus zumindest einer randomisierten, kontrollierten Studie.
- Level 3: Es gibt Nachweise für die Wirksamkeit aus methodisch gut konzipierten Studien ohne randomisierte Gruppenzuweisung.
- Level 4a: Es gibt Nachweis für die Wirksamkeit aus klinischen Berichten.
- Level 4b: Meinung respektierter Experten, basierend auf klinischen Erfahrungswerten und Berichten von Experten-Komitees.

Die Vorteile von evidenzbasierten Therapien sind eine gut belegte Aussage über die Wirksamkeit auch gegenüber dem Patienten und die Rechtssicherheit für den Therapeuten. Nachteile sind, dass es einige Zeit dauert, neue Therapien ausführlich zu testen. Auch sind für manche Therapien Studien sehr aufwendig und teuer.

Manche Erklärungs- und Therapieansätze, gerade aus dem komplementären Bereich, entsprechen nicht dem kausalen Denken, das hinter der EbM steht. In der Komplementärmedizin steht oft die Individualität des Patienten viel stärker im Vordergrund, z. B. in der Homöopathie, oder Ursachen und Wirkungen lassen sich mit schulmedizinischen Methoden nicht ausreichend erfassen.

Kritiker der EbM führen u. a. folgende Punkte an:
- Die Erfahrung des Therapeuten und der individuelle Kontext werden nicht berücksichtigt.
- Kleine Stichproben sind statistisch nicht verwertbar, bei großen Stichproben verschwindet andererseits der Einzelne. Ergebnisse ließen sich also nur bedingt auf den Einzelfall übertragen.
- Oft werden keine Kausalitäten gefunden, sondern nur Korrelationen. Bei der Zusammenschau mehrerer großer randomisierter Studien greift das Argument allerdings meist nicht.
- Es sei nicht bewiesen, dass die Behandlung nach EbM für den Einzelnen besser ist als die individuelle Therapieentscheidung durch den Therapeuten.
- Viele Studien seien durch die Pharmaindustrie gesponsert und damit fragwürdig.

## 1.5 Statistik berücksichtigen

### Prävalenz, Inzidenz

Häufiges ist häufig, Seltenes selten. Es gibt Erkrankungen, die man nie sieht. Und wenn eine Erkrankung A 1000-mal häufiger ist als eine Erkrankung B, sieht man auf 1000 Patienten mit Erkrankung A einen mit Erkrankung B. Eine gewisse Vorstellung, wie häufig eine Erkrankung vorkommt (Prävalenz) und wie viele jährlich neu erkranken (Inzidenz), ist also hilfreich. Erstaunlicherweise gibt es in Deutschland keine Statistik, die einen guten Überblick gibt.

Für Österreich gibt es einige aussagekräftigere Tabellen (→ folgende Seiten).

# 1 Prinzipien

| Chronische Erkankungen bei Männern in % (bis zu vier Nennungen möglich) | | | | | | | |
|---|---|---|---|---|---|---|---|
| Alter | Insgesamt | 0-14 | 15-29 | 30-44 | 45-59 | 60-74 | > 75 |
| keine | 74,5 | 86,5 | 83,6 | 79,3 | 65,4 | 55,2 | 48,3 |
| Schäden an der Wirbelsäule | 5,5 | 2,3 | 3,0 | 5,0 | 9,7 | 8,6 | 7,2 |
| erhöhter Blutdruck | 4,9 | 1,7 | 1,9 | 2,6 | 7,6 | 12,1 | 12,7 |
| Gelenkserkrankungen an Hüfte oder Bein | 3,2 | 0,8 | 1,5 | 2,1 | 4,7 | 7,1 | 9,5 |
| sonstige chronische Krankheiten | 2,2 | 1,8 | 1,5 | 2,1 | 2,4 | 2,8 | 3,8 |
| Zuckerkrankheit | 2,0 | 0,5 | 0,8 | 0,9 | 3,0 | 5,1 | 6,1 |
| sonstige Herzerkrankungen | 1,9 | 0,6 | 1,1 | 0,9 | 2,1 | 4,8 | 7,2 |
| chronische Bronchitis, Lungenemphysem | 1,6 | 1,3 | 0,9 | 1,1 | 1,8 | 2,9 | 3,5 |
| Gelenkserkrankungen an Schulter oder Arm | 1,5 | 0,4 | 0,7 | 1,0 | 2,8 | 3,2 | 2,8 |
| Hals-, Nasen-, Ohrenkrankheiten inklusive Schwerhörigkeit | 1,5 | 0,9 | 1,3 | 1,2 | 1,8 | 2,7 | 2,9 |
| Hautallergien | 1,4 | 1,6 | 1,6 | 1,4 | 1,2 | 1,1 | 1,3 |
| Lungenasthma | 1,4 | 1,0 | 1,3 | 0,8 | 1,4 | 2,5 | 3,5 |
| Augenkrankheiten | 1,1 | 0,6 | 0,6 | 1,0 | 1,4 | 2,0 | 3,4 |
| sonstige Magenkrankheiten, z.B. Gastritis | 1,0 | 0,3 | 0,6 | 1,0 | 1,6 | 1,7 | 1,5 |
| Gelenksrheumatismus | 0,9 | 0,2 | 0,4 | 0,6 | 1,0 | 2,6 | 2,8 |
| Gefäßstörungen an den Beinen | 0,9 | 0,3 | 0,3 | 0,5 | 1,1 | 2,0 | 3,4 |
| niedriger Blutdruck | 0,8 | 0,3 | 0,5 | 0,6 | 1,2 | 2,0 | 1,8 |
| Venenentzündungen, -thrombosen, Krampfadern | 0,8 | 0,2 | 0,4 | 0,5 | 1,0 | 2,1 | 3,3 |
| Stoffwechselstörungen, z.B. Gicht | 0,8 | 0,3 | 0,3 | 0,6 | 1,3 | 1,7 | 2,1 |
| sonstige Hautkrankheiten | 0,8 | 0,7 | 0,9 | 0,7 | 0,8 | 0,8 | 1,3 |
| Erkältungskrankheiten, Grippe, Angina, akute Bronchitis | 0,6 | 0,5 | 0,7 | 0,5 | 0,7 | 0,6 | 0,6 |
| Hirngefäßerkrankungen, z.B. Schlaganfall | 0,5 | 0,2 | 0,1 | 0,4 | 0,6 | 1,2 | 2,7 |
| Magen- und Zwölffinger-darmgeschwüre | 0,5 | 0,1 | 0,3 | 0,6 | 0,8 | 0,9 | 1,2 |
| Nervenentzündungen, Neuralgien, Ischias | 0,5 | 0,2 | 0,4 | 0,3 | 0,6 | 1,0 | 1,3 |
| Leberkrankheiten | 0,5 | 0,1 | 0,1 | 0,5 | 0,8 | 0,7 | 1,2 |
| Herzinfarkt | 0,5 | 0,2 | 0,1 | 0,3 | 0,5 | 1,3 | 1,5 |
| Darmerkrankungen | 0,4 | 0,2 | 0,3 | 0,3 | 0,5 | 0,9 | 1,2 |
| Nierensteine, Nierenentzündungen | 0,3 | 0,1 | 0,2 | 0,2 | 0,6 | 0,5 | 0,5 |
| Gallenblasenentzündungen, Gallensteine | 0,1 | 0,1 | 0,0 | 0,1 | 0,2 | 0,4 | 0,3 |
| Lungenentzündungen | 0,0 | 0,0 | - | - | 0,0 | 0,0 | 0,1 |
| durchschnittliche Zahl chron. Krankheiten | 0,4 | 0,2 | 0,2 | 0,3 | 0,5 | 0,8 | 0,9 |

## 1.5 Statistik berücksichtigen

| Chronische Erkankungen bei Frauen in % (bis zu vier Nennungen möglich) | | | | | | | |
|---|---|---|---|---|---|---|---|
| Alter | Insgesamt | 0-14 | 15-29 | 30-44 | 45-59 | 60-74 | > 75 |
| keine | 70,7 | 86,2 | 81,9 | 77,9 | 63,0 | 53,3 | 43,5 |
| erhöhter Blutdruck | 6,4 | 1,8 | 2,0 | 3,0 | 8,6 | 13,7 | 16,7 |
| Schäden an der Wirbelsäule | 5,7 | 2,2 | 3,5 | 4,6 | 8,9 | 8,7 | 8,3 |
| Gelenkserkrankungen an Hüfte oder Bein | 3,9 | 0,7 | 1,5 | 1,8 | 4,6 | 8,4 | 12,4 |
| sonstige chronische Krankheiten | 2,8 | 1,6 | 2,0 | 2,5 | 3,7 | 3,4 | 4,1 |
| niedriger Blutdruck | 2,5 | 1,0 | 2,0 | 2,9 | 3,3 | 2,7 | 3,0 |
| Gelenkserkrankungen an Schulter oder Arm | 2,3 | 0,5 | 1,0 | 1,6 | 3,6 | 4,0 | 5,0 |
| Zuckerkrankheit | 2,3 | 0,6 | 0,9 | 1,1 | 2,3 | 5,1 | 7,1 |
| sonstige Herzerkrankungen | 2,2 | 0,8 | 0,7 | 0,9 | 1,6 | 4,4 | 9,2 |
| Gelenksrheumatismus | 2,1 | 0,6 | 0,7 | 1,0 | 2,4 | 4,5 | 6,0 |
| Venenentzündungen, -thrombosen, Krampfadern | 2,0 | 0,5 | 0,6 | 1,3 | 2,7 | 4,4 | 4,4 |
| Hautallergien | 1,8 | 2,0 | 2,1 | 1,8 | 2,3 | 1,3 | 1,1 |
| Augenkrankheiten | 1,7 | 1,0 | 0,9 | 0,8 | 1,5 | 2,7 | 5,5 |
| chronische Bronchitis, Lungenemphysem | 1,6 | 1,3 | 1,2 | 1,2 | 1,7 | 2,3 | 3,2 |
| Gefäßstörungen an den Beinen | 1,6 | 0,8 | 0,7 | 1,0 | 1,6 | 2,9 | 4,4 |
| Hals-, Nasen-, Ohrenkrankheiten inklusive Schwerhörigkeit | 1,5 | 1,0 | 1,2 | 1,3 | 1,5 | 2,3 | 2,8 |
| Lungenasthma | 1,2 | 0,8 | 1,2 | 0,8 | 1,4 | 1,3 | 1,9 |
| andere Magenkrankheiten, z. B. Gastritis | 1,1 | 0,4 | 0,9 | 0,9 | 1,3 | 1,6 | 1,8 |
| Nervenentzündungen, Neuralgien, Ischias | 0,9 | 0,2 | 0,6 | 0,8 | 1,2 | 1,5 | 1,6 |
| Stoffwechselstörungen, z. B. Gicht | 0,8 | 0,3 | 0,3 | 0,5 | 0,9 | 1,7 | 2,4 |
| sonstige Hautkrankheiten | 0,6 | 0,5 | 0,8 | 0,5 | 0,7 | 0,5 | 0,6 |
| Magen- und Zwölffinger-darmgeschwüre | 0,5 | 0,2 | 0,4 | 0,3 | 0,9 | 0,6 | 1,2 |
| Darmerkrankungen | 0,5 | 0,3 | 0,3 | 0,4 | 0,7 | 0,8 | 0,7 |
| Erkältungskrankheiten, Grippe, Angina, akute Bronchitis | 0,5 | 0,4 | 0,5 | 0,4 | 0,6 | 0,8 | 0,3 |
| Gallenblasenentzündungen, Gallensteine | 0,5 | 0,1 | 0,2 | 0,2 | 0,8 | 0,8 | 1,1 |
| Hirngefäßerkrankungen, z. B. Schlaganfall | 0,4 | 0,2 | 0,2 | 0,2 | 0,2 | 0,7 | 2,2 |
| gynäkologische Erkrankungen | 0,3 | 0,1 | 0,2 | 0,4 | 0,4 | 0,4 | 0,2 |
| Nierensteine, Nierenentzündungen | 0,3 | 0,1 | 0,1 | 0,4 | 0,3 | 0,4 | 0,9 |
| Leberkrankheiten | 0,2 | 0,1 | 0,0 | 0,1 | 0,4 | 0,2 | 0,8 |
| Herzinfarkte | 0,2 | 0,0 | 0,1 | 0,1 | 0,1 | 0,4 | 0,9 |
| Lungenentzündungen | 0,0 | 0,0 | 0,0 | - | 0,1 | 0,1 | 0,1 |
| durchschnittliche Zahl chron. Krankheiten | 0,5 | 0,2 | 0,3 | 0,3 | 0,6 | 0,8 | 1,1 |

nach: Statistik Austria; Mikrozensus September 1999.

# 1 Prinzipien

| Chronische Krankheiten und Gesundheitsprobleme bei Männern in % | | | | | | |
|---|---|---|---|---|---|---|
| Alter | Insgesamt | 15-30 | 30-45 | 45-60 | 60-75 | > 75 |
| allergisches Asthma | 3,9 | 4,4 | 3,7 | 3,4 | 4,5 | 3,8 |
| andere Form von Asthma | 2,7 | 1,8 | 1,4 | 2,5 | 5,0 | 7,4 |
| Allergien | 18,9 | 24,1 | 19,9 | 16,9 | 14,8 | 13,4 |
| Diabetes | 5,4 | 0,3 | 1,3 | 5,5 | 14,8 | 18,6 |
| Grauer Star | 4,6 | 0,1 | 0,3 | 1,6 | 10,2 | 37,7 |
| Tinnitus | 8,2 | 3,4 | 4,3 | 10,4 | 14,7 | 17,8 |
| Bluthochdruck | 20,0 | 3,8 | 7,5 | 26,5 | 45,1 | 46,6 |
| Herzinfarkt | 2,9 | - | 0,3 | 2,1 | 8,1 | 14,8 |
| Schlaganfall, Gehirnblutung | 2,2 | 0,0 | 0,3 | 1,6 | 5,5 | 12,9 |
| chronische Bronchitis, Emphysem | 5,0 | 3,1 | 3,6 | 4,7 | 8,2 | 10,9 |
| Arthrose, Arthritis, Gelenkrheuma | 13,1 | 2,0 | 6,5 | 17,1 | 25,8 | 34,9 |
| Wirbelsäulenbeschwerden | 36,1 | 15,8 | 32,6 | 47,5 | 49,8 | 47,0 |
| Osteoporose | 1,8 | 0,1 | 0,4 | 2,8 | 3,7 | 6,1 |
| Harninkontinenz | 3,5 | 0,2 | 0,5 | 2,3 | 7,8 | 22,9 |
| Magen- und Darmgeschwür | 7,5 | 1,8 | 4,8 | 10,4 | 13,1 | 14,9 |
| Krebs | 3,1 | 0,5 | 1,4 | 3,2 | 7,0 | 10,0 |
| Migräne, häufige Kopfschmerzen | 11,3 | 9,2 | 11,8 | 13,4 | 11,1 | 9,7 |
| chronische Angstzustände, Depression | 6,7 | 2,2 | 5,1 | 9,7 | 8,9 | 13,2 |
| sonstige chronische Krankheiten | 8,2 | 3,8 | 6,1 | 10,2 | 13,1 | 13,9 |
| Durchschnittliche Anzahl der Krankheiten | 1,7 | 0,8 | 1,1 | 1,9 | 2,7 | 3,6 |

»Hatten Sie jemals ...?« (Mehrfachangaben möglich)

## 1.5 Statistik berücksichtigen

| Chronische Krankheiten und Gesundheitsprobleme bei Frauen in % | | | | | | | |
|---|---|---|---|---|---|---|---|
| | Alter | Insgesamt | 15-30 | 30-45 | 45-60 | 60-75 | > 75 |
| »Hatten Sie jemals ...?« (Mehrfachangaben möglich) | allergisches Asthma | 4,6 | 4,6 | 4,8 | 4,6 | 3,2 | 5,9 |
| | andere Form von Asthma | 2,9 | 1,8 | 2,2 | 2,9 | 4,8 | 4,0 |
| | Allergien | 25,0 | 27,3 | 29,6 | 25,0 | 22,2 | 14,3 |
| | Diabetes | 6,4 | 0,9 | 1,9 | 4,9 | 11,2 | 22,6 |
| | Grauer Star | 8,3 | 0,1 | 0,2 | 2,5 | 13,6 | 44,7 |
| | Tinnitus | 6,8 | 1,7 | 2,7 | 6,9 | 13,3 | 15,7 |
| | Bluthochdruck | 22,5 | 3,9 | 6,9 | 23,1 | 46,2 | 55,3 |
| | Herzinfarkt | 1,5 | 0,3 | 0,3 | 0,5 | 3,2 | 5,8 |
| | Schlaganfall, Gehirnblutung | 2,2 | 0,2 | 0,3 | 2,3 | 3,8 | 7,5 |
| | chronische Bronchitis, Emphysem | 6,0 | 4,5 | 3,7 | 6,2 | 7,2 | 11,2 |
| | Arthrose, Arthritis, Gelenkrheuma | 20,2 | 1,2 | 4,9 | 22,7 | 39,8 | 55,2 |
| | Wirbelsäulenbeschwerden | 39,2 | 19,7 | 32,5 | 48,5 | 52,0 | 52,4 |
| | Osteoporose | 9,5 | - | 0,7 | 7,9 | 22,8 | 30,3 |
| | Harninkontinenz | 8,2 | 0,8 | 2,4 | 6,5 | 13,7 | 29,5 |
| | Magen- und Darmgeschwür | 6,1 | 2,5 | 3,9 | 6,9 | 9,5 | 11,0 |
| | Krebs | 4,1 | 0,3 | 1,9 | 4,8 | 8,2 | 8,6 |
| | Migräne, häufige Kopfschmerzen | 25,6 | 25,3 | 27,5 | 29,6 | 22,8 | 18,5 |
| | chronische Angstzustände, Depression | 10,9 | 4,4 | 8,1 | 14,5 | 15,2 | 16,0 |
| | sonstige chronische Krankheiten | 9,2 | 5,6 | 8,4 | 9,6 | 11,4 | 13,6 |
| | Durchschnittliche Anzahl der Krankheiten | 2,2 | 1,1 | 1,4 | 2,3 | 3,2 | 4,2 |

nach: Statistik Austria, Gesundheitsbefragung 2006/07. Erstellt am: 18.07.2008.

## Häufiges nachweisen

Meistens ist es zielführender – also schneller, billiger und für den Patienten weniger belastend –, häufige mögliche Ursachen nachzuweisen. Ist der Nachweis unsicher oder aufwendig, der Ausschluss aber sicher und einfach, kann man auch Ursachen ausschließen.

Bei typischen anamnestischen Angaben, Symptomen und Befunden weist man auch seltene Erkrankungen gleich nach.

## Seltenes ausschließen oder nachweisen

Konnten häufige Ursachen nicht nachgewiesen werden oder wurden sie ausgeschlossen, muss man sich einer Vielzahl von seltenen möglichen Ursachen zuwenden. Damit sich der Aufwand in Grenzen hält, kombiniert man verschiedene Ansätze:
- Die Anamnese und körperliche Untersuchung wird wiederholt und geht mehr in die Tiefe.
- Untersuchungen, die Ursachen einfach nachweisen oder ausschließen, werden zuerst gemacht.
- Mit Suchtests werden Ursachenbereiche wie Infektionen, andere Entzündungen oder Tumoren eingegrenzt.
- Man wartet ab und beobachtet genau den Verlauf.

## Suchuntersuchungen

Die wichtigsten Suchuntersuchungen sind Anamnese und körperliche Untersuchung.

Blutbild (→ S. 408) und Entzündungswerte (→ S. 422) geben gute Hinweise auf Entzündungen als mögliche Ursache. Ein Differenzialblutbild (→ S. 409) und der Eisenstoffwechsel (→ S. 418) erlauben weitergehende Aussagen, ob und welche Art von Entzündung oder ob evtl. ein Tumor vorliegt.

## Sensitivität

Sensitivität ist das Verhältnis von positiven Testergebnissen zu tatsächlich positiven Sachverhalten. Eine Sensitivität von 95 % bedeutet also:
- 95 % der tatsächlich positiven Sachverhalte werden vom Test angezeigt.
- 5 % der tatsächlich positiven Sachverhalte werden vom Test nicht angezeigt!

Tests mit hoher Sensitivität erkennen also i. d. R. Kranke als Kranke. Allerdings wird ein Teil (100 % minus Sensitivität) der Betroffenen nicht erkannt.

⚠ Tests mit hoher Sensitivität sind geeignet, Diagnosen auszuschließen, da bei negativem Ergebnis eine Erkrankung unwahrscheinlich ist.

Die Sensitivität wird auch Richtig-positiv-Rate oder Empfindlichkeit genannt, der Anteil der nicht erkannten positiven Sachverhalte Falschnegativ-Rate oder Fehler 2. Art.

Ein Beispiel ist die Bestimmung des TSH bei Schulddrüsenfunktionsstörungen: Wer ein normales TSH hat und keine Schilddrüsenhormone nimmt, hat mit hoher Wahrscheinlichkeit keine Schilddrüsenfunktionsstörung.

## Spezifität

Spezifität ist das Verhältnis von negativen Testergebnissen zu tatsächlich negativen Sachverhalten. Eine Spezifität von 95 % bedeutet also:
- 95 % der tatsächlich negativen Sachverhalte werden vom Test angezeigt.
- 5 % der tatsächlich negativen Sachverhalte werden vom Test als positiv angezeigt!

Tests mit hoher Spezifität erkennen also i. d. R. Gesunde als Gesunde. Allerdings wird ein Teil (100 % minus Spezifität) der Nicht-Betroffenen als betroffen angezeigt.

⚠ Tests mit hoher Spezifität sind geeignet, Diagnosen zu sichern.

Die Spezifität wird auch Richtig-negativ-Rate genannt, der Anteil der nicht erkannten negativen Sachverhalte Falsch-positiv-Rate oder Fehler 1. Art.

Serologische Nachweise von Antikörpern sind oft sehr spezifisch: Ist z. B. der Antikörper gegen Röteln nicht nachweisbar, hat der Patient mit hoher Sicherheit keine Infektion durchgemacht. Und ein kleiner Teil der Nachweise entpuppt sich im Verlauf und bei Kontrollen als falsch positiv.

## Relevanz

Relevanz ist das Verhältnis von tatsächlich positiven Sachverhalten zu positiven Testergebnissen. Eine Relevanz von 95 % bedeutet also:
- 95 % der positiv Getesteten sind tatsächlich betroffen.
- 5 % der positiv Getesteten sind nicht betroffen!

Tests mit hoher Relevanz erkennen also i. d. R. Kranke als Kranke.

Die Relevanz hängt stark von der Prävalenz (Auftrittswahrscheinlichkeit) in der untersuchten Gruppe ab:
- Ist z. B. in einer Gruppe nur jeder 1000. von der Erkrankung X betroffen, beträgt die Wahrscheinlichkeit, an Erkrankung X zu leiden, bei einem positiven Test mit einer Sensitivität von 90 % und Spezifität von 95 % keine 2 % (genau: 1,77 %)!
- Untersucht man mit diesem Test eine Gruppe, die eine Prävalenz der Erkrankung X von 30 % hat, beträgt die Wahrscheinlichkeit, an Erkrankung X zu leiden, bei einem positiven Befund 88,5 %.

⚠ Diagnostische Maßnahmen mit hoher Relevanz sind demnach dann gut geeignet, **Sachverhalte zu bestätigen, wenn die Prävalenz hoch ist.** Allerdings ist ein Teil der positiv Getesteten nicht betroffen. Die Relevanz wird auch positiver Vorhersagewert oder PPV (positive predictive value) genannt.

Viele Autoantikörper haben eine hohe Relevanz: Bei Vorliegen von weiteren Symptomen stützt der Nachweis der Autoantikörper die Diagnose. Der alleinige Nachweis hat aber keine große Bedeutung, da oft auch bis über 5 % der Gesunden erhöhte Werte haben. Kommt also eine Erkrankung bei 0,01 % vor, aber auch 1 % der Gesunden hat diese Antikörper, würde man bei 100 positiven Nachweisen 99 Gesunde und nur einen Kranken vor sich haben. Zeigt aber jemand typische Symptome, wird die Wahrscheinlichkeit, dass er an der speziellen Erkrankung leidet, bei einem Nachweis viel höher.

## Segreganz

Segreganz ist das Verhältnis von tatsächlich negativen Sachverhalten zu negativen Testergebnissen. Eine Segreganz von 95 % bedeutet also:
- 95 % der negativ Getesteten sind tatsächlich nicht betroffen.
- 5 % der negativ Getesteten sind betroffen!

Tests mit hoher Segreganz erkennen also i. d. R. Gesunde als Gesunde.

Auch die Segreganz hängt stark von der Prävalenz (Auftrittswahrscheinlichkeit) in der untersuchten Gruppe ab:
- Ist z. B. in einer Gruppe nur jeder 1000. von der Erkrankung X betroffen, liegt die Wahrscheinlichkeit, an Erkrankung X nicht zu leiden, bei

| | Sachverhalt: Testperson krank | Sachverhalt: Testperson gesund |
|---|---|---|
| Testergebnis: krank | A: richtig positiv | B: falsch postitiv |
| Testergebnis: gesund | C: falsch negativ | D: richtig negativ |

**Sensitivität (Richtig-positiv-Rate):** A/(A+C), Wahrscheinlichkeit, dass eine vorhandene Krankheit auch erkannt wird.
**Falsch-positiv-Rate:** B/(B+D), Wahrscheinlichkeit, dass bei einem Gesunden eine Krankheit diagnostiziert wird (Falschalarm).
**Relevanz (Positiver Vorhersagewert):** A/(A+B), Wahrscheinlichkeit, dass die Person bei einer positiven Diagnose auch wirklich krank ist.

**Spezifität (Richtig-negativ-Rate):** D/(B+D), Wahrscheinlichkeit, dass es bei einem Gesunden keinen Falschalarm gibt.
**Falsch-negativ-Rate:** C/(A+C), Wahrscheinlichkeit, dass bei einem Erkrankten keine Krankheit diagnostiziert wird (fehlender Alarm).
**Segreganz (Negativer Vorhersagewert):** D/(C+D), Wahrscheinlichkeit, dass die Person, wenn keine Krankheit erkannt wurde, auch wirklich gesund ist.

einem negativen Test mit einer Sensitivität von 90 % und Spezifität von 95 % bei 99,99 %, ohne den Test allerdings auch schon bei 99,9 %!
▶ Untersucht man mit diesem Test eine Gruppe, die eine Prävalenz der Erkrankung X von 30 % hat, beträgt die Wahrscheinlichkeit, an Erkrankung X nicht zu leiden, bei einem negativen Befund 95,7 %.

❗ Diagnostische Maßnahmen mit hoher Segreganz sind demnach dann gut geeignet, **Sachverhalte auszuschließen, wenn die Prävalenz hoch ist.** Allerdings ist ein Teil der negativ Getesteten betroffen. Die Segreganz wird auch negativer Vorhersagewert oder NPV (negative predictive value) genannt.

Das EKG ist ein Beispiel: Macht man z. B. im Rahmen einer Operationsvorbereitung ein EKG, wird man bei einem normalen EKG einen Infarkt ausschließen, der bei fehlenden Symptomen aber auch schon ohne das EKG unwahrscheinlich war. Liegen Symptome vor, die für einen Infarkt sprechen, macht ein normales EKG einen Infarkt ebenfalls unwahrscheinlich, schließt ihn allerdings nicht aus.

## 1.6 Wann ist ein Screening sinnvoll?

In der Diagnostik wird der Begriff Screening in zwei Bedeutungen verwendet:
1. Reihenuntersuchung auf ein bei bestimmten Erkrankungen häufig auftretendes Symptom, um die Erkrankung früh zu diagnostizieren
2. umfassende Untersuchung eines Patienten mit unspezifischen Symptomen, um die Ursache einzugrenzen. Neben Anamnese und körperlicher Untersuchung werden i. d. R. einige unspezifische Laborwerte bestimmt, die Hinweise auf Störungen und beteiligte Organe geben.

### Screening als Reihenuntersuchung

Einige Vorüberlegungen und Erkenntnisse zeigen anhand von drei Beispielen, dass nicht jedes Screening sinnvoll ist.

**Gebärmutterhalskrebs.** Nach einer Studie des British Medical Journal müssten 1 000 Frauen 35 Jahre lang zur Früherkennung gehen, um **einen** Todesfall durch Gebärmutterhalskrebs zu verhindern. Bei 150 von diesen Frauen würde fälschlicherweise vermutet, dass sie einen Gebärmutterhalskrebs haben, 50 würden unnötig operiert.

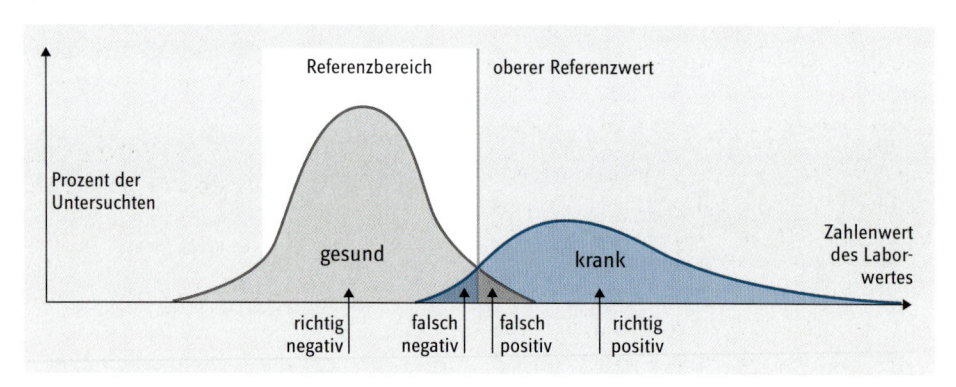

*Abb. 1.2: Verteilung von Laborwerten. Die glockenförmigen Verteilungen der Werte von Gesunden und Kranken überschneiden sich. Daher ist es unvermeidlich, dass bei der Bestimmung eines Wertes einige Kranke nicht als Kranke erkannt werden und Gesunde als Kranke eingestuft werden. Vor allem im Grenzbereich ist also Vorsicht bei der Bewertung geboten.* [ASM]

**Prostatakrebs.** Das prostataspezifische Antigen (PSA) dient zum Screening auf Prostatakrebs. Allerdings fehlt ein eindeutiger Grenzwert. Bei 1000 Untersuchten wird bei 40 richtig ein Krebs erkannt, bei 10 Betroffenen wird er übersehen. Bei 150 Gesunden wird ebenfalls ein Krebs vermutet. Die Folgen sind einerseits belastende Untersuchungen und Eingriffe bei 150 Gesunden, andererseits 40 Betroffene, die therapiert werden, obwohl nicht erwiesen ist, dass dies die Lebenserwartung verlängert. Erwiesen ist aber, dass ein Drittel nach der Therapie an Impotenz oder Inkontinenz leidet.

**Statistik.** Ausgehend von folgenden Werten wird die Verteilung von falsch und richtig erkannten Kranken gezeigt:

▸ 100 von 100 100 Personen leiden unerkannt an einer Krankheit. Der Screeningtest ist sehr zuverlässig, da er die Erkrankten zu 98 % (Sensitivität) und die Gesunden zu 99 % als richtig gesund erkennt (Spezifität).
▸ Von den 100 Erkrankten werden 2 nicht erkannt, 98 werden erkannt.
▸ Von den 100 000 Gesunden werden 1000 fälschlich als krank und 99 000 als gesund erkannt.
▸ Es werden also 1098 als krank diagnostiziert, von denen 98 durch weitere Untersuchungen »rausgefischt« werden müssen. Die übrigen 1000 werden unnötig belastet.

⚠ Die Vorüberlegungen zeigen, dass nur bei bestimmten Voraussetzungen ein Screening sinnvoll ist. Bei geringem Vorkommen produziert selbst eine hohe Zuverlässigkeit viele falsche Aussagen.

Sinn macht ein Screening, wenn in der Summe die Untersuchten profitieren, z. B.
▸ der Untersuchte ein hohes Risiko hat, z. B. Frauen, bei denen direkte Verwandte an Brustkrebs erkrankt sind
▸ die Erkrankung häufig vorkommt und gut behandelbar ist, z. B. TSH zum Ausschluss von Schilddrüsenfunktionsstörungen.

Es gehört zu den Aufgaben eines Therapeuten, Patienten sinnvolle Screenings zu empfehlen und sie über Vor- und Nachteile aufzuklären.

## Screening als Suchtest

Viel kritisiert wird und wurde die »Schrotschussdiagnostik« in der Schulmedizin: Ein Patient hat ein unspezifisches Symptom, und statt durch eine sorgfältige Anamnese und körperliche Untersuchung mögliche Ursachen einzugrenzen, werden viele Laborwerte bestimmt, der Thorax geröntgt und der Bauch sonografiert. Oft findet der Untersucher dann etwas, das aber oft irrelevant ist. Der Patient wird unnötig belastet, die Diagnosefindung verzögert.

| Anzahl der Tests | Personen mit mindestens einem falsch-positiven Befunde |
|---|---|
| 4 | 20 |
| 7 | 25 |
| 10 | 40 |

Das Screening sollte also erst nach Anamnese und körperlicher Untersuchung beginnen. Ist die Richtung danach noch unklar, kann man mit dem Patienten besprechen, welche ergänzenden Untersuchungen sinnvoll sind.

Auch hier gilt, dass zuerst bedrohliche Erkrankungen auszuschließen sind. Dann wird die Pathogenese eingegrenzt, ob es sich z. B. um ein entzündliches, immunologisches oder psychogenes Geschehen handelt.

Sinnvoll kann auch sein, zunächst häufige Ursachen und leicht nachweisbare Ursachen auszuschließen.

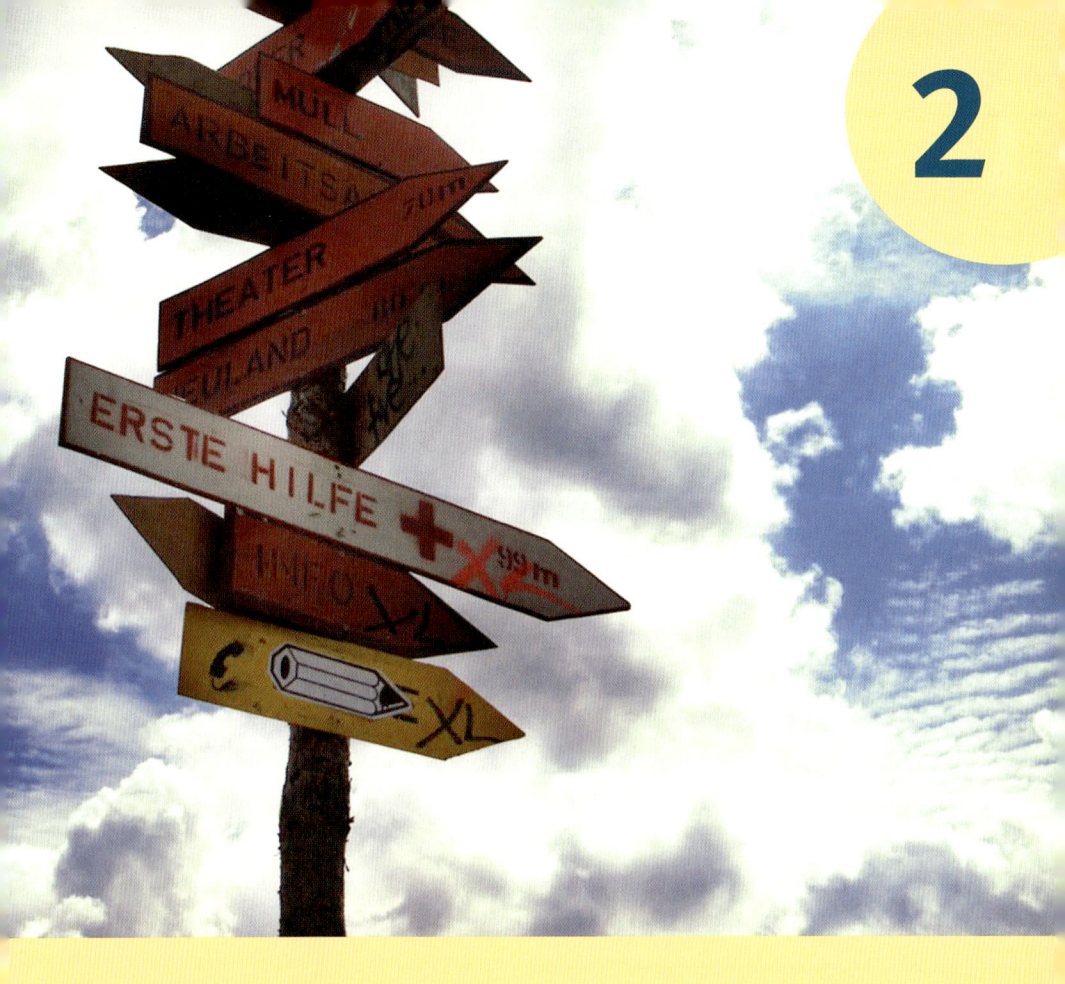

# Notfälle

2.1 Anzeichen für einen Notfall . . . . . . . . . . . . . . . . . . . . . . . . . . . . . . . . . . . . . . . . . . . . 26
2.2 Vorgehen bei einem Notfall . . . . . . . . . . . . . . . . . . . . . . . . . . . . . . . . . . . . . . . . . . . 28
2.3 Spezielle Notfälle . . . . . . . . . . . . . . . . . . . . . . . . . . . . . . . . . . . . . . . . . . . . . . . . . . . 29

⚠ Im Notfall stehen die Kontrolle und Sicherung der Atmung und des Kreislaufs an erster Stelle! Die Abklärung der Ursache ist zweitrangig und kann, ebenso wie eine adäquate Therapie, meistens nur vom Notarzt oder im Krankenhaus erfolgen.

## 2.1 Anzeichen für einen Notfall

Ein Notfall ist definiert als akut lebensbedrohliche Situation. Bis auf wenige Ausnahmen zeigt er sich an der Atmung, am Kreislauf oder am Bewusstsein. Bei Unfällen lassen zusätzlich der Hergang oder sichtbare Verletzungen einen Notfall vermuten.

### Ateminsuffizienz

Zeichen einer deutlich eingeschränkten Atmung sind:
- starke Atemnot, sichtbar angestrengte Atembewegungen
- Zyanose (bläuliche Haut und Schleimhäute durch Sauerstoffmangel)
- eingeschränkte Atembewegungen oder schwache Atmung.

Alarmzeichen für eine massive Gefährdung sind Bewusstseinsstörungen und eine zentrale Zyanose (auch Lippen, Mundschleimhaut, Konjunktiven sind bläulich).

Je nach Ursache liegen unterschiedliche weitere Symptome vor, z. B.:
- Asthmaanfall: Einsatz der Atemhilfsmuskulatur, Kutschersitz, Zyanose, überblähter Thorax, Ausatmung verlängert, leises Atemgeräusch, Giemen, Tachykardie (Puls > 100/Min.)
- Herzinsuffizienz: Zyanose, Ödeme, feucht-kalte Haut, feuchte, nicht klingende Rasselgeräusche, oft Tachykardie
- Hyperventilation: gesteigerte Atmung, Parästhesien (Sensibilitätsstörungen), Tetanie (Muskelkrämpfe bei neuromuskulärer Übererregbarkeit) mit Pfötchenstellung der Hände
- Lungenembolie: Thoraxschmerzen, Husten, der manchmal blutig ist, Tachykardie, in 25 % der Fälle Zeichen einer tiefen Beinvenenthrombose
- Pleuraerguss: atemabhängige Schmerzen, Klopfschall gedämpft, Atemgeräusch abgeschwächt
- Pneumonie: Husten, Auswurf, Fieber, inspiratorische, klingende, fein- bis mittelblasige Rasselgeräusche
- Pneumothorax: lokalisierter Schmerz, paradoxe Atembewegung (Einziehungen beim Einatmen), über dem zusammengefallenen Lungenflügel hypersonorer Klopfschall und abgeschwächtes bis fehlendes Atemgeräusch.

⚠ Bei einem Spannungspneumothorax dringt Luft bei der Einatmung in den Pleuraraum ein, kann aber beim Ausatmen nicht mehr entweichen. Dadurch wird der Pleuraraum schnell »aufgepumpt« und engt den gesunden Lungenflügel und das Herz ein. Es sollte sofort eine Notfalldrainage gelegt werden: im zweiten ICR (Interkostalraum) am Rippenoberrand in der Medioclaviculariinie eine möglichst große Venenverweilkanüle einstechen.

### Kreislaufversagen

Hinweise auf Versagen des Kreislaufs sind Blässe, periphere Kühle, Zyanose, Tachykardie (Puls > 100/Min.), Hypotonie (niedriger Blutdruck). Die Ursachen können grob unterteilt werden in:
- Volumenmangel: Blutungen, Flüssigkeitsverlust, Exsikkose (Dehydratation, Austrocknung), periphere Gefäßweitstellung mit warmer Haut z. B. bei einem anaphylaktischen Schock oder einer Sepsis
- Herzschwäche: dekompensierte Herzinsuffizienz, Herzinfarkt, Rhythmusstörungen.

Begleitsymptome können Hinweise auf die Ursache geben, z. B.:

- innere Blutungen: Blutaustritt aus Mund oder After, vorausgehendes Schmerzereignis, Bauchschmerzen, Hypotonie, Tachykardie
- Flüssigkeitsverlust bei Erbrechen, Diarrhö (Durchfall), Fisteln oder Schwitzen: Durst, Fieber, Somnolenz (Benommenheit, Schläfrigkeit), Verwirrtheit, Krampfanfall
- Herzinfarkt (→ S. 30): Brustschmerzen, die ausstrahlen können, Vernichtungsgefühl, Atemnot, Tachykardie, neu aufgetretene Rhythmusstörungen
- Herzinsuffizienz:
  a) linkes Herz: Lungenödem mit Atemnot, Husten, Auswurf
  b) rechtes Herz: periphere Ödeme, Pleuraerguss, Aszites
  c) Zeichen einer die Dekompensation auslösenden Erkrankung oder Belastung: z. B. Fieber bei Infektionen, Rhythmusstörungen oder Tachykardie bei Hyperthyreose
- Herzrhythmusstörungen: unregelmäßiger Puls, extreme Brady- (Puls < 40/Min.) oder Tachykardie (Puls > 100/Min.)
- diabetisches Koma (→ S. 29): Hypotonie, Tachykardie, starker Durst, verminderter Hautturgor (Hautspannung), trockene Haut, bei einer Ketoazidose (Übersäuerung des Blutes durch Ketonkörper) Kussmaul-Atmung mit tiefen, häufigen Atemzügen, süßliche und nach Azeton riechende Atemluft, BZ > 300 mg/dl
- anaphylaktischer Schock: gerötete und geschwollene Haut und Schleimhaut, Unwohlsein, Hypotonie, Tachykardie, Atemnot
- Sepsis: Fieber, warme Haut durch periphere Gefäßweitstellung (»warmer Schock«), Petechien (punktförmige Hautblutungen), Ekchymosen (kleinfleckige Hautblutungen).

### Bewusstseinsstörungen
Symptome sind Orientierungsstörungen, Verlangsamung und Schläfrigkeit. Neben einer Minderversorgung des Gehirns können direkte Schädigungen, z. B. Traumata, Blutungen und Entzündungen, sowie Stoffwechselentgleisungen das Bewusstsein trüben. Je nach Ursache zeigen sich weitere Symptome:

- Enzephalitis: Kopfschmerzen, epileptische Anfälle, neurologische Ausfälle, psychische Veränderungen
- Hirnblutung: Zeichen eines Schlaganfalls und erhöhten Hirndrucks
- erhöhter Hirndruck: Kopfschmerzen, Übelkeit, Erbrechen, fehlende Pupillenreaktion, Beuge- und Streckkrämpfe
- Hypoglykämie (→ S. 29): Hungergefühl, Unwohlsein, Übelkeit, Blässe, kaltschweißige Haut, Tachykardie, generalisierter Krampfanfall, Koma, BZ < 40 mg/dl
- diabetisches Koma (→ S. 29): Hypotonie, Tachykardie, starker Durst, verminderter Hautturgor, trockene Haut, bei einer Ketoazidose Kussmaul-Atmung mit tiefen, häufigen Atemzügen, süßliche und nach Azeton riechende Atemluft, BZ > 300 mg/dl
- Meningitis: Kopfschmerzen, Fieber, Meningismus, Lichtscheu, Erbrechen
- Schlaganfall (→ S. 30): Seh-, Sprach- und Verständnisschwierigkeiten, Gangunsicherheiten, Lähmungen, sensorische Störungen, Atemstörungen
- Schädel-Hirn-Trauma: Wunden, Kopfschmerzen, Übelkeit, Erbrechen.

### Schmerzen
Die Stärke der Schmerzen korreliert nicht mit der Bedrohlichkeit von Notfällen. Aber bestimmte Lokalisationen und Arten von Schmerz weisen auf lebensbedrohliche Situationen hin, z. B.:

- Appendizitis (Blinddarmentzündung): Schmerzen im rechten Unterbauch, anfangs dumpf, diffus und eher in der Mitte empfunden (viszeraler Schmerz), später lokalisiert und scharf (somatischer Schmerz), Loslass-, Klopf- und Hustenschmerz als Zeichen peritonealer Reizung, lokaler Druckschmerz bei rektaler Untersuchung
- Arteriitis temporalis (Riesenzellarteriitis, Horton-Syndrom, Entzündung der Schläfenarterie): bohrende Schmerzen in der Schläfenregion, Sehstörungen, Schwindel, A. temporalis als Strang tastbar
- Herzinfarkt (→ S. 30): Schmerzen hinter dem Brustbein, die v. a. in den Arm (links > rechts),

Hals, Unterkiefer, Rücken oder Bauch ausstrahlen können, Vernichtungsgefühl, Atemnot
- akute Pankreatitis (Bauchspeicheldrüsenentzündung): plötzlicher, heftiger, bohrender oder dumpfer Oberbauchschmerz, der gürtelförmig in den Rücken ausstrahlt, bei Gallenstein als Auslöser auch gleichzeitig Gallenkolik möglich (starke wellenförmige Schmerzen, Ausstrahlung ins rechte Schulterblatt), Gummibauch (elastische Bauchdeckenspannung) bei peritonealer Reizung oder bretthartem Bauch bei Peritonitis (Bauchfellentzündung), Übelkeit, Erbrechen, paralytischer Ileus (Darmlähmung) mit Blähungen und fehlenden Darmgeräuschen
- Peritonitis: bretthartem Bauch durch Abwehrspannung, Schmerzen (Lokalisation und Maximum je nach Ursache), Kreislaufkollaps durch Flüssigkeitsverlust in Darm und Bauchraum sowie Toxine im Blut, später paralytischer Ileus (Darmlähmung).
Es gibt auch lokalisierte Peritonitiden, wenn die Entzündung sich noch nicht ausgebreitet hat oder sie sich abgekapselt hat
- Subarachnoidalblutung (Blutung zwischen Hirn und harter Hirnhaut, oft bei Aneurysmen, aber auch bei Schlaganfällen): plötzliche, unerträgliche Kopfschmerzen, oft im Hinterkopfbereich, Meningismus (Nackensteifigkeit durch Reizung der Hirnhäute), Bewusstseinsstörung.

Gallen- und Nierenkoliken sowie ein Gichtanfall sind zwar extrem schmerzhaft, und die Schmerzen sollten daher schnell therapiert werden, aber ansonsten handelt es sich nicht um lebensbedrohliche Notfälle.

⚠ Bei Gallen- und Nierenkoliken krümmen sich die Patienten und können nicht ruhig liegen, bei einer Peritonitis vermeiden sie jede Bewegung.

## Schock
→ Abb. 2.2 S. 31. Ein Schock verursacht ein allgemeines Kreislaufversagen, er bedeutet Lebensgefahr. Symptome sind:
- Puls >100 Schläge/Minute, schwächer werdend, schließlich kaum noch tastbar
- systolischer Blutdruck <80 mmHg
- blasse, kalte und feuchte Haut
- verzögerte oder fehlende Nagelbettfüllung
- periphere Pulse fehlen
- Teilnahmslosigkeit bis zur Bewusstlosigkeit.

## Gefahren
Gefährlich sind sich anbahnende oder versteckte Notfälle. Beispiele sind:
- zunehmende Atemnot bei einem beginnenden Asthmaanfall
- allergische Reaktionen, die mit leichtem Unwohlsein beginnen und bis zum anaphylaktischen Schock führen
- Hirnblutungen und Hypoglykämien bei alkoholisierten Patienten.

Bei Verdacht sind eine gezielte Untersuchung und ggf. eine Überwachung unerlässlich.

## 2.2 Vorgehen bei einem Notfall

### 1. Notruf tätigen
Ohne Notfallausrüstung wie einem Notfallkoffer sind die Möglichkeiten beim Notfall begrenzt. Deshalb wird immer zuerst ein Notruf getätigt, auch, wenn der Patient dadurch eine Zeit lang allein gelassen werden muss. Dies wird empfohlen, weil der Therapeut in den meisten lebensbedrohlichen Situationen nicht ohne technische Hilfsmittel auskommt.

### 2. Atmung und Kreislauf kontrollieren
Nach dem Notruf wird die Atmung geprüft. Dazu bringt man den Patienten in Rückenlage und überstreckt den Hals, beugt ihn also Richtung Nacken. Das Kinn wird angehoben. Vermutet man eine Verletzung der Halswirbelsäule, so hebt man lediglich das Kinn an. Dadurch wird verhindert, dass die Zunge zurückfällt und die Atemwege blockiert.

Anschließend bringt man die Wange nah über Mund und Nase des Patienten und blickt gleichzeitig auf dessen Brustkorb. Atmet der Patient, so sieht man den Brustkorb sich heben und senken, hört Atemgeräusche und fühlt einen Luftzug an der Wange. Die Atmung wird maximal 10 Sekunden lang geprüft. Dabei sollte sich der Brustkorb 2- bis 3-mal sichtbar heben.

Bei fehlender oder stark eingeschränkter Atmung wird die Mundhöhle inspiziert und ggf. freigeräumt. Ungeübte beginnen danach sofort mit der Reanimation.

Geübte prüfen noch den Kreislauf, indem sie den Puls an der Halsschlagader (Karotispuls) tasten. Dazu legt man die Fingerkuppen seitlich an den Kehlkopf und rutscht dann in die seitliche Halsgrube. Die Prüfung sollte ebenfalls nicht länger als 10 Sekunden dauern. Eine einseitige Tastung des Karotispulses reicht aus, da ein einseitiger Verschluss der Halsschlagadern sehr selten ist.

⚠ Der Puls am Handgelenk ist schwerer zu tasten und eignet sich nicht zur Überprüfung, weil der Kreislauf im Schock zentralisiert.

### 3. Reanimieren

→ Abb. 2.1 S. 30. Sind weder Atmung noch Puls vorhanden, beginnt man unverzüglich mit der Wiederbelebung:
- Herzdruckmassage: Brustkorb muss etwa 100-mal pro Minute 4-5 cm tief eingedrückt werden
- nach je 30 Herzdruckmassagen folgen jeweils zwei Atemspenden: 30 - 2 - 30 - 2 - 30 - ...

### 4. Ursache feststellen

Erst wenn der Zustand stabil ist, wendet man sich der Ursache zu. Dazu sollte ein Patient immer stationär eingewiesen werden. Eine Ausnahme kann eine Hypoglykämie sein, wenn der Auslöser identifiziert wurde und der Patient seinen Blutzucker selber kontrollieren und einstellen kann.

## 2.3 Spezielle Notfälle

### Diabetisches Koma

Es gibt zwei Formen des diabetischen Komas (Coma diabeticum):
- Zu einem ketoazidotischen Koma kommt es vor allem bei absolutem Insulinmangel. Durch den gesteigerten Abbau von Fetten fallen Ketonkörper an, die zu einer Azidose führen. Häufig ist dies die Erstmanifestation eines vorher latenten Diabetes mellitus.
- Beim hyperosmolaren Koma liegt ein relativer Insulinmangel vor. Der hohe Glukosespiegel verursacht über die Niere einen Flüssigkeitsverlust, der zu einem Volumenmangelschock führen kann.

Der Patient zeigt die Zeichen eines Volumenmangels: Tachykardie, Hypotonie, starker Durst, verminderter Hautturgor. Der für einen Schock sonst charakteristische kalte Schweiß fehlt, vielmehr fühlt sich die Haut ausgetrocknet an.

Bei einer Ketoazidose kommt es zur Kussmaul-Atmung (Azidoseatmung) mit tiefen, häufigen Atemzügen. Die Atemluft riecht süßlich und nach Azeton.

Eine Blutzuckerkontrolle sichert die Diagnose.

### Hypoglykämie

Wegen des Glukosemangels besteht oft ein Hungergefühl. Der Patient fühlt sich unwohl, leicht übel, »grippig«. Er wird im Verlauf blass, kaltschweißig, und der Puls steigt. Die Minderversorgung des Gehirns kann zu einem Koma oder einem generalisierten Krampfanfall führen.

Der Blutzucker liegt unter 40 mg/dl.

### Hypertensive Krise

Bei der anfallsartigen Blutdruckentgleisung ist nicht allein die Höhe des Blutdrucks bedeutsam, sondern auch die Schnelligkeit, mit der er ansteigt. Der Patient klagt über Kopfschmerzen und Schwindel, Sehstörungen wie Augenflimmern, Ohrensausen, starkes Nasenbluten, Übelkeit und Erbrechen. Es kann zu Bewusstseinsstörungen und Krämpfen kommen.

Die Blutdruckmessung bringt Klarheit.

## Herzinfarkt

Jede instabile Angina pectoris ist wie ein Herzinfarkt zu behandeln. Eine Angina pectoris ist instabil, wenn sie:
▶ das erste Mal auftritt
▶ in Ruhe auftritt
▶ bei leichteren Belastungen als sonst auftritt
▶ mit stärkeren Schmerzen als sonst auftritt
▶ neu auftretende Symptome hat.

Typisch ist der plötzlich einsetzende starke Schmerz hinter dem Brustbein. Die Schmerzen strahlen meist in linke Schulter und Arm, mitunter auch in rechte Schulter, Hals, Rücken oder Oberbauch aus. Der Patient hat oft Todesangst und Atemnot. Herzrhythmusstörungen und Schock können auftreten.

Insbesondere bei Patienten, die an einer diabetischen Polyneuropathie (Erkrankung peripherer Nerven, oft mit Sensibilitätsverlust) leiden, kann ein Herzinfarkt auch ohne auffallende Schmerzen verlaufen (»stummer« Infarkt). In etwa einem Drittel der Fälle – und überproportional oft bei Frauen – fehlen Schmerzen, und der Patient klagt nur über Unwohlsein, Schwindel, Atemnot oder Abgeschlagenheit.

⚠ Bei jedem Verdacht sollte der Patient sofort in eine Klinik gebracht werden oder ein Notarzt gerufen werden.

## Krampfanfall

Generalisierte tonisch-klonische Anfälle beginnen mit einem plötzlichen Bewusstseinsverlust. Zunächst kommt es zu einer ca. 20–30 Sekunden andauernden tonischen Phase (Muskelstarre durch Dauerkontraktion), dann folgt meist die minutenlange klonische Phase mit unkontrollierten Zuckungen des ganzen Körpers.

Durch einen kurzzeitigen Atemstillstand entwickelt sich eine Zyanose. Außerdem beißt sich der Patient oft in die Zunge und nässt oder kotet ein. Nach einigen Minuten erschlafft der Körper, und der Patient wird sehr schläfrig.

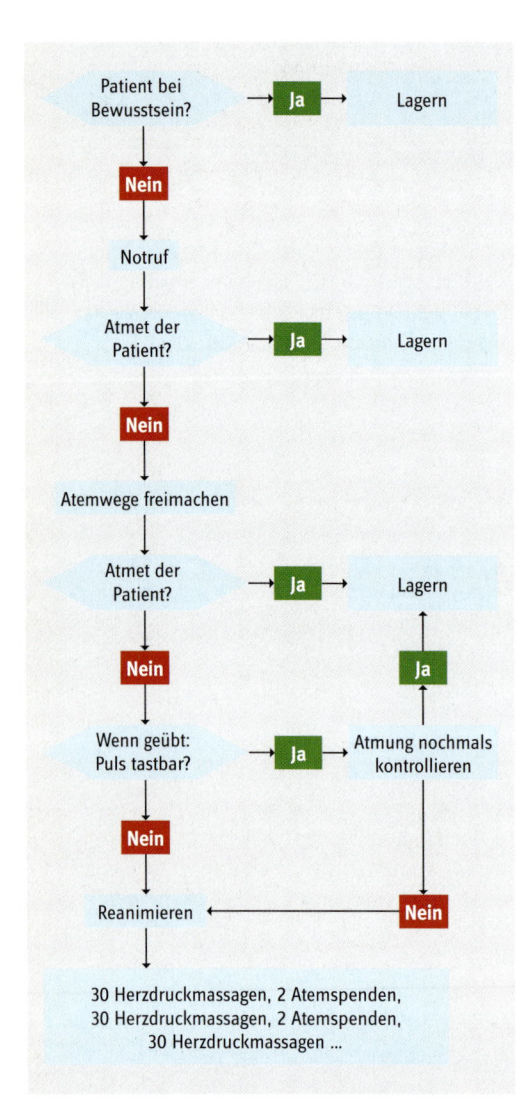

Abb. 2.1: *Flussdiagramm Reanimation.* [SKO]

Ein Beißschutz wird nicht mehr empfohlen. Man versucht, Verletzungen des Betroffenen zu verhindern, indem Möbel beiseitegerückt, der Kopf gepolstert und ausfahrende Bewegungen so gut wie möglich geblockt oder »umgeleitet« werden. Wenn für den Patienten und Therapeuten keine Verletzungsgefahr besteht, kann z. B. 5 mg Diazepam i. v. gegeben werden. Nach dem Anfall wird der Betroffene in eine stabile Seitenlage gebracht und überwacht, vor allem die Atmung.

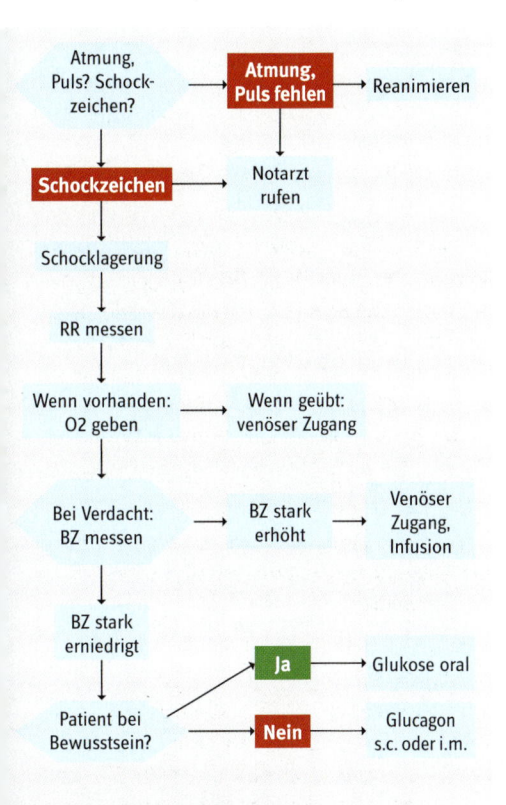

## Schlaganfall

In leichten Fällen ist der Patient verwirrt, er hat Seh-, Wortfindungsstörungen oder Gangunsicherheiten. Es kann zu Lähmungen, Bewusstseins- und Atemstörungen kommen.

Typisch ist eine Hemiparese (halbseitige Lähmung), die meistens im Gesicht und an der oberen Extremität am deutlichsten ist. Die Sprache ist oft verwaschen. Je nach der betroffenen Hirnregion können weitere Ausfallerscheinungen auftreten, z. B. Sprach- und Verständnisschwierigkeiten, motorische und sensorische Störungen, Schwindel und Verlust des Gleichgewichtssinns.

Hinweise auf eine Hirnblutung sind zunehmende Verschlechterung des Bewusstseins, eine Pupillendifferenz, einseitig verzögerte Pupillenreaktion und hoher Blutdruck.

⚠ Bei jedem Verdacht sollte der Patient sofort in eine Klinik gebracht werden oder ein Notarzt gerufen werden.

**Schockarten: spezielle Maßnahmen**

| Volumenmangelschock | → | Volumenzufuhr |
| Kardiogener Schock | → | Venöser Zugang |
| Anaphylaktischer Schock | → | Volumenzufuhr |
| | → | Antihistaminika i. v. |
| | → | Ggf. Epinephrin und Dexamethason i. v. |

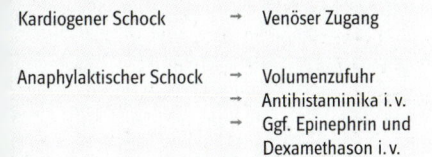

Abb. 2.2: *Flussdiagramm Schock.* [SKO]

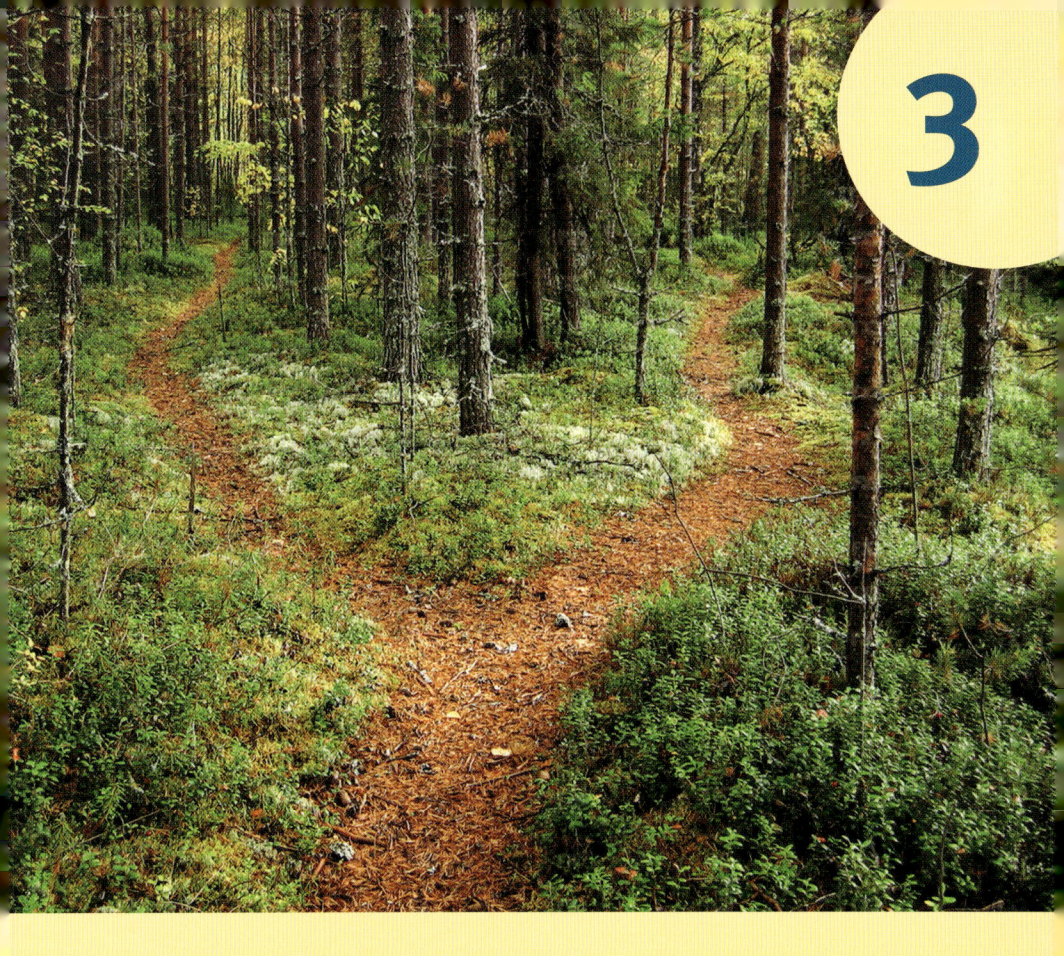

# Allgemeinbeschwerden

| | |
|---|---|
| 3.1 Spezielle Anamnese bei Allgemeinbeschwerden | 34 |
| 3.2 Patientenuntersuchung | 36 |
| 3.3 Abwendbar gefährliche Verläufe | 36 |
| 3.4 Gesteigerter Appetit und Heißhungerattacken | 38 |
| 3.5 Gewichtszunahme ohne gesteigerten Appetit | 40 |
| 3.6 Gewichtsverlust | 43 |
| 3.7 Übermäßiger Durst | 46 |
| 3.8 Übermäßiges Schwitzen | 48 |
| 3.9 Übermäßiges Frieren oder Kältegefühl | 51 |
| 3.10 Zeitweilige abnorme Müdigkeit und Abgeschlagenheit | 54 |
| 3.11 Anhaltende abnorme Müdigkeit und Abgeschlagenheit | 55 |
| 3.12 Fieber mit Beschwerden im Kopf- und Halsbereich | 58 |
| 3.13 Fieber mit Beschwerden im Brustbereich | 60 |
| 3.14 Fieber mit Beschwerden im Bauch-, Flanken- und Genitalbereich | 61 |
| 3.15 Fieber mit Beschwerden an Muskeln, Knochen, Gelenken und Haut | 64 |
| 3.16 Fieber mit uncharakteristischen Beschwerden | 66 |

# 3.1 Spezielle Anamnese bei Allgemeinbeschwerden

Unter Allgemeinsymptomen versteht man Beschwerden des Patienten, die bei so vielen Krankheiten auftreten, dass sie für sich alleine keine besondere Diagnoserichtung vorgeben, wohl aber in Kombination mit anderen Symptomen und Befunden. Als Begleitsymptome sagen sie oft auch einiges über den Schweregrad einer Erkrankung aus.

## Gewicht und Appetit

Jede unfreiwillige Gewichtsreduktion über 5 % des Ausgangsgewichtes innerhalb von 6 Monaten muss abgeklärt werden. Hierzu sind einige Fragen wichtig:
- Fühlt sich der Patient krank oder gesund?
- Gab es eine Umstellung der Ernährung? Wenn ja, wie sah diese aus?
- Treibt der Patient vermehrt Sport oder bewegt er sich mehr? Wenn ja, was, wie oft und wie lange?
- Wie ist der allgemeine Appetit? Eine Gewichtsabnahme bei gleich bleibendem oder vermehrtem Appetit wird bei Diabetes mellitus, Thyreotoxikose und Malignomen beobachtet.
- Gibt es großen Stress oder andere Belastungen? Hierbei kann der Energieverbrauch erheblich vergrößert sein. Beim Gesunden ist dann allerdings auch der Hunger normalerweise größer.
- Hat sich der Stuhlgang verändert? Neben Verdauungsstörungen, die u. U. auch auf eine Pankreasinsuffizienz zurückgeführt werden können, muss auch an die Möglichkeit einer Wurmerkrankung gedacht werden.
- Gibt es Probleme beim Kauen oder Schlucken?
- Welche zusätzlichen Beschwerden gibt es?

Bei der unfreiwilligen Gewichtsabnahme steht immer der Verdacht im Raum, dass eine konsumierende Erkrankung dahintersteckt, bei der mehr Energie verbraucht wird, als dem Körper normalerweise zur Bewältigung des Alltags zugeführt wird. Dazu zählen chronische Entzündungen, Tumoren, Anämien und die Tuberkulose.

Bei einer Gewichtszunahme gehen natürlich zunächst die Fragen in Richtung einer vermehrten Nahrungsaufnahme oder verminderten Energieverbrauchs, z. B. durch Einstellen einer körperlich anstrengenden beruflichen Tätigkeit ohne gleichzeitige Anpassung der Ernährungsgewohnheiten. Wichtig ist die Frage, ob Kleidungsstücke zu eng geworden sind. Hinter einer größeren Essmenge kann auch mal ein seelischer Schmerz stecken.

Ödeme können zwar zu einer Gewichtszunahme und zu einer Umfangsvermehrung führen, sind aber letztlich kein Übergewicht im eigentlichen Sinne.

Zur Einordnung des Körpergewichts hat sich der BMI (Body-Mass-Index, Körpermassezahl) bewährt (→ Tab.).

| BMI (kg/m$^2$) | Bewertung |
| --- | --- |
| <16 | starkes Untergewicht |
| 16–17 | mäßiges Untergewicht |
| 17–18,5 | leichtes Untergewicht |
| 18,5–25 | Normalgewicht |
| 25–30 | Präadipositas |
| 30–35 | Adipositas Grad I |
| 35–40 | Adipositas Grad II |
| ≥ 40 | Adipositas Grad III |

BMI = Körpergewicht/(Körpergröße)$^2$

Die Adipositas hat für sich oft Krankheitswert. Der Präadipositas kommt nur dann ein Krankheitswert zu, wenn zusätzliche Risikofaktoren bestehen, z. B. Rauchen, Alkoholmißbrauch oder Diabetes mellitus.

## Schlafstörungen

Die unzureichende Schlafdauer und/oder mangelhafte Schlafqualität über einen längeren Zeitraum bezeichnet man als Insomnie. Hier differenziert man weiter zwischen Einschlaf- und Durchschlafstörungen.

Eine exzessive Schläfrigkeit über Tage, die nicht durch eine zu geringe Schlafdauer erklärt werden kann, bezeichnet man als Hypersomnie.

Eine Schlaf-Wach-Rhythmusstörung liegt bei einem Mangel an Übereinstimmung zwischen dem tatsächlichen und dem erwünschten Schlaf-Wach-Rhythmus vor, wie etwa bei Schichtarbeitern.

Als Parasomnie bezeichnet man abnorme Schlafperioden wie Schlafwandeln oder Albträume.

Für ein diagnostisches Vorgehen muss genau ermittelt werden, wie viele Stunden der Patient in der Nacht schläft, wann er einschläft, ob er mittags schläft, welche Speisen und legalen oder illegalen Drogen er einnimmt, wie das Raumklima des Schlafzimmers ist, ob er alleine oder mit einem vielleicht durch Schnarchen störenden Partner schläft, ob es gesundheitliche Störungen oder Schmerzen gibt, die den Schlaf beeinträchtigen, und schließlich natürlich, ob es psychische Probleme gibt, die den Patienten innerlich nicht zur Ruhe kommen lassen.

## Fieber

Fieber gehört zu den häufigsten und wichtigsten Symptomen einer Erkrankung und ist – ebenso wie sein Fehlen – von großer diagnostischer Bedeutung.

Oft berichten Patienten von Fieber, ohne jedoch tatsächlich oder korrekt gemessen zu haben. Von Fieber spricht man ab einer rektal gemessenen Temperatur von 38 °C. Die anderen Messmethoden sind nicht nur viel ungenauer und störungsanfälliger, sondern liegen auch beachtlich darunter. Für eine verlässliche Bestimmung der Körpertemperatur und ihres Verlaufs führt kein Weg an der mehrmals täglichen rektalen Messung vorbei. Manchmal sprechen Patienten von »Fieber« und »Schüttelfrost«, wenn sie im Rahmen einer Erkältung Schwitzen und Frösteln verspürt haben. Wenn keine Aufzeichnungen angefertigt wurden und keine Verlässlichkeit über die Art der Messung besteht, sind solche Angaben diagnostisch nur bedingt verwertbar.

Wenn aber eine Fieberkurve existiert oder glaubhaft rekonstruiert werden kann, ergeben sich wertvolle diagnostische Hinweise:

- Kontinuafieber: Ein anhaltendes Fieber mit einer Tagesschwankung von <1 °C über mehrere Tage ist typisch für akute Infektionserkrankungen wie eine Pneumonie.
- remittierendes Fieber: Bei Tagesschwankungen >1 °C ohne Rückkehr zu Normalwerten sollte man u. a. an Tuberkulose und Sepsis denken
- intermittierendes Fieber: Tagesschwankungen >1 °C mit Rückkehr zu Normalwerten sind z. B. typisch für die Malaria.
- subfebrile Temperaturen: Anhaltend erhöhte Temperaturen, die aber unter der Fieberschwelle von 38 °C bleiben und auf dem erhöhten Niveau auch physiologische Tagesschwankungen aufweisen, kommen u. a. bei Tuberkulose, Tumoren, Medikamentenfieber oder Hyperthyreose vor.

Bei der Erhebung der Fieberanamnese müssen Sie immer auch nach der Einnahme von fiebersenkenden Mitteln fragen. Mitunter werden auch Schmerzmittel wie Azetylsalizylsäure oder Paracetamol eingenommen, ohne später an deren fiebersenkende Wirkung zu denken. Die gemessenen Fieberwerte können also erheblich verfälscht sein.

Dauert ein Fieber länger als 2 Wochen an, sind dafür drei Ursachen sehr häufig: Infektionen, Tumoren und immunologische Erkrankungen, z. B. Rheuma, Vaskulitis oder eine Kollagenose. Andere Ursachen sind verglichen damit selten.

## 3.2 Patientenuntersuchung

**Allgemeiner Eindruck.** Die genaue und bewusste Beobachtung u. a. von Gang, Körperhaltung, Mimik, Tonus, Haut und Sprache gibt Hinweise auf Beschwerden, Leidensdruck und Ursachen. Einige typische Befunde sind:
- stammbetonte Fettverteilung beim Cushing-Syndrom
- Ödeme v. a. in den Beinen bei Herzinsuffizienz
- Kälteempfindlichkeit, Teilnahmslosigkeit, Verlangsamung, trockene Haut bei einer Hypothyreose.

**Gewicht.** Eine geeichte Waage zeigt objektiv das tatsächliche Gewicht. Je nach Erkrankung wird der Verlauf kontrolliert:
- Bei einer Ernährungsumstellung zur Gewichtsreduktion reicht die wöchentliche Kontrolle.
- Bei einer Anorexia nervosa dient das regelmäßige, kontrollierte Wiegen auch der Patientenführung und Kontrolle von Vereinbarungen.
- Wenn eine Kontrolle der Wasserzufuhr und -ausscheidung wichtig ist, z. B. bei einer Herz- oder Niereninsuffizienz, ist das tägliche morgentliche, ggf. auch zusätzlich abendliche Wiegen eine einfache Methode.

**Hautturgor.** Die Inspektion und Palpation zeigen schon, ob die Haut trocken und das Gewebe exsikkiert ist. Eine stehende Hautfalte zeigt, dass ein Flüssigkeitsmangel vorliegt. Dazu wird Haut als Falte abgehoben, die nach Loslassen als Falte stehen bleibt. Bei Ödemen auf Grund von Wassereinlagerung bleibt nach Eindrücken des Ödems mit dem Daumen eine Delle (→ Abb. 3.1 S. 36), bei Lymphödemen nicht.

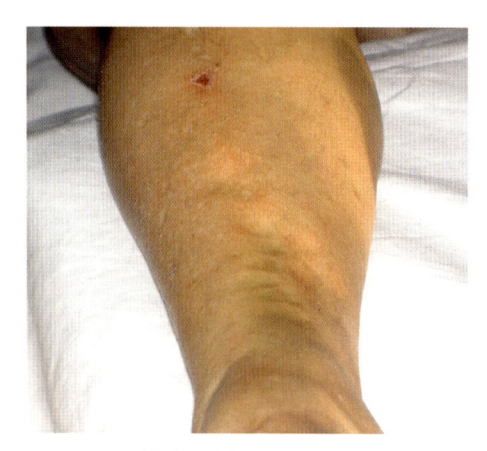

Abb. 3.1: *Delle bei Ödemen. Bei Wassereinlagerung hinterlässt ein Fingerdruck eine Delle, bei anderen Ursachen wie Lymphödemen nicht.* [GPR]

**Fieber.** Die objektive rektale Messung gibt genaue Werte. Oft ist ein mehrmaliges Messen im Tagesverlauf hilfreich. Bevor umfangreiche Untersuchungen gestartet werden, sollten häufige Ursachen ausgeschlossen werden:
- Lungenentzündung: abhorchen, Röntgenthorax
- Harnwegsinfekt: Urintest, -kultur
- Sinusitis: Ultraschall oder Röntgen.

## 3.3 Abwendbar gefährliche Verläufe

**Addison-Krise.** Seltener, lebensbedrohlicher Hypokortisolismus. Symptome sind Müdigkeit, schnelle Ermüdbarkeit, Übelkeit, Erbrechen, Hypotonie und Bewusstseinstrübung. Auslöser sind oft ein Infekt oder Stress. Es werden sofort 100–200 mg Hydrokortison i.v. gegeben und der Patient auf eine Intensivstation verlegt.

**Adipositas Grad III.** Bei ausgeprägter Adipositas und erkennbarer kurz- oder mittelfristiger Gefährdung, z. B. durch Ateminsuffizienz oder Arteriosklerose, muss eine konsequente, multidisziplinäre Therapie eingeleitet werden, sobald deutlich wird, dass die eingeleitete Therapie nicht oder nur sehr langsam Wirkung zeigt.

## 3.3 Abwendbar gefährliche Verläufe

**Anorexia nervosa.** Neben der akuten Gefährdung durch ein extremes Untergewicht sind Patienten mit Anorexia nervosa überdurchschnittlich stark selbstmordgefährdet.

**Dehydratation, Exsikkose.** Bei fiebrigen Erkrankungen oder starker körperlicher Anstrengung verliert man besonders viel Körperflüssigkeit. Weitere Ursachen für eine Dehydratation sind Durchfall und/oder Erbrechen, Nierenerkrankungen oder ein starker Blutverlust. Da das Funktionieren des Organismus eng mit einem reibungslosen Stofftransport im Körper verbunden ist, kommt einer Vorbeugung und dem Ausgleich eines Wassermangels und des damit verbundenen Mineralstoffmangels bei jeder Erkrankung eine enorme Bedeutung zu. Häufig genügt es schon, schluckweise viel zu trinken, besonders mineralhaltige Getränke wie Mineralwasser, Früchte- und Kräutertees, Saftschorlen oder Brühen. Ist der Flüssigkeitsmangel fortgeschritten und kommt es bereits zu Bewusstseinstrübungen, ist die Infusion von Flüssigkeit und Elektrolyten (Mineralstoffen) nötig.

**Fieber und akute Erkrankungen.** Meistens sind die zusätzlichen Symptome und Befunde ausreichend, um einen Notfall oder zumindest die Notwendigkeit einer stationären Therapie zu erkennen oder auszuschließen. Bei Fieber sollte man sich aber sicher sein, dass
- keine akute Stoffwechselentgleisung vorliegt, z. B. Hyperglykämie, starke Exsikkose oder Addison-Krise
- keine eitrige Entzündung im Bauchraum, der Nieren und Harnwege oder der Gehirnhäute oder des Gehirns vorliegt.

**Fieber, ungeklärtes, länger andauerndes.** Findet man keine Ursache und klingt das Fieber nicht ab, sollte man nicht zu lange warten. Neben Tumoren können z. B. rezidivierende Lungenembolien oder verborgene Abzesse die Ursache sein.

**Gewichtsverlust, ungeklärter.** Jeder nicht erklärbare Gewichtsverlust kann Symptom einer schwerwiegenden Erkrankung, vor allem eines Tumors, sein. Daher sollte schnell und konsequent die Ursache geklärt werden.

**Hyperthyreose.** Die Symptome sind vielfältig und selten typisch – daran denken! –, z. B.: Schwitzen, Wärmeintoleranz, Gewichtsverlust, Tachykardie (Puls > 100/Min.), Rhythmusstörungen, Diarrhö, Haarausfall, Muskelschwäche, feinschlägiger Fingertremor, Unruhe, Nervosität, Müdigkeit. Eine unbehandelte oder nicht ausreichend behandelte Hyperthyreose kann zu einer thyreotoxischen Krise werden mit hohem Fieber, extremer Tachykardie und -arrhythmie, Erbrechen, Exsikkose, Delirium bis zum Koma. Der Patient muss sofort intensivmedizinisch therapiert werden.

**Hypothyreose.** Die Symptome entwickeln sich meist langsam und werden leicht mit Altersveränderungen verwechselt. Bei Müdigkeit, verringertem Antrieb, V. a. auf eine Depression, beginnenden kognitiven Einschränkungen, Obstipation oder Kälteempfindlichkeit sollte eine Hypothyreose ausgeschlossen werden.

**Kachexie** (ausgeprägtes Untergewicht). Stark untergewichtige Patienten leiden meistens an konsumierenden Erkrankungen und sind nicht nur durch ihre Grunderkrankung und Nebenwirkungen der Therapie gefährdet, sondern auch durch eine herabgesetzte Infektabwehr, Blutgerinnungsstörungen u. Ä. Sie bekommen auch leicht einen Dekubitus. Bei ihnen muss also besonders sorgfältig auf Gefährdungen geachtet und Maßnahmen abgewogen werden.

**Malignom.** Hinter allgemeinen Beschwerden stehen immer wieder auch Malignome. Besonders verdächtig sind unerklärlicher Gewichtsverlust, Schmerzen, Leistungsminderung und leichte Temperaturerhöhung, z. B. mit Nachtschweiß. Eine sorgfältige Anamnese und körperliche Untersuchung ist in so einem Fall wichtig, um nicht andere Ursachen zu übersehen und um gezielter nach Malignomen zu suchen. Laborbefunde wie erhöhte Entzündungswerte und erhöhtes Ferritin bei Anämie stützen den Verdacht auf ein Malignom, Tumormarker helfen dagegen kaum. Geben zusätzliche Beschwerden wie

Husten, Verstopfung oder Blutungen keine Hinweise auf betroffene Organe und persistieren die Beschwerden über Wochen oder verschlechtern sich, decken ein Röntgenthorax, ein Ultraschall des Abdomens und der Schilddrüse, die Untersuchung der Brüste und dann evtl. Gastro- und Koloskopie viele Malignome auf.

**Sepsis.** Jeder Patient mit schlechtem Allgemeinzustand kann eine Sepsis haben. Neben Symptomen einer Grunderkrankung können auftreten: Fieber, Schüttelfrost, Müdigkeit, Übelkeit, Erbrechen, Tachykardie (Puls > 100/Min.), Hypotonie, Petechien (punktförmige Blutungen), Verwirrtheit. Bei Verdacht ist eine stationäre Diagnostik notwendig. Erkrankungen, die häufiger zu einer Sepsis führen, sind z. B. Entzündung oder Perforation von Bauchorganen wie Appendizitis, Cholezystitis, Divertikulitis oder Magenulkus, Durchwanderungsperitonitis bei Darmentzündungen oder Ileus, akute Pankreatitis, Pneumonie, Pyelonephritis.

## 3.4 Gesteigerter Appetit und Heißhungerattacken

Ungewöhnliches Essverhalten, egal ob in Form von Extremdiäten, gesteigertem Appetit oder Heißhungerattacken, ist oft Ausdruck **psychischer Vorgänge** – ob als Ersatzhandlung in Belastungssituationen, Übersprungshandlung in Konfliktsituationen, Ausdruck einer Depression oder Suchtmittel bei Essstörungen.

Es ist wichtig, psychische Ursachen von körperlichen abzugrenzen. Einen Hinweis auf **körperliche Erkrankungen** gibt das Zusammentreffen von anhaltend gesteigertem Appetit und Gewichtsverlust. Diese Beschwerdekonstellation findet sich vor allem bei Diabetes, Schilddrüsenüberfunktion und manchen Krebserkrankungen und erfordert eine rasche Abklärung. Heißhungerzustände können sogar auf einen Notfall hinweisen, insbesondere bei Diabetikern.

| Beschwerdebild | Was steckt dahinter? | Vorgehen |
|---|---|---|
| **Heißhungerattacken im Wechsel mit provoziertem Erbrechen und/oder extremem Fasten**<br>▶ meist normales Körpergewicht<br>▶ oft Missbrauch von Abführmitteln | ▶ Bulimie (Ess-Brech-Sucht)<br>▶ Bulimarexie (Kombination von Bulimie und Magersucht) | ▶ gefährdendes Untergewicht ausschließen: wiegen, BMI kontrollieren<br>▶ Elektrolytstörungen, vor allem Kalium-, Kalzium- (→ S. 411) und Eisenmangel (→ S. 418), ausschließen<br>▶ Depression, autoagressive Handlungen, Drogenmissbrauch und Suizidgedanken ausschließen<br>▶ Ösophagusentzündung und Zahnschäden durch die Magensäure ausschließen<br>▶ zu einer Psychotherapie motivieren, am Körperbild und -gefühl arbeiten |
| häufige **Heißhungerattacken**, oft mit der Folge **starken Übergewichts** | Binge Eating (Fressanfälle) | ▶ Depression ausschließen<br>▶ auf weitere Risikofaktoren für Herz-Gefäßerkrankungen achten<br>▶ zu einer Psychotherapie motivieren |

## 3.4 Gesteigerter Appetit und Heißhungerattacken

| Beschwerdebild | Was steckt dahinter? | Vorgehen |
|---|---|---|
| **gesteigerter Appetit bei Stress, seelischer Belastung, Langeweile** | ▸ psychische Reaktion, oft im Sinne einer Ersatzhandlung<br>▸ depressive Verstimmung | ▸ Depression ausschließen<br>▸ Stressmanagement, Entspannungstechniken wie autogenes Training |
| **Heißhunger vor der Monatsblutung**<br>▸ Reizbarkeit, Stimmungsschwankungen<br>▸ evtl. Brustspannen, Unterleibs-, Kopfschmerzen | Prämenstruelles Syndrom (PMS) | ▸ Schilddrüsenfunktionsstörung ausschließen: TSH (→ S. 430) kontrollieren<br>▸ salzarme Ernährung in der zweiten Zyklushälfte<br>▸ Kaffee-, Tee- und Kakaoverzicht prämenstruell versuchen<br>▸ viel Bewegung, evtl. Entspannungsübungen<br>▸ Präparate z. B. mit Agnus castus |
| **gesteigerter Appetit,** oft nur auf bestimmte Nahrungsmittel, und Heißhungerattacken **bei Schwangeren** | hormonelle Umstellung. Normale Gewichtszunahme im 2. Drittel bis 400 g/Woche, im 3. Drittel bis 500 g/Woche | bei größerer Gewichtszunahme und größerem Appetit Gestationsdiabetes ausschließen |
| **gesteigerter Appetit und starker Durst bei gleichzeitigem Gewichtsverlust** | Diabetes mellitus | Diabetes-Diagnostik: Nüchtern-BZ (→ S. 420), ggf. BZ-Tagesprofil, ggf. oraler Glukosetoleranztest (→ S. 421), HbA1c |
| **Heißhungerattacken mit** Beschwerden wie **Zittern, Schwitzen, Angst, Verwirrtheit**<br>▸ oft ausgelöst durch körperliche Anstrengung, unzureichende Nahrungsaufnahme | ▸ Hypoglykämie (Unterzuckerung) bei Diabetes<br>▸ Insulinom<br>▸ Entzugssyndrom bei Alkoholabhängigkeit und Drogensucht | ❗ wenn das Bewusstsein getrübt ist: Notarzt rufen<br>▸ BZ (→ S. 420) kontrollieren<br>▸ Traubenzucker, zuckerhaltiges Getränk oder Fruchtsaft geben<br>▸ falls vorhanden: Glukagon s.c.<br>▸ BZ im weiteren Verlauf kontrollieren<br>▸ Auslöser suchen<br>▸ bei V. a. Insulinom Insulin (→ S. 420) messen |
| **gesteigerter Appetit mit gleichzeitigem Gewichtsverlust und vermehrtem Schwitzen**<br>▸ Zittern der Hände, Nervosität, Durchfall<br>▸ manchmal: hervortretende Augen | ▸ Hyperthyreose (Schilddrüsenüberfunktion)<br>▸ Basedow-Krankheit | ▸ TSH und Schilddrüsenhormone (→ S. 429) kontrollieren<br>▸ Schilddrüsenautonomie ausschließen: TRAK (→ S. 428) kontrollieren, Ultraschall, Szintigrafie<br>▸ bei V. a. Augenbeteiligung Patienten an Augenarzt verweisen |
| **gesteigerter Appetit mit starkem Gewichtsverlust und deutlichem Leistungsknick** | ▸ Malignom<br>▸ chronische Entzündung<br>▸ Anämie<br>▸ Tuberkulose | ▸ Entzündungswerte (→ S. 422), Eisenstoffwechsel (→ S. 418) kontrollieren<br>▸ Malignom ausschließen<br><br>❗ Eine Tuberkuloseerkrankung ist meldepflichtig |
| **gesteigerter Appetit bei Medikamenteneinnahme** | Nebenwirkung, z. B. von Vitamin-B-Präparaten, Kortison, Lithium | Rücksprache mit dem verschreibenden Arzt |

# 3 Allgemeinbeschwerden

| Beschwerdebild | Was steckt dahinter? | Vorgehen |
|---|---|---|
| Heißhungerattacken während oder nach einer schnellen Ernährungsumstellung oder Diät | Jojo-Effekt bei Diäten | Beratung: statt Diät eine langfristige, gemäßigte Ernährungsumstellung und regelmäßige Bewegung |
| Appetitlosigkeit im Wechsel mit Heißhungerattacken und Gewichtsverlust trotz regelmäßigem Essen. | Wurmerkrankungen, z. B. Bandwürmer. Evtl. werden sichtbare Würmern oder Wurmbestandteile ausgeschieden | kleine Stuhlprobe (halber Teelöffel) untersuchen |

## 3.5 Gewichtszunahme ohne gesteigerten Appetit

Wenn der Zeiger auf der Waage nach oben klettert, steckt dahinter nicht immer eine Vermehrung von Fettgewebe – den gleichen Effekt bewirkt auch eine Zunahme der Muskelmasse – die nicht Gegenstand der untenstehenden Tabelle ist – oder eine Einlagerung von Körperwasser, entweder in Form von Ödemen oder als Flüssigkeitsansammlung z. B. in der Bauchhöhle (Aszites). Eine Zunahme des Körperfetts ist nur dann wahrscheinlich, wenn die Steigerung des Körpergewichts relativ langsam erfolgt, denn auch bei stark erhöhter Nahrungsaufnahme ist es schwierig, pro Woche mehr als 500 g an Fettdepots zuzulegen. Rasche Gewichtssteigerungen beruhen deshalb in der Regel auf einer Anreicherung von Körperflüssigkeit in Gewebe oder Körperhöhlen und weisen auf Erkrankungen oder Mangelzustände hin.

| Beschwerdebild | Was steckt dahinter? | Vorgehen |
|---|---|---|
| Gewichtszunahme bei unangemessen häufigen, reichlichen Mahlzeiten | ernährungsbedingtes Übergewicht (Adipositas) | Beratung:<br>▸ regelmäßige körperliche Aktivität<br>▸ Ernährung umstellen |
| Gewichtszunahme bei Verminderung der körperlichen Aktivität, z. B. bei Bettruhe, Verletzungen, Gelenkproblemen | gestörte Balance zwischen verbrauchter und aufgenommener Energie | Beratung:<br>▸ Ernährung anpassen<br>▸ körperliche Aktivität im möglichen Rahmen |
| Gewichtszunahme bei gleich bleibender Nahrungsaufnahme während und nach den Wechseljahren | verminderter Energiebedarf aufgrund der hormonellen Umstellung | Beratung:<br>▸ Ernährung anpassen<br>▸ regelmäßige körperliche Aktivität |
| Gewichtszunahme vor und während der Monatsblutung<br>▸ evtl. Schwellung von Füßen und Händen<br>▸ evtl. Spannen der Brüste | Prämenstruelles Syndrom (PMS) | ▸ Schilddrüsenfunktionsstörung ausschließen: TSH (→ S. 430) kontrollieren<br>▸ salzarme Ernährung in der zweiten Zyklushälfte<br>▸ Kaffee-, Tee- und Kakaoverzicht prämenstruell versuchen<br>▸ viel Bewegung, evtl. Entspannungsübungen<br>▸ Präparate z. B. mit Agnus castus |

## 3.5 Gewichtszunahme ohne gesteigerten Appetit

| Beschwerdebild | Was steckt dahinter? | Vorgehen |
|---|---|---|
| **übermäßige Gewichtszunahme in der Schwangerschaft**<br>▶ evtl. Schwellungen an Beinen, Händen, Gesicht<br>▶ evtl. ungewöhnlich starke Zunahme des Bauchumfangs | ▶ falsch verstandenes »Essen für zwei«<br>▶ Schwangerschafts-Bluthochdruck<br>▶ Präeklampsie (Schwangerschaftsvergiftung)<br>▶ Schwangerschaftsdiabetes | Bei ungewöhnlich rascher Zunahme von Gewicht oder Bauchumfang und bei zusätzlichen Beschwerden wie Ödemen, starkem Durst, trübem Urin oder Kopfschmerzen: rasch zum Gynäkologen |
| **Gewichtszunahme mit Schwellungen an Beinen und Armen**<br>▶ evtl. Zunahme des Bauchumfangs<br>▶ häufiges Wasserlassen in der Nacht<br>▶ Müdigkeit, Leistungsschwäche | Ödeme bei Herzinsuffizienz. Es drohen<br>▶ trophische Störungen an Unterschenkeln, Füßen<br>▶ rückstaubedingte Organvergrößerungen mit Funktionsstörungen<br>▶ Ateminsuffizienz | Ein stationärer Aufenthalt zur Diagnostik und Akuttherapie lässt sich meistens nicht umgehen.<br>▶ Ursache und Ausmaß der Herzschädigung klären<br>▶ Flüssigkeitszufuhr kontrollieren: Gewicht darf nicht steigen<br>▶ vorsichtig entwässernde Therapie beginnen<br>▶ Ursache therapieren |
| **massive Gewichtszunahme mit Schwellungen an Beinen, Armen, Augenlider und Gesicht**<br>▶ schaumiger Urin<br>▶ erhöhte Infektanfälligkeit | Ödeme bei Nephrotischem Syndrom, z. B. bei<br>▶ Glomerulonephritis<br>▶ diabetischer Nephropathie und Glomerulopathie<br>Es drohen Aszites, Hydrothorax und durch IgG-Verlust Abwehrschwäche mit Hautinfekten, Pneumonie und Peritonitis | ▶ Ein stationärer Aufenthalt zur Diagnostik und Akuttherapie lässt sich meistens nicht umgehen<br>▶ Entzündungswerte (→ S. 422), Nierenwerte (→ S. 426), Eiweiße (→ S. 414) kontrollieren |
| **Gewichtszunahme mit Schwellungen an Beinen, Armen und Gesicht und chronischen Durchfällen** | Ödeme bei Eiweißverlust über den Darm, z. B. bei<br>▶ chronisch entzündlichen Darmerkrankungen<br>▶ Alkoholabhängigkeit<br>Es drohen Aszites, Hydrothorax und durch IgG-Verlust Abwehrschwäche mit Hautinfekten, Pneumonie und Peritonitis | ▶ Ein stationärer Aufenthalt zur Diagnostik und Akuttherapie lässt sich meistens nicht umgehen<br>▶ Entzündungswerte (→ S. 422), Nierenwerte (→ S. 426), Eiweiße (→ S. 414) kontrollieren |
| **Gewichtszunahme mit Zunahme des Bauchumfangs**<br>▶ evtl. Schwellungen an Beinen, Armen und Gesicht<br>▶ evtl. Gelbsucht, Juckreiz, Gefäßsternchen<br>▶ evtl. erweiterte Venen unter der Bauchhaut | Aszites, z. B. bei<br>▶ Leberzirrhose, Lebertumoren<br>▶ Metastasen am Bauchfell (Peritonealkarzinose)<br>▶ Thrombose von Bauchvenen<br>▶ Rechtsherzinsuffizienz<br>▶ Eiweißmangel, z. B. bei Magersucht, eiweißarmer Diät | ▶ bei drohender Ateminsuffizienz: Aszites abpunktieren<br>▶ bei unklarer Ursache: Ultraschall der Leber, Aszites untersuchen<br>▶ Eiweiß (→ S. 414) und Leberwerte (→ S. 424) kontrollieren<br>▶ ggf. Eiweiße, in erster Linie Albumin, infundieren<br>▶ bei Mangelernährung: eiweißreiche Kost |

| Beschwerdebild | Was steckt dahinter? | Vorgehen |
|---|---|---|
| **langsame Gewichtszunahme mit teigiger Schwellung des Gesichts**<br>▸ Verstopfung, Verlangsamung, vermehrtes Frieren<br>▸ trockene kühle Haut, struppige Haare | Hypothyreose (Schilddrüsenunterfunktion). Bei alten Menschen wird die Unterfunktion oft als Depression oder Alterserscheinung verkannt | ▸ TSH und Schilddrüsenwerte (→ S. 429) kontrollieren<br>▸ ggf. langsam steigende Schilddrüsenhormonsubstitution |
| **Gewichtszunahme mit stammbetonter Fettsucht, Stiernacken und Vollmondgesicht**<br>▸ schlanke Arme und Beine<br>▸ Müdigkeit, Muskelschwäche | ▸ Cushing-Syndrom bei langfristiger oder hochdosierter Kortisontherapie<br>▸ Cushing-Krankheit<br>Es drohen schlecht heilende Hautinfektionen, Osteoporose, Depressionen, Hypertonie u. v. m. | ▸ Kortisol (→ S. 428) kontrollieren<br>▸ Bei ausgeprägten Nebenwirkungen einer Kortisontherapie Alternativen mit dem verschreibenden Arzt besprechen<br>⚠ Eine länger dauernde Kortisontherapie darf nur langsam ausgeschlichen werden |
| **umschriebene Vermehrung von Fettgewebe**, z. B. im Hüftbereich, an Armen, Beinen, Hals | Lipomatose | ▸ absolute Alkoholkarenz<br>▸ bei ästhetisch störender Lipomatose ästhetische OP erwägen |
| **Gewichtszunahme bei Medikamenteneinnahme**<br>▸ oft Schwellungen an den Beinen<br>▸ evtl. Kopfschmerzen, Ohrensausen | häufige Nebenwirkung, z. B. von<br>▸ Schmerz- und Rheumamedikamenten (NSAR)<br>▸ Antidepressiva<br>▸ Neuroleptika<br>▸ Kortisonpräparaten<br>▸ Östrogenpräparaten wie »Pille« | ▸ Rücksprache mit dem verschreibenden Arzt<br>▸ »Pille« absetzen |

## 3.6 Gewichtsverlust

Kurzzeitiger oder gelegentlicher Appetitmangel ist eine ebenso häufige wie normale Erscheinung. Ungewohntes, ungeliebtes oder verdorbenes Essen, Stresssituationen, seelische Belastungen: Alle diese Faktoren können kurzfristig den Appetit verderben. Längerfristige Appetitlosigkeit ist dagegen meist ein Hinweis auf psychische oder somatische Erkrankungen, insbesondere in Verbindung mit einem Gewichtsverlust. Bei den somatischen Ursachen stehen Störungen des Magen-Darm-Trakts im Vordergrund.

Ein Gewichtsverlust bei – scheinbar oder tatsächlich – normalem oder sogar gesteigertem Appetit ist ebenfalls als krankhaft anzusehen. Er ist ein typisches Symptom von Diabetes, Schilddrüsenüberfunktion und vielen Krebserkrankungen, aber auch von Essstörungen mit provoziertem Erbrechen. Die häufigsten Ursachen einer unbeabsichtigten Gewichtsabnahme (> 5 % innerhalb 6 Monaten) sind:
- Karzinome: Lunge, Leber, Pankreas, Ovarien, Prostata, Lymphom, Leukämie
- Magen-Darm-Erkrankungen, z. B. Zöliakie, Magengeschwür
- Depression, Anorexia nervosa, Demenz
- Atemwegserkrankungen
- Diabetes, Hyperthyreose.

In 25 % der Fälle wird keine Ursache gefunden.

Ergeben Anamnese und körperliche Untersuchung keine Hinweise, sähe eine angemessene Strategie z. B. so aus:
- Röntgenthorax, Labor mit Blutzucker (→ S. 420), Blutbild (→ S. 408), Entzündungswerte (→ S. 422), Elektrolyten, Leberwerten (→ S. 424), Urinstreifen
- anschließend ggf. Gastro- und Koloskopie.

| Beschwerdebild | Was steckt dahinter? | Vorgehen |
|---|---|---|
| Appetitlosigkeit und evtl. Gewichtsverlust bei Stress oder seelischer Belastung | ▸ Reizmagensyndrom als somatoforme Störung<br>▸ alle Formen der Depression<br>▸ Abhängigkeitserkrankungen | ▸ Depression ausschließen<br>▸ Drogenabhängigkeit ausschließen<br>▸ bei Stress Beratung |
| Appetitlosigkeit und Gewichtsverlust mit gedrückter Stimmung und Antriebslosigkeit | ▸ alle Formen der Depression<br>▸ Abhängigkeitserkrankungen<br>▸ Krebserkrankung<br>▸ Infektionserkrankung | ▸ Depression ausschließen<br>▸ Drogenabhängigkeit ausschließen<br>▸ Malignom ausschließen<br>▸ Entzündungswerte (→ S. 422) kontrollieren |
| starker Gewichtsverlust bei gesund wirkenden, jungen Menschen, meist Mädchen oder Frauen<br>▸ Essmenge stark reduziert oder gesteigert mit anschließendem, provoziertem Erbrechen<br>▸ oft erhöhte körperliche Aktivität | ▸ Magersucht<br>▸ Bulimie<br>▸ Bulimarexie | ▸ gefährdendes Untergewicht ausschließen: wiegen, BMI kontrollieren<br>▸ Elektrolytstörungen, vor allem Kalium-, Kalzium- (→ S. 411) und Eisenmangel (→ S. 418), ausschließen<br>▸ Depression, autoaggressive Handlungen, Drogenmissbrauch und Suizidgedanken ausschließen<br>▸ Ösophagusentzündung und Zahnschäden durch die Magensäure ausschließen<br>▸ zu einer Psychotherapie motivieren, am Körperbild und -gefühl arbeiten |

# 3 Allgemeinbeschwerden

| Beschwerdebild | Was steckt dahinter? | Vorgehen |
|---|---|---|
| **Gewichtsverlust trotz gesteigertem Appetit**<br>▸ Durchfall<br>▸ Nervosität, Zittern der Hände, vermehrtes Schwitzen | Hyperthyreose (Schilddrüsenüberfunktion) | ▸ TSH und Schilddrüsenhormone (→ S. 429) kontrollieren<br>▸ Schilddrüsenautonomie ausschließen: TRAK (→ S. 428) kontrollieren, Ultraschall, Szintigrafie |
| **Gewichtsverlust mit starkem Durst und vermehrtem Wasserlassen** | Diabetes mellitus | Diabetes-Diagnostik: Nüchtern-BZ (→ S. 420), ggf. BZ-Tagesprofil, ggf. oraler Glukosetoleranztest (→ S. 421), HbA1c |
| **ungewollter Gewichtsverlust mit Braunfärbung der Haut**<br>▸ Müdigkeit, Schwäche<br>▸ Erbrechen, abnorme Lust auf Salz | Addison-Krankheit als häufigste Form der Nebennierenrindenunterfunktion | ⚠ Es droht eine Addison-Krise mit Kreislaufversagen, Oligurie, Exsikkose und Schock<br>▸ fehlen Anzeichen für eine Krise: in den nächsten Tagen zum Endokrinologen für eine Hormonersatztherapie |
| erheblicher **Gewichtsverlust mit deutlichem Leistungsknick**<br>▸ Appetit vermindert oder gesteigert<br>▸ evtl. Nachtschweiß | ▸ chronische Entzündung<br>▸ Krebserkrankung | ▸ Entzündungswerte (→ S. 422) kontrollieren<br>▸ Malignom ausschließen |
| **Gewichtsverlust mit anhaltendem oder wiederkehrendem Fieber und Nachtschweiß**<br>▸ Abgeschlagenheit<br>▸ evtl. Lymphknotenschwellungen<br>▸ evtl. Hautausschläge<br>▸ evtl. Muskel-, Knochen-, Gelenkschmerzen | ▸ chronische Infektionen wie Tuberkulose<br>▸ rheumatische Erkrankungen, z. B. Lupus erythematodes, Sklerodermie<br>▸ Blut- und Krebserkrankungen, z. B. Leukämie, malignes Lymphom | ▸ Entzündungswerte (→ S. 422) kontrollieren<br>▸ Malignom ausschließen<br>▸ rheumatische Erkrankung ausschließen<br>⚠ Eine Tuberkuloseerkrankung ist meldepflichtig |
| **Gewichtsverlust mit chronischem Husten**<br>▸ oft Fieber oder erhöhte Temperatur, Nachtschweiß<br>▸ evtl. Bluthusten | ▸ Lungenkrebs<br>▸ Tuberkulose<br>▸ Lungenembolien<br>▸ AIDS | ▸ Entzündungswerte (→ S. 422) kontrollieren<br>▸ Malignom ausschließen<br>▸ ggf. AIDS ausschließen<br>⚠ Eine Tuberkuloseerkrankung ist meldepflichtig |
| **Gewichtsverlust mit Schluckbeschwerden**<br>▸ Hochwürgen von unverdauter Nahrung<br>▸ Schmerzen hinter dem Brustbein | ▸ Speiseröhrenkrebs<br>▸ Speiseröhren-Beweglichkeitsstörung<br>▸ Speiseröhrendivertikel | Ösophagoskopie |

## 3.6 Gewichtsverlust

| Beschwerdebild | Was steckt dahinter? | Vorgehen |
|---|---|---|
| **Appetitlosigkeit und evtl. Gewichtsverlust mit Oberbauchschmerzen**<br>▸ oft Völlegefühl, Aufstoßen<br>▸ evtl. Unverträglichkeit oder Ekel vor bestimmten Nahrungsmitteln | ▸ Reizmagensyndrom<br>▸ Magenschleimhautentzündung<br>▸ Ulkuskrankheit<br>▸ Magenkrebs<br>▸ chronische Bauchspeicheldrüsenentzündung<br>▸ Bauchspeicheldrüsenkrebs | ▸ Entzündungswerte (→ S. 422), Eisenstoffwechsel (→ S. 418), Pankreasenzyme (→ S. 426) kontrollieren<br>▸ Malignom ausschließen<br>▸ Gastroskopie (Magenspiegelung) erwägen<br>**Beratung:** Verzicht auf Rauchen und Alkohol, Ernährungsumstellung, Stressmanagement, Entspannungsübungen |
| **Gewichtsverlust mit chronischen Durchfällen**<br>▸ Stuhlgang auffallend voluminös, blutig, lehmig, klebrig und/oder übelriechend<br>▸ evtl. wiederkehrende Bauchschmerzen<br>▸ evtl. Fieber | ▸ chronisch-entzündliche Darmerkrankungen<br>▸ chronisch verlaufende, infektiöse Durchfallerkrankungen<br>▸ Darmkrebs<br>▸ Verdauungsinsuffizienz, z. B. bei chronischer Bauchspeicheldrüsenentzündung, Zöliakie, Mukoviszidose, Alkoholabhängigkeit | ▸ Koloskopie (Darmspiegelung)<br>▸ Stuhlproben<br>▸ Entzündungswerte (→ S. 422), Eisenstoffwechsel (→ S. 418), ggf. Pankreasenzyme (→ S. 426) kontrollieren<br>▸ bei V. a. Entgleisung oder Mangel: Elektrolyte (→ S. 411), Eiweiße (→ S. 414) kontrollieren<br>▸ bei V. a. Zöliakie: erst auf Antikörper gegen Gliadin testen, bei positivem Befund dann Dünndarmbiopsie |
| **Gewichtsverlust bei Wechsel zwischen Appetitlosigkeit und Heißhunger**<br>▸ evtl. leichte Bauchschmerzen<br>▸ evtl. Ausscheidung von sichtbaren Würmern oder Wurmbestandteilen | ▸ Wurmerkrankungen, z. B. Bandwürmer<br>▸ somatoforme Störung | kleine Stuhlprobe (halber Teelöffel) untersuchen |
| **Appetitlosigkeit und Gewichtsverlust bei Medikamenteneinnahme** | häufige Nebenwirkung, z. B. von<br>▸ Bluthochdruckmitteln<br>▸ Mitteln gegen Asthma<br>▸ Eisenpräparaten<br>▸ Antibiotika<br>▸ Digitalis | Rücksprache mit dem verschreibenden Arzt |

# 3.7 Übermäßiger Durst

Durst tritt immer dann auf, wenn der Wasseranteil des Körpers um mindestens 0,5 % abnimmt oder ein Salzüberschuss besteht. Sensoren im Durstzentrum des Zwischenhirns messen laufend den osmotischen Druck des Bluts, der seinerseits von der Flüssigkeitsmenge und der Salzkonzentration im Blut abhängt. Steigt der osmotische Druck, z. B. durch unzureichendes Trinken oder salziges Essen, löst das Durstzentrum sofort ein Durstgefühl aus. Auch bestimmte Hormone, die bei Verringerung des Blutvolumens von der Niere abgegeben werden, stimulieren das Durstzentrum.

Zu übermäßigem Durstgefühl führen alle – krankhaften wie nicht krankhaften – Bedingungen, die mit einem erhöhten Flüssigkeitsverlust, einer verminderten Flüssigkeits- oder erhöhten Salzzufuhr verbunden sind. Außerdem kann vermehrter Durst oder zwanghaftes Trinken auch auf einer psychischen Störung beruhen.

Als Flüssigkeitsersatz bei Durchfall und Erbrechen eignen sich z. B. dünner Schwarztee, selbst hergestellte Salz-Zucker-Lösungen (1 Teelöffel Salz + 10 TL Zucker auf 1 l Wasser oder Tee) und Elektrolytlösungen aus der Apotheke.

| Beschwerdebild | Was steckt dahinter? | Vorgehen |
|---|---|---|
| vermehrter Durst bei starker Hitze, Fieber, Saunagängen u. Ä. | Flüssigkeitsverlust durch Schwitzen | **Beratung:** Mineralwasser trinken |
| vermehrter Durst bei oder nach starker körperlicher Anstrengung<br>▶ Nachlassen der Kraft<br>▶ evtl. Konzentrationsstörungen | Flüssigkeitsverlust durch Schwitzen und vermehrte Atmung | **Beratung:** kohlensäurearme Mineralwasser, evtl. mit Fruchtsaft, im Hochleistungssport auch isotone Getränke langsam und schluckweise trinken |
| vermehrter Durst bei länger anhaltendem Durchfall und/oder Erbrechen<br>▶ trockene Lippen, Zunge, Haut und Schleimhäute<br>▶ stehende Hautfalten<br>▶ evtl. Unruhe, Verwirrtheit | Dehydratation | ❗ wenn keine Flüssigkeit behalten wird und die Beschwerden zunehmen: Infusionen<br>❗ auf Elektrolytentgleisungen achten, vor allem auf Hypokaliämie bei Herzkranken<br>**Beratung:**<br>▶ bei Erbrechen schluckweise gekühlte Getränke<br>▶ bei Durchfall möglichst viel trinken |
| vermehrter Durst nach Genuss stark salzhaltiger Speisen | relativer Flüssigkeitsmangel | **Beratung:** Wasser, Kräuter- oder Früchtetee trinken |
| vermehrter Durst nach Genuss größerer Mengen Alkohol (»Brand«) | Flüssigkeitsverlust durch vermehrtes Wasserlassen und Elektrolytverschiebung | **Beratung:** viel Mineralwasser trinken, Salzgebäck essen |

## 3.7 Übermäßiger Durst

| Beschwerdebild | Was steckt dahinter? | Vorgehen |
|---|---|---|
| **ständiger Durst, vermehrtes Wasserlassen und ausgeprägte Muskelschwäche**<br>▶ evtl. Übelkeit, Erbrechen, Bauchschmerzen und/oder Verstopfung<br>▶ evtl. Knochenschmerzen<br>▶ evtl. depressive Stimmung | Hyperkalzämie, z. B. bei<br>▶ Nebenschilddrüsenüberfunktion (primärer Hyperparathyreoidismus)<br>▶ Tumoren<br>▶ Nebenwirkung von Medikamenten, z. B. Tamoxifen, Diuretika, Lithium<br>▶ Überdosierung von Vitamin D oder A<br>▶ Sarkoidose | ▶ Kalzium (→ S. 411) kontrollieren<br>▶ bei V. a. primären Hyperparathyreoidismus: intaktes PTH kontrollieren<br>▶ Eisenstoffwechsel (→ S. 418) kontrollieren<br>▶ ggf. Tumorsuche<br>▶ ggf. Rücksprache mit verschreibendem Arzt<br>**Beratung:** kalziumreiche Nahrungsmittel, z. B. Milchprodukte, meiden |
| **plötzlich auftretender starker Durst und vermehrtes Wasserlassen**<br>▶ Gewichtsverlust<br>▶ Abgeschlagenheit | Erstmanifestation eines Typ-1-Diabetes | Diabetes-Diagnostik: Nüchtern-BZ (→ S. 420), ggf. BZ-Tagesprofil, ggf. oraler Glukosetoleranztest (→ S. 421), HbA1c |
| **ständiger, quälender Durst und stark vermehrtes Wasserlassen, auch nachts**<br>▶ Trockenheit von Haut und Schleimhäuten<br>▶ Leistungsabfall<br>▶ evtl. Kopfschmerzen, Sehstörungen | Diabetes insipidus<br>▶ aus unbekannter Ursache<br>▶ bei Schädel-Hirn-Verletzungen<br>▶ Gehirntumoren<br>▶ chronischem Nierenversagen | ▶ Urin- und Nierenwerte (→ S. 426) kontrollieren<br>▶ MRT des Schädels |
| **starkes Durstgefühl, exzessiv gesteigertes Trinkverhalten und vermehrtes Wasserlassen**<br>▶ Beschwerden vornehmlich tagsüber<br>▶ oft beginnend in Zeiten seelischer Belastung<br>▶ keine Zeichen der Austrocknung | psychisch bedingte Steigerung der Trinkmenge (psychogene Polydipsie) | ⚠ Es droht eine Störung des Elektrolythaushaltes mit unterschiedlich schweren Konsequenzen je nach Ausmaß und Gesundheitszustand<br>▶ Elektrolyte (→ S. 411) kontrollieren<br>▶ psychische Ursachen erfragen<br>▶ zu einer Psychotherapie motivieren |
| **vermehrter Durst bei Medikamenteneinnahme**<br>▶ oft vermehrtes Wasserlassen<br>▶ evtl. trockener Mund | gelegentliche Nebenwirkung z. B. von Diuretika, Betablockern Neuroleptika | Rücksprache mit dem verschreibenden Arzt |

## 3.8 Übermäßiges Schwitzen

| Beschwerdebild | Was steckt dahinter? | Vorgehen |
|---|---|---|
| **übermäßiges Schwitzen, insbesondere bei seelischer Anspannung, z. B. bei Stress, Angst, Lampenfieber, Schmerzen**<br>▸ vornehmlich an Achseln, Handflächen, Fußsohlen, Stirn<br>▸ oft Hautrötungen oder -schuppungen, vor allem in den Hautfalten, z. B. Achseln, Leisten, Nabel, unter den Brüsten<br>▸ Hände oft blau-weißlich verfärbt<br>▸ an den Füßen oft Warzen oder schmerzhafte Hornhauterweichungen | Hyperhidrose: anlagebedingte, erbliche Schwitzneigung bei 5 % der Bevölkerung | **Beratung:**<br>▸ luftdurchlässige Kleidung und Schuhe, Achseln rasieren<br>▸ Ausdauersport, Wechselduschen, Sauna<br>▸ Präparate mit Aluminiumchlorid oder Gerbstoffen<br>▸ scharfe Gewürze, heiße und koffeinhaltige Getränke, Alkohol und üppige Mahlzeiten verstärken das Schwitzen |
| **übermäßiges Schwitzen mit unangenehmem Geruch (muffig, ranzig, käsig, säuerlich)**<br>▸ vornehmlich in der Leistenregion, Achseln oder an den Füßen (»Stinkfüße«)<br>▸ keine wesentliche Besserung durch häufiges Waschen | Bromhidrose (Sonderform der Hyperhidrose) | **Beratung** bei Stinkfüßen:<br>▸ überschüssige Hornhaut abfeilen<br>▸ viel barfuß laufen<br>▸ geruchshemmende Einlegesohlen, z. B. aus Zedernholz<br>▸ Wechselfußbäder, Fußbäder mit Gerbsäure<br>▸ Fußpuder |
| **starkes Schwitzen bei Genuss von bestimmten Speisen, heißen Getränken, größeren Mengen Kaffee, Zigaretten und Alkohol** | ▸ gustatorisches Schwitzen: normaler Reflex auf ausgeprägte Schärfe- oder Hitzereize im Mund<br>▸ Wirkung von Koffein, Nikotin oder Alkohol | **Beratung:** Konsum von Kaffee, Zigaretten und Alkohol reduzieren |
| **übermäßiges Schwitzen bei Medikamenteneinnahme** | Nebenwirkung einiger Medikamente wie Betablocker, Antidepressiva, Schilddrüsenhormone, Kortisonpräparate | Rücksprache mit dem verschreibenden Arzt |
| **vermehrtes Schwitzen, evtl. Schweißausbrüche (Hitzewallungen) bei Frauen**<br>▸ vor oder während der Monatsblutung<br>▸ in Schwangerschaft und Wochenbett<br>▸ in den Wechseljahren | Folge hormoneller Schwankungen, z. B. bei<br>▸ Prämenstruellem Syndrom<br>▸ Wechseljahresbeschwerden | ▸ bei Bedarf Hormonstatus abklären<br>▸ in den Wechseljahren Präparate mit Cimicifuga<br>**Beratung:** luftdurchlässige Kleidung, angezogen im Zwiebelprinzip |
| **übermäßiges Schwitzen bei starkem Übergewicht** | gestörte Wärmeregulation durch vermehrtes Unterhautfettgewebe | **Beratung:** regelmäßige körperliche Aktivität, Ernährungsumstellung |

## 3.8 Übermäßiges Schwitzen

| Beschwerdebild | Was steckt dahinter? | Vorgehen |
|---|---|---|
| **starkes Schwitzen mit Wachstum von Händen und Füßen**, Veränderung der Gesichtszüge mit großem Schädel, breiten Stirnfalten, großer Nase und Ohren | Akromegalie bei Hypophysentumor. Es drohen verschiedene Folgen der Hypophysenstörung, z. B. Gelenkerkrankungen, Bluthochdruck, Karpaltunnelsyndrom. | Ursache und Diagnose sichern: Laborwerte und MRT der Hypophysenregion |
| **vermehrtes Schwitzen, Herzklopfen und Kurzatmigkeit bei geringen Anstrengungen** | ▶ Herzinsuffizienz<br>▶ Anämie<br>▶ Mangelernährung, z. B. bei Magersucht | ▶ Blutbild (→ S. 408), Eisenstoffwechsel (→ S. 418), Eiweiße (→ S. 414), Elektrolyte (→ S. 411) kontrollieren<br>▶ EKG, Lungenfunktionsprüfung |
| **Schwitzen mit Fieber** | ▶ Abgabe überschüssiger Körperwärme bei sinkendem Fieber<br>▶ schwere Infektionskrankheiten wie Sepsis, Malaria | ⓘ Bei unklarem Fieber, Fieber über 40 °C oder länger als 3 Tage anhaltendem Fieber besteht oft eine ernste Erkrankung<br><br>Hohes Fieber: Fieber senken, Entzündungswerte (→ S. 422) und Elektrolyte (→ S. 411) kontrollieren<br><br>**Beratung** bei mäßigem Fieber: viel Mineralwasser trinken, Wadenwickel, Elektrolytausgleich |
| **Schwitzen, vor allem nachts, Abgeschlagenheit und verminderte Leistungsfähigkeit**<br>▶ oft Fieber<br>▶ evtl. Gewichtsverlust<br>▶ evtl. Gelenkschmerzen<br>▶ evtl. Hautausschlag<br>▶ evtl. Lymphknotenschwellungen | ▶ chronische Infektionen, z. B. AIDS, Tuberkulose<br>▶ Malignom, z. B. Leukämie, maligne Lymphome<br>▶ rheumatologische Erkrankungen wie Lupus erythematodes, Rheumatoide Arthritis | ▶ Entzündungswerte (→ S. 422) kontrollieren<br>▶ rheumatologische Erkrankung ausschließen<br>▶ Malignom ausschließen<br>▶ ggf. AIDS ausschließen<br><br>ⓘ Eine Tuberkuloseerkrankung ist meldepflichtig |
| **übermäßiges Schwitzen mit auffallender Wärmeüberempfindlichkeit**<br>▶ Nervosität, Händezittern<br>▶ Gewichtsverlust trotz gesteigertem Appetit | Hyperthyreose (Schilddrüsenüberfunktion) | ▶ TSH und Schilddrüsenhormone (→ S. 429) kontrollieren<br>▶ Schilddrüsenautonomie ausschließen: TRAK (→ S. 428) kontrollieren, Ultraschall, Szintigrafie |
| **ständiges oder anfallsweises Schwitzen mit Herzklopfen und Kopfschmerzen**<br>▶ oft Zittern, Nervosität | ▶ Entzugssyndrom, z. B. bei Alkoholabhängigkeit<br>▶ Angsterkrankung, Panikattacke<br>▶ seltene, hormonproduzierende Tumoren, z. B. Phäochromozytom, Karzinoid | ▶ psychische Untersuchung<br>▶ Blutdruck messen, EKG. Evtl. 24-h-Messung und -EKG<br>▶ Hormone kontrollieren |

# 3 Allgemeinbeschwerden

| Beschwerdebild | Was steckt dahinter? | Vorgehen |
|---|---|---|
| **Schweißausbruch mit Unruhe bei bekanntem Diabetes**<br>▸ Heißhunger, Herzklopfen, Zittern<br>▸ evtl. Benommenheit bis hin zur Bewusstlosigkeit | Hypoglykämie (Unterzuckerung), z.B. bei ausgefallener Nahrungszufuhr, Dosierungsfehler, vermehrtem Glukosebedarf bei Infekten oder körperlicher Anstrengung, nach Alkoholgenuss | ⚠ wenn das Bewusstsein getrübt ist: Notarzt rufen<br>▸ BZ (→ S. 420) kontrollieren<br>▸ Traubenzucker, zuckerhaltiges Getränk oder Fruchtsaft geben<br>▸ falls vorhanden: Glukagon s.c.<br>▸ BZ im weiteren Verlauf kontrollieren<br>▸ Auslöser suchen |
| **plötzlicher Schweißausbruch, Schwindel und Schwarzwerden vor den Augen**<br>▸ Übelkeit, Herzklopfen<br>▸ Ohrensausen<br>▸ evtl. kurze Bewusstlosigkeit | ▸ orthostatische Dysregulation<br>▸ vasovagale Synkope, etwa bei Erschrecken, Schmerz, Heben schwerer Lasten, Husten, Lachen, nächtlichem Toilettengang<br>▸ Herzrhythmusstörungen<br>▸ Entzugssyndrom bei Alkoholabhängigkeit und Drogensucht<br>▸ Panikattacke, dissoziative Störung | ⚠ Wenn die Ohnmacht länger als eine Minute anhält oder wenn gehäuft Ohnmachtsanfälle auftreten, Notarzt rufen<br>▸ **Erstmaßnahme:** Betroffenen flach hinlegen, Beine hochlagern<br>▸ Auslöser suchen, z.B. EKG, 24-h-Blutdruckmessung, Ultraschall der Karotiden |
| **kalter Schweiß und auffallend graue, kühle Haut**<br>▸ Zittern, Unruhe, Angst<br>▸ evtl. Benommenheit bis hin zur Bewusstlosigkeit | Schock, z.B. bei<br>▸ Herzinfarkt<br>▸ starkem Blutverlust<br>▸ schwerer Allergie<br>▸ Entzugssyndrom bei Alkoholabhängigkeit und Drogensucht | ⚠ Notarzt rufen.<br>**Erstmaßnahmen:**<br>▸ Betroffenen flach hinlegen<br>▸ bei Blutverlust: Blutung stoppen, Beine hochlagern<br>▸ bei Herzinfarkt: Oberkörper hochlagern<br>▸ bei anaphylaktischem Schock: Allergenzufuhr stoppen, Epinephrin und Dexamethason i.v. |

## 3.9 Übermäßiges Frieren oder Kältegefühl

Frieren ist eine komplexe Reaktion des Körpers zur Aufrechterhaltung einer konstanten Temperatur im Körperinneren. Auslöser ist ein Absinken der Temperatur des Blutes, das im Gehirn registriert und mit dem Sollwert verglichen wird. Gleichzeitig erhält das Gehirn von den Kälterezeptoren in der Haut laufend Informationen über eine drohende Abkühlung durch Kälte von außen. In diesem Fall ziehen sich die Gefäße in der Haut zusammen, die Durchblutung von Armen und Beinen wird eingeschränkt, damit möglichst wenig Wärme in der Körperperipherie verloren geht, die feinen Körperhaare stellen sich zur Gänsehaut auf, um ein Luftpolster herzustellen, die Muskeln zittern und produzieren dadurch Wärme.

Die Neigung zum Frieren ist individuell verschieden: Frauen frieren schneller als Männer, Schlanke schneller als Dickere, Ältere schneller als Jüngere. Zu übermäßigem Frieren kommt es besonders dann, wenn die Sollwerttemperatur ansteigt, z. B. bei fieberhaften Infekten, oder wenn die Wärmeproduktion durch den Stoffwechsel sinkt, z. B. in Folge eines Nährstoffmangels oder hormoneller Störungen. Auch eine verminderte Durchblutung verursacht Frieren, weil der Temperaturabfall in der Haut von den Kälterezeptoren registriert wird.

⚠ Ein Warnsignal ist plötzliches Frieren mit Ausbruch von kaltem Schweiß: Es weist auf einen beginnenden Schock hin.

| Beschwerdebild | Was steckt dahinter? | Vorgehen |
|---|---|---|
| **Frieren bei Erschöpfung, Schlafmangel oder seelischer Anspannung** | normale Reaktion | **Beratung:**<br>▸ warme Getränke, ausruhen, ausschlafen<br>▸ bei chronischem Stress Stressmanagement, Entspannungstechniken |
| **plötzliches Frösteln oder Frieren mit Abgeschlagenheit**<br>▸ kalte, blasse Hände und Füße<br>▸ evtl. Schüttelfrost | beginnendes oder steigendes Fieber | ⚠ Bei unklarem Fieber, Fieber über 40 °C oder länger als 3 Tage anhaltendem Fieber besteht oft eine ernste Erkrankung<br>**Beratung:** viel Mineralwasser trinken, Wadenwickel |
| **gesteigerte Kälteempfindlichkeit bei alten oder untergewichtigen Menschen** | ▸ erhöhtes Wärmebedürfnis im höheren Lebensalter<br>▸ Untergewicht, Unterernährung, z. B. bei einer Diät oder Magersucht | **Beratung:**<br>▸ ausreichend essen, regelmäßige Bewegung<br>▸ wärmer anziehen, zum Einschlafen Socken oder Wärmekissen benutzen |
| **häufiges Kältegefühl in Händen und Füßen, evtl. Neigung zum Frösteln**<br>▸ oft anhaltende Müdigkeit, Antriebsschwäche<br>▸ evtl. wiederkehrende Kopfschmerzen, Herzklopfen, Ohrensausen, Schwindel | ▸ niedriger Blutdruck<br>▸ Anämie<br>▸ psychosomatische Störung | ▸ Blutdruck messen<br>▸ Eisenstoffwechsel (→ S. 418) kontrollieren<br><br>**Beratung:** regelmäßige Bewegung, Wechselduschen, viel trinken, kleine salzreiche Mahlzeiten |

| Beschwerdebild | Was steckt dahinter? | Vorgehen |
|---|---|---|
| **gesteigerte Kälteempfindlichkeit mit anhaltender Müdigkeit und Energielosigkeit**<br>▸ Erbrechen, Durchfall, Bauchschmerzen<br>▸ Braunfärbung der Haut (Hyperpigmentierung) | Addison-Krankheit als häufigste Form der Nebennierenrinden-Unterfunktion | ⚠ Es droht eine Addison-Krise mit Kreislaufversagen, Oligurie, Exsikkose und Schock<br>▸ fehlen Anzeichen für eine Krise: in den nächsten Tagen zum Endokrinologen für eine Hormonersatztherapie |
| **gesteigerte Kälteempfindlichkeit mit anhaltender Müdigkeit und Verlangsamung**<br>▸ Schwellung von Gesicht und Zunge, trockene Haut<br>▸ oft Übergewicht | Hypothyreose (Schilddrüsenunterfunktion). Bei alten Menschen wird die Unterfunktion oft als Depression oder Alterserscheinung verkannt | ▸ TSH und Schilddrüsenhormone (→ S. 429) kontrollieren<br>▸ ggf. langsam steigende Schilddrüsenhormonsubstitution |
| **gesteigerte Kälteempfindlichkeit mit anhaltender Müdigkeit**<br>▸ Rückgang der Schambehaarung<br>▸ Verkleinerung von Brüsten bzw. Hoden | Hypophysenvorderlappen-insuffizienz, meist als Folge einer Schädel-Hirn-Verletzung | ▸ Hypophysenvorderlappen-Hormone kontrollieren: Somatotropin (STH), Prolactin, follikelstimulierendes Hormon (FSH), luteinisierendes Hormon (LH), adrenocorticotropes Hormon (ACTH), Thyroideastimulierendes Hormon (TSH)<br>▸ MRT des Schädels |
| **plötzliches Frieren, kalter Schweiß und auffallend graue, kühle Haut**<br>▸ Zittern, Unruhe, Angst<br>▸ evtl. Benommenheit bis zur Bewusstlosigkeit | Schock, z. B. bei<br>▸ Herzinfarkt<br>▸ starkem Blutverlust, schwerer Allergie<br>▸ Entzugssyndrom bei Alkoholabhängigkeit | ⚠ Notarzt rufen.<br>**Erstmaßnahmen:**<br>▸ Betroffenen flach hinlegen<br>▸ bei Blutverlust: Blutung stoppen, Beine hochlagern<br>▸ bei Herzinfarkt: Oberkörper hochlagern<br>▸ bei anaphylaktischem Schock: Allergenzufuhr stoppen, Epinephrin und Dexamethason i. v. |
| **plötzliches Frieren und kalter Schweiß bei bekanntem Diabetes**<br>▸ Heißhunger, Herzklopfen, Zittern<br>▸ evtl. Benommenheit bis zur Bewusstlosigkeit | Hypoglykämie (Unterzuckerung), z. B. bei ausgefallener Nahrungszufuhr, Dosierungsfehler, vermehrtem Glukosebedarf bei Infekten oder körperlicher Anstrengung, nach Alkoholgenuss | ⚠ wenn das Bewusstsein getrübt ist: Notarzt rufen<br>▸ BZ (→ S. 420) kontrollieren<br>▸ Traubenzucker, zuckerhaltiges Getränk oder Fruchtsaft geben<br>▸ falls vorhanden: Glukagon s. c.<br>▸ BZ im weiteren Verlauf kontrollieren<br>▸ Auslöser suchen |

## 3.9 Übermäßiges Frieren oder Kältegefühl

| Beschwerdebild | Was steckt dahinter? | Vorgehen |
|---|---|---|
| anfallartiges Kälte- und Taubheitsgefühl mit scharf begrenzter Weißfärbung von Fingern oder Zehen<br>▸ meist ausgelöst durch Stress oder Kälte<br>▸ Anfallsdauer wenige Minuten | Raynaud-Syndrom, oft als Begleiterscheinung von Kollagenosen | ▸ sekundäres Raynaud-Syndrom, z. B. bei Tumoren oder Kollagenosen, ausschließen<br>▸ Entspannungsverfahren versuchen<br>**Beratung:** im Anfall Hände massieren, bewegen, unter die Achseln stecken oder unter fließend warmes Wasser halten |
| **Kältegefühl und Schmerzen in einem oder beiden Beinen bei längerem Gehen, evtl. auch im Liegen**<br>▸ blasse Haut und evtl. Taubheitsgefühl am betroffenen Bein<br>▸ evtl. offene Stellen an Fuß oder Unterschenkel | periphere arterielle Verschlusskrankheit (pAVK) | ▸ zur Stadienermittlung und ggf. Einleitung einer operativen Behandlung zum Angiologen<br>▸ Verletzungen der Füße konsequent behandeln, ggf. Antibiotika<br>▸ keine lokale Wärmeanwendung<br>**Beratung:** gutes Schuhwerk, Füße pflegen, Anheben des Kopfteils am Bett bei nächtlichem Kältegefühl, unbedingt Rauchverzicht |
| plötzliches Kälte- und Spannungsgefühl in Wade oder ganzem Bein<br>▸ Umfangsvermehrung des betroffenen Beins, evtl. bläulich glänzende Haut<br>▸ Schmerzen beim Gehen und Husten | tiefe Venenthrombose, z. B. bei Bettlägerigkeit, Beingips, Langstreckenflügen | ⚠ Gefahr der Lungenembolie<br>▸ bei Atemnot Notarzt rufen<br>▸ am selben Tag Blutverdünnung beginnen<br>▸ Bein hochlagern |
| **ständiges oder wiederkehrendes Kältegefühl, Schmerzen, Kribbeln oder Taubheitsgefühl**<br>▸ meist strumpfförmige Ausdehnung an Unterschenkeln und Füßen | Polyneuropathie, z. B. als Spätfolge von Diabetes oder Alkoholabhängigkeit | ▸ Behandlung der Grunderkrankung<br>▸ Physiotherapie, Massagen, Bewegungsbäder<br>▸ Wärmeanwendungen |
| anfallartiges Kältegefühl in Armen oder Beinen bei Medikamenteneinnahme | Durchblutungsstörungen, z. B. als Nebenwirkung von Betablockern, Ergotaminen zur Behandlung von Migräne | Rücksprache mit dem verschreibenden Arzt |

# 3.10 Zeitweilige abnorme Müdigkeit und Abgeschlagenheit

| Beschwerdebild | Was steckt dahinter? | Vorgehen |
|---|---|---|
| **Müdigkeit und Abgeschlagenheit bei Schlafmangel oder -störungen** ▸ Konzentrationsschwierigkeiten | ▸ Schlafdefizit ▸ nicht erholsamer Schlaf (primäre Schlafstörung) ▸ depressive Verstimmung und Depression – hier ist Besserung am Abend typisch | ▸ zum Psychotherapeuten ▸ regelmäßige Schlafzeiten, evtl. Mittagsschlaf ▸ regelmäßige Bewegung ▸ Stressmanagement, Entspannungstechniken |
| **Müdigkeit bei Bewegungsmangel oder bei Langeweile** | Mangel an notwendiger Bewegung oder Stimulation, z. B. bei Vereinsamung | Beratung: für regelmäßige Bewegung sorgen, Kontakte schaffen, positive Lebensbewältigung fördern |
| **Müdigkeit und Antriebslosigkeit in oder vor schwierigen und belastenden Situationen** ▸ oft Konzentrations- oder Gedächtnisstörungen ▸ evtl. körperliche Beschwerden wie Kopf- oder Magenschmerzen | ▸ psychische Abwehr- und Schutzreaktionen ▸ depressive Verstimmung | ▸ wenn sich derartige Situationen häufen: zum Psychotherapeuten ▸ Stressmanagement, Entspannungstechniken |
| **Müdigkeit und Abgeschlagenheit bei Wetterumschwung, z. B. Föhn** | ▸ Wetterfühligkeit ▸ Migräne mit Aura | **Beratung:** ▸ regelmäßiger Tagesrhythmus ▸ bei entsprechendem Wetter auf Alkohol verzichten **Migräne:** ▸ dunkler Raum, Ruhe, Kälte ▸ bei Übelkeit: Metoclopramid ▸ bei Schmerzen: Azetylsalizylsäure, Paracetamol oder Ibuprofen, ggf. mit Koffein kombiniert ▸ ggf. Triptane (Serotoninrezeptoragonisten) zu Schmerzbeginn ▸ wenn die Anfälle mehrmals monatlich auftreten, medikamentöse Prophylaxe einleiten |
| **morgendliche Müdigkeit und Abgeschlagenheit** ▸ oft Schwindel, Herzklopfen oder Ohrensausen bei raschem Aufstehen ▸ evtl. Kopfschmerzen | arterielle Hypotonie | **Beratung:** ▸ vor dem Aufstehen trinken, leichte Gymnastikübungen, z. B. Beinkreisen, »Radeln« ▸ viel Bewegung, Wechselduschen ▸ viel trinken, kleine salzreiche Mahlzeiten Schlafen mit erhöhtem Oberkörper |
| **rasche Ermüdbarkeit, Kurzatmigkeit und Herzklopfen bei körperlicher Belastung** ▸ Blässe oder blaue Lippen ▸ evtl. Husten | ▸ chronische Herzinsuffizienz ▸ Anämie ▸ chronische Lungenerkrankungen | ▸ EKG ▸ Eisenstoffwechsel (→ S. 418) kontrollieren ▸ Lungenfunktion prüfen ▸ ggf. Röntgenthorax |

| Beschwerdebild | Was steckt dahinter? | Vorgehen |
|---|---|---|
| **Müdigkeit oder Benommenheit nach Medikamenteneinnahme**<br>▸ evtl. Konzentrations- und Gedächtnisstörungen<br>▸ evtl. Schwindel | Wirkung, Nebenwirkung von zahlreichen Medikamenten, z. B.<br>▸ Beruhigungsmitteln<br>▸ Schlafmitteln<br>▸ starken Schmerzmitteln<br>▸ Antihistaminika<br>▸ Mitteln gegen Übelkeit und Reisekrankheit | ▸ Rücksprache mit dem verschreibenden Arzt<br>**Beratung:** verminderte Reaktionsfähigkeit beachten, z. B. im Verkehr |

## 3.11 Anhaltende abnorme Müdigkeit und Abgeschlagenheit

| Beschwerdebild | Was steckt dahinter? | Vorgehen |
|---|---|---|
| **Tagesmüdigkeit und Sekundenschlaf bei nächtlichem Schnarchen mit längeren Atempausen**<br>▸ nächtliches Schwitzen<br>▸ nicht erholsamer Schlaf<br>▸ Konzentrationsstörungen, oft depressive Verstimmung | Schlafapnoesyndrom | ▸ In schweren Fällen Anpassung eines Beatmungsgerätes erforderlich<br>**Beratung:** Übergewicht reduzieren, abends auf Alkohol, Beruhigungs- und Schlafmittel verzichten |
| **Tagesschläfrigkeit und häufige Schlafanfälle bei extremem Übergewicht**<br>▸ Polyglobulie | Pickwick-Syndrom (»kardio-pulmonales Syndrom der Adipösen«). Bei Gewichtsreduktion reversibel | ▸ in schweren Fällen Anpassung eines Beatmungsgerätes erforderlich<br>▸ Beratung: regelmäßige Bewegung, Ernährung umstellen |
| **wiederholte Schlafanfälle** unterschiedlicher Länge<br>▸ wiederholte, kurzfristige Lähmungen, vor allem in affektgeladenen Situationen<br>▸ unterbrochener, nicht erholsamer Nachtschlaf mit häufigen Albträumen | Narkolepsie | **Beratung:**<br>▸ regelmäßige Schlafzeiten, auch tagsüber<br>▸ regelmäßige körperliche Bewegung<br>▸ Bewältigungsstrategien erlernen, z. B. mit Hilfe einer Psychotherapie |
| **ausgeprägte Tagesschläfrigkeit,** vor allem in reizarmen Situationen<br>▸ verlängerter Nachtschlaf<br>▸ meist Beginn im Jugendalter | primäre Hypersomnie | **Beratung:**<br>▸ regelmäßige Schlafzeiten, auch tagsüber<br>▸ Substanzen, die den Schlaf beeinflussen, weglassen |

# 3 Allgemeinbeschwerden

| Beschwerdebild | Was steckt dahinter? | Vorgehen |
|---|---|---|
| Apathie oder abnorme Ermüdbarkeit mit zunehmenden Gedächtnisstörungen | ▸ Demenz, z. B. Alzheimer-Demenz<br>▸ Huntington-Krankheit (Chorea major)<br>▸ Gehirntumoren<br>▸ Abhängigkeit von Alkohol, Drogen, Medikamenten wie Schmerz- oder Beruhigungsmitteln | ▸ bei V. a. Demenz: frühzeitig testen, z. B. mit dem Mini-Mental-Status-Test (MMST) oder DemTect<br>▸ Huntington ausschließen: Gentest<br>▸ Gehirntumor ausschließen: CT, MRT<br>▸ Abhängigkeit abklären |
| anhaltende Müdigkeit mit Antriebslosigkeit, Niedergeschlagenheit und Schlafstörungen | ▸ depressive Verstimmung<br>▸ Depression | ⊘ Depressive Patienten sind selbstmordgefährdet<br><br>▸ organische Ursachen ausschließen, vor allem Hypothyreose: TSH (→ S. 430) kontrollieren<br>▸ zum Psychiater |
| tiefsitzende Erschöpfung mit dem Gefühl, »ausgebrannt« zu sein<br>▸ Leistungsschwäche und Antriebslosigkeit<br>▸ kritische, zynische oder abweisende Einstellung gegenüber der eigenen Arbeit: | ▸ Burnout-Syndrom<br>▸ depressive Verstimmung | ▸ zum Psychotherapeuten<br>▸ Stressmanagement, Entspannungstechniken, ausreichend Bewegung<br>▸ bei ersten Anzeichen längere Erholungsphasen (Urlaub, Kur) empfehlen, evtl. Arbeitsplatzwechsel |
| ständiges Gefühl der Erschöpfung über mindestens 6 Monate ohne Besserung durch Entspannung und Urlaub<br>▸ oft Konzentrations- und Gedächtnisstörungen<br>▸ oft Hals-, Kopf-, Muskel- oder Gelenkschmerzen | depressive Verstimmung | ⊘ Depressive Patienten sind selbstmordgefährdet<br><br>▸ organische Ursachen ausschließen, vor allem Hypothyreose: TSH (→ S. 430) kontrollieren<br>▸ zum Psychotherapeuten |
| Abgeschlagenheit und verminderte Leistungsfähigkeit mit Fieber, Nachtschweiß und Gewichtsverlust | ▸ chronische Infektion, z. B. AIDS, Tuberkulose<br>▸ Krebserkrankung<br>▸ rheumatische Erkrankungen, z. B. Lupus erythematodes, rheumatoide Arthritis | ▸ Entzündungswerte (→ S. 422) kontrollieren<br>▸ Malignom und rheumatische Erkrankung ausschließen<br>⊘ Eine Tuberkuloseerkrankung ist meldepflichtig |
| Müdigkeit und Antriebsschwäche nach dem Aufwachen<br>▸ Neigung zu Schwindel, z. B. beim Aufstehen oder längeren Stehen<br>▸ oft Kältegefühl in Händen und Füßen | arterielle Hypotonie | **Beratung:**<br>▸ viel Bewegung, Wechselduschen<br>▸ viel trinken, kleine salzreiche Mahlzeiten |
| zunehmende Müdigkeit und Leistungsschwäche mit belastungsabhängiger Atemnot | ▸ Herzinsuffizienz<br>▸ Anämie<br>▸ chronische Lungenerkrankungen | ▸ EKG<br>▸ Eisenstoffwechsel (→ S. 418) kontrollieren<br>▸ Lungenfunktion prüfen<br>▸ ggf. Röntgenthorax |

## 3.11 Anhaltende abnorme Müdigkeit und Abgeschlagenheit

| Beschwerdebild | Was steckt dahinter? | Vorgehen |
|---|---|---|
| rasche Ermüdbarkeit mit Gewichtsverlust, starkem Durst und vermehrtem Wasserlassen | Diabetes mellitus | Diabetes-Diagnostik: Nüchtern-BZ (→ S. 420), ggf. BZ-Tagesprofil, ggf. oraler Glukosetoleranztest (→ S. 421), HbA1c |
| **anhaltende Müdigkeit und Energielosigkeit mit Braunfärbung der Haut**<br>▸ Übelkeit, Erbrechen | ▸ Addison-Krankheit als häufigste Form der Nebennierenrindenunterfunktion<br>▸ chronisches Nierenversagen | ⚠ Es droht eine Addison-Krise mit Kreislaufversagen, Oligurie, Exsikkose und Schock<br>▸ fehlen Anzeichen für eine Krise: in den nächsten Tagen zum Endokrinologen für eine Hormonersatztherapie |
| **anhaltende Müdigkeit und Verlangsamung mit Schwellung von Gesicht und Zunge**<br>▸ trockene Haut, struppige Haare<br>▸ Kälteempfindlichkeit | Hypothyreose (Schilddrüsenunterfunktion). Bei alten Menschen wird die Unterfunktion oft als Depression oder Alterserscheinung verkannt | ▸ TSH und Schilddrüsenwerte (→ S. 429) kontrollieren<br>▸ ggf. langsam steigende Schilddrüsenhormonsubstitution |
| **anhaltende Müdigkeit mit auffallendem Vollmondgesicht**<br>▸ stammbetonte Fettsucht bei schlanken Armen und Beinen, Stiernacken<br>▸ oft depressive Stimmung | ▸ Cushing-Syndrom bei langfristiger oder hochdosierter Kortisontherapie<br>▸ Cushing-Krankheit<br>Es drohen schlecht heilende Hautinfektionen, Osteoporose, Depressionen, Hypertonie u. v. m. | ▸ Kortisol (→ S. 428) kontrollieren<br>▸ Bei ausgeprägten Nebenwirkungen einer Kortisontherapie Alternativen mit dem verschreibenden Arzt besprechen<br>⚠ Eine länger dauernde Kortisontherapie darf nur langsam ausgeschlichen werden |
| **anhaltende Müdigkeit**<br>▸ Rückgang der Schambehaarung<br>▸ Verkleinerung von Brüsten bzw. Hoden | Hypophysenvorderlappeninsuffizienz, meist als Folge einer Schädel-Hirn-Verletzung | ▸ Hypophysenvorderlappen-Hormone bwstimmen: Somatotropin (STH), Prolactin, follikelstimulierendes Hormon (FSH), luteinisierendes Hormon (LH), adrenocorticotropes Hormon (ACTH), Thyroideastimulierendes Hormon (TSH)<br>▸ MRT des Schädels |
| **Müdigkeit oder Benommenheit bei Medikamenteneinnahme**<br>▸ evtl. Konzentrations- und Gedächtnisstörungen<br>▸ evtl. Schwindel | Wirkung, Nebenwirkung von zahlreichen Medikamenten, z. B.<br>▸ Beruhigungsmitteln<br>▸ Schlafmitteln<br>▸ starken Schmerzmitteln<br>▸ Antihistaminika<br>▸ Antidepressiva<br>▸ Neuroleptika<br>▸ Bluthochdruckmitteln | ▸ Rücksprache mit dem verschreibenden Arzt<br><br>**Beratung:** verminderte Reaktionsfähigkeit beachten, z. B. im Verkehr |

## 3.12 Fieber mit Beschwerden im Kopf- und Halsbereich

- Fieber mit Kopf-, Gesichts- oder Zahnschmerzen → Tab. 6.18 S. 176
- Fieber mit Beschwerden
  - an Lippen → Tab. 6.19 S. 179
  - in der Mundhöhle → Tab. 6.20 S. 181
  - an der Zunge → Tab. 6.21 S. 184
- Fieber mit Augenschmerzen → Tab. 5.6 S. 126
- Fieber mit auffallendem Mundgeruch → Tab. 6.24 S. 188
- Fieber mit Schwellungen an Hals oder Nacken → Tab. 6.17 S. 173
- Fieber mit Schluckproblemen → Tab. 6.6 S. 150, Tab. 6.7 S. 152
- Fieber mit Halsschmerzen → Tab. 6.4 S. 146
- Fieber mit Heiserkeit → Tab. 6.8 S. 154
- Fieber mit Nasenproblemen → Tab. 6.11 S. 160
- Fieber mit Ohrenschmerzen oder Ohrenlaufen → Tab. 6.13 S. 164

Fieber begleitet sehr viele Erkrankungen. Die folgenden Tabellen führen die wichtigsten auf. Im Zweifelsfall lohnt sich eine Suche in den Tabellen, die zusätzliche Leitbeschwerden im Detail behandeln.

| Beschwerdebild | Was steckt dahinter? | Vorgehen |
|---|---|---|
| **starke Kopfschmerzen mit steifem Nacken** und hohem Fieber, Erbrechen, Licht- und Lärmempfindlichkeit<br>▸ oft rasche Bewusstseinstrübung<br>▸ evtl. Lähmungen, Sprachstörungen | ▸ Meningitis (Hirnhautentzündung)<br>▸ Meningoenzephalitis (Hirnhaut-Hirnentzündung)<br>▸ Hirnabszess | ⚠ Notarzt rufen<br>⚠ Eine Meningokokken-Meningitis ist hoch ansteckend und meldepflichtig |
| **Kopf-, oft auch Gliederschmerzen mit Erkältungszeichen** und mäßigem bis hohem Fieber | ▸ Erkältung<br>▸ akute Bronchitis<br>▸ Grippe<br>▸ (Streptokokken-)Angina<br>▸ Lungenentzündung | ▸ Lunge abhorchen, ggf. Röntgenthorax<br>▸ ggf. Antibiose erforderlich<br>▸ symptomatisch abschwellende und sekretverflüssigende Mittel |
| **pochende Stirn- oder Gesichtsschmerzen, die sich beim Bücken verstärken,** mit mäßigem Fieber<br>▸ Schnupfen<br>▸ bei oder nach Erkältungen | akute Nasennebenhöhlenentzündung | ▸ oft Antibiose erforderlich<br>▸ abschwellende Nasentropfen<br>▸ Dampfinhalationen mit Salz- oder Kamillelösung<br>▸ kalte Quarkauflagen, Rotlicht<br>▸ Pflanzenextrakte zum Schleimverflüssigen und Abschwellen |
| **Schmerzen an der Schläfe** und Fieber<br>▸ sichtbar verdickte, druckempfindliche Schläfenarterie<br>▸ evtl. Augenschmerzen und Sehverschlechterung | Arteriitis temporalis. Bei zu später Therapie droht Sehverlust | ⚠ bei Sehstörungen, sehr starken oder rasch zunehmenden Schmerzen: sofort ärztliche Therapie<br>▸ hochdosiert Kortison<br>▸ oft Kortisondauertherapie über Wochen bis Monate erforderlich. Dann an Osteoporoseprophylaxe denken |

## 3.12 Fieber mit Beschwerden im Kopf- und Halsbereich

| Beschwerdebild | Was steckt dahinter? | Vorgehen |
|---|---|---|
| **Kopfschmerzen bei/nach längerem Aufenthalt in großer Hitze** mit hohem Fieber<br>▸ Schwindel, Erbrechen, Benommenheit<br>▸ Haut rot und heiß, später grau<br>▸ starker Durst, Mundtrockenheit | ▸ Hitzschlag<br>▸ Sonnenstich<br>▸ beginnender starker Sonnenbrand | ❗ Bei eingetrübtem Bewusstsein Notarzt rufen<br>▸ **Erstmaßnahmen:** Kopf vorsichtig mit Wasser kühlen, kaltes Fußbad, Kleidung nass machen, flach lagern<br>▸ bei entsprechender Verfassung duschen |
| **schmerzhafte Bläschen und/oder Geschwüre im Mund** mit hohem Fieber<br>▸ Speichelfluss, oft Mundgeruch<br>▸ geschwollene Lymphknoten im Kieferwinkel | ▸ Stomatitis aphtosa (Mundfäule)<br>▸ Herpangina<br>▸ Hand-Fuß-Mund-Krankheit<br>▸ akute nekrotisierende ulzeröse Gingivitis<br>▸ mit Hautausschlag: Erythema exsudativum multiforme | ❗ bei Kindern: am selben Tag zum Pädiater<br>▸ auf ausreichende Trinkmenge achten, z. B. kalter Kamillentee oder kühles Wasser, evtl. mit Strohhalm<br>▸ Pinselungen oder Gurgeln, z. B. mit Kamillen-, Salbei- oder Myrrhetinktur |
| **Schmerzen oder Spannungsgefühl im Mund** mit Fieber<br>▸ meist Schwellung, Rötung oder Eiterblase<br>▸ oft bekannte Zahn(fleisch)erkrankung | ▸ Mundhöhlenabszess<br>▸ Wurzelvereiterung | ▸ am selben Tag zum Zahnarzt<br>**Beratung:** kalte Umschläge oder Eispackungen auf die schmerzende Wange |
| **Hals- und Schluckschmerzen** mit Fieber<br>▸ geschwollene Lymphknoten im Kieferwinkel<br>▸ evtl. Schnupfen, Husten, Bindehautentzündung oder Ohrenschmerzen<br>▸ evtl. Ausschlag | ▸ (Streptokokken-)Angina<br>▸ Peritonsillarabszess (Mandelabszess)<br>▸ Pharyngitis (Rachenentzündung)<br>▸ Pfeiffer-Drüsenfieber<br>▸ Diphtherie | ❗ Es droht eine Beteiligung von Herz und Nieren. Evtl. Antibiose erforderlich<br>▸ Abszess spalten<br>▸ Zwiebelwickel<br>▸ gurgeln und schmerzstillende Lutschpastillen<br>❗ Diphterie ist meldepflichtig |
| **mäßig druckschmerzhafte Knötchen oder Schwellungen am seitlichen Gesicht oder Hals** mit Fieber<br>▸ oft Erkältungszeichen, mäßige bis starke Halsschmerzen | ▸ akute Lymphknotenentzündung, z. B. bei Rachenentzündung, (Streptokokken-)Angina, Pfeiffer-Drüsenfieber<br>▸ Sialadenitis (Speicheldrüsenentzündung), z. B. bei Mumps | ❗ Es droht eine Beteiligung von Herz und Nieren. Evtl. Antibiose erforderlich<br>▸ bei Infekten der oberen Atemwege kühle Halswickel |
| **Halsschmerzen mit zunehmender Atemnot** und Fieber<br>▸ Heiserkeit oder kloßige Sprache<br>▸ brodelndes oder ziehendes Atemgeräusch | ▸ Pseudokrupp<br>▸ Epiglottitis (eitrige Kehldeckelentzündung)<br>▸ andere eitrige Entzündungen an Kehldeckel und Kehlkopf | ❗ bei V. a. Epiglottitis Notarzt rufen<br>Bei bekanntem Pseudokrupp:<br>▸ beruhigen, frische Luft<br>▸ vom Arzt verordneter Spray oder Kortisonzäpfchen geben |

| Beschwerdebild | Was steckt dahinter? | Vorgehen |
|---|---|---|
| **starke Ohrenschmerzen** mit Fieber<br>▸ oft Schnupfen, Kopfschmerzen<br>▸ evtl. Ausfluss von Sekret | ▸ Otitis media acuta (akute Mittelohrentzündung)<br>▸ Mastoiditis (Entzündung des Warzenfortsatzes) als Komplikation einer Otitis media acuta<br>▸ Mandelabszess | ❗ Bei V. a. Mastoiditis: sofort zum HNO-Arzt, da ein Übergreifen auf die venösen Sinus und die Meningen droht<br>▸ Abszess spalten<br>▸ Zwiebelwickel |

## 3.13 Fieber mit Beschwerden im Brustbereich

◳ *Fieber mit Atemnot*
→ *Tab. 7.4 S. 203, Tab. 7.5 S. 205*
◳ *Fieber mit Husten*
→ *Tab. 7.6 S. 209, Tab. 7.7 S. 211*
◳ *Fieber mit Brustschmerz* → *Tab. 7.8 S. 312*

Zusammen mit Husten, Brustschmerzen oder Herzstolpern spricht Fieber meist für **Infektionen**, seltener für eine allergische oder rheumatische Erkrankung. In manchen Fällen äußert sich aber auch ein Lungenkrebs mit leichtem Fieber.

| Beschwerdebild | Was steckt dahinter? | Vorgehen |
|---|---|---|
| **akuter Husten** mit mäßigem Fieber<br>▸ oft Schnupfen, Halsschmerzen<br>▸ oft Auswurf<br>▸ evtl. Kopf-, Muskel- oder Gelenkschmerzen | ▸ Erkältung<br>▸ akute Bronchitis<br>▸ atypische Pneumonie, z. B. durch Viren, Mykoplasmen, Chlamydien | ▸ bei Atemnot, Fieber > 39 °C oder > 3 Tage Dauer kann eine Antibiose erforderlich sein<br>▸ viel trinken, möglichst warme Getränke, z. B. Erkältungstees<br>▸ Inhalationen, Brustwickel |
| **Husten mit Schüttelfrost** und hohem Fieber<br>▸ zunehmende Atemnot<br>▸ evtl. schleimig-eitriger Auswurf<br>▸ evtl. Brustschmerzen | ▸ typische Lungenentzündung<br>▸ exogen allergische Alveolitis | ▸ Lunge abhorchen, ggf. Röntgenthorax<br>▸ evtl. Antibiose erforderlich<br>▸ viel trinken, möglichst warme Getränke<br>▸ Bettruhe im gut belüfteten Zimmer<br>▸ exogen allergische Alveolitis: Allergenkarenz, orale Kortikoide |
| **Kurzatmigkeit** mit Fieber | ▸ akute Bronchitis<br>▸ Lungenentzündung<br>▸ akute Kehlkopfentzündung<br>▸ Tuberkulose<br>▸ Sarkoidose | ❗ nimmt die Atemnot zu: Notarzt rufen<br>▸ Lunge abhorchen, ggf. Röntgenthorax<br>▸ wenn das Fieber stark ansteigt oder länger als 3 Tage anhält: evtl. Antibiose erforderlich |
| **chronischer, trockener Husten** mit Fieber<br>▸ Kurzatmigkeit bei Belastung<br>▸ Gelenkbeschwerden und/oder Hautausschlag (rote Knötchen)<br>▸ evtl. Augenentzündungen | ▸ Sarkoidose<br>▸ Vaskulitis, z. B. Panarteriitis nodosa | Wenn sich die Beschwerden nach 3 Tagen nicht bessern:<br>▸ Entzündungswerte (→ S. 422) kontrollieren<br>▸ ggf. muss mit Kortikoiden und Immunsuppressiva therapiert werden |

| Beschwerdebild | Was steckt dahinter? | Vorgehen |
|---|---|---|
| chronischer **Husten** mit leichtem Fieber<br>▸ Gewichtsabnahme<br>▸ oft Brustschmerzen, Atemnot<br>▸ oft Bluthusten und/oder Auswurf | ▸ Tuberkulose. Dann typischerweise auch Nachtschweiß<br>▸ Lungenkrebs | ▸ Röntgenthorax<br>▸ Tumor ausschließen<br>❗ Eine Tuberkuloseerkrankung ist meldepflichtig |
| atemabhängige, oft einseitige **Brustschmerzen** mit Fieber<br>▸ trockener Husten<br>▸ flache Schonatmung | Pleuritis | ▸ Entzündungswerte (→ S. 422) kontrollieren<br>▸ Röntgenthorax |
| stechende **Schmerzen hinter dem Brustbein** mit Fieber<br>▸ meist im Verlauf eines grippalen Infekts<br>▸ evtl. Atemnot | Perikarditis (Herzbeutelentzündung) | ❗ Notarzt rufen |
| **Herzstolpern oder -rasen** mit Fieber<br>▸ meist im Verlauf einer Grippe<br>▸ evtl. Druckgefühl hinter dem Brustbein | ▸ normale Reaktion auf hohes Fieber<br>▸ Myokarditis (Herzmuskelentzündung). Typische Ursache für plötzlichen Herztod junger Männer | ❗ bei Atemnot oder anhaltendem Herzstolpern oder -rasen sofort Notarzt rufen<br>▸ bei Myokarditis strikte Schonung, ggf. in Klinik einweisen |

## 3.14 Fieber mit Beschwerden im Bauch-, Flanken- und Genitalbereich

⤴ *Fieber mit Bauch- oder Flankenschmerzen*
→ *Tab. 8.5 S. 238*
⤴ *Fieber mit Übelkeit und Erbrechen*
→ *Tab. 8.7 S. 244*
⤴ *Fieber mit Durchfall*
→ *Tab. 8.10 S. 252, Tab. 8.11 S. 253*
⤴ *Fieber mit Schmerzen am männlichen Genital* → *Tab. 9.9 S. 279*

Viele **entzündliche** Erkrankungen im Bauchbereich sind mit Fieber verbunden – von der banalen infektiösen Durchfallerkrankung bis zur akut lebensbedrohlichen Peritonitis (Bauchfellentzündung). In der Regel bestehen gleichzeitig Schmerzen, deren Lokalisation und Ausdehnung Rückschlüsse auf die Ursache zulassen. Suchen Sie deshalb nach der ersten Orientierung in dieser Übersichtstabelle auch in den Tabellen, die sich speziell mit Bauchschmerzen verschiedener Lokalisation befassen.

| Beschwerdebild | Was steckt dahinter? | Vorgehen |
|---|---|---|
| akuter **Durchfall und Bauchschmerzen** mit mäßigem Fieber<br>▸ Übelkeit, Erbrechen<br>▸ meist ähnliche Erkrankungen in der Umgebung<br>▸ evtl. Ausschlag | ▸ infektiöse Durchfallerkrankung durch Viren, Bakterien oder Parasiten, z. B. Amöben, Lamblien<br>▸ Lebensmittelvergiftung | ▸ bei starken Schmerzen, blutigem Durchfall und Fieber > 39 °C: evtl. Antibiose und Kreislaufstabilisierung über Infusionen notwendig<br>▸ 3–4 l pro Tag trinken, evtl. Elektrolytlösung |

| Beschwerdebild | Was steckt dahinter? | Vorgehen |
|---|---|---|
| **Durchfall und Fieber während oder nach der Rückkehr von Fernreisen**<br>▸ Bauchschmerzen<br>▸ Übelkeit und Erbrechen | ▸ Reisedurchfall<br>▸ Malaria | ▸ bei starken Schmerzen, blutigem Durchfall und Fieber > 39 °C: evtl. Antibiose und Kreislaufstabilisierung über Infusionen notwendig<br>▸ 3–4 l pro Tag trinken, evtl. Elektrolytlösung<br>▸ bei V. a. Malaria: Blutausstrich, »dicker Tropfen« |
| **wiederkehrende oder anhaltende Durchfälle** mit Fieber<br>▸ wechselnde Bauchschmerzen<br>▸ Übelkeit, Appetitlosigkeit<br>▸ oft Blut oder Schleim im Stuhl | ▸ Crohn-Krankheit<br>▸ Colitis ulcerosa<br>▸ Darmerkrankungen bei AIDS | ▸ bei blutigem Durchfall, starken Schmerzen, Fieber > 39 °C: am selben Tag zum Arzt<br>▸ evtl. Koloskopie (Darmspieglung) |
| **Oberbauch-, Flankenschmerzen** mit Fieber und Schüttelfrost<br>▸ Übelkeit und Erbrechen<br>▸ meist Schmerzen beim Wasserlassen<br>▸ Nierenlagerklopfschmerz | akute Nierenbeckenentzündung (Pyelonephritis) | ▸ Urin untersuchen<br>▸ Entzündungswerte (→ S. 422) kontrollieren<br>▸ evtl. Antibiose<br>▸ viel trinken |
| **Schmerzen in rechtem Oberbauch und oft rechter Schulter** mit Fieber<br>▸ oft Übelkeit, Erbrechen<br>▸ evtl. Gelbfärbung der Haut, dunkler Urin, Juckreiz | ▸ Cholezystitis<br>▸ akute Virushepatitis | ▸ Entzündungswerte (→ S. 422), Leberwerte (→ S. 424) kontrollieren<br>▸ Ultraschall<br>▸ ggf. Antibiose<br>▸ ggf. ERCP oder Operation |
| **heftigste Schmerzen in Oberbauch und linker Flanke** mit Fieber<br>▸ geblähter Bauch, Erbrechen<br>▸ evtl. Herzrasen, Kreislaufstörungen<br>▸ oft einige Stunden nach Alkohol, fettem Essen | akute Pankreatitis | ❗ bei Kreislaufstörungen Notarzt rufen<br>▸ immer stationär überwachen und behandeln |
| **Schmerzen im rechten Unterbauch** mit mäßigem Fieber (Temperaturdifferenz unter den Achseln und rektal gemessen > 0,8 °C)<br>▸ Übelkeit, Erbrechen<br>▸ Appetitlosigkeit | ▸ Appendizitis<br>▸ Adnexitis<br>▸ Darmentzündung | ❗ bei starken Schmerzen oder bretthartem Bauch: Notarzt rufen<br>▸ ins Krankenhaus einweisen zur bildgebenden Diagnostik und ggf. Operation |
| **Schmerzen im linken Unterbauch** im höheren Lebensalter mit Fieber<br>▸ oft jahrelang Verstopfung, Blähungen und Reizdarmbeschwerden | Divertikulitis | ❗ bei starken Beschwerden Notarzt rufen: Es droht eine Peritonitis oder Perforation<br>▸ Zuwarten nur unter Beobachtung erlaubt |
| **ein- oder beidseitige Schmerzen im Unterbauch** mit Fieber<br>▸ grünlich-gelber Scheidenausfluss | bei jüngeren, sexuell aktiven Frauen: akute Eileiter- und Eierstockentzündung (Adnexitis) | ▸ am selben Tag zum Gynäkologen<br>❗ Behandlung von übertragbaren Geschlechtskrankheiten nur durch Ärzte |

## 3.15 Fieber mit Beschwerden an Muskeln, Knochen, Gelenken und Haut

| Beschwerdebild | Was steckt dahinter? | Vorgehen |
|---|---|---|
| **Schmerzen in der Damm- und Analregion beim Mann** mit hohem Fieber<br>▶ gehäufter Harndrang, abgeschwächter Harnstrahl<br>▶ evtl. Schmerzen beim Wasserlassen, Stuhlgang | akute Prostataentzündung (akute Prostatitis) | ⚠ wenn das Fieber rasch ansteigt oder Wasserlassen nicht mehr möglich ist: Notarzt rufen<br>▶ am selben oder nächsten Tag zum Urologen |
| **Schmerzen an einem oder beiden Hoden** mit Fieber<br>▶ Schwellung und Rötung<br>▶ evtl. vorangehend Schmerzen beim Wasserlassen, gehäufter Harndrang | ▶ Epididymitis (Nebenhodenentzündung)<br>▶ Orchitis (Hodenentzündung), z. B. bei Mumps im geschlechtsreifen Alter (Mumpsorchitis) | ⚠ bei plötzlichem Einsetzen der Beschwerden beim Kind: sofort zum Pädiater oder Urologen<br>**Beratung:** enge Unterhosen tragen, im Liegen Hoden hochlagern, kühlen, z. B. mit Kühlpacks |
| **Schmerzen und Brennen beim Wasserlassen** mit Fieber<br>▶ gehäuftes und erschwertes Wasserlassen<br>▶ evtl. Ausfluss aus der Harnröhre<br>▶ evtl. starke Flankenschmerzen | ▶ Pyelonephritis (akute Nierenbeckenentzündung)<br>▶ bei kleinen Kindern: Blasenentzündung ohne Nierenbeteiligung<br>▶ akute Prostatitis<br>▶ Epididymitis (Nebenhodenentzündung) | ⚠ wenn das Fieber rasch ansteigt oder Wasserlassen nicht mehr möglich ist: Notarzt rufen<br>▶ Ultraschall der Niere<br>▶ Urin untersuchen |
| **heftigste Schmerzen im gesamten Bauch** mit Fieber<br>▶ brettharte Bauchdecke<br>▶ schlechtes Allgemeinbefinden | Peritonitis (Bauchfellentzündung), z. B. bei<br>▶ Appendizitis, Adnexitis, Divertikulitis<br>▶ Cholezystitis<br>▶ Magendurchbruch | ⚠ Notarzt rufen |

## 3.15 Fieber mit Beschwerden an Muskeln, Knochen, Gelenken und Haut

- Fieber mit Nacken- oder Rückenschmerzen
  → Tab. 10.8–10 S. 322
- Fieber mit Schulterschmerzen
  → Tab. 10.11–12 S. 328
- Fieber mit Arm- oder Ellenbogenschmerzen
  → Tab. 10.14 S. 334
- Fieber mit Handschmerzen
  → Tab. 10.16 S. 337
- Fieber mit Hüft- und Leistenschmerzen
  → Tab. 10.17–18 S. 339
- Fieber mit Bein- und Knieschmerzen
  → Tab. 10.20–21 S. 344
- Fieber mit Fußschmerzen
  → Tab. 10.22–23 S. 351
- Fieber mit Hautbeschwerden
  → Tab. 11.9 S. 388

Fieber in Verbindung mit Schmerzen an verschiedenen Gelenken oder Muskeln hat, außer wenn es sich um Gliederschmerzen im Rahmen eines Infekts oder einer Verletzung handelt, seine Ursache meist in einer **rheumatischen Erkrankung**. Beschränken sich die Schmerzen auf ein einzelnes Gelenk, einen kleinen Muskel- oder Knochenbereich, steckt dahinter oft eine bakterielle Infektion, insbesondere bei gleichzeitig bestehender Schwellung und Rötung.

| Beschwerdebild | Was steckt dahinter? | Vorgehen |
|---|---|---|
| **Glieder- und Kopfschmerzen** mit Fieber | allgemeine Infektion, z. B.<br>▸ Grippe<br>▸ Erkältung | auf Komplikationen wie Pneumonie oder Sinusitis achten |
| **akute, starke Schmerzen in Schultern, Nacken, Gesäß und Oberschenkeln** mit Fieber<br>▸ Schwierigkeiten, die Arme über die Schultern zu heben<br>▸ Steifigkeit der betroffenen Muskeln | Polymyalgia rheumatica (rheumatische Muskelentzündung) | ▸ Bei V. a. auf eine rheumatische Erkrankung sollte eine genaue Diagnose erfolgen<br>▸ Entzündungswerte (→ S. 422) kontrollieren<br>▸ evtl. mit Kortikoiden oder Immunsuppressiva behandeln |
| **anhaltende, muskelkaterartige Schmerzen und zunehmende Schwäche der Schulter-, Gesäß- und Hüftmuskulatur** mit Fieber<br>▸ anfangs vor allem Schwierigkeiten beim Heben der Arme über Kopf, Treppensteigen<br>▸ evtl. Hautausschlag | ▸ Polymyositis<br>▸ Dermatomyositis | ▸ Bei V. a. auf eine rheumatische Erkrankung sollte eine genaue Diagnose erfolgen<br>▸ Entzündungswerte (→ S. 422) kontrollieren<br>▸ evtl. mit Kortikoiden oder Immunsuppressiva behandeln |
| **anhaltende oder wechselnde Gelenkschmerzen** mit Fieber<br>▸ meist symmetrisch<br>▸ evtl. Nachtschweiß, Schwäche<br>▸ evtl. Hautausschlag oder -blutungen | ▸ rheumatoide Arthritis, juvenile Arthritis<br>▸ Vaskulitiden, z. B. Panarteriitis nodosa<br>▸ Kollagenosen, z. B. Lupus erythematodes<br>▸ akute Sarkoidose | ▸ Bei V. a. auf eine rheumatische Erkrankung sollte eine genaue Diagnose erfolgen<br>▸ Entzündungswerte (→ S. 422) kontrollieren<br>▸ evtl. mit Kortikoiden oder Immunsuppressiva behandeln |

## 3.15 Fieber mit Beschwerden an Muskeln, Knochen, Gelenken und Haut

| Beschwerdebild | Was steckt dahinter? | Vorgehen |
|---|---|---|
| **rasch zunehmende, lokalisierte Knochenschmerzen** mit Fieber<br>▸ evtl. Schwellung und Rötung | Osteomyelitis, z. B. nach offenen Knochenbrüchen oder Knochenoperationen | sofort Antibiose und chirurgische Versorgung einleiten |
| **rasch zunehmende, lokalisierte Knochenschmerzen** mit Fieber bei Kindern<br>▸ evtl. Schwellung | Ewing-Sarkom | ▸ Röntgenuntersuchung<br>▸ ggf. Chemo- und Strahlentherapie |
| **rasch zunehmende, heftigste Schmerzen in einem Gelenk** mit hohem Fieber, evtl. Schwellung, Rötung | septische Arthritis (eitrige Gelenkentzündung), z. B. bei Diabetes, Alkoholabhängigkeit | ⚠ Es drohen irreversible Gelenkschäden<br>▸ sofort Antibiose und ggf. chirurgische Versorgung einleiten |
| **schmerzhafte Schwellung, Rötung und Überwärmung über Knie oder Ellenbogen** mit hohem Fieber<br>▸ nach Sturz oder, auch kleinen, Verletzungen<br>▸ Verstärkung der Schmerzen bei Gelenkbeugung | Bursitis (akute Schleimbeutelentzündung) am Ellenbogen oder Knie | Kälteanwendungen, z. B. Eisbeutel, Kühlpacks |
| **zunehmende, schmerzhafte Rötung oder Schwellung der Haut** mit Fieber und Schüttelfrost<br>▸ meist auf Unterschenkeln, Armen oder Gesicht<br>▸ scharf begrenzt | bakterielle Infektion, z. B.<br>▸ Furunkel, Karbunkel<br>▸ Abszess<br>▸ Erysipel, Phlegmone | ⚠ Komplikationen sind Übergreifen auf tiefere Strukturen und Sepsis<br>▸ bei Furunkeln, Karbunkeln und Abszessen: fast immer eine chirurgische Sanierung nötig<br>▸ Erysipel und Phlegmone erfordern eine Antibiose |
| **schmerzlose Schwellungen oder Knötchen unter der Haut**, z. B. im Bereich des Halses, der Achseln oder Leisten, mit Fieber<br>▸ Abgeschlagenheit<br>▸ evtl. Nachtschweiß<br>▸ evtl. Gewichtsverlust | Lymphknotenentzündung bei Allgemeinerkrankungen wie<br>▸ Tuberkulose, AIDS, Toxoplasmose<br>▸ Leukämie, maligne Lymphome<br>▸ Sarkoidose | ⚠ Lymphknotenschwellungen, die nicht offensichtlich Folge einer Infektion sind und länger als eine Woche bestehen, müssen abgeklärt werden. Vor allem schmerzlose Vergrößerungen sind verdächtig |
| **Ausschlag mit Halsbeschwerden oder anderen Erkältungssymptomen** und Fieber | ▸ Pfeiffer-Drüsenfieber<br>▸ Scharlach<br>▸ Masern, Röteln | ▸ am selben oder nächsten Tag zum Pädiater<br>⚠ Masern: Meldepflicht nach IfSG |
| **juckender Bläschenausschlag** mit Fieber<br>▸ sogenannter »Sternenhimmel«: Bläschen und Schorf in verschiedenen Stadien gleichzeitig zu sehen | Windpocken. Oft sind nur einzelne Pocken zu sehen | ▸ bei Säuglingen < 6 Monaten, starkem Juckreiz, Hautentzündungen: am selben Tag zum Pädiater<br>▸ kühle Umschläge, Lotionen<br>**Beratung:** kurze Fingernägel, lockere Kleidung |

| Beschwerdebild | Was steckt dahinter? | Vorgehen |
|---|---|---|
| **hellroter Ausschlag bei kleinen Kindern** nach Abklingen eines 3(-7) Tage dauernden Fiebers | Dreitagefieber (Exanthema subitum) | wenn ein Säugling hohes Fieber oder ein älteres Kind länger als 3 Tage ohne ersichtlichen Grund Fieber hat: am selben Tag zum Pädiater |
| **halbseitige, bandförmige Schmerzen** mit Fieber<br>▸ brennend, stechend<br>▸ betroffene Haut oft überempfindlich<br>▸ Bläschenausschlag 2–3 Tage danach | Herpes zoster (Gürtelrose) | ▸ am selben Tag medikamentöse Behandlung einleiten<br>▸ kalte Umschläge, Kompressen<br>▸ Puder und Cremes mit lokalen Betäubungsmitteln<br>▸ bei bakterieller Superinfektion: Antibiotika |
| **kleine unregelmäßige blutig-dunkle Flecken** mit Fieber<br>▸ an Armen, Beinen oder Mundschleimhaut oder nur an Hand- und Fußsohlen | Petechien, z. B. bei<br>▸ Sepsis (Blutvergiftung)<br>▸ Meningitis<br>▸ Endokarditis: Flecken meist nur an Hand- und Fußsohle<br>▸ Tropenerkrankungen wie Denguefieber | ⚠ bei hohem Fieber, Kopfschmerzen, Nackensteifigkeit, Bewusstseinstrübung: Notarzt rufen<br>▸ stationäre Diagnostik und Therapie |

## 3.16 Fieber mit uncharakteristischen Beschwerden

In manchen Fällen sind die Begleitsymptome von Fieber so diskret oder uncharakteristisch, dass sie keine Diagnose erlauben. Hält das Fieber – dauerhaft oder wiederkehrend – über mehr als drei Wochen an und lässt sich seine Ursache auch während einer einwöchigen Untersuchung in der Klinik nicht klären, handelt es sich definitionsgemäß um **unklares Fieber** (fever of unknown origin, FUO). Der weitere Verlauf der Erkrankung legt dann doch in 85 % der Fälle die Diagnose offen, meist eine Infektion (35 %),

Krebserkrankung (20 %) oder rheumatische Erkrankung (15 %). Insgesamt kommen als Ursache eines unklaren Fiebers mehr als 200 Erkrankungen in Frage, von denen die häufigsten in der Tabelle aufgelistet sind.

Bevor Labor- und Röntgenuntersuchungen wiederholt werden oder medikamentöse Therapien versucht werden, sollten Anamnese und körperliche Unteruchung wiederholt und intensiv nachgedacht werden.

| Beschwerdebild | Was steckt dahinter? | Vorgehen |
|---|---|---|
| **Fieber, das nur vom Betroffenen selbst gemessen wird** und sich durch Fremdmessungen nicht bestätigen lässt | vorgetäuschtes Fieber | offenes Gespräch mit dem Betroffenen, um Ursache und Zweck des Täuschungsmanövers aufzudecken |
| **allabendliche Temperaturerhöhung** auf Temperaturen um 38 °C bei Klein- und Vorschulkindern | normale Reaktion, insbesondere bei bewegungsfreudigen Kindern | keine Maßnahmen erforderlich, wenn keine weiteren Beschwerden dazukommen |

## 3.16 Fieber mit uncharakteristischen Beschwerden

| Beschwerdebild | Was steckt dahinter? | Vorgehen |
|---|---|---|
| plötzliches Fieber bei Säuglingen und Kleinkindern<br>▸ nach 3-4 Tagen Fieberabfall, erst anschließend Ausschlag | Dreitagefieber (Exanthema subitum, → Abb. 11.30 S. 390) | wenn ein Säugling hohes Fieber oder ein älteres Kind länger als 3 Tage ohne ersichtlichen Grund Fieber hat: am selben Tag zum Pädiater |
| Fieber bei bettlägerigen Patienten | ▸ Dekubitus (Druckgeschwüre, Wundliegen)<br>▸ Lungenentzündung<br>▸ Blasenentzündung | ▸ Entzündungswerte (→ S. 422) kontrollieren<br>▸ Dekubitus: Druckentlastung, Wundversorgung, ggf. Diabetes-Einstellung, Eiweiß-, Zinksubstitution<br>▸ Lunge abhorchen, ggf. Röntgenthorax<br>▸ Urin untersuchen |
| Fieber bei Medikamenteneinnahme<br>▸ evtl. Hautauschlag | gelegentliche Nebenwirkung, z. B. von manchen Antiepileptika, Antihistaminika, Antibiotika | Rücksprache mit dem verschreibenden Arzt |
| Fieber nach Impfungen | ▸ meist harmlose Nebenwirkung (Impffieber)<br>▸ selten Allergie auf Fremdeiweiß im Impfstoff | ❗ treten Kreislauf- oder Atemprobleme auf: Notarzt rufen<br>▸ wenn starke Schwellungen an der Impfstelle auftreten: am selben Tag zum Pädiater |
| Fieber mit trockenen Schleimhäuten und meist verminderter Urinmenge<br>▸ typischerweise bei Säuglingen oder älteren Menschen<br>▸ evtl. Schläfrigkeit oder Verwirrtheit<br>▸ evtl. Krämpfe | Durstfieber durch Dehydratation vor allem bei<br>▸ Säuglingen als Folge von Schwitzen, Erbrechen, Durchfall, zu kalorienreicher Ernährung, Diabetes insipidus<br>▸ älteren Menschen bei mangelndem Durstempfinden, Erbrechen oder Durchfall | ❗ wenn der Betroffene Flüssigkeit nicht trinken oder behalten kann oder Schläfrigkeit, Verwirrtheit oder Krämpfe auftreten: Notarzt rufen<br>▸ Flüssigkeit geben, bei Kindern mit Durchfall als Elektrolytlösung |
| Fieber bei Einnahme von Ecstasy und ähnlichen Partydrogen | Drogenfieber, typische Wirkung von Amphetaminen | ❗ bei hohem Fieber: zur Überwachung und Kreislaufstabilisierung Notarzt rufen<br>**Beratung:** viel trinken |
| Fieber nach Operationen oder Verletzungen mit Bluterguss | normale Reaktion | Entzündungswerte (→ S. 422) kontrollieren, um andere Ursachen wie Infektionen auszuschließen |
| Fieber nach zu langem Aufenthalt in der Sonne oder großer Hitze<br>▸ Erschöpfung<br>▸ Schwindel und Kreislaufschwäche<br>▸ evtl. Benommenheit | ▸ Hitzschlag<br>▸ Sonnenstich<br>▸ beginnender starker Sonnenbrand | ❗ Bei eingetrübtem Bewusstsein: Notarzt rufen.<br>**Erstmaßnahmen:** Kopf mit Wasser kühlen, kaltes Fußbad, Kleidung nass machen, flach hinlegen |

| Beschwerdebild | Was steckt dahinter? | Vorgehen |
|---|---|---|
| Fieberschübe nach einem Aufenthalt in den Tropen<br>▸ oft Kopf-, Glieder- oder Bauchschmerzen<br>▸ evtl. Ausschlag | ▸ Malaria (Wechselfieber)<br>▸ andere Tropenkrankheiten, z. B. Typhus, Brucellose | ▸ Erreger nachweisen<br>▸ bei V. a. Malaria: Blutausstrich, »dicker Tropfen«<br>⊙ Bei Typhus Behandlungsverbot; Meldepflicht nach IfSG |
| Fieber während und nach sportlicher Höchstleistung | normale Reaktion | harmlos, keine Behandlung erforderlich |
| Fieber mit Gewichtsverlust und Abgeschlagenheit<br>▸ evtl. nächtliches Schwitzen<br>▸ oft Hautausschläge oder Knoten unter der Haut | ▸ chronische Infektionskrankheit wie Tuberkulose, AIDS<br>▸ Endokarditis<br>▸ Krebs jeder Lokalisation, typisch bei Leukämie und malignem Lymphom<br>▸ Kollagenosen, z. B. Lupus erythematodes, Sklerodermie<br>▸ Vaskulitis<br>▸ Sarkoidose | ▸ Entzündungswerte (→ S. 422) kontrollieren<br>▸ rheumatologische Diagnostik<br>▸ bildgebende Verfahren zur Tumorsuche |
| Fieber mit Gewichtsverlust trotz gesteigertem Appetit<br>▸ Nervosität, Händezittern<br>▸ Wärmeempfindlichkeit | Hyperthyreose (Schilddrüsenüberfunktion) | ▸ TSH und Schilddrüsenhormone (→ S. 429) kontrollieren<br>▸ Schilddrüsenautonomie ausschließen: TRAK (→ S. 428) kontrollieren, Ultraschall, Szintigrafie |
| Fieber mit zunehmender Bewusstseinstrübung<br>▸ oft Halluzinationen, Wahnvorstellungen<br>▸ evtl. Krampfanfälle<br>▸ evtl. Sehstörungen<br>▸ evtl. Lähmungen | ▸ Hirnhautentzündung<br>▸ Gehirnentzündung<br>▸ septische Form einer Hirnsinus[venen]thrombose | ⊙ Notarzt rufen |
| hohes Fieber mit Verwirrtheit, Erregung, (wechselnder) [Ein-]Trübung des Bewusstsein | ▸ akute organische Psychose, z. B. nach Schlaganfall, Schädel-Hirn-Verletzung, Operationen<br>▸ Überdosierung oder Entzug von Alkohol oder Drogen<br>▸ thyreotoxische Krise | ⊙ Notarzt rufen |
| wiederkehrende Fieberzacken mit Schüttelfrost<br>▸ meist bei bekannter Infektion, z. B. einer Wunde<br>▸ evtl. roter Streifen vom Infektionsherd zum Körper | Sepsis (Blutvergiftung) | ⊙ wenn im Rahmen einer Infektion Hautblutungen, blaue Lippen, Benommenheit oder Verwirrtheit auftreten: Notarzt rufen<br>▸ Ausgangswunde sanieren<br>▸ wenn bei einer Infektion rote Striche auftauchen: Antibiose erforderlich |

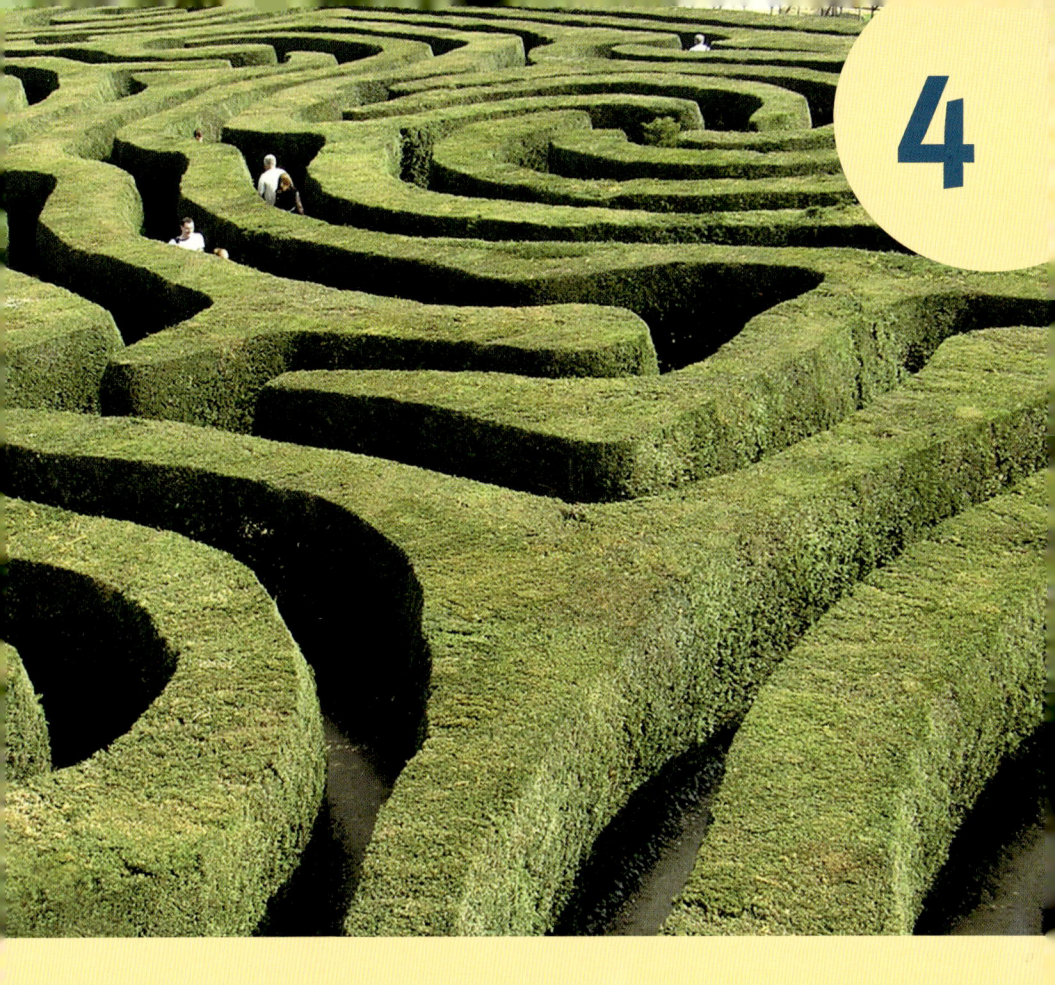

# Neurologie, Psychatrie

| | | |
|---|---|---:|
| 4.1 | Spezielle Anamnese | 70 |
| 4.2 | Patientenuntersuchung | 70 |
| 4.3 | Abwendbar gefährliche Verläufe | 85 |
| 4.4 | Synkope, Bewusstseinsstörungen | 86 |
| 4.6 | Schwindel unabhängig von Kopf- und Körperlage | 91 |
| 4.7 | Bewegungs- oder Lagerungsschwindel | 93 |
| 4.8 | Nervosität und Reizbarkeit | 94 |
| 4.9 | Vergesslichkeit, Gedächtnis- und Konzentrationsstörungen | 97 |
| 4.10 | Verwirrtheit und Desorientierung | 99 |
| 4.11 | Niedergeschlagenheit und depressive Verstimmung | 101 |
| 4.12 | Angst, Panik und grundlose Ängstlichkeit | 103 |
| 4.14 | Chronische oder wiederkehrende Kopfschmerzen | 107 |
| 4.15 | Akute Kopfschmerzen | 110 |

## 4.1 Spezielle Anamnese

In praktisch keiner anderen Disziplin lässt sich über eine sorgfältige Anamnese und Untersuchung so viel über die Art und Lokalisation der Erkrankung aussagen wie in der Neurologie.

Hier einige Beispiele für zielführende Fragen:
- Bereitet das An- oder Ausziehen Schwierigkeiten? Diese Frage zielt sowohl auf die Feinmotorik als auch auf die Einhaltung der logischen Abfolge beim Ankleiden.
- Stößt der Patient häufiger mit einer Körperseite z. B. an einem Türrahmen an? Bei einer noch leichten Hirnschädigung kann es zu einer Lateralisation kommen, in deren Folge eine Körperhälfte weniger »beachtet« wird als die andere.
- Hat sich die Stimmung verändert? Eine grundlegende Frage in Richtung einer Depression.
- Hört der Pateint Dinge oder Stimmen, die andere Menschen nicht hören? Von sich aus berichten Patienten nur selten über Halluzinationen, da sie ihnen selbst oft Angst machen. Das gezielte Nachfragen zeigt, dass Sie sich damit auskennen und helfen können.
- Sieht der Patient ständig oder zeitweilig Doppelbilder? Doppelbilder können durch eine Augenmuskelschwäche oder durch eine zentrale Störung ausgelöst werden.
- Wann und wie haben die Kopfschmerzen begonnen? Die Ursache von Kopfschmerzen lässt sich rein anamnestisch bereits mit hoher Sicherheit bestimmen.
- Treten die Kopfschmerzen anfallsweise auf oder sind sie immer da? Dieses ist ein wichtiges Kriterium zur Unterscheidung. Anfallsweiser Kopfschmerz ist z. B. typisch bei Migräne oder Trigeminusneuralgie, Dauerkopfschmerz eher bei Spannungs- oder Medikamentenkopfschmerz.

Weiter unten finden Sie viele weitere Fragen in den jeweiligen Untersuchungsgebieten.

## 4.2 Patientenuntersuchung

Für eine gründliche neurologische Untersuchung benötigen Sie: Reflexhammer, durchgebrochenes Wattestäbchen, zwei Reagenzgläser, Stimmgabel mit 128 Hz, Frenzelbrille.

### Untersuchung der Hirnnerven

#### I. N. olfactorius

Der N. olfactorius ist der Riechnerv und wird untersucht, wenn der Patient über einen Geruchs- oder Geschmacksverlust klagt und andere, häufigere Ursachen, z. B. grippaler Infekt, anamnestisch ausgeschlossen wurden. Eine Anosmie kann nämlich auch noch einige Zeit nach einem grippalen Infekt fortdauern.

Der Patient schließt zur Untersuchung die Augen und soll verschiedene Gerüche identifizieren, die Sie ihm in geeigneter Form vor die Nase halten, z. B. Kaffee, Pfefferminz, Benzin, Seife.

Manchmal ist es erforderlich, dem Patienten eine Auswahl an Möglichkeiten anzubieten: »Riechen Sie Kaffee, Pfefferminz, Benzin oder Seife?« Da die Suggestion bei dieser Untersuchung eine große Rolle spielt, halten Sie dem Patienten, sozusagen als Kontrolle, ein Fläschchen Ammoniak unter die Nase, da dieser nicht nur den N. olfactorius, sondern auch den N. trigeminus (V) reizt. Auch wenn der Patient ihn nicht riecht, so fühlt er ihn doch höchstwahrscheinlich, und die Aussage, nichts zu riechen und zu spüren, weist dann auf ein psychisches Problem.

Fällt die Testung eindeutig positiv aus, besteht der Verdacht auf eine Erkrankung in der vorderen Schädelgrube.

## II. N. opticus

Der N. opticus ist der Sehnerv. Klagt ein Patient über Sehstörungen, muss zunächst abgeklärt werden, ob das Auge normal funktioniert oder ausreichend korrigiert ist.

Nach Möglichkeit führen Sie eine orientierende Visusprüfung mit einer entsprechenden Tafel durch. Prüfen Sie dann aus einer Entfernung von 5–6 m die Sehkraft des Patienten mit jeweils einem Auge, während er das andere verdeckt hält.

Das periphere Gesichtsfeld zu prüfen, testet bereits den N. opticus und nicht mehr das Auge als optischen Apparat. Setzen Sie sich dazu in einem Abstand von ca. 1 Meter genau vor den Patienten. Die Augen befinden sich auf der gleichen Höhe wie die des Patienten. Fordern Sie den Patienten auf, während der ganzen Untersuchung in Ihre Augen zu sehen und nirgendwo sonst hin und seinen Kopf ruhig zu halten.

Strecken Sie nun beide Arme zur Seite aus und bewegen Sie Ihre Finger an beiden Händen abwechselnd leicht. Führen Sie beide Hände mit den sich abwechselnd bewegenden Fingern von der Seite ganz langsam zur Mitte hin und bitten Sie den Patienten, Ihnen zu sagen, wenn er die Bewegung wahrnimmt. Bei symmetrischer Führung der Arme werden Sie selbst und der Patient die Bewegungen annähernd gleichzeitig wahrnehmen. Wiederholen Sie den Ablauf mit den Händen oben und unten.

Die Art des Gesichtsfeldausfalls sagt viel über die Lokalisation der Schädigung (→ Abb. 4.1 S. 71).

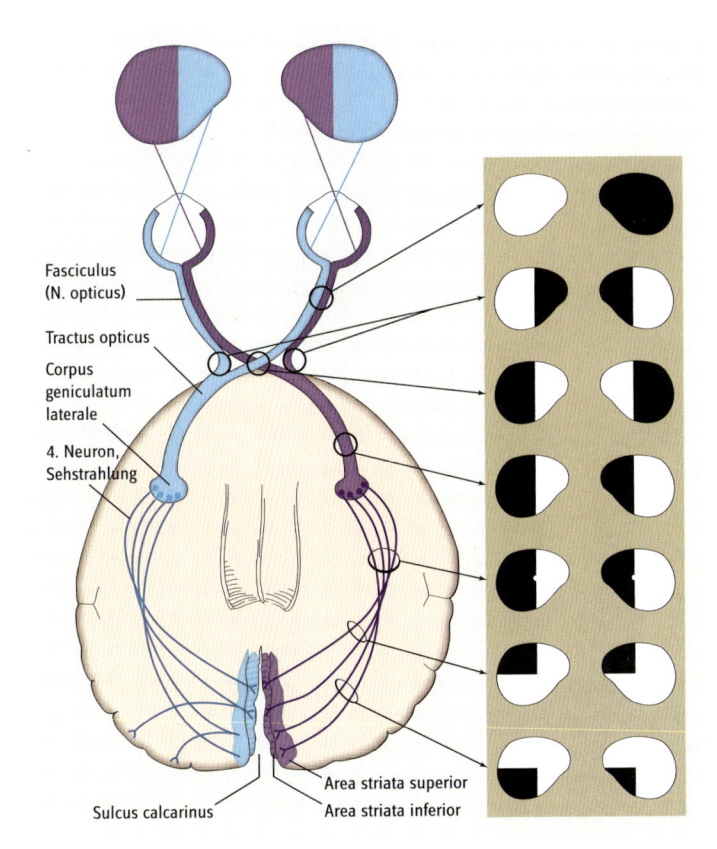

Abb. 4.1: *Gesichtsfeldausfälle. Je nach Lokalisation von Schädigungen der Sehbahn ergeben sich typische Gesichtsfeldausfälle.*
[SKO]

## III. N. oculomotorius, IV. N. trochlearis, VI. N. abducens

Diese drei Hirnnerven sind für alle **Augenbewegungen** erforderlich. Der N. oculomotorius verfügt zudem über sympathische und parasympathische Fasern, welche für die Dilatation und Konstriktion der Pupille, die Akkomodation der Linse und für das Heben des Oberlides verantwortlich sind.

Der N. oculomotorius innerviert:
- M. levator palpebrae, M. rectus superior, M. rectus medialis, M. rectus inferior, M. obliquus inferior
- die parasympathischen Fasern den M. ciliaris und den M. sphincter pupillae.

Der N. trochlearis innerviert den M. obliquus superior und der N. abducens den M. rectus lateralis.

Durch eine sorgfältige Untersuchung der Okulomotorik können Sie also anhand der Ausfälle eine recht genaue Analyse der Nervenschädigung geben. Alle Muskeln ziehen im Normalfall etwa gleich stark an dem Auge und neutralisieren sich gewissermaßen gegenseitig beim Blick geradeaus. Fällt ein Muskel aus, ist dieses Gleichgewicht gestört, und das Auge folgt dann den jetzt übermäßig starken Zügen der anderen Muskeln.

Zur Untersuchung des **Lidspaltes** vergleichen Sie beide Seiten miteinander. Beobachten Sie, ob der Patient den Kopf nach hinten hält oder die Augenbrauen hochzieht, um die Augen offenzuhalten. Haben Sie den Verdacht, dass eine ein- oder beidseitige Ptosis (Lidsenkung) vorliegt, bitten Sie den Patienten, die Augen für 1 oder 2 Minuten zu schließen. Hat sich die, meist beidseitige, Ptosis dann gebessert, besteht der Verdacht auf eine Myasthenia gravis.

Bei der direkten und konsensuellen **Lichtreaktion** der Pupille (→ Abb. 4.2 S. 72) geht es um die afferenten (zum Gehirn leitenden) Bahnen des N. opticus und um die efferenten (vom Gehirn wegleitenden) Bahnen des N. oculomotorius.

Betrachten Sie zunächst die Größe, Symmetrie und Form der Pupillen im Seitenvergleich. Legen Sie eine Handkante auf Nase und Stirn des Patienten, um die Augen voneinander zu trennen, und bitten Sie den Patienten, sich einen Punkt in der Ferne zu suchen und ihn zu fixieren. Lassen Sie von der Seite mit Hilfe einer kleinen Taschen-

**Physiologische und pathologische Pupillenreaktionen**

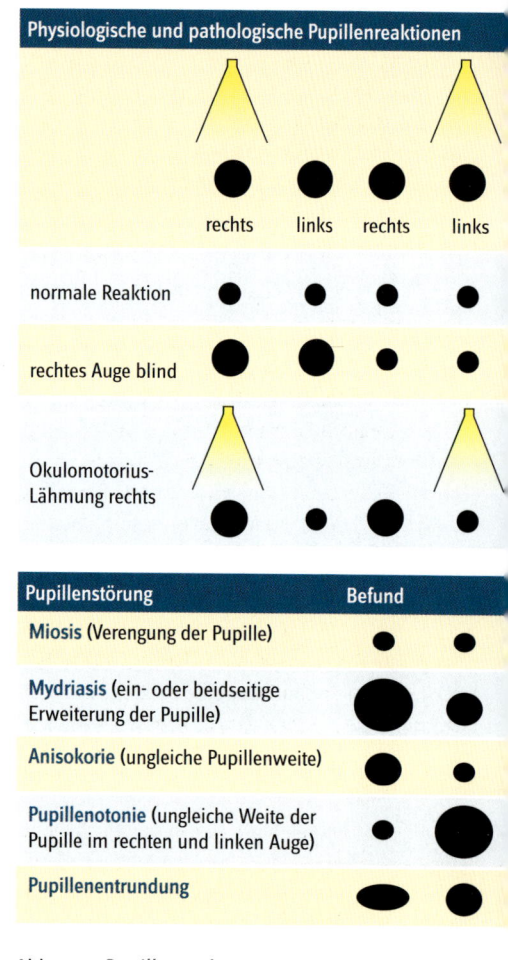

| | rechts | links | rechts | links |
|---|---|---|---|---|
| normale Reaktion | | | | |
| rechtes Auge blind | | | | |
| Okulomotorius-Lähmung rechts | | | | |

| Pupillenstörung | Befund |
|---|---|
| **Miosis** (Verengung der Pupille) | |
| **Mydriasis** (ein- oder beidseitige Erweiterung der Pupille) | |
| **Anisokorie** (ungleiche Pupillenweite) | |
| **Pupillenotonie** (ungleiche Weite der Pupille im rechten und linken Auge) | |
| **Pupillenentrundung** | |

*Abb. 4.2: Pupillenreaktion. Diese einfache Untersuchung gibt gute Hinweise, ob alles in Ordnung ist. Störungen erfordern oft eine tiefgehende Diagnostik beim Neurologen. Glasaugen und medikamentöse Einflüsse, z. B. Mydriatika (Pupillenerweiterungsmittel), muss man natürlich berücksichtigen.* [SKO]

lampe Licht in das eine Auge fallen, worauf sich die Pupille verengt (= direkte Reaktion) und im Normalfall auch die Pupille der Gegenseite (= konsensuelle Reaktion). Führen Sie diese Untersuchung auch am anderen Auge durch.

Zur Prüfung der Konvergenzreaktion bitten Sie den Patienten, auf den Finger zu schauen, den Sie in etwa 1 m Abstand vor seinen Augen halten. Während Sie fest die Augen des Patienten im Blick halten, nähern Sie nun den Finger rasch in Richtung der Mitte zwischen den Augen an. Der Patient soll den Blick weiterhin auf dem Finger halten, sodass er letztlich stark schielt. Im Normalfall verengen sich auch dabei beide Pupillen.

Zur Prüfung des Augenstandes und der Augenbewegungen achten Sie auf den Gleichstand und die Symmetrie der Augen. Fragen Sie auch nach Doppelbildern.

Bitten Sie den Patienten, nur mit den Augen Ihrem Finger zu folgen. Bewegen Sie den Finger horizontal nach links und rechts, nach links und rechts oben, nach links und rechts unten sowie in der Mitte nach oben und unten. Der Blickwinkel sollte dabei nicht mehr als 45° betragen. Fragen Sie den Patienten, ob er den Finger an irgendeiner Stelle doppelt sieht, und wenn ja, wo genau am deutlichsten.

Liegt ein Strabismus ohne Doppelbilder bei erhaltener Sehschärfe vor, besteht die Störung wahrscheinlich schon lange, und es wird eines der beiden Doppelbilder vom Gehirn unterdrückt.

Beruhen die Doppelbilder auf dem Ausfall eines Augenmuskels, werden die Doppelbilder dann stärker, wenn der Patient in die Richtung blickt, für die der ausgefallenen Muskel zuständig war:
▸ Beim Ausfall des rechten N. trochlearis steht das rechte Auge beim Blick in die Ferne etwas oben und nasal. Die Doppelbilder verstärken sich dann beim Blick nach links unten.
▸ Beim Ausfall des rechten N. abducens steht das rechte Auge beim Blick in die Ferne etwas nasal, und die Doppelbilder verstärken sich beim Blick nach rechts.

▸ Der Ausfall des rechten N. oculomotorius fällt bereits durch eine Ptosis auf. Das Auge steht beim Blick in die Ferne nach unten und temporal, da der M. rectus lateralis und der M. obliquus superior dann ein Übergewicht haben. Die direkte und konsensuelle Lichtreaktion ist aufgehoben und die Pupille weit.

## V. N. trigeminus

Der N. trigeminus verfügt über sensible – besonders fürs Gesicht (Prüfung s. u.) – und motorische Fasern für die Kaumuskulatur. Zur Untersuchung der Kaumuskulatur lassen Sie den Patienten die Zähne fest aufeinanderbeißen. Dabei palpieren Sie beidseits den M. masseter und beurteilen den Tonus.

## VII. N. facialis

Der N. facialis versorgt die Gesichtsmuskulatur. Ein Teil des Nerven, der schon relativ früh im Schädel als Chorda tympani den Hauptnervenstrang verlässt, ist für den Geschmack in den vorderen beiden Zungendritteln verantwortlich. Parasympathische Fasern innervieren einige Speicheldrüsen (→ Abb. 4.3 S. 74).

Betrachten Sie zur Funktionsprüfung des Nerven das Gesicht des Patienten und achten Sie auf die Symmetrie. Ähnlich wie bei den Augenmuskeln führt der Ausfall des Nerven auf der einen Seite zu einem Übergewicht der Muskulatur auf der anderen, wodurch die Gesichtsmuskeln das Gesicht zur gesunden Seite verziehen.

Bitten Sie den Patienten um folgende »Übungen«, und achten Sie darauf, ob die Bewegungen symmetrisch erfolgen und die Funktion erhalten ist:
▸ Augenbrauen zusammenziehen (»grimmig gucken«)
▸ Augen fest zusammenkneifen
▸ Backen aufblasen, auch gegen leichten Widerstand
▸ Lippen schürzen wie zum Pfeifen
▸ Zähne zeigen.

Fragen Sie nach veränderten oder gestörten Geschmacksempfindungen. Zur Testung geben zur Schwächung (!) der Muskulatur der Augenumgebung.

Bei einer Kernschädigung oder peripheren Läsion fallen ipsilateral (gleichseitig) Mund-, Augen- und Stirnmuskeln aus.

Wenn neben dem N. facialis auch der VIII. Hirnnerv (s. u.) betroffen ist, müssen Sie an einen Brückenwinkeltumor denken.

Sind beide Seiten betroffen, denken Sie an systemische Erkrankungen des Nervensystems, z. B. das Guillain-Barré-Syndrom, eine Myasthenia gravis oder eine Poliomyelitis.

## VIII. N. vestibulocochlearis
Prüfung des Gehörs → S. 144

Dieser Nerv besteht nur aus sensorischen Fasern, die Impulse aus dem Innenohr (Hören) und aus dem Labyrinth (Gleichgewicht) ans Gehirn weiterleiten. Die Untersuchung des Gleichgewichtsorgans teilt sich in die Gleichgewichtsprüfung und die Nystagmusuntersuchung.

Zur Untersuchung des Gleichgewichts leistet der **Romberg-Versuch** gute Dienste. Dazu stellt der Patient sich mit eng nebeneinander platzierten Füßen gerade hin und streckt beide Arme mit den Handflächen nach oben vor sich gerade aus. Sie müssen sich unmittelbar hinter und neben den Patienten stellen, da er bei einem positiven Befund hinfallen kann. Sagen Sie dem Patienten, dass es darum geht, die Handflächen auf gleicher Höhe zu halten, damit sich seine Aufmerksamkeit vom Gleichgewicht abwendet. Wenn er diese Position eine Weile gehalten hat, bitten Sie ihn die Augen zu schließen. Achten Sie nun eine Minute lang auf eine mögliche Fallneigung und deren Richtung. Beachten Sie darüber hinaus, ob einer der beiden Arme beim Augenschluss absinkt oder die Hand proniert, was für eine spastische Parese spricht.

Bei der **Nystagmusprüfung** sitzt der Patient aufrecht und gerade vor Ihnen. Das Licht im Untersuchungsraum wird gedämpft. Bewegen Sie einen Finger in etwa 75 cm Abstand vor den

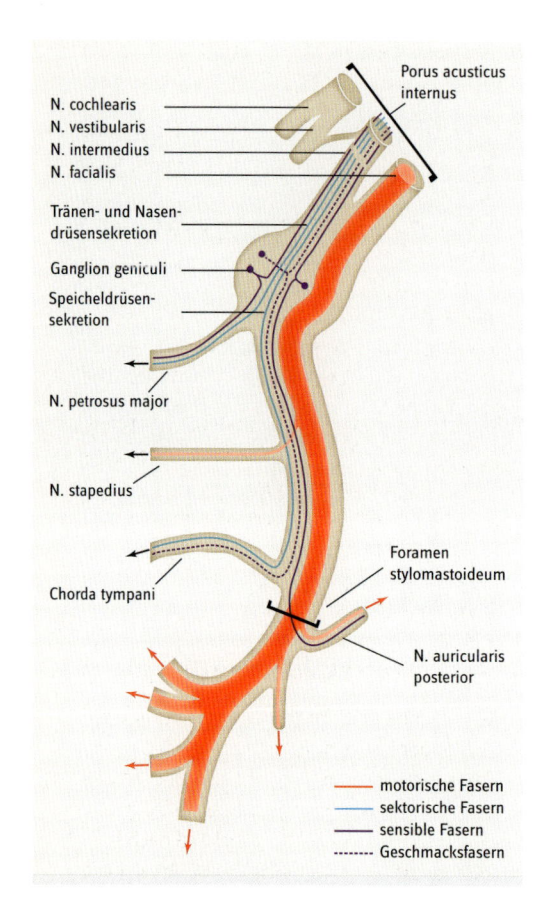

*Abb. 4.3: Verlauf des N. fascialis. Je nach Ort der Schädigung ergeben sich typische Ausfälle.*
[SKO]

Sie einen mit süßem oder salzigem Wasser getränkten Filterpapierstreifen auf die herausgestreckte Zunge. Die Zunge darf dabei erst nach der Geschmacksbestimmung wieder zurück in den Mund, da sonst die Bestimmung über den Geruch möglich wird. Erkundigen Sie sich auch, ob der Patient zuletzt vermehrt geräuschempfindlich war (Hyperakusis), was auf einen Ausfall des kleinen Astes zum M. stapedius im Ohr zurückzuführen ist.

Eine zentrale Schädigung des Nerven oberhalb des Hirnnervenkerne führt zum kontralateralen (gegenseitigen) Ausfall der Mundmuskulatur und

Patientenaugen langsam waagerecht hin und her, während der Patient dem Finger nur mit den Augen folgt. Der Winkel zur Nullstellung der Augen sollte nicht größer als 45° sein. Ein Nystagmus, der bei einem größeren Winkel auftritt, kann physiologisch sein.

Lassen Sie dann den Patienten in einem Winkel von etwa 30° zur Nullstellung der Augen für jeweils 20 Sekunden nach links, rechts, oben und unten blicken und achten Sie auf einen Nystagmus. Man unterscheidet eine langsame und eine schnelle Schlagrichtung beim Nystagmus. Die Benennung des Nystagmus richtet sich nach der schnellen Komponente, durch die das Auge wieder in die Ausgangsposition zurückschnellt.

Wenn Sie sich unsicher sind, ob der Patient einen Nystagmus zeigt, kann das daran liegen, dass er den Nystagmus durch Fixierung unterdrückt. In diesem Falle können Sie sich mit der Frenzel-Brille helfen, die ein Fixieren durch zwei sehr stark positive Gläser ausschließt und Ihnen dennoch die Möglichkeit gibt, die stark vergrößerten Augen des Patienten zu beobachten.

## Untersuchung auf Lagerungssschwindel

Der Patient sitzt aufrecht auf der Liege, so dass sein Kopf beim Nachhintenlegen gerade über den Liegenrand hinausragt. Stellen Sie sich neben den Patienten und halten Sie seinen Kopf mit beiden Händen fest.

Bringen Sie dann den Patienten in einer fließenden Bewegung in Rückenlage, wobei Sie den Kopf zu sich hindrehen und etwas über den Liegenrand hinaus überstrecken. Achten Sie in dieser Position für mindestens 30 Sekunden auf das Auftreten eines Nystagmus und fragen Sie nach Schwindelgefühlen.

Führen Sie den Patienten auf die gleiche Weise wieder umgekehrt zurück in die Ausgangsposition. Achten Sie in dieser Position erneut für mindestens 30 Sekunden auf das Auftreten eines Nystagmus und fragen Sie nach Schwindelgefühlen.

Wiederholen Sie dann das Manöver mit von Ihnen abgewandtem Kopf.

Man unterscheidet vier Formen des Nystagmus:
▶ spontaner Nystagmus, der beim Fixieren nachlässt oder verschwindet
▶ spontaner Nystagmus beim Fixieren, der ohne Hilfsmittel nachweisbar ist
▶ Lagerungsnystagmus bei schnellen Kopfbewegungen
▶ optokinetischer Nystagmus durch Beschleunigung (physiologisch).

Folgende Befunde lassen an eine periphere Erkrankung wie Ménière-Krankheit oder eine Labyrinthschädigung denken:
▶ Nystagmus, der nur bei Verwendung der Frenzel-Brille auftritt
▶ eine Fallneigung in Richtung der langsamen Nystagmusphase
▶ ein Lagerungsnystagmus
▶ Nystagmus mit Wahrnehmungsstörungen.

Diese Befunde sprechen für zentrale Störungen:
▶ spontaner Nystagmus ohne Schwindel
▶ Fixationsnystagmus, der beim Blick nach rechts die schnelle Bewegung nach rechts zeigt und beim Blick nach links entsprechend nach links
▶ dissoziierter Nystagmus, der das betroffene Auge wechselt
▶ vertikaler oder rotatorischer Nystagmus.

Langsam progrediente Erkrankungen des peripheren Neurons, z. B. ein Tumor, sind nicht immer mit Schwindel oder Nystagmus verbunden, da dem Gehirn genügend Zeit für Kompensationsmechanismen bleibt.

## IX. N. glossopharyngeus, X. N. vagus

Zur Beurteilung des N. glossopharyngeus und des N. vagus schauen Sie sich die Symmetrie des Gaumensegels an, während der Patient »eeeh« sagt. Berühren Sie behutsam und im Seitenvergleich die Gaumenhinterwand mit einem Spatel und achten Sie auf einen Würgereflex. Eine Heiserkeit kann Ausdruck einer Schädigung des Nerven sein.

Wenn das Zäpfchen und der Gaumenbogen bei der Phonation (Lautbildung) zu einer Seite abweichen, weist das auf einen Ausfall des N. vagus der Gegenseite hin. Gleiches gilt, wenn die Pharynxwand beim Würgereflex zu einer Seite abweicht. Spürt der Patient die Berührung der Pharynxwand nicht und wird auch kein Würgereiz ausgelöst, sind vermutlich die sensiblen Fasern des N. glossopharyngeus ausgefallen.

Der N. recurrens ist ein Teil des N. vagus, der sich auf Höhe der Trachealbifurkation von dem N. vagus abspaltet, zurückläuft (recurrens) und die Stimmbänder innerviert. Vor allem bei Schilddrüsenoperationen kann er geschädigt werden.

Bei einem akuten einseitigen Ausfall des N. recurrens kommt es zunächst zur Aphonie. Später schiebt sich das gesunde Stimmband zu dem anderen herüber, und es kommt zur Heiserkeit. Bei einem beidseitigen Rekurrens-Ausfall stehen beide Stimmbänder symmetrisch in der Mittelposition und können zu einem inspiratorischen Stridor und zur Heiserkeit führen.

### XI. N. accessorius

Der N. accessorius innerviert den M. sternocleidomastoideus und den M. trapezius. Dementsprechend ist auch das Ausfallsmuster. Stellen Sie sich hinter den Patienten und halten Sie Ihre rechte Hand gegen den rechten Unterkiefer des Patienten. Fordern Sie ihn auf, gegen Ihren Widerstand den Kopf zu drehen. Sie beurteilen dadurch die Kraft des linken M. sternocleidomastoideus. Untersuchen Sie in gleicher Weise den rechten Muskel.

Legen Sie dann beide Hände auf die Schultern des Patienten und fordern Sie ihn auf, diese gegen Ihren Widerstand anzuheben. Beurteilen Sie auch hierbei die grobe Kraft und einen eventuellen Seitenunterschied.

Da die Nerven IX, X, und XI zusammen den Schädel durch das Foramen jugulare verlassen, betrifft eine Störung an dieser Stelle oft alle drei Nerven.

### XII. N. hypoglossus

Dieser Nerv versorgt ausschließlich Zungenmuskeln.

Zur Untersuchung lassen Sie den Patienten den Mund öffnen, so dass Sie Form und Lage der Zunge beurteilen können. Achten Sie auch darauf, ob die Zunge still liegt.

Bitten Sie dann den Patienten, die Zunge herauszustrecken. Achten Sie dabei auf Abweichungen der Zunge zu einer Seite. Lassen Sie die Zunge auch gegen Ihren Widerstand von außen von innen gegen die Wange drücken, um ihre Kraft, auch im Seitenvergleich, zu beurteilen.

Liegt die Zunge nicht still im Mund, sondern zeigt sie deutliche Faszikulationen, kann das auf eine Vorderhornschädigung deuten. Völlig still liegt jedoch keine Zunge.

Bei einem einseitigen Ausfall des N. hypoglossus ist die Zunge der betroffenen Seite atrophisch. Die Lage der Zunge weicht meistens zur gesunden Seite ab, beim Herausstrecken jedoch zur betroffenen Seite.

## Untersuchung der Motorik

Die Untersuchung der Motorik soll folgende Fragen beantworten:
- Ist die Kraft gemindert? Wenn ja, in welchem Ausmaß?
- Liegt die Ursache für einen Kraftverlust in
  - einer Erkrankung der Muskeln selbst oder in der motorischen Endplatte?
  - einer Schädigung der peripheren Nerven?
  - einer Schädigung des zentralen Motoneurons?
- Ist der Muskeltonus verändert?
- Gibt es unwillkürliche Bewegungen?

Zur Untersuchung des Muskeltonus liegt der Patient möglichst entspannt auf der Untersuchungsliege. Ergreifen Sie mit der einen Hand den Ellbogen des Patienten und mit der anderen sein Handgelenk. Der Patient soll jetzt den Arm völlig loslassen und allein Ihrer Kontrolle überlassen.

Jetzt beugen und strecken Sie den Ellbogen einige Male und führen das Gleiche auch auf der Gegenseite durch.

Mögliche Befunde sind Rigidität, Spastik und Hypotonie. Bei der Rigidiät ist der Widerstand wächsern und zäh. Wenn der Widerstand in kleinen Schwellen verläuft und der Ellbogen in vielen kleinen Rucks bewegt wird, nennt man dies »Zahnradphänomen«. Diese Befunde sind typisch für eine Erkrankung der Pyramidenbahn und häufig bei der Parkinson-Krankheit anzutreffen.

Bei der Spastik besteht der Widerstand über ein nicht gleich bleibendes Bewegungsstück und kann bei kräftigem Durchbewegen plötzlich nachlassen (Klappmesser-Phänomen). Ein solches Ergebnis ist typisch für eine zentrale motorische Schädigung der Pyramidenbahn und kommt oft nach einem Schlaganfall vor.

Normalerweise herrscht auch beim entspannten Patienten eine Grundspannung in der Muskulatur. Ist die neurale Versorgung jedoch unterbrochen, liegt eine Hypotonie vor. Der Grundtonus ist verschwunden, und die Gliedmaße oder der betroffene Teil ist ganz schlaff.

Zur Untersuchung der groben Kraft spannt der Patient den Muskel maximal an, während Sie versuchen, seinen Widerstand zu überwinden. Man unterscheidet 5 Kraftgrade:
0 = keine Bewegung möglich, keine Muskelanspannung fühlbar
1 = Muskelanspannung fühlbar, keine Bewegung möglich
2 = Bewegung ist bei verminderter Schwerkraft möglich, z. B. unter Wasser
3 = Schwerkraft kann überwunden werden
4 = Widerstand des Patienten ist etwas geringer, als bei seiner Konstitution erwartet
5 = der Widerstand des Patienten ist normal.

## Kopf- und Halsregion

Augenmuskulatur, Kaumuskulatur, M. sternocleidomastoideus, M. trapezius siehe Hirnnerven III-VI, XI.

## Obere Extremität

M. serratus anterior (Rückenmarkssegment C5-C7. Peripherer Nerv: N. thoracicus longus): Der Patient lehnt sich mit gestreckten Armen gegen die Wand, wobei die Hände sich in Nabelhöhe befinden. Prüfen Sie, ob dabei das Schulterblatt auf der Thoraxwand liegen bleibt.

M. deltoideus (C4-C6, N. axillaris): Der Patient streckt beide Arme zur Seite aus und hält sie so, während Sie versuchen sie herabzudrücken.

M. biceps brachii (C5 und C6, N. musculocutaneus): Der Patient hält den Arm in maximaler Ellbogenflexion, während Sie versuchen, den Arm zu strecken.

M. triceps brachii (C7 und C8, N. radialis): Der Patient hält den Arm in maximaler Ellbogenstreckung, während Sie versuchen, den Arm zu beugen.

Handgelenkextensoren (C6 und C7, N. radialis): Der Patient macht eine Faust und hält das Handgelenk extendiert und den Unterarm proniert, während Sie versuchen, das Handgelenk zu beugen.

Handgelenkflexoren (C7-Th1, N. medianus): Der Patient legt den Unterarm supiniert auf den Tisch, macht eine Faust und beugt das Handgelenk, während Sie versuchen, das Handgelenk zu strecken.

Fingerbeuger (C7-Th1, N. medianus): Kreuzen Sie Ihre Unterarme und fordern Sie den Patienten auf, möglichst kräftig in Ihre ausgestreckten Zeige- und Mittelfinger zu kneifen.

Fingerstrecker (C7 und C8, N. radialis): In gleicher Haltung versuchen Sie, die gestreckten Finger des Patienten im Metakarpophalangealgelenk zu beugen.

Mm. opponentes (C6 und C7, N. medianus): Der Patient drückt die Daumenspitze und die Kleinfingerspitze so kräftig wie möglich zusammen, während Sie versuchen, den entstandenen Ring mit einem Finger zu durchbrechen.

Mm. interossei (C8 und Th1, N. ulnaris): Der Patient streckt und spreizt die Finger aus, während Sie versuchen, z. B. die Finger 1 und 5, 2 und 5, 3 und 4 usw. zusammenzudrücken. Machen Sie dies im Seitenvergleich.

## Untere Extremität

Mm. glutaei medii und minimi (L4-S1, N. glutaeus superior): Der Patient steht auf einem Bein. Achten Sie darauf, ob er sich dabei über das Bein neigt (Duchenne-Zeichen positiv) und ob das Becken zur anderen Seite absinkt (Trendelenburg-Zeichen positiv). Beide Zeichen sprechen für eine Kraftminderung der genannten Gluteälmuskeln der Standbeinseite.

M. iliopsoas (Th12-L3, N. femoralis): Der Patient liegt auf der Untersuchungsliege und beugt die Hüfte maximal, indem er die Knie an die Brust führt, während Sie versuchen, die Hüfte wieder zu strecken.

M. quadriceps femoris (L2-L4, N. femoralis): Der Patient liegt auf der Untersuchungsliege und legt ein Bein gestreckt über das andere Knie, während Sie versuchen, das Knie zu beugen.

Mm. adductores femoris (L2-L4, N. obturatorius): Der Patient liegt auf der Untersuchungsliege, beugt Hüfte und Knie und drückt die Knie fest zusammen, während Sie versuchen, die Knie auseinanderzubringen.

Hamstrings (L5-S2, N. ischiadicus): Der Patient liegt auf dem Rücken und zieht die Fersen kräftig zum Gesäß, während Sie versuchen, sein Bein zu strecken.

M. tibialis anterior und M. extensor digitorum (L4-S1, N. peronaeus): Der Patient liegt auf dem Rücken und zieht bei gestrecktem Bein seinen Vorfuß möglichst weit in Richtung Kopf, während Sie versuchen den Vorfuß zu beugen (vom Patienten aus nach unten zu bewegen).

M. gastrocnemius (L5-S2, N. tibialis): Der Patient liegt auf dem Rücken und drückt bei gestrecktem Bein seinen Vorfuß möglichst weit nach unten,

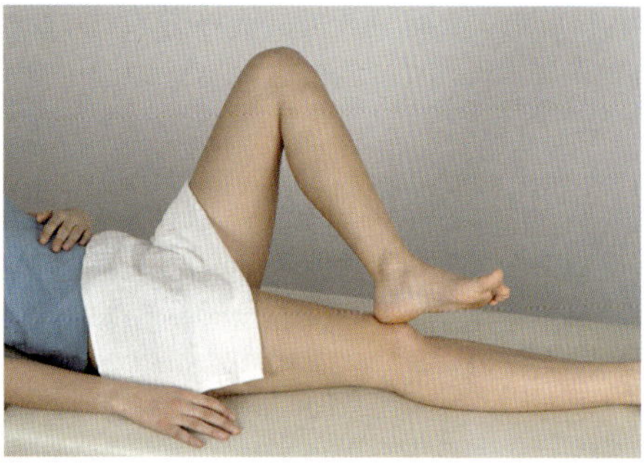

Abb. 4.4: *Knie-Hacke-Versuch*. [PLA]

während Sie versuchen den Vorfuß zu strecken (vom Patienten aus zum Kopf hin zu bewegen).

M. extensor hallucis longis (L4-S1, N. peronaeus): Der Patient zieht den großen Zeh möglichst weit zu sich hin, während Sie versuchen, ihn zu beugen (vom Patienten weg).

M. flexor hallucis longis (S1, S2, N. tibialis): Der Patient beugt den großen Zeh maximal, während Sie versuchen, ihn zu strecken.

Wenn Sie bei einem der Tests glauben, eine **Kraftminderung** festzustellen, müssen Sie dies zunächst immer durch den Vergleich mit der Gegenseite bestätigen. Dann gilt es zu entscheiden, ob es sich wohl um eine Muskelkrankheit, eine Erkrankung des peripheren Motoneurons oder des zentralen Motoneurons handelt. Eine gleichzeitige Hyperreflexie oder Spastik in der entsprechenden Gliedmaße spricht für eine zentrale Schädigung.

Finden Sie neben der Kraftminderung jedoch eine hypotone Muskulatur mit Hypo- oder Areflexie und Sensibilitätsverlust vor, liegt eher eine periphere Nervenläsion zugrunde. Ist nur das motorische Vorderhorn betroffen, gibt es die gleichen Ausfallserscheinungen, jedoch ohne die Sensibilitätsstörung. Häufig sind dann auch Faszikulationen nachweisbar.

Eine Störung der motorischen Endplatte und der elektrochemischen Überleitung führt zwar auch zum Tonusverlust, zur Kraftminderung und zur Hypo- oder Areflexie, doch erwartet man hier, dass die Muskelgruppen symmetrisch und proximal betont betroffen sind.

## Koordination

Mögliche Ursachen von Koordinationsstörungen sind:
- unzureichende Muskelkraft, z. B. bei Muskelkrankheiten, peripheren oder zentralen Nervenkrankheiten
- unzureichende Propriozeption, z. B. bei Hinterstrangerkrankungen, Polyneuropathien
- gestörte Schwerpunktkontrolle, z. B. bei extrapyramidalen Erkrankungen
- vestibuläre Erkrankungen
- zerebellare Erkrankungen.

Zu den einfachsten und aussagekräftigsten Untersuchungen zur Koordination gehören die Beobachtung des Gangbildes S. 74 bei offenen als auch geschlossenen Augen sowie der Romberg-Test (→ S. 7474). Achten Sie beim Gang auf Unsicherheiten, besonders auch beim Augenschluss.

Weitere Tests sind die sog. Zeigeversuche. Beim **Knie-Hacken-Versuch** (→ Abb. 4.4 S. 78) liegt der Patient auf dem Rücken und wird gebeten, mit offenen und später mit geschlossenen Augen die Ferse eines Beines zum Knie des anderen Beines zu führen. Von dort soll er das Bein am Schienbein nach unten gleiten lassen.

Ganz ähnlich ist der **Finger-Nase-Versuch** (→ Abb. 4.5 S. 79). Hier soll der Patient mit einer weit ausholenden Bewegung die Spitze seines Zeigefingers mit geschlossenen Augen langsam auf seine Nasenspitze führen.

Beim **Finger-Finger-Versuch** soll der Patient die Zeigefingerspitzen beider Hände zusammenführen. Bei diesem Test kann sich ein Intentionstremor besonders gut zeigen, wenn in der Endphase die Bewegungen zunehmend ausfahrend werden und am Ziel vorbeiführen.

Eine weitere, stark von der Koordination abhängige Leistung ist die **Diadochokinese**, d. h. der schnelle Wechsel z. B. der Pro- und Supination

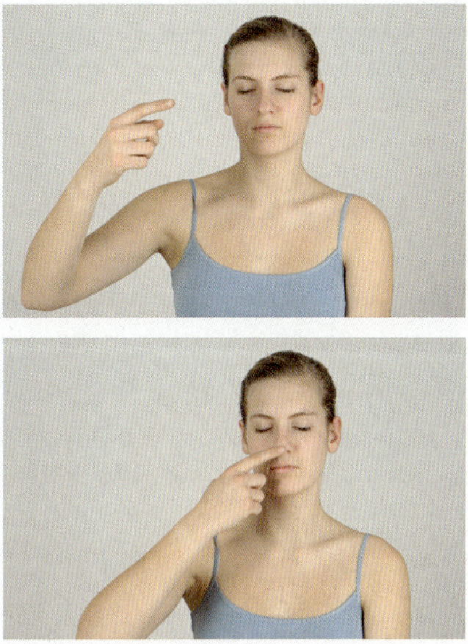

Abb. 4.5: *Finger-Nase-Versuch*. [PLA]

der Unterarme (Glühbirne eindrehen). Lassen Sie dies vom Patienten, eventuell nach einer Demonstration durch Sie, durchführen und achten Sie auf den Seitenvergleich.

Wenn die Ursache eine **mangelhafte Propriozeption** (Tiefensensibilität und Gefühl für Stellung im Raum) ist, kommt es erst nach Augenschluss zu den Symptomen oder zu einer erheblichen Zunahme. Da dabei die kompensatorische visuelle Kontrolle entfällt, wird die Schwäche der Tiefenwahrnehmung offenbar (sensorische Ataxie). Beim Knie-Hacken-Versuch und beim Finger-Nase-Versuch zögert der Betroffenen dann zunächst und verfehlt das Knie bzw. die Nase und macht es beim zweiten Versuch besser.

Liegt es an einer **zerebellaren Störung**, ist die Durchführung der Versuche mehr oder weniger ungenügend. Eine leichte Störung geht mit einem Intentionstremor einher, während eine schwere zu einer erheblichen Dysmetrie (Verfehlen des angepeilten Ziels) führt. Die zerebellare Koordinationsstörung äußert sich manchmal auch in einer großen und unregelmäßigen Handschrift.

Bei einer **vestibulären Störung** kommt es ebenfalls beim Augenschluss zu einer Zunahme der Symptomatik, allerdings klagt der Patient in diesem Fall auch über Schwindelgefühle und zeigt oft auch einen Nystagmus. Die Fallneigung des Patienten besteht stets zu einer Seite. Bei den Zeigeprüfungen weicht der Patient sowohl mit der Hacke als auch mit dem Finger immer zur gleichen Seite ab, und zwar in der Richtung der langsamen Nystagmusbewegung. Hier sollte dann auch der N. vestibulocochlearis geprüft werden (→ S. 74).

Bei den **extrapyramidalen Ursachen** sind die Zeigeversuche negativ. Ein möglicher Tremor verschwindet sogar bei der Ausführung einer gerichteten Bewegung. Beim Gehen und Stehen können jedoch Schwierigkeiten auftreten, das Gleichgewicht zu halten oder eine Bewegung in Gang zu setzen oder anzuhalten. Typisch hierfür ist die Parkinson-Krankheit, bei der oft auch eine Tonuserhöhung sowie eine extrem kleine Handschrift festgestellt werden können.

## Sensibilität

*Abb. Dermatome und periphere Innervierung im inneren hinteren Buchdeckel*

Gibt es Hinweise auf eine Sensibilitätsstörung, müssen zwei Fragen beantwortet werden:
▸ Kann die Sensibilitätsstörung objektiviert werden?
▸ Wo genau ist die Störung lokalisiert?

Bei der Objektivierung einer Sensibilitätsstörung ist es mitunter schwierig, suggestives Fragen und Antworten zu vermeiden. Untersuchen Sie den Patienten erst, nachdem er gesehen hat, welche Reize Sie anwenden wollen. Anschließend sollte der Patient während der Untersuchung die Augen schließen. Variieren Sie den zeitlichen Abstand zwischen den einzelnen Reizen und fragen Sie zwischendurch, ob er die Berührung spürt, ohne dass Sie ihn tatsächlich berührt haben. Wenn Sie Zweifel an dem Befund haben, sollten Sie die Untersuchung zu einem späteren Zeitpunkt noch einmal durchführen. Bedenken Sie schließlich, dass einem Sensibilitätsausfall, der nicht mit einem akuten Trauma in Zusammenhang steht, oft eine anamnestisch zu ermittelnde Phase der Sensibilitätsminderung vorangegangen ist.

Markieren Sie zur Lokalisierung der Störung bei der Untersuchung so genau wie möglich das Gebiet der Sensibilitätsstörung, damit eine Unterscheidung zwischen einer Mononeuropathie, einer Polyneuropathie, einer Wurzelläsion und einer zentralen Läsion möglich wird.

Untersuchen Sie sowohl die epikritische Sensibilität (Tastsinn, Vibrationsempfinden und Lagesinn) als auch die protopathische Sensibilität (Schmerz und Temperatur), da die afferenten Fasern besonders im Rückenmark einen unterschiedlichen Verlauf haben und mitunter eine sehr exakte Lokalisation der Schädigung ermöglichen.

### Schmerzempfinden

Demonstrieren Sie in einem sicher störungsfreien Hautgebiet dem Patienten die unterschiedlichen Qualitäten z. B. einer weichen Wattestäbchenspitze und einem spitzen Wattestäbchenbruchende. Fragen Sie dann den Patienten bei jedem Reiz nach seinem Empfinden (»Spitz oder stumpf?«). Bei einer Störung dieser Unterscheidungsfähigkeit spricht man von einer Hypo- oder Analgesie.

### Temperaturempfinden

In gleicher Weise können Sie das Unterscheidungsvermögen für warm und kalt prüfen, indem Sie zwei, mit warmem bzw. kaltem Wasser gefüllte Reagenzgläser verwenden. Achten Sie darauf, dass die Kontaktfläche zwischen Reagenzglas und Haut groß genug ist.

### Tastempfinden

Berühren Sie den Patienten sehr leicht mit der Wattestäbchenspitze, ohne damit über die Haut zu streichen. Bitten Sie den Patienten, immer »ja« zu sagen, wenn er eine Berührung fühlt.

Eine veränderte Wahrnehmung wie Taubheit oder Kribbeln soll er ebenfalls mitteilen.

## Vibrationsempfinden

Schlagen Sie eine Stimmgabel mit 128 Hz an und setzen Sie sie auf verschiedene distale (von der Körpermitte weg) knöcherne Vorsprünge, z. B. die Erbsenbeine am Handgelenk und die Malleoli an den Sprunggelenken. Wird keine oder nur eine sehr kurze Vibration empfunden, verlagern Sie den Aufsatzpunkt weiter nach proximal (zur Körpermitte hin), z. B. auf Ellbogen und Knie.

## Lageempfinden

Fassen Sie den großen Zeh mit Daumen und Zeigefinger, ohne dabei die anderen Zehen zu berühren. Bitten Sie den Patienten anzugeben, wenn er eine Bewegung fühlt. Dann soll er auch die Richtung der Bewegung angeben. Gibt es dabei Probleme, gehen Sie zu den größeren Gelenken über. An den oberen Extremitäten verfahren Sie analog.

Bei älteren Menschen über 60 Jahre ist das Vibrationsempfinden nicht selten abgeschwächt oder ausgefallen, ohne dass dies einen Krankheitswert hätte. Bei einer Störung des Vibrations- und Lageempfindens ist der Tastsinn oft noch erhalten.

## Reflexe

Das Auslösen von Reflexen und die anschließende Interpretation ist ein schwieriges Unterfangen, das reichlicher Übung und Erfahrung bedarf. Bei jedem Reflexschlag sind Ihre Ausgangshaltung und die des Patienten von enormer Wichtigkeit. Grundsätzlich muss der geprüfte Muskel so entspannt wie möglich sein. Der Reflexhammer wird auch viel weniger auf die Sehne geschlagen, als vielmehr auf diese fallen gelassen. Und: Ein nicht ausgelöster Reflex muss noch lange keinen Krankheitswert haben. Zudem ist das Reflexniveau individuell sehr unterschiedlich und oft ebenfalls ohne Krankheitswert. Von größerer Bedeutung sind hingegen der Seitenvergleich und die Reproduzierbarkeit der Ergebnisse.

Eine Verstärkerfunktion für praktische alle Reflexe besitzt der **Jendrassik-Handgriff**, bei dem der Patient die gebeugten Finger beider Hände ineinander verkrallt und kräftig auseinanderzieht, während Sie den Reflex schlagen.

### Bizepssehnenreflex

→ Abb. 4.6 S. 81. Afferenz und Efferenz N. musculocutaneus, Rückenmarkssegmente C5-6.

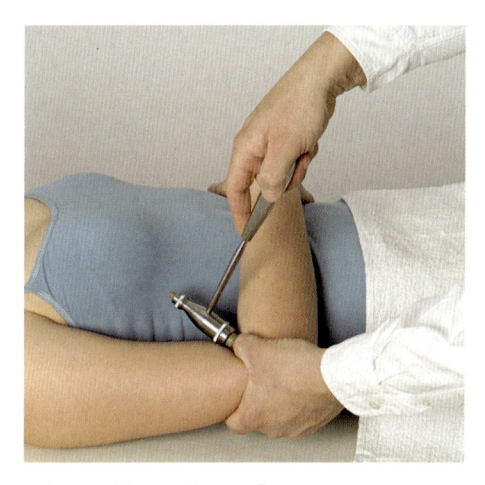

Abb. 4.6: *Bizepssehnenreflex.* [PLA]

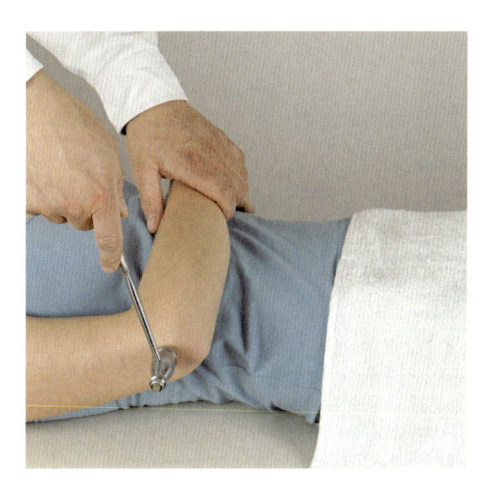

Abb. 4.7: *Trizepssehnenreflex.* [PLA]

Fassen Sie als Rechtshänder mit der linken Hand den linken Ellbogen des Patienten und lassen Sie den entspannten Unterarm auf Ihrem Unterarm ruhen. Ihr Daumen liegt fest auf der Bizepssehne in der Ellbogengrube. Schlagen Sie dann mit dem Hammer auf Ihren Daumen. Achten Sie auf die Kontraktion des M. bizeps brachii und den Bewegungsausschlag des Unterarms.

Beim liegenden Patienten legen Sie die Hand des zu untersuchenden Armes auf den Unterbauch des Patienten, während der Ellbogen noch auf der Liege ruht. Legen Sie Ihren Zeigefinger auf die Bizepssehne und schlagen Sie dann auf Ihren Finger.

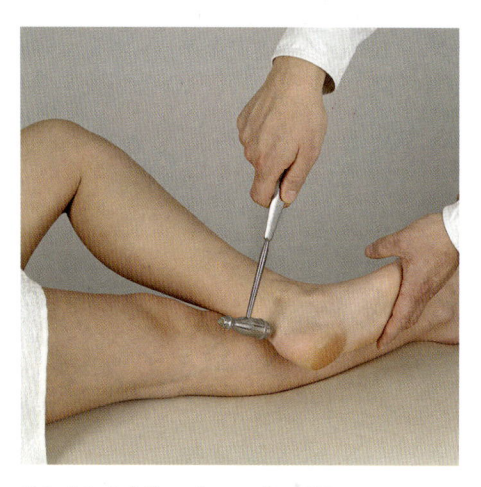

Abb. 4.9: *Achillessehnenreflex.* [PLA]

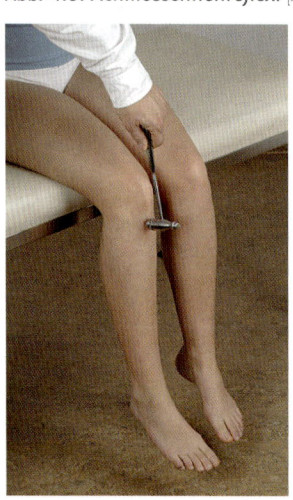

Abb. 4.8: *Patellarsehnenreflex.* [PLA]

## Trizepssehnenreflex

→ Abb. 4.7 S. 81. Afferenz und Efferenz N. radialis, C7-8.

Die Ausgangshaltung entspricht der des Bizepssehnenreflexes. Schlagen Sie dann mit dem Reflexhammer direkt auf die Trizepssehne etwa 3 cm oberhalb des Olekranons. Achten Sie auf die Kontraktion des M. trizeps brachii und den Bewegungsausschlag des Unterarms.

Am liegenden Patienten halten Sie die Hand auf dem Unterbauch und den Ellbogen dabei etwas über 90° gebeugt und nicht mehr auf der Liege ruhend. Um den Muskel zu entspannen, können Sie den Ellbogen passiv einige Male »durchbewegen«.

## Radiusperiostreflex

Afferenz N. radialis, Efferenz N. medianus, C5-6.

Die Ausgangshaltung entspricht der des Bizepssehnenreflexes. Schlagen Sie dann mit dem Reflexhammer etwa 1 cm proximal des Proc. styloideus radii und achten Sie auf die Kontraktion des M. brachioradialis und den Bewegungsausschlag des Unterarms.

## Patellarsehnenreflex

→ Abb. 4.8 S. 82. Afferenz und Efferenz N. femoralis, L3-4.

Die Unterschenkel hängen entspannt über den Rand der Untersuchungsliege. Schlagen Sie mit dem Reflexhammer direkt auf die Quadrizepssehne zwischen Patella und der Tuberositas tibiae. Achten Sie auf die Kontraktion des M. quadriceps femoris und den Bewegungsausschlag des Unterschenkels. Beim liegenden Patienten heben Sie das zu untersuchende Bein mit einer Hand unter der Kniekehle etwa 30° an, wobei die Ferse noch auf der Liege bleibt, und schlagen dann auf die Sehne.

## Achillessehnenreflex

→ Abb. 4.9 S. 82. Afferenz und Efferenz N. ischiadicus, L5-S1.

Der Patient kniet auf einem Stuhl oder auf der Untersuchungsliege, wobei die Füße über den Stuhl- oder Liegenrand hinausragen. Mit einer Hand geben Sie ein wenig Druck auf beide Fußsohlen, sodass sich eine leichte Dorsalflexionsstellung ergibt. Dann schlagen Sie mit dem Reflexhammer auf die Sehne. Achten Sie auf die Kontraktion der Wadenmuskulatur und den Bewegungsausschlag des Fußes.

## Untersuchung des Kopfschmerzpatienten

Kopfschmerzen sind ein weit verbreitetes Problem, das in der Regel mit keiner schweren Krankheit verbunden ist und oftmals nur flüchtig auftritt. Patienten mit Kopfschmerzen machen sich Sorgen, ob nicht doch etwas Ernsteres dahinterstecken könnte, und wünschten sich, dass eine Ursache gefunden wird oder zumindest schwerere Erkrankungen ausgeschlossen werden können.

### Anamnese

→ Tabelle. Bei einer **Trigeminusneuralgie** beschreibt der Patient anfallsweise, 5- bis 10-mal in Serie einschießende Gesichts- oder Kopfschmerzen, die einen messerstichartigen und reißenden Charakter haben. Typischerweise werden die Schmerzen durch Aktivitäten wie Essen oder leichte Berührungen bestimmter Stellen im Gesicht ausgelöst. Der Nerv selbst ist bei der Untersuchung unauffällig.

| Fragen an den Patienten | Spannungskopfschmerz | Migräne | Medikamentenkopfschmerz | Clusterkopfschmerz |
|---|---|---|---|---|
| Wie oft Kopfschmerzen? | 1-2-mal/Woche bis zu täglich | 1-2-mal/Monat, manchmal häufiger | kaum noch schmerzfreie Tage | täglich, manchmal bis zu 5 Mal |
| Wie lange halten die Schmerzen an? | Stunden bis Tage | 4 Stunden bis 3 Tage | unterschiedlich: gelegentlich bis dauernd | 15 Minuten bis 3 Stunden |
| Wo treten die Schmerzen auf? | am gesamten Kopfbereich, beidseitig vom Hinterkopf ausstrahlend | oft einseitig, Bereich Schläfe, Augen, Nacken | ein- oder beidseitig am Kopf | immer einseitig, am stärksten im Bereich der Schläfe und des Auges |
| Art der Schmerzen? | wie ein Band, das sich um den Kopf schnürt | pulsierend, pochend, bei Anstrengung verstärkt | dumpf und hämmernd | pulsierend, stechend |
| Stärke der Schmerzen? | leicht bis mittelgradig schmerzhaft | schmerzhaft bis sehr schmerzhaft | anhaltend leicht bis mittelgradig schmerzhaft | unerträgliche Schmerzen |
| Welche Begleitsymptome gibt es? | keine wesentlichen Begleiterscheinungen | Übelkeit, Erbrechen, Lärm- und Lichtempfindlichkeit | Übelkeit sowie Seh- und Konzentrationsstörungen | verstopfte Nase, einseitige Rötung und Tränen des Auges, |
| Wie verhalten Sie sich? | kein oder nur geringer Einfluss auf Tagesablauf | sich zurückziehen, Bettruhe | Unruhe, Rastlosigkeit | Unruhe, Rastlosigkeit |

# Psychiatrische und neuropsychologische Untersuchung

Bei der psychiatrischen und neuropsychologischen Untersuchung hilft schon das Begrüßungsgespräch mit dem Patienten. Bewerten Sie während des Gespräches nach und nach die aufgeführten Punkte. Wo Sie keinen ausreichenden Eindruck bekommen konnten, fragen Sie gezielt nach.

## Stimmung

Beispiele: angemessen, ängstlich, passiv, wenig interessiert, depressiv, euphorisch. Fragen Sie bei Auffälligkeiten offen nach Stimmungsveränderungen in der vergangenen Zeit, auch ob Freunde oder Verwandte sich über den Patienten so geäußert haben. Welche Interessen hat der Patient und verfolgt er diese weiterhin? Hat er sich vielleicht in letzter Zeit außergewöhnlich viele Dinge gekauft und viel Geld ausgelegt? Gibt es Angstgefühle? Hat der Patient Zwangsgedanken? Gibt es Dinge oder Themen, die der Patient immer wieder tun, kontrollieren oder denken muss, obwohl es ihn schon selbst stört?

## Wahrnehmungsstörungen

Wirkt der Patient unangemessen abgelenkt? Vielleicht so, als »rede jemand dazwischen«? Fragen Sie im Verdachtsfall offen nach: »Hören Sie manchmal Stimmen, die gar nicht da sein können?« Oder auch: »Sehen Sie manchmal Personen oder Gestalten, die in Wirklichkeit nicht da sein können?« Seien Sie stets innerlich dafür bereit, dass die Antwort »ja« sein kann, damit Sie gleich weiterfragen können, um den genauen Charakter der Stimmen oder Halluzinationen einordnen zu können.

## Sprache

Gibt es Wortfindungsstörungen? Spricht der Patient fließend und verständlich oder stockend, teils »wirr« und unverständlich?

## Erinnerung

Berichtet der Patient fließend und in zeitlich logischen Zusammenhängen? Sind Hilfestellungen z. B. durch Begleitpersonen erforderlich? Bitten Sie den Patienten, sich drei alltägliche Dinge zu merken, die Sie vorgeben. Führen Sie das Gespräch weiter und fragen Sie die drei Dinge nach 10 Minuten ab. Sie können sich z. B. im Internet leicht eine Version des Mini-Mental-State beschaffen, um ihn in Ihrer Praxis durchzuführen. Er eignet sich als Screening-Verfahren für kognitive Störungen im Hinblick auf eine demenzielle Erkrankung.

## Orientierung

Ist der Patient zeitlich und räumlich orientiert? Es kann in diesem Punkt schon mal eine große Diskrepanz zwischen einem relativ geordneten Gespräch und den Leistungen bei der Orientierung geben, so dass Sie gezielt nach dem aktuellen Datum und Wochentag, nach einem herausragenden Ereignis in den Medien der vergangenen Tage und nach dem genauen Weg in Ihre Praxis fragen sollten.

## An- und Auskleiden

Hat der Patient Schwierigkeiten, die logische Reihenfolge einzuhalten? Das An- und Auskleiden eignet sich auch sehr gut zur Beobachtung der feinmotorischen Beweglichkeit.

Praktisch jedes neurologische Symptom kann ein Vorbote für eine lebensbedrohliche Erkrankung sein.

## 4.3 Abwendbar gefährliche Verläufe

**Bewusstlosigkeit, Koma.** Jede Bewusstseinsstörung ist ein Alarmsignal und erfordert allerhöchste Wachsamkeit. Sie kann sich langsam oder schlagartig entwickeln, zunächst nur leicht sein oder schnell bis zur Bewusstlosigkeit führen. Bei jeder Bewusstseinsstörung ist eine gründliche Abklärung erforderlich, die meistens auch den Einsatz bildgebender Verfahren erforderlich macht.

**Blutung, intrakranielle.** Nach jedem heftigen Stoß und bei Gehirnerschütterungssymptomen wie Kopfschmerzen, Übelkeit oder Schwindel muss der Betroffene engmaschig überwacht werden. Das kann auch zu Hause geschehen. Bei jeder Verschlechterung, auf jeden Fall aber bei zunehmender Übelkeit oder Bewusstseinsstörungen muss der Betroffene sofort ins Krankenhaus, da eine intrakranielle Blutung vorliegen kann. Eine Blutung kann noch Monate nach einem Schädeltrauma auftreten oder symptomatisch werden.

**Botulismus.** Seltene, aber schwere Vergiftung durch ein Toxin von Clostridium botulinum. Häufigste Quellen sind kontaminierte Konserven und Selbsteingemachtes. Nach 1-36 h kommt es zu Müdigkeit, Schwindel und trockenem Mund. Innerhalb von drei Tagen kommt es zu Seh- und Schluckstörungen sowie Muskelschwäche. Das Antitoxin muss möglichst früh gegeben werden.

**Hirndruck, erhöhter.** Hinweise auf einen steigenden Hirndruck sind Kopfschmerzen, Verwirrtheit, Eintrübung bis hin zu Streckbewegungen der Extremitäten und Herz- und Atemstörungen. Bei Verdacht sollte sofort ins Krankenhaus eingewiesen werden.

**Meningitis.** Der Meningismus (Nackensteife) ist ein Zeichen für eine Entzündung der Meningen (Hirnhäute). Wie überall im Körper gibt es auch an den Meningen die Entzündungszeichen Rötung, Schwellung, Erwärmung und Schmerz. Da die Hirnhäute wenig Spielraum haben, führt eine Schwellung durch eine Entzündung stets auch zu ihrer Spannung. Der Patient wählt dann automatisch die Körperhaltung, welche am wenigsten Spannung für die Meningen bedeutet, um möglichst wenig Schmerzen zu haben. Dies ist beim (Über-)Strecken des Kopfes der Fall. Wird der Kopf nun angehoben, also gebeugt, bleibt die Muskulatur starr, um das Beugen des Kopfes zu verhindern, der Patient ist »nackensteif«. Weitere Symptome können hohes Fieber, Kopfschmerzen und Bewusstseinstrübung sein. Hinweise auf eine Meningitis müssen immer zur Einweisung in die Klinik führen.

**Rückenmarkdurchblutungsstörung.** Betrifft meist die vordere Rückenmarksarterie und wird dann als Arteria-spinalis-anterior-Syndrom bezeichnet. Die Erkrankung entspricht einem Schlaganfall des Rückenmarks und führt zunächst zu gürtelförmigen Schmerzen, Missempfindungen und/oder Taubheitsgefühl, bei ausbleibender Behandlung schließlich zu Lähmungen. Ursache sind meist Bandscheibenvorfälle, Rückenmarktumoren, Autoimmunerkrankungen oder Veränderungen der Aorta (Aortenaneurysma). Die Therapie der Wahl ist in den meisten Fällen eine sofortige Operation.

**Schlaganfall.** Bei Verdacht auf einen Schlaganfall, der manchmal nur unerklärliche Stimmungsänderungen oder kleine neurologische Ausfälle verursacht, sollte sofort eine stationäre Abklärung erfolgen.

**Schwindel** ist oft harmlos und nur lästig. Er kann aber auch Ausdruck einer akuten Durchblutungsstörung sein und einer Bewusstseinsstörung mehr oder weniger kurzfristig vorausgehen. Neben den zerebralen Ursachen kommen vor allem kardiale Gründe in Frage. Um hier sicherzugehen, muss bei einem entsprechenden Verdacht der Notarzt hinzugezogen werden.

**Suizid.** Der Suizid als Folge einer Depression ist eine gefürchtete Entwicklung, und auch kein Psychiater oder Psychotherapeut ist davor sicher, dass sich ein Patient trotz Behandlung das Leben nimmt. Bei einer schweren Depression kann die direkte Frage nach Selbstmordgedanken und auch vorbereitenden Maßnahmen den entscheidenden Grund für die Einweisung, notfalls auch Zwangseinweisung liefern. Voraussetzung dafür ist natürlich eine vertrauensvolle Beziehung zum Patienten, die dem Patienten eine ehrliche Antwort ermöglicht. Ein wichtiger Punkt ist die präsuizidale Aufhellung der Stimmung. Der Patient scheint plötzlich deutlich verbessert, gut gelaunt und ausgeglichen. Das ist mitunter jedoch nur Ausdruck dessen, dass alle Vorbereitungen des Suizids abgeschlossen sind und die Ausführung kurz bevorsteht. Der Patient ist dann ausgeglichen, weil für ihn das Ende seines Leidens nahe ist und die Entscheidung feststeht.

**Tollwut.** Sehr selten, bei Ausbruch aber nahezu zu 100 % letal. Befallene Tiere übertragen den Erreger im Speichel durch Biss oder Lecken. Bei Verdacht ist sofort eine aktive Immunisierung erforderlich. Ist das Risiko hoch, z. B. verhaltensauffälliges wildes Tier oder ungewohnt aggressiver Hund, wird gleichzeitig passiv immunisiert. Erstes Symptom – 5 Tage bis 1 Jahr nach der Verletzung – sind Schmerzen und Taubheitsgefühl an der Wunde.

**Verwirrtheit, Konzentrationsstörungen oder Vergesslichkeit** sind schwer zu fassende Faktoren. Eine große Rolle zur Gefahrenabschätzung spielt hierbei die Dauer der Symptomatik. Klagt der Patient vielleicht erst seit Stunden darüber – nicht seit Tagen oder Wochen – und wirkt er auch im Gespräch verwirrt und unkonzentriert und berichtet nicht nur davon, entwickelt sich möglicherweise eine Hirnentzündung. Ein Schlaganfall kann auch schon mal einen solchen Anfang nehmen.

## 4.4 Synkope, Bewusstseinsstörungen

Als Synkope (Ohnmacht) wird eine plötzliche, kurz anhaltende Bewusstseinsstörung bezeichnet, die meist Folge einer Minderdurchblutung des Gehirns mit vorübergehendem Sauerstoffmangel ist. Ursachen können sein: eine verminderte Pumpleistung des Herzens (kardiale Synkope), z. B. bei Herzrhythmusstörungen oder Herzinfarkt, eine Regulationsstörung oder Verengung der Blutgefäße, z. B. orthostatische Dysfunktion oder Karotisstenose, die zu TIA oder Schlaganfall führen können, oder Hirnerkrankungen wie eine Epilepsie.

Dauert die Synkope länger als eine Minute, handelt es sich um eine Bewusstlosigkeit, und es muss schnellstens ein Arzt gerufen werden.

⚠ Generell sollte jede Synkope unbekannter Ursache abgeklärt werden, da es sich um einen Vorboten oder Symptom einer schweren Erkrankung handeln kann, z. B. eines Schlaganfalls oder einer Herzerkrankung.

Kommt es während der Bewusstlosigkeit zu Krämpfen und Zungenbiss, handelt es sich mit großer Wahrscheinlichkeit um einen epileptischen Anfall, seltener um eine konvulsive Synkope, ausgelöst durch eine schwere Hirnminderdurchblutung.

## 4.4 Synkope, Bewusstseinsstörungen

| Beschwerdebild | Was steckt dahinter? | Vorgehen |
|---|---|---|
| **plötzliche, kurze Benommenheit oder Synkope**, typischerweise mit langsamem Zusammensacken oder Hinstürzen<br>▸ Beginn mit Schwindel, Übelkeit, Schweißausbruch, Ohrensausen<br>▸ meist wiederholtes Auftreten | Kreislaufkollaps, z. B. bei<br>▸ orthostatischer Dysregulation, z. B. nach Aufstehen<br>▸ Karotissinus-Syndrom: Blutdruckabfall durch Kopfdrehung bei Karotisstenose<br>▸ vasovagale Synkope; kurze Benommenheit nach Schreck, Angst oder Freude mit Blutdruckabfall | ⚠ nach erstmaliger Bewusstlosigkeit sofort zum Arzt, um ernste Ursachen auszuschließen<br>**Erstmaßnahmen:**<br>▸ Betroffenen flach hinlegen, Beine hoch lagern<br>▸ halsbeengende Kleidung entfernen |
| **wiederkehrende Synkopen,** vor allem bei körperlicher Belastung<br>▸ oft Herzklopfen, Herzstolpern<br>▸ evtl. Kurzatmigkeit, Engegefühl in der Brust | Aortenklappenstenose | ⚠ Blutgerinnsel können entstehen, die z. B. einen Schlaganfall verursachen<br>▸ kardiale Abklärung erforderlich<br>▸ evtl. medikamentöse oder operative Therapie |
| **Synkope mit blitzartigem Hinstürzen,** oft ohne vorherige Warnsymptome<br>▸ Blaufärbung der Lippen<br>▸ oft Muskelkrämpfe oder -zuckungen | Adams-Stokes-Anfall, z. B. bei<br>▸ Herzmuskelentzündung<br>▸ Herzrhythmusstörungen<br>▸ Herzinsuffizienz<br>▸ Überdosierung von Medikamenten, z. B. Digitalis oder Betablockern | ⚠ Notarzt rufen, auch wenn die Bewusstlosigkeit nur wenige Sekunden dauert |
| rasch zunehmende **Bewusstseinstrübung, Engegefühl, Schmerz in der Brust**<br>▸ Übelkeit, Schwindel<br>▸ Atemnot, Angst, Vernichtungsgefühl | ▸ Herzinfarkt<br>▸ Aortendissektion | ⚠ Notarzt rufen<br>**Erstmaßnahmen:**<br>▸ bei bekannter koronarer Herzkrankheit: Nitrat geben<br>▸ stabile Seitenlage |
| **Benommenheit oder Bewusstlosigkeit**<br>▸ evtl. Kopfschmerzen<br>▸ evtl. Seh- oder Sprachstörungen<br>▸ evtl. einseitige Lähmungen oder Empfindungsstörungen | ▸ transitorische ischämische Attacke (TIA, »Schlägelchen«)<br>▸ Schlaganfall | ⚠ wenn die Beschwerden länger als einige Minuten anhalten: Notarzt rufen<br>Sofort in die Klinik, wenn die Beschwerden nach wenigen Minuten verschwunden sind |
| **Benommenheit mit Verkrampfung von Händen (»Pfötchenstellung«) und Füßen**<br>▸ vorangehend Gefühl der Luftnot und gesteigerter Atmung<br>▸ Angst, Engegefühl in der Brust<br>▸ evtl. nach Aufregung | Hyperventilationssyndrom, evtl. als Begleitsymptom einer Panikattacke | ⚠ wenn die Bewusstlosigkeit länger als eine Minute anhält: Notarzt rufen<br>▸ in eine Plastiktüte atmen, bis sich die Beschwerden bessern<br>▸ später zum Psychiater oder Psychotherapeuten |

| Beschwerdebild | Was steckt dahinter? | Vorgehen |
|---|---|---|
| plötzliche Bewusstlosigkeit mit Muskelkrämpfen und -zuckungen<br>▸ vorangehend oft Vorgefühl (Aura) mit Halluzinationen | ▸ Grand-mal-Anfall bei Epilepsie<br>▸ zerebraler Gelegenheitsanfall | ⚠ wenn erstmalig ein Anfall auftritt oder bei bekannter Epilepsie ein Anfall länger als 10 Minuten dauert oder mehrere Anfälle kurz hintereinander auftreten: Notarzt rufen<br><br>**Erstmaßnahme:** Patienten nicht festhalten, aber vor Stürzen, Schlägen gegen Möbel schützen |
| kurzfristige Benommenheit (»Wegtreten«) mit starrem Blick<br>▸ oft stereotype Bewegungen, die nicht zur Situation passen<br>▸ oft Halluzinationen und/oder Entfremdungserlebnisse | ▸ komplex-fokaler Anfall<br>▸ Absence, bei Kindern bis 10 Jahre | ⚠ Notarzt rufen: möglicher Übergang in einen »großen« Anfall. Die Ursache muss in der Klinik gesucht werden |
| rasch zunehmende Bewusstseinstrübung bei vorangehendem Schwitzen, Zittern und Herzklopfen | ▸ Hypoglykämie (Unterzuckerung) oder hypoglykämischer Schock bei Diabetes<br>▸ Entzugssyndrom bei Alkoholabhängigkeit und Drogenabhängigkeit | ⚠ wenn das Bewusstsein getrübt ist: Notarzt rufen<br><br>**Erstmaßnahmen:**<br>▸ BZ (→ S. 420) kontrollieren<br>▸ Traubenzucker, zuckerhaltiges Getränk oder Fruchtsaft geben<br>▸ falls vorhanden: Glukagon s. c. oder i.m.<br>▸ BZ im Verlauf kontrollieren |
| unmittelbar nach Kopfverletzung auftretende Bewusstlosigkeit | ▸ Gehirnerschütterung<br>▸ Schädel-Hirn-Verletzung (SHT)<br>▸ Epidural-, Subduralblutung, Gehirnödem | ⚠ Notarzt rufen<br><br>**Erstmaßnahmen:** stabile Seitenlage, ggf. Wiederbelebung |

## 4.5 Bewusstseinstrübung bis zum Bewusstseinsverlust

Eine Trübung des Bewusstseins kann sich über Minuten oder Stunden, aber auch zunächst fast unmerklich über Wochen und Monate entwickeln. Einer anfänglichen Benommenheit, oft verbunden mit Verwirrtheit und Desorientierung, folgt eine zunehmende Schläfrigkeit bis zum Bewusstseinsverlust.

Die schwerste Form ist das Koma, eine tiefe Bewusstlosigkeit mit Fehlen fast jeglicher Reaktion auf Anruf und Schmerzreize. Zugrunde liegt meistens eine schwere Hirnfunktionsstörung durch Minderdurchblutung, Stoffwechselentgleisung oder schwere Schädelverletzung. Oft finden sich am komatösen Patienten Hinweise auf die zugrunde liegende Erkrankung wie etwa Hautfarbe oder -temperatur, z. B. rotes Gesicht, heiße schweißige Haut bei schwerer Schilddrüsenüberfunktion, oder auffallender Mundgeruch, z. B. erdig bei Leberversagen, urinartig bei Nierenversagen, obstartig bei Unterzuckerung.

## 4.4 Synkope, Bewusstseinsstörungen

| Beschwerdebild | Was steckt dahinter? | Vorgehen |
|---|---|---|
| zunehmende **Bewusstseinstrübung**<br>▸ evtl. Seh- oder Sprachstörungen<br>▸ evtl. einseitige Lähmungen<br>▸ evtl. einseitige Empfindungsstörungen | Schlaganfall | ⊙ Notarzt rufen<br><br>**Erstmaßnahme:** stabile Seitenlage |
| zunehmende **Bewusstseinstrübung** mit stärksten bis unerträglichen **Kopfschmerzen**<br>▸ Erbrechen, Übelkeit<br>▸ evtl. Seh- oder Sprachstörungen<br>▸ evtl. Krampfanfälle<br>▸ evtl. Lähmungen | ▸ Hirnaneurysmablutung<br>▸ Schlaganfall<br>▸ Subarachnoidalblutung<br>▸ Hirnvenen-, Hirnsinusvenenthrombose<br>▸ hypertensive Krise | ⊙ Notarzt rufen<br><br>**Erstmaßnahmen:**<br>▸ stabile Seitenlage<br>▸ Blutdruck und Puls messen |
| zunehmende **Bewusstseinstrübung** bis 12 Stunden nach einer Kopfverletzung<br>▸ unterschiedlich weite Pupillen<br>▸ evtl. Krampfanfälle<br>▸ evtl. Halbseitenlähmung | ▸ Epiduralblutung<br>▸ akute Subduralblutung | ⊙ Notarzt rufen<br><br>**Erstmaßnahme:** stabile Seitenlage |
| zunehmende **Bewusstseinstrübung** bei längerem Aufenthalt in Hitze oder Sonne<br>▸ Schwindel, Schwäche<br>▸ heiße, trockene, rote Haut, kein Schwitzen<br>▸ starker Durst, Mundtrockenheit<br>▸ Kopfschmerzen, Erbrechen | ▸ Hitzschlag<br>▸ Sonnenstich | ⊙ Notarzt rufen<br><br>**Erstmaßnahmen:**<br>▸ Kopf vorsichtig mit lauwarmem (!) Wasser kühlen<br>▸ kaltes Fußbad<br>▸ wenn Betroffener kreislaufstabil ist: Dusche<br>▸ Kleidung nass machen, flach lagern<br>▸ Getränk in kleinen Schlucken geben<br>▸ bei Bewusstlosigkeit stabile Seitenlage |
| zunehmende **Bewusstseinstrübung** mit obstartigem Mundgeruch bei meist bekanntem Diabetes<br>▸ auffallend rotes Gesicht, tiefe Atmung<br>▸ Bauchschmerzen, Erbrechen | ketoazidotisches Koma, meist bei Typ-1-Diabetes | ⊙ Notarzt rufen<br><br>**Erstmaßnahme:** BZ und Ketonkörper im Urin mit Urin-Teststreifen messen |
| zunehmende **Bewusstseinstrübung** bei meist bekanntem Diabetes<br>▸ starker Durst, trockene Schleimhäute<br>▸ Übelkeit, Erbrechen | hyperosmolares Koma, meist bei Typ-2-Diabetes | ⊙ Notarzt rufen<br><br>**Erstmaßnahmen:**<br>▸ Infusion zur Flüssigkeitszufuhr anlegen<br>▸ BZ messen (→ S. 420) |

# 4 Neurologie, Psychiatrie

| Beschwerdebild | Was steckt dahinter? | Vorgehen |
|---|---|---|
| zunehmende **Bewusstseinstrübung** mit vorangehendem Schwitzen, Zittern und Herzklopfen | ▸ Hypoglykämie (Unterzuckerung) oder hypoglykämischer Schock bei Diabetes<br>▸ Entzugssyndrom bei Alkohol- und Drogenabhängigkeit | ⚠ wenn das Bewusstsein getrübt ist: Notarzt rufen<br>**Erstmaßnahmen:**<br>▸ BZ (→ S. 420) kontrollieren<br>▸ Traubenzucker, zuckerhaltiges Getränk oder Fruchtsaft geben<br>▸ falls vorhanden: Glukagon s. c. oder i. m.<br>▸ BZ im Verlauf kontrollieren |
| Verwirrtheit und zunehmende **Bewusstseinstrübung** bei meist bekannter Nierenerkrankung<br>▸ tiefe Atmung, urinartiger Mundgeruch<br>▸ Zittern der Hände<br>▸ Erbrechen, (blutiger) Durchfall | Urämisches Koma bei<br>▸ chronischem Nierenversagen<br>▸ akutem Nierenversagen | ⚠ Notarzt rufen.<br>**Erstmaßnahme:** Betroffenen in stabile Seitenlage bringen |
| Verwirrtheit und zunehmende **Bewusstseinstrübung** bei Lebererkrankung<br>▸ leberartiger Mundgeruch<br>▸ Gelbsucht<br>▸ Zittern der Hände, verwaschene Sprache | Leberausfallkoma, z. B. bei<br>▸ Leberzirrhose<br>▸ akutem Leberversagen | ⚠ Notarzt rufen<br>**Erstmaßnahme:** stabile Seitenlage |
| zunehmende **Bewusstseinstrübung** bei auffallender Braunfärbung der Haut<br>▸ starkes Untergewicht<br>▸ Erbrechen, Durchfall, Bauchschmerzen<br>▸ trockene Schleimhäute | Addison-Krise bei Nebennierenrindeninsuffizienz | ⚠ Notarzt rufen<br>**Erstmaßnahme:** stabile Seitenlage |
| zunehmende **Bewusstseinstrübung** mit auffallend langsamer Atmung<br>▸ meist teigige Gesichtsschwellung<br>▸ trockene kühle Haut, struppiges Haar | Myxödemkoma (hypothyreotes Koma) bei Hypothyreose (Schilddrüsenunterfunktion) | ⚠ Notarzt rufen.<br>**Erstmaßnahmen:**<br>▸ Betroffenen wärmen<br>▸ in stabile Seitenlage bringen |
| zunächst Verwirrtheit und Erregung, dann zunehmende **Bewusstseinstrübung** bei meist bekannter Schilddrüsenerkrankung<br>▸ hohes Fieber<br>▸ rotes Gesicht, heiße schweißige Haut | thyreotoxische Krise bei Hyperthyreose (Schilddrüsenüberfunktion) | ⚠ Notarzt rufen<br>**Erstmaßnahme:** stabile Seitenlage |
| zunehmende **Bewusstseinstrübung** mit verschiedenen Beschwerden<br>▸ oft bei depressiven Menschen, Alkohol- oder Drogenabhängigen<br>▸ evtl. nach geäußerten Selbstmordabsichten | ▸ Vergiftung, meist mit Medikamenten<br>▸ Alkoholrausch bis -koma<br>▸ Überdosis von harten Drogen | ⚠ Notarzt rufen<br>**Erstmaßnahme:** stabile Seitenlage |

# 4.6 Schwindel unabhängig von Kopf- und Körperlage

◨ *Bewegungsschwindel* → S. 93

◨ *Lagerungsschwindel* → S. 93

Augen, Gleichgewichtsorgane und verschiedene Reizaufnehmer in Muskeln, Gelenken und Haut leiten beständig Informationen über unsere Lage im Raum zum Gehirn, wo sie zu einem stimmigen Bild verrechnet werden. Bei krankhaften Veränderungen in einem der genannten Bereiche kommt es zu Schwindel, da sich die einlaufenden Informationen widersprechen oder nicht richtig verarbeitet werden können, z. B. bei plötzlichen Durchblutungsstörungen des Gehirns, insbesondere von Kleinhirn oder Hirnstamm, z. B. bei einer transitorischen ischämischen Attacke, Schlaganfall, Herzrhythmusstörungen oder Epilepsie.

Auch chronische Beschwerden an der Halswirbelsäule (HWS-Syndrom) können über Durchblutungsstörungen der A. vertebralis zu Schwindel führen.

Es gibt verschiedene Schwindelerscheinungen, z. B. den Schwankschwindel, mit dem Gefühl, der Boden schwanke wie auf einem Schiff, oder den Liftschwindel, bei dem der Betroffene meint, sich wie in einem Aufzug nach oben oder unten zu bewegen. Bei einer Schädigung des Gleichgewichtsorgan im Innenohr kommt es typischerweise zu Drehschwindel: Die Welt scheint sich wie in einem Karussell zu drehen. Häufig besteht gleichzeitig starke Übelkeit. Wer unter Benommenheitsschwindel leidet, hat den Eindruck, schlaftrunken oder alkoholisiert zu sein. Er fühlt sich unsicher auf den Beinen und läuft Gefahr zu fallen. Manche Ursachen führen immer zur gleichen Schwindelerscheinung, z. B. führt die Einnahme von Schlaf- oder Beruhigungsmitteln zu Benommenheitsschwindel.

Schwindel hat meistens organische Ursachen. Zuerst sollten Lagerungsschwindel, zervikogener Schwindel, orthostatische Hypotonie und eine Neuritis des N. vestibularis ausgeschlossen werden.

| Beschwerdebild | Was steckt dahinter? | Vorgehen |
|---|---|---|
| **Schwindel bei Wetteränderung,** z. B. Föhn, Schlafmangel, Änderung des Tagesrhythmus oder Zeitverschiebung | Überempfindlichkeit des Gleichgewichtssystems | **Beratung:**<br>▸ ausreichend Schlaf<br>▸ geregelter Tagesrhythmus<br>▸ viel bewegen |
| **wechselnder Schwankschwindel, oft mit Übelkeit**<br>▸ verstärkt in belastenden Situationen | psychogener (seelisch bedingter) Schwindel | Es droht die Fixierung auf das Symptom: psychotherapeutisch abklären |
| **wechselnder Schwindel mit morgendlichen Kopfschmerzen**<br>▸ evtl. Herzklopfen<br>▸ evtl. vermehrtes Nasenbluten<br>▸ evtl. Ohrensausen | arterielle Hypertonie (Bluthochdruck) | ⚠ dauerhafte Gefäßschädigung droht<br><br>▸ konsequente Blutdruckeinstellung durch Änderung der Lebensgewohnheiten<br>▸ ggf. medikamentös |

## 4 Neurologie, Psychatrie

| Beschwerdebild | Was steckt dahinter? | Vorgehen |
|---|---|---|
| dauerhafter Drehschwindel oder Schwankschwindel mit Hörminderung und/oder Ohrgeräuschen | ▸ Infektion am Innen- oder Mittelohr, z. B. bei Gürtelrose, chronischer Mittelohrentzündung<br>▸ Nebenwirkung von Medikamenten, z. B. Zytostatika, manche Antibiotika<br>▸ Innenohrverletzung, z. B. durch Knall, Bruch des Felsenbeins, Unfall, Operation<br>▸ Akustikusneurinom | in den nächsten Tagen zum HNO-Arzt oder zum verschreibenden Arzt |
| Schwindel mit einseitigen, stirnbetonten Kopfschmerzen und Übelkeit<br>▸ Geräusch- und/oder Lichtempfindlichkeit<br>▸ evtl. Sehstörungen<br>▸ Dauer wenige Stunden bis 3 Tage | Migräne | ▸ dunkler Raum, Ruhe, Kälte<br>▸ bei Übelkeit: Metoclopramid<br>▸ bei Schmerzen: Azetylsalizylsäure, Paracetamol oder Ibuprofen, ggf. mit Koffein kombiniert<br>▸ ggf. Triptane (Serotoninrezeptoragonisten) zu Schmerzbeginn<br>▸ wenn die Anfälle mehrmals monatlich auftreten, medikamentöse Prophylaxe einleiten |
| plötzlicher Schwindel mit Engegefühl oder heftigem Schmerz in der Brust<br>▸ Übelkeit, Erbrechen<br>▸ kalter Schweiß<br>▸ Atemnot<br>▸ Angst, Vernichtungsgefühl | ▸ Angina pectoris<br>▸ Herzinfarkt<br>▸ Panikattacke<br>▸ Lungenembolie<br>▸ Aortendissektion<br>▸ dissoziative Störung | ⊙ Notarzt rufen<br>▸ halb sitzende Position, Frischluft<br>▸ bei Angina pectoris: Nitrat |
| Sekundenschwindel mit Herzstolpern, Herzrasen oder Herzklopfen | Herzrhythmusstörungen | zum Kardiologen |
| wiederkehrende Schwindelanfälle mit Herzklopfen oder -stolpern und Atemnot, vor allem bei körperlicher Belastung | ▸ Anämie<br>▸ Herzinsuffizienz<br>▸ Cor pulmonale<br>▸ Aortenklappenstenose | ▸ Anämie abklären: Blutbild (→ S. 408), Eisenstoffwechsel (→ S. 418)<br>▸ zum Kardiologen |
| wiederkehrende, kurze Drehschwindelattacken | rezidivierende akute Vestibulopathie | zum HNO-Arzt |
| wiederkehrende Drehschwindelattacken mit Übelkeit und meist einseitiger Hörminderung<br>▸ Ohrdruck und Tinnitus (Ohrgeräusche)<br>▸ dauern Minuten bis Stunden | Menière-Krankheit | Bislang keine erwiesen wirksame Behandlung<br>**Beratung:**<br>▸ Sport<br>▸ Entspannungstechniken<br>▸ psychotherapeutische Hilfe zur Bewältigung |
| attackenartiger Drehschwindel mit Bewusstseinsstörung und abnormen Bewegungen<br>▸ oft ungewöhnliche Hörempfindungen<br>▸ evtl. Ohrgeräusche | Epilepsie, vor allem komplex-fokale Anfälle | ⊙ bei akutem Auftreten: Notarzt rufen<br>In Klinik einweisen |

| Beschwerdebild | Was steckt dahinter? | Vorgehen |
|---|---|---|
| Schwankschwindel und Übelkeit bei Blick in die Tiefe | Höhenschwindel, normale Reaktion | **Beratung:** hinsetzen, nicht in die Tiefe blicken |
| **attackenartiger Schwankschwindel** mit Gang- und Standunsicherheit<br>▸ anfangs nur an bestimmten Orten, später auch spontan<br>▸ oft Vernichtungsangst, Schweißausbrüche | ▸ Phobie, z. B. Höhenangst, Agoraphobie (Platzangst)<br>▸ Panikattacke | bei hohem Leidensdruck zum Psychotherapeuten oder Psychiater |

## 4.7 Bewegungs- oder Lagerungsschwindel

Häufig wird Schwindel durch bestimmte Kopf- und Körperstellungen oder spezielle Bewegungen verstärkt. Tritt er fast ausschließlich unter derartigen Bedingungen auf, liegt ein Bewegungs- oder Lagerungsschwindel vor.

| Beschwerdebild | Was steckt dahinter? | Vorgehen |
|---|---|---|
| wiederkehrender, **kurz dauernder Drehschwindel** mit Übelkeit bei Lagewechsel des Kopfs<br>▸ meist bei Neigung oder Seitdrehung des Kopfs<br>▸ manchmal auch beim Aufstehen oder Hinsetzen | ▸ gutartiger Lagerungsschwindel<br>▸ selten: zentraler Lagerungsschwindel, z. B. bei Multipler Sklerose, Gehirntumor, nach Schlaganfall | **bei gutartigem Lagerungsschwindel:** Lagerungstraining nach Brandt |
| **Schwindel vor allem bei Kopfbewegungen**<br>▸ evtl. Nackenverspannung, Kopf-, Schulter- und/oder Armschmerzen<br>▸ selten Gefühlsstörungen und/oder Lähmungserscheinungen an Schultern und/oder Armen | HWS-Syndrom, z. B. bei<br>▸ Fehlbelastung und Fehlhaltung<br>▸ Bandscheibenschäden<br>▸ Blockierungen von Halswirbeln<br>▸ Schleudertrauma | ⚠ Bei Sensibilitätsstörungen oder Lähmungserscheinungen: Notarzt rufen<br>▸ Wärmeanwendungen im Nacken, z. B. heiße Rolle<br>▸ Arbeitsplatzergonomie verbessern, Ausgleichsbewegungen abtrainieren<br>▸ Rückenschule<br>▸ Entspannungsverfahren, Ausgleichssport |
| **plötzlicher, heftiger Drehschwindel** mit Verstärkung bei Kopfbewegungen<br>▸ oft starkes Krankheitsgefühl, Übelkeit<br>▸ Besserung nach Stunden bis Tagen, Normalisierung meist nach 2 – 3 Wochen<br>▸ evtl. wiederholtes Auftreten | Neuritis vestibularis (akute Vestibulopathie) | ▸ bei starken Beschwerden: zum Neurologen<br>▸ anfangs Bettruhe, Kopf ruhig halten<br>▸ später Balanceübungen |

| Beschwerdebild | Was steckt dahinter? | Vorgehen |
|---|---|---|
| **Schwankschwindel bei Lagewechseln, z. B. beim Aufstehen**<br>▸ Schweißausbruch, Übelkeit, Herzklopfen<br>▸ evtl. Schwarzwerden vor Augen, Bewusstlosigkeit | orthostatische Dysregulation | Zum Kardiologen<br>Beratung:<br>▸ schnelle Lagewechsel vermeiden<br>▸ Wechselduschen, Bürstenmassagen<br>▸ ausreichend Schlaf, möglichst mit erhöhtem Oberkörper<br>▸ regelmäßig bewegen |
| **Schwindel und Übelkeit** bei passiver Bewegung, z. B. **im Auto oder auf dem Schiff** | Kinetose (Reisekrankheit) | Beratung:<br>▸ Kopf unbewegt halten, Fahrzeugbewegungen mitverfolgen oder hinlegen<br>▸ Bonbons lutschen, Kaugummi kauen<br>▸ evtl. Tabletten oder Zäpfchen gegen Übelkeit |
| **Dreh- oder Schwankschwindel** bei Lagewechsel und/oder Kopfbewegungen<br>▸ Taubheitsgefühl<br>▸ Lähmungen, auch im Gesicht<br>▸ Sprach-, Schluck- und/oder Sehstörungen<br>▸ Kopfschmerzen | ▸ Multiple Sklerose<br>▸ transitorische ischämische Attacke (TIA)<br>▸ Schlaganfall im Hirnstamm<br>▸ Migräne im Hirnstamm<br>▸ Gehirntumor | ❗ bei plötzlichem Auftreten: Notarzt rufen<br><br>Wenn Ursache unbekannt ist: in Klinik einweisen |
| **Benommenheitsschwindel bei Medikamenteneinnahme**, oft verstärkt bei Lagewechsel und/oder Kopfbewegungen | häufige Nebenwirkung, z. B. von<br>▸ Bluthochdruckmitteln<br>▸ Beruhigungsmitteln<br>▸ Antiepileptika<br>▸ Antideppressiva | In den nächsten Tagen zum Arzt oder Neurologen |

## 4.8 Nervosität und Reizbarkeit

Nervosität lässt sich als quälendes Gefühl der Angespanntheit und inneren Getriebenheit beschreiben, oft verbunden mit Reizbarkeit und körperlicher Unruhe. Unkonzentriertheit, Vergesslichkeit und Denkblockaden können hinzutreten. Wie sich Nervosität im Einzelfall äußert, hängt weniger von ihrer Ursache ab als vielmehr vom Charakter des Betroffenen: Introvertierten (in sich gekehrten) Menschen gelingt es oft, ihre innere Unruhe zu verbergen, während Extrovertierte ihre Anspannung meist ausleben und an ihrer Umwelt abreagieren.

Begleitet wird Nervosität meist auch von typischen **Stressreaktionen** wie Herzklopfen, Zittern der Hände oder Muskelanspannung. Manchmal entwickeln sich sogar **Stresskrankheiten** mit körperlichen Symptomen wie Kopfschmerzen, Schwindelanfällen, Reizdarm oder chronischen Schlafstörungen. Solche Folgen finden sich häufig bei Nervosität, die durch länger anhaltende seelische Belastungen, dauernde Überforderung oder Lärmbelastung verursacht wird. Gefährdet sind vor allem Menschen, die sich auch selbst ständig unter Druck setzen und nicht entspannen können. Kommt es dabei zu Schlafstörungen, verstärkt die zunehmende Übermüdung die nervösen Erscheinungen – ein Teufelskreis der Nervosität.

## 4.8 Nervosität und Reizbarkeit

| Beschwerdebild | Was steckt dahinter? | Vorgehen |
|---|---|---|
| **Nervosität und Reizbarkeit** bei seelischer Belastung, Überforderung, Dauerlärm<br>▸ oft Müdigkeit, Erschöpfungsgefühl<br>▸ oft Schlafstörungen<br>▸ evtl. körperliche Beschwerden wie Kopf- oder Bauchschmerzen, Appetitlosigkeit, Durchfall | ▸ Reaktion auf Stress<br>▸ beginnende depressive Verstimmung | ▸ Entspannungsverfahren<br>▸ Stressmanagement<br>▸ Johanniskrautpräparate<br>**Beratung:** ausreichend Schlaf, regelmäßig bewegen |
| **Nervosität und Reizbarkeit** bei **erheblichem Schlafmangel** oder **Schlafstörungen**<br>▸ meist erhebliche Konzentrationsstörung<br>▸ oft leichte Übelkeit, Schwindel | ▸ Erschöpfung<br>▸ depressive Verstimmung | **Beratung:**<br>▸ vor dem Schlafen bewegen<br>▸ Entspannungsverfahren<br>▸ Bäder mit Melissenöl, pflanzliche Präparate mit Baldrian, Hopfen oder Passionsblume |
| **Nervosität, Reizbarkeit und Kopfschmerzen** bei bestimmten Wetterlagen, z. B. Föhn, oder Wetterumschwung | ▸ Wetterfühligkeit<br>▸ Migräne mit Aura<br>▸ somatoforme Störung | **Beratung:**<br>▸ Organismus abhärten durch Sport, Sauna und Kneippanwendungen (Wechselbäder)<br>▸ auf regelmäßigen Tagesrhythmus achten<br>▸ bei entsprechendem Wetter auf Alkohol und Rauchen verzichten<br>**Migräne:**<br>▸ dunkler Raum, Ruhe, Kälte<br>▸ bei Übelkeit: Metoclopramid<br>▸ bei Schmerzen: Azetylsalizylsäure, Paracetamol oder Ibuprofen, ggf. mit Koffein kombiniert<br>▸ ggf. Triptane (Serotoninrezeptoragonisten) zu Schmerzbeginn<br>▸ wenn die Anfälle mehrmals monatlich auftreten, medikamentöse Prophylaxe einleiten |
| **Nervosität und Reizbarkeit bei Hunger** | Reaktion auf Nährstoffmangel, z. B. bei längeren Nahrungspausen, Diäten, Mangelernährung, Magersucht | ▸ aufklären<br>▸ bei Schulkindern auf regelmäßiges Essen achten: schon Nahrungspausen von 5–6 h führen zu Reizbarkeit |
| **Nervosität und Reizbarkeit vor der Monatsblutung**<br>▸ Schlafstörungen<br>▸ oft unkontrolliertes Weinen | Prämenstruelles Syndrom (PMS) | **Beratung:**<br>▸ Entspannungsverfahren<br>▸ Präparate mit Agnus castus (Keuschlammfrüchte) |
| **Reizbarkeit und extreme Stimmungsschwankungen bei Jugendlichen** | ▸ normale Pubertätserscheinung<br>▸ depressive Verstimmung<br>▸ Borderline-Störung<br>▸ Drogenabhängigkeit | bei zusätzlichen Beschwerden wie dauernder Traurigkeit, Aggressivität oder Essproblemen: zum Pädiater |

| Beschwerdebild | Was steckt dahinter? | Vorgehen |
| --- | --- | --- |
| **Reizbarkeit, Unruhe und Konzentrationsstörungen bei Kindern**<br>▸ leichte Ablenkbarkeit<br>▸ oft Neigung zu Wutausbrüchen und/oder Aggressivität<br>▸ oft ausgeprägte Hyperaktivität | Aufmerksamkeitsdefizit-Syndrom mit Hyperaktivität (ADHS) | **Beratung:**<br>▸ geregelter Tagesablauf, ausreichend Schlaf<br>▸ feste und konsequente Regeln, viel Lob<br>▸ ruhige Umgebung<br>▸ ausreichend bewegen |
| **Nervosität und Unruhe mit Händezittern, Schwitzen und Gewichtsverlust** | Hyperthyreose (Schilddrüsenüberfunktion) | ▸ TSH und Schilddrüsenhormone S. 74 kontrollieren<br>▸ Schilddrüsenautonomie ausschließen: TRAK S. 74 kontrollieren, Ultraschall, Szintigrafie |
| **Reizbarkeit und Erregungszustände mit zunehmender Vergesslichkeit und Verwirrtheit** | chronische organische Psychose, z. B.<br>▸ Alzheimer-Demenz<br>▸ vaskuläre Demenz<br>▸ Huntington-Krankheit | ▸ zum Neurologen<br>▸ bei V. a. Demenz: frühzeitig testen, z. B. mit dem Mini-Mental-Status-Test (MMST) oder DemTect |
| **Nervenzusammenbruch mit haltlosem Weinen,** anfallartigem Schreien, Toben, Zittern<br>▸ oft ohne oder aus nichtigem Anlass<br>▸ oft wiederholt auftretend | ▸ posttraumatische Belastungsstörung<br>▸ dissoziative Störung<br>▸ hysterische Persönlichkeitsstörung<br>▸ Persönlichkeitsstörung vom impulsiven Typ<br>▸ Borderline-Störung<br>▸ akuter Schizophrenie-Schub<br>▸ akute organische Psychose<br>▸ Entzugssyndrom bei Alkoholabhängigkeit und Drogenabhängigkeit | zum Psychotherapeuten oder Psychiater |
| **Nervosität,** Unruhe und Reizbarkeit **bei starken Rauchern und Kaffeetrinkern**<br>▸ evtl. Schlafstörungen | ▸ Überdosierung von Koffein oder Nikotin<br>▸ Entzugsbeschwerden bei Nikotinabhängigkeit | ▸ Nichtraucherkurse<br>▸ Nikotinersatz mit Pflastern, Kaugummi oder Tabletten<br>▸ Drogenentzug |
| **Nervosität,** Unruhe und Reizbarkeit **bei Alkohol-, Drogen- oder Tablettenmissbrauch**<br>▸ häufig Aggressivität<br>▸ manchmal Halluzinationen | häufige Wirkung, Nachwirkung und Entzugsbeschwerden bei<br>▸ Alkoholabhängigkeit<br>▸ Cannabisabhängigkeit<br>▸ Abhängigkeit von Drogen wie Kokain, Designerdrogen<br>▸ Abhängigkeit von Medikamenten, z. B. Beruhigungsmitteln | ▸ Nichtraucherkurse<br>▸ Nikotinersatz mit Pflastern, Kaugummi oder Tabletten<br>▸ Drogenentzug |
| **Nervosität,** Unruhe und Reizbarkeit **bei Medikamenteneinnahme** | Nebenwirkung, z. B. von<br>▸ Digitalis<br>▸ Bluthochdruckmitteln<br>▸ Kortisonpräparaten<br>▸ Antidepressiva<br>▸ Beruhigungsmitteln, vor allem bei älteren Menschen | ▸ beim verschreibenden Arzt vorstellen<br>▸ bei Selbstmedikation Mittel absetzen |

## 4.9 Vergesslichkeit, Gedächtnis- und Konzentrationsstörungen

Das Gedächtnis ist hierarchisch organisiert: Aus der ständigen Flut von Reizen filtert das Gehirn zunächst die interessantesten heraus und speist sie ins Kurzzeitgedächtnis. Durch Wiederholung, bewusstes Lernen und emotionale Verknüpfungen gelangt die Information ins Langzeitgedächtnis und bleibt dort für Stunden bis Jahrzehnte abrufbar. An jeder Stelle dieses Vorgangs können Schwierigkeiten auftreten. Sie äußern sich als Störungen der Merkfähigkeit beim Speichern und als Amnesie (Erinnerungslücke) beim Abrufen von Informationen. Betrifft eine Erinnerungslücke den Zeitraum vor einem auslösenden Ereignis, bezeichnet man sie als retrograde Amnesie, beginnt sie erst danach, handelt es sich um eine anterograde Amnesie.

Der häufig gebrauchte Ausdruck Vergesslichkeit kann sich auf jede Art von Gedächtnisstörung beziehen, meint aber meistens kleine Erinnerungslücken im Alltag.

| Beschwerdebild | Was steckt dahinter? | Vorgehen |
|---|---|---|
| gelegentliche Vergesslichkeit und/oder Konzentrationsstörungen bei Schlafmangel, Überforderung, psychischer Belastung, starken Emotionen | ▸ normale Erschöpfungs- oder Schutzreaktion des Gehirns<br>▸ Burn-out-Syndrom | **Beratung:**<br>▸ Entspannungsverfahren, ausreichend Schlaf<br>▸ regelmäßig bewegen<br>▸ »Tapetenwechsel«, z. B. Urlaub |
| wiederholtes Vergessen unangenehmer Aufgaben | Verdrängung als normale Schutzreaktion | Erinnerungsnotizen können helfen, den »inneren Schweinehund« zu überwinden |
| verfälschte, lückenhafte oder fehlende Erinnerung (Black out) an einzelne, belastende Ereignisse<br>▸ oft nach Katastrophen, Unfällen, Operationen<br>▸ meist keine weiteren Gedächtnisstörungen | ▸ Verdrängung als normale Schutzreation<br>▸ posttraumatische Belastungsstörung<br>▸ dissoziative Störung<br>▸ Amnesie nach Unfall mit Schädel-Hirn-Trauma<br>▸ Folge einer Narkose<br>▸ vorgetäuschte Gedächtnislücke, z. B. bei Straftaten | wenn Beschwerden wie Angst, Unruhe oder körperliche Symptome auftreten: zum Psychotherapeuten oder Psychiater |
| fehlende Erinnerung an plötzliches, grundloses Weglaufen oder Verreisen | dissoziative Fugue | zum Psychotherapeuten oder Psychiater |
| akute Gedächtnisstörung mit Verwirrtheit und Desorientierung<br>▸ ängstliche Unruhe oder Erregung<br>▸ evtl. Halluzinationen, Wahnvorstellungen<br>▸ evtl. Bewusstseinsstörung<br>▸ evtl. Schwitzen, Zittern<br>▸ evtl. Fieber | akute organische Psychose und Delir, z. B. bei<br>▸ hohem Fieber<br>▸ Narkosen<br>▸ Unterkühlung<br>▸ Austrocknung<br>▸ Schlaganfall<br>▸ Gehirnentzündung<br>▸ Schädel-Hirn-Verletzungen | ⚠ Notarzt rufen |

# 4 Neurologie, Psychatrie

| Beschwerdebild | Was steckt dahinter? | Vorgehen |
|---|---|---|
| **akute Gedächtnis-, oft auch Bewusstseinsstörung**<br>▸ oft Kopfschmerzen<br>▸ evtl. Sprach- oder Sehstörungen<br>▸ evtl. Lähmungen<br>▸ evtl. Empfindungsstörungen | ▸ Transitorische ischämische Attacke<br>▸ Schlaganfall<br>▸ Hirnvenen- und Hirnsinus(venen)thrombose | ⚠ Notarzt rufen |
| **akute, kurzfristige Gedächtnisstörung mit Verwirrtheit**<br>▸ Dauer maximal 1–24 Stunden<br>▸ keine weiteren psychiatrischen oder körperlichen Beschwerden | Transiente globale Amnesie, evtl. als Sonderform einer Migräne | in neurologische Klinik einweisen |
| **über Monate bis Jahre zunehmende Vergesslichkeit und Verwirrtheit**<br>▸ Verlangsamung, Umständlichkeit, Probleme beim abstrakten Denken<br>▸ später Erinnerungslücken, Desorientierung | chronische organische Psychose, z. B.<br>▸ Alzheimer-Demenz<br>▸ vaskuläre Demenz<br>▸ Parkinson-Krankheit<br>▸ Gehirntumor<br>▸ Huntington-Krankheit<br>▸ Spätstadium bei langjähriger Alkoholabhängigkeit, evtl. als Korsakow-Syndrom<br>▸ Spätstadium bei langjähriger Drogenabhängigkeit | ▸ bei unbekannter Ursache zum Neurologen<br>▸ bei V. a. Demenz: frühzeitig testen, z. B. mit dem Mini-Mental-Status-Test (MMST) oder DemTect<br>▸ beim Korsakow-Syndrom: Vitamin-B1-Substitution<br>**Beratung:** Gedächtnistraining, z. B. durch Gedächtnis- und Konzentrationsübungen, Teilnahme an Diskussionen, Zeitung lesen |
| **zunehmende Vergesslichkeit im Alter bei normalem Denkvermögen** | ▸ Altersvergesslichkeit<br>▸ Frühsymptom einer Depression | **Beratung:** Gedächtnistraining, z. B. durch<br>▸ Gedächtnis- und Konzentrationsübungen<br>▸ Teilnahme an Diskussionen, Zeitung lesen |
| **Konzentrationsstörung, verbunden mit Niedergeschlagenheit** | depressive Verstimmung | zum Psychotherapeuten oder Psychiater |
| **Konzentrationsstörung mit euphorischer oder stark schwankender Stimmung** und ständig wechselnden Ideen | ▸ Ideenflucht bei Manie<br>▸ Borderline-Störung<br>▸ Persönlichkeitsstörung vom impulsiven Typ<br>▸ Drogenabhängigkeit | zum Psychotherapeuten oder Psychiater |
| **Konzentrationsstörung mit extremer Ablenkbarkeit und Impulsivität bei Kindern**<br>▸ Neigung zu Wutausbrüchen und/oder Aggressivität<br>▸ oft ausgeprägte Hyperaktivität | Aufmerksamkeitsdefizit-Syndrom mit Hyperaktivität (ADHS) | **Beratung:**<br>▸ geregelter Tagesablauf, ausreichend Schlaf<br>▸ feste und konsequente Regeln, viel Lob<br>▸ ruhige Umgebung<br>▸ ausreichend bewegen |
| **Störung der Konzentrations- und Reaktionsfähigkeit bei Alkohol- oder Drogenkonsum** | Wirkung von Alkohol, Cannabis (Haschisch) und vielen harten Drogen | **Beratung:**<br>▸ Nichtraucherkurse<br>▸ Nikotinersatz mit Pflastern, Kaugummi oder Tabletten<br>▸ Alkohol-, Drogenentzug |

| Beschwerdebild | Was steckt dahinter? | Vorgehen |
|---|---|---|
| Störung der Konzentrations- und Reaktionsfähigkeit bei Medikamenteneinnahme | Nebenwirkung oder Entzug, z. B. von<br>▸ Beruhigungsmitteln<br>▸ Schlafmitteln<br>▸ starken Schmerzmitteln<br>▸ Antihistaminika<br>▸ Antiepileptika<br>▸ Neuroleptika | Rücksprache mit dem verschreibenden Arzt<br><br>**Beratung:** verminderte Reaktionsfähigkeit beachten, z. B. im Verkehr |

## 4.10 Verwirrtheit und Desorientierung

Verwirrtheit äußert sich in erster Linie durch räumliche und zeitliche Orientierungsprobleme sowie Störungen des Gedächtnisses, der Merkfähigkeit und der Konzentration. Häufig sind Verwirrte auffallend unruhig und umtriebig, meist auch unfähig, eine geordnete Unterhaltung zu führen. Ihre Handlungen passen oft nicht zur Situation, sind gelegentlich aggressiv oder selbstzerstörerisch. Die mangelnde Orientierung kann zu Panik führen.

Eine Verwirrtheit liegt mit relativer Sicherheit dann vor, wenn der Betroffene Fragen zu Ort, Zeit und Person nicht schlüssig beantwortet. Die Ursachen reichen von Rauschzuständen und Entzugserscheinungen über internistische Erkrankungen – wie Herzinsuffizienz, Nieren- und Leberversagen, Diabetes – bis hin zu Hirnerkrankungen. Oft ist die Verwirrtheit nur ein Begleitsymptom, das von den spezifischen Krankheitszeichen überlagert wird. Die folgende Tabelle führt deshalb vornehmlich Krankheitsbilder auf, bei denen die Verwirrtheit eine Hauptbeschwerde darstellt.

| Beschwerdebild | Was steckt dahinter? | Vorgehen |
|---|---|---|
| **plötzliche Verwirrtheit**, oft mit neurologischen Beschwerden<br>▸ evtl. Seh- oder Sprachstörungen<br>▸ evtl. halbseitige Lähmungen oder Empfindungsstörungen | ▸ transitorische ischämische Attacke<br>▸ Schlaganfall | (!) Notarzt rufen |
| **plötzliche Verwirrtheit mit Schwitzen und Zittern bei bekanntem Diabetes** | Hypoglykämie (Unterzuckerung) oder hypoglykämischer Schock bei Diabetes | (!) wenn das Bewusstsein getrübt ist: Notarzt rufen<br>▸ BZ (→ S. 420) kontrollieren<br>▸ Traubenzucker, zuckerhaltiges Getränk oder Fruchtsaft geben<br>▸ falls vorhanden: Glukagon s. c. oder i.m.<br>▸ BZ im Verlauf kontrollieren |
| **plötzliche Verwirrtheit und fehlende Reaktion auf Ansprechen für 1–2 Minuten**<br>▸ evtl. unmotivierte Bewegungen wie Nesteln, Kauen, Lecken<br>▸ anschließend keine Erinnerung an das Ereignis | Epilepsie mit komplex-fokalen Anfällen | (!) Notarzt rufen<br><br>**Erstmaßnahme:** Betroffenen nicht festhalten, um aggressive Reaktion und Selbstverletzung zu vermeiden. |

| Beschwerdebild | Was steckt dahinter? | Vorgehen |
|---|---|---|
| wechselnde Verwirrtheitszustände mit Zittern der Hände, Schwitzen und Gewichtsverlust<br>▶ Durchfall<br>▶ evtl. Hervortreten der Augäpfel | Hyperthyreose (Schilddrüsenüberfunktion) | ▶ TSH und Schilddrüsenhormone S. 74 kontrollieren<br>▶ Schilddrüsenautonomie ausschließen: TRAK (→ S. 428) kontrollieren, Ultraschall, Szintigrafie<br>▶ bei V. a. Basedow-Krankheit: Patienten an Augenarzt verweisen |
| zunehmende Verwirrtheit und Bewusstseinstrübung bei meist bekannter Nierenerkrankung<br>▶ urinartiger Mundgeruch<br>▶ Zittern der Hände<br>▶ Erbrechen, (blutiger) Durchfall | Urämie (Harnvergiftung) bei<br>▶ akutem Nierenversagen<br>▶ chronischem Nierenversagen | ⚠ Notarzt rufen |
| zunehmende Verwirrtheit und Bewusstseinstrübung bei meist bekannter Lebererkrankung<br>▶ Gelbsucht<br>▶ Händezittern, verwaschene Sprache | ▶ hepatische Enzephalopathie, z. B. bei Leberzirrhose<br>▶ Leberausfallkoma | ⚠ Notarzt rufen |
| akute Verwirrtheit und Desorientierung mit Gedächtnisstörung<br>▶ ängstliche Unruhe oder Erregung<br>▶ evtl. Halluzinationen, Wahnvorstellungen<br>▶ evtl. Bewusstseinsstörung<br>▶ evtl. Schwitzen, Zittern<br>▶ evtl. Fieber | akute organische Psychose und Delir, z. B. bei<br>▶ Exsikkose, Mangelernährung, etwa bei alten Menschen<br>▶ hohem Fieber<br>▶ Narkosen<br>▶ Unterkühlung<br>▶ Gehirnentzündung<br>▶ Schädel-Hirn-Verletzung | ⚠ Notarzt rufen |
| über Monate bis Jahre zunehmende Verwirrtheit und Desorientierung mit Gedächtnisstörungen<br>▶ Beginn mit Verlangsamung, Umständlichkeit, Problemen beim abstrakten Denken | chronische organische Psychose, z. B. bei<br>▶ Alzheimer-Demenz<br>▶ vaskuläre Demenz<br>▶ Parkinson-Krankheit<br>▶ Gehirntumor<br>▶ Huntington-Krankheit<br>▶ langjähriger Alkoholabhängigkeit oder Drogenabhängigkeit | Bei V. a. Demenz: frühzeitig testen, z. B. mit dem Mini-Mental-Status-Test (MMST) oder DemTect<br><br>Beratung: Gedächtnistraining, z. B. durch<br>▶ Gedächtnis- und Konzentrationsübungen<br>▶ Teilnahme an Diskussionen, Zeitung lesen |
| anhaltende Verwirrtheit mit Wahnvorstellungen und oft bizarrem Verhalten<br>▶ sprunghaftes Denken<br>▶ oft kommentierende Stimmen, eigenartige Leibgefühle<br>▶ oft Gefühl des Gedankenentzugs | ▶ Schizophrenie<br>▶ akute organische Psychose | ⚠ Notarzt rufen<br>⚠ Patienten nicht alleine lassen, unauffällig die Ausgänge sichern |
| Verwirrtheit und evtl. Halluzinationen bei Alkohol- und Drogenkonsum | Rauschzustand oder Entzugssyndrom bei Alkoholabhängigkeit und Drogenabhängigkeit | bei anhaltenden Symptomen am Folgetag zum Psychiater |

| Beschwerdebild | Was steckt dahinter? | Vorgehen |
| --- | --- | --- |
| Verwirrtheit, Unruhe und evtl. Halluzinationen bei Medikamenteneinnahme | Nebenwirkung, z. B. von <br> ▸ Beruhigungsmitteln <br> ▸ Antiepileptika <br> ▸ Antidepressiva <br> ▸ Neuroleptika <br> ▸ Schmerz- und Rheumamitteln (NSAR) <br> ▸ Bluthochdruckmitteln | Rücksprache mit dem verschreibenden Arzt <br><br> **Beratung:** bei Selbstmedikation Mittel absetzen |

# 4.11 Niedergeschlagenheit und depressive Verstimmung

Die Glücksforschung hat es bewiesen: Jeder Mensch besitzt ein individuelles Glücksniveau, das er lebenslang beibehält und auch bei Schicksalsschlägen oder Jubelereignissen in der Regel nur vorübergehend verlässt. Die Skala »normaler« Stimmungstypen reicht dabei von Frohnaturen mit scheinbar unbeirrbarem Optimismus bis zu Menschen mit trauriger, depressiver Grundstimmung. Neueste Forschungen zeigen allerdings, dass sich die Fähigkeit zum Glücklichsein auch in gewissem Umfang trainieren lässt.

Krankheitswert bekommen Trauerphasen mit länger andauernder Niedergeschlagenheit erst, wenn sie ungewöhnlich lang anhalten, unverhältnismäßig stark ausgeprägt sind und/oder ohne erkennbaren Anlass auftreten. Dann verbirgt sich dahinter eine psychische oder körperliche Erkrankung, angefangen von Depressionen über Persönlichkeitsstörungen bis hin zu Organstörungen.

Abhängig von der Ursache und der Persönlichkeitsstruktur des Betroffenen ist Niedergeschlagenheit häufig verbunden mit weiteren, psychischen Beschwerden: Energiemangel und Apathie kommen ebenso häufig vor wie Reizbarkeit, Unruhe oder Schlafstörungen. Oft treten auch körperliche Begleitbeschwerden auf, z. B. Gewichtsverlust oder Kopfschmerzen.

| Beschwerdebild | Was steckt dahinter? | Vorgehen |
| --- | --- | --- |
| **ständige Traurigkeit,** innere Leere und Energiemangel <br> ▸ Morgentief, Besserung am Abend <br> ▸ schwere Schlafstörung, typischerweise Durchschlafstörung <br> ▸ Freudlosigkeit, evtl. sogar »Gefühl der Gefühllosigkeit« <br> ▸ Verlust jedes sexuellen Interesses, evtl. Ausbleiben der Regelblutung | Depression | ⚠ Die Selbstmordgefahr ist bei Depressionen hoch <br> ▸ zum Psychiater <br><br> **Hilfe durch Angehörige:** <br> ▸ Betroffene zum Arztbesuch motivieren und begleiten <br> ▸ Tabletten außer Reichweite bringen |
| **wechselnde Traurigkeit, schlechte Laune,** Energiemangel und vermindertes Selbstwertgefühl <br> ▸ Leistungsfähigkeit wenig beeinträchtigt | ▸ depressive Persönlichkeitsstörung <br> ▸ depressive Verstimmung <br> ▸ Persönlichkeits-, Angststörung | ▸ Johanniskrautpräparate <br> ▸ Entspannungsverfahren <br> ▸ Motivation zur Vorstellung bei einem Psychotherapeuten |

# 4 Neurologie, Psychatrie

| Beschwerdebild | Was steckt dahinter? | Vorgehen |
|---|---|---|
| **Traurigkeit, Angst und Besorgnis nach belastenden Ereignissen**<br>▸ oft Apathie, Rückzug, aber auch Überaktivität<br>▸ evtl. Gefühl der Betäubung | ▸ posttraumatische Belastungsstörung<br>▸ reaktive Depression, Reaktion auf eine Lebenskrise, z. B. Todesfall, Trennung, schwere Erkrankung | ▸ Vorstellung beim Psychotherapeuten oder Psychiater<br>**Beratung:**<br>▸ Entspannungsverfahren<br>▸ regelmäßig bewegen |
| **ständig gedrückte Stimmung mit Gefühl der Hilflosigkeit und Schwäche** | ▸ abhängige Persönlichkeitsstörung<br>▸ depressive Persönlichkeitsstörung | ▸ Vorstellung beim Psychotherapeuten oder Psychiater<br>**Beratung:**<br>▸ Entspannungsverfahren<br>▸ regelmäßig bewegen |
| **wechselnde Traurigkeit und Launenhaftigkeit mit Aggressivität** | ▸ Persönlichkeitsstörung vom impulsiven Typ<br>▸ dissoziale Persönlichkeitsstörung | ▸ Vorstellung beim Psychotherapeuten oder Psychiater<br>**Beratung:**<br>▸ Entspannungsverfahren<br>▸ regelmäßig bewegen |
| **Niedergeschlagenheit**, Reizbarkeit und Nervosität **während der Wechseljahre** | typische Wechseljahrsbeschwerden | ▸ Entspannungsverfahren<br>▸ regelmäßig bewegen<br>▸ Johanniskrautpräparate |
| **Niedergeschlagenheit** und Nervosität **vor der Monatsblutung**<br>▸ Schlafstörungen<br>▸ oft unkontrolliertes Weinen | Prämenstruelles Syndrom (PMS) | ▸ Entspannungsverfahren<br>▸ Präparate mit Agnus castus (Keuschlammfrüchte) |
| **Niedergeschlagenheit**, Reizbarkeit und Ängste bis zu 12 Monate **nach einer Geburt**<br>▸ Schlafstörungen, Dauermüdigkeit<br>▸ oft unkontrolliertes Weinen | ▸ Baby-Blues, 3–10 Tage nach der Geburt<br>▸ Wochenbettdepression, Beginn mitunter erst Monate nach der Entbindung<br>▸ Wochenbettpsychose | in den nächsten Tagen Beschwerden mit Frauenarzt oder Hebamme besprechen |
| **Traurigkeit und Gleichgültigkeit** mit zunehmender Vergesslichkeit und/oder Verlangsamung | ▸ schwere Depression<br>▸ chronisch organische Psychose, z. B. Alzheimer-Demenz, vaskuläre Demenz, Huntington-Krankheit<br>▸ Gehirntumor | ▸ bei V. a. Demenz: frühzeitig testen, z. B. mit dem Mini-Mental-Status-Test (MMST) oder DemTect<br>▸ zum Neurologen oder Psychiater |
| **Traurigkeit in Verbindung mit neurologischen Beschwerden** wie<br>▸ Lähmungen, Bewegungsstörungen<br>▸ Sehstörungen, Sprachstörungen<br>▸ Krampfanfällen | Begleiterscheinung neurologischer und psychiatrischer Erkrankungen wie<br>▸ Multiple Sklerose<br>▸ Parkinson-Krankheit<br>▸ Epilepsie<br>▸ Gehirntumoren<br>▸ dissoziative Störung | zum Neurologen |
| **Traurigkeit und Reizbarkeit nach einer Kopfverletzung**<br>▸ rasche Ermüdbarkeit<br>▸ oft Kopfschmerzen<br>▸ Dauer oft Wochen bis Monate | Folge einer<br>▸ Schädelprellung<br>▸ Commotio cerebri (Gehirnerschütterung)<br>▸ Schädel-Hirn-Verletzung (SHT) | ▸ zum Neurologen<br>▸ evtl. mit CT zum Ausschluss eines Subduralhämatoms<br>▸ Entspannungsverfahren |

| Beschwerdebild | Was steckt dahinter? | Vorgehen |
|---|---|---|
| Traurigkeit und Energiemangel in Verbindung mit inneren Erkrankungen oder chronischen Schmerzen | ▸ Begleiterscheinung zahlreicher Organerkrankungen und Infektionen<br>▸ reaktive Depression | ▸ Entspannungsverfahren<br>▸ Beratungsgruppen<br>▸ Motivation zu einer Psychotherapie |
| wechselnde Traurigkeit, Angst und Unruhe bei Alkohol- oder Drogenmissbrauch<br>▸ häufig Aggressivität<br>▸ manchmal Halluzinationen | häufige Wirkung, Nachwirkung und Entzugsbeschwerde bei<br>▸ Alkoholabhängigkeit<br>▸ Cannabisabhängigkeit<br>▸ Abhängigkeit von harten Drogen wie Kokain, Designerdrogen, Heroin | Alkohol- oder Drogenentzug |
| Niedergeschlagenheit bei Medikamenteneinnahme | häufige Nebenwirkung, vor allem zu Beginn der Einnahme, z. B. von<br>▸ Bluthochdruckmitteln<br>▸ Schmerz- und Rheumamitteln (NSAR)<br>▸ Beruhigungsmitteln<br>▸ Hormonpräparaten wie der »Pille« | Rücksprache mit dem verschreibenden Arzt<br><br>**Beratung:** bei Selbstmedikation Mittel absetzen |

# 4.12 Angst, Panik und grundlose Ängstlichkeit

Die Grenze zu ziehen zwischen angemessenen Stimmungsschwankungen und krankhafter Angst, Niedergeschlagenheit und Nervosität ist schwer. Für viele Menschen gehören Ängste seit Jahrzehnten zum Alltag – andererseits kann sich auch ein Herzinfarkt genauso ankündigen.

Sehr viele Menschen leiden unter **krankhafter Angst,** die sie nicht mehr kontrollieren können und die sich zu einer behandlungsbedürftigen, psychischen und körperlichen Belastung entwickelt.

Zu den Angsterkrankungen zählen **Phobien** (gerichtete, zwanghafte Befürchtungen), **Panikattacken** (panische Angstzustände) und die **generalisierte Angststörung** (generell erhöhte Ängstlichkeit). Angstsymptome treten jedoch auch als Begleiterscheinung verschiedenster psychischer wie körperlicher Erkrankungen auf. Im zweiten Fall lässt sich manchmal schwer unterscheiden, ob die körperlichen Symptome Ursache oder Folge der Angst sind. Manche Angstbetroffenen lassen sich jahrelang organisch behandeln, weil sie die psychische Ursache ihrer Angstsymptome nicht erkennen oder annehmen können.

# 4 Neurologie, Psychatrie

| Beschwerdebild | Was steckt dahinter? | Vorgehen |
|---|---|---|
| **Angstattacken,** oft mit Todesangst und körperlichen Symptomen wie<br>▶ Zittern, Schwitzen<br>▶ Schwindel, Übelkeit<br>▶ Herzklopfen, Herzrasen<br>▶ Muskelverkrampfungen<br>▶ Engegefühl oder Schmerzen in der Brust<br>▶ Schlafstörungen und Albträumen | zahlreiche psychische und körperliche Ursachen, z. B.<br>▶ Panikattacke<br>▶ Hyperventilationssyndrom<br>▶ posttraumatische Belastungsstörung<br>▶ Angina pectoris, Herzinfarkt<br>▶ Herzrhythmusstörungen<br>▶ Stoffwechselstörungen, z. B. Hypoglykämie<br>▶ verminderter Kalziumspiegel im Blut, z. B. bei Nebenschilddrüsenunterfunktion<br>▶ einfach-fokale Anfälle bei Epilepsie<br>▶ Überdosierung oder Entzug von Drogen | ⓘ bei erstmaligem Auftreten ohne plausiblen Grund, bekanntem Diabetes, Beschwerden wie linksseitigem Schulterschmerz, blauen Lippen, Bewusstseinstrübung: Notarzt rufen oder in die nächste Klinik<br>▶ bei bekannten Panikattacken: Verhaltenstherapie<br>▶ bei Hyperventilationssyndrom: in eine Plastiktüte atmen, bis sich die Beschwerden bessern<br>▶ bei Diabetikern mit noch erhaltenem Bewusstsein Fruchtsaft oder Softdrink zu trinken geben<br>▶ bei bekannter Angina pectoris: Nitrat geben, halb sitzende Position einnehmen<br>▶ gezielte Drogenanamnese |
| **Angst von Stunden bis Wochen Dauer** mit körperlichen Symptomen wie<br>▶ Fieber, Herzklopfen, Luftnot<br>▶ Zittern, Schwitzen, Frösteln<br>▶ starke Gewichtsabnahme oder -zunahme<br>▶ Unruhe, Erschöpfung, Schlafstörungen<br>▶ Übelkeit, Erbrechen | ▶ Angsterkrankung<br>▶ dissoziative Störung<br>▶ Hyperthyreose (Schilddrüsenüberfunktion)<br>▶ akute organische Psychose, z. B. bei schweren Infektionen, Organerkrankungen<br>▶ Überdosierung oder Entzug von Drogen | ▶ TSH (→ S. 430) kontrollieren<br>▶ gezielte Drogenanamnese<br>▶ zum Kardiologen<br>▶ ggf. zum Psychiater |
| **Angst vor** drohenden oder tatsächlich empfundenen **Schmerzen oder Krankheiten,** ständig oder wiederkehrend<br>▶ Ärzte können nichts nachweisen<br>▶ meist wechselnde Beschwerden und Schmerzen<br>▶ oft Niedergeschlagenheit, allgemeine Ängstlichkeit | ▶ dissoziative Störung<br>▶ somatoforme Störung<br>▶ generalisierte Angststörung<br>▶ selten: unerkannte körperliche Erkrankung | ▶ Organerkrankungen ausschließen<br>▶ Psychotherapie<br>▶ Entspannungsverfahren |
| **allgemeine, ständige Ängstlichkeit**<br>▶ Angst vor möglichen Gefahren im Alltag und Katastrophen<br>▶ Angstzustände bei nichtigen Anlässen<br>▶ Gefühl der Minderwertigkeit und Unsicherheit<br>▶ oft Nervosität, Schlafstörungen | ▶ generalisierte Angststörung<br>▶ depressive Persönlichkeitsstörung<br>▶ abhängige Persönlichkeitsstörung<br>▶ Depression | ▶ Psychotherapie<br>▶ Entspannungsverfahren |
| **Ängstlichkeit, Angst- und Erregungszustände mit zunehmender Vergesslichkeit** und Verwirrtheit | chronische organische Psychose, z. B.<br>▶ Alzheimer-Demenz<br>▶ vaskuläre Demenz<br>▶ Huntington-Krankheit | ▶ bei V. a. Demenz: frühzeitig testen, z. B. mit dem Mini-Mental-Status-Test (MMST) oder DemTect<br>▶ zum Psychiater oder Psychotherapeuten |

## 4.12 Angst, Panik und grundlose Ängstlichkeit

| Beschwerdebild | Was steckt dahinter? | Vorgehen |
|---|---|---|
| **Angst vor bestimmten Situationen,** Gegenständen, Lebewesen wie<br>1. offenen Plätzen, Menschenmengen, Verlassen des Hauses<br>2. engen Räumen<br>3. prüfenden Blicken anderer<br>4. Fliegen, Höhe, Tiere, Prüfungen | Phobien wie<br>1. Agoraphobie<br>2. Klaustrophobie<br>3. soziale Phobie<br>4. isolierte Phobien | ▶ Psychotherapie<br>▶ mit Angstauslöser(n) gelassen umgehen und möglichst nicht vollständig meiden |
| **Angst, Verzweiflung und Verwirrtheit nach einem belastenden Ereignis**<br>▶ häufig Gefühl »wie im Schock«<br>▶ oft Apathie, Rückzug, aber auch Überaktivität | ▶ posttraumatische Belastungsstörung<br>▶ reaktive Depression | ▶ Psychotherapie<br>▶ Entspannungsverfahren |
| Angst und **Nachhallerinnerungen (Flashbacks)** Wochen bis Monate nach einer schweren Bedrohung oder Katastrophe | posttraumatische Belastungsstörung | ▶ Psychotherapie<br>▶ Entspannungsverfahren |
| anhaltende **Angst ohne erkennbaren Grund mit Niedergeschlagenheit**<br>▶ Gefühl einer inneren Leere<br>▶ oft Antriebsmangel, Lustlosigkeit | ▶ depressive Verstimmung<br>▶ Depression<br>▶ depressive Persönlichkeitsstörung<br>▶ Winterdepression<br>▶ Alkoholabhängigkeit | ▶ Psychotherapie<br>▶ Entspannungsverfahren |
| **Angst vor Irrealem**<br>▶ Wahnvorstellungen, Halluzinationen<br>▶ abnorme Körperwahrnehmungen | ▶ akuter Schub einer Schizophrenie<br>▶ Borderline-Störung<br>▶ akute organische Psychose<br>▶ chronische organische Psychose, z. B. Alzheimer-Demenz<br>▶ Rauschzustand oder Entzugssyndrom | ⚠ Notarzt rufen<br>⚠ Patienten nicht alleine lassen, unauffällig die Ausgänge sichern |

## 4.13 Sinnestäuschungen, Halluzinationen und Wahnvorstellungen

**Halluzinationen** sind Sinneseindrücke, die als echt empfunden werden, aber nicht auf realen Außenreizen beruhen. Bei einer **Sinnestäuschung** wird ein realer Sinneseindruck fehlgedeutet, z. B. ein Busch in der Dunkelheit als kauernde Gestalt wahrgenommen. **Wahn** ist eine krankhafte Überzeugung, an der der Betroffene auch dann festhält, wenn sie im Widerspruch zur eigenen Lebenserfahrung und zum Urteil anderer steht.

| Beschwerdebild | Was steckt dahinter? | Vorgehen |
|---|---|---|
| Halluzinationen, z. B. Geräusche, Stimmen oder Gestalten, **zwischen Wachsein und Schlafen** | hypnagoge Halluzinationen. Normale Erscheinung beim Einschlafen und Aufwachen | aufklären |
| Halluzinationen bei ausgeprägtem **Schlafmangel** oder völliger Erschöpfung | ▶ normale Reaktion auf fehlende Erholungsphasen<br>▶ Schlafmangel durch akute oder chronische Erkrankung | ▶ Erkrankungen ausschließen<br>▶ aufklären: dem Körper geben, wonach er verlangt – Schlaf und Erholung |

| Beschwerdebild | Was steckt dahinter? | Vorgehen |
|---|---|---|
| **Halluzinationen bei** meditativen Übungen, sozialer Isolation, z. B. Einzelhaft, längerem Aufenthalt in **reizarmer Umgebung**, z. B. dunklen, ruhigen Räumen | ▸ normale Reaktion auf fehlende äußere Reize<br>▸ Sonderformen: spirituelle Ekstase und Visionen | soziale Isolation vermeiden, vor allem bei älteren, alleinstehenden Menschen |
| **Sehen von Lichtblitzen, Flecken, Mustern, Licht- oder Farbenschein,** seltener Bildern oder Szenen | ▸ Migräne mit Aura<br>▸ Augenerkrankungen, z. B. Netzhautablösung, Glaskörperabhebung<br>▸ Schädigungen von Sehnerv oder Sehzentrum im Gehirn<br>▸ Multiple Sklerose<br>▸ Digitalisüberdosierung | ▸ bei Verdacht Digitalisspiegel kontrollieren<br>▸ zum Augenarzt und Neurologen<br>Migräne:<br>▸ dunkler Raum, Ruhe, Kälte<br>▸ bei Übelkeit: Metoclopramid<br>▸ bei Schmerzen: Azetylsalizylsäure, Paracetamol oder Ibuprofen, ggf. mit Koffein kombiniert<br>▸ ggf. Triptane (Serotoninrezeptoragonisten) zu Schmerzbeginn<br>▸ wenn die Anfälle mehrmals monatlich auftreten, medikamentöse Prophylaxe einleiten |
| **Hören von nicht vorhandenen Geräuschen oder Stimmen,** meist ohne weitere psychische Beschwerden | ▸ Tinnitus (Ohrgeräusch, Ohrenklingeln)<br>▸ Stimmenhören, z. B. nach dem Verlust einer geliebten Person oder bei sozialer Isolation<br>▸ nicht altersbedingte Gehörlosigkeit oder Taubheit | ▸ zum HNO-Arzt und Psychiater<br>▸ soziale Isolation beheben |
| **Halluzinationen,** z. B. kleine Tiere, **und Wahnvorstellungen**<br>▸ ängstliche Unruhe oder Erregung<br>▸ Verwirrtheit, fehlende Orientierung, Gedächtnisstörungen<br>▸ evtl. Bewusstseinsstörungen<br>▸ evtl. Schwitzen, Zittern | akute organische Psychose und Delir bei<br>▸ Alkoholentzug<br>▸ hohem Fieber<br>▸ Operationen<br>▸ Unterkühlung<br>▸ Austrocknung<br>▸ Schlaganfall<br>▸ Gehirnentzündung<br>▸ Schädel-Hirn-Verletzung | ⊙ Notarzt rufen<br><br>⊙ Patienten nicht alleine lassen, unauffällig die Ausgänge sichern |
| **Halluzinationen bei bekannter Epilepsie** | ▸ Epilepsie mit einfach-fokalen Anfällen<br>▸ Nebenwirkung von Antiepileptika<br>▸ Alternativpsychose | zum Neurologen |
| **Halluzinationen und Wahnvorstellungen mit langsam zunehmender Vergesslichkeit** und Verwirrtheit<br>▸ Angst- und Erregungszustände<br>▸ Persönlichkeitsveränderungen | chronische organische Psychose, z. B.<br>▸ Alzheimer-Demenz<br>▸ vaskuläre Demenz<br>▸ Huntington-Krankheit | ▸ zum Neurologen<br>▸ bei V. a. Demenz: frühzeitig testen, z. B. mit dem Mini-Mental-Status-Test (MMST) oder DemTect |

| Beschwerdebild | Was steckt dahinter? | Vorgehen |
|---|---|---|
| oft bizarre Wahnvorstellungen und Halluzinationen, z. B.<br>▸ kommentierende Stimmen<br>▸ eigenartige Leibgefühle<br>▸ sprunghaftes Denken<br>▸ Gefühl des Gedankenentzugs<br>▸ bizarres oder desorganisiertes Verhalten | Schizophrenie | ❗ Notarzt rufen<br>❗ Patienten nicht alleine lassen, unauffällig die Ausgänge sichern |
| quälende Halluzinationen und/oder Wahnvorstellungen mit Niedergeschlagenheit<br>▸ Antriebsmangel<br>▸ vor allem Schuld- oder Verarmungswahn | Depression | ❗ Notarzt rufen<br>❗ Patienten nicht alleine lassen, unauffällig die Ausgänge sichern |
| angenehme Wahnvorstellungen mit euphorischer Grundstimmung und Umtriebigkeit<br>▸ typischerweise Größen- oder Liebeswahn | Manie | in den nächsten Tagen zum Psychiater |
| Halluzinationen und Wahnvorstellungen, verbunden mit auffallend weiten Pupillen | Vergiftung, z. B. mit Stechapfel oder Tollkirsche | ❗ Notarzt rufen<br>Erstmaßnahme: Erbrechen provozieren durch Salzwasser (nicht bei Kindern) oder Finger in den Hals |
| Halluzinationen und Wahnvorstellungen bei Alkohol- oder Drogenmissbrauch | Rauschzustand oder Entzugssyndrom bei Alkohol- oder Drogenabhängigkeit | möglichst am selben Tag zum Psychiater |
| Halluzinationen und Wahnvorstellungen bei Medikamenteneinnahme | Nebenwirkung, z. B. von<br>▸ Antiepileptika<br>▸ Parkinson-Medikamenten<br>▸ Antihistaminika<br>▸ Malariaprophylaxe-Medikamenten | Rücksprache mit dem verschreibenden Arzt |

# 4.14 Chronische oder wiederkehrende Kopfschmerzen

Kopfschmerzen bereiten nicht nur den Betroffenen, sondern auch den Ärzten häufig Kopfzerbrechen – allzu groß ist die Palette möglicher Ursachen. Besonders chronische Kopfschmerzen sind sehr häufig – bis zu 40 % der Bevölkerung leiden zeitweise oder dauerhaft darunter. Es ist deshalb schwierig zu entscheiden, mit welchem diagnostischen Aufwand die Ursache von Kopfschmerzen geklärt werden sollten.

**Arteriitis temporalis.** Autoimmunerkrankung, die zu Entzündungen von Arterienwänden führt, die sich verengen und sogar verschließen können. Nicht immer, aber oft ist die verdickte und verhärtete Schläfenarterie zu sehen und zu palpieren. Der Betroffen hat starke Schmerzen, und es besteht Erblindungsgefahr, so dass eine hochdosierte und oft längere Kortisontherapie nicht verzögert werden sollte.

| Beschwerdebild | Was steckt dahinter? | Vorgehen |
|---|---|---|
| **wiederkehrende oder dauerhafte, dumpf-drückende, beidseitige Kopfschmerzen**<br>▸ Gefühl eines Schraubstocks oder schweren Reifs<br>▸ oft Nackenverspannung<br>▸ evtl. leichte Geräusch- oder Lichtüberempfindlichkeit<br>▸ keine Zunahme bei körperlicher Aktivität<br>▸ Dauer bis zu 1 Tag, selten 1 Woche | Spannungskopfschmerz | ▸ bei anhaltenden Schmerzen in den nächsten Tagen zum Neurologen<br>▸ Dusche, Vollbad, Schlaf, Entspannungsverfahren, Schläfenmassagen<br>▸ kalte oder warme Umschläge auf die Stirn<br>▸ Pfefferminzöl auf Schläfen und Stirn<br>▸ Schmerzmittel, z. B. Ibuprofen<br>▸ Massage |
| **anfallsweise** wiederkehrende, **einseitige**, pulsierende oder bohrende **Schmerzen an Schläfe, Scheitel, Hinterkopf, Stirn oder Auge**<br>▸ Schwindel, Übelkeit, Erbrechen<br>▸ Geräusch- und/oder Lichtempfindlichkeit<br>▸ evtl. Sehstörungen<br>▸ Zunahme bei körperlicher Aktivität<br>▸ Dauer wenige Stunden bis 3 Tage | Migräne | ▸ dunkler Raum, Ruhe, Kälte<br>▸ bei Übelkeit: Metoclopramid<br>▸ bei Schmerzen: Azetylsalizylsäure, Paracetamol oder Ibuprofen, ggf. mit Koffein kombiniert<br>▸ ggf. Triptane (Serotoninrezeptoragonisten) zu Schmerzbeginn<br>▸ wenn die Anfälle mehrmals monatlich auftreten, medikamentöse Prophylaxe einleiten |
| **Kopfschmerzen nach dem Geschlechtsverkehr**<br>▸ Dauer einige Minuten bis Tage | postkoitaler Kopfschmerz | ▸ Azetylsalizylsäure eine Stunde vor geplantem Sex<br>▸ auf Alkohol oder Nikotin vor dem Geschlechtsverkehr verzichten |
| mehrfach täglich wiederkehrende, **unerträgliche Schmerzattacken im Bereich eines Auges**<br>▸ gleichseitig Augenrötung, Tränenfluss, Nasenlaufen | ▸ Clusterkopfschmerz (Bing-Horton-Syndrom), Anfallsdauer 15–180 Minuten<br>▸ paroxysmale Hemikranie (anfallartiger Halbseitenkopfschmerz), Anfallsdauer 2–45 Minuten | **Erstmaßnahme:** aufrechte Haltung einnehmen, nicht hinlegen<br>▸ am selben Tag zum Neurologen<br>▸ mögliche Auslöser wie Alkohol, Nikotin oder Badezusätze meiden |
| langsam zunehmende, stärkste, pulsierende **Schmerzen an einer Schläfe**<br>▸ sichtbar verdickte, druckempfindliche Schläfenarterie<br>▸ oft auch Schmerzen in Hinterkopf und Nacken, Schultern und Hüften<br>▸ evtl. Augenschmerzen, Sehverschlechterung | Arteriitis temporalis.<br>❗ Bei zu später Therapie droht Sehverlust | ❗ bei Sehstörungen, sehr starken oder rasch zunehmenden Schmerzen: sofort ärztliche Therapie<br>▸ hochdosiert Kortison<br>▸ oft Kortisondauertherapie über Wochen bis Monate erforderlich<br>❗ bei längerer Kortisontherapie an Osteoporoseprophylaxe denken |

## 4.14 Chronische oder wiederkehrende Kopfschmerzen

| Beschwerdebild | Was steckt dahinter? | Vorgehen |
|---|---|---|
| wechselnde oder dauerhafte **Kopfschmerzen, die sich vom Hinterkopf nach vorne ziehen,** meist seitenbetont<br>▸ Verspannungen im Nacken, evtl. Schulter- und Armschmerzen<br>▸ oft verstärkt durch bestimmte Kopfbewegungen oder -haltungen<br>▸ evtl. Schwindel und/oder Ohrenklingeln | HWS-Syndrom, z. B. bei<br>▸ Fehlbelastung und Fehlhaltung<br>▸ Bandscheibenschäden<br>▸ Blockierungen von Halswirbeln<br>▸ Schleudertrauma | ▸ bei andauernden Beschwerden zum Physiotherapeuten oder Orthopäden<br>▸ Massage<br>▸ Wärmeanwendungen im Nacken<br>▸ Arbeitsplatzergonomie verbessern, Ausgleichsbewegungen abtrainieren<br>▸ Rückenschule<br>▸ Entspannungsverfahren |
| wechselnde **Stirnkopfschmerzen,** bevorzugt **bei Überanstrengung der Augen**<br>▸ oft nach Arbeiten am Bildschirm<br>▸ evtl. unscharfes oder doppeltes Sehen, Schwindel | ▸ mangelhaft korrigierte Alterssichtigkeit oder Weitsichtigkeit<br>▸ Schielen<br>▸ Brille, vor allem Lesebrille, oder Kontaktlinse in der Eingewöhnungsphase | ▸ bei Sehverschlechterung: zum Augenarzt<br>▸ an neue Brille oder Kontaktlinsen langsam und schrittweise gewöhnen<br>▸ Augen-Entspannungsübungen |
| dauerhafte **Kopfschmerzen mit behinderter Nasenatmung**<br>▸ näselnde Sprache<br>▸ evtl. Dauerschnupfen | ▸ chronische Nasennebenhöhlenentzündung<br>▸ behinderte Nasenatmung, z. B. durch chronischen Schnupfen, Nasenscheidewandverbiegung, Polypen | ▸ wenn die Beschwerden nach einer Woche nicht besser werden: in den nächsten Tagen zum HNO-Arzt<br>▸ Inhalationen mit Kamillen- oder Salzlösung<br>▸ schleimlösende Pflanzenextrakte<br>▸ bei chronischer Form: Rotlicht oder warme Auflagen |
| **wechselnde, drückende oder pulsierende Kopfschmerzen**<br>▸ häufig beim Aufwachen<br>▸ evtl. häufiges Nasenbluten, Schwindel, Ohrensausen oder Sehstörungen | starker Bluthochdruck | ▸ medikamentöse (Neu-) Einstellung<br>▸ Übergewicht reduzieren, Alkohol möglichst meiden, salzarm ernähren<br>▸ Entspannungsverfahren, Stressmanagement<br>▸ regelmäßige körperliche Aktivität. |
| **Kopfschmerzen mit Schwindel beim Aufstehen und bei anderen Lagewechseln**<br>▸ Schweißausbruch, Übelkeit, Herzklopfen<br>▸ evtl. Schwarzwerden vor Augen, Bewusstlosigkeit | orthostatische Dysregulation | ▸ schnelle Lagewechsel vermeiden<br>▸ Wechselduschen, Bürstenmassagen<br>▸ ausreichend Schlaf, viel bewegen |
| **Kopfschmerzen mit Schlappheit** und Leistungsschwäche<br>▸ evtl. morgens »lange keine Energie«<br>▸ evtl. kalte Hände und Füße | ▸ arterielle Hypotonie (niedriger Blutdruck)<br>▸ Anämie | Bei anhaltenden Beschwerden: Blutbild (→ S. 408), Eisenstoffwechsel S. 109 kontrollieren<br>**Beratung bei niedrigem Blutdruck:**<br>▸ salzreich essen, viel trinken<br>▸ regelmäßig bewegen |

# 4 Neurologie, Psychiatrie

| Beschwerdebild | Was steckt dahinter? | Vorgehen |
|---|---|---|
| neu auftretende **Kopfschmerzen** in der fortgeschrittenen Schwangerschaft<br>▸ Ohrensausen, Übelkeit, Erbrechen<br>▸ Nachlassen der Urinmenge, evtl. getrübter Urin<br>▸ Ödeme | ▸ Schwangerschafts-Bluthochdruck<br>▸ Präeklampsie (EPH-Gestose) | ⚠ in Gynäkologie einweisen |
| langsam zunehmende, **dauerhafte, starke Kopfschmerzen**<br>▸ oft Verstärkung durch Husten, Pressen, Haltungswechsel<br>▸ oft morgendliches Erbrechen, Übelkeit<br>▸ evtl. Schläfrigkeit, Lähmungen, Seh- oder Hörstörungen<br>▸ evtl. unerklärliche Wesensveränderung | Hirndrucksteigerung als Folge von z. B.<br>▸ Gehirntumor<br>▸ chronischer Subduralblutung nach Trauma<br>▸ Hirnblutung<br>▸ Hirnhautentzündung<br>▸ Schädel-Hirn-Verletzung<br>▸ Pseudotumor cerebri | ⚠ Bei Auftreten von Krampfanfällen und neurologischen Ausfällen: **Notarzt rufen**<br><br>Am selben Tag zum Neurologen |
| dauerhafte, drückende oder pulsierende Kopfschmerzen bei regelmäßiger **Medikamenteneinnahme** | ▸ Analgetikakopfschmerz<br>▸ häufige Nebenwirkung, z. B. von Nitraten, weiblichen Geschlechtshormonen (etwa in der »Pille«), verschiedenen Bluthochdruckmitteln | Rücksprache mit dem verschreibenden Arzt<br><br>**Beratung** bei Analgetikakopfschmerz: konsequentes Weglassen aller Schmerzmittel |

## 4.15 Akute Kopfschmerzen

Akute Kopfschmerzen haben ihren Grund am häufigsten in Allgemeininfektionen und Entzündungen der Atemwege. Auch Infektionen weit ab vom Kopf können zu Kopfschmerzen führen, da die Entzündungsstoffe die Blutgefäße in Hirn und Hirnhäuten schmerzhaft erweitern. Der Gang zum Arzt wird notwendig, wenn Fieber oder Krankheitsgefühl die Beschwerden bei gewöhnlichen Infekten übersteigt, aber auch, wenn Kopfschmerzen ohne Fieber und ohne erkennbare Ursache auftreten, sehr stark sind und/oder mit Beschwerden wie Bewusstseinstrübung, Lähmungen, Seh- oder Sprachstörungen verbunden sind.

| Beschwerdebild | Was steckt dahinter? | Vorgehen |
|---|---|---|
| mittelstarke **Kopfschmerzen meist mit Fieber**<br>▸ Husten, Schnupfen und/oder Halsschmerzen<br>▸ oft Fortdauern der Kopfschmerzen nach Abklingen des Infekts | fiebriger Infekt mit Beteiligung der Atemwege, z. B.<br>▸ Erkältung<br>▸ Grippe<br>▸ Angina<br>▸ Lungenentzündung | ⚠ wenn sich der Nacken nicht beugen lässt, Bewusstseinstrübung oder hohes Fieber bestehen: **Notarzt rufen**<br>▸ Schmerzmittel wie Paracetamol oder Azetylsalizylsäure<br>▸ je nach Badarf kühlende oder wärmende Umschläge, Pfefferminzöl |

## 4.15 Akute Kopfschmerzen

| Beschwerdebild | Was steckt dahinter? | Vorgehen |
|---|---|---|
| **pochende Schmerzen in Stirn und innerem Augenwinkel**<br>▸ bei oder nach Erkältungen<br>▸ Verschlimmerung bei Vorbeugen des Kopfs<br>▸ evtl. Fieber | akute Sinusitis (Nasennebenhöhlenentzündung), besonders in der Stirnhöhle | ▸ bei anhaltenden Beschwerden Antibiose einleiten<br>▸ abschwellende Nasentropfen<br>▸ Dampfinhalationen mit Salz- oder Kamillenlösung<br>▸ kalte Quarkauflagen, Rotlicht<br>▸ abschwellende und sekretverflüssigende Pflanzenextrakte |
| **kurz dauernde Schläfenkopfschmerzen beim Genuss eiskalter Nahrungsmittel** | Kältekopfschmerz | aufklären: harmlos |
| **rasch zunehmende Kopfschmerzen nach Überhitzung**<br>▸ Schwindel, Schwäche<br>▸ heiße, trockene, rote Haut, kein Schwitzen<br>▸ starker Durst, Mundtrockenheit<br>▸ schneller Puls, Erbrechen, Bewusstseinstrübung | ▸ Hitzschlag<br>▸ Sonnenstich | ⚠ wenn das Bewusstsein eingetrübt ist: Notarzt rufen.<br>▸ Kopf vorsichtig mit Wasser kühlen<br>▸ Kleidung nass machen, flach lagern<br>▸ kaltes Fußbad<br>▸ wenn Betroffener kreislaufstabil ist: Dusche |
| **rasch einsetzende Kopfschmerzen mit Heißhunger, Schwitzen, Unruhe, Zittern und schnellem Herzschlag** | Hypoglykämie (Unterzuckerung) bei Diabetes | ⚠ wenn das Bewusstsein getrübt ist: Notarzt rufen<br>▸ BZ (→ S. 420) messen<br>▸ Traubenzucker, zuckerhaltiges Getränk oder Fruchtsaft geben<br>▸ falls vorhanden: Glukagon s. c. oder i.m.<br>▸ BZ im Verlauf kontrollieren |
| **unmittelbar nach Kopfverletzung auftretende Kopfschmerzen mit Übelkeit und Schwindel**<br>▸ evtl. Bewusstlosigkeit<br>▸ evtl. Erinnerungslücken<br>▸ evtl. Erbrechen<br>▸ evtl. neurologische Ausfälle wie z. B. Lähmungen | ▸ Gehirnerschütterung<br>▸ Schädel-Hirn-Verletzung (SHT) | ⚠ Notarzt rufen bei<br>▸ Bewusstlosigkeit<br>▸ mehrfachem Erbrechen<br>▸ Zustandsverschlechterung nach anfänglicher Beschwerdefreiheit<br>▸ neurologischen Ausfällen<br>▸ Blutungen aus Mund, Nase oder Ohr<br>▸ unterschiedlich großen Pupillen |
| **zunehmende, starke Kopfschmerzen bis 12 Stunden nach einer Kopfverletzung**<br>▸ rasche Bewusstseinstrübung<br>▸ evtl. Krampfanfälle, neurologische Ausfälle wie Halbseitenlähmung<br>▸ unterschiedlich weite Pupillen | ▸ Epiduralblutung<br>▸ akute Subduralblutung<br>▸ Hirnblutung | ⚠ Notarzt rufen |

## 4 Neurologie, Psychiatrie

| Beschwerdebild | Was steckt dahinter? | Vorgehen |
|---|---|---|
| **einschießende** oder rasch zunehmende, starke bis **unerträgliche Kopfschmerzen**<br>▸ Bewusstseinstrübung<br>▸ Übelkeit, Erbrechen<br>▸ neurologische Ausfälle, z. B. Seh- oder Sprachstörungen, halbseitige Lähmungen | ▸ Hirnaneurysmablutung, Subarachnoidalblutung, Hirnblutung<br>▸ Schlaganfall mit Hirnblutung<br>▸ hypertensive Krise (Blutdruckentgleisung) | ⓘ Notarzt rufen<br>**Erstmaßnahme:** bei Bewusstseinstrübung Betroffenen in stabile Seitenlage bringen |
| rasch zunehmende **stärkste Kopfschmerzen meist ohne Fieber**<br>▸ Übelkeit, Erbrechen<br>▸ evtl. neurologische Ausfälle wie z. B. beidseitige Lähmungen<br>▸ evtl. Krampfanfälle<br>▸ evtl. (Ein)Trübung des Bewusstseins | Hirnvenen- oder Hirnsinus(venen)-thrombose | ⓘ Notarzt rufen |
| rasch zunehmende, **starke Kopf- und Nackenschmerzen mit Fieber**<br>▸ Nackensteifigkeit<br>▸ schweres Krankheitsgefühl<br>▸ Bewusstseinstrübung<br>▸ Übelkeit, Erbrechen<br>▸ evtl. neurologische Ausfälle<br>▸ evtl. Krampfanfälle | ▸ Hirnhautentzündung<br>▸ Meningoenzephalitis<br>▸ Hirnabszess | ⓘ Notarzt rufen |
| **unerträgliche, einseitige Stirn- und Augenschmerzen**<br>▸ Rötung, Sehstörung und Tränen des schmerzenden Auges<br>▸ betroffenes Auge fühlt sich härter an<br>▸ oft Übelkeit, Erbrechen | akutes Glaukom (Grüner Star) | ⓘ Erblindungsgefahr: Notarzt rufen<br>Augapfel im Seitenvergleich durch die geschlossenen Lider palpieren |
| **Kopfschmerzen nach** übermäßigem Konsum oder bei Entzug von **Alkohol, Zigaretten oder Kaffee**<br>▸ häufig Nervosität, Übelkeit, Erbrechen, Schwitzen<br>▸ evtl. Konzentrationsprobleme, Schläfrigkeit, Zittern | ▸ »Kater«, Nikotin-, Koffeinüberdosierung<br>▸ Entzugssyndrom bei Alkoholabhängigkeit, Nikotinabhängigkeit und Gewöhnung an Koffein | ▸ Alkoholkarenz<br>▸ frische Luft, Bewegung<br>▸ reichlich Mineralwasser, salzige Nahrungsmittel<br>▸ einige Tropfen Pfefferminzöl auf Schläfen und Stirn<br>▸ wenn Magen nicht ebenfalls streikt: Azetylsalizylsäure |
| **Kopfschmerzen nach Medikamenteneinnahme oder speziellen Nahrungsmitteln**<br>▸ oft migräneähnlicher Schmerz<br>▸ oft Schwindel, Benommenheit<br>▸ evtl. Hitzegefühl | ▸ Medikamentennebenwirkung, z. B. von Nitraten, manchen Migränemitteln, vor allem Ergotaminen<br>▸ Nahrungsmittelunverträglichkeit | Rücksprache mit dem verschreibenden Arzt<br>**Beratung:** verdächtige Nahrungsmittel meiden. Glutamat ist in vielen Fertigprodukten, z. B. Würzmittel, Päckchensuppen, enthalten |

**5**

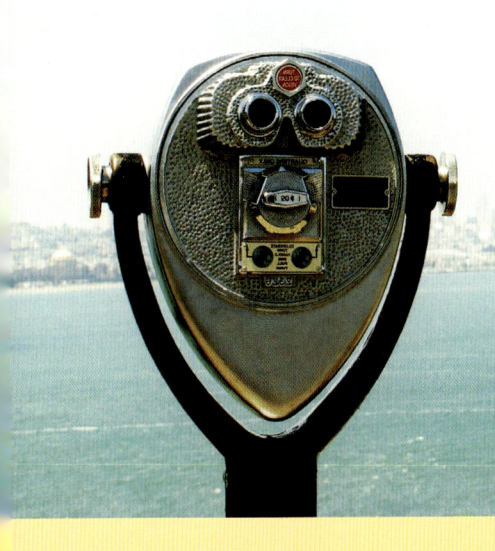

# Augen

| | | |
|---|---|---|
| 5.1 | Spezielle Anamnese | 114 |
| 5.2 | Patientenuntersuchung | 114 |
| 5.3 | Abwendbar gefährliche Verläufe | 118 |
| 5.4 | Auffälligkeiten am Augenlid | 119 |
| 5.5 | Schmerzlose Auffälligkeiten am Auge | 124 |
| 5.6 | Augenschmerzen oder -jucken | 126 |
| 5.7 | Ungewöhnliche Wahrnehmungen und Doppelbilder | 130 |
| 5.8 | Langsam zunehmende Sehschwäche und Erblindung | 132 |
| 5.9 | Plötzliche Sehverschlechterung | 134 |

## 5.1 Spezielle Anamnese

Die meisten Augenerkrankungen beeinträchtigen das Sehvermögen, was in der Regel die Lebensqualität erheblich einschränkt. Lesen, Einkaufen, Fernsehen oder Autofahren können unmöglich werden.

Wegen der großen Empfindlichkeit des Auges können schon leichte Reizungen etwa der Hornhaut große Schmerzen verursachen, leichte Entzündungen mit einem schweren Krankheitsgefühl einhergehen. So reagieren die Augen vieler Menschen heftig und nachhaltig auf ein Übermaß an UV-Licht, Wind, Staub oder Pollen. Nicht wenige Erkrankungen, z. B. grüner und grauer Star (Glaukom bzw. Katarakt) oder die erworbene Makuladegeneration, treten überwiegend im Alter auf.

⚠ Kontaktlinsenträger sind durch UV-Licht, Wind, Stäube oder Pollen besonders gefährdet.

Viele Veränderungen und Erkrankungen der Augen stehen in Zusammenhang mit Vorerkrankungen wie Diabetes mellitus, Hypertonie, Hyperthyreose, Infektionskrankheiten, rheumatischen Erkrankungen, Hauterkrankungen, Lebererkrankungen oder (Augen-)Operationen. Neben den Begleit- und Vorerkrankungen erfragt man:

- ▸ Treten die Beschwerden an beiden oder nur an einem Auge auf? Einseitige Beschwerden sprechen für äußere Ursachen, beidseitige eher für innere Ursachen.
- ▸ Bestehen die Beschwerden auch morgens nach dem Aufwachen? Dies kann für eine Beteiligung der Bindehäute sprechen, die sich durch den Schlaf nicht erholen, weil durch den Lidschluss kein Sauerstoff mehr auf Horn- und Bindehäute kommt.
- ▸ Gibt es begleitende Allgemeinsymptome wie Übelkeit oder Schwindel? Dies weist auf eine mögliche internistische Grunderkrankung hin.
- ▸ Bestehen Allergien? Haben diese auch früher schon Augenbeschwerden ausgelöst? Dann ist es wahrscheinlich, dass sie auch jetzt wieder die Ursache der Beschwerden sind.
- ▸ Trägt der Patient eine Brille oder Kontaktlinsen?
- ▸ Hat sich die Sehleistung akut, allmählich oder immer wieder mal verschlechtert?
- ▸ Beeinträchtigen viele Flecken oder ein großes Feld das Sehen? Plötzlich auftretende kleine dunkle Flecken sprechen eher für eine Glaskörper- oder Netzhautschädigung, ein großer Fleck an der gleichen Stelle beider Augen eher für einen Schlaganfall mit Gesichtsfeldausfall.

## 5.2 Patientenuntersuchung

Selbst wenn die augenärztliche Untersuchung mit Spaltlampe und Augenhintergrundspiegelung oft unumgänglich ist – auch in der Naturheilpraxis ist eine aussagekräftige Erstuntersuchung möglich. Diese umfasst die sorgfältige Inspektion und Palpation des Auges. Viele Heilpraktiker nutzen eine beleuchtete Lupe, mit der sich Tränengang, Binde- und Hornhaut sowie die Linse besser inspizieren lassen. Vor einer Untersuchung der Augen sollte der Patient Kontaktlinsen herausnehmen.

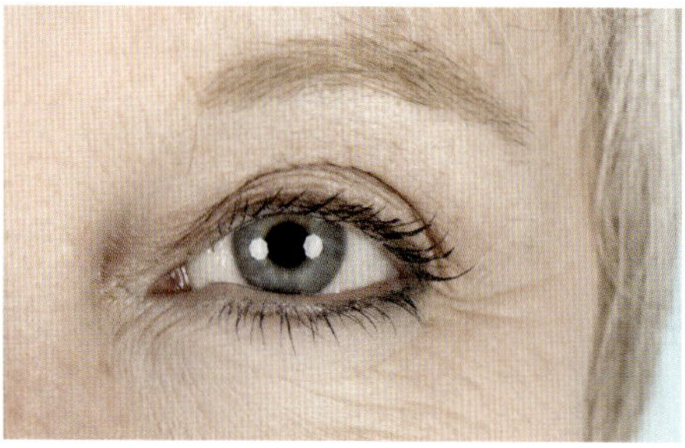

Abb. 5.1: *Gesundes Auge. Das Auge und die Umgebung sind reizlos, ohne Farb- oder Formveränderungen, ohne Schwellungen oder Wucherungen. Die Pupille ist mittelweit und die Linse klar.* [ISP]

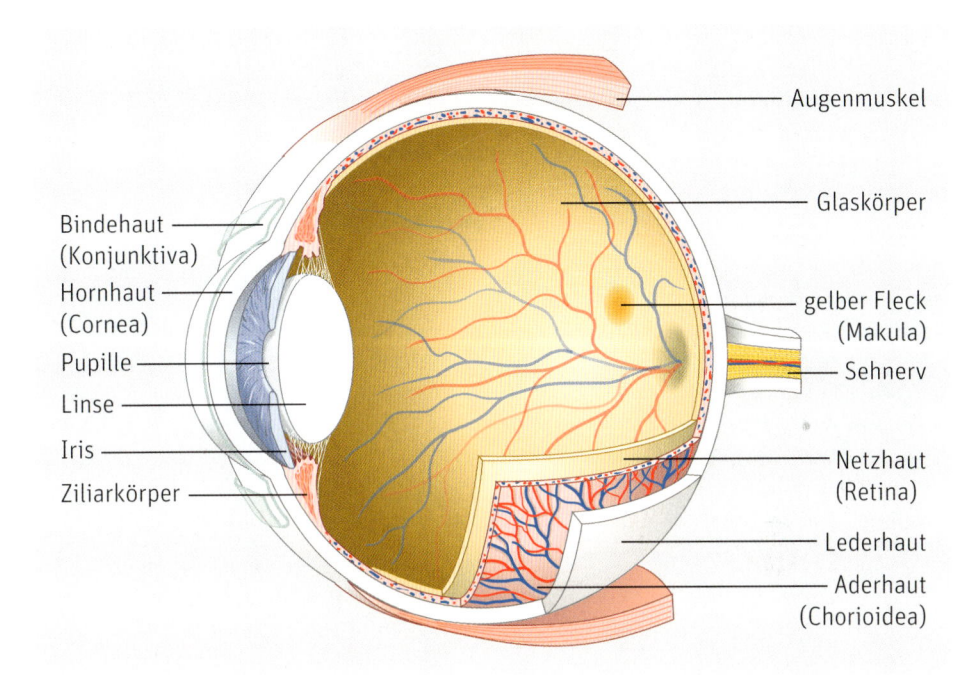

Abb. 5.2: *Das Auge im Schnittbild. Die Lichtstrahlen passieren Hornhaut, Pupille, Linse und den zwei Drittel des Augeninnenraums einnehmenden Glaskörper, bevor sie auf die lichtempfindliche Netzhaut treffen. Die Netzhaut wird nach außen von zwei Schutz- und Versorgungsschichten umschlossen, zuerst von der Aderhaut und dann von der Lederhaut.* [GRA]

## Inspektion der Augenlider

Beurteilen Sie die Symmetrie der äußeren Augenabschnitte, die Lidspaltenweite, die Lidstellung, die Lidbeschaffenheit sowie die Häufigkeit des Lidschlages.

Eine Erweiterung der Lidspalten geht auf eine periphere Fazialislähmung oder auf einen Exophthalmus zurück. Geschwollene Augenlider weisen als Lidödem auf eine allergische Reaktion hin. Dabei muss ursächlich auch an Kosmetika gedacht werden. Ist die Umgebung der Augen entzündet und zeigt Bläschen, eventuell auch schon in der Abheilung, deutet dies auf eine Herpesinfektion.

Ziehen Sie dann das Unterlid dicht an der Lidkante nach unten, bis Sie in die Umschlagfalte blicken können, während der Patient nach oben schaut. Da in den hinteren Partien der Bindehäute die Blutgefäße ganz oberflächlich liegen, erlaubt diese Untersuchungs auch die Abschätzung, ob eine Anämie vorliegt.

An den Lidkanten befinden sich die Schweiß- und Talgdrüsen der Lider, die verstopfen und sich entzünden können. Ihre akute Entzündung durch Bakterien führt zu einer gerstenkorngroßen und sehr schmerzhaften Schwellung, dem **Hordeolum** (Gerstenkorn). Eine chronische Entzündung der Meibom-Drüsen an der Lidinnenseite durch Sekretstau ist nicht schmerzhaft und relativ groß und derb – das **Chalazion** (Hagelkorn).

Um das Oberlid einsehen zu können, **ektropionieren** Sie es. Dazu bitten Sie den Patienten nach unten zu blicken. Dann ziehen Sie das Oberlid leicht nach unten und legen einen Watteträger darauf. Mit Daumen und Zeigefinger erfassen Sie behutsam die Wimpern des Oberlides und stülpen das Lid um den Watteträger. Das Umklappen geschieht unter leichtem Zug mit einer schnellen Hebelbewegung. Inspizieren Sie die untere Bindehaut des Oberlids und beseitigen Sie eventuelle Fremdkörper.

Ein Blepharospasmus (nervöser Lidkrampf) entsteht durch beidseitige, unwillkürliche Verkrampfung der ringförmigen Augenmuskeln. Beginnt meist mit häufigem Blinzeln, ausgelöst durch helles Licht, Lesen oder Müdigkeit, ähnlich dem Blinzeltic. Mit der Zeit werden die Symptome stärker, bis hin zum vollständigen Verschluss der Augen über mehrere Stunden (kompletter Lidschluss). Regelmäßige Injektionen von Botulinumtoxin in die Augenmuskeln helfen gegen die Symptome.

## Augapfel (Augenbulbus) und Augeninnendruck

- Inspektion

Betrachten Sie die Stellung der Augäpfel im Vergleich zum Rand der Augenhöhle. Achten Sie darauf, ob die Augäpfel vor- oder zurückliegen (Ex- bzw. Enophthalmus).

- Palpation

Durch behutsame Palpation des Augapfels können Sie den Innendruck des Auges abschätzen. Die Menge des zu- und abfließenden Kammerwassers steht beim Gesunden im Gleichgewicht, sodass auch der Augeninnendruck gleich bleibt. Der Augapfel ist dann leicht eindrückbar und nicht schmerzhaft.

Stützen Sie zur Untersuchung beide Hände am Kopf des Patienten ab und drücken Sie beide Zeigefingerspitzen auf das geschlossene Oberlid, um die Konsistenz der Augäpfel insgesamt und im Vergleich der beiden Augäpfel zueinander zu beurteilen. Dabei drücken Sie jedoch nicht mit beiden Fingern gleichzeitig. Eine chronische Erhöhung des Augeninnendrucks (Grüner Star) führt oft zu Kopfschmerzen und zu einer dauerhaften Schädigung des Auges.

## Pupille

- Inspektion

Die Pupillen sind beim Gesunden gleich groß und rund, die ungefähre Pupillenweite beträgt 2–5 mm. Eine Anisokorie (ungleiche Pupillen) gibt es bei Iriserkrankungen und bei einseitigen Störungen im Hirnstamm, eine beidseitige Mydriasis (erweiterte Pupillen) z. B. bei Atropinzufuhr oder bei Einnahme von Cannabisprodukten, eine beidseitige Miosis (verengte Pupillen) nach Einnahme von E 605 oder Opiaten.

Zur Prüfung der Pupillenreaktion benötigen Sie eine kleine Stablampe. Lassen Sie den Patienten in die Ferne blicken, damit sich die Pupillen nicht verengen. Der Raum sollte nicht zu hell sein. Halten Sie jeweils ein Auge mit einer Hand zugedeckt und leuchten Sie mit einer Taschenlampe in das andere Auge. Beobachten Sie dabei die Reaktion der Pupille, die sich umgehend verengen sollte. Halten Sie dann eine Hand sagittal über den Nasenrücken und leuchten Sie jeweils in ein Auge, während Sie die Pupille des anderen Auge beobachten, ob sie sich verengt (konsensuelle Lichtreaktion). Eine veränderte Pupillenreaktion weist u. U. auf Erkrankungen des ZNS oder auf Schädel-Hirnverletzungen hin (→ Abb. 4.2 Pupillenreaktion S. 72).

Nystagmus (Augenzittern): rhythmische, ruckartige oder pendelnde Bewegungen des Augapfels. Der angeborene Nystagmus entwickelt sich innerhalb der ersten drei Lebensmonate als isolierte harmlose Störung oder als Folge von Augenerkrankungen. Tritt der Nystagmus erst im späteren Alter auf (erworbener Nystagmus), lassen sich zwei Formen unterscheiden: Der Blickrichtungsnystagmus zeigt sich nur bei bestimmten Blickwendungen, meist als Ausdruck von Hirnerkrankungen, Drogenmissbrauch oder Medikamentennebenwirkungen. Der Spontannystagmus tritt bereits beim Geradeausblicken auf, meist als Ausdruck eines gestörten Gleichgewichtssystems. Beim Blick aus dem fahrenden Zug hilft er, die Umweltwahrnehmung stabil zu halten. Tritt ein Spontannystagmus ohne derartigen äußeren Reiz auf, gilt er als krankhaft.

- Irisdiagnose

Anwender der Irisdiagnose (Iridologie) untersuchen Gewebestrukturen und Reflexzonen der Iris. Sie schließen aus den Befunden auf Schwächen im Organismus und systemische Erkrankungen. Die Irisdiagnostik wird meistens mit anderen Methoden ergänzt.

- Augenhintergrund spiegeln

Viele Erkrankungen können mit einer Augenspiegelung diagnostiziert werden. Außerdem liegen die Gefäße auf der Netzhaut und können direkt betrachtet werden. Neben einem Ophthalmoskop brauchen Sie vor allem Übung. Für eine orientierende Untersuchung muss die Pupille auch nicht weit getropft werden. Das könnte übrigens einen Glaukomanfall auslösen.

Die direkte Ophthalmoskopie zeigt zwar einen kleineren Ausschnitt als die indirekte, ist aber einfacher durchzuführen. In einem nicht zu hellem Raum sitzen Sie nah vor dem Patienten. Mit dem rechten Auge untersuchen Sie das rechte Auge des Patienten, mit dem linken das linke. Da das Ophthalmoskop bei ca. 16-facher Vergrößerung nur einen Ausschnitt zeigt, kreist man quasi, um die Netzhaut abzusuchen. Auf jeden Fall sollte man die Papille (Sehnervenaustritt), die Macula (gelber Fleck) und die größeren Gefäße beurteilen (→ Abb. 5.3 S. 117).

## Konjunktiven

Spreizen Sie mit den Daumen beider Hände und ohne Druck behutsam die Augenlider nach oben und unten. Die Hände stützen sich dabei an der Backe und an der Stirn des Patienten ab. Fordern Sie den Patienten dann auf, nach oben, unten, links und rechts zu schauen. Achten Sie währenddessen an den Konjunktiven auf Farbe, Schwellungen und Verwachsungen. Wenn Sie Zweifel daran haben, ob eine Rötung rein konjunktival oder gemischt ist – d. h. ziliare und/oder sklerale Gefäßinjektion –, befeuchten Sie die Spitze eines Wattetupfers und bewegen damit die Konjunktiva des Bulbus vorsichtig nach oben und unten. Die konjunktivalen Gefäße lassen sich dabei leicht bewegen.

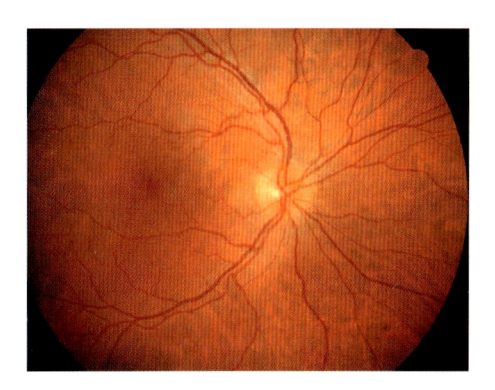

Abb. 5.3: *Normaler Augenhintergrund. Die Gefäße treten mittig als Bündel aus der Papille. Die Arterien engen die Venen beim Überkreuzen nicht ein, die Gefäßwände und -aufzweigungen sind regelmäßig, Kapillarwucherungen, Blutungen oder Netzhautrisse sind nicht zu erkennen. Die Färbung auch der Makula ist unauffällig.* [BVA]

## Tränenwege

Bei der Untersuchung der Tränenwege achten Sie besonders auf Tränenträufeln (Epiphora). Wenn Sie einen vermehrten Tränenfluss feststellen, kann dies an einem gestörten Abfluss, an einer erhöhten Produktion oder an einer Kombination beider Faktoren liegen. Das subjektive Empfinden eines vermehrten Tränenflusses kann z. B. auch durch ein hängendes Unterlid ausgelöst werden.

Zur Untersuchung der Tränendrüse ziehen Sie das Ober- und Unterlid nach lateral und auseinander und fordern den Patienten auf, den Blick kräftig nach unten und nasal zu wenden. Um zu überprüfen, ob das Tränenpünktchen in den Tränensee eintaucht, inspizieren Sie die nasale Unterlidkante und fordern den Patienten auf, nach oben zu schauen.

Wenn Sie den Verdacht auf eine Entzündung der Tränenwege haben – Rötung und Schwellung am Nasenrücken und Tränenträufeln –, drücken Sie leicht auf die Schwellung. Tritt etwas Eiter aus dem Tränenpünktchen aus, beweist dies ein Empyem (Eiter in natürlicher Körperhöhle) des Tränensacks.

■ **Bestimmung der Tränenmenge**

Der Schirmer-Test (→ Abb. 5.4 S. 118) ist ein wichtiges Instrument, um die Produktion von Tränenflüssigkeit zu messen. Er ist bei Patienten indiziert, die über trockene und chronsch gereizte Augen klagen. Platzieren Sie einen standardisierten Teststreifen in den Bindehautsack. Wenn auf dem Streifen nach maximal 5 Minuten 15 mm befeuchtet sind, gilt der Test als negativ.

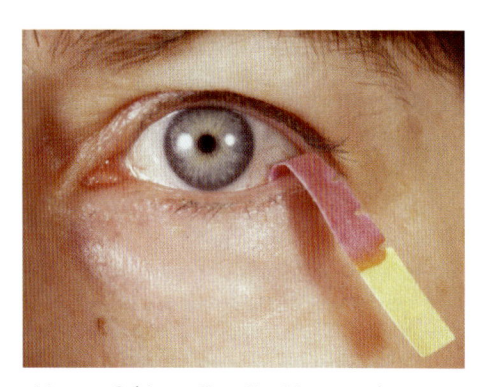

Abb. 5.4: *Schirmer-Test. Zur Messung der Tränenmenge werden Filterpapierstreifen am Ende umgeknickt und über die Unterlidkante gehängt. Normalerweise befeuchten die Tränen in 5 Minuten 15 mm des Teststreifens.* [BVA]

Spülungen und Sondierungen der Tränenwege führt wegen der Verletzungs- und Infektionsgefahr ausschließlich der Augenarzt durch.

## 5.3 Abwendbar gefährliche Verläufe

Akute Augenbeschwerden müssen nur in wenigen Fällen zum Notarzt oder ins Krankenhaus führen. Allerdings können akute und lebensbedrohliche Erkrankungen des Gehirns sich auch an den Augen manifestieren und die diagnostischen Bemühungen zunächst in die falsche Richtung lenken.

**Diabetes-Komplikationen.** Zur Betreuung von Diabetes-Patienten gehört die jährliche augenärztliche Kontrolle, da ein – schlecht eingestellter – Diabetes sehr häufig zu Glaukomen, Glaskörperblutungen, Netzhautablösungen oder Venen- und Arterienverschlüssen führt.

**Erblindung, drohende.** Häufigster Fall ist ein akutes Glaukom. Der Patient klagt über Schmerzen im als »hart« empfundenen Augapfel, die Bindehäute sind schmerzhaft gerötet. Echte Alarmzeichen sind verschwommenes Sehen sowie Übelkeit und Erbrechen. Hier ist die sofortige Einweisung in eine (Augen-)Klinik erforderlich.

Etwas seltener sind Netzhautstörungen wie die erworbene Makuladegeneration, bei denen der Patient oft typische »fliegenförmige« Sehfeldausfälle beklagt. Auch hier ist die sofortige Überweisung zum Augenarzt oder in die Augenklinik die einzig richtige Maßnahme.

Selbstverständlich müssen auch schwerere Verletzungen des Auges fachärztlich versorgt werden, wobei das umgehende großzügige Spülen des Auges mit viel klarem Wasser eine wichtige Sofortmaßnahme auch in der Naturheilpraxis darstellt.

**Enzephalitis, Meningitis, Sepsis.** Die Orbitalphlegmone (Eiteransammlung in der vorderen Augenhöhle, → Abb. 5.8 S. 120) ist eine gefürchtete Komplikation von Gerstenkorn, Tränensackentzündung oder anderen Entzündungen am äußeren Auge. Die Orbitalphlegmone kann sich, zu spät behandelt, zur lebensgefährlichen Sepsis (Blutvergiftung), Meningitis (Hirnhautentzündung) und Enzephalitis (Hirnentzündung) ausbreiten. Deshalb müssen alle bakteriellen Infekte am äußeren Auge unverzüglich dem Augenarzt, ersatzweise dem HNO-Arzt, vorgestellt werden, auch wenn nur ein geringer Verdacht auf eine Ausbreitung besteht.

**Erkrankung, intrakranielle.** Alarmsymptome für ein akutes intrakranielles Problem sind Auffälligkeiten bei den Pupillenreaktionen, plötzliche Gesichtsfeldausfälle oder ein plötzlich neu auftretender Nystagmus. Es ist wichtig, an eine intrakranielle Ursache zu denken, auch wenn alleinige Augensymptomatik selten ist.

**Glaukom (Grüner Star).** Chronisch erhöhter Augeninnendruck mit Schädigung des Sehnerven (→ Abb. 5.17 S. 124). Anfangs kommt es peripher zu Gesichtsfeldausfällen. Der grüne Star verläuft anfänglich ohne Symptome, ein Sehverlust kann nur durch Früherkennungsuntersuchungen und eine den Augeninnendruck senkende Therapie vermieden werden. In den Industrienationen ist der Grüne Star die häufigste Erblindungsursache, in Deutschland sind etwa 800 000 Menschen daran erkrankt.

**Hornhautschäden, bleibende.** Diese drohen heutzutage besonders durch schlechte Kontaktlinsenhygiene, aber auch bei einer bakteriellen Keratitis (Hornhautentzündung) aus anderen Gründen. Wegweisend für diesen abwendbar gefährlichen Verlauf sind Fremdkörpergefühl, Lichtscheu und sehr starke Augenschmerzen.

**Netzhautablösung.** Warnhinweise sind Sehen von Lichtblitzen, Flimmern, dunklen Punkten oder Spinngeweben. Tritt ein Schatten auf oder wird das Sehen unscharf, hat sich die Netzhaut bereits gelöst. Es drohen irreversible Gesichtsfeldausfälle bis zur kompletten Erblindung. Daher ist eine sofortige Einweisung zur Laserung oder Cerclage wichtig.

**Netzhaut-, Zentralarterienverschluss.** Leitsymptom ist der schlagartige Gesichtsfeldausfall oder die einseitige Erblindung. Ohne sofortige Therapie stirbt die nicht versorgte Netzhaut innerhalb einer Stunde ab. Wichtig ist die stationäre Klärung der Ursache, um zumindest das zweite Auge zu retten.

**Netzhaut-, Zentralvenenverschluss.** Ursache ist meist eine bestehende Arteriosklerose: Verdickte Arterien drücken Venen ein, es kommt zur Stase (Blutflussstillstand) und zur Thrombose mit Gesichtsfeldausfällen. Bei rascher Therapie erhalten viele zumindest einen Teil des Sehfähigkeit wieder.

## 5.4 Auffälligkeiten am Augenlid

Eine **Blepharochalasis** (Schlupflid) ist harmlos, aber kosmetisch störend. Durch einen kleinen plastisch-chirurgischen Eingriff kann sie beseitigt werden.

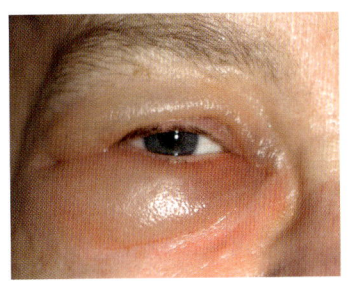

Abb. 5.5: *Lidödem. Die dünne Schicht unter der Lidhaut lagert besonders leicht Flüssigkeit ein, da sie nicht so fest mit der Unterlage verwachsen ist wie die übrige Gesichtshaut und deutlich mehr Blut- und Lymphgefäße enthält. Es kommen vielfältige Ursachen für ein Lidödem infrage, z. B. Allergien, Entzündungen, trockenes Auge, Nierenerkrankungen und Herzschwäche.* [KDP]

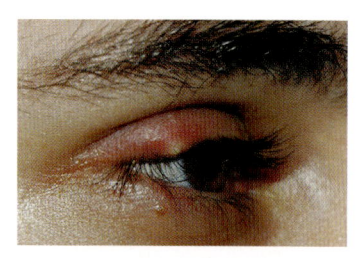

**Abb. 5.6:** *Hordeolum (Gerstenkorn).* Eitrige Entzündung der Schweiß- und Talgdrüsen an den Augenlidrändern. Oft sehr schmerzhaft, aber harmlos. Wärme fördert die »Reifung« des Gerstenkorns. Seltene Komplikation ist eine Orbitalphlegmone. [WKY]

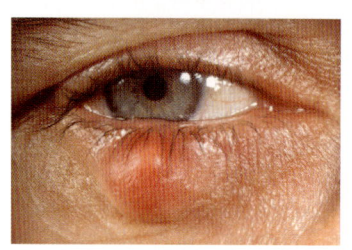

**Abb. 5.7:** *Chalazion (Hagelkorn).* Chronische Entzündung der Meibom-Drüsen an der Lidinnenseite durch Sekretstau. Das Chalazion ist nicht oder kaum schmerzhaft, erbsengroß und derb. [BVA]

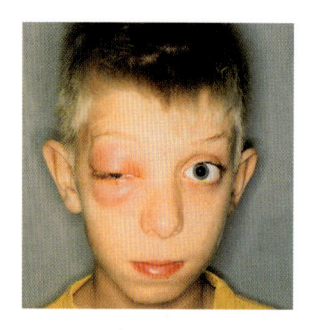

**Abb. 5.8:** *Orbitalphlegmone.* Von einem Gerstenkorn ausgehend wandern Bakterien von der Liddrüse in die vordere knöcherne Augenhöhle ein. Hier muss mit einer raschen intravenösen Antibiotikatherapie ein Übergreifen auf das Gehirn verhindert werden. [RKL]

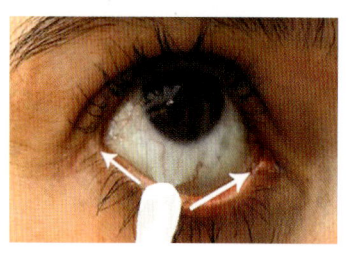

**Abb. 5.9:** *Lidrandhygiene.* Mit einem angefeuchteten Wattestäbchen werden Krusten auf den Drüsenausgängen entfernt und Verklebungen gelöst. [IRO]

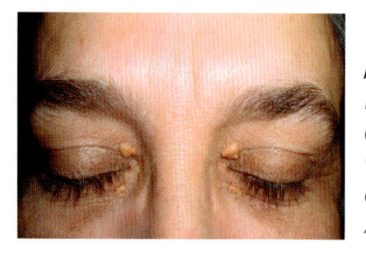

**Abb. 5.10:** *Xanthelasmen (Fetteinlagerung in die Lidhaut).* Die Ursache bleibt meistens unklar, manchmal kann eine erbliche Fettstoffwechselstörung vorliegen. Eine Fettstoffwechselstörung sollte daher ausgeschlossen werden. Allerdings führt eine fettarme Ernährung nicht zum Rückgang der Xanthelasmen. [KDP]

## 5.4 Auffälligkeiten am Augenlid

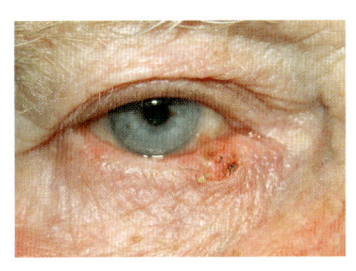

**Abb. 5.11:** *Basaliom.* Das Basaliom ist ein bösartiger Tumor und kann an allen Hautstellen auftreten, findet sich jedoch meist im Gesicht. Besonders oft sind hellhäutige Menschen betroffen. Das Erscheinungsbild des Basalioms mit seinem perlschnurartigen Rand und den Gefäßerweiterungen ist oft sehr typisch und dann leicht zu erkennen. [RKL]

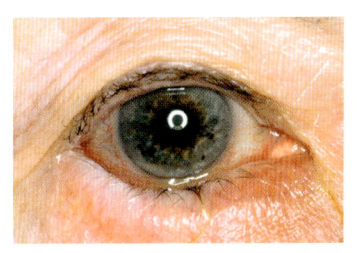

**Abb. 5.12:** *Entropium.* Nach innen geklapptes Augenlid, wodurch die Wimpern ständig auf der Hornhaut und den Konjunktiven schleifen. Meist ist das Unterlid betroffen. Ursache ist in der Regel ein muskuläres Ungleichgewicht der Augenlidmuskulatur im Alter. Das Auge ist chronisch gereizt, und die Hornhaut kann geschädigt werden. Oft wird Lid mit gutem Erfolg operiert. [BVA]

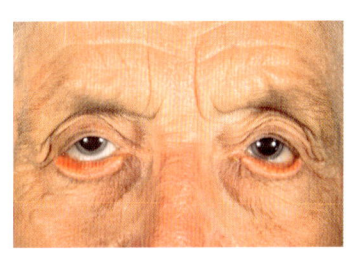

**Abb. 5.13:** *Ektropium.* Nach außen geklapptes Augenlid, wodurch das Auge tränt, austrocknet und gerötet ist. Meist ist das Unterlid betroffen. Ursache ist auch hier häufig ein muskuläres Ungleichgewicht der Augenlidmuskulatur im Alter. Operationen schaffen meist eine dauerhafte Besserung. [BVA]

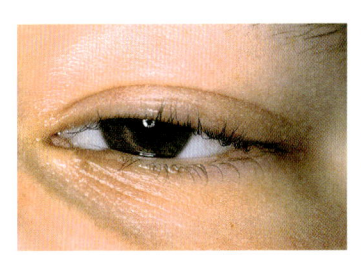

**Abb. 5.14:** *Angeborene Ptosis (hängendes Augenlid).* Ursache ist oft eine Fehlsteuerung des Lidhebermuskels. Die Störung kommt in manchen Familien gehäuft vor, kann ein- oder beidseitig auftreten und das freie Sehen erheblich einschränken. Um in ausgeprägten Fällen zu verhindern, dass die Kinder schwachsichtig werden, ist eine frühzeitige Operation erforderlich.
Ist zudem die betroffene Pupille verengt, spricht man vom **Horner-Syndrom.** Früher galt auch der Enophthalmus als Teil des Syndroms, doch geht der Eindruck eines scheinbar eingesunkenen Augapfels auf das hängende Lid zurück. Ursächlich kommen verschiedene Tumoren, HWS-Verletzungen, Struma oder Schädigungen der Karotiden infrage. [BVA]

| Beschwerdebild | Was steckt dahinter? | Vorgehen |
|---|---|---|
| beidseitige, schmerzlose Lidschwellung | ▸ Lidödem (→ Abb. 5.5 S. 119), z. B. bei Herzinsuffizienz, chronischem Nierenversagen<br>▸ Allergie, z. B. auf Hausstaubmilben (Beschwerden morgens) oder Pollen (Beschwerden im Freien) | ▸ Allergenkarenz<br>▸ kühlende Augenkompressen, z. B. kalter Waschlappen<br>▸ antiallergische Augentropfen<br>▸ internistische Ursachen behandeln. Meistens ist eine effektive schulmedizinische Therapie möglich |
| einseitige, schmerzhafte, korngroße Schwellung an Lidrand oder Lid | Hordeolum (Gerstenkorn, → Abb. 5.6 S. 120) | ⓘ bei starken Schmerzen und fehlender Besserung nach zwei Tagen wegen Gefahr der Orbitalphlegmone: zum Augenarzt<br>▸ Wärmeanwendung, z. B. Kompressen mit warmem Wasser, Rotlicht, Leinsamenbrei |
| einseitige, schmerzlose, bis erbsengroße Schwellung an Lidrand oder Lid | Chalazion (Hagelkorn, → Abb. 5.7 S. 120) | ▸ kleine Hagelkörner: heilen meist nach Monaten spontan<br>▸ entzündungshemmende Augentropfen und -salben<br>▸ bei Rezidiven Lidrandhygiene<br>▸ zum Augenarzt nur aus kosmetischen Gründen oder nach mehreren Monaten |
| ausgedehnte, schmerzhafte oder juckende Schwellung und Rötung am Lid(rand)<br>▸ ein- oder beidseitig<br>▸ oft morgens verklebte Wimpern und Lidränder<br>▸ evtl. Wimpernausfall | ▸ Blepharitis (Lidrandentzündung)<br>▸ Allergie, z. B. auf Hausstaubmilben, Pollen, Tierhaare, Kosmetika | ▸ bei Krusten oder starken Schmerzen: zum Augenarzt<br>▸ bei Lidrandentzündung Lidrandhygiene (→ Abb. 5.9 S. 120)<br>▸ bei Allergie versuchsweise keine Kosmetika, kühlende Kompressen, antiallergische Augentropfen |
| einseitige, schmerzlose Schwellung des Tränensäckchens unterhalb des unteren Augenlids | chronische Dakryozystitis (Tränensackentzündung) | Therapie ist schwierig. Wenn sich Schwellung nicht bessert: Patient zum Augenarzt schicken |
| einseitige, schmerzhafte Schwellung des Tränensäckchens unterhalb des unteren Augenlids<br>▸ Rötung, auch von Bindehaut und Unterlid<br>▸ evtl. Fieber | akute Dakryozystitis (Tränensackentzündung) | ⓘ breitet sich die Infektion auf Lider und Wange aus (Dakryophlegmone), droht eine Sepsis (Blutvergiftung): zum Augenarzt<br>▸ Antibiotika: lokal als Augensalbe und systemisch |
| gelbweiße, flache Erhebungen unter der Lidhaut | Xanthelasma (Fettablagerung in der Haut, → Abb. 5.10 S. 120): harmlose Alterserscheinung oder Zeichen einer Fettstoffwechselstörungen | erhöhte Blutfette ausschließen (→ S. 416) |

## 5.4 Auffälligkeiten am Augenlid

| Beschwerdebild | Was steckt dahinter? | Vorgehen |
|---|---|---|
| **langsam wachsende, glänzende Knötchen, häufig im Augenwinkel**<br>▸ oft Vertiefung oder Geschwür in der Mitte<br>▸ bei längerem Verlauf oft abwechselnd Krusten und scheinbare Heilung | Basaliom (Basalzellkarzinom, langsam wachsender Hautkrebs, → Abb. 11.21 S. 381) | zum Hautarzt überweisen |
| **Ein- oder Auswärtskehrung von Lidern**<br>▸ meist nach Verletzung oder im höheren Alter<br>▸ gerötete Bindehaut, starkes Tränen | ▸ Entropium (eingestülptes Lid, → Abb. 5.12 S. 121)<br>▸ Ektropium (ausgestülptes Lid, → Abb. 5.13 S. 121) | wenn die Bindehaut stark gereizt ist: in den nächsten Tagen zum Augenarzt |
| **beidseitig hängendes Lid** | Ptosis (→ Abb. 5.14 S. 121), z. B. durch<br>▸ angeborene Ptosis<br>▸ Muskelschwäche, z. B. bei Myasthenia gravis | ▸ angeboren: In den ersten Monaten zum Augenarzt, da sich sonst eine Sehschwäche entwickeln kann<br>▸ erworben: in den nächsten Tagen zum Augenarzt |
| **meist einseitig hängendes Lid**<br>▸ evtl. Störungen der Augenbeweglichkeit<br>▸ evtl. gleichseitig enge Pupille | Ptosis (→ Abb. 5.14 S. 121) durch Schädigung von Nerven oder Hirnstamm, z. B. bei<br>▸ Schlaganfall<br>▸ Gehirntumoren<br>▸ Fazialisparese | Hirntumoren und leichte Schlaganfälle können sich zunächst sehr undramatisch präsentieren. In Zweifelsfällen am gleichen Tag zum Nerven- oder Augenarzt überweisen |
| **überschüssige Haut hängt über den Lidrand**<br>▸ im höheren Alter<br>▸ oft gerötete Bindehaut | Blepharochalasis (Schlupflid) | wenn die Bindehaut stark gereizt ist: in den nächsten Tagen zum Augenarzt |
| **zuckende(s) Augenlid(er)** | ▸ nervöse Zuckungen, z. B. bei Müdigkeit, Überanstrengung der Augen<br>▸ selten: fokaler Anfall bei Epilepsie | ▸ Augenentspannungsübungen oder andere Mind-Body-Therapien, z. B. Yoga<br>▸ Augen für 30 Sekunden in der hohlen Hand entspannen |
| **zwanghaftes, wiederholtes Blinzeln** | ▸ Konjunktivitis (Bindehautentzündung, → Abb. 5.19 S. 126)<br>▸ verunreinigte oder ungeeignete Sehhilfen<br>▸ Blinzel-Tic<br>▸ Frühform eines Blepharospasmus (nervösen Lidkrampfes) | wenn nach einigen Tagen keine Besserung eintritt: zum Neurologen |
| **Lidkrampf**<br>▸ ein oder beide Augen lassen sich nur mühsam oder gar nicht öffnen<br>▸ evtl. Augenschmerzen und/oder starkes Tränen | ▸ Hornhautentzündung, -verletzung<br>▸ Konjunktivitis (Bindehautentzündung, → Abb. 5.19 S. 126)<br>▸ Blepharospasmus (nervöser Lidkrampf) | wenn die Augen schmerzen und tränen: am gleichen Tag zum Augenarzt |

## 5.5 Schmerzlose Auffälligkeiten am Auge

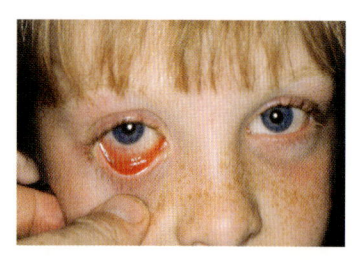

Abb. 5.15: *Hyposphagma (Bindehauteinblutung). Die Einblutungen sind meist schmerzlos. Sie treten bei Verletzungen, Husten oder auch nach Presswehen auf und heilen in der Regel folgenlos ab.* [RKL]

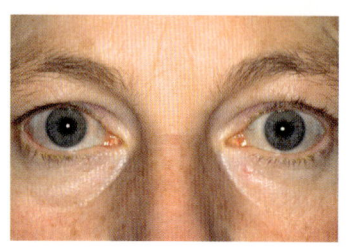

Abb. 5.16: *Exophthalmus. Bindegewebsvermehrung, Tumorbildung oder andere Volumenzunahmen, z. B. orbitale Einblutung nach Verletzungen des Schädels, drängen den Augapfel aus seiner Höhle. Hinter einem zunehmenden Exophthalmus steckt oft eine Schilddrüsenentzündung. Ein angeborener Exophthalmus beruht meist auf Augenerkrankungen oder Fehlbildungen an den Schädelknochen.* [BVA]

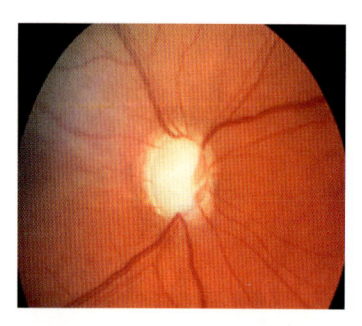

Abb. 5.17 *Augenhintergrund beim Glaukom (Grüner Star). Die Gefäße sind an den Rand der Papille gedrängt, die Papille sieht exkaviert (ausgehöhlt) aus.* [BVA]

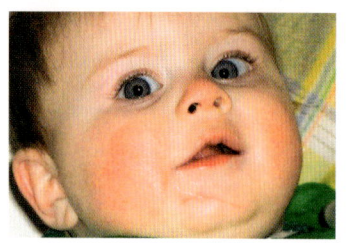

Abb. 5.18: *Minimalschielen. Fünf Monate altes Mädchen mit Minimalschielen. Schielt das Kind selten, geben sich solche kleinsten Schielwinkel fast immer mit der Zeit. Dennoch sollte der Augenarzt in solchen Fällen zu Rate gezogen werden.* [ASL]

## 5.5 Schmerzlose Auffälligkeiten am Auge

| Beschwerdebild | Was steckt dahinter? | Vorgehen |
|---|---|---|
| **scharf begrenzte, lackartige Rötung an der Bindehaut**<br>▸ meist ohne erkennbare Ursache<br>▸ evtl. nach Verletzung, Hustenanfall | Hyposphagma (Bindehautunterblutung, → Abb. 5.15 S. 124) | ❗ nach Verletzung: sofort zum Augenarzt<br>▸ bei wiederholtem Auftreten: Blutdruck kontrollieren<br>▸ ggf. zum Arzt überweisen |
| **Gelbfärbung der Bindehäute** | ▸ Ikterus (Gelbsucht), z. B. bei Lebererkrankungen, gestörtem Gallenfluss, häufige Medikamenten-Nebenwirkung<br>▸ Meulengracht-Krankheit | ❗ wenn die Verfärbung neu bemerkt wird: möglichst rasch zum Internisten<br>▸ bei Schwäche und Appetitlosigkeit: am selben Tag zum Internisten |
| **rasche Augenbewegungen ohne weitere Beschwerden** | Nystagmus (Augenzittern) | bei Kindern: in den nächsten Tagen zum Augenarzt |
| **ständige schnelle Augenbewegungen bei Kindern mit Sehstörungen** | angeborener Nystagmus (Augenzittern) bei Augenerkrankungen, z. B. Katarakt (grauer Star) | in den nächsten Tagen zum Augenarzt |
| **ständige schnelle Augenbewegungen**<br>▸ oft Zittern, Lähmungen, Bewegungsarmut<br>▸ Augenlähmungen<br>▸ evtl. mit Schwindel | erworbener Nystagmus (Augenzittern) bei Erkrankungen von<br>▸ Kleinhirn oder Hirnstamm, z. B. Multiple Sklerose oder Gehirntumoren<br>▸ des Gleichgewichtsorgans, z. B. Lagerungsschwindel | ❗ schwere Erkrankungen des Nervensystems möglich: in den nächsten Tagen zum Neurologen |
| **Hervortreten eines oder beider Augäpfel in Wochen bis Jahren**<br>▸ starkes Tränen<br>▸ oft Sehstörungen, z. B. Doppelbilder | chronischer Exophthalmus (→ Abb. 5.16 S. 124), z. B. durch<br>▸ Basedow-Krankheit<br>▸ extreme Kurzsichtigkeit<br>▸ Augentumoren, Metastasen | ▸ Tumoren ausschließen: Ultraschall, MRT<br>Bei V. a. Basedow-Krankheit:<br>▸ TSH und Schilddrüsenhormone (→ S. 429) kontrollieren<br>▸ Schilddrüsenautonomie ausschließen: TRAK (→ S. 428) kontrollieren, Ultraschall, Szintigrafie<br>▸ zum Augenarzt |
| **Pulsieren und Vortreten eines Augapfels**<br>▸ meist nach einer Kopfverletzung<br>▸ Auge meist stark gerötet<br>▸ evtl. Sehstörungen | pulsierender Exophthalmus, spontan oder nach Verletzung von Augen- und Hirngefäßen im Rahmen eines Schädel-Hirn-Traumas | am gleichen Tag zum Augenarzt |
| **wechselndes Vortreten eines oder beider Augäpfel**<br>▸ bei Änderung der Kopfhaltung, Husten und Niesen | Krampfadern in der Augenhöhle meist im Rahmen angeborener Gefäßmissbildungen, gelegentlich auch später, z. B. nach Gefäßverschlüssen | drohende Komplikationen müssen ausgeschlossen werden: in den nächsten Wochen zum Neurologen oder Augenarzt |
| **angeborenes Vortreten eines oder beider Augäpfel** | ▸ Glaukom (Grüner Star. Augenhintergrund → Abb. 5.17 S. 124)<br>▸ Fehlbildungen von Auge, Augenhöhle und Schädel | ❗ bei Verdacht auf Glaukom: möglichst am selben Tag zum Augenarzt |

| Beschwerdebild | Was steckt dahinter? | Vorgehen |
|---|---|---|
| beidseits weißlicher Ring am äußeren Rand der Iris | Arcus lipoides | harmlos. Eine Beseitigung mit naturheilkundlichen Methoden kaum möglich |
| Schielen<br>▶ oft Doppelbilder<br>▶ oft Kopfschiefhaltung, Zukneifen eines Auges | ▶ angeborenes Minimalschielen (→ Abb. 5.18 S. 124)<br>▶ asymmetrische Fehlsichtigkeit, z. B. einseitige Weitsichtigkeit<br>▶ Gehirntumor, Multiple Sklerose<br>▶ Verletzungen und Erkrankungen der Augenmuskeln | ▶ Säuglinge sollen zum Augenarzt, wenn Schielen nach dem 6.-12. Lebensmonat weiterbesteht<br>▶ bei neu aufgetretenem Schielen im höheren Lebensalter: zum Augenarzt |

## 5.6 Augenschmerzen oder -jucken

Bindehaut und Hornhaut sind mit zahlreichen, sensiblen Nervenenden ausgestattet, die Berührungen, eindringende Fremdkörper oder andere Störungen sofort registrieren. Die gute Nervenversorgung hat eine ausgeprägte Schmerzempfindlichkeit zur Folge, die das empfindliche Auge schützt. Sie lässt bereits wenige Sandkörner zur Tortur werden. Das schmerzende Auge ist meist gerötet und tränt, oft bestehen ein Blinzelzwang, Lichtscheu und ein starkes Bedürfnis, das Auge zu reiben, eventuell auch ein regelrechter Lidkrampf.

Schmerzen in oder hinter dem Auge haben ihre Ursache entweder im Augapfel selbst oder in den benachbarten Strukturen: den Nasennebenhöhlen oder, wie bei der Migräne und ähnlichen Krankheitsbildern, dem Gehirn und seinen Gefäßen.

Bei der Keratitis photoelectrica (Verblitzung) wird Hornhautoberfläche durch UV-Strahlen, z. B. beim Schweißen oder durch eine Höhensonne, verletzt.

Die okuläre Myositis (Augenmuskelentzündung) ist eine relativ häufige Erkrankung der Augenmuskeln. Sie verursacht neben starken Schmerzen auch Doppelbilder. Die ursächliche Entzündung lässt sich gut mit Kortison behandeln.

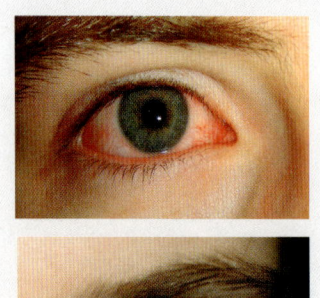

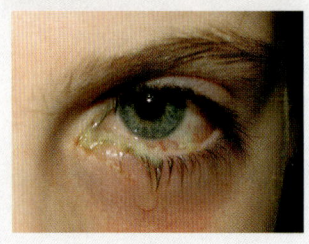

Abb. 5.19: *Konjunktivitis (Bindehautentzündung). Ist manchmal trotz deutlicher Schmerzempfindungen am betroffenen Auge schwer zu erkennen. Eine leichte Gefäßerweiterung der Bindehautäderchen kann das Einzige sein, was man sieht. Im Zweifelsfall ist der Seitenvergleich hilfreich.* [WKY]
*Eitrige Konjunktivitis (Bindehautentzündung). 12-jähriges Mädchen, das aus dem Urlaub am Meer diese eitrige Bindehautentzündung mitbrachte. Deutlich sind die geröteten und erweiterten Blutgefäße der Bindehaut zu sehen. Auch unter antibiotischen Augentropfen tagsüber und Augensalbe zur Nacht vergingen bis zur Abheilung über 2 Wochen.* [RKL]

## 5.5 Schmerzlose Auffälligkeiten am Auge

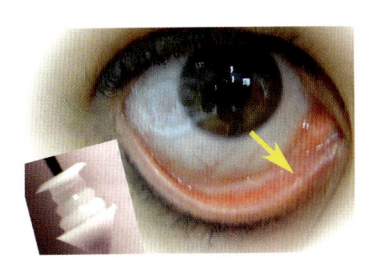

**Abb. 5.20:** *Sicca-Syndrom, Keratitis sicca.* Reizung der Binde- und Hornhaut durch eine Benetzungsstörung aufgrund verminderter Produktion oder fehlerhafter Zusammensetzung der Tränenflüssigkeit. In Verbindung u.a mit Schleimhauttrockenheit und chronischer Polyarthritis zum rheumatischen Formenkreis gehörendes Symptom des Sjögren-Syndroms. Trockene Augen sind in der Augenarztpraxis das häufigste Krankheitsbild. Typischerweise sind Frauen zwischen 50 und 70 Jahren betroffen. Abhilfe können künstliche Tränen bieten – oft ist den Betroffenen der andauernde Gebrauch bis zu einem Dutzend Mal pro Tag allerdings lästig. In schweren Fällen setzt der Augenarzt deshalb einen keilförmigen Silikonstöpsel ein, der wie ein Badewannenstöpsel das Tränenpünktchen verschließt (Punctum Plug, zu sehen im Detailbild und eingesetzt an der Spitze des gelben Pfeils). Dieser kann, wenn er vertragen wird, jahrelang eingesetzt bleiben. [OIO]

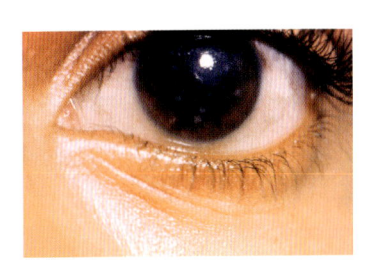

**Abb. 5.21:** *Keratitis (Hornhautentzündung).* Es besteht die Gefahr, dass sich Blutgefäße bilden und von den Bindehäuten in die Hornhaut einwachsen. Bei deutlich ausgeprägter Gefäßneubildung sind Dauerschäden an der Hornhaut zu befürchten. Kontaktlinsen müssen für mindestens mehrere Monate abgelegt werden. [NIH]

| Beschwerdebild | Was steckt dahinter? | Vorgehen |
|---|---|---|
| **Brennen, Stechen, Drücken, oder Fremdkörpergefühl mit »rotem Auge«**<br>▸ oft Absonderungen und/oder starkes Tränen<br>▸ oft morgens verklebte Lidränder<br>▸ manchmal Lichtscheu | Konjunktivitis (Bindehautentzündung) durch<br>▸ Bakterien. Typisch: eitrige Absonderungen<br>▸ Viren, oft Adenoviren. Typisch: starkes Tränen<br>▸ chemische Reize, z. B. Chlorwasser oder Staub. Typisch: Fremdkörpergefühl<br>▸ Fremdkörper, z. B. Kontaktlinsen<br>▸ Medikamente, z. B. Neuroleptika | ⚠ Sekrete können sehr ansteckend sein: Hände sorgfältig waschen und Finger nicht zu den Augen führen<br><br>**Erstmaßnahme:** Augenauflagen mit kühlem Wasser<br>▸ wenn Bakterien die Ursache sein können und die Beschwerden anhalten: zum Augenarzt. Antibiotikatherapie erforderlich<br>▸ bis zur Ausheilung keine Kontaktlinsen tragen |

| Beschwerdebild | Was steckt dahinter? | Vorgehen |
|---|---|---|
| **Brennen und Fremdkörpergefühl bei leicht gerötetem Auge**<br>▸ Gefühl von Sand im Auge, Blinzelzwang<br>▸ besonders bei Kälte, Wind, Zugluft, trockener oder verrauchter Luft, längerem Lesen<br>▸ abends »müde Augen« | Sicca-Syndrom (trockene Augen) | ▸ bei zusätzlichen Gelenkbeschwerden Sjögren-Syndrom ausschließen: Unterlippenbiopsie, Autoantikörper (ANA, SS-A, SS-B, RF) bestimmen<br>▸ Auslöser vermeiden<br>▸ künstliche Tränen helfen vielen<br>▸ mindestens 2,5 l täglich trinken<br>▸ nachts Augenauflagen mit kühlem Wasser, Heilsalbe |
| **plötzliche, einseitige Augenschmerzen mit deutlich sichtbaren Äderchen oder Rötungen der Bindehaut**<br>▸ Drang zu reiben<br>▸ oft sofortiges Augenzwinkern oder Zukneifen des Auges<br>▸ oft starkes Tränen | ▸ akut und erstmalig: geplatzte Bindehautgefäße durch Fremdkörper, z. B. Sand, Wimpern, Insekten, Splitter, Verletzung der Bindehaut oder der Hornhaut<br>▸ wiederholtes Platzen von Äderchen: Bluthochdruck, oft ohne erkennbare Ursache | **Erstmaßnahme:** lose Fremdkörper unter fließendem Wasser ausspülen oder mit einem Wattestäbchen heraustupfen<br>▸ schmerzhafte Verletzungen, Fremdkörper lässt sich nicht entfernen: sofort zum Augenarzt<br>▸ Blutdruck kontrollieren |
| **Jucken und starkes Tränen mit »rotem Auge«**<br>▸ oft stark geschwollene Lider<br>▸ oft zusätzlich Schnupfen und/oder Atembeschwerden | allergische Konjunktivitis, z. B. als Reaktion auf<br>▸ Kosmetika<br>▸ Hausstaubmilben: Beschwerden morgens<br>▸ Pollen: Beschwerden im Frühjahr und besonders im Freien | ▸ Allergieauslöser meiden<br>▸ kühlende Augenkompressen<br>▸ antiallergische Augentropfen<br>▸ wenn Beschwerden anhalten: zum Augenarzt |
| **starke Augenschmerzen mit deutlicher Verschlimmerung bei Lichteinfall**<br>▸ einseitig oder beidseitig auftretend<br>▸ allgemeine oder umschriebene Rötung<br>▸ starker Tränenfluss<br>▸ oft Lidkrampf und Lichtscheu<br>▸ evtl. Sehverschlechterung | ▸ Keratitis (Hornhautentzündung)<br>▸ Konjunktivitis (Bindehautentzündung)<br>▸ Hornhauthautverletzung, z. B. durch Sauerstoffmangel unter Kontaktlinsen<br>▸ Verblitzung durch UV-Strahlen, z. B. Höhensonne, Schweißen<br>▸ Iritis (Regenbogenhautentzündung)<br>▸ Uveitis (Entzündung von Aderhaut, Regenbogenhaut und Ziliarkörper). Eigenständige Erkrankung oder Begleitreaktion z. B. eines Morbus Bechterew | ⚠ bei starken Schmerzen: sofort zum Augenarzt, ansonsten am gleichen Tag. Es drohen bleibende Hornhautschäden<br>**Erstmaßnahme:** Kontaktlinsen sofort herausnehmen<br>▸ Schutz vor Sonne und Licht, z. B. durch Sonnenbrille – möglichst mit Seitenschutz – und Zimmer abdunkeln<br>▸ kein Autofahren bis zur Besserung |
| **meist einseitige, anfallsartige, pulsierende oder bohrende Schmerzen hinter dem Auge**<br>▸ ohne gerötete Augen<br>▸ meist Übelkeit, Schwindel<br>▸ oft Lärmempfindlichkeit und/oder Lichtscheu<br>▸ Stunden bis Tage dauernd, wiederkehrend | Migräne | ▸ dunkler Raum, Ruhe, Kälte<br>▸ bei Übelkeit: Metoclopramid<br>▸ bei Schmerzen: Acetylsalicylsäure, Paracetamol oder Ibuprofen, ggf. mit Koffein kombiniert<br>▸ ggf. Triptane (Serotoninrezeptoragonisten) zu Schmerzbeginn<br>▸ Anfallskalender führen<br>▸ wenn keine Besserung: zum Neurologen |

## 5.7 Ungewöhnliche Wahrnehmungen und Doppelbilder

| Beschwerdebild | Was steckt dahinter? | Vorgehen |
|---|---|---|
| **mehrfach täglich wiederkehrende, unerträgliche Schmerzattacken an einem Auge**, meist bei jungen Männern<br>▸ gleichseitig Augenrötung, Tränenfluss, Nasenlaufen<br>▸ Anfallsdauer 15–180 Minuten | Clusterkopfschmerz (Bing-Horton-Syndrom) | **Erstmaßnahme:** aufrechte Haltung, keine Schmerzmittel<br>▸ wenn Diagnose noch nicht sicher: zunächst zum Ausschluss anderer neurologischer Erkrankungen zum Neurologen<br>▸ mögliche Auslöser meiden, z. B. Alkohol, Nikotin, Glutamat, Badezusätze. |
| **pochende Schmerzen im inneren Augenwinkel**<br>▸ ohne gerötete Augen<br>▸ bei oder nach Erkältungen<br>▸ Verschlimmerung bei Kopfbeugung<br>▸ evtl. Fieber | ▸ akute Sinusitis (Nasennebenhöhlen-Entzündung) der Stirnhöhle<br>▸ bei schon mehrfachem Auftreten auch chronische Sinusitis | ▸ abschwellende Nasentropfen<br>▸ Inhalationen, z. B. mit Salz- oder Kamillelösung<br>▸ kalte Quarkauflagen, Rotlicht<br>▸ abschwellende und sekretverflüssigende Pflanzenextrakte |
| **plötzliche, einseitige, heftigste Augenschmerzen mit starker Rötung**<br>▸ Nebelsehen, Regenbogenfarben um Lichtquellen<br>▸ starker Tränenfluss<br>▸ Kopfschmerz, Erbrechen | Glaukomanfall (Grüner Star) | ⓘ **Erblindungsgefahr:** sofort zum Augenarzt |
| **plötzliche, einseitige, heftige Schmerzen mit Rötung und Hervortreten des Auges**<br>▸ Fieber, schlechter Allgemeinzustand<br>▸ evtl. Bewusstseinstrübung, Gesichtslähmungen<br>▸ oft nach eitrigen Infektionen im Kopfbereich, z. B. Nasennebenhöhlen-Entzündung | akuter Exophthalmus, z. B. durch<br>▸ Orbitalphlegmone (eitrige Augapfelentzündung)<br>▸ Sinus[venen]thrombose (Thrombose einer Hirnvene)<br>▸ akute Sinusitis (Nasennebenhöhlen-Entzündung), vor allem bei Kindern | ⓘ bei schlechtem Allgemeinzustand, Lähmung oder Bewusstseinstrübung: Notarzt rufen oder Patient in die nächste Klinik fahren<br>▸ am gleichen Tag zum Augenarzt<br>▸ bei Kindern: auch zum Pädiater |
| **einseitige Schmerzen mit Hervortreten eines Augapfels nach Gewalteinwirkung** | akuter Exophthalmus durch Verletzungen oder Blutungen im Augapfel | ⓘ Verletzung muss vom Augenarzt versorgt werden |
| **einseitige Schmerzen mit zunehmendem Hervortreten von einem oder beiden Augäpfeln**<br>▸ oft starkes Tränen<br>▸ oft Sehstörungen, z. B. Doppelbilder | chronischer Exophthalmus, z. B. durch<br>▸ Pseudotumor oder Orbitamyositis, okuläre Myositis (Augenmuskelentzündung)<br>▸ gut- und bösartige Augentumoren, z. B. Hämangiom (Blutschwamm), Lymphom<br>▸ Metastasen, z. B. bei Brust- oder Lungenkrebs | Tumoren ausschließen: Ultraschall, MRT |

## 5.7 Ungewöhnliche Wahrnehmungen und Doppelbilder

Bei ungewöhnlichen Wahrnehmungen, Doppelbildern und Gesichts- oder Blickfeldausfällen müssen die Überlegungen zur Ursache der Störungen immer auch das Gehirn einschließen. Ob durch Entzündungen, Blutungen, Tumoren oder Verletzungen: Immer kann ein krankhafter Prozess im Gehirn zu Sehstörungen führen. Die Sehnervenbahn erstreckt sich von der Netzhaut bis zu den Sehzentren im Hinterhaupt. Dadurch wird sogar bei manchen Sehstörungen eine sehr präzise Lokalisierung der Hirnschädigung allein durch Untersuchung der Gesichtsfelddefekte möglich.

Bei Doppelbildern stimmt das Gleichgewicht der Augenmuskeln nicht mehr. Die mögliche Ursache kann in den Augenmuskeln selbst liegen oder in den sie versorgenden Nerven.

Wenn der Patient seine Beschwerden beschreibt, muss das nicht Klarheit bringen. Begleitsymptome, die vielleicht den Verdacht eher in Richtung Gehirnerkrankung lenken würden, können fehlen. Aber auch umgekehrt können Symptomschilderungen, die aufhorchen lassen und sich zunächst nach einer Gehirnerkrankung anhören, doch relativ harmlose Augenerkrankungen oder einfach Alterserscheinungen sein.

| Beschwerdebild | Was steckt dahinter? | Vorgehen |
|---|---|---|
| Sehen von grauen, schwimmenden Pünktchen und Fädchen (Mouches volantes, »fliegende Mücken«) | ▸ altersbedingte Glaskörperveränderungen<br>▸ Kurzsichtigkeit | Einzelne, kleine »Mücken« sind fast immer harmlos. Plötzliches Auftauchen zahlreicher »Mücken« zum Augenarzt |
| Sehen von dunklen Flecken oder »Rußregen« | ▸ Glaskörpereinblutung, z. B. bei Diabetes<br>▸ Glaskörperabhebung<br>▸ beginnende Netzhautablösung | ⓘ Es drohen Netzhautschäden: am gleichen Tag zum Augenarzt |
| Sehen von Zackenlinien, Lichtblitzen und Funken(schauern) | ▸ Migräne mit Aura (Vorgefühl)<br>▸ Glaskörperabhebung<br>▸ beginnende Netzhautablösung<br>▸ Amaurosis fugax (vorübergehende Durchblutungsstörung der Netzhaut- oder Hirngefäße, → S. 134) | ▸ bei Lichtblitzen und Funken ohne Kopfschmerzen: am gleichen oder nächsten Tag zum Augenarzt<br><br>Migräne:<br>▸ dunkler Raum, Ruhe, Kälte<br>▸ bei Übelkeit: Metoclopramid<br>▸ bei Schmerzen: Azetylsalizylsäure, Paracetamol oder Ibuprofen, ggf. mit Koffein kombiniert<br>▸ ggf. Triptane (Serotoninrezeptoragonisten) zu Schmerzbeginn |
| einseitig farbige Ringe um Lichtquellen<br>▸ Schmerzen und Rötung am betroffenen Auge<br>▸ verschwommenes Sehen<br>▸ Übelkeit, Erbrechen | Glaukomanfall (Grüner Star, Augenhintergrund → Abb. 5.17 S. 124) | ⓘ Es droht Erblindung; sofort zum Augenarzt |

## 5.8 Langsam zunehmende Sehschwäche und Erblindung

| Beschwerdebild | Was steckt dahinter? | Vorgehen |
|---|---|---|
| **Gelb-, Blau-, Rotsehen** | ▸ seltene Medikamentennebenwirkung von Digitalis (Fingerhut), Sulfonamiden oder Diuretika<br>▸ Rauschzustand oder Entzugserscheinung bei Alkohol- oder Drogensucht | ⚠ bei Übelkeit, Verwirrtheit oder Behandlung mit Digitalis: sofort in die Klinik<br>▸ Wiedervorstellung in den nächsten Tagen |
| **Nichterkennen bestimmter Farben** | ▸ angeborene Rot-, Grün- oder Rot-Grün- Blindheit<br>▸ Sehnerventzündung<br>▸ Multiple Sklerose | wenn die Beschwerde neu auftritt: in den nächsten Tagen zum Augenarzt |
| **verzerrtes, vergrößertes oder verkleinertes Sehen** | ▸ Netzhautablösung<br>▸ altersbedingte Makuladegeneration (Netzhautschaden)<br>▸ Migräne mit Aura (Vorgefühl)<br>▸ Aura, fokaler epileptischer Anfall<br>▸ Chorioretinitis (Ader- und Netzhautentzündung) | ⚠ schwere neurologische Erkrankung oder Augenerkrankung nicht auszuschließen: Patienten nicht alleine lassen, sofort zum Augenarzt |
| **ständige oder wechselnde Doppelbilder ohne Auffälligkeiten am Auge** | ▸ Schielen, aus unbekannter Ursache oder z. B. bei asymmetrischer (einsichtiger) Weitsichtigkeit<br>▸ Übermüdung bei – ansonsten kompensiertem – Schielen<br>▸ Hirnarterienaneurysma (Ausweitung einer Hirnarterie)<br>▸ Multiple Sklerose<br>▸ Gehirntumor<br>▸ Muskelschwäche, z. B. bei Myasthenia gravis | ⚠ bei sich verschlechterndem Allgemeinzustand: schwere Grunderkrankung rasch zum Neurologen und Augenarzt |
| **plötzliche Doppelbilder ohne Auffälligkeiten am Auge**<br>▸ meist starke bis unerträgliche Kopfschmerzen<br>▸ meist zunehmende Bewusstseinseintrübung<br>▸ oft Lähmungen | ▸ Transitorische ischämische Attacke, Schlaganfall<br>▸ Hirnaneurysmablutung<br>▸ Subarachnoidalblutung<br>▸ Sinus(venen)thrombose | ⚠ Frühe und intensive Interventionen können bei allen genannten Diagnosen das Leben retten: sofort den Notarzt rufen. |
| **Doppelbilder mit zunehmendem Hervortreten des Augapfels** | Exophthalmus (→ Abb. 5.16 S. 124) | ▸ Basedow-Krankheit ausschließen: TRAK (→ S. 428) kontrollieren<br>▸ zum Augenarzt |

## 5.8 Langsam zunehmende Sehschwäche und Erblindung

Häufige Ursachen sind das Glaukom und Spätschäden bei Diabetes oder Hypertonus.

**Altersbedingte Makuladegeneration** (AMD). Fortschreitender Untergang der Sehsinneszellen an der Stelle des schärfsten Sehens der Netzhaut (gelber Fleck) durch Anhäufung von Ablagerungen und Durchblutungsstörungen. Diese Erkrankung ist die häufigste Ursache schwerer Sehbehinderungen bei über 65-jährigen. Sie ist neuerdings durch einen monoklonalen Antikörper gut therapierbar und oft sogar heilbar.

**Chorioretinitis.** Entzündung der Chorioidea (Aderhaut) und Retina (Netzhaut) im Inneren des Auges. Wegen ihrer engen räumlichen und funktionellen Beziehung sind diese beiden Schichten fast immer gemeinsam betroffen. Als Ursache finden sich oft Infektionskrankheiten, vor allem die Toxoplasmose. Manchmal ist sie Begleiterscheinung bei rheumatischen Erkrankungen wie Bechterew-Krankheit oder Sarkoidose. Der Verlauf reicht von Beschwerdefreiheit bis zum vollkommenen Sehverlust durch Zerstörung der Netzhaut.

**Retinitis pigmentosa.** Erbliche Erkrankung, oft bereits in der Kindheit beginnend. Sie führt zum allmählichen Untergang der Stäbchen, später auch der Zapfen. Entsprechend kommt es zuerst zu Nachtblindheit und anschließend zu einer langsamen Einschränkung des Gesichtsfelds bis hin zu einem röhrenförmigen Tunnelblick, mit dem nur noch Gegenstände gesehen werden können, die direkt angesehen werden. Endstadium ist nach jahrzehntelangem Verlauf die Erblindung. Oft ist sie u. a. mit Taubstummheit, Farbenblindheit und geringer Intelligenz kombiniert. Die Erkrankung betrifft in Deutschland schätzungsweise 40 000 Menschen und ist bislang ohne wirksame Therapie.

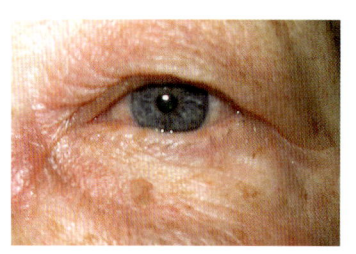

5.22: *Katarakt (Grauer Star). 75-jährige Patientin mit beginnender Katarakt. In diesem Stadium ist die Sehleistung schon reduziert, was die Betroffenen nicht immer wahrnehmen. Die Trübungen streuen oft das einfallende Licht, was die Betroffenen dann allem nachts als erstes Symptom bemerken.* [RKL]

## 5.8 Langsam zunehmende Sehschwäche und Erblindung

| Beschwerdebild | Was steckt dahinter? | Vorgehen |
|---|---|---|
| **undeutliches, verschwommenes Sehen** in der<br>1. Ferne<br>2. Nähe<br>3. Nähe und Ferne | unzureichend korrigierte Fehlsichtigkeit:<br>1. Myopie (Kurzsichtigkeit)<br>2. Hyperopie (Weitsichtigkeit), Presbyopie (Alterssichtigkeit)<br>3. Astigmatismus (Stabsichtigkeit), kombinierte Kurz- und Altersweitsichtigkeit | ▸ in den nächsten Tagen zum Augenarzt<br>▸ bei bekannter Fehlsichtigkeit: zum Optiker.<br>**Beratung:** evtl. eingeschränkte Fahrtüchtigkeit |
| **mangelhaftes Sehen im Dunkeln** (Nachtblindheit) | ▸ Myopie (Kurzsichtigkeit)<br>▸ normale Alterserscheinung<br>▸ angeborene Nachtblindheit<br>▸ Katarakt (Grauer Star), Glaukom (grüner Star)<br>▸ Hornhauttrübung, z. B. bei einer Herpesinfektion des Auges<br>▸ Retinitis pigmentosa<br>▸ Vitamin-A-Mangel<br>▸ Medikamentennebenwirkung | wenn Nachtblindheit neu auftritt: in den nächsten Tagen zum Augenarzt |
| **langsam fortschreitender Sehverlust**<br>▸ zunächst im äußeren Gesichtsfeld<br>▸ dann Ausdehnung in die Mitte bis zur Erblindung | ▸ Glaukom (Grüner Star, Augenhintergrund → Abb. 5.17 S. 124)<br>▸ Retinitis pigmentosa (erbliche Netzhauterkrankung, → S. 132)<br>▸ Gehirntumor | wenn Dinge am seitlichen Bildrand nicht gesehen werden: zum Augenarzt |
| **grauer Fleck, später Sehverlust in der Mitte**<br>▸ außen erhaltene Sehkraft<br>▸ anfangs oft verzerrtes Sehen | altersbedingte Makuladegeneration | ❗ ohne Therapie droht Erblindung: zum Augenarzt |
| **zunehmendes Nebel- oder Schleiersehen**<br>▸ Blendungsempfindlichkeit<br>▸ graue Farben | ▸ Katarakt (Grauer Star, → Abb. 5.22 S. 132)<br>▸ Hornhauttrübung, z. B. bei einer Herpesinfektion des Auges<br>▸ chronische Iritis (Regenbogenhaut-Entzündung), z. B. bei juveniler Arthritis oder Crohn-Krankheit | wenn Ursache nicht bekannt ist: den nächsten Tagen zum Augenarzt |
| **Schatten, Vorhang oder Balken, der sich vor das Auge schiebt**<br>▸ vorausgehend oft Lichtblitze, Funkenschauer, Rußregen<br>▸ später Verzerrtsehen | ▸ Netzhautablösung<br>▸ Glaskörpereinblutung, z. B. bei Diabetes | ❗ Erblindungsgefahr: sofort zum Augenarzt |

## 5.9 Plötzliche Sehverschlechterung

Fast jede plötzliche Sehverschlechterung muss rasch von einem Augenarzt abgeklärt werden, um Folgeschäden zu vermeiden.

**Amaurosis fugax.** Vorübergehende ein- oder beidseitige Erblindung. Bei Einseitigkeit besteht der Verdacht auf eine Enge der gleichseitigen Halsschlagader (Karotisstenose) und/oder auf Herzerkrankungen sowie auf eine okuläre Migräne. Sind beide Augen betroffen, spricht dies für eine Migräne oder eine vertebrobasiläre Insuffizienz. Bei einer psychogenen vorübergehenden Erblindung bleibt die Lichtreaktion erhalten.

**Arteriitis temporalis** (Arteriitis cranialis, Riesenzellarteriitis, Temporalarteriitis, Schläfenarterienentzündung). Systemische Entzündung mit starken Kopfschmerzen, seltener plötzlichen Sehstörungen. Sie ist – genauso wie die eng verwandte Polymyalgia rheumatica – mit schwerem Krankheitsgefühl und allgemeiner Schwäche verbunden. Meist trifft es über 60-jährige Frauen. Die Prognose ist gut. Wenn die Krankheit ausgeheilt ist, sind Rückfälle selten und die Lebensqualität wieder normal.

Bei der **Netzhautmigräne** verkrampft sich die zentrale Netzhautarterie und verursacht dadurch einen vorübergehenden Verlust der Sehkraft auf einem Auge. Im Gegensatz zur normalen Migräne, die im Anfangsstadium ebenfalls zu – allerdings meist beidseitigen – Sehstörungen führen kann, leiden die Betroffenen in der Regel nicht unter Kopfschmerzen.

**Netzhautarterienverschluss** (retinaler Arterienverschluss, Zentralarterienverschluss, ZAV). Durchblutungsstörung in der zentralen Netzhautarterie oder einem ihrer Äste durch einen Embolus oder – selten – durch Entzündungsprozesse in den Kopfarterien, z. B. bei Arteriitis temporalis. Arterienverschlüsse haben eine sehr schlechte Prognose und führen in der Regel zur irreversiblen Erblindung, wenn nicht innerhalb von wenigen Stunden eine Therapie eingeleitet wird.

**Netzhautvenenverschluss** (retinaler Venenverschluss, Zentralvenenverschluss, ZVV). Thrombose der zentralen Netzhautvene oder eines ihrer Seitenäste mit einseitiger, schmerzloser Sehverschlechterung. Meist sind lokale Blutgerinnsel (Thromben) an Stellen, an denen sklerotische Arterien die benachbarte Vene zusammendrücken, der Auslöser. Ursache ist in der Regel eine Grunderkrankung wie Diabetes oder Bluthochdruck. Die Prognose ist günstiger als bei einem Netzhautarterienverschluss, die Hälfte der Patienten behält nach einem Venenverschluss ein Sehvermögen von mindestens 50 %.

**Pseudotumor cerebri.** Hirndrucksteigerung unbekannter Ursache, tritt vor allem bei jüngeren, stark übergewichtigen Frauen auf. Neben chronischen Kopfschmerzen leiden die Betroffenen zunächst meist unter flüchtigen Sehstörungen, von Gesichtsfeldausfällen bis zum kompletten Sehverlust reichend. Auch Doppelbilder sind häufig. Ohne Therapie drohen bleibende Sehstörungen.

**Sehnerventzündung** (Neuritis nervi optici). Entzündliche Erkrankungen des Sehnerveintritts in der Netzhaut (Papillitis), hinter dem Auge (Retrobulbärneuritis) oder mit Beteiligung der Netzhaut in der Umgebung der Papille (Neuroretinitis). Meist bleibt die eigentliche Ursache unklar. Die Sehnerventzündung kann jedoch im Rahmen von Autoimmun- und Systemerkrankungen, Infektionen oder Vergiftungen auftreten. Bei 75 % der Sehnerventzündungen bleibt die Ursache ungeklärt, mit Ausnahme der Retrobulbärneuritis: Sie ist in 30 % der Fälle ein Frühsymptom der Multiplen Sklerose.

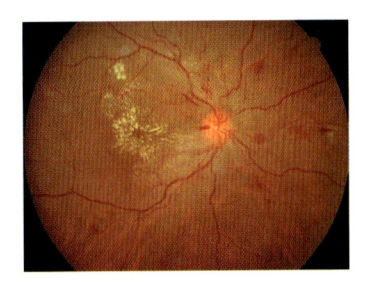

## 5.8 Langsam zunehmende Sehschwäche und Erblindung

**Abb. 5.23:** *Augenhintergrund bei Hypertonus. Die Arterien sind zum Teil eng gestellt, an den Überkreuzungen sind die Venen verdrängt (Gunn-Zeichen). Streifige und fleckige Blutungen und sogenannte harte, sternförmige Exsudate vor allem um die Makula. Die Blutungen und Exsudate zeigen, dass bereits eine Retinopathie vorliegt.* [BVA]

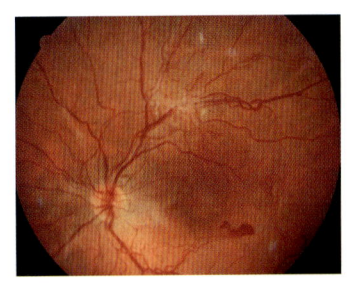

**Abb. 5.24:** *Diabetische Retinopathie. Man erkennt Mikroaneurysmen, Blutungen, Gefäßwucherungen und fleckförmige weiße Herde. Später kann es neben ischämischen Schäden zu Blutungen in den Glaskörper kommen, die Gefäße wachsen in den Glaskörper und durch Zug reißt die Netzhaut und/oder wird abgehoben.* [BVA]

| Beschwerdebild | Was steckt dahinter? | Vorgehen |
|---|---|---|
| kurzfristiger Sehverlust von Sekunden bis Stunden Dauer mit Kopfschmerzen | ▸ Migräne<br>▸ hypertensive Krise (Blutdruckentgleisung)<br>▸ Arteriitis temporalis (Schläfenarterienentzündung, → S. 134)<br>▸ Steigerung des Hirndrucks, z.B. bei Gehirntumor, Pseudotumor cerebri | ⚠ Bei unbehandelter Arteriitis temporalis droht Erblindung<br>▸ Blutdruck messen<br>▸ bei pulsierenden Schmerzen und Knötchen an einer Schläfe sofort zum Augenarzt<br>**Migräne**<br>▸ dunkler Raum, Ruhe, Kälte<br>▸ bei Übelkeit: Metoclopramid<br>▸ bei Schmerzen: Azetylsalizylsäure, Paracetamol oder Ibuprofen, ggf. mit Koffein kombiniert<br>▸ ggf. Triptane (Serotoninrezeptoragonisten) zu Schmerzbeginn |
| kurzfristiger Sehverlust ohne Kopfschmerzen<br>▸ oft gleichzeitig einseitige Armlähmung, Sprechstörung<br>▸ manchmal kurze Bewusstlosigkeit | ▸ Amaurosis fugax (→ S. 134)<br>▸ transitorische ischämische Attacke<br>▸ Netzhautmigräne | ⚠ schwere neurologische Erkrankung nicht auszuschließen: sofort in die Klinik einweisen<br>▸ Patienten nicht alleine lassen |
| schlagartige, einseitige Erblindung (»wie ausgeknipst«) | Netzhautarterienverschluss | ⚠ Notarzt rufen oder sofort in eine Klinik bringen |

# 5 Augen

| Beschwerdebild | Was steckt dahinter? | Vorgehen |
|---|---|---|
| rasche, einseitige, schmerzlose Sehverschlechterung bis Erblindung<br>▸ evtl. Wahrnehmen von Lichtblitzen, Funkenschauer, Rußregen<br>▸ evtl. Verzerrtsehen<br>▸ evtl. Sehen von Schatten oder Balken | bei bestehendem Diabetes und/oder Bluthochdruck:<br>▸ Durchblutungsstörung der Netzhaut, z. B. durch Mikroaneurysmen (kleinste Gefäßaussackungen)<br>▸ Glaskörpereinblutung<br>▸ Netzhautablösung<br>▸ Makulaödem (Schwellung des gelben Flecks in der Netzhaut)<br>▸ Netzhautvenenverschluss | ⊙ sofort zum Augenarzt<br>Augenhintergrund bei Hypertonus → Abb. 5.23 S. 135, bei Diabetes → Abb. 5.24 S. 135 |
| rasche, einseitige Sehverschlechterung bis Erblindung mit Kopf- oder Augenschmerzen | ▸ akuter Glaukomanfall<br>▸ Arteriitis temporalis (Schläfenarterienentzündung, → S. 134)<br>▸ Sehnerventzündung, z. B. bei Multipler Sklerose<br>▸ Glaskörperentzündung<br>▸ Iritis (Regenbogenhautentzündung) | ▸ sofort zum Augenarzt |
| rascher Sehverlust auf einer Hälfte des Gesichtsfelds<br>▸ meist starke bis unerträgliche Kopfschmerzen<br>▸ Bewusstseinseintrübung<br>▸ oft Lähmungen | ▸ Schlaganfall<br>▸ Hirnaneurysmablutung<br>▸ Subarachnoidalblutung<br>▸ Sinus(venen)thrombose | ⊙ Es besteht Lebensgefahr für den Patienten: Notarzt rufen |
| rascher Sehverlust in der Mitte eines Auges | Sehnerventzündung, z. B. bei Multipler Sklerose | am gleichen Tag zum Augenarzt |
| plötzlicher schwarzer Balken vor einem Auge | Netzhautarterienverschluss an einem Ast | ⊙ sofort zum Augenarzt |

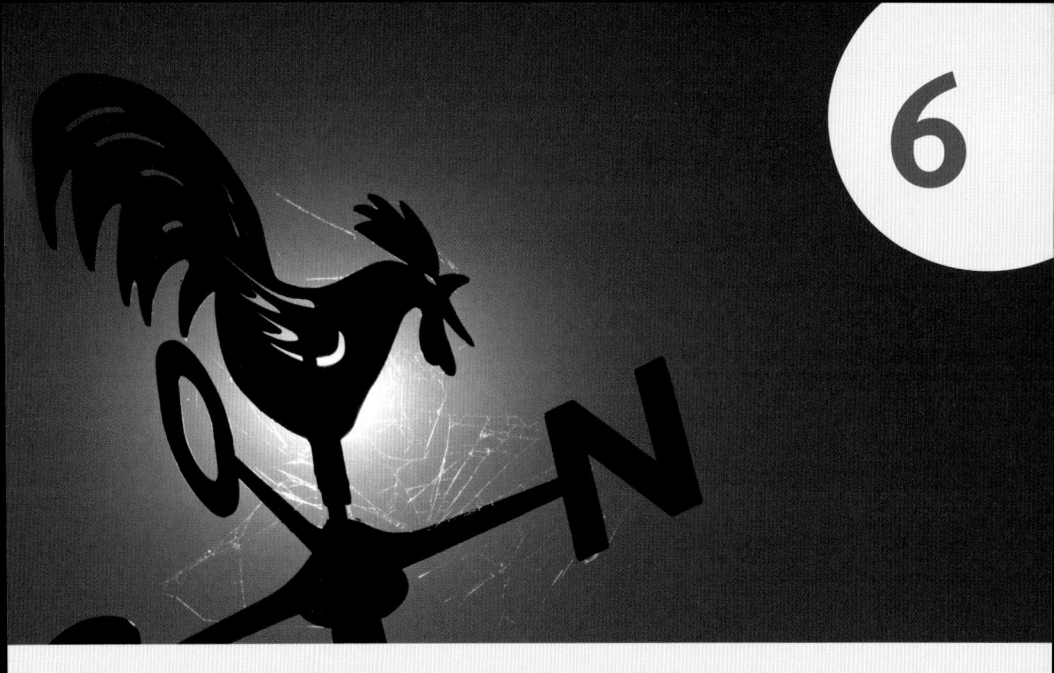

# Hals, Sprechen, Sprache, Nase, Ohren, Mund

6.1 Spezielle Anamnese .................................................... 138
6.2 Patientenuntersuchung ................................................. 139
6.3 Abwendbar gefährliche Verläufe ........................................ 145
6.4 Halsschmerzen mit Fieber ............................................... 146
6.5 Halsschmerzen ohne Fieber ............................................. 148
6.6 Schluckbeschwerden vornehmlich beim Trinken ........................ 150
6.7 Schluckbeschwerden vornehmlich bei fester Nahrung .................. 152
6.8 Heiserkeit und Stimmstörungen ........................................ 154
6.9 Sprechstörungen ........................................................ 156
6.10 Sprachstörungen ....................................................... 158
6.11 Nasenbeschwerden .................................................... 160
6.12 Riechstörungen ........................................................ 163
6.13 Ohrenschmerzen und Ohrendruck .................................... 164
6.14 Schwerhörigkeit oder Taubheit ....................................... 168
6.15 Tinnitus ohne andere Ohrenbeschwerden ............................ 170
6.16 Lärm- und Geräuschüberempfindlichkeit ............................. 171
6.17 Knoten oder Schwellungen an Hals und Nacken ..................... 173
6.18 Gesichts- und Zahnschmerzen ........................................ 176
6.19 Beschwerden an den Lippen .......................................... 179
6.20 Wangenschleimhaut und Zahnfleisch ................................. 181
6.21 Beschwerden an der Zunge ........................................... 184
6.22 Trockener Mund ....................................................... 186
6.23 Mundgeruch ohne weitere Beschwerden ............................. 187
6.24 Mundgeruch mit weiteren Beschwerden .............................. 188

## 6.1 Spezielle Anamnese

HNO-Erkrankungen sind sehr häufig. Ganz vorne stehen die Erkältungskrankheiten mit Halsschmerzen, Naselaufen und manchmal auch Mittelohrentzündung. Darüber darf man aber eine Vielzahl anderer und teils schwererer Erkrankungen nicht übersehen.

### Hals, Mund und Rachen

- Wo befinden sich die Halsschmerzen? Schmerzen hinter dem Rachenring sprechen für eine Entzündung des Schlundes oder Kehlkopfes, vor dem Rachenring können Aphten oder auch ein Mundbodenabszess verantwortlich sein.
- Welche Beschwerden bestehen außerdem? Auch durch Schwellung des lymphatischen Gewebes entstehen Halsschmerzen. Sie sind dann Ausdruck einer Abwehrreaktion gegen Krankheitserreger. Zusätzliche Symptome liefern Hinweise auf die Ursache.
- Werden die Halsschmerzen von Fieber begleitet? Fieber deutet auf eine akute Infektion, während Halsschmerzen ohne Fieber mehr für ein chronisches Geschehen sprechen.
- Wird ein Kratzen im Hals von einem Jucken begleitet? Dazu kommt es häufig bei allergischen Reaktionen.
- Bestehen Schmerzen im Mund und Rachen, die keine typischen Halsschmerzen sind? Aphten z. B. sind nur lokal schmerzhaft.
- Gibt es ein Brennen tief im Hals, das sich nach unten fortsetzt? Dahinter kann Sodbrennen stecken.

### Nase

- Ist die Nasenatmung ein- oder beidseitig behindert? Eine einseitige Verlegung spricht eher für ein mechanisches Hindernis, wie eine Nasenscheidewandverkrümmung oder einen Polypen. Sind beide Seiten betroffen, handelt es sich meist um eine systemische Ursache wie einen Infekt.
- Wie ist abfließendes Sekret beschaffen: wässrig, eitrig, blutig oder krustig? Ein allergischer Schnupfen oder eine beginnende Erkältung zeichnen sich durch wässrigen Ausfluss aus.
- Kommt Nasenbluten häufig vor? Dahinter verbirgt sich auch mal eine Hypertonie.
- Ging dem Nasenbluten eine Kopfverletzung ohne Nasenbeteiligung voraus? Es kann ein Schädelbruch vorliegen.

### Ohren

- Ein Gefühl von »Watte im Ohr« oder Druck weist auf eine verlegte Tube hin.
- Sondert das Ohr Sekret ab? Ein wässriger Ausfluss im Zusammenhang mit einer Kopfverletzung deutet auf einen Schädelbruch!
- Sind Ohrenschmerzen dumpf, bohrend, stechend oder klopfend? Klopfende Schmerzen sind typisch für eine Mittelohrentzündung.
- Ist eine Schwerhörigkeit ein- oder beidseitig? Einseitig sind Hörsturz oder Menière-Krankheit wichtige Ursachen, eine beidseitige Schwerhörigkeit hat oft systemische Gründe, wie Einnahme bestimmter Medikamente oder Dauerlärm am Arbeitsplatz.
- Geht eine Schwerhörigkeit mit Schwindel einher? Dies spricht für eine Innenohrerkrankung, z. B. Menière-Krankheit, Durchblutungsstörung oder Akustikusneurinom.

### Sprechen und Sprache

- Ist das Gesagte akustisch oder inhaltlich schlecht zu verstehen? Im ersten Fall muss zunächst an eine Störung bei der Lautbildung in Mund und Kehlkopf gedacht werden, im zweiten Fall auch an eine mögliche Gehirnschädigung, z. B. kleine und oft undiagnostizierte Schlaganfälle.
- Seit wann ist das Gesagte inhaltlich schlecht zu verstehen? Ein längerer Verlauf spricht für eine chronische Hirnschädigung, z. B. durch Alkohol, oder eine Demenz. Bei einem Verlauf von Stunden oder Tagen muss an eine gefährliche Gehirnerkrankung wie Blutung, Thrombose oder Entzündung gedacht werden!

## 6.2 Patientenuntersuchung

Die Untersuchung von Hals, Nasen und Ohren liefert wertvolle Hinweise zu Erkrankungen dieser Organe und zu Erkrankungen anderer Organe, z. B. eine auffallend stark gerötete Zunge als Ausdruck eines Eisenmangels. Zur Untersuchung benötigt man neben seinen Augen und Händen einen Mundspatel, ein Otoskop, ein Nasenspekulum und eine Stimmgabel.

### Hals

■ Inspektion

Normale Lymphknoten sind nicht sichtbar und ebensowenig eine gesunde Schilddrüse. Eine vergrößerte Schilddrüse steht meistens mit internistischen Störungen in Zusammenhang. Bei erheblicher Vergrößerung kann sie zu Schluckbeschwerden führen. Zuvor beschreiben die Patienten oft, dass ihnen das Hemd zu eng geworden sei.

Schaut man sehr genau hin, sind mitunter die Pulsationen der großen Halsgefäße sichtbar. Dabei kann eine obere Einflussstauung der großen Halsvenen auffallen.

Beobachten Sie die Kehlkopfsymmetrie der Schluckbewegungen. Weicht der Kehlkopf beim Schlucken zu einer Seite ab oder bewegt er sich gar nicht mit, ist er womöglich durch eine Entzündung oder einen Tumor mit seiner Umgebung verwachsen.

■ Palpation

Gut zu palpieren sind Halslymphknoten und die Schilddrüse. Die Halslymphknoten können besonders bei einer Mund- oder Racheninfektion oder durch Tumoraussaat vergrößert oder druckschmerzhaft sein (→ Abb. 6.3 S. 141).

Setzen Sie sich vor den Patienten und tasten Sie mit den Fingerspitzen die Lymphknoten im vorderen und hinteren Halsdreieck ab (→ Abb. 6.1 S. 139). Beginnen Sie hinter dem Ohr und tasten Sie sich über den Unterkieferwinkel zum Kinn vor. Dann wendet der Patient den Kopf nach rechts, so dass sein linker M. sternocleidomastoideus hervortritt. Tasten Sie nach großen, schmerzenden oder unbeweglichen Lymphknoten. Entzündete oder von Tumorzellen befallene Lymphknoten können mit ihrer Umgebung »verbacken«. Sie sind dann nicht mehr verschieblich.

Setzen Sie sich zur Kehlkopfpalpation dem Patienten gegenüber und fassen Sie den Kehlkopf zwischen Daumen und 3 oder 4 Fingern. Tasten Sie von oben nach unten und achten Sie dabei auf Schwellungen und Asymmetrien. Jetzt palpieren Sie auch die Schluckbewegung des Kehlkopfes.

Bei der Palpation der Schilddrüse stehen Sie hinter dem Patienten und tasten vorne mit den Fingerkuppen vom Ringknorpel zur Schilddrüse, während die Daumen im Nacken ruhen. Wenn der Patient schluckt, tasten Sie nach den seitlich liegenden Schilddrüsenlappen und beurteilen ihre Größe, Beweglichkeit, Konsistenz und Schmerzhaftigkeit. Bei Gesunden ist die Schilddrüse als schluckverschiebliche, weiche und nicht druckempfindliche Masse tastbar.

Den M. sternocleidomastoideus erkennen und palpieren Sie am besten, wenn der Patient seinen Kopf gegen den Widerstand einer Hand zur

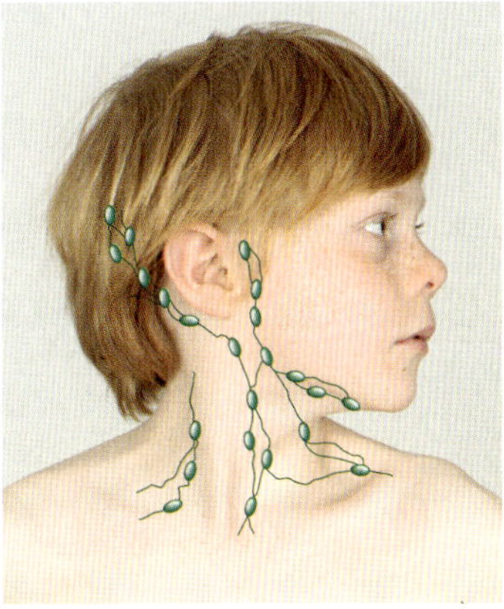

Abb. 6.1: *Lage der oberflächlichen Lymphknoten im Halsbereich. Hier größer als in natura gezeichnet.*
[PSK]

Gegenseite dreht. Etwa nach 1/3 seiner Länge ertasten Sie medial dieses Muskels die A. carotis (Halsschlagader) besonders gut.

Tasten Sie direkt vor dem sog. Tragus des Ohres die Kiefergelenke, während der Patient den Mund langsam öffnet und schließt. Achten Sie dabei auf Reibegefühle und Knacken im Gelenk. Fragen Sie auch, ob das Abtasten schmerzhaft ist.

Eine vergrößerte Ohrspeicheldrüse, z.B. bei Parotitis, ist seitlich vor dem Ohr und vor dem aufsteigenden Anteil des Unterkiefers tastbar.

In Schocksituationen lässt sich durch Palpation der A. carotis oft noch ein Puls messen, während der Radialispuls durch starken Blutverlust oder Zentralisation kaum noch tastbar ist.

## Mundhöhle und Rachen

### ■ Inspektion

Die zu beurteilenden Strukturen sind Lippen, Mundschleimhaut, Zunge, Zähne, Rachen und –

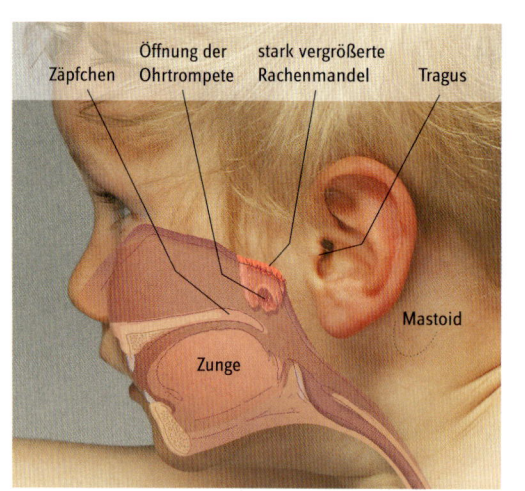

Abb. 6.2: *Rachenraum beim Kind mit vergrößerter Rachenmandel (»Polyp«). Die vergrößerte Rachenmandel behindert die Nasenatmung und verlegt manchmal die Öffnung der Ohrtrompete. Ein Mittelohrerguss ist oft die Folge.* [AMR]

mit etwas Übung – der Kehlkopf mit seinen Stimmbändern.

Am Mund können Risse in den Mundwinkeln auffallen, sog. Mundwinkelrhagaden. Es gibt eine Reihe von Ursachen für Mundwinkelrhagaden, z.B. bakterielle Infektionen, Neurodermitis, Vitaminmangel, Eisenmangel und Diabetes. Bläschen an den Lippen sind typisch für einen Herpes labialis. Sind die Lippen besonders trocken, weist dies oft auf eine verstopfte Nase hin, da die dann folgende Mundatmung besonders die Lippen austrocknet, die keine eigenen Feuchtigkeitsdrüsen haben.

Schauen Sie sich die Mundschleimhaut bei geöffnetem Mund gut an. Sorgen Sie behutsam mit Hilfe des Mundspatels für eine freie Sicht auf Zunge und Wangen. Bei guter Befeuchtung ist die Schleimhaut glänzend. Achten Sie auf dunkle Flecken, z.B. durch Amalgam, oder helle, z.B. durch Pilzbefall mit abkratzbaren Belägen oder durch eine Präkanzerose, eine Leukoplakie oder einen Lichen ruber mit nicht abkratzbaren Belägen. Kleine, bläulichweiße Flecken innerhalb einer Rötung gegenüber den unteren Backenzähnen sind die bei Masern typischen Koplik-Flecken. Aphthen sind kleine weiße oder gelbliche Erosionen, die lokal schmerzen.

Tonsillen und Rachen. Lassen Sie den Patienten »Hääää« sagen und drücken Sie gleichzeitig mit dem Spatel die Zunge im mittleren Bereich sanft herunter, um die Tonsillen (Mandeln), den hinteren Rachen und die Beweglichkeit des weichen Gaumens beurteilen zu können. Wenn die Tonsillen noch nicht operativ entfernt sind, beurteilen Sie ihre Form, Größe, Symmetrie und Farbe. Sie können z.B. ein- oder beidseitig geschwollen, belegt und zerklüftet sein, sie können leuchtend rot sein oder weiß-gelbliche Stippchen haben.

Die hintere Rachenwand ist normalerweise glatt und feucht-glänzend. Auch hier befindet sich reichlich lymphatisches Gewebe, das sich bei einer Entzündung rötet und eventuell leicht vorwölbt. Schleimiges Sekret fließt aus dem Nasen-

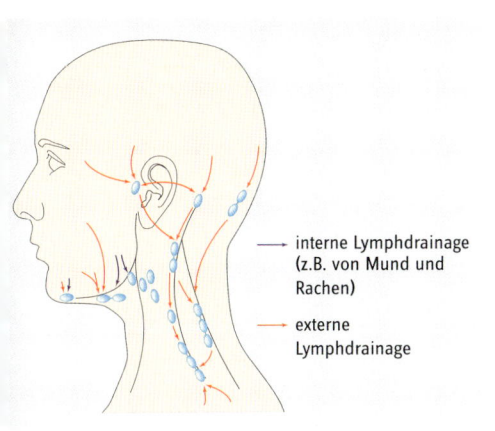

*Abb. 6.3: Lymphabflüsse im Hals-Rachenbereich.* [SKO]

→ interne Lymphdrainage (z.B. von Mund und Rachen)
→ externe Lymphdrainage

Rachen-Raum ab, wo dann offenbar eine Entzündung vorliegt.

Mit Hilfe eines Laryngoskopes lässt sich der **Kehlkopf** mit seinen Stimmbändern direkt betrachten (Laryngoskopie).

■ **Palpation**

Palpieren Sie bei der Inspektion verdächtige oder krankhafte Gebiete. Benutzen Sie dazu einen Fingerling oder einen Handschuh. Bei einer Rötung des Gewebes rund um die Tonsillen ist die äußerliche Palpation vom Kieferwinkel aus nach oben schmerzhaft.

Tasten Sie auch Knoten und schmerzlose Geschwüre an der Zunge ab und dokumentieren Sie die Größe, Anzahl und Verschieblichkeit solcher Veränderungen. Es handelt sich möglicherweise um bösartige Tumoren, die abgeklärt werden müssen.

## Zahnfleisch und Zähne

Achten Sie auf Hinweise für eine Zahnfleischentzündung, z. B. eine Blutungsneigung bei Berührung des Zahnfleischs, und beurteilen Sie die allgemeine Zahnhygiene. Das Zahnfleisch selbst ist normalerweise rosig, nicht zu blass und nicht zu rot. Bei schlechter Zahn- und Mundhygiene fällt Ihnen eventuell ein unangenehmer Mundgeruch auf, ebenso bei Infektionen der Mundhöhle und besonders des Zahnfleisches. Gebissträger nehmen für die Untersuchung das Gebiss heraus.

## Zunge

Um die Funktion des **N. hypoglossus (XII)** zu prüfen, streckt der Patient die Zunge heraus und bewegt sie zu beiden Seiten. Ist der Nerv auf einer Seite, z. B. nach einem Hirnschlag, gelähmt, weicht die Zunge beim Herausstrecken zur gelähmten Seite ab, weil sie auf der gesunden Seite stärker herausgeschoben wird. Bei einer peripheren Schädigung des Nervus hypoglossus ist die betroffene Zungenseite atrophisch.

Eine vergrößerte Zunge findet der Untersucher bei einem Myxödem, einer Akromegalie, einer Amyloidose und einer oberen Einflussstauung des Herzens. In diesem Fall ist sie bläulich verfärbt, was auch für eine Polyzythämie spricht. Die sog. Himbeerzunge ist typisch für Scharlach, eine stark gerötete Zunge für Eisenmangel oder perniziöse Anämie (Vitamin-B12-Mangel verschiedener Ursachen).

Beläge der Zunge sind recht unspezifisch, besonders der gräuliche. Bei braunem und trockenen Zungenbelag ist der Patient oft dehydriert. Eine gerötete und oberflächlich schmerzende Zunge weist auf eine Glossitis infectiosa hin.

Ein bewegungsabhängiger tiefer Zungenschmerz kann auf einen Stein in der Unterzungenspeicheldrüse, auf eine Aphthe oder auch auf einen Tumor deuten.

Führt der Patient die Zunge zum Gaumen hoch, wird der Blick auf die submandibulären Speicheldrüsen gleich neben der Mittellinie im Mundboden frei. Das Zungenbändchen ist bei Sklerodermie oft verdickt.

Knoten oder schmerzlose Geschwüre weisen auf ein Karzinom hin und müssen abgeklärt werden.

## Nase und Nasennebenhöhlen

Veränderungen der äußeren Nase zeigen sich in Form- und Farbbesonderheiten, z. B. Sattelnase, Schmetterlingsfigur des perinasalen Erythems beim Lupus erythematodes oder Septumabszess. Eine Septumdeviation ist wegen der Behinderung der Nasenatmung und der folgenden Mundatmung eine Ursache für häufige Erkältungskrankheiten und meist schon mit bloßem Auge erkennbar. Bei einer Dyspnoe, z. B. im Rahmen einer Lungenentzündung, lässt sich manchmal im Rhythmus der Atmung das Nasenflügeln beobachten, d. h. die Nasenflügel werden bei der Einatmung weitgestellt.

### ■ Inspektion

Legen Sie Ihre rechte Hand auf den Kopf des Patienten und neigen Sie ihn leicht nach hinten, so dass Sie den unteren Nasengang einsehen können. Spreizen Sie dann mit einem Nasenspekulum die häutigen Anteile des Nasenvorhofs. Die Nasenschleimhaut ist beim Gesunden blassrot, feucht und glänzend. Ein Nasenausfluss kann wässrig, mukös oder auch eitrig sein, Blutbeimengungen sind möglich.

Neben einer Verletzung ist bei Kindern das Nasebohren ein häufiger Grund für Nasenbluten. Spontanes Nasenbluten kann bei trockener und gereizter Schleimhaut, z. B. bei Heizungsluft in den Wintermonaten, oder bei einer Hypertonie auftreten. Seltenere, gravierendere Ursachen sind eine Blutungsneigung und Tumoren.

### ■ Palpation

Tasten Sie das Nasengerüst auf Stufenbildungen nach Nasenscheidewandbruch ab.

Bei Stirnhöhlenentzündungen sind die Stirnhöhlen klopfempfindlich und die Nervenaustrittspunkte (NAP) im Bereich der Brauen druckschmerzhaft, bei Kieferhöhlenentzündungen sind die Kieferhöhlen klopfempfindlich und die NAP im Bereich der Jochbögen druckschmerzhaft (→ Abb. 6.4 S. 142).

Die Durchlässigkeit der Nase prüfen Sie durch vergleichendes Zuhalten der Nasenlöcher. Die Atmung kann durch Septumdeviation, Polypen,

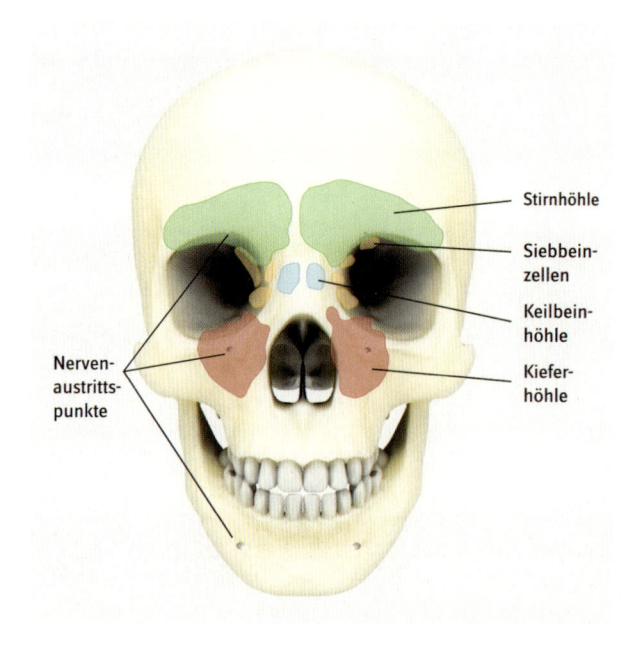

Abb. 6.4: *Gesichtsschädel mit Nervenaustrittspunkten. Die Nasennebenhöhlen sind bei einer Sinusitis oft klopfschmerzhaft und die Nervenaustrittspunkte druckschmerzhaft. Kommt es zu einer Mastoiditis, droht ein Übergreifen auf das Gehirn.* [SKO]

Fremdkörper, Sekret, Borken oder Tumoren und vor allem bei einer Muschelschwellung im Rahmen einer akuten, vasomotorischen oder allergischen Rhinitis eingeschränkt sein. Bedeutsam ist eine schlechte Luftdurchgängigkeit, da durch die folgende Mundatmung die Reinigung, Anfeuchtung und Erwärmung der Atemluft entfällt. Die Mundschleimhaut trocknet aus und wird für Krankheitserreger anfälliger.

## Ohr

■ **Inspektion**

Untersuchen Sie die Ohrmuschel und den äußeren Gehörgang auf Knoten, Hautveränderungen, Rötung und Deformierungen. Achten Sie außerdem auf Absonderungen aus dem Gehörgang, z. B. Schleim, Eiter, Blut oder Liquor. Das Mittelohr und das Innenohr sind nicht direkt einsehbar. Nur ein Test der Hörfunktion informiert indirekt über ihren Zustand.

Den äußeren Gehörgang können Sie am besten einsehen, wenn der Patient den Kopf leicht zur Seite neigt, während Sie die Ohrmuschel leicht nach hinten und oben ziehen. Das begradigt den Gehörgang. Stützen Sie die Hand am Kopf des Patienten ab und fassen Sie mit Daumen und Zeigefinger die Ohrmuschel. In gleicher Weise führen Sie das Ohrspekulum oder das Otoskop ein. Achten Sie dabei auf Sekretabsonderungen, Fremdkörper, Schwellungen und Rötungen. Eventuell müssen Sie etwas Zerumen aus dem Gehörgang entfernen, um das Trommelfell sehen zu können.

⚠ Eingewachsene oder eingeschwollene Fremdkörper entfernt der HNO-Arzt.

■ **Palpation**

Palpieren Sie den Tragus, das Mastoid (→ Abb. 6.2 S. 140) sowie die prä- und retroaurikulären Lymphknoten auf Druckschmerz. Druckschmerz über dem Tragus ist beim Säugling ein Zeichen für eine akute Mittelohrentzündung und deutet beim Erwachsenen mit Schmerzen im Gehörgang auf ein Gehörgangsfurunkel hin.

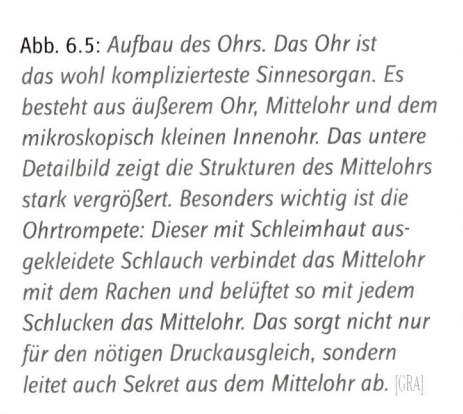

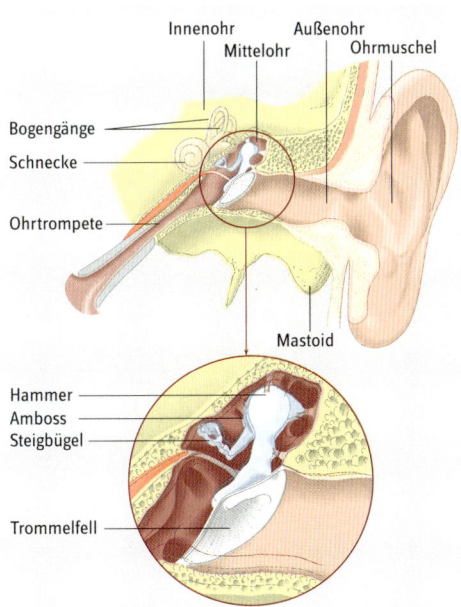

Abb. 6.5: *Aufbau des Ohrs. Das Ohr ist das wohl komplizierteste Sinnesorgan. Es besteht aus äußerem Ohr, Mittelohr und dem mikroskopisch kleinen Innenohr. Das untere Detailbild zeigt die Strukturen des Mittelohrs stark vergrößert. Besonders wichtig ist die Ohrtrompete: Dieser mit Schleimhaut ausgekleidete Schlauch verbindet das Mittelohr mit dem Rachen und belüftet so mit jedem Schlucken das Mittelohr. Das sorgt nicht nur für den nötigen Druckausgleich, sondern leitet auch Sekret aus dem Mittelohr ab.* [GRA]

## Trommelfell

Wenn Sie das Trommelfell wegen Ohrenschmalz nicht sehen können, spülen Sie zunächst den Gehörgang. Am besten eignet sich dafür eine mit körperwarmem Wasser gefüllte Ohrspritze. Das Trommelfell ist normalerweise durchscheinend perlmuttgrau.

⚠ Bei chronischer Mittelohrentzündung, Trommelfelldefekten oder entsprechendem Verdacht darf das Ohr nicht gespült werden.

## Funktionsuntersuchungen

- Hörweitenprüfung

Drücken Sie einen angefeuchteten Wattebausch in ein Ohr des Patienten, um die Ohren getrennt untersuchen zu können. Voraussetzung für die Hörweitenprüfung ist ein mindestens sechs Meter langer Raum. Der Untersucher spricht bei gleicher, eher leiser Lautstärke mit zunehmendem Abstand Zahlen und Wörter, die der Patient wiederholt. Selbst in Flüstersprache hört ein hörgesunder Patient bis zu 20 Meter weit.

- Schallleitungs- und Schallwahrnehmungsprüfung

Man unterscheidet zwischen Schallleitungsstörungen und Schallwahrnehmungsstörungen. Bei Schallleitungsstörungen sind das Außen- oder das Mittelohr, z. B. durch einen Verschluss des Gehörgangs, betroffen. Schallwahrnehmungsstörungen sind auf eine Funktionsstörung des Innenohrs zurückzuführen. Die einfachen Stimmgabelprüfungen (Stimmgabelfrequenz 440 Hz) nach Rinne und Weber geben Hinweise auf das Hörvermögen im Seitenvergleich und auf die Ursachen der Schwerhörigkeit.

Bei dem Rinne-Test werden die Knochenleitung und die Luftleitung miteinander verglichen. Schlagen Sie die Stimmgabel an und setzen Sie sie leicht vibrierend direkt auf das Mastoid, bis der Patient keinen Ton mehr hört. Dann ziehen Sie die Stimmgabel direkt vor den äußeren Gehörgang. Normal hörende Personen nehmen den Ton nach der Lageveränderung wieder wahr, da die Luftleitung besser als die Knochenleitung ist. Man spricht in diesem Fall von einem positiven Rinne-Test. Achtung: Gewöhnlich werden »normale« Untersuchungsergebnisse als negativ bezeichnet, hier aber ist es umgedreht! Ist die Knochenleitung jedoch besser als die Luftleitung, spricht dies für eine Mittelohrerkrankung, weil die Luftleitung über Trommelfell und Gehörknöchelchenkette offenbar gestört ist: Der Rinne-Test ist negativ (!).

Beim Weber-Versuch vergleicht man die Knochenleitung für beide Ohren. Setzen Sie dazu eine leicht vibrierende Stimmgabel auf den Scheitel des Kopfes. Gesunde hören den Ton gleichmäßig auf beiden Ohren. Bei einseitigen Mittelohrerkrankungen hört der Betroffene den Ton bei einer Schallleitungsstörung im kranken Ohr stärker, weil über die gestörte Luftleitung weniger Schall das Innenohr erreicht. Hört der Betroffene den Ton auf dem gesunden Ohr stärker, liegt ein Innenohrschaden vor, also eine Schallwahrnehmungsstörung.

- Prüfung der Tubendurchlässigkeit

Die Ohrtrompete (Tuba eustachii) gleicht beim Schlucken den Druck zwischen Nasen-Rachenraum und Mittelohr aus. Valsalva-Versuch, Toynbee-Versuch und Politzer-Test überprüfen die Tubendurchlässigkeit.

Valsalva-Test. Während der Patient den Mund und die Nase geschlossen hält, presst er seine Ausatemluft gegen das Trommelfell. Gleichzeitig untersuchen Sie mit dem Otoskop, ob sich das Trommelfell vorwölbt.

Toynbee-Versuch. Der Patient schluckt bei zugehaltener Nase. In der Paukenhöhle entsteht ein Unterdruck, der an einem eingewölbten Trommelfell erkennbar ist.

Politzer-Test. Der Patient hält ein Nasenloch zu. Führen Sie in das andere Nasenloch eine Metallolive ein, der ein Gummiballon aufsitzt. Mit Hilfe des Ballons pressen Sie nun Luft in das Nasenloch. Bei Druck auf den Ballon fordern Sie den Patienten auf, »Kuckuck« zu sagen. Dadurch strömt Luft durch die Ohrtrompete bis zum Mittelohr, und das Trommelfell wölbt sich nach außen.

- **Gleichgewichtsprüfung**

Gleichgewichtsprüfungen klären das Symptom Schwindel ab. Bei einer Ursache im Gehirn ist der Schwindel meistens anhaltend und eher zunehmend, liegt die Ursache im Gleichgewichtsorgan selbst, d. h. im Innenohr, ist der Schwindel meist anfallsartig und zumeist nicht zunehmend. Bei den folgenden einfachen Tests gibt der Untersucher dem Patienten Anweisungen, die er mit geschlossenen Augen befolgen soll. An Hand der Reaktion lässt sich häufig der Ursprung der Gleichgewichtsstörung orten.

**Unterberger-Tretversuch.** Der Patient tritt mit geschlossenen Augen gleichmäßig auf der Stelle. Dreht sich der Patient nach etwa 1 Minute um mehr als 45 Grad von seiner Ausgangsposition, liegt eine Störung des Gleichgewichtsorgans oder des Kleinhirns vor.

**Stehversuch.** Der Patient steht mit geschlossenen Füßen und geöffneten Augen. Dann schließt er die Augen. Steht der Patient nun unsicher und neigt zum Fallen auf eine Seite, ist das ein Hinweis auf eine beidseitige Störung des Gleichgewichtsorgans oder eine Störung des Kleinhirns.

Zeigt der Patient einen Nystagmus (unwillkürliche rasche Augenbewegungen, → S. 74), sind diese ein Hinweis auf eine einseitige Störung des Gleichgewichtsorgans. Der Nystagmus ist eine natürliche Reaktion während oder nach einer Drehbeschleunigung. Auch bei Gesunden lösen Wärme- und Kältereize einen Nystagmus aus.

# 6.3 Abwendbar gefährliche Verläufe

Durch die offenkundige Verbindung der Hals- und Nasenbeschwerden mit der Atmung droht manche »harmlose« Erkrankung unter ungünstigen Umständen einen lebensbedrohlichen Verlauf zu nehmen. Ebenso führt die Nähe zum Gehirn bei aufsteigenden Infektionen aus den Ohren oder der Nase mitunter zu gefährlichen Verläufen.

**Blutverluste, schwere.** Ein Nasenbluten mit einem nennenswerten Verlust von Blut ist selten, doch es kommt vor. Deshalb muss nach einer Blutungsdauer von über 30 Minuten ein HNO-Arzt aufgesucht werden, der die Blutung mit speziellen Tamponaden zum Stillstand bringt.

**Diphtherie.** Infizierung oft in Ländern der ehemaligen Sowjetunion. Symptom ist eine massive Rachenentzündung mit grauen, an den Schleimhäuten haftenden Belegen. Nach ein bis zwei Wochen führt ein bakterielles Toxin zu einer Myokarditis, oft mit Rhythmusstörungen, und Nervenentzündungen. Kinder sind zusätzlich durch eine mögliche Atemwegsobstruktion gefährdet. Die Behandlung erfolgt stationär. Eine Impfung (alle 10 Jahre auffrischen!) schützt in mehr als 90 % vor den Folgen des Toxins.

**Enzephalitis (Gehirnentzündung), Meningitis (Hirnhautentzündung).** Droht immer dann, wenn eine Verbindung zwischen der Außenwelt und dem eigentlich gut abgeschotteten zentralen Nervensystem entstanden ist, z. B. durch einen Schädelbruch. Es kann dann zunächst zu starken Kopfschmerzen mit Fieber und auch einer Lärmüberempfindlichkeit kommen. Der Allgemeinzustand sollte sehr schnell die Aufmerksamkeit von den Ohren fortlenken und zur notärztlichen Einweisung in eine Klinik führen.

**Erstickung, drohende.** Bei manchen Verläufen kann es zu einer Ödembildung des Kehldeckels oder darunter kommen, welche die Atmung beeinträchtigt. Dies gilt vor allem bei der stenosierenden Laryngotracheitis (Pseudokrupp) und der Epiglottitis (Kehlkopfdeckelentzündung), die sich auch aus scheinbar normal verlaufenden Erkältungskrankheiten entwickeln können.

Die Patienten sind oft auch ohne akute Atemnot sehr krank und in einem schlechten Allgemeinzustand. Schon bei den ersten Erstickungszeichen muss rechtzeitig der Notarzt gerufen werden.

**Herzinfarkt.** Die Symptome und Schmerzen eines Herzinfarkts können selten auch in die Speiseröhre, in den Unterkiefer und in den Hals ausstrahlen. Dort nimmt sie der Patient als brennenden Halsschmerz wahr. Das klinische Bild eines solchen Patienten unterscheidet sich deutlich von dem eines Patienten mit Erkältungshalsschmerzen.

**Mandelabszess.** Es kann zu einer Kieferklemme kommen, d. h. der Kiefer kann nicht geöffnet werden. Meistens besteht ein schweres Krankheitsgefühl. Häufig müssen der Abszess gespalten und Antibiotika gegeben werden.

**Mastoiditis.** Ausgangsort ist meistens eine Otitis media. Die große Gefahr ist das Übergreifen auf das Gehirn, z. B. in Form einer septischen Hirnvenenthrombose. Sobald hinter dem Ohr Rötungen oder ein Klopfschmerz auftreten, sollte der Patient zu einem HNO-Arzt geschickt werden.

**Schädelbruch.** Wenn es nach einer Kopfverletzung zu klarem oder blutigem Ausfluss aus der Nase oder den Ohren kommt, besteht der Verdacht auf einen Schädelbruch, was umgehend zur Einweisung in eine Klinik führen muss. Bleibt das Trommelfell intakt, kann ein Schädelbruch vorliegen, ohne dass Blut oder Liquor aus dem Ohr herausläuft. Statt dessen kann seit dem Trauma eine einseitige Taubheit mit schweren Schwindelgefühlen ein Zeichen für eine Schädigung des Innenohrs im Felsenbein sein.

**Schlaganfall.** Ein Schlaganfall verläuft für den Patienten zunächst oft schmerzlos. Plötzliche Sensibilitätsstörungen oder plötzliche Sprachstörungen können die einzigen Anzeichen sein. Die Sprache kann dann stockend und verlangsamt sein oder aber auch flüssig und dabei sinnlos und unverständlich bei gleichzeitig gestörtem Sprachverständnis. Oft – aber nicht immer – ist der Patient eingetrübt. Hier darf man nicht zögern: Es muss ein Notarzt gerufen werden.

## 6.4 Halsschmerzen mit Fieber

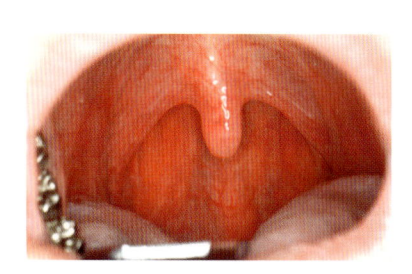

Abb. 6.6: *Virale Angina: Virale Anginen zeigen oft nur einen hochroten Rachen.* [GRE]

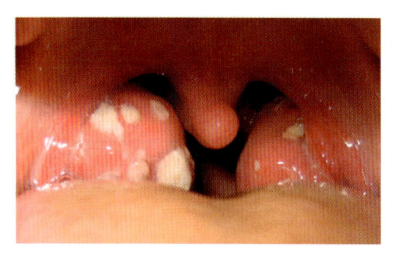

Abb. 6.7: *Eitrige Angina: Bei bakteriellen Anginen kommt es zu eitrigen Belägen und Stippchen.* [WKY]

## 6.3 Abwendbar gefährliche Verläufe

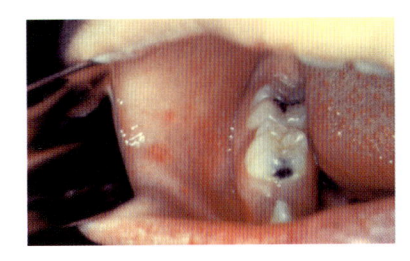

Abb. 6.8: *Masern. Bei ²/₃ der Betroffenen finden sich am 2. oder 3. Tag des untypischen Prodromalstadiums die sog. Koplik-Flecken in der Wangenschleimhaut.* [CDC]

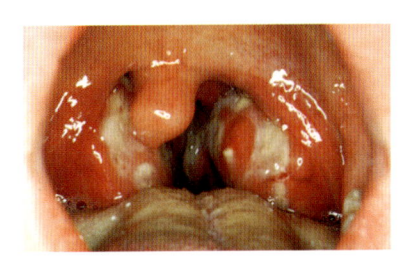

Abb. 6.9: *Pfeiffer-Drüsenfieber. Die Mandeln haben weißgraue, flächige Beläge ähnlich einer eitrigen Angina.* [GRE]

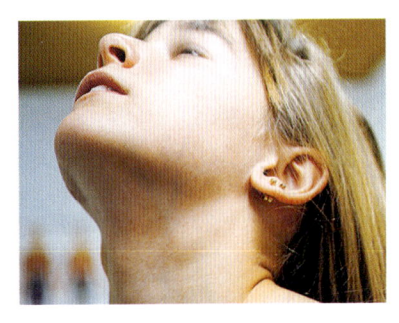

Abb. 6.10: *Geschwollene Halslymphknoten bei einem zwölfjährigen Mädchen mit Pfeiffer-Drüsenfieber.* [RKL]

| Beschwerdebild | Was steckt dahinter? | Vorgehen |
|---|---|---|
| **kratzende Halsschmerzen**<br>▸ Schnupfen, Reizhusten, Bindehautentzündung<br>▸ Kopf-, Gliederschmerzen<br>▸ Fieber meist nur mäßig | fieberhafte Erkältung mit<br>▸ Pharyngitis (Rachenentzündung)<br>▸ Laryngitis (Kehlkopfentzündung)<br>▸ Tracheitis (Luftröhrenentzündung) | ⚠ Rascher Fieberanstieg über 39 °C und starkes Krankheitsgefühl sprechen für Komplikationen wie Lungenentzündung oder Abszesse<br>▸ Zwiebelwickel<br>▸ gurgeln, z. B. mit Salbei- oder Kamillentee<br>▸ schmerzstillende Lutschpastillen |
| **brennende Halsschmerzen mit starker Lymphdrüsenschwellung**<br>▸ Fieber<br>▸ starke Abgeschlagenheit<br>▸ oft kloßige Sprache | ▸ (Streptokokken-)Angina (Mandelentzündung, → Abb. 6.6-7 S. 146)<br>▸ Pfeiffer-Drüsenfieber (→ Abb. 6.9-10 S. 147)<br>▸ Herpangina | ⚠ Rascher Fieberanstieg über 39 °C und starkes Krankheitsgefühl sprechen für Komplikationen wie Lungenentzündung oder Abszesse<br>▸ Zwiebelwickel<br>▸ gurgeln, z. B. mit Salbei- oder Kamillentee<br>▸ schmerzstillende Lutschpastillen |

| Beschwerdebild | Was steckt dahinter? | Vorgehen |
|---|---|---|
| **Hals- und Schluckschmerzen, Hautausschlag bei Kindern**<br>▸ hohes Fieber<br>▸ nach einigen Tagen Ausschlag | ▸ Scharlach (→ Abb. 11.27 S. 389)<br>▸ Masern (→ Abb. 6.8 S. 147, Abb. 11.28 S. 389)<br>❗ Masern: Meldepflicht nach IfSG § 6 | ❗ Komplikationen bei Scharlach: Spätfolgen der Streptokokkeninfektion, z. B. rheumatisches Fieber mit Herzklappenbefall oder Nierenschädigung<br>❗ Komplikationen bei Masern: Enzephalitis |
| **heftigste Mund- und Rachenschmerzen mit Schleimhautwunden und -blasen**<br>▸ Fieber<br>▸ Speichelfluss, meist **Mundgeruch**<br>▸ oft geschwollene Lymphknoten im Kieferwinkel | ▸ Stomatitis aphtosa (Mundfäule), vor allem bei Kindern, Tumorpatienten oder im hohen Lebensalter<br>▸ Herpangina<br>▸ Hand-Mund-Fuß-Krankheit | ❗ Aufgrund der Schmerzen werden Essen und Trinken verweigert<br>▸ ausreichend trinken, z. B. abgekühlter Kamillentee, kaltes Wasser, evtl. mit Strohhalm<br>▸ Pinselungen oder Gurgeln, z. B. mit Kamillen-, Salbei-, Rathania- oder Myrrhetinktur |
| **leichte Halsschmerzen mit starker Atemnot und bellendem Husten**<br>▸ meistens nur mäßiges Fieber<br>▸ ziehendes Geräusch beim Einatmen<br>▸ Unruhe, Angst | ▸ bei Kindern: Pseudokrupp (Laryngitis subglottica)<br>▸ selten: Diphtherie, mit charakteristischem süßlichen Mundgeruch<br>❗ Diphterie: Behandlungsverbot, Meldepflicht nach IfSG §§ 6, 24 | ❗ Es droht Erstickung: je nach Zustand Notarzt rufen oder sofortig in Klinik einweisen<br>**Erstmaßnahmen bei Pseudokrupp:**<br>▸ Kind hochnehmen, beruhigen<br>▸ frische, kühle Luft<br>▸ verordnete Zäpfchen geben |
| **starke Halsschmerzen mit Atemnot und Heiserkeit oder kloßiger Sprache**<br>▸ hohes Fieber, schlechter Allgemeinzustand<br>▸ Speichel läuft aus Mund<br>▸ oft Atemgeräusche<br>▸ gel. Kieferklemme | ▸ Epiglottitis (Kehlkopfdeckelentzündung)<br>▸ andere eitrige Entzündungen an Kehldeckel und Kehlkopf | ❗ Es droht Erstickung: je nach Zustand Notarzt rufen oder sofort in Klinik einweisen |
| **einseitige, starke Schluckschmerzen mit Kieferklemme**<br>▸ hohes Fieber<br>▸ schmerzhafte Lymphknotenschwellung im Kieferwinkel | Mandelabszess | ❗ für chirurgische Therapie rasch zum HNO-Arzt oder Mundchirurgen |

# 6.5 Halsschmerzen ohne Fieber

**Glossopharyngeusneuralgie.** Blitzartig einschießende, stärkste Nervenschmerzen (Neuralgie) im Gesicht sind vor allem von Trigeminusnerven bekannt, kommen selten jedoch auch beim N. glossopharyngeus vor. Die halbseitigen Schmerzen werden in der Tiefe des Rachens, des Zungengrundes und des Ohres gefühlt. Manchmal bestehen weitere Beschwerden wie Mundtrockenheit oder Geschmacksstörungen.

## 6.5 Halsschmerzen ohne Fieber

| Beschwerdebild | Was steckt dahinter? | Vorgehen |
|---|---|---|
| Halsschmerzen mit Schnupfen, Husten, Ohrenschmerzen, Bindehautentzündung<br>▸ evtl. Fieber<br>▸ evtl. Heiserkeit, Räusperzwang | Erkältung mit<br>▸ Pharyngitis (Rachenentzündung)<br>▸ Laryngitis (Kehlkopfentzündung)<br>▸ Tracheitis (Luftröhrenentzündung) | ▸ bei Erstickungsgefahr: Notarzt rufen<br>▸ bei starkem Husten, erschwerter Atmung Lungenentzündung ausschließen: abhorchen, ggf. Röntgenthorax<br>▸ Halswickel<br>▸ gurgeln z. B. mit Salbei- oder Kamillentee |
| ständiges Kratzen im Hals mit Räusperzwang über viele Wochen<br>▸ wechselnde Heiserkeit<br>▸ Fremdkörpergefühl<br>▸ unangenehme Trockenheit der Schleimhäute<br>▸ evtl. zäher Schleim<br>▸ oft Atmung durch den Mund und/oder Schnarchen | ▸ chronische Pharyngitis (Rachenentzündung)<br>▸ chronische Laryngitis (Kehlkopfentzündung), z. B. bei Fehl- und Überbelastung der Stimme (Lehrer, andere Sprechberufe), Rauchen, Staubbelastung<br>▸ psychische Ursachen, z. B. somatoforme Störung | ▸ bei Persistenz über Wochen: andere Erkrankungen wie Tumoren ausschließen<br>▸ Verzicht auf Zigaretten und Alkohol<br>▸ Stimme schonen<br>▸ Staubbelastung in Hobby und Beruf vermeiden<br>▸ Salbei oder Emser Salz als Inhalationslösung oder Lutschpastille zur Linderung |
| wechselnde Halsschmerzen und Schwellungen der Halslymphknoten<br>▸ Abgeschlagenheit<br>▸ Anfälligkeit für Infekte<br>▸ oft verschiedene rheumatische Beschwerden | chronische Angina (Mandelentzündung) | ▸ bei Persistenz über Wochen: zum HNO-Arzt, um z. B. Tumoren auszuschließen<br>▸ Abwehrkräfte stärken |
| schmerzhafte Schluckstörung mit Fremdkörpergefühl im Hals<br>▸ »Schwelle« oder »Enge« beim Schlucken<br>▸ bei Krebserkrankung weitere Anzeichen wie Heiserkeit, Räusperzwang, Mundgeruch | ▸ Struma (»Kropf«)<br>▸ Refluxkrankheit<br>▸ Speiseröhrenmotilitätsstörung<br>▸ Spondylophyten (Knochenanbauten an Wirbelkörpern)<br>▸ Tumoren im Rachen- oder Halsbereich<br>▸ häufig psychische Ursachen | ▸ Ursache abklären, z. B. Ultraschall der Schilddrüse, Röntgen der Wirbelsäule, Ösophagusbreischluck oder -skopie, ggf. Biopsien<br>▸ psychische Ursachen erfragen |
| schmerzhafte Schwellung im Adamsapfelbereich<br>▸ Fieber, Abgeschlagenheit<br>▸ evtl. Ohrenschmerzen | subakute Schilddrüsenentzündung, oft 2 Wochen nach einer Virusinfektion wie Mumps oder Pfeiffer-Drüsenfieber | ▸ Schmerzmittel und Kortison bringen Schmerzen schneller zum Abklingen<br>▸ Gelegentlich bleibt eine Hypothyreose bestehen: TSH (→ S. 430) kontrollieren |
| kurze, einschießende, einseitige, heftige Rachenschmerzen<br>▸ oft ausgelöst durch Schlucken, Kauen, Sprechen, Gähnen | Glossopharyngeusneuralgie (Nervenschmerzen des IX. Hirnnervs) | ▸ lokale Prozesse am Nerven ausschließen. Dazu sind oft bildgebende Verfahren notwendig<br>▸ oft Therapie mit Antiepileptika, gel. auch Infiltrationen nötig |

| Beschwerdebild | Was steckt dahinter? | Vorgehen |
| --- | --- | --- |
| **Halsschmerzen bei Kopfbewegungen**<br>▸ im Bereich des hinteren Rachens oder Kehlkopfs<br>▸ oft auch Kopfschmerzen | ▸ Verspannungen der Halsmuskulatur<br>▸ Verschleißerscheinungen an der Halswirbelsäule, Bandscheibenschäden | ▸ massieren<br>▸ Wärme, Rotlicht |
| **plötzliche, brennende Schmerzen in Hals oder Unterkiefer**<br>▸ meist auch Schmerzen oder Engegefühl hinter dem Brustbein | ▸ Angina pectoris<br>▸ Herzinfarkt | ⚠ bei erstmaligen starken Beschwerden oder mangelhafter Besserung trotz Nitrat: Notarzt rufen |

## 6.6 Schluckbeschwerden vornehmlich beim Trinken

Ob eine Schluckstörung eher beim Trinken oder der Aufnahme fester Speisen in Erscheinung tritt, gibt einen Hinweis auf ihre Ursache. Das Schlucken von Flüssigkeiten ist vor allem dann erschwert, wenn eine Entzündung im Mund-Rachen-Raum besteht oder die Schluckmuskulatur gelähmt ist, z. B. durch Erkrankungen von Gehirn, Nerven oder Muskeln. In diesem Fall ist die Schluckstörung oft mit einem vermehrten Speichelfluss aus dem Mund verbunden. Dagegen sprechen Schwierigkeiten beim Schlucken fester Nahrung eher für eine Entzündung, Einengung oder Funktionsstörung der Speiseröhre.

**Angina Ludovici.** Flächige, eitrige Infektion des Mundbodens durch Bakterien, die durch kleinste Einrisse in der Mund- oder Zungenschleimhaut oder Infektionen der Zahnwurzel eingedrungen sind. Die Infektion ist hochschmerzhaft und macht das Kauen und Schlucken fast unmöglich. Meist reicht zur Therapie ein Antibiotikum, gelegentlich bedarf es jedoch der chirurgischen Eröffnung von Abszessen.

**Botulismus** (Botulinumvergiftung). Seltene, aber lebensgefährliche Vergiftung, ausgelöst vom Gift (Botulinumtoxin) des Bakteriums Clostridium botulinum. Meist über verdorbene Konserven aufgenommen. Es ist schon in kleinsten Mengen wirksam und blockiert die Signalübertragung zwischen Nerv und Muskel, was zu Monate anhaltenden Lähmungen, u. a. der Schluckmuskulatur, führt.

**Kinderlähmung** (Polio). Vor Einführung der Polioimpfung im Jahr 1962 eine gefürchtete Infektion, die zahlreiche Menschenleben forderte. Das verantwortliche Virus befällt Teile des Rückenmarks, die für die Bewegungskontrolle zuständig sind. Bei 1 % der Erkrankten kommt es dadurch zu meist bleibenden Lähmungen. Einmal ausgebrochen, lässt sich die Infektion nicht mehr behandeln.

## 6.6 Schluckbeschwerden vornehmlich beim Trinken

| Beschwerdebild | Was steckt dahinter? | Vorgehen |
|---|---|---|
| **schmerzhafte Schluckstörung, mit Mundgeschwüren und Fieber**<br>▸ Speichelfluss<br>▸ oft geschwollene Lymphknoten im Kieferwinkel<br>▸ Mundgeruch | ▸ Stomatitis aphthosa (Mundfäule)<br>▸ Herpangina<br>▸ Hand-Mund-Fuß-Krankheit<br>▸ akute nekrotisierende ulzeröse Gingivitis (Zahnfleischentzündung) | ▸ am selben Tag zum Kinder- oder Hausarzt<br>▸ ausreichend trinken, z. B. abgekühlten Kamillentee oder kaltes Wasser<br>▸ Pinselungen oder Gurgeln. z. B. mit Kamillen-, Salbei-, Rathania- oder Myrrhetinktur |
| **schmerzhafte Schluckstörung mit Fieber und/oder Erkältungszeichen**<br>▸ meist geschwollene Lymphknoten im Kieferwinkel<br>▸ oft kloßige Sprache<br>▸ Schmerzen oft ins Ohr ausstrahlend<br>▸ evtl. zunehmende Atemnot | ▸ Pharyngitis (Rachenentzündung)<br>▸ (Streptokokken-)Angina<br>▸ Pfeiffersches Drüsenfieber<br>▸ Angina Ludovici (→ S. 150)<br>▸ selten, bei Kleinkindern: Epiglottitis (Kehldeckelentzündung) | ⚠ bei brodelndem Atemgeräusch oder Atemnot: Notarzt rufen<br>▸ am selben Tag zum Hausarzt bei Fieber über 39 °C oder starken Schmerzen<br>▸ Zwiebelwickel<br>▸ gurgeln, z. B. mit Salbei- oder Kamillentee<br>▸ schmerzstillende Lutschpastillen |
| **rasch zunehmende Schluckstörung mit neurologischen Beschwerden**, z. B.<br>▸ Sprech-, Sehstörungen<br>▸ Lähmungen, Taubheitsgefühl<br>▸ Benommenheit bis Bewusstlosigkeit | ▸ Schlaganfall<br>▸ Gehirnentzündung<br>▸ Guillain-Barré-Syndrom (Polyradikulitis, Nervenwurzelentzündung)<br>▸ selten: Kinderlähmung<br>▸ selten: Botulismus (S. 150)<br>▸ dissoziative Störung | ⚠ bei plötzlichem Auftreten Notarzt rufen.<br>▸ ansonsten am selben Tag zum Hausarzt oder in die Klinik |
| **langsam zunehmende Schluckstörung mit neurologischen Beschwerden**, z. B.<br>▸ Sprechstörungen, Sehstörungen<br>▸ Lähmungen (auch im Gesicht), Taubheitsgefühl | ▸ Multiple Sklerose<br>▸ kleine Schlaganfälle<br>▸ Gehirntumor<br>▸ Parkinson-Krankheit<br>▸ Parkinson-Syndrom<br>▸ medikamenteninduziertes Parkinson-Syndrom, z. B. bei Behandlung mit Neuroleptika<br>▸ Polyneuropathie, z. B. bei Diabetes, Alkoholabhängigkeit<br>▸ Amyotrophe Lateralsklerose (ALS) | in den nächsten Tagen zum Neurologen |
| **Schluckstörung mit allgemeiner Muskelschwäche** | ▸ Myasthenia gravis<br>▸ rheumatologische Erkrankungen wie Polymyositis, Dermatomyositis<br>▸ Muskeldystrophie<br>▸ dissoziative Störung | ▸ bei neu auftretenden oder zunehmenden Beschwerden: in den nächsten Tagen zum Arzt<br>▸ Myasthenia gravis: Azetylcholinrezeptor-Antikörper, Thymushyperplasie ausschließen, zum Neurologen |
| **während des Essens zunehmende Schluckstörung mit Hochwürgen unverdauter Speisen**<br>▸ vor allem nachts und im Liegen<br>▸ oft Mundgeruch | ▸ Speiseröhrendivertikel<br>▸ Polyneuropathie, z. B. bei Diabetes, Alkoholabhängigkeit | in den nächsten Wochen zum Arzt |

## 6.7 Schluckbeschwerden vornehmlich bei fester Nahrung

Schwierigkeiten beim Schlucken fester Nahrung sprechen für eine Entzündung, Einengung oder Funktionsstörung der Speiseröhre. Als Begleitsymptome treten oft Schmerzen oder ein unangenehmes Fremdkörpergefühl im Hals auf. Häufig kommt es zum Erbrechen unverdauter Nahrung. Starke Mundtrockenheit kann das Schlucken fester Nahrung ebenfalls massiv erschweren.

**Dysphagia lusoria.** Es kommt zu ausgeprägten Schluckstörungen, da die Arteria lusoria, ein Ast der Hauptschlagader, anormal verläuft und dadurch auf die Speiseröhre drückt. Als weitere Symptome treten Erbrechen und anfallsweises Herzjagen auf, manchmal auch pfeifende Geräusche bei der Ein- und Ausatmung. Einzig wirksame Behandlung ist die Operation.

| Beschwerdebild | Was steckt dahinter? | Vorgehen |
|---|---|---|
| **langsam zunehmende oder wiederkehrende, schmerzlose Schluckstörung** ohne weitere Beschwerden | ▶ narbige Einengung der Speiseröhre, z. B. nach Verletzungen oder Entzündungen<br>▶ Druck auf die Speiseröhre, z. B. durch Struma, Dysphagia lusoria<br>▶ dissoziative Störung, somatoforme Störung | ▶ in den nächsten Tagen zum Arzt<br>▶ kleine Bissen, gut kauen<br>▶ beim Essen viel trinken |
| **langsam zunehmende oder wiederkehrende Schluckstörung mit Schluckschmerzen**<br>▶ Schmerzen oft ausgelöst oder verstärkt durch kalte und heiße Speisen<br>▶ evtl. Sodbrennen und/oder Oberbauchschmerzen nach dem Essen und im Liegen | ▶ Speiseröhrenmotilitätsstörung<br>▶ Refluxkrankheit und refluxbedingte Speiseröhrenentzündung<br>▶ nicht-refluxbedingte Speiseröhrenentzündung<br>▶ gut- und bösartige Tumoren der Speiseröhre | ▶ bei neu auftretenden oder starken Beschwerden: in den nächsten Tagen zum Arzt<br>▶ Speisen vermeiden, die die Beschwerden verstärken<br>▶ bei Sodbrennen Gewichtsreduktion, mit erhöhtem Oberkörper schlafen |
| **Schluckstörung bei Trockenheitsgefühl in Mund und/oder Hals** | ▶ Nebenwirkung zahlreicher Medikamente, z. B. manche Diuretika, Antidepressiva, Psychopharmaka, Opioide<br>▶ Sjögren-Syndrom | ⚠ evtl. Suizidgefahr: den Patient nicht zum Weglassen von Psychopharmaka ermutigen<br>▶ ausreichend trinken<br>▶ gut kauen und in kleinen Bissen essen |
| **Schluckstörung mit Gefühl eines Fremdkörpers**<br>▶ evtl. sichtbare Schwellung am Hals<br>▶ evtl. Schmerzen<br>▶ evtl. erschwertes Atmen | Globusgefühl, z. B. durch<br>▶ Struma<br>▶ Refluxkrankheit<br>▶ Speiseröhrenmotilitätsstörung<br>▶ Spondylophyten<br>▶ Tumoren in Rachen, Zunge, Mandeln, Kehlkopf<br>▶ selten: malignes Lymphom im Halsbereich<br>▶ Globus hystericus | ▶ Globus hystericus ausschließen<br>▶ Tumoren ausschließen: Ultraschall, ggf. MRT, ggf. Biopsie<br>▶ Struma ausschließen: tasten, Ultraschall |
| **rasch zunehmende Schluckstörung mit starker Gewichtsabnahme**<br>▶ manchmal Brust- oder Rückenschmerzen | Speiseröhrenkrebs | Tumor ausschließen: Ösophagoskopie, ggf. mit Biopsie |

## 6.7 Schluckbeschwerden vornehmlich bei fester Nahrung

| Beschwerdebild | Was steckt dahinter? | Vorgehen |
|---|---|---|
| **oft schmerzhafte Schluckstörung mit Hochwürgen von unverdauten Speisen**<br>▸ vor allem im Liegen<br>▸ oft Husten oder Verschlucken | ▸ Speiseröhrendivertikel<br>▸ Achalasie (Krampf des Speiseröhrenausgangs)<br>▸ Speiseröhrenkrebs, Magenkrebs<br>▸ Sklerodermie | ▸ Tumor, Divertikel, Achalasie, Sklerodermie ausschließen<br>**Beratung:**<br>▸ nach dem Essen nicht unmittelbar hinlegen<br>▸ Essen auf mehrere kleine Mahlzeiten verteilen |
| **Schluckstörung mit Sodbrennen, Schmerzen oder Druckgefühl in der Brust**<br>▸ Schmerzen vor allem nach dem Essen | ▸ Refluxkrankheit, refluxbedingte Speiseröhrenentzündung<br>▸ nicht-refluxbedingte Speiseröhrenentzündung<br>▸ paraösophageale Hernie (Zwerchfellbruch)<br>▸ Speiseröhrenkrebs | ▸ Hernie und Tumor ausschließen: Ösophagogastroskopie, ggf. mit pH-Messung oder Biopsie<br>**Beratung:**<br>▸ Gewichtsreduktion<br>▸ Verzicht auf große, fette oder nächtliche Mahlzeiten, Alkohol, Zigaretten, Schokolade<br>▸ mit erhöhtem Oberkörper schlafen |
| **Schluckstörung mit auffallender Blässe und Müdigkeit**<br>▸ fast nur bei Frauen | Plummer-Vinson-Syndrom: Schädigung der Speiseröhrenschleimhaut bei Eisenmangel | ▸ Eisenstoffwechsel (→ S. 418) kontrollieren<br>▸ Endoskopie und ggf. Dilatation |
| **weitgehende oder vollständige Schluckblockade,** meist mit Dauerschmerz in Hals oder Brust | ▸ Fremdkörper oder Nahrungsbrocken in der Speiseröhre<br>▸ fortgeschrittener Speiseröhrenkrebs<br>▸ psychosomatische Störung | ⓘ bei V. a. Fremdkörper sofort in die Klinik<br>▸ Tumor ausschließen: Ösophagoskopie, ggf. mit Biopsie<br>▸ psychische Ursache ausschließen |

## 6.8 Heiserkeit und Stimmstörungen

Eine **akute Heiserkeit** entsteht meist durch eine Entzündung der Kehlkopfschleimhaut und der Stimmbänder, am häufigsten im Rahmen einer Erkältung, und klingt nach einigen Tagen wieder ab. In schweren Fällen kommt gar keine Lautbildung zustande, und der Betroffene kann nur noch stimmlos flüstern (Aphonie).

Die **chronische Heiserkeit** hat dagegen viele Ursachen: Stimmbandknötchen, Polypen oder schlimmstenfalls ein Karzinom, weshalb nach 3 Wochen Heiserkeit eine endgültige Abklärung, z. B. mit Laryngoskopie und Biopsie, erfolgen muss.

Die **Stimme** verändert sich nicht nur durch Hindernisse im Bereich des Kehlkopfs und der Stimmbänder, sondern auch durch Körperhaltung und Gefühlszustand. Auch falsches Atmen führt zu Stimmproblemen. Äußere Faktoren wie Zigarettenrauch oder trockene Luft reizen auch die Stimmbänder. Bei jeder Art der Überbeanspruchung der Stimmbänder kann es zu einer Schleimhautschwellung an der Stelle kommen, die am stärksten beansprucht wird, meistens die Mitte beider Stimmlippen. Eine solche, noch vollständig rückbildungsfähige Schwellung kann sich bei weiterer Überbeanspruchung zu **Schrei- oder Sängerknötchen** entwickeln. Sie bilden sich bei entsprechender Schonung und Schulung der Stimme wieder zurück.

Durch Operationen am Hals, z. B. an der Schilddrüse, kann der für die Stimmbandfunktion verantwortliche Nervus recurrens verletzt werden und zu einer **Stimmlippenlähmung** (Stimmbandlähmung) führen. Das Stimmband ist dann einseitig gelähmt. Beim Sprechen bleibt ein kleiner Spalt, durch den Luft entweicht, die Stimme klingt »verhaucht«. Nicht selten wird der Nerv durch die Operation nur gequetscht und erholt sich wieder.

Wenn zur Heiserkeit stärkere Schmerzen, Schluckbeschwerden und Atemnot hinzukommen, weist das auf einen Tumor hin.

| Beschwerdebild | Was steckt dahinter? | Vorgehen |
| --- | --- | --- |
| **akute Heiserkeit bis Stimmlosigkeit mit Erkältungszeichen**<br>▸ Räusperzwang<br>▸ Hustenreiz, Brennen und Kratzen im Hals<br>▸ evtl. Fieber | akute Laryngitis (Kehlkopfentzündung), oft Begleitreaktion einer Erkältung | ▸ bei Atemnot sollten die Atemwege abgeklärt werden<br>▸ Stimme schonen<br>▸ warme Halswickel<br>▸ Inhalation mit Salbeitee oder Salzlösung<br>▸ rauchfreie, angefeuchtete Raumluft, 18–20 °C |
| **akute Heiserkeit bis Stimmlosigkeit ohne Erkältungszeichen**<br>▸ manchmal Hustenreiz<br>▸ evtl. Wundgefühl im Kehlkopfbereich | ▸ akute Stimmüberlastung<br>▸ zu trockenes Raumklima<br>▸ akute Belastung mit Rauch, Staub oder Dämpfen<br>▸ Verletzung von außen, z. B. durch Prellung, Würgen | ⚠ bei zunehmendem Engegefühl oder Verletzung: sofort zum HNO-Arzt<br>▸ Stimme schonen<br>▸ rauchfreie, angefeuchtete Raumluft, 18–20 °C |
| **akute Heiserkeit, bellender Husten beim Kind**<br>▸ Beginn meist abends oder nachts<br>▸ oft Atemnot, pfeifendes Einatmen<br>▸ oft vorbestehende Erkältung | Pseudokrupp (Laryngitis subglottica). Bei einer akuten Laryngitis entstehendes Ödem unterhalb des Kehldeckels | ⚠ Es droht Erstickung: je nach Zustand Notarzt rufen oder sofortige Einweisung<br>▸ Kind hochnehmen<br>▸ Frischluft<br>▸ verschriebenes Zäpfchen oder Spray geben |

## 6.8 Heiserkeit und Stimmstörungen

| Beschwerdebild | Was steckt dahinter? | Vorgehen |
|---|---|---|
| **wiederkehrende Heiserkeit, vor allem bei längerer Stimmbelastung**<br>▸ häufig Engegefühl oder Schmerzen im Kehlkopf<br>▸ manchmal Räusperzwang, Reizhusten | ▸ funktionelle Dysphonie (Stimmstörung), z. B. durch häufige Stimmüberlastung oder -fehlbelastung, z. B. bei Lärmarbeit, Sprechberufen, Sängern<br>▸ Schwerhörigkeit oder Taubheit | ▸ bei persistierenden Beschwerden: zum HNO-Arzt<br>▸ wenig sprechen<br>▸ rauchfreie, angefeuchtete Raumluft, 15–20 °C<br>▸ Umgebungslärm meiden |
| **dauernde Heiserkeit**<br>▸ ständiges Fremdkörpergefühl, Hustenreiz, Räusperzwang<br>▸ manchmal Absinken der Stimmlage<br>▸ selten Atemnot | chronische Kehlkopfentzündung, z. B. durch<br>▸ Rauchen, Staub, trockene Luft<br>▸ chronische Stimmüberlastung oder -fehlbelastung<br>▸ Mundatmung bei chronischer Sinusitis<br>▸ Alkoholabhängigkeit<br>▸ Nebenwirkungen von z. B. Antihistaminika, Antidepressiva<br>▸ Stimmlippenknötchen | ▸ bei persistierenden Beschwerden: zum HNO-Arzt<br>▸ wenig sprechen<br>▸ rauchfreie, angefeuchtete Raumluft, 15–20 °C<br>▸ Umgebungslärm ausschalten<br>▸ Klimakur |
| **weiterbestehende Heiserkeit nach akuter Kehlkopfentzündung**<br>▸ Räusperzwang<br>▸ Druckgefühl | Stimmlippenpolypen, meist bei nicht eingehaltener Stimmruhe, evtl. in Verbindung mit Rauchen | bei persistierenden Beschwerden Laryngoskopie |
| **heiserer oder fremdartiger Stimmklang:** z. B. rau, kipplig oder doppeltönig<br>▸ manchmal Ansteigen oder Absinken der Stimmlage | ▸ normale hormonelle Veränderungen z. B. in Schwangerschaft, Mens oder Menopause<br>▸ Hormonstörungen, z. B. Hyper-, Hypothyreose, Akromegalie<br>▸ Hormoneinnahme, z. B. »Pille«, Hormonersatztherapie in den Wechseljahren, Anabolika | ▸ TSH (→ S. 430) kontrollieren<br>▸ wenn keine hormonellen Veränderungen bestehen: andere Ursachen ausschließen: zum HNO-Arzt, Laryngoskopie<br>▸ bei Einnahme der »Pille«: andere Verhütungsform |
| **heisere, verhauchte, kraftlose Stimme**<br>▸ lautes Sprechen nicht möglich<br>▸ oft schwache Muskulatur, hängende Schultern | ▸ anlagebedingte, geringe Muskelspannung<br>▸ allgemeine Schwäche, z. B. im höheren Alter<br>▸ krankhafte Muskelschwäche, z. B. Myasthenia gravis, Muskeldystrophie | ▸ Myasthenia gravis: Azetylcholinrezeptor-Antikörper, Thymushyperplasie ausschließen, zum Neurologen<br>▸ Muskeldystrophie: zum Neurologen<br>▸ Stimmtraining erwägen |
| **kraftlose, oft auch heisere Stimme mit häufigem Verschlucken oder Atemnot**<br>▸ manchmal verwaschene Sprache, abgehackte Sprache oder Näseln | Stimmlippenlähmung durch<br>▸ Schilddrüsenoperationen<br>▸ Virusinfekte wie Grippe, Pfeiffer-Drüsenfieber<br>▸ Tumoren in Gehirn oder Hals<br>▸ neurologische Erkrankungen, z. B. Multiple Sklerose, Amyotrophe Lateralsklerose | ▸ Laryngoskopie<br>▸ Infekte ausschließen: Entzündungswerte (→ S. 422) kontrollieren<br>▸ Tumoren ausschließen<br>▸ Multiple Sklerose, Amyotrophe Lateralsklerose ausschließen: zum Neurologen |
| **anhaltende Heiserkeit mit Schluckstörung, Fremdkörpergefühl oder Bluthusten** | Kehlkopfkrebs, meist bei jahrzehntelangem Zigaretten- und Alkoholkonsum | Laryngoskopie |

# 6.9 Sprechstörungen

Sprechstörungen (Dysarthrien) umfassen Störungen der Lautbildung, des Satzrhythmus und der Satzmelodie. Treten solche Symptome unvermittelt und ohne Einfluss von Alkohol oder Drogen auf, ist Vorsicht geboten: Dann steckt möglicherweise eine kurzfristige Durchblutungsstörung des Gehirns oder sogar ein Schlaganfall dahinter, besonders, wenn Lähmungen hinzukommen. Auch eine beginnende Migräne oder verschiedene Medikamente verursachen plötzliche Sprechstörungen.

Langsam zunehmende Störungen sind dagegen eher Folge entzündlicher oder degenerativer Hirn-, Nerven- oder Muskelerkrankungen. Dabei gibt die Art der Störung oft Hinweise auf ihren Ursprungsort: Eine verwaschene Sprache lässt z. B. auf Erkrankungen in Großhirn oder Hirnstamm schließen, stockende Sprache auf Probleme im Kleinhirn. Störungen im extrapyramidalen System führen entweder zu einer auffallenden Monotonie der Stimme oder zu unpassenden Nebenlauten wie Schmatzen oder Schnalzen.

| Beschwerdebild | Was steckt dahinter? | Vorgehen |
| --- | --- | --- |
| näselnde Sprache<br>▸ evtl. behinderte Nasenatmung | ▸ individuelle Eigenart, Dialekt<br>▸ Verengung in der Nasenhöhle, z. B. durch Polypen, Nasenscheidewandverbiegung, Fremdkörper<br>▸ Muskelschwäche, z. B. bei Myasthenia gravis, Muskeldystrophie | ▸ Verengung ausschließen: ggf. zum HNO-Arzt<br>▸ Myasthenia gravis: Azetylcholinrezeptor-Antikörper, Thymushyperplasie ausschließen, zum Neurologen<br>▸ Muskeldystrophie: zum Neurologen |
| stockendes Sprechen mit Dehnungen oder Wiederholungen von Lauten, Silben oder Wörtern<br>▸ unfreiwillige Sprechpausen<br>▸ Verstärkung bei Aufregung | ▸ Stottern<br>▸ im Kleinkindalter: normale Phase beim Spracherwerb<br>▸ im späteren Alter: genetische Veranlagung, emotionale Belastung, z. B. durch falsche Reaktion der Umgebung auf frühkindliches Stottern | ▸ logopädische Behandlung vorschlagen<br>▸ Kleinkinder: Stottern nicht überbewerten, Reize reduzieren<br>▸ Erwachsene: Entspannungsverfahren, Atemtraining |
| überhastetes, undeutliches Sprechen<br>▸ Verschlucken von Silben<br>▸ Besserung durch Konzentration | Poltern als individuelle Eigenart | wenn die Störung ausgeprägt: bei Gelegenheit zum Logopäden |
| mühsames, kaum verstehbares Sprechen bei ständigen Bewegungen von Lippen und Zunge<br>▸ erschwerte Nahrungsaufnahme | senile oromandibuläre Dyskinesie: meist Frauen über 60 Jahre, oft als Begleitsymptom einer Demenz, gelegentlich jedoch auch isolierte Störung | bei V. a. Demenz: frühzeitig testen, z. B. mit dem Mini-Mental-Status-Test (MMST) oder DemTect |

## 6.9 Sprechstörungen

| Beschwerdebild | Was steckt dahinter? | Vorgehen |
|---|---|---|
| **plötzlich verwaschene, stockende oder verlangsamte Sprache**<br>▸ evtl. halbseitige Lähmungen, Taubheitsgefühl oder Sehstörungen<br>▸ manchmal Schwindel, Verwirrung, Benommenheit<br>▸ oft Kopfschmerzen | ▸ transitorische ischämische Attacke, Schlaganfall<br>▸ Hirnsinus(venen)thrombose<br>▸ Alkoholrausch, Drogenrausch<br>▸ Nebenwirkung oder Überdosierung von Medikamenten, z. B. Psychopharmaka<br>▸ Migräne mit Aura (Vorstadium) | ⚠ bei V. a. TIA, Schlaganfall oder Hirnsinusvenenthrombose: sofort in Klinik einweisen<br>▸ bei V. a. Nebenwirkung: verschreibenden Arzt kontaktieren<br>Migräne:<br>▸ dunkler Raum, Ruhe, Kälte<br>▸ bei Übelkeit: Metoclopramid<br>▸ bei Schmerzen: Azetylsalizylsäure, Paracetamol oder Ibuprofen, ggf. mit Koffein kombiniert<br>▸ ggf. Triptane (Serotoninrezeptoragonisten) zu Schmerzbeginn |
| **zunehmend verwaschene Sprache**<br>▸ evtl. Lähmungen oder Taubheitsgefühl in Armen oder Beinen<br>▸ manchmal Gesichtslähmungen, Schluck- oder Sehstörungen | ▸ Multiple Sklerose<br>▸ Muskelschwäche, z. B. bei Myasthenia gravis, Muskeldystrophie, Amyotropher Lateralsklerose<br>▸ Gehirntumor<br>▸ bei Kindern: große Polypen (Adenoide im Nasenrachen, vergrößerte Rachenmandeln) | ▸ Myasthenia gravis: Azetylcholinrezeptor-Antikörper, Thymushyperplasie ausschließen, zum Neurologen<br>▸ Muskeldystrophie, Amyotrophe Lateralsklerose : zum Neurologen<br>▸ Tumor ausschließen<br>▸ bei V. a. Polypen ggf. HNO-Arzt vorstellen |
| **zunehmend monotone, nuschelnde, oft heisere Sprache**<br>▸ Steifheit, starres Gesicht<br>▸ oft Zittern der Hände<br>▸ kleinschrittiger Gang | ▸ Parkinson-Krankheit<br>▸ Parkinson-Syndrom, auch medikamenteninduziert<br>▸ Demenz<br>▸ Creutzfeld-Jakob-Krankheit | ▸ bei entsprechendem Verdacht zum Neurologen<br>▸ bei V. a. Demenz: frühzeitig testen, z. B. mit dem Mini-Mental-Status-Test (MMST) oder DemTect |
| **zunehmend stockende, verlangsamte Sprache**<br>▸ Greifunsicherheit<br>▸ breitbeiniger Gang, Fallneigung zur Seite beim Gehen und Stehen | ▸ Multiple Sklerose<br>▸ Alkoholabhängigkeit<br>▸ Kleinhirnerkrankungen, z. B. Gehirntumoren, Kleinhirnentzündung, z. B. nach Windpocken | ▸ bei raschem Fortschreiten: am selben Tag in Klinik einweisen<br>▸ Multiple Sklerose, Alkoholmissbrauch ausschließen<br>▸ Kleinhirnerkrankung ausschließen |
| **Nebenlaute beim Sprechen, z. B. Schnalzen, Schmatzen, Ausrufe**<br>▸ oft Grimassieren<br>▸ evtl. ungewollte Extremitätenbewegungen | ▸ Tic, Gilles-de-la-Tourette-Syndrom<br>▸ Nebenwirkung von Parkinsonmedikamenten und Neuroleptika<br>▸ Huntington-Krankheit<br>▸ komplex-fokale Anfälle | ▸ bei V. a. Nebenwirkungen: verschreibenden Arzt kontaktieren<br>▸ in den nächsten Tagen zum Neurologen |

## 6.10 Sprachstörungen

Sprachstörungen (Aphasien) bezeichnen sowohl Schwierigkeiten beim Verstehen und Verarbeiten von Sprache als auch Störungen bei der Wortfindung, der Satzbildung und der Sinngebung. Bei der **motorischen Aphasie** (Broca) ist die Sprache verlangsamt und erfordert große Anstrengungen. Sie erfolgt in kurzen, abgehackten Sätzen (Telegrammstil). Das Sprachverständnis ist intakt. Bei der **sensorischen Aphasie** (Wernicke) steht die übermäßige Sprachproduktion mit vielen Wortneuschöpfungen, »Buchstaben-« und »Wortsalat« im Vordergrund, das Sprachverständnis ist stark gestört. Die **amnestische Aphasie** zeichnet sich durch erhebliche Wortfindungsstörungen aus. Sprachfluss und -verständnis sind dabei kaum gestört. Bei der **globalen Aphasie** sind alle Bereiche beeinträchtigt.

All diesen Formen liegen Schädigungen bestimmter Hirnregionen zugrunde, die sich bei einem ursächlichen Hirnschlag oft gut abgrenzen lassen. Bei anderen Ursachen, z. B. Tumoren oder Entzündungen, ist das oft schwieriger.

⚠ Plötzlich, d. h. innerhalb weniger Stunden auftretende Sprachstörungen erfordern eine sofortige stationäre Klärung der Ursache, da ein Schlaganfall die Ursache sein kann.

**Aphasie, amnestische.** Schädigung des Scheitel- und Schläfenlappens.
- Sprachverständnis stark beeinträchtigt
- Sprachproduktion stark vermindert
- Sprechen sehr anstrengend
- Sprachmelodie nicht beeinträchtigt
- Satzbau durch Suche nach Worten unterbrochen, sonst nicht beeinträchtigt
- Worte werden gesucht, umschrieben
- Lesen kaum und Schreiben mäßig beeinträchtigt.

**Aphasie, globale.** Diffuse Schädigung.
- Sprachverständnis stark beeinträchtigt
- Sprachproduktion stark vermindert
- Sprechen sehr anstrengend
- Sprachmelodie und Satzbau stark beeinträchtigt
- Lesen und Schreiben nicht möglich.

**Aphasie, motorische** (Broca-Aphasie). Schädigung des Broca-Sprachzentrum im Stirnlappen.
- Sprachverständnis kaum beeinträchtigt
- Sprachproduktion stark vermindert
- Sprechen sehr anstrengend
- Sprachmelodie und Satzbau, Lesen und Schreiben stark beeinträchtigt
- Laute werden vertauscht.

**Aphasie, sensorische** (Wernicke-Aphasie). Schädigung des Sprachzentrums im Schläfenlappen.
- Sprachverständnis stark beeinträchtigt
- Sprachproduktion gesteigert
- Sprechen und Sprachmelodie nicht beeinträchtigt
- Satzbau, Lesen und Schreiben stark beeinträchtigt
- Laute, Silben und Worte werden neu gebildet, vertauscht.

## 6.10 Sprachstörungen

| Beschwerdebild | Was steckt dahinter? | Vorgehen |
|---|---|---|
| **gelegentliche Wortfindungsstörungen ohne weitere Beschwerden**<br>▸ verstärkt bei Stress und Müdigkeit | ▸ normale Vergesslichkeit<br>▸ selten Frühzeichen einer Demenz | ▸ bei V. a. Demenz: frühzeitig testen, z. B. mit dem Mini-Mental-Status-Test (MMST) oder DemTect<br>▸ Stressmanagement<br>▸ ausreichende Erholung<br>▸ evtl. Training empfehlen |
| **plötzlich auftretende Sprachstörungen**<br>▸ evtl. Lähmungen, Taubheitsgefühl, Sehstörungen<br>▸ evtl. Verwirrtheit | ▸ transitorische ischämische Attacke<br>▸ Schlaganfall<br>▸ schwere Schädel-Hirn-Verletzung<br>▸ akute organische Psychose | ⚠ auch wenn die Beschwerden wieder verschwinden: sofort in Klinik einweisen |
| **plötzlich auftretende oder rasch zunehmende Sprachstörungen** mit starken bis unerträglichen Kopfschmerzen<br>▸ evtl. Lähmungen, Taubheitsgefühl, Sehstörung<br>▸ evtl. Verwirrtheit | ▸ Hirnaneurysmablutung<br>▸ Subarachnoidalblutung, Hirnblutung<br>▸ Sinus(venen)thrombose<br>▸ Hirnhautentzündung, Meningoenzephalitis | ⚠ akute Lebensgefahr: Notarzt rufen |
| **langsam zunehmende Sprachstörungen**<br>▸ Persönlichkeitsveränderungen, z. B. Reizbarkeit, Enthemmung<br>▸ Verwirrtheit, Vergesslichkeit, Verlangsamung | ▸ Demenz<br>▸ Gehirntumor<br>▸ langjährige Alkoholabhängigkeit | ▸ bei V. a. Demenz: frühzeitig testen, z. B. mit dem Mini-Mental-Status-Test (MMST) oder DemTect<br>▸ Gehirntumor ausschließen<br>▸ langjährige Alkoholabhängigkeit: Entzug, ggf. Vitamin-B1-Substitution |
| **»Wortsalat« mit unverständlichem Inhalt**<br>▸ Wortneubildungen<br>▸ oft fehlende Grammatik | ▸ Schlaganfall<br>▸ Ausdruck einer schweren Denkstörung bei Schizophrenie | ⚠ Schlaganfall schnellstens ausschließen |

## 6.11 Nasenbeschwerden

**Nasenpolypen.** Sind nicht mit den – ebenfalls als Polypen bezeichneten – Vergrößerungen der Rachenmandeln (Adenoide) gleichzusetzen, die bei Kindern häufig vorkommen. Vielmehr handelt es sich um Schleimhautwucherungen in den Nasennebenhöhlen, die bis in die Nasenhöhle vorwachsen und dort als weißliches Gewebe sichtbar werden. Sie entstehen meist bei Erwachsenen, die unter einem chronischen Schnupfen, einer Nasennebenhöhlenentzündung oder einem allergischen Schnupfen leiden. Eine Allergie auf Azetylsalizylsäure führt besonders häufig zu Nasenpolypen. Wenn die Maßnahmen bis hin zu kortisonhaltigen Nasensprays und Antihistaminika die Beschwerden nicht ausreichend bessern, wird eine operative Entfernung der Wucherung erforderlich.

**Wegener-Granulomatose.** Entzündung der kleinen Blutgefäße im ganzen Körper, bei der Granulome (kleine Gewebeknötchen) entstehen, vor allem im HNO-Trakt und in den oberen Atemwege. Verlauf: unter konsequenter immunsuppressiver Therapie eher gut, schubweise mit meistens deutlicher Besserung, aber auch häufigen Rückfällen. Bleibende Schäden wie Hörminderung, Sattelnase, eingeschränkte Nierenfunktion sowie einseitige Erblindung kommen vor.

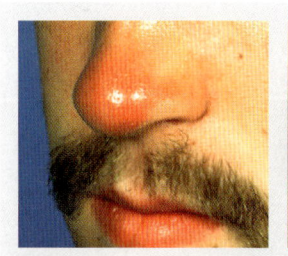

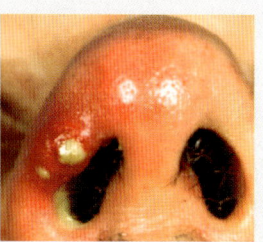

*Abb. 6.11: Nasenfurunkel. Furunkel können sehr schmerzhaft sein, vor allem beim Kauen, Sprechen und bei Berührung. Liegen sie oberhalb der Oberlippe, dürfen sie wegen der Gefahr der Keimverschleppung ins Gehirn nicht ausgedrückt werden.* [GRE]

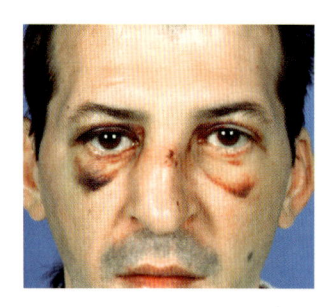

*Abb. 6.12: Brillenhämatom. Bei einem Autounfall hat sich dieser nicht angeschnallte Beifahrer schwere Prellungen im Gesicht sowie einen Nasenbeinbruch zugezogen. Der Schiefstand der Nase ist deutlich erkennbar. Die beide Augenhöhlen betreffende sichtbare Einblutung (Brillenhämatom) ist typisch für eine Schädelbasisfraktur.* [GRE]

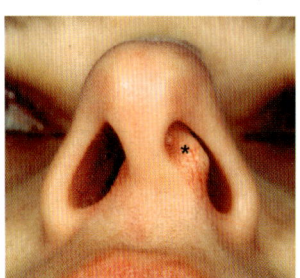

*Abb. 6.13: Ausgeprägte Nasenscheidewandverbiegung. Sie ist oft auch ohne Endoskop zu erkennen.* [GRE]

## 6.11 Nasenbeschwerden

| Beschwerdebild | Was steckt dahinter? | Vorgehen |
|---|---|---|
| **einseitig verstopfte Nase**<br>▶ oft Schnarchen<br>▶ manchmal näselnde Sprache | ▶ Nasenscheidewandverkrümmung (→ Abb. 6.13 S. 160), Nasenpolypen<br>▶ Tumoren in Nase, Nasennebenhöhle oder Rachen<br>▶ Enzephalomeningozele | schlagen Therapien nicht an: Tumoren und operative Therapie abgeklären |
| **beidseitig verstopfte Nase ohne weitere Beschwerden** | ▶ Nebenwirkung, z. B. von Antihypertensiva, »Pille«<br>▶ Dauereinsatz abschwellender Nasentropfen<br>▶ harmloser Schwangerschaftsschnupfen durch hormonelle Veränderungen | ▶ abschwellende Nasentropfen weglassen oder schrittweise mit Hilfe von zunehmend verdünnten Nasentropfen vom Apotheker die Dosis abbauen<br>▶ auf Kortison-Nasenspray umsteigen<br>▶ ggf. Medikamente umstellen, andere Verhütungsmethoden |
| **beidseitig verstopfte Nase bei Kindern mit Schnarchen oder Näseln**<br>▶ häufige Mittelohrentzündungen, Schwerhörigkeit<br>▶ Mundatmung | Adenoide (vergrößerte Rachenmandeln) | ▶ wenn zusätzlich Fieber oder Ohrenschmerzen auftreten: sofort gezielte Therapie<br>▶ wenn die Beschwerden länger als einen Monat andauern: zum HNO-Arzt mit Frage nach operativer Therapie |
| **beidseitig verstopfte Nase**<br>▶ Räusperzwang<br>▶ oft Kopfschmerzen | Nasenpolypen | zum HNO-Arzt: Ausmaß und Frage nach Operationsindikation |
| **beidseitig verstopfte Nase mit Trockenheitsgefühl**<br>▶ Bildung von Krusten, Schorf und Borken<br>▶ oft Juckreiz, Brennen<br>▶ evtl. Nasenbluten<br>▶ evtl. Verschlechterung des Riechvermögens<br>▶ selten übler Geruch aus der Nase (Stinknase) | trockene Nase, z. B. durch<br>▶ Arbeit in staubbelasteter Luft<br>▶ radikale Operationen in den Nasenhöhlen<br>▶ Dauergebrauch abschwellender Nasentropfen<br>▶ Schnupfen von Kokain | ▶ Raumluft in der Wohnung und am Arbeitsplatz befeuchten<br>▶ mehrmals täglich Nasenduschen mit Salzwasser<br>▶ salzhaltige Nasenöle oder -salben<br>▶ schleimhautpflegende Nasensalben oder -tropfen |
| **chronisch verstopfte Nase, Borkenbildung, blutiger Schnupfen**<br>▶ Ohrenschmerzen<br>▶ Heiserkeit, trockener Husten<br>▶ Muskel- und Gliederschmerzen | Wegener-Granulomatose (→ S. 160) | ▶ Diagnose histologisch sichern<br>▶ immunsuppressive Therapie |
| **beidseitiger, wässriger Schnupfen**<br>▶ Niesreiz<br>▶ behinderte Nasenatmung<br>▶ oft Verschlechterung des Riechvermögens<br>▶ evtl. Jucken und Kribbeln in der Nase | ▶ beginnender Erkältungsschnupfen<br>▶ allergischer Schnupfen<br>▶ vasomotorischer Schnupfen, z. B. durch Kälte, Alkohol, heiße Getränke, Stress, Dauergebrauch abschwellender Nasentropfen | ▶ bei Erkältungsschnupfen Inhalationen, salzhaltige Nasensprays<br>▶ bei allergischem und vasomotorischem Schnupfen möglichst Auslöser vermeiden<br>▶ bei vasomotorischem Schnupfen Kneipp-Therapie, z. B. kalte Gesichtsgüsse |

| Beschwerdebild | Was steckt dahinter? | Vorgehen |
|---|---|---|
| beidseitiger, schleimiger oder eitriger Schnupfen | ▸ Erkältungsschnupfen<br>▸ Sinusitis<br>▸ chronischer Schnupfen, z. B. bei Nasenscheidewandverkrümmung, Staubbelastung<br>▸ Schwangerschaftsschnupfen als harmlose Folge von hormonellen Veränderungen | ❗ Komplikationen: Mittelohrentzündung, Sinusitis, Mastoiditis<br>▸ Inhalationen mit Kamillen- oder Salzlösung<br>▸ schleimlösende Pflanzenextrakte, Rotlicht. Bei chronischer Form: warme Auflagen |
| anfallartiges, einseitiges Nasenlaufen mit gleichseitigen, stärksten Kopfschmerzen<br>▸ gleichseitige Augenrötung und Tränenfluss<br>▸ mehrfach tägliche Anfälle bis 3 h | Clusterkopfschmerz (Bing-Horton-Syndrom) | ▸ Diagnose wird klinisch gestellt. CCT zum Ausschluss von Tumoren u. a.<br>▸ im Anfall aufrechte Haltung, Sauerstoff einatmen<br>▸ Auslöser, z. B. Alkohol, Nikotin, Badezusätze, meiden<br>▸ Prophylaxe mit Kalziumantagonist Verapamil |
| einseitige, schleimig-eitrige Absonderungen aus der Nase<br>▸ oft übelriechend | ▸ Fremdkörper in der Nase<br>▸ akute Sinusitis (Nasennebenhöhlenentzündung)<br>▸ Tumoren in Nase oder Nasennebenhöhle | ▸ bei Verdacht auf Fremdkörper Endoskopie<br>▸ wenn Therapie der Sinusitis nicht anschlägt: Tumoren ausschließen |
| einmaliges oder wiederkehrendes Nasenbluten | ▸ erhöhte Verletzlichkeit von Blutgefäßen an der Nasenscheidewand, besonders bei trockener Nasenschleimhaut<br>▸ kleine Schleimhautverletzungen, z. B. durch Nasenbohren<br>▸ Fremdkörper in der Nase<br>▸ Nasenbeinbruch<br>▸ Bluthochdruck | ❗ bei Blutung nach Schlag oder Stoß auf den Kopf: Notarzt rufen<br>**Erstmaßnahmen:** aufrecht hinsetzen, Kopf vorbeugen, Nasenflügel 10-20 Minuten zusammendrücken, Eisbeutel in den Nacken<br>Wenn die Blutung länger als 30 Minuten andauert oder die Nase verletzt ist: zum HNO-Arzt |
| blutiges Nasensekret | ▸ Erkältungsschnupfen<br>▸ chronischer Schnupfen<br>▸ Fremdkörper in der Nase<br>▸ Wegener-Granulomatose (→ S. 160)<br>▸ Tumoren in Nase oder Nasennebenhöhle | zum HNO-Arzt, wenn<br>▸ einseitige blutige Sekretion über mehr als eine Woche<br>▸ beidseitige blutige Sekretion über mehr als vier Wochen |
| schmerzhaft gerötete Schwellung an Nasenspitze oder -eingang<br>▸ evtl. Fieber<br>▸ evtl. geschwollene Oberlippe | Nasenfurunkel (→ Abb. 6.11 S. 160) | ❗ bei Manipulationen und tiefer gehenden Infekten drohen Hirnsinusvenenthrombose, Hirnhautentzündung<br><br>**Beratung:** in Ruhe lassen, auf keinen Fall herumdrücken oder aufstechen |
| knollenartig vergrößerte, gerötete Nase mit vergrößerten Poren | Rhinophym | ▸ operativ gut behandelbar<br>▸ manuelle Entleerung der hypertrophen Talgdrüsen |

## 6.12 Riechstörungen

Unsere Geruchswahrnehmung unterscheidet bis zu 10 000 Gerüche. Beim Atmen gelangen Duftstoffmoleküle in die obere Nasenhöhle zur Riechschleimhaut. Diese enthält drei Millionen Riechzellen, die auf bestimmte Duftmoleküle spezialisiert sind. Wenn die Duftmoleküle dort andocken, lösen sie einen Impuls aus, der ins Gehirn weitergeleitet wird, zunächst in die **Riechkolben** oberhalb der Nasenwurzel, dann weiter in das **Riechhirn** (Riechzentrum). Jede Veränderung in diesem Ablauf kann zu einer Riechstörung führen. Als Ursache kommen Hirnerkrankungen in Frage, aber auch Nasenerkrankungen, die den Luftstrom behindern oder die Riechschleimhaut schädigen. Im Alter lässt der Geruchssinn häufig nach.

Bei einer **Hyposmie** (unterentwickelten) oder **Anosmie** (fehlendem Geruchssinn) handelt es sich um eine angeborene Fehlbildung des Riechkolbens. Ist sie mit gestörter Geschlechtsentwicklung verbunden, wird sie als **Kallmann-Syndrom** bezeichnet. Die Riechstörung wird mit einer **Olfaktometrie** (Riechprüfung) mit klassischen Geruchs- und Reizstoffen, z. B. Schwefelwasserstoff, Essig, Pfefferminze, Rosenduft und Vanille, nachgewiesen.

| Beschwerdebild | Was steckt dahinter? | Vorgehen |
|---|---|---|
| angeborener, teilweiser oder vollständiger Verlust oder Nichtvorhandensein des Riechvermögens | ▸ angeborene Fehlbildung des Riechkolbens<br>▸ Nervenschädigung des Nervus trigeminus<br>▸ Schädelverletzung, Gehirntumor<br>▸ Nasenscheidewandverkrümmung | CCT oder NMR |
| kurzfristig schlechtes Riechvermögens<br>▸ rinnende, verstopfe Nase<br>▸ oft Besserung nach Naseputzen | ▸ Erkältungsschnupfen<br>▸ Grippe | ▸ Inhalationen<br>▸ abschwellende Nasentropfen für maximal 5 Tage |
| längerfristig schlechteres Riechvermögens bei verstopfter oder rinnender Nase | ▸ chronischer, allergischer oder vasomotorischer Schnupfen<br>▸ Sinusitis<br>▸ Tumoren in Nase oder Nasennebenhöhle | ▸ Allergen vermeiden<br>▸ antiallergische Therapie<br>▸ Tumoren ausschließen |
| plötzliche, bleibende Verschlechterung des Riechvermögens.<br>Bei Vergiftung weitere Beschwerden wie Übelkeit, Schwindel, Speichelfluss, Sehstörungen | ▸ Virusinfektionen, v. a. Grippe<br>▸ Schädel-Hirn-Verletzung mit Verletzung des Riechnervs<br>▸ Vergiftung, z. B. mit Insektiziden, Pflanzengiften | ⓘ bei Kopfverletzungen oder möglicher Vergiftung: sofort Notarzt rufen oder in die nächste Klinik |
| allmähliche, evtl. auch schubweise Verschlechterung des Riechvermögens | ▸ normale Alterserscheinung<br>▸ internistische Erkrankungen wie Diabetes<br>▸ Parkinson-Krankheit, Multiple Sklerose, Demenz<br>▸ Gehirntumor<br>▸ Medikamenten-Nebenwirkung | ▸ gravierende Ursachen ausschließen<br>▸ bei V. a. Demenz: frühzeitig testen, z. B. mit dem Mini-Mental-Status-Test (MMST) oder DemTect<br>▸ bei Nebenwirkungen verschreibenden Arzt kontaktieren |
| ungewöhnliche Geruchswahrnehmungen | Geruchshalluzination bei<br>▸ Schizophrenie, Depression<br>▸ Gehirntumor<br>▸ Alkoholentzug | rasch zum Neurologen oder Psychiater |

## 6.13 Ohrenschmerzen und Ohrendruck

Ohrenschmerzen sind besonders im Kindesalter sehr häufig. Meist liegen Erkältungen, Mittelohr- oder Mandelentzündungen zugrunde. Bei Erwachsenen stehen andere Ursachen im Vordergrund, insbesondere Gehörgangsentzündungen und Probleme im Bereich des Kiefergelenks. Die schmerzleitenden Nervenfasern aus dem Ohr verlaufen zusammen mit den Nervenfasern aus den Gesichts- und Halsregionen zu den Schmerzzentren im Gehirn. Diese können oft nicht genau unterscheiden, wo der Entstehungsort der Schmerzen liegt. So kommt es, dass auch Erkrankungen außerhalb des Ohrs, z. B. im Bereich der Zähne, Nasennebenhöhlen, des Halses oder Kiefergelenks, im Ohr empfunden werden.

Einem **Druckgefühl im Ohr** liegen entweder ein Verschluss der Eustachi-Röhre (Ohrtrompete) zugrunde oder eine Verlegung des äußeren Gehörgangs. Für den ersten Fall sind ein Tubenkatarrh oder Druckunterschiede gegenüber der Umwelt, etwa beim Tauchen oder Fliegen, verantwortlich. Die Gründe für eine Gehörgangsverlegung sind ein Zuviel an Ohrenschmalz oder Fremdkörper.

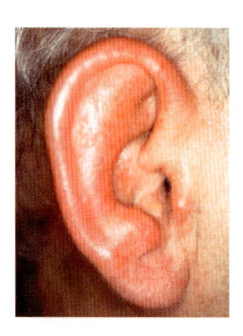

*Abb. 6.14: Perichondritis. Der Knorpel ist entzündet und gerötet und schmerzt bei jeder Berührung – der Patient konnte nachts kaum schlafen.* [GRE]

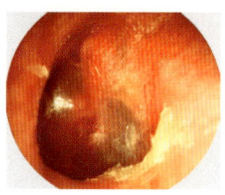

*Abb. 6.15: Trommelfell während einer akuten Mittelohrentzündung. Die Paukenhöhle hat sich mit Eiter gefüllt, das gereizte Trommelfell schimmert rötlich.* [GRE]

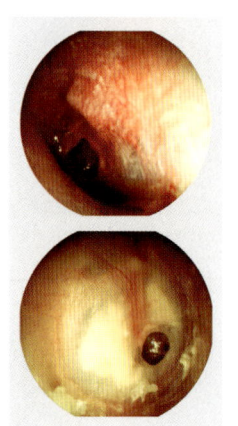

*Abb. 6.16: Frische Trommelfellverletzung. Oben: Links unten ist ein kleines Loch mit blutigen Rändern zu erkennen, manchmal fließen sogar ein paar Bluttropfen aus dem Ohr heraus.*
*Unten: Schließt sich ein Loch im Trommelfell nicht wie üblich von selbst, erhalten Keime einen direkten Zugang zur Paukenhöhle und können das Innenohr infizieren. Zur Behandlung muss der Trommelfelldefekt dann in jedem Fall verschlossen werden.* [GRE]

## 6.13 Ohrenschmerzen und Ohrendruck

| Beschwerdebild | Was steckt dahinter? | Vorgehen |
|---|---|---|
| heftige stechende, pulsierende oder klopfende Ohrenschmerzen<br>▸ meist Fieber<br>▸ oft Schnupfen<br>▸ evtl. Ausfluss von Sekret | ▸ akute Mittelohrentzündung<br>▸ selten Mastoiditis (Entzündung des Warzenfortsatzes) als Komplikation einer Mittelohrentzündung | ⓘ bei einer Rötung und Schwellung hinter dem Ohr. V. a. Mastoiditis, die sofort konsequent behandelt werden muss.<br>▸ abschwellende Maßnahmen |
| stechende Ohren- und Halsschmerzen, vor allem beim Schlucken, mit Fieber<br>▸ starkes Krankheitsgefühl<br>▸ geschwollene Lymphknoten im Kieferwinkel<br>▸ selten Atemnot | ▸ (Streptokokken-)Angina (Mandelentzündung, → Abb. 6.6-7 S. 146)<br>▸ Mandelabszess<br>▸ selten bei Kindern: Epiglottitis (Kehlkopfdeckelentzündung) | ⓘ Erstickungsgefahr bei Epiglottitis<br>▸ wegen der Streptokokkenfolgeerkrankungen, z. B. rheumatisches Fieder, Antibiotikatherapie erwägen<br>▸ Zwiebelwickel<br>▸ gurgeln |
| Ohrdruck und (meist) leichtes Ohrstechen mit Schwerhörigkeit bei Erkältung<br>▸ verstopfte Nase<br>▸ Knacken im Ohr beim Schlucken | Tubenkatarrh (akute Tubenbelüftungsstörung) | ▸ Inhalationen mit Kamille- oder Salzlösung<br>▸ salzhaltige Nasensprays |
| dauerhafter Ohrdruck mit Schwerhörigkeit<br>▸ oft Mundatmung, Schnarchen<br>▸ Knacken im Ohr beim Schlucken | chronische Tubenbelüftungsstörung mit oder ohne Paukenerguss<br>▸ bei Kindern: Polypen<br>▸ Tumoren in Nase und Rachen | ▸ abschwellende Maßnahmen<br>▸ bei Kindern Polypen ausschließen<br>▸ Tumoren ausschließen |
| ziehender oder stechender Ohrschmerz und Ohrdruck mit dumpfem Hörgefühl<br>▸ oft Wundgefühl im oberen Rachen<br>▸ manchmal blutige oder borkige Absonderungen aus dem Rachen | ▸ Rachenentzündung, vor allem im oberen Teil des Rachens<br>▸ selten: Tumoren in Nase und Rachen | wenn blutige Absonderungen bemerkt werden oder die Beschwerden länger als eine Woche anhalten: zum HNO-Arzt |
| schmerzhafter, beidseitiger Ohrdruck mit Schwerhörigkeit durch Druckunterschiede<br>▸ z. B. im Flugzeug oder beim Tauchen<br>▸ kurzfristige Besserung durch Schlucken | Unterdruck im Mittelohr | ▸ wenn die Beschwerden länger als 5 Stunden nach dem Ereignis anhalten: am selben Tag zum HNO-Arzt<br>▸ kräftig schlucken, gähnen<br>▸ Kaugummi kauen<br>▸ während Start und Landung im Flugzeug viel schlucken |
| Jucken, Druckgefühl oder leichte Ohrenschmerzen mit »Hören wie durch Watte«<br>▸ oft häufige Ohrsäuberungsaktionen wegen Ohrenschmalz<br>▸ evtl. Ohrgeräusche, Schwindel | Verschluss des Gehörgangs durch<br>▸ Ohrschmalzpropf<br>▸ Fremdkörper im Gehörgang, vor allem bei Kindern | Gehörgang spülen.<br>**Beratung:** keinesfalls versuchen, selbst Gegenstände aus dem Gehörgang zu entfernen |

| Beschwerdebild | Was steckt dahinter? | Vorgehen |
|---|---|---|
| **plötzlicher, stechender Ohrschmerz mit Schwerhörigkeit**<br>▶ hohles Gefühl oder Taubheitsgefühl im Ohr<br>▶ oft Ohrgeräusche, Schwindel<br>▶ evtl. Austritt von etwas Blut aus dem Gehörgang | Trommelfellverletzung durch<br>▶ direkte Verletzung, z. B. bei Bohren im Ohr (→ Abb. 6.16 S. 164)<br>▶ starke Druckschwankungen (Barotrauma), z. B. bei Ohrfeigen, Explosionen, Tauchen | ⊙ sofort zum HNO-Arzt |
| **nach starken Schmerzen plötzliches Ohrenlaufen, verbunden mit Schmerzminderung und Fieberabfall** | Trommelfellperforation bei akuter Mittelohrentzündung (→ Abb. 6.15-16 S. 164) | ▶ Das Schlimmste ist überstanden. Trommelfell inspizieren, Verlauf kontrollieren<br>▶ wenn Loch sich nicht schließt oder Entzündung nicht ausheilt: zum HNO-Arzt schicken |
| **Ohrdruck mit schleimig-gelblichem, manchmal übelriechenden Ausfluss**<br>▶ oft Schwerhörigkeit<br>▶ Beginn meist in der Kindheit | chronische Mittelohrentzündung | wenn keine Besserung eintritt und Gehör eingeschränkt bleibt: zum HNO-Arzt. Evtl. ist eine chirurgische Therapie notwendig |
| **Schmerzen und Jucken im Ohr, oft mit schmierigem, übelriechenden Ausfluss**<br>▶ Schmerzen nehmen zu bei Zug am Ohrläppchen<br>▶ Schwellung und Krusten im äußeren Gehörgang<br>▶ häufig nach Ohr-Säuberung oder Schwimmen | Gehörgangsentzündung, z. B. als Bade-Otitis (Schwimmerohr) | ▶ Entzündung gezielt therapieren, um Komplikationen zu vermeiden<br>▶ bei Juckreiz kühlende Umschläge, bei Schmerzen Wärme<br>**Beratung:** Gehörgang nicht mit Wattestäbchen reinigen, gechlortes und unsauberes Badewasser meiden |
| **Juckreiz im Gehörgang** | Gehörgangsekzem bei<br>▶ Kontaktallergie<br>▶ Hauterkrankungen wie Neurodermitis<br>▶ Mangel an Ohrschmalz | für gezielte Therapie Ursache abklären:<br>▶ auf Kontaktallergien testen<br>▶ Neurodermitis anamnestisch und klinisch ausschließen |
| **schuppige oder nässende, abgegrenzte Rötung der Ohrmuschel**<br>▶ Jucken, seltener Brennen<br>▶ evtl. ähnliche Beschwerden an anderen Hautstellen | ▶ Ohrmuschelekzem bei Sonnenbrand<br>▶ Allergie auf Ohrschmuck<br>▶ Schuppenflechte<br>▶ Neurodermitis | wenn Maßnahmen der Selbsthilfe nicht ausreichen:<br>▶ auf Kontaktallergien testen<br>▶ Neurodermitis anamnestisch und klinisch ausschließen<br><br>**Beratung:** meiden, was allergische Reaktionen auslösen könnte |
| **hochschmerzhafte Schwellung und Rötung der Ohrmuschel**<br>▶ stark druckempfindlich<br>▶ kein Fieber<br>▶ meist nach Verletzungen oder Insektenstichen | Perichondritis (akute bakterielle Entzündung der Ohrknorpelhaut, → Abb. 6.14 S. 164) | ⊙ Die Entzündung kann den Knorpel zerstören: rasche und konsequente Therapie |

## 6.13 Ohrenschmerzen und Ohrendruck

| Beschwerdebild | Was steckt dahinter? | Vorgehen |
|---|---|---|
| schmerzhafte Schwellung und scharf abgegrenzte Rötung der Ohrmuschel<br>▸ auch Ohrläppchen und Gesicht einbezogen<br>▸ Fieber<br>▸ Krankheitsgefühl | Erysipel (Wundrose, → Abb. 11.26 S. 389) an der Ohrmuschel | ⚠ Die Entzündung kann den Knorpel zerstören: rasche und konsequente Therapie |
| Reis- bis bohnengroßes, hautfarbenes oder graues Knötchen am oberen Ohrmuschelrand<br>▸ bei Berührung äußerst schmerzhaft<br>▸ oft verkrustet | schmerzhaftes Ohrknötchen unbekannter Ursache. Es wird vermutet, dass länger zurückliegende Erfrierungen eine Rolle spielen | ▸ von weniger harmlosen Erkrankungen, z. B. Hautkrebs, abgrenzen<br>▸ Kortisoncremes: helfen in 25 % der Fälle<br>▸ sonst: Ohrknötchen operativ oder mit Laser entfernen |
| schmerzhafte Schwellung und Rötung der Gehörgangsöffnung | Furunkel im Gehörgang | ⚠ Bei Manipulationen und tiefer gehenden Infekten drohen Hirnsinusvenenthrombose, Hirnhautentzündung<br><br>⚠ **Beratung:** auf keinen Fall herumdrücken oder aufstechen |
| starke, brennende oder ziehende Schmerzen, Rötung und kleine Bläschen auf der Ohrmuschel<br>▸ oft gleichseitige Gesichtslähmung<br>▸ evtl. Schwindel | Herpes zoster (Gürtelrose, → Abb. 11.13-14 S. 377) | rasche und konsequente Therapie, da sonst Komplikationen wie Neuralgien häufiger auftreten |
| Schmerzen vor dem und im Ohr<br>▸ oft verstärkt durch Kauen oder Zähneknirschen | ▸ Kiefergelenkarthrose<br>▸ oromandibuläre Dysfunktion (gestörte Funktion des Kiefergelenks), oft durch Stress ausgelöst | ▸ Funktionsanalyse. Evtl. helfen Aufbissschienen<br>▸ Entspannungsverfahren |
| Schmerzen vor dem und im Ohr mit Schwellung der Wange<br>▸ evtl. Fieber | Parotitis (Ohrspeicheldrüsenentzündung), z. B. bei Speichelsteinen oder Mumps | bei Speichelsteinen:<br>▸ vorsichtige Massage Richtung Drüsenausgang<br>▸ Speichelproduktion anregen: Saures lutschen lassen |
| blitzartig einschießende, einseitige, stärkste Schmerzen in Ohr und Gesicht<br>▸ oft durch Kauen, Sprechen oder Gähnen<br>▸ Dauer einige Sekunden bis zu 2 Minuten | Nervenschmerzen, z. B.<br>▸ Trigeminusneuralgie<br>▸ Glossopharyngeusneuralgie<br>▸ Okzipitalneuralgie | ⚠ Neuralgien können in den Selbstmord treiben.<br>▸ bildgebende Verfahren<br>▸ oft Therapie mit Antiepileptika, gel. auch Infiltrationen nötig |

## 6.14 Schwerhörigkeit oder Taubheit

Was als Schallwellen am Trommelfell ankommt, geben Mittelohr und Innenohr an die Hörnerven weiter, die wiederum elektrische Impulse an das Hörzentrum im Gehirn leiten. Dieses interpretiert daraus z. B. ein Wort oder einen Flötenton. An jeder Stelle der Informationsleitung können Störungen auftreten, die abhängig von der Lokalisation zu verschiedenen, ein- oder beidseitigen Hörproblemen führen.

Hörstörungen sind weit verbreitet. Zu unterscheiden sind die Mittelohr- und die Innenohrschwerhörigkeit. Bei der **Mittelohr-** oder auch **Schallleitungsschwerhörigkeit** verhindert eine mechanische Störung die normale Weiterleitung der Schallwellen zum Innenohr. Der Gehörgang kann verlegt oder das Trommelfell geschädigt sein. Häufiger aber sind die Gehörknöchelchen Hammer, Amboss und Steigbügel, die die Schallwellen vom Trommelfell auf das Innenohr übertragen, geschädigt. Verkleben oder sklerosieren die Knöchelchen nach häufigen Mittelohrentzündungen, beeinträchtigt dies Schallleitung und somit das Hörvermögen.

Bei der **Innenohrschwerhörigkeit** ist das Innenohr, das die für akustische Reize sensiblen Nervenzellen enthält, geschädigt oder der Hörnerv selbst. Dies ist seltener und kommt durch Verletzungen oder z. B. eine Rötelninfektion der Mutter während der Schwangerschaft zustande.

Die **Presbyakusis** (Altersschwerhörigkeit) ist die häufigste Form der Innenohrschwerhörigkeit. Sie setzt bei den meisten Menschen ab dem fünften Lebensjahrzehnt ein. In der Regel nimmt das Hörvermögen langsam auf beiden Ohren ab, wofür vor allem Alterungsprozesse des Innenohres, des Hörnerven und derjeingen Hirnbereiche verantwortlich sind, die mit der Verarbeitung von Hörreizen befasst sind.

| Beschwerdebild | Was steckt dahinter? | Vorgehen |
|---|---|---|
| **langsam zunehmende, beidseitige Schwerhörigkeit**<br>▸ anfangs vor allem bemerkbar in größeren Gesellschaften und hallenden Räumen<br>▸ oft Lärmüberempfindlichkeit<br>▸ evtl. Tinnitus (hohe Ohrgeräusche) | ▸ Presbyakusis (Altersschwerhörigkeit)<br>▸ chronische Lärmschwerhörigkeit, z. B. durch Lärm am Arbeitsplatz, häufige laute Diskomusik<br>▸ Begleiterscheinung von inneren Erkrankungen, z. B. Diabetes, Hyperthyreose (Schilddrüsenüberfunktion), chronische Niereninsuffizienz | ▸ Diabetes (Labor → S. 420), Hyperthyreose (Labor → S. 428), Niereninsuffizienz (Labor → S. 426) ausschließen<br>▸ Audiogramm<br>▸ ggf. Hörschutz und Hörgerät |
| **zunehmende ein- oder beidseitige Schwerhörigkeit bei (oft) jüngeren Menschen**<br>▸ oft Ausfluss von schleimig-eitrigem Sekret<br>▸ evtl. Schmerzen | ▸ chronische Mittelohrentzündung<br>▸ Cholesteatom. Mittelohrknöchelchen und knöcherne Teile des Innenohres evtl. betroffen<br>▸ häufig wiederkehrende, akute Mittelohrentzündung | ⚠ Gehirnabszess oder Hirnhautentzündung kann sich entwickeln<br>▸ sorgfältige Otoskopie, um Ursache zu klären<br>▸ ggf. Antibiotika und Parazentese (Stichinzision des Trommelfells)<br>▸ bei Trommelfellperforation oder V. a. ein Cholesteatom: zum HNO-Arzt |
| **langsam zunehmende beidseitige Schallleitungsschwerhörigkeit mit (meist) tiefen Ohrgeräuschen**<br>▸ einseitig beginnend<br>▸ evtl. Schwindel, Tinnitus | Otosklerose (Versteifung der Gehörknöchelchen) | ▸ Otoskopie<br>▸ Audiogramm<br>▸ ggf. Hörgerät<br>▸ ggf. Operation |

## 6.14 Schwerhörigkeit oder Taubheit

| Beschwerdebild | Was steckt dahinter? | Vorgehen |
|---|---|---|
| langsam zunehmende beidseitige Schwerhörigkeit mit Kopfschmerzen und Erbrechen | toxisch bedingte Innenohrschwerhörigkeit, z. B. durch Lösungsmittel, Schwermetalle | zum HNO-Arzt |
| langsam zunehmende, einseitige Schwerhörigkeit mit Ohrgeräuschen auf der gleichen Seite<br>▸ evtl. Schwindel, Gleichgewichtsstörungen | ▸ gutartige Tumoren der Hörnerven wie Akustikusneurinom<br>▸ selten: Glomustumor | ▸ Audiogramm<br>▸ MRT des Kopfes |
| plötzliche, einseitige Schwerhörigkeit oder Taubheit<br>▸ vorausgehend oft Druck oder Wattegefühl im Ohr, taube Haut in der Umgebung des Ohrs<br>▸ Tinnitus (Ohrgeräusche)<br>▸ evtl. Schwindel | ▸ Hörsturz, meist bei beruflicher oder privater Überlastung<br>▸ Labyrinthitis (Infektion des Innenohrs), z. B. bei akuter oder chronischer Mittelohrentzündung<br>▸ Cholesteatom. Mittelohrknöchelchen und knöcherne Teile des Innenohres evtl. betroffen<br>▸ Labyrinth-Apoplex (Schlaganfall des Innenohrs): Beschwerden gleichen denen des Hörsturzes, hinterlassen jedoch viel öfter bleibende Schäden | ▸ Otoskopie, um Ohrenschmalzpropf auszuschließen<br>▸ Audiogramm<br>▸ bei V. a. Hörsturz: innerhalb von 2 Tagen zum HNO-Arzt, durchblutungsfördernde Therapie. Bestimmt die Prognose. Lärm wie auch völlige Stille meiden<br>▸ bei V. a. ein Cholesteatom: zum HNO-Arzt |
| Anfälle mit plötzlicher einseitiger Schwerhörigkeit, tiefen Ohrgeräuschen und Schwindel | ▸ Menière-Krankheit<br>▸ Durchblutungsstörung des Innenohrs bei HWS-Syndrom<br>▸ Akustikusneurinom (gutartiger, aber verdrängend wachsender Tumor im Bereich des Hör- und Gleichgewichtsnerven)<br>▸ Migräne im Hirnstamm, evtl. ohne typische Kopfschmerzen | ▸ Audiogramm<br>▸ Menière: akut Bettruhe, ggf. Schwindel, Übelkeit behandeln. Anfallsprophylaxe: Betahistin oder Diuretika versuchen<br>▸ V. a. Akustikusneurinom: MRT des Kopfes<br>▸ bei HWS-Syndrom: Wärmeanwendung, Massage, Entspannungsverfahren |
| plötzlich einseitige Hörminderung, Drehschwindel, einseitiger Tinnitus | Menière-Krankheit. Schwindelattacken treten ohne Vorwarnung auf und dauern meist 10–20 Minuten | ▸ akut Bettruhe, ggf. Schwindel, Übelkeit behandeln<br>▸ Anfallsprophylaxe: Betahistin oder Diuretika versuchen |
| beidseitige Schwerhörigkeit mit hohen Ohrgeräuschen sofort nach massiver Lärmeinwirkung | Lärmschaden:<br>▸ vorübergehend nach Diskothekbesuch oder Heimwerken<br>▸ auf Dauer bei schwerster Lärmbelastung, z. B. Knalltrauma | am selben Tag zum HNO-Arzt |
| sofortige einseitige Taubheit mit Schwindel nach Kopfverletzung | Schädelbruch, z. B. am Felsenbein | ⚠ Notarzt rufen |
| plötzliche Schwerhörigkeit mit einschießendem Ohrschmerz<br>▸ hohles Gefühl oder Taubheitsgefühl im Ohr<br>▸ oft Ohrgeräusche, Schwindel<br>▸ evtl. Austritt von etwas Blut aus dem Gehörgang | Trommelfellverletzung durch<br>▸ direkte Verletzung, z. B. durch Bohren im Ohr<br>▸ Barotrauma (starke Druckschwankungen), z. B. bei Ohrfeigen, Explosionen, Tauchen | am selben Tag zum HNO-Arzt |

| Beschwerdebild | Was steckt dahinter? | Vorgehen |
|---|---|---|
| rasch zunehmender, ein- oder beidseitiger Hörverlust, meist mit Gesichtslähmung<br>▶ meist Ohrgeräusche<br>▶ oft schubweiser Verlauf | Borreliose nach – oft unbemerktem – Zeckenbiss | serologischer Nachweis, um rasch eine gezielte Antibiose einleiten zu können |
| ein- oder beidseitige Schwerhörigkeit bis Taubheit bei oder nach schwerer Infektion | Innenohr- oder Hörnervschädigung:<br>▶ Mumps, Masern, Grippe<br>▶ Hirnhautentzündung | am selben Tag zum HNO-Arzt |
| dauerhafte oder vorübergehende beidseitige Schwerhörigkeit bei Medikamenteneinnahme<br>▶ evtl. neu auftretende oder verstärkte Ohrgeräusche (Tinnitus)<br>▶ evtl. Schwindel | Nebenwirkung, z. B. von<br>▶ Diuretika<br>▶ Antidepressiva<br>▶ Antibiotika, z. B. Gentamycin<br>▶ Zytostatika<br>▶ schmerzbetäubende Ohrentropfen | ▶ prüfen, ob Schwerhörigkeit Nebenwirkung sein kann<br>▶ Rücksprache mit dem behandelnden Arzt |
| beidseitige Schwerhörigkeit nur in bestimmten Situationen, z. B. Untersuchung<br>▶ oft bei Kindern und Jugendlichen | psychische Ursache: meist dissoziative Störung, evtl. bei hysterischer Persönlichkeitsstörung | in den nächsten Wochen zum Psychiater |
| Unfähigkeit, Gehörtes zu verstehen und adäquat zu antworten | Seelentaubheit (zentrale Taubheit) bei Hirnschäden, z. B. bei oder nach<br>▶ Schlaganfall<br>▶ Demenz<br>▶ Schädel-Hirn-Verletzung<br>▶ Hirn(haut)entzündung<br>▶ Gehirntumor | ⚠ Notarzt rufen bei<br>▶ einer Kopfverletzung<br>▶ V. a. einen Schlaganfall<br>▶ V. a. eine Meningitis oder Enzephalitis.<br>In eine Klinik einweisen:<br>▶ wenn die Beschwerden neu sind<br>▶ bei V. a. Gehirntumor.<br>Bei V. a. Demenz: frühzeitig testen, z. B. mit dem Mini-Mental-Status-Test (MMST) oder DemTect |

## 6.15 Tinnitus ohne andere Ohrenbeschwerden

Tinnitus bedeutet die subjektive Wahrnehmung eines Tons oder Geräuschs ohne äußere Schallquelle. Nicht selten steckt dahinter eine Erkrankung des Ohrs oder des Hörnervs. Tinnitus ist meistens mit weiteren Beschwerden, z. B. Druckgefühl, Schmerzen in den Ohren oder Schwerhörigkeit, verbunden. Suchen Sie auch in den Tabellen, die die weiteren Symptome beschreiben, nach möglichen Krankheitsbildern.

| Beschwerdebild | Was steckt dahinter? | Vorgehen |
|---|---|---|
| **Ohrgeräusche** <br> ▸ nicht pulsierend <br> ▸ Tonhöhe gleich oder von Mal zu Mal wechselnd <br> ▸ immer wiederkehrend, am schlimmsten in Ruhe und vor dem Einschlafen | Tinnitus ohne erkennbaren Grund oder verursacht durch <br> ▸ Stress und psychische Belastungen <br> ▸ akute oder chronische Lärmbelastung <br> ▸ innere Erkrankungen, z. B. Diabetes, Nierenversagen <br> ▸ Nebenwirkung von Chinin in Mitteln gegen Malaria und in Getränken, z. B. Tonic Water | ▸ Diabetes (Labor → S. 420), Niereninsuffizienz (Labor → S. 426) ausschließen <br> ▸ Entspannungsverfahren, Stressmanagement <br> ▸ leise Musik <br> ▸ Wechsel an ruhigen Arbeitsplatz, Lärmstöpsel <br> ▸ keine chininhaltigen Getränke wie Tonic Water, Bitter Lemon |
| **Ohrgeräusche mit Nacken-, Zahn- oder Gesichtsschmerzen** | ▸ HWS-Syndrom, Beschleunigungsverletzung (Schleudertrauma) <br> ▸ Zahn- und Kieferfehlstellungen, Kiefergelenkarthrose <br> ▸ oromandibuläre Dysfunktion | ▸ bei Nackenverspannungen Massage, Wärmeanwendung, Lockerungsübungen <br> ▸ bei Kiefer- und Zahnproblemen zum Zahnarzt |
| **Ohrgeräusche (tagsüber) bei Schnarchern** <br> ▸ starke Tagesmüdigkeit, Sekundenschlaf <br> ▸ nächtliches Schwitzen | Schlafapnoe-Syndrom (Atempausen im Schlaf) | ▸ im Schlaflabor Schwere feststellen <br> ▸ abends möglichst keinen Alkohol und keine großen Mahlzeiten <br> ▸ Gewichtsreduktion <br> ▸ ggf. nCPAP-Therapie (nasal continuous positive airway pressure = nasaler kontinuierlicher positiver Atemwegsdruck) |
| **pulsierende Ohrgeräusche** (rhythmisch wiederkehrende Töne im Takt des Pulses) | ▸ normale Erscheinung: Wahrnehmung des Blutflusses im Innenohr <br> ▸ Bluthochdruck, Blutarmut, Herzklappenfehler, Hyperthyreose <br> ▸ Arteriosklerose von Hals-, Kopf- oder Wirbelsäulengefäßen <br> ▸ Aneurysma (sackartige Ausweitung) von Hirnarterien | ▸ Blutdruck messen <br> ▸ Blutbild (→ S. 408), Eisenstoffwechsel (→ S. 418) kontrollieren <br> ▸ Hyperthyreose (Labor → S. 428) ausschließen <br> ▸ Ultraschall der Karotiden und des Herzens |

# 6.16 Lärm- und Geräuschüberempfindlichkeit

Lärm- und Geräuschüberempfindlichkeit (Hyperakusis) umfasst verschiedenartige Phänomene. Bei der Innenohrschwerhörigkeit führt z. B. ein fehlendes **Recruitment** (Lautheitsausgleich) zum scheinbar paradoxen Phänomen, dass der Betroffene relativ leise Geräusche nicht versteht, auf lautere jedoch überempfindlich reagiert.

Menschen mit einer Hyperakusis im engeren Sinn empfinden trotz eines gesunden Hörorgans Geräusche normaler Lautstärke als unangenehm, da ihr Gehirn störende, akustische Signale nicht auszublenden vermag. Bei Patienten mit einer **Phonophobie** steigern sich die negativen Reaktionen auf Geräusche zu panischer Angst. Meist sind es nur bestimmte Geräusche, die eine solche Überreaktion auslösen, z. B. Maschinenlärm bei Kindern.

| Beschwerdebild | Was steckt dahinter? | Vorgehen |
| --- | --- | --- |
| zunehmende Lärmempfindlichkeit und Schwerhörigkeit bei älteren Menschen | Presbyakusis (Altersschwerhörigkeit) | ▸ Audiogramm<br>▸ ggf. Hörgerät |
| plötzliche Lärmüberempfindlichkeit mit Schwerhörigkeit und Tinnitus (Ohrenklingeln) | Begleitsymptom von Innenohrerkrankungen wie Menière-Krankheit, Hörsturz | ▸ Audiogramm<br>▸ bei V. a. Hörsturz: innerhalb von 2 Tagen zum HNO-Arzt, durchblutungsfördernde Therapie<br>▸ Menière: akut Bettruhe, ggf. Schwindel, Übelkeit behandeln |
| Lärmüberempfindlichkeit mit allgemeiner Nervosität | ▸ Überforderung, Erschöpfung, anlagebedingte Nervosität<br>▸ ADS, ADHS<br>▸ kurzfristig bei Prämenstruellem Syndrom (PMS) | ▸ kommt es nicht zu Besserungen, genaue Ursache abklären: liegt Erschöpfung, Anzeichen für ein AD(H)S oder Zusammenhang mit PMS vor?<br>**Beratung:** Geräusche nicht bewusst meiden, Entspannungsverfahren |
| Überempfindlichkeit nur auf bestimmte Geräusche<br>▸ mit Angst verbunden | irrationale Phonophobie (Geräuschangst) | Psychotherapie erwägen |
| Lärmüberempfindlichkeit mit Kopfschmerzen und Übelkeit | Migräne | ▸ dunkler Raum, Ruhe, Kälte<br>▸ bei Übelkeit: Metoclopramid<br>▸ bei Schmerzen: Azetylsalizylsäure, Paracetamol oder Ibuprofen, ggf. mit Koffein kombiniert<br>▸ ggf. Triptane (Serotoninrezeptoragonisten) zu Schmerzbeginn |
| Lärmüberempfindlichkeit mit Kopfschmerzen und Fieber<br>▸ Nackensteife<br>▸ Bewusstseinstrübung | Hirnhautentzündung, Meningoenzephalitis | ⚠ Notarzt rufen oder in die nächste Klinik |
| Lärmüberempfindlichkeit mit einseitiger Gesichtslähmung | Fazialisparese, z. B. durch Ohrspeicheldrüsenkrebs | um entzündliche, rasch behandelbare Ursachen nicht zu übersehen: zum HNO-Arzt oder Neurologen |
| Lärmüberempfindlichkeit bei veränderten oder abnormen Wahrnehmungen | ▸ Drogenrausch<br>▸ psychiatrische Erkrankung z. B. Schizophrenie, Borderline-Störung<br>▸ akute organische Psychosen, z. B. bei Gehirntumor, Schlaganfall | ▸ je nach Ausmaß und Zusatzsymptomen: abwarten oder stationäre Überwachung<br>▸ akute Psychose: in Klinik einweisen |

# 6.17 Knoten oder Schwellungen an Hals und Nacken

**Halszysten:** harmloses, schleimgefülltes Überbleibsel der vorgeburtlichen Entwicklung. Die mittleren (medianen) Halszysten hängen meist unter dem Zungenbein und bewegen sich beim Schlucken. Sie werden meistens im Kindesalter entdeckt. Seitliche (laterale) Halszysten befinden sich am seitlichen Hals und fallen oft erst im Erwachsenenalter auf. Manchmal besitzen die Zysten einen Verbindungsgang (Halsfistel) nach außen zum Hals, der ähnlich wie ein Pickel aussieht und schleimige Flüssigkeit absondert. Über die Fistel können Bakterien einwandern und zu einer eitrigen Entzündung führen. Deshalb raten Ärzte meist zu einer frühzeitigen Entfernung von Halszysten.

**Laryngozele** (Luftsack): Aussackung des Kehlkopfs, die mit Luft gefüllt ist. Laryngozelen sind angeboren oder erworben, Letzteres vor allem bei Glasbläsern oder Blasmusikern, Berufen also, in denen der Kehlkopf über viele Stunden täglich unter Druck steht. Eine operative Entfernung ist nur bei Beschwerden erforderlich.

**Mundbodenzyste:** harmlose, angeborene Fehlbildung, die oft erst im späteren Alter entdeckt wird.

**Myogelose:** punktuelle, schmerzhafte Muskelverhärtungen, die als Folge von Überanstrengungen oder Fehlbelastungen der Muskulatur entstehen. Für Myogelosen im Nackenbereich sind häufig ungünstige Haltungen am Bildschirmarbeitsplatz verantwortlich. In diesem Fall ist eine Verbesserung der Arbeitsplatzergonomie der erste und wichtigste Behandlungsschritt. Massagen, gymnastische Lockerungsübungen und Wärmeanwendungen lindern akute Beschwerden.

**Schilddrüsengewebe, versprengtes:** findet sich gelegentlich als harmlose Fehlbildung am Zungengrund oder oberhalb der »echten« Schilddrüse. Eine Therapie ist nicht erforderlich.

**Thyreoiditis (Schilddrüsenentzündung), akute:** Bakterien gelangen auf dem Blut- oder Lymphweg z. B. von den Mandeln oder Nasennebenhöhlen in das Schilddrüsengewebe. Die Erkrankung äußert sich typischerweise in einem erneuten Fieberanstieg im Anschluss an einen bereits abklingenden Infekt, begleitet von schmerzhaftem Anschwellen der Schilddrüse.

| Beschwerdebild | Was steckt dahinter? | Vorgehen |
| --- | --- | --- |
| schmerzlose, teigige oder prall-elastische **Schwellung an der Unterseite des Kinns** | ▶ Bluterguss, nach Verletzung oder bei Einnahme blutverdünnender Medikamente<br>▶ Mundbodenzyste<br>▶ chronische Entzündung der Unterkieferspeicheldrüse | ▶ abwarten, ob Schwellung von selbst nachlässt<br>▶ wenn Schwellung länger besteht: zum Arzt |
| schmerzloser, derber bis brettharter **Knoten an der Unterseite des Kinns** | ▶ Speichelstein in den Unterkieferspeicheldrüsen<br>▶ sehr selten: gut- oder bösartiger Tumor der Unterkieferspeicheldrüsen oder des Kieferknochens<br>▶ sehr selten: Lymphknotenmetastase bei Tumoren von Gesicht, Nasennebenhöhlen oder Mund | ▶ versuchen, den Speichelstein mit massierenden Bewegungen Richtung Mundhöhle zu lösen<br>▶ Speichelfluss anregen: Saures lutschen lassen<br>▶ kommt der Stein nicht heraus und bei V. a. Tumor: zum HNO-Arzt |

| Beschwerdebild | Was steckt dahinter? | Vorgehen |
|---|---|---|
| **(druck)schmerzhafte, einzelne Knötchen an der Unterseite des Kinns**<br>▸ evtl. Zahnschmerzen oder Schmerzen in der restlichen Mundhöhle<br>▸ manchmal wiederkehrend | akute oder chronische Lymphknotenentzündung, ausgehend von Entzündungen in der Mundhöhle, z. B. Wurzelvereiterung | wenn Schmerzen in der Mundhöhle auftreten: in den nächsten Tagen zum Zahnarzt |
| **stark schmerzhafte, pralle bis harte Schwellungen an der Unterseite des Kinns**<br>▸ evtl. Fieber, Schluckbeschwerden | ▸ Angina Ludovici (eitrige Entzündung des Mundbodens, S. 150)<br>▸ akute Speicheldrüsenentzündung | bei Fieber sofort, sonst in den nächsten Tagen zum HNO-Arzt |
| **schmerzlose Schwellung am vorderen Hals, die sich beim Schlucken mitbewegt**<br>▸ evtl. Engegefühl<br>▸ evtl. Gewichtsabnahme, Nervosität, Schwitzen oder Gewichtszunahme, Verlangsamung und Frieren | ▸ Struma<br>▸ Hashimoto-Thyreoiditis (chronische Schilddrüsenentzündung)<br>▸ mittlere (mediane) Halszyste<br>▸ versprengtes Schilddrüsengewebe oberhalb der normalen Schilddrüse | ▸ Schilddrüsen-Autoantikörper (→ S. 428) kontrollieren<br>▸ Ultraschall, ggf. Szintigrafie |
| **schmerzloser, wachsender Knoten am vorderen Hals**<br>▸ evtl. Heiserkeit<br>▸ manchmal lautes Einatemgeräusch, Schluckstörungen | ▸ Schilddrüsenkrebs<br>▸ Kehlkopfkrebs<br>▸ Lymphknotenmetastasen bei Tumoren im Halsbereich, z. B. Schilddrüsen- oder Kehlkopfkrebs | In den nächsten Tagen zum Haus- oder HNO-Arzt |
| **schmerzlose Schwellung am vorderen Hals, lässt sich ausdrücken und durch Pressen mit Luft füllen** | Laryngozele (Aussackung des Kehlkopfs, Luftsack) | in den nächsten Wochen zum HNO-Arzt |
| **plötzliches Auftreten einer Schwellung mit Spannungsgefühl am vorderen Hals** | Einblutung in die Schilddrüse (Schokoladenzyste), spontan oder nach Verletzung | harmlos. Trotzdem zur Abklärung in den nächsten Tagen zum Haus- oder HNO-Arzt |
| **schmerzhafte, ausgedehnte Schwellung am vorderen Hals mit Fieber**<br>▸ oft Ohrenschmerzen<br>▸ Schluckbeschwerden | ▸ Thyreoiditis de Quervain (subakute Schilddrüsenentzündung)<br>▸ entzündete mittlere (mediane) Halszyste<br>▸ selten: akute Schilddrüsenentzündung | ▸ bei hohem Fieber, starken Schmerzen oder schlechtem Allgemeinbefinden: sofort zum Haus- oder HNO-Arzt<br>▸ Schilddrüsen-Autoantikörper (→ S. 428) kontrollieren<br>▸ Ultraschall, ggf. Szintigrafie |
| **mäßig druckschmerzhafte Knötchen oder Schwellungen am seitlichen Hals**<br>▸ oft Erkältungszeichen, mäßige bis starke Halsschmerzen<br>▸ häufig Fieber | akute Lymphknotenentzündung, vor allem bei Infektionen im HNO-Bereich wie<br>▸ Rachenentzündung<br>▸ (Streptokokken-)Angina (eitrige Mandelentzündung, → Abb. 6.6–7 S. 146)<br>▸ Pfeiffersches Drüsenfieber (→ Abb. 6.9–10 S. 147) | ▸ bei Fieber über 39 °C: spätestens am nächsten Tag zum Hausarzt<br>▸ kühlende Halswickel<br>▸ fiebersenkende Medikamente |

## 6.17 Knoten oder Schwellungen an Hals und Nacken

| Beschwerdebild | Was steckt dahinter? | Vorgehen |
|---|---|---|
| schmerzlose Schwellung oder (meist) zahlreiche Knötchen am seitlichen Hals und/oder über den Schlüsselbeinen<br>▸ evtl. allgemeine Beschwerden wie Fieber, Abgeschlagenheit, Nachtschweiß | ▸ meistens: chronische Lymphknotenentzündung nach (oft lange zurückliegenden) Infektionen im HNO-Bereich<br>▸ Infektionskrankheiten wie Tuberkulose, AIDS, Toxoplasmose<br>▸ Metastasen von bösartigen Tumoren, z. B. Kehlkopfkrebs, Lungenkrebs<br>▸ malignes Lymphom<br>▸ Sarkoidose | In den nächsten Tagen zum Hausarzt bei<br>▸ rascher Vermehrung oder Größenzunahme der Knötchen<br>▸ Zusammenbacken von Knötchen<br>▸ allgemeinen Symptome wie Fieber, Nachtschweiß |
| schmerzlose einzelne, (meist) glatte Knoten am seitlichen Hals und/oder über den Schlüsselbeinen | ▸ meist gutartige Tumoren in Haut und Bindegewebe, z. B. Lipom (Fettgewebsgeschwulst), Fibrom<br>▸ seitliche (laterale) Halszyste | wenn die Knoten rasch wachsen oder zu schmerzen beginnen: zum Arzt |
| schmerzlose, dauerhafte Schwellungen am seitlichen Hals, verbunden mit Hochwürgen unverdauter Bissen | Speiseröhrendivertikel (Aussackung der Speiseröhre), meist Zenker-Divertikel | Ösophagusbreischluck oder Endoskopie |
| stark druckschmerzhafte, zunehmende Schwellung und Rötung am seitlichen Hals<br>▸ meist Fieber<br>▸ evtl. Schluckstörung und/oder erschwerte Einatmung | ▸ eitrige Entzündung der Halsweichteile, z. B. Abszess, Phlegmone<br>▸ entzündete seitliche (laterale) Halszyste | ▸ Ultraschall<br>▸ Antibiotikatherapie |
| linsen- bis kastaniengroße, glatte Knoten im Nackenbereich<br>▸ schmerzlos oder schmerzhaft<br>▸ manchmal allgemeine Beschwerden wie Fieber, Abgeschlagenheit<br>▸ evtl. Halsschmerzen | ▸ Lymphknotenentzündung, z. B. bei Pfeifferschem Drüsenfieber, Röteln, Toxoplasmose, AIDS<br>▸ Lymphknotenschwellung durch Medikamente, z. B. Antiepileptika, Schmerzmittel (NSAR) | wenn die Knoten länger als einen Monat bestehen:, Ursache bestimmen |
| (druck)schmerzhafte Knötchen im Nackenbereich | ▸ Myogelose (→ S. 173)<br>▸ Lymphknotenentzündung, ausgehend von Erkrankungen der Kopfhaut wie z. B. Neurodermitis oder Schuppenflechte | ▸ bei Muskelverhärtung massieren, Wärme anwenden<br>▸ bei Entzündung: Herd sanieren, antientzündliche Therapie |
| schmerzhafte, gerötete Knötchen im Nackenbereich, oft mit zentralem Eiterpunkt<br>▸ oft zu mehreren oder wiederholt auftretend | Furunkel, gehäuft vorkommend bei Diabetes, Alkoholabhängigkeit und im Nacken eng anliegender Kleidung | ▸ bei starken Schmerzen, Fieber: chirurgische Sanierung und Antibiotikatherapie<br>▸ wenn Furunkel gehäuft auftauchen oder nicht abheilen: Diabetes ausschließen (Labor → S. 420)<br>▸ bei »unreifen« Furunkeln evtl. Auftragen von Zugsalbe |

## 6.18 Gesichts- und Zahnschmerzen

Zahn- und Gesichtsschmerzen lassen sich oft nicht exakt einem Entstehungsort zuordnen. So kann ein heftiger Schnupfen an den Zähnen, ein fauler Zahn im Ohr und eine Ohrenentzündung im Auge spürbar werden.

**Neuralgien.** Plötzlich einschießende, unerträgliche Schmerzen im Versorgungsbereichs eines sensiblen oder gemischten Nerven, am häufigsten beim N. trigeminus, Sekunden bis 2 Minuten dauernd, bis 100-mal am Tag. In Deutschland leiden etwa 30 000 an einer Trigeminusneuralgie. Attacken werden meistens durch Reize wie Kauen ausgelöst. Ursache könnte ein zu nahes Blutgefäß sein, aber auch Multiple Sklerose oder Hirntumoren. Normale Schmerzmittel helfen nicht, oft aber die Antiepileptika Carbamazepin oder Gabapentin.

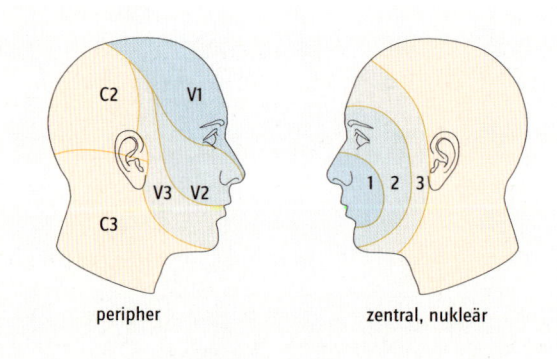

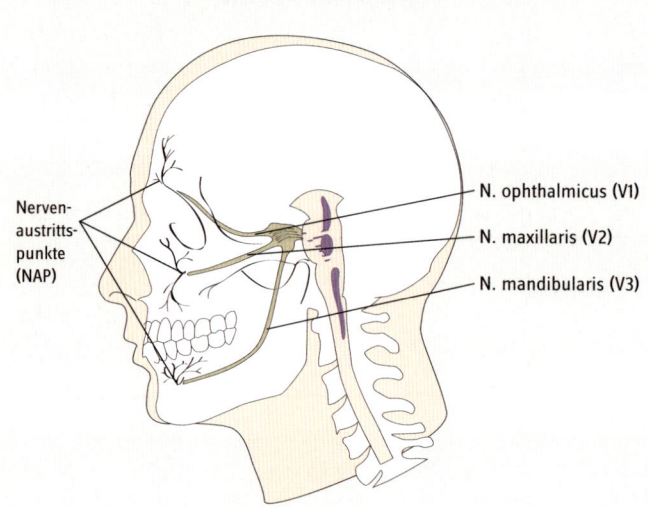

Abb. 6.17: *Neuralgien von Gesichtsnerven. Die einschießenden Schmerzen sind in dem Versorgungsgebiet eines Nerven lokalisiert.* [SKO]

## 6.18 Gesichts- und Zahnschmerzen

| Beschwerdebild | Was steckt dahinter? | Vorgehen |
|---|---|---|
| **blitzartig einschießende, einseitige, stärkste Gesichtsschmerzen**<br>▸ oft ausgelöst durch Kauen, Sprechen oder Gähnen<br>▸ Dauer einige Sekunden bis zu 2 Minuten | Nervenschmerzen, z. B.<br>▸ Trigeminusneuralgie<br>▸ Glossopharyngeusneuralgie | in den nächsten Tagen zum Neurologen |
| **einseitige, brennende, stärkste Dauerschmerzen** und Schmerzattacken **im Gesicht, vor allem im Bereich von Auge, Nase, Stirn, behaarter Kopfhaut und Ohr**<br>▸ Empfindlichkeit der betroffenen Haut<br>▸ meist Bläschenausschlag einige Tage nach Schmerzbeginn<br>▸ allgemeines Krankheitsgefühl | ▸ Gürtelrose (Herpes zoster). Der typische Bläschenausschlag kann fehlen (→ Abb. 11.13–14 S. 377)<br>▸ Post-Zoster-Neuralgie | ▸ medikamentöse Behandlung und Schmerztherapie<br>▸ kalte Umschläge oder Kompressen<br>▸ Puder und Cremes mit lokal wirksamen Betäubungsmitteln, z. B. Polidocanol<br>▸ sorgfältige Hautpflege mit täglichem Baden<br>▸ bei Post-Zoster-Neuralgie: differenzierte Schmerztherapie z. B. mit NSAR, Opioden, Antidepressiva, Antiepileptika |
| **dauerhafte, meist halbseitige, mittelstarke Gesichtsschmerzen**<br>▸ wechselnde Lokalisation<br>▸ Beginn evtl. nach zahnärztlichen oder kieferchirurgischen Eingriffen, Verletzungen oder Infektionen im Bereich von Zähnen oder Gesicht | anhaltender idiopathischer Gesichtsschmerz (atypischer Gesichtsschmerz) | ▸ in den nächsten Tagen zum Neurologen<br>▸ Entspannungsverfahren<br>▸ versuchsweise Kälte- oder Wärmeanwendungen |
| **wellenförmige oder dauerhafte, halbseitige Gesichtsschmerzen mit Taubheitsgefühl**<br>▸ Lokalisation gleichbleibend | Trigeminusneuropathie | in den nächsten Tagen zum Neurologen |
| **wechselnde oder dauerhafte, ein- oder beidseitige Schmerzen vor den Ohren**<br>▸ evtl. auch Schmerzen an Kopf, Nacken und/oder Zähnen<br>▸ oft Schmerzverstärkung, Knacken, Knirschen und/oder Gefühl der Verklemmung beim Kauen<br>▸ häufig nächtliches Zähneknirschen | ▸ oromandibuläre Dysfunktion<br>▸ Kauschmerzen bei Zahnfehlstellungen oder unpassendem Zahnersatz<br>▸ Verlagerung der Gelenkscheibe im Kiefergelenk<br>▸ Kiefergelenkarthrose<br>▸ Kiefergelenkarthritis<br>▸ somatoforme Störung | ▸ In den nächsten Wochen zum Zahnarzt<br>**Bei Funktionsstörungen aufgrund nächtlichen Zähneknirschens:**<br>▸ Aufbissschiene<br>▸ Stressmanagement<br>▸ Entspannungsverfahren |
| **Schmerzen vor den Ohren mit Sperrung des Kiefers in geöffneter Stellung**<br>▸ evtl. wiederholt auftretend | Kieferklemme (Kieferluxation), z. B. bei<br>▸ extremer Mundöffnung, etwa beim Gähnen<br>▸ Gewalteinwirkung auf den Unterkiefer | sofort zum Zahnarzt |

| Beschwerdebild | Was steckt dahinter? | Vorgehen |
|---|---|---|
| **Schmerzen vor den Ohren mit erschwerter oder unmöglicher Mundöffnung** | Kiefersperre, z. B. bei<br>▸ eitriger Entzündung an Weisheitszähnen<br>▸ Kieferverletzung<br>▸ Entzündung in der Nähe des Kiefergelenks, z. B. Mundhöhlenabszess<br>▸ Kiefergelenkarthrose<br>▸ Kiefergelenkarthritis | bei Fieber sofort zum Zahnarzt |
| **Schmerzen und Schwellung vor einem oder beiden Ohren**<br>▸ Schmerzen bei der Nahrungsaufnahme<br>▸ evtl. beweglicher Knoten tastbar<br>▸ evtl. Fieber | Sialadenitis (Speicheldrüsenentzündung), z. B. bei<br>▸ eitriger Infektion oder Mumps<br>▸ Speichelsteinen | ▸ versuchen, den Speichelstein mit massierenden Bewegungen Richtung Mundhöhle zu lösen<br>▸ Speichelfluss anregen: Saures lutschen lassen<br>▸ kommt der Stein nicht heraus und bei V. a. Sialadenitis: zum HNO-Arzt |
| **abgegrenzte, schmerzhafte, gerötete Schwellungen oder Knoten im Gesicht**<br>▸ evtl. Fieber, Schüttelfrost | ▸ Nasenfurunkel<br>▸ Furunkel<br>▸ Wundrose | für eine mögliche chirurgische Spaltung am selben Tag zum HNO-Arzt.<br><br>⚠ keine Manipulation bei Lokalisation Oberlippe oder höher |
| **drückende oder pochende Schmerzen in Mittelgesicht, Schläfe und evtl. Zähnen**<br>▸ laufende Nase<br>▸ Verstärkung der Schmerzen bei Kopfbeugung | Sinusitis (Nasennebenhöhlenentzündung), vor allem an der Kieferhöhle | ▸ wenn die Beschwerden nach einer Woche nicht besser werden: zum HNO-Arzt<br>▸ Inhalationen mit Kamillen- oder Salzlösung<br>▸ abschwellende Nasentropfen<br>▸ Dampfinhalationen mit Salz- oder Kamillelösung<br>▸ kalte Quarkauflagen, Rotlicht<br>▸ schleimlösende Pflanzenextrakte<br>▸ bei chronischer Form: Rotlicht oder warme Auflagen |
| **wiederkehrende oder dauerhafte, pochende Schmerzen an einem bestimmten Zahn**<br>▸ Verstärkung der Schmerzen durch heiße, kalte, süße und saure Speisen<br>▸ Beißen auf den schmerzenden Zahn wird vermieden | ▸ Karies<br>▸ sensible Zahnhälse<br>▸ Pulpitis (Zahnentzündung)<br>▸ Wurzelvereiterung | ▸ am selben Tag zum Zahnarzt<br>▸ kalte Umschläge oder Eispackungen auf die Wange<br>▸ mit kaltem Wasser spülen<br>▸ Gewürznelken auf den schmerzenden Zahn drücken<br>▸ Kamillentee |
| rasch zunehmende, stärkste **Zahnschmerzen mit Schwellung von Zahnfleisch und Wange**<br>▸ oft auch Schmerzen in Ohr oder Auge<br>▸ evtl. Fieber | ▸ Wurzelvereiterung mit Knochenbeteiligung<br>▸ Mundhöhlenabszess | ▸ am selben Tag zum Zahnarzt<br>▸ kalte Umschläge oder Eispackungen auf die schmerzende Wange |

| Beschwerdebild | Was steckt dahinter? | Vorgehen |
|---|---|---|
| Schmerzen an oder hinter den Backenzähnen<br>▸ oft Rötung und Schwellung<br>▸ Schluckbeschwerden<br>▸ evtl. erschwerte Mundöffnung | Probleme beim Durchbruch von Weisheitszähnen, auch im 30. Lebensjahr und später noch möglich | ▸ am selben Tag zum Zahnarzt<br>▸ kalte Umschläge oder Eispackungen auf die Wange |
| plötzliche, brennende Schmerzen im Unterkiefer<br>▸ meist auch Schmerzen und/oder Engegefühl hinter dem Brustbein<br>▸ Atemnot, Angst, kalter Schweiß<br>▸ oft Übelkeit, Erbrechen | ▸ Angina pectoris<br>▸ Herzinfarkt<br>▸ Panikattacke | ⚠ wenn stärkere Beschwerden erstmals auftreten, Nitratpräparate nicht helfen oder nicht zur Hand sind: Notarzt rufen<br>▸ halb sitzende Position, Frischluft<br>▸ Nitrat |

## 6.19 Beschwerden an den Lippen

Wind oder Sonne trocknen die Lippen innerhalb weniger Stunden aus, da die Lippen nur von einer dünnen Hornhaut geschützt werden und kaum Feuchtigkeit speichern können. Die Beschwerden verstärken sich, wenn die unangenehm spannende Haut beleckt oder benagt wird.

Manchmal entsteht daraus eine handfeste Entzündung mit hochroten, schmerzhaft geschwollenen und eventuell krustigen Lippen. Die gleichen Beschwerden werden auch ausgelöst von Sonnenbrand, Verbrühung an heißen Speisen und Eisenmangel.

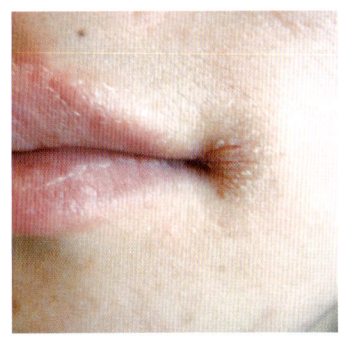

Abb. 6.18: *Mundwinkelrhagaden (Faulecken). Für Mundwinkelrhagaden kommen zahlreiche Ursachen in Frage, oft steckt eine Infektion mit Pilzen oder Bakterien dahinter oder ein Eisenmangel.* [JMH]

Abb. 6.19: *Quincke-Ödem (Angioödem). Selten, aber gefährlich sind plötzliche Schwellungen der Lippen, die mit lebensbedrohlichen Schwellungen in den Atemwegen einhergehen können. Auslöser des Quincke-Ödems sind meist allergische Reaktionen, seltener eine erbliche Neigung.* [LFL]

| Beschwerdebild | Was steckt dahinter? | Vorgehen |
|---|---|---|
| spröde oder rissige Lippen | Austrocknung der Lippen z. B. durch Wind, Sonne, Kälte, häufiges Belecken | **Beratung:**<br>▸ spröde Lippen mit Honig oder Lippenbalsam bestreichen<br>▸ aufgesprungene Lippen mit Sahne, Butter oder Weizenkeimöl bestreichen |
| trockene Lippen, Zunge und Schleimhäute<br>▸ bei Kindern: eingesunkene Augen, trockene Windeln<br>▸ bei alten Menschen: pergamentartige Haut mit stehenden Hautfalten, evtl. Verwirrung | Exsikkose (Austrocknung, Dehydratation), z. B. bei akutem Durchfall, ungenügendem Trinken im Säuglingsalter (besonders bei Hitze) und im hohen Alter | ▸ bei Benommenheit und wenn Flüssigkeit nicht angenommen oder behalten wird: Infusionen<br>**Beratung:**<br>▸ möglichst viel trinken<br>▸ bei Durchfall Tee oder Elektrolytlösung |
| Spannungsgefühl, Rötung, schmerzhafte Einrisse und Krusten an den Mundwinkeln | Faulecken (Mundwinkelrhagaden, (→ Abb. 6.18 S. 179), z. B. durch<br>▸ Bakterien und Pilze<br>▸ starken Speichelfluss, etwa bei Kleinkindern<br>▸ Neurodermitis<br>▸ Diabetes<br>▸ Vitaminmangel<br>▸ Eisenmangel<br>▸ Fehlen vieler Zähne | ▸ wenn sich die Beschwerden nach einer Woche nicht bessern: Diabetes (Labor → S. 420), Eisenmangel (Labor → S. 418) ausschließen<br>▸ evtl. Eisen oder Vitamin C substituieren<br>**Beratung:** Kratzen und Belecken vermeiden, evtl. Zinkpaste auftragen |
| Juckreiz und Spannungsgefühl an der Lippe, später schmerzhafte Bläschen, Aufplatzen und Krustenbildung<br>▸ wiederkehrend<br>▸ ausgelöst durch Fieber, Stress, Sonnen, körperliche Anstrengung, Regelblutung | Herpes labialis (Lippenherpes, → Abb. 11.13 S. 377) | ▸ beim ersten Kribbeln Salben mit antiviralen Wirkstoffen oder Zinkpaste auftragen<br>▸ auslösende Faktoren meiden, z. B. Sonne<br>▸ auf Ansteckungsgefahr achten |
| schmerzhaft gerötete und geschwollene Lippen<br>▸ oft auch umliegende Haut betroffen<br>▸ evtl. Schuppen oder gelbe Krusten | ▸ Lippenentzündung, z. B. durch Sonnenbrand, Verbrühung, Lippenkauen, Eisenmangel<br>▸ Lippenekzem, z. B. bei Kontaktallergie, Neurodermitis<br>▸ Impetigo (Grind) mit charakteristischen honiggelben Krusten | ▸ bei honiggelben Krusten oder Fieber: am selben Tag zum Pädiater<br>▸ sonst wenn sich die Beschwerden nach drei Tagen nicht bessern<br>**Beratung:** auf Ansteckungsgefahr achten, wenn gelbe Krusten zu sehen sind |
| schmerzlose Schwellung der Lippe und anderer Gesichtsbereiche wie Lider oder Wangen<br>▸ Spannungsgefühl<br>▸ evtl. wiederkehrend | ▸ Quincke-Ödem (Angioödem, (→ Abb. 6.19 S. 179)<br>▸ Nebenwirkung von Medikamenten, z. B. ACE-Hemmern<br>▸ Nephrotisches Syndrom | bei plötzlichem Auftreten und Atemnot: Notarzt rufen |

| Beschwerdebild | Was steckt dahinter? | Vorgehen |
|---|---|---|
| Wucherungen oder hartnäckige Geschwüre mit hartem Rand | ▶ Warzen<br>▶ Hautkrebs, z. B. Spinaliom, Basaliom (→ Abb. 11.21-22 S. 381)<br>▶ gutartiger Hauttumor (Kerato[a]-kanthom) | in den nächsten Tagen zum Dermatologen |
| bläulich verfärbte Lippen | ▶ Frieren, z. B. nach langem Aufenthalt in kaltem Wasser<br>▶ Zyanose, z. B. bei Schock, Lungen- oder Herzerkrankungen, besonders Herzinsuffizienz | ⚠ bei Brustschmerzen oder Atemnot: Notarzt rufen<br>▶ Herz- und Lungenerkrankung ausschließen: EKG, Herz-Echokardiografie, Lungenfunktion |

# 6.20 Wangenschleimhaut und Zahnfleisch

Die Schleimhaut der Mundhöhle ist zahlreichen, schädigenden Einflüssen ausgesetzt, die durch die Schutzschicht des Speichels und eine gesunde Mundflora neutralisiert werden, wobei dieser Schutz jedoch unvollständig ist. Bakterien und Viren setzen der Schleimhaut ebenso zu wie Hitze, mechanische Reize, z. B. Prothesen, Zahnspangen oder die Pfeife im Mundwinkel. Außerdem ist die Mundhöhle oft auch bei inneren Erkrankungen betroffen, z. B. bei Entzündungen im Magen-Darm-Trakt, verschiedenen Formen der Anämie, Störungen des Immunsystems, Diabetes und Leukämie. Auch viele Allergien und Hautkrankheiten hinterlassen ihre Spuren im Mund: von eingerissenen Mundwinkeln bei Neurodermitis bis zu blutigen Blasen beim Erythema exsudativum multiforme.

**Herpangina** (Angina herpetica): harmlose, aber schmerzhafte Virusinfektion durch Coxsackie-Viren, die vor allem Kleinkinder befällt. Sie beginnt mit Fieber bis 40 °C, Übelkeit, Kopf- und Halsschmerzen. Erst einige Tage später bilden sich die typischen Bläschen und Geschwüre mit dunkelrotem Rand, die ausschließlich an Gaumen, Zungenbändchen und Mandeln auftreten.

| Beschwerdebild | Was steckt dahinter? | Vorgehen |
|---|---|---|
| unebene, evtl. weißliche Zone in der Wangenschleimhaut, wo die Zähne aufeinandertreffen | Impressionslinie, Schwiele als Folge von häufigem Einbeißen | ▶ meist harmlos, muss nicht behandelt werden<br>▶ beim nächsten Zahnarztbesuch darauf hinweisen |
| weiße, quarkähnliche Beläge auf Wangenschleimhaut und Zunge, bei Entfernung blutend<br>▶ bei starkem Befall Schmerzen beim Essen und Trinken | Mundsoor (Mundpilz), z. B. bei<br>▶ Säuglingen<br>▶ schlecht sitzenden Zahnprothesen<br>▶ Diabetes<br>▶ AIDS<br>▶ längerer Einnahme von Antibiotika | ▶ Säuglinge: zum Pädiater<br>▶ Diabetes (Labor → S. 420) ausschließen<br>▶ ggf. HIV-Test<br>▶ bei Kortisonspraytherapie: nach Sprühen Zähne putzen, zumindest aber Mund ausspülen<br>▶ Antimykotika |
| Schleimhautwunden, oft wiederholt an der gleichen Stelle | Verletzungen durch scharfe Zahnkanten, Zahnspangen und Prothesen oder Wangenbeißen | bei Bedarf zum Zahnarzt |

# 6 Hals, Sprechen, Sprache, Nase, Ohren, Mund

| Beschwerdebild | Was steckt dahinter? | Vorgehen |
|---|---|---|
| einzelne schmerzhafte kleine Geschwüre mit hellem Zentrum und rotem Rand<br>▸ an Wangen, Zahnfleisch und/oder Zunge<br>▸ evtl. in Schüben wiederkehrend | Aphthen. Die Therapie ist oft frustierend, weil es immer wieder zu Rezidiven kommt. Dann müssen verschiedene Therapien ausprobiert werden | ▸ wenn Kinder wegen Schmerzen nicht mehr trinken: am selben Tag für Schmerzlinderung sorgen<br>▸ Eisen- (Labor → S. 418), Vitaminmangel ausschließen<br>**Beratung:**<br>▸ auf ausreichende Trinkmenge achten<br>▸ Pinselungen oder Gurgeln, z. B. mit Kamillen-, Salbei-, Rathania- oder Myrrhetinktur |
| schmerzhafte Bläschen und Geschwüre mit Fieber<br>▸ meist Speichelfluss, säuerlicher Mundgeruch<br>▸ evtl. geschwollene Lymphknoten im Kieferwinkel | ▸ Stomatitis aphthosa (Mundfäule), Bläschen evtl. auch an den Lippen<br>▸ akute nekrotisierende ulzeröse Gingivitis (schwere Entzündung des Zahnfleisches)<br>▸ Herpangina<br>▸ Hand-Mund-Fuß-Krankheit | **Beratung:**<br>▸ auf ausreichende Trinkmenge achten, z. B. abgekühlten Kamillentee oder kaltes Wasser, evtl. mit Strohhalm<br>▸ Pinselungen oder Gurgeln, z. B. mit Kamillen-, Salbei-, Rathania- oder Myrrhetinktur |
| schmerzhafte Bläschen und blutende Geschwüre mit Fieber<br>▸ Hautausschlag, evtl. erst Tage nach Auftreten der Mundveränderungen<br>▸ oft Gelenkschmerzen | Erythema exsudativum multiforme (→ Abb. 11.17 S. 378) | am selben Tag zum Dermatologen |
| **Blasen und Geschwüre im Mund,** später auch auf der äußeren Haut | Pemphigus vulgaris (Blasensucht) | in den nächsten Tagen zum Dermatologen |
| **blau-weiße Streifen (Wickham-Streifen) oder brennende Geschwüre**<br>▸ meist juckender Hautausschlag<br>▸ schubartiger Verlauf | Lichen ruber planus (Knötchenflechte) | in den nächsten Tagen zum Dermatologen |
| **abgegrenzte, schmerzhafte Rötung und Schwellung**<br>▸ oft Fieber, Schüttelfrost | Mundhöhlenabszess | am selben Tag zum HNO-Arzt und eventuell chirurgische Spaltung |
| mäßig schmerzhafte Rötung und Schwellung größerer Schleimhautbereiche oder des gesamten Mundes<br>▸ evtl. mit Geschwüren | ▸ heiße oder scharf gewürzte Speisen und Getränke<br>▸ Eisen-, Vitamin-C- (Skorbut) oder Vitamin-B-Mangel | ▸ wenn die Beschwerden länger als eine Woche anhalten: zum Dermatologen<br>▸ Eisen- (Labor → S. 418) und Vitaminmangel ausschließen<br>**Beratung:**<br>▸ auf scharfe und heiße Speisen, Rauchen und Alkohol verzichten<br>▸ Mundspülungen mit Kamillen-, Salbei- oder Myrrhetinktur |

## 6.21 Beschwerden an der Zunge

| Beschwerdebild | Was steckt dahinter? | Vorgehen |
|---|---|---|
| **Rötung größerer Schleimhautbereiche oder des gesamten Mundes**<br>▸ Brennen, Kribbeln und/oder Taubheitsgefühl | Kontaktallergie, z. B. auf Zahnpasta, Farbstoffe, Medikamente | ▸ wenn die Beschwerden länger als eine Woche anhalten: zum Dermatologen<br>▸ Auslöser suchen |
| **schmerzlose Rötung und Schwellung des Zahnfleisches**<br>▸ häufiges Zahnfleischbluten<br>▸ oft Mundgeruch<br>▸ evtl. lockere oder verschobene Zähne | ▸ Gingivitis (Zahnfleischentzündung)<br>▸ Parodontitis (Entzündung des Zahnhalteapparats) | ▸ wenn Zahnfleischbluten länger andauert: zum Zahnarzt<br>**Beratung:**<br>▸ sorgfältige Zahnhygiene<br>▸ Zahnfleischbalsam |
| **schmerzlose, meist ausgeprägte Schwellung des Zahnfleisches** | ▸ Zahnfleischhyperplasie<br>▸ Epulis: halbkugel- bis pilzförmige Schwellung, oft bei Einnahme von Antiepileptika | wenn die Veränderungen nicht innerhalb von 2 Wochen abheilen: zum HNO-Arzt |
| **hartnäckige Geschwüre oder Wucherungen**<br>▸ anfangs keine weiteren Beschwerden<br>▸ später evtl. Schmerzen, Mundgeruch, blutiger Speichel<br>▸ oft bei starken Rauchern oder Schnapstrinkern | ▸ Leukoplakie (weiße Krebsvorstufe, → Abb. 6.20 S. 184)<br>▸ Erythroplakie (rote Krebsvorstufe)<br>▸ bösartiger Tumor, meist Spinaliom, häufig zwischen unterer Zahnreihe und Zungenrand<br>▸ gutartiger Tumor, meist Fibrom | wenn die Veränderungen nicht innerhalb von 2 Wochen abheilen: zum HNO-Arzt |

## 6.21 Beschwerden an der Zunge

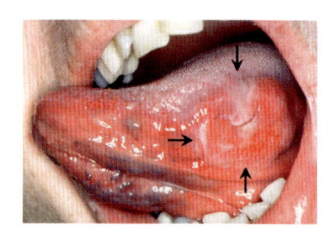

Abb. 6.20 *Leukoplakie (wörtlich: weißer Fleck) und Erythroplakie (wörtlich: roter Fleck). Verhärtete Bereiche der Zungenschleimhaut von weißer bzw. rötlicher Farbe. Sie treten meist als Folge chronischer Reize auf, vor allem bei Rauchern und Schnapstrinkern. Da sie eine Vorstufe des Zungenkrebses darstellen, müssen sie chirurgisch entfernt werden.* [GRE]

| Beschwerdebild | Was steckt dahinter? | Vorgehen |
| --- | --- | --- |
| **weißlicher oder gelblicher Zungenbelag**<br>▸ evtl. mit Mundgeruch | ▸ mangelhafte Mundhygiene, unzureichendes Kauen<br>▸ Rauchen<br>▸ fieberhafte Infekte aller Art<br>▸ Mundsoor, z. B. bei Säuglingen, mangelhaften Zahnprothesen, Diabetes<br>▸ chronische Magenschleimhautentzündung | ▸ Säuglinge mit weißen, geruchlosen Belägen: zum Pädiater<br>▸ bei anhaltenden Belägen mit Mundgeruch: in den nächsten Wochen zum Zahnarzt<br>▸ Diabetes (Labor → S. 420) ausschließen<br>▸ ggf. Gastroskopie<br>**Beratung:** Zungenreinigung mit Zahnbürste oder Zungenschaber, sorgfältige Mundhygiene |
| **trockene Zunge, Lippen und Schleimhäute**<br>▸ bei Kindern: eingesunkene Augen, trockene Windeln<br>▸ bei alten Menschen: pergamentartige Haut mit stehenden Hautfalten, evtl. Verwirrung | Exsikkose (Austrocknung, Dehydratation), z. B. bei akutem Durchfall, ungenügendem Trinken im Säuglingsalter (besonders bei Hitze) und im hohen Alter | ▸ bei Benommenheit und wenn Flüssigkeit nicht angenommen oder behalten wird: Infusionen<br>**Beratung:**<br>▸ möglichst viel trinken<br>▸ bei Durchfall Tee oder Elektrolytlösung |
| **rote, evtl. schmerzende Zunge mit glatter Oberfläche** | Lackzunge bei<br>▸ Kontaktallergie, z. B. auf Nahrungsmittel, Medikamente<br>▸ Leberzirrhose<br>▸ Anämie bei Eisen-, Folsäure- oder Vitamin-B12-Mangel<br>▸ Mangelernährung | ▸ nach Auslösern fahnden<br>▸ Blutbild (→ S. 408), Eisenstoffwechsel (→ S. 418), Folsäure (→ S. 420), Leberwerte (→ S. 424) kontrollieren<br>▸ ggf. Eisen, Folsäure, Vitamin B12 substituieren<br>▸ Ursache für Mangelernährung eruieren: Ernährung, ggf. Gastroskopie, Sprue ausschließen |
| **dünne, weiße Linie auf einer oder beiden Zungenseiten** | Schwiele als Folge von wiederholtem Einbeißen | harmlos, muss nicht behandelt werden |
| **unregelmäßige Muster aus roten und weißen Flecken auf der Zunge** | Exfoliatio areata linguae (Landkartenzunge) | harmlos, muss nicht behandelt werden |
| **glatter oder höckeriger, glänzendroter Bereich in der Zungenmitte**<br>▸ Brennen bei Genuss scharfer Speisen oder Getränke | Rautenzunge | harmlos, muss nicht behandelt werden |

## 6.21 Beschwerden an der Zunge

| Beschwerdebild | Was steckt dahinter? | Vorgehen |
|---|---|---|
| Haarähnliche, dunkel gefärbte Hornfortsätze im mittleren und hinteren Zungenbereich | Haarzunge, z. B. bei längerer Einnahme von Antibiotika, starkem Rauchen | **Beratung:**<br>▸ mit Zungenschaber reinigen<br>▸ aufs Rauchen verzichten<br>▸ evtl. Einnahme von Vitamin B3 |
| hochrote Zunge mit rauer Oberfläche | Erdbeer- oder Himbeerzunge, z. B. bei<br>▸ Scharlach<br>▸ Grippe | ▸ wenn gleichzeitig Fieber besteht: am selben Tag zum Pädiater<br>▸ bei Scharlach Antibiose, um rheumatisches Fieber zu vermeiden |
| geschwollene, hochrote Zunge mit starken Schmerzen<br>▸ Schluck- und Sprechstörungen<br>▸ oft Fieber | Zungenabszess, Zungenphlegmone | chirurgische Therapie notwendig, z. B. Abszesseröffnung |
| geschwollene Zunge ohne oder mit geringen Schmerzen | ▸ Histaminose (Unverträglichkeit bestimmter, histaminreicher Nahrungsmittel)<br>▸ Einblutung in die Zunge, meist bei Einnahme von gerinnungshemmenden Medikamenten<br>▸ Hypothyreose (Schilddrüsenunterfunktion)<br>▸ Zungen-Piercing | ⚠ bei plötzlichem Auftreten und starken Beschwerden: Notarzt rufen, da zunehmende Schwellungen die Atmung behindern können<br><br>**Erstmaßnahme:** Eis lutschen<br>▸ Histaminose: Betroffene sollten ein Notfallset mit einem Antihistaminikum oder Kortison bei sich tragen<br>▸ TSH (→ S. 430) kontrollieren |
| einzelne, weißliche, glatte oder höckerige Herde auf der Zunge | ▸ Lichen ruber planus (Knötchenflechte) oft mit weißlichen Streifen in der Wangenschleimhaut<br>▸ Leukoplakie (Krebsvorstufe, (→ Abb. 6.20 S. 184) | wenn die Veränderungen nicht innerhalb von 2 Wochen abheilen: zum HNO-Arzt |
| Geschwüre mit hartem Randwall am Zungenrand | wiederholte Reizung und Verletzung der Zungenschleimhaut durch scharfkantige Zähne oder Prothesen | wenn die Veränderungen nicht innerhalb von 2 Wochen abheilen: zum Zahn- oder HNO-Arzt |
| Wucherungen oder nicht heilende Wunden auf der Zunge<br>▸ anfangs keine weiteren Beschwerden<br>▸ später zunehmend Schmerzen, Mundgeruch, blutiger Speichel | Spinaliom (Plattenepithelkarzinom, (→ Abb. 11.22 S. 381) der Zungenschleimhaut, meist bei Pfeifenrauchern und Schnapstrinker | Tumor ausschließen, z. B. mit einer Biopsie |

## 6.22 Trockener Mund

Einer **Xerostomie** (trockene Mundschleimhaut) liegt häufig ein Flüssigkeitsmangel zugrunde, aber auch übermäßiger Alkoholgenuss trocknet den Mund aus, ein allseits bekanntes Merkmal des Katers. Ältere Menschen stört oft die altersbedingt nachlassende Speichelproduktion.

Auch verschiedene Medikamente, vor allem Psychopharmaka und Bluthochdruckmittel, nehmen über Hormone und vegetatives Nervensystem Einfluss auf die Speichelproduktion. Ist die Speichelproduktion langfristig vermindert, kommt es zu Folgeproblemen: Der Speichelmangel erschwert das Schlucken fester Nahrung und das Sprechen. Das Kariesrisiko ist erhöht, ebenso die Häufigkeit von Infektionen in der Mundhöhle. Menschen mit trockenem Mund haben auch häufig Mundgeruch.

| Beschwerdebild | Was steckt dahinter? | Vorgehen |
|---|---|---|
| **Mundtrockenheit bei Fieber, Durchfall, Erbrechen, großer Hitze**<br>▶ bei Kindern: eingesunkene Augen, trockene Windeln<br>▶ bei alten Menschen: pergamentartige Haut mit stehenden Hautfalten, evtl. Verwirrung | Exsikkose (Austrocknung, Dehydratation), z. B.<br>▶ bei akuten Durchfallerkrankungen<br>▶ ungenügendem Trinken im Säuglingsalter (besonders bei Hitze) und im hohen Alter<br>▶ beginnendem diabetischen Koma | ▶ bei Benommenheit und wenn Flüssigkeit nicht angenommen oder behalten wird: Infusionen<br>▶ bei Verdacht auf Hypoglykämie: BZ messen (→ S. 420)<br>**Beratung:**<br>▶ möglichst viel trinken<br>▶ bei Durchfall Tee oder Elektrolytlösung<br>▶ bei alten Menschen Trinken mit Trinkhilfen und/oder Trinkplan |
| **Mundtrockenheit im hohen Lebensalter**<br>▶ pergamentartige Haut mit stehenden Hautfalten<br>▶ evtl. Verwirrung oder Benommenheit | ▶ nachlassende Funktion der Mundspeicheldrüsen<br>▶ Exsikkose (Austrocknung, Dehydratation) durch Flüssigkeitsmangel bei vermindertem Durstgefühl | ▶ bei Zeichen der Austrocknung: Infusionen<br>**Beratung:**<br>▶ bei Speichelmangel Mund mit Salzwasser spülen, Bonbon lutschen bzw. Kaugummi kauen<br>▶ vermehrtes Trinken, evtl. mit Trinkhilfe und Trinkplan |
| **Mundtrockenheit in Belastungssituationen**<br>▶ beispielsweise bei Angst | ▶ normale Stressantwort<br>▶ beginnende Panikattacke | **Beratung:**<br>▶ Entspannungsverfahren<br>▶ Mund mit Salzwasser spülen, Kaugummi kauen |
| **Mundtrockenheit bei Alkohol- oder Drogenkonsum** | ▶ Alkoholkonsum ohne gleichzeitiges Trinken alkoholfreier Getränke<br>▶ Entzugssyndrom bei Alkoholabhängigkeit und Drogensucht | ▶ wenn bei einem Entzug weitere Beschwerden wie Verwirrtheit, starke Unruhe, Halluzinationen auftreten: Elektrolyte (→ S. 411), BZ (→ S. 420) kontrollieren, zum Psychiater<br>**Beratung:**<br>▶ bei oder nach Alkoholkonsum doppeltes Volumen an alkoholfreier Flüssigkeit trinken<br>▶ Mundspülen mit Salzwasser, Kaugummi kauen |

## 6.23 Mundgeruch ohne weitere Beschwerden

| Beschwerdebild | Was steckt dahinter? | Vorgehen |
|---|---|---|
| **Mundtrockenheit bei Medikamenteneinnahme** | oft hartnäckige Nebenwirkung von vielen Bluthochdruckmitteln und Psychopharmaka, insbesondere Neuroleptika | ▸ mit dem behandelnden Arzt möglichen Wechsel von Medikamenten besprechen<br>**Beratung:** Mundspülen mit Salzwasser, Bonbon lutschen, Kaugummi kauen |
| **Mundtrockenheit mit Augenbrennen**<br>▸ trockene Nase mit Borkenbildung<br>▸ Abgeschlagenheit, evtl. Fieber<br>▸ Schwellung vor den Ohren<br>▸ evtl. Muskel- und Gelenkschmerzen | ▸ primäres Sjögren-Syndrom (Sicca-Syndrom)<br>▸ sekundäres Sjögren-Syndrom bei anderen rheumatischen Erkrankungen oder Kollagenosen wie rheumatoider Arthritis oder Lupus erythematodes | ▸ rheumatologische Erkrankungen ausschließen<br>**Beratung:**<br>▸ ausreichend trinken<br>▸ schluckweise Zitronenwasser, Lutscher, zuckerfreie Kaugummis, Speichelersatzlösung |
| **Mundtrockenheit mit** ein- oder beidseitigen **Schwellungen vor den Ohren oder unter den Kieferwinkeln,** schmerzhaft oder schmerzlos | Erkrankungen der Mund- und Ohrspeicheldrüsen, z. B.<br>▸ akute oder chronische Speicheldrüsenentzündung, z. B. bei Speichelstein<br>▸ selten: gut- oder bösartiger Tumor der Speicheldrüsen | in den nächsten Tagen zum HNO-Arzt |

# 6.23 Mundgeruch ohne weitere Beschwerden

»Wird das Zahnfleisch gesund, verschwindet der schlecht riechende Atem«, stellte Hippokrates vor 2500 Jahren fest. Tatsächlich sind es in 90 % der Fälle von Mundgeruch (Halitose, Foetor ex ore) Fäulnisvorgänge in der Mundhöhle, die mit schwefelhaltigen Substanzen die Ausatemluft »riechbar« machen.

| Beschwerdebild | Was steckt dahinter? | Vorgehen |
|---|---|---|
| **vorübergehender Mundgeruch** bis zu 3 Tagen in Zusammenhang mit bestimmten Nahrungs- und Genussmitteln | Ausatmung von Alkohol oder Schwefelverbindungen aus Nahrungsmitteln, z. B. Knoblauch, Zwiebel, Eier | Gegen Knoblauch- und Zwiebelgeruch hilft am ehesten das Kauen von frischer Petersilie oder gerösteten Kaffeebohnen |
| **wechselnd starker, fauliger Mundgeruch**<br>▸ oft gelbliche bis bräunliche Ablagerungen an den Zähnen oberhalb des Zahnfleischsaums<br>▸ oft belegte Zunge | Zersetzung von Speiseresten oder Mundsekreten durch Bakterien in<br>▸ Zungenbelägen und Zahnbelägen<br>▸ Zahnfleischtaschen bei Parodontitis<br>▸ Zahnzwischenräumen, defekten Zahnfüllungen, Hohlräumen im Bereich von Kronen | **Beratung:**<br>▸ sorgfältiges Zähneputzen nach jeder Mahlzeit, auch in den Zahnzwischenräumen<br>▸ tägliche Reinigung der Zunge mit einer weichen Zahnbürste oder einem Zungenschaber<br>▸ ausgiebiges Kauen, z. B. auch Zahnkaugummi, Naturjoghurt<br>▸ auf Rauchen, Rotwein, Knoblauch verzichten<br>▸ bei Entzündungen: zum Zahnarzt |

| Beschwerdebild | Was steckt dahinter? | Vorgehen |
| --- | --- | --- |
| **wechselnd starker, fauliger Mundgeruch bei Trägern von Zahnprothesen und nicht festsitzenden Zahnspangen** | ▸ schlecht sitzende Zahnprothese<br>▸ unzureichende Reinigung von Prothesen oder Zahnspangen | ▸ bei schlecht sitzenden Prothesen in den nächsten Tagen zu Zahnarzt<br>**Beratung:**<br>▸ Prothesen und Spangen sorgfältig reinigen<br>▸ in geeigneten Lösungen aufbewahren |
| **scharfer Mundgeruch bei Rauchern**<br>▸ besonders stark bei Rauchen von Pfeife oder Zigarren<br>▸ selten bei Passivrauchen | Raucheratem | **Beratung:**<br>▸ sorgfältige Zahn- und Zungenreinigung<br>▸ Kaugummi, Pfefferminzpastillen, Versuch mit Chlorophylltabletten |
| **fruchtiger Mundgeruch nach längerem Fasten** | Azetongeruch als Folge des Hungerstoffwechsels mit Unterzuckerung | verschwindet rasch nach Nahrungszufuhr |
| **nur vom Betroffenen – meist intensiv – wahrgenommener Mundgeruch**<br>▸ oft ängstliche oder kontaktscheue Persönlichkeit | eingebildeter Mundgeruch bei<br>▸ Pseudohalitosis, einer somatoformen Störung<br>▸ Halitophobie, einer phobischen Störung | in den nächsten Wochen:<br>▸ lokale Ursachen ausschließen: zum Zahnarzt<br>▸ ggf. zum Psychiater |
| **wechselnd starker, fischartiger Mundgeruch**<br>▸ meist von Betroffenen stärker wahrgenommen als von Außenstehenden<br>▸ fischiger Urin- und evtl. Körpergeruch | ▸ Trimethylaminurie (Fischgeruchkrankheit)<br>▸ übermäßige Zufuhr von L-Carnitin in Muskelaufbaupräparaten | ▸ in den nächsten Wochen zum Pädiater<br>**Beratung:** Muskelaufbaupräparate reduzieren, Pfefferminzkaugummi oder -pastillen |

## 6.24 Mundgeruch mit weiteren Beschwerden

Eine häufige Ursache von Mundgeruch sind kariöse Zähne, Entzündungen der Nasennebenhöhlen und Abszesse in der Mundhöhle, z. B. nach Verletzungen durch äußerlich oft unauffällig eingespießte Gräten oder Knochensplitter. Jede Eiterung im Mundhöhlenbereich macht sich durch unangenehmen Geschmack und Geruch bemerkbar.

Mundgeruch bei Kindern liegen oft vergrößerte Gaumenmandeln zugrunde, wie sie nach häufigen Anginen (Mandelentzündungen) vorkommen. Im späteren Alter findet sich eher eine chronische Angina als Ursache für süßlich-faulig riechenden Atem.

Bei chronischen Erkrankungen von Lunge, Speiseröhre, Nieren oder Magen stellt Mundgeruch eine häufige Randerscheinung dar.

In anderen Fällen kann er jedoch wegweisend für die Diagnose sein: Bei Bewusstlosen mit unbekannter Krankheitsgeschichte gibt Azetongeruch einen Hinweis auf ein diabetisches Koma, während der Geruch nach Erde auf ein Koma durch akutes Leberversagen deutet.

## 6.24 Mundgeruch mit weiteren Beschwerden

| Beschwerdebild | Was steckt dahinter? | Vorgehen |
|---|---|---|
| **Mundgeruch mit Kopfschmerzen, verstopfter und/oder laufender Nase** | Sinusitis (Nasennebenhöhlenentzündung) | ▶ wenn die Beschwerden nach einer Woche nicht besser werden: zum HNO-Arzt<br>**Beratung:**<br>▶ mit Kamillen- oder Salzlösung inhalieren<br>▶ schleimlösende Pflanzenextrakte<br>▶ bei chronischer Form Rotlicht oder warme Auflagen |
| **Mundgeruch mit einseitigem Schnupfen** | ▶ Fremdkörper in der Nase<br>▶ Tumoren in Nase oder Nasennebenhöhle | Fremdkörper entfernen, Tumor, z. B. mit Biopsie, ausschließen: in den nächsten Tagen zum HNO-Arzt |
| länger bestehender **Mundgeruch mit Zahnfleischbluten**<br>▶ schmerzlose Rötung des Zahnfleisches<br>▶ evtl. lockere oder verschobene Zähne | ▶ Zahnfleischentzündung<br>▶ Parodontitis (Entzündung des Zahnhalteapparats) | ▶ wenn Zahnfleischbluten länger andauert: zum Zahnarzt<br>**Beratung:**<br>▶ sorgfältige Zahnhygiene<br>▶ Zahnfleischbalsam |
| **Mundgeruch mit Zahnschmerzen** | ▶ Wurzelvereiterung<br>▶ Kieferhöhlenentzündung, Schmerzen entlang der ganzen oberen Zahnreihe | am selben Tag zum Zahn- oder HNO-Arzt |
| **Mundgeruch mit schmerzhafter Schwellung in der Mundhöhle**<br>▶ oft Fieber, Schüttelfrost | Mundhöhlenabszess | chirurgische Therapie notwendig, z. B. Abszesseröffnung |
| länger bestehender **Mundgeruch mit schmerzhaften Wucherungen an der Mundschleimhaut oder Zunge**<br>▶ blutiger Speichel<br>▶ meist nach langjährigem Zigaretten- und Alkoholkonsum | Krebs der Mundschleimhaut oder Zunge, meist Spinaliom (Plattenepithelkarzinom, → Abb. 11.22 S. 381) | wenn die Veränderungen nicht innerhalb von 2 Wochen abheilen: Tumor, z. B. mit Biopsie, ausschließen, in den nächsten Tagen zum HNO-Arzt |
| neu aufgetretener **Mundgeruch mit stark schmerzhaften Bläschen und/oder Geschwüren in der Mundhöhle**<br>▶ Fieber<br>▶ Speichelfluss<br>▶ geschwollene Lymphknoten im Kieferwinkel | ▶ Stomatitis aphthosa (Mundfäule), vor allem bei Kindern<br>▶ akute nekrotisierende ulzeröse Gingivitis (geschwürige Zahnfleischentzündung), vor allem bei jungen Männern | ▶ am selben Tag: zum Pädiater oder HNO-Arzt<br>**Beratung:**<br>▶ auf ausreichendes Trinken achten<br>▶ Pinselungen oder Gurgeln, z. B. mit Kamillen-, Salbei-, Rathania- oder Myrrhetinktur |
| **Mundgeruch mit stechenden Schmerzen beim Schlucken am hinteren Rachen oder Zungengrund** | eingespießter Fremdkörper, z. B. Fischgräte, Knochensplitter | sofort zum HNO-Arzt |
| **süßlich-fauliger Mundgeruch**<br>▶ vergrößerte Lymphknoten im Kieferwinkel<br>▶ evtl. kloßige Sprache | chronische Erkrankung oder Funktionsstörung in Atemwegen oder oberem Magen-Darm-Trakt, z. B.<br>▶ chronische Mandelentzündung<br>▶ vergrößerte Gaumenmandeln, besonders bei Kindern | in den nächsten Wochen zum Pädiater oder HNO-Arzt |

| Beschwerdebild | Was steckt dahinter? | Vorgehen |
|---|---|---|
| süßlich-fauliger Mundgeruch mit Schluckschmerzen und Fieber | ▸ (Streptokokken-)Angina (→ Abb. 6.6–7 S. 146)<br>▸ Pfeiffersches Drüsenfieber (→ Abb. 6.9–10 S. 147)<br>▸ sehr selten: Diphtherie<br>⚠ Behandlungsverbot und Meldepflicht der Diphtherie nach IfSG | ⚠ bei Atemnot und Verdacht auf Diphtherie: Notarzt rufen<br>▸ ansonsten am nächsten Tag zum Hausarzt<br>▸ bei bakterieller Angina Antibiose, um rheumatisches Fieber zu vermeiden |
| Mundgeruch mit einseitigen Schluckschmerzen<br>▸ einseitige Schwellung der Halslymphknoten<br>▸ kein Fieber | Angina ulceromembranacea (Plaut-Vincent-Angina) | in den nächsten Tagen zum Pädiater oder HNO-Arzt |
| Mundgeruch mit Husten und Auswurf | ▸ akute Bronchitis<br>▸ chronische Bronchitis (Raucherhusten), chronisch obstruktive Bronchitis<br>▸ Bronchiektasen (ausgesackte Bronchien)<br>▸ Lungenkrebs | ▸ Lungentumor ausschließen<br>▸ anti-obstruktive Therapie |
| Mundgeruch mit Schluckschwierigkeiten und Hochwürgen unverdauter Nahrung | ▸ Speiseröhrendivertikel (Ausbuchtungen der Speiseröhrenwand)<br>▸ Achalasie (Krampf des Speiseröhrenausgangs) | Ösophagus-Breischluck, Endoskopie, ggf. Manometrie |
| unangenehmer Geruch beim Aufstoßen mit Magenschmerzen<br>▸ oft Übelkeit, Völlegefühl, Appetitlosigkeit | ▸ akute Magenschleimhautentzündung, Ulkuskrankheit<br>▸ Magenkrebs | in den nächsten Tagen Gastroskopie |
| Mundgeruch mit wiederkehrenden Durchfällen und Blähungen | bakterielle Fehlbesiedlung des Dünndarms | Stuhlprobe |
| fruchtig-saurer Mundgeruch nach Erbrechen oder bei Fieber | Azetongeruch durch die veränderte Stoffwechsellage | Elektrolyte (→ S. 411) und BZ (→ S. 420) sofort kontrollieren |
| fruchtiger Mundgeruch mit Übelkeit, Bauchschmerzen und Bewusstseinstrübung<br>▸ evtl. bekannter Diabetes<br>▸ gerötetes Gesicht, tiefe Atmung | Azetongeruch durch diabetische Stoffwechselentgleisung (Ketoazidose), nur bei Typ-1-Diabetes | ⚠ Notarzt rufen<br>▸ BZ (→ S. 420) sofort kontrollieren |
| süßlich-fauliger Mundgeruch mit Verwirrtheit, Schläfrigkeit oder Bewusstlosigkeit<br>▸ evtl. Gelbsucht | Leberausfallkoma (schweres Leberversagen), meist als Endstadium einer Leberzirrhose | ⚠ Notarzt rufen |
| Uringeruch von Atem und Körper<br>▸ Übelkeit, Erbrechen<br>▸ bräunlich-graue Haut, Ödeme | Urämie (Harnvergiftung) bei chronischem Nierenversagen | wenn die Beschwerden neu auftreten oder plötzlich zunehmen: in Klinik einweisen |

# 7

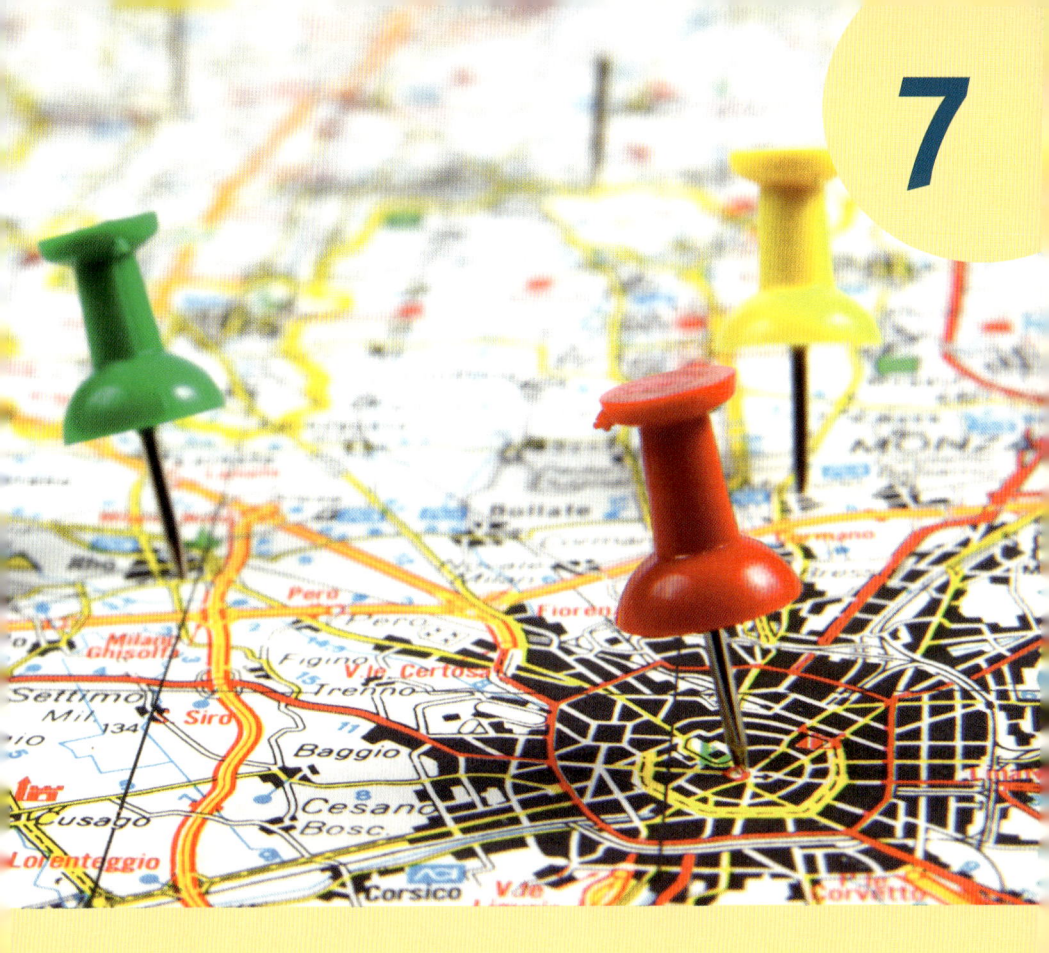

# Thorax, Lunge, Herz

| | | |
|---|---|---|
| 7.1 | Spezielle Anamnese | 192 |
| 7.2 | Patientenuntersuchung | 193 |
| 7.3 | Abwendbar gefährliche Verläufe | 201 |
| 7.4 | Akut auftretende Atemnot und Kurzatmigkeit | 202 |
| 7.5 | Häufig wiederkehrende oder anhaltende Atemnot und Kurzatmigkeit | 205 |
| 7.6 | Trockener Husten (Reizhusten) | 209 |
| 7.7 | Feuchter Husten und Auswurf | 211 |
| 7.8 | Schmerzen in der Brust | 213 |
| 7.9 | Einmalig oder selten auftretendes Herzklopfen, -rasen und -stolpern | 217 |

## 7.1 Spezielle Anamnese

### Lunge

- Hat der Patient schon mal das Gefühl, keine Luft zu bekommen? Diese Frage bezieht sich auf eine Kurzatmigkeit, deren Ursache in der Lunge, aber auch im Herzen zu finden sein kann.
- In welchen Situationen kommt es zur Atemnot? Die Frage dient der Differenzierung zwischen körperlichen und psychischen Ursachen.
- Wie viele Etagen kann der Patient zu Fuß hochgehen, bevor Sie Atemnot haben? Die Antwort ist ein wichtiger Hinweis zur Abschätzung der Schwere einer Kurzatmigkeit.
- Wacht der Patient manchmal vor Atemnot auf? Ein wichtiger Hinweis auf eine Asthma cardiale, das, wie der Name sagt, auf eine Herzerkrankung zurückgeht.
- Seit wann besteht Auswurf? Auswurf aus der Lunge ist auch Teil der natürlichen Selbstreinigung der Lunge. Mit dem Schleim entledigt sich der Körper abgestorbener Zellen und Schmutzpartikel, die in die Bronchien gelangt sind.
- Welche Farbe hat der Auswurf? Die Farbe des Auswurfs gibt wichtige Hinweise auf die Art der Erkrankung. Ein gelblicher Auswurf spricht für einen akuten oder auch chronischen Entzündungsprozess. Blutiger Auswurf kann im Rahmen eines schweren Hustens gelegentlich auftreten, muss aber abgeklärt werden. Ohne akute Begleitsymptomatik ist er ein Alarmsignal und kann auf einen Tumor weisen.

### Herz

- Hatte der Patient schon mal ein starkes Druck- und Engegefühl in der Brust? Diese Frage zielt auf eine mögliche Angina pectoris.
- Was löst die Beschwerden aus? Wie lange dauern diese Beschwerden an? Der typische Angina-Schmerz dauert nur wenige Minuten und wird typischerweise durch eine körperliche oder seelische Belastung ausgelöst.
- Wurden noch an anderen Stellen Schmerzen gespürt? Die Schmerzen können in den rechten oder linken Arm, die Schultern, den Hals oder die Wangen und die Zähne, selten auch in die Magengegend ausstrahlen.
- Seit wann verspürt der Patient einen unregelmäßigen Herzschlag? Gelegentliches Herzstolpern muss nicht krankhaft sein.
- Welche Medikamente nimmt der Patient ein? Viele Medikamente haben Herzrhythmusstörungen als eine Nebenwirkung.

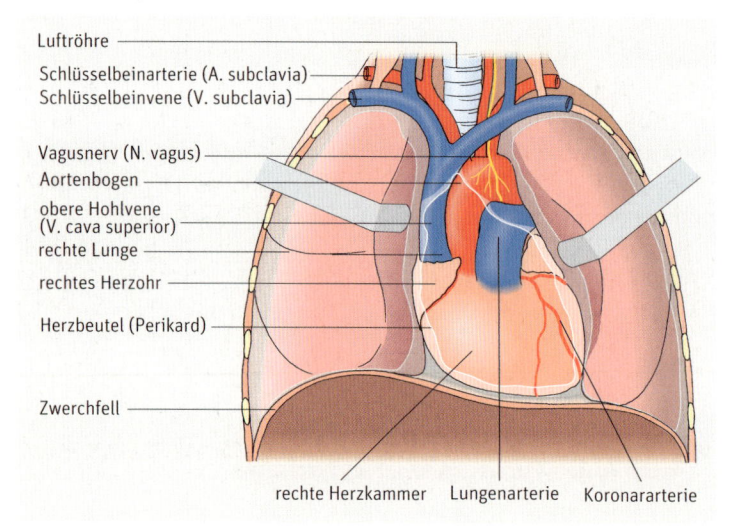

Abb. 7.1: *Lage von Herz und Lungen. Das Herz wird links und rechts von beiden Lungenflügeln, unten vom Zwerchfell und oben von großen Blutgefäßen umschlossen.* [GRA].

## 7.2 Patientenuntersuchung

### Blutdruckmessung

Der Blutdruck ist der Druck, der in den Blutgefäßen herrscht. Er hängt von der Leistung des Herzens und der Elastizität der Blutgefäße ab. Zieht sich das Herz zusammen, wird das Blut in die Gefäße gedrückt (Systole), worauf der Druck steigt. Erschlafft das Herz, fällt der Druck (Diastole). Der Blutdruck schwankt von Minute zu Minute und im gesamten Tagesablauf mitunter sehr stark.

Der Blutdruck ist nur eine Momentaufnahme. Man kann meistens davon ausgehen, dass der Druck aufgrund der Erwartungshaltung und der sicher vorhandenen Nervosität des Patienten erhöht ist. Wenn keine bekannte Blutdruckerkrankung vorliegt, müssen erst einige Messreihen erfolgen, bevor echte Schlüsse gezogen werden können.

Sorgen Sie für eine ruhige Umgebung und drücken Sie die Luft vollständig aus der Manschette heraus. Messen Sie am liegenden oder sitzenden Patienten und entblößen Sie den Oberarm. Messen Sie nie über Kleidung. Am besten führen Sie die Messung immer unter den gleichen Bedingungen durch, damit die Werte miteinander vergleichbar sind.

Legen Sie die Manschette eng um den Oberarm und setzen Sie das Stethoskop in der Ellenbeuge an. Pumpen Sie die Manschette dann etwa 30 mmHg über den letzten Wert auf, den Sie während des Aufpumpens am Radialispuls noch palpieren konnten, meist etwa 170-200 mmHg.

Öffnen Sie nun langsam die Ventilschraube. Eine Druckabsenkung über 3-5 mmHg/s kann systolisch zu niedrige und diastolisch zu hohe Werte zur Folge haben. Lesen Sie beim ersten hörbaren Ton (systolischer Wert) und beim letzten hörbaren Ton (diastolischer Wert) ab. Oft liegt der diastolische Wert nicht beim letzten hörbaren, sondern beim letzten laut hörbaren Ton, bevor das Pulsgeräusch nicht mehr hart, sondern nur noch weich klingt.

Notieren Sie den Wert und vermerken Sie Besonderheiten der Messung, z. B. eine besondere Haltung. Berücksichtigen Sie dabei auch, ob der Patient sich unmittelbar zuvor aufgeregt oder angestrengt hat. Wenn er z. B. gerade auf der Toilette war, kann der Druck zum Zeitpunkt der Messung deutlich verändert sein.

Wenn Sie die Manschette z. B. auf 200 mmHg aufpumpen und beim Ablassen der Luft sehr schnell den ersten Ton hören, können Sie sich nicht sicher sein, ob der tatsächliche systolische Wert nicht vielleicht über 200 mmHg liegt. Sie müssen die Messung wiederholen, ohne »nachzupumpen«. Der Manschettendruck muss vor einer erneuten Messung auf 0 gebracht werden. Helfen Sie eventuell durch Auspressen der Manschette nach.

Bei sehr adipösen Patienten verwenden Sie breitere Manschetten (18 cm), da es beim Einsatz normaler Manschetten zu einem falsch hohen Wert kommt.

### Inspektion

Die Inspektion des Thorax alleine liefert, richtig ausgeführt, schon viele wertvolle Informationen. Verschaffen Sie sich zunächst einen allgemeinen ersten Eindruck vom Patienten. Bei Verdacht auf eine Lungenentzündung achten Sie auf eine zentrale Zyanose (blau-graue Lippen und Zunge) aufgrund einer unzureichenden Oxygenierung des Blutes. Weiter achten Sie auf Kurzatmigkeit, Atemfrequenz und auf das Verhältnis von Inspiration und Exspiration. Normalerweise ist die Exspiration etwas länger als die Inspiration, und zwar im Verhältnis 6:5. Im Asthmaanfall kann die Exspirationsdauer stark verlängert sein und ist dann oft mit einem Pfeifen verbunden.

Bei Kurzatmigkeit stellen sich einige Fragen:
- Besteht die Kurzatmigkeit bereits bei leichten Tätigkeiten, z. B. beim Ausziehen?
- Besteht die Kurzatmigkeit in Ruhe?
- Kann der Patient einen Satz beenden, ohne zwischendurch Luft zu holen?
- Nimmt der Patient oft eine bestimmte Haltung ein und stützt sich oft mit den Armen ab, um dadurch die Atemhilfsmuskulatur zu aktivieren?

Bei Frauen sieht man häufiger Brustatmung, bei Männern häufiger Bauchatmung. Bei der Thoraxinspektion achten Sie auf die Form und Symmetrie des Brustkorbs. Übliche Abweichungen vom Normalbild sind der Fassthorax mit einer Inspirationsstellung, die Hühnerbrust und die Trichterbrust.

Untersuchen Sie auch die Wirbelsäule, wobei Sie auf eine Skoliose (seitliche Krümmung) und Kyphose (übermäßige Krümmung nach hinten) achten.

## Palpation

Untersuchen Sie die Atembewegungen durch Auflegen beider Hände auf die Vorder- und auf die Rückseite des Thorax. Vergleichen Sie dabei immer rechts und links miteinander. Zur Beurteilung der Ausdehnung nach vorne und nach hinten legen Sie eine Hand auf das Sternum und die andere auf die thorakale Wirbelsäule.

Palpieren Sie dann den Brustkorb mit punktuellem Druck und achten Sie auf schmerzhafte Stellen, die eine Rippenverletzung anzeigen können, welche von einer ebenfalls eher punktuell schmerzhaften Rippenfelladhäsion abzugrenzen ist.

Mit einem einfachen Bandmaß können Sie die Atemexkursionen des Brustkorbs messen, und zwar beim Mann gleich unterhalb der Mamillen und bei der Frau direkt über den Brüsten.

**Stimmfremitus:** Eine weitere diagnostische Palpationstechnik ist die Bestimmung des Stimmfremitus. Dabei palpieren Sie die Vibrationen des Stimmgeräusches des Patienten an der Thoraxwand, wenn er mit tiefer Stimme »88« sagt. Damit lassen sich unterschiedliche Luftmengen in der Lunge erspüren. Da auch beim Gesunden die Lungenvolumen rechts und links unterschiedlich sind, ist der Untersuchungsbefund manchmal schwer zu interpretieren. Das Fehlen des Stimmfremitus auf einer Seite können Sie jedoch deutlich feststellen.

**Lymphknotenstationen:** Bei der Untersuchung des Thorax und der Lungen müssen Sie auch die Lymphknotenstationen von Achselhöhle, Hals und Fossa supraclavicularis untersuchen. Geschwollene Lymphknoten in der Fossa können z. B. auf eine metastasiertes Bronchialkarzinom, auf ein malignes Lymphom oder auf eine Sarkoidose hindeuten.

# Lunge

## Perkussion

Die Perkussion ergänzt die Auskultation. Sie dient der Bestimmung der Lungengrenzen, die gewöhnlich etwa in Höhe von Th11 liegen, und über den Vergleich zur Gegenseite einer groben Beurteilung des Lungengewebes. Zu Th11 gelangen Sie am einfachsten, wenn Sie den prominenten Dornfortsatz von C7 aufsuchen und dann nach unten abzählen. Dünne Menschen palpieren Sie am besten in vornübergebeugter Haltung, dicke oder muskulöse Personen besser in Bauchlage.

Die beim Beklopfen des Thorax entstehenden Töne geben Auskunft über die Dichte des darunterliegenden Gewebes bis zu einer Tiefe von etwa 5 cm. Man unterscheidet normal-sonore, hypersonore, gedämpfte und tympanische Klopfschalltöne. **Hypersonorer** Klopfschall, der lange anhält und eher laut ist, findet sich beim Pneumothorax und beim Lungenemphysem. Ein **gedämpfter** Klopfschall tritt auf, wenn das Gewebe keine Luft enthält und ist demnach kurz, eher leise und dumpf, als beklopfte man den Oberschenkel. Das trifft zu beim Wechsel von der Lunge zur Leber, wodurch sich die Lungengrenzen (→ Abb. 7.2 S. 195) bestimmen lassen, über dem

Herzen und über den Schulterblättern. Über Lungengewebe zeigt es ein minderbelüftetes Gebiet an, sei es durch Atelektasen, Fibrose, durch ein Infiltrat oder ein Exsudat.

Der *tympanische* Klopfschall ist langandauernd, hochfrequent und klingend. Man findet ihn z. B. über dem Magenfundus. Da er nicht bei Lungenerkrankungen auftritt, dient er auch zur Ermittlung der Lungengrenzen.

## Auskultation

Die Auskultation ist in erfahrenen Händen eine der wichtigsten Untersuchungen, lassen sich hierüber doch ganz wesentliche Informationen zu Lunge und Herz (→ Abb. 7.5 S. 200) erlangen. Man unterscheidet dabei zwischen Atem- und Nebengeräuschen. Jedes Atemgeräusch lässt sich anhand von drei Qualitäten spezifizieren:
- Intensität oder Lautstärke der Ein- und Ausatmung
- Dauer der Ein- und Ausatmung
- Qualität: Frequenz und Schärfe.

Beim gesunden Erwachsenen unterscheidet man ein *vesikuläres* – über den Lungenfeldern – und ein *bronchiales* Atemgeräusch – über Trachea und großen Bronchien – sowie beim Säugling und Kleinkind das *puerile* Atemgeräusch – überall lauter und schärfer als das vesikuläre aufgrund des kürzeren Abstandes zwischen Stethoskop und lufthaltigem Gewebe bei der dünneren Thoraxwand.

### ■ Pathologisches Atemgeräusch

Ein pathologisches Atemgeräusch weicht bei den genannten Merkmalen vom Normalen ab. Man unterscheidet zwischen verschärftem oder verstärktem, abgeschwächtem, aufgehobenem und bronchialem Atemgeräusch mit verlängertem oder verkürztem In- oder Exspirium.

Ein *verschärftes* oder verstärktes Atemgeräusch ist selten und über Gebieten zu hören, die stärker ventiliert werden, z. B. das Restgewebe nach einer partiellen Lungenresektion. Häufiger ist das *abgeschwächte* Atemgeräusch, das z. B. bei

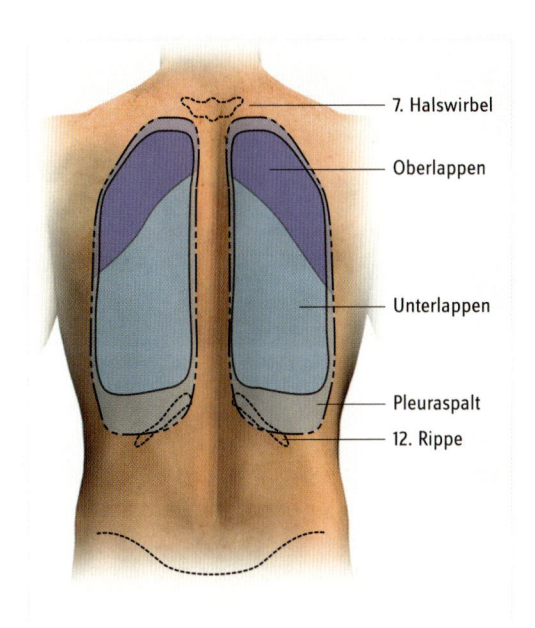

*Abb. 7.2: Lungengrenzen am Rücken.* [SKO]

einem erhöhten Luftgehalt und verminderter Elastizität des Lungengewebes auftritt, wie etwa beim Lungenemphysem. Es kann auch aufgrund einer größeren Entfernung zwischen Stethoskop und Lungengewebe, wie bei Adipositas oder Pleuraerguss, abgeschwächt sein. Schließlich führen auch verminderte Atemexkursionen, wie etwa bei Thorax- oder Pleuraerkrankungen, die eventuell auch mit Schmerzen bei der Atmung verbunden sind, zu einem abgeschwächten Atemgeräusch.

Das *bronchiale* Atemgeräusch ist pathologisch, wenn es an einer anderen Stelle als über der Trachea oder über den Hauptbronchien gehört wird, z. B. bei der Pneumonie.

Ein häufiger Befund bei der Auskultation ist auch das verlängerte Expirium, das durch eine Obstruktion der Bronchien zustande kommt, etwa beim Asthma, wobei oft auch ein Pfeifen hörbar ist.

Das verlängerte Inspirium ist ein Kennzeichen einer Obstruktion in den oberen Atemwegen, z. B.

im Kehlkopf bei der Laryngitis subglottica (Pseudokrupp). Es kann meist auch ohne Stethoskop gehört werden und ist oft mit einem heulenden Geräusch verbunden, dem sog. inspiratorischen Stridor.

- **Nebengeräusche**

Man unterscheidet folgende Nebengeräusche:
- Krepitation
- trockene Nebengeräusche
- feuchte Nebengeräusche
- pleuritisches Reiben.

Die Krepitation ist ein hochfrequentes und nicht kontinuierliches Geräusch. Es ähnelt dem Reiben einiger Haare zwischen zwei Fingern direkt vor dem Ohr. Meist tritt es am Ende der Inspiration auf, in schweren Fällen aber auch während des gesamten Atemzyklus. Typisch ist es bei älteren, bettlägerigen oder adipösen Patienten und kann hier auch physiologisch sein. Als pathologisches Zeichen hört man es zu Beginn und am Ende einer Pneumonie sowie bei einer mäßigen Linksherzinsuffizienz, aber auch bei interstitiellen Lungenerkrankungen und umschriebenen Thoraxwandschädigungen.

Trockene Nebengeräusche sind im Gegensatz zur Krepitation und den feuchten Nebengeräuschen kontinuierliche Erscheinungen. Sind sie hochfrequent, bezeichnet man sie als Pfeifen, sind sie niederfrequent, als Brummen.

Bei schwerem Asthma sind sie als Pfeifen in der In- und Exspiration hörbar. Das Exspirium ist dann auch verlängert. Beim Emphysem ist das Pfeifen weniger laut. Wenn Sie eine diffuse Obstruktion der Atemwege vermuten, auskultieren Sie den Patienten am besten zunächst bei für den Patienten ruhiger Atmung. Wenn Sie bereits dabei trockene, pfeifende Nebengeräusche und ein verlängertes Exspirium wahrnehmen, ist eine Atemwegsobstruktion sehr wahrscheinlich.

Pfeifende Nebengeräusche können auch durch eine Einengung der Bronchien entstehen, z. B. infolge eines Tumors oder eines Fremdkörpers.

Brummende Nebengeräusche gehen auf Schwingungen zähen Sekretes zurück und können somit durch kräftiges Husten zum Verschwinden gebracht oder an einer anderer Stelle wahrgenommen werden.

Feuchte Nebengeräusche sind diskontinuierlich und von niedriger Frequenz und entstehen in den großen Atemwegen durch das Vorbeiströmen von Luft an Feuchtigkeit. Man unterscheidet sie je nach Lautstärke in fein-, mittel- und grobblasige Nebengeräusche.

Feinblasige Nebengeräusche ähneln den Krepitationen, treten jedoch auch gerne zu Beginn der Einatmung auf. Sie treten bei schwerer chronischer Bronchitis auf und beim Lungenödem.

Mittelblasige Nebengeräusche hört man eher bei einer Entzündung von teilweise fibrosiertem Gewebe.

Grobblasige Nebengeräusche deuten auf ein Sekret im Bereich der Bronchien hin, z. B. bei Bronchiektasen, bei einer akuten Bronchitis oder beim schweren Lungenödem. Im letzteren Fall sogar mitunter ohne Stethoskop.

Das pleuritische Reiben ist kein bronchopulmonales Geräusch, sondern entsteht durch das Aneinanderreiben der beiden Pleurablätter, die etwa durch entzündliche oder maligne Infiltrate, stellenweise miteinander verklebt sind. Falls es aus gleichen Gründen zu einem Pleuraexsudat oder Transsudat kommt, verschwindet das Geräusch wieder, weil die Pleurablätter dann weiter voneinander entfernt sind, ohne dass dies eine Heilung bedeuten würde. Das Reiben erinnert an gegeneinander geriebenes Leder (sog. Lederknarren).

Die Differenzierung zu einem feinblasigen Nebengeräusch kann schwierig sein. Das Pleurareiben dauert etwas länger. Auch Haare unter dem Stethoskop können einen auf die falsche Fährte führen, was sich jedoch durch Anfeuchten der Haare vermeiden lässt.

- **Bronchophonie (Stimmresonanz)**

Die Bronchophonie ist das auskultatorische Äquivalent des Stimmfremitus. Während der Patient »66« sagt, setzen Sie das Stethoskop auf. Normalerweise hören Sie dabei nicht viel. Wenn das Lungengewebe jedoch durch eine Infiltration dichter als normal ist, wird der Schall besser weitergeleitet und deutlicher über das Stethoskop gehört. Manchmal ist die Klangübertragung dann so stark, dass sogar das Flüstern des Patienten noch gut über der erkrankten Lunge zu hören ist.

Wenn sich hingegen Luft oder Flüssigkeit im Pleuraspalt zwischen Lunge und Thoraxwand befindet, wird der Klang wegen der dann schlechteren Überleitung noch schwächer.

### Technik der Auskultation

Zur korrekten Beurteilung der Auskultationsbefunde bei der Lunge müssen Ihnen die Anatomie der Lunge sowie die normalen und unnormalen Atemgeräusche bekannt sein.

Sorgen Sie für eine ruhige Umgebung ohne störende Hintergrundgeräusche. Der Patient sitzt auf der Untersuchungsliege. Auch im Liegen können Sie die Untersuchung gut ausführen.

Kinder sitzen am besten möglichst nah bei Mutter oder Vater auf dem Schoß. Das Stethoskop muss auf jeden Fall angenehm warm sein. Kinder, die sich vor der Auskultation fürchten, können oft beruhigt werden, wenn zuerst der Teddy oder der Elternteil untersucht werden. Auch das »Auskultieren« von zunächst anderen Körperteilen, wie Händen, Oberschenkel oder Kopf, kann die Stimmung lockern und für die Mitarbeit des Kindes förderlich sein.

Zunächst kultieren Sie orientierend dorsal, jeweils abwechselnd und vergleichend rechts und links, oben, mittig und unten (etwa Th11) zwischen Wirbelsäule und Schulterblatt sowie weiter in die Flanken hinein.

Dann auskultieren Sie von vorne die apikalen, hilären und lateralen Lungenanteile.

Stoßen Sie auf ein abnormes Atemgeräusch, bestimmen Sie die Art und das Ausmaß des Gebietes durch eine genauere Auskultation mit kleineren Zwischenräumen.

Geben Sie dem Patienten genaue Anweisungen zur Atmung: »Atmen Sie mit offenem Mund etwas tiefer als üblich ein.« Das Tempo geben Sie durch das Umsetzen des Stethoskopes vor, da der Patient an jedem Auskultationspunkt mindestens einen vollen Atemzyklus durchlaufen sollte. Wählen Sie das Tempo ruhig und machen Sie eventuell Pausen, damit der Patient nicht hyperventiliert.

Konzentrieren Sie sich auf die Art der Atemgeräusche, auf mögliche Nebengeräusche und auf die Art eventueller Nebengeräusche.

Je nach Indikation setzen Sie dann die Untersuchung mit der Bestimmung der Bronchophonie fort, indem Sie während der Auskultation den Patienten bitten, »88« zu sagen. Achten Sie dabei genau auf die Weiterleitung der Stimme über die Lungenfelder und auf eventuelle abnorme Weiterleitungen.

## Herz

Die wichtigsten Methoden zur Beurteilung der Herz-Kreislauf-Funktion sind die Blutdruckmessung und die Auskultation des Herzens. Die Beurteilung der Pulsfrequenz ist bei beiden Methoden zumindest orientierend gleichzeitig möglich. Allerdings gibt es Erkrankungen, die eine explizite und separate Palpation des Pulses auch an verschiedenen Körperstellen und mitunter auch im Seitenvergleich erforderlich machen.

### Palpation des Herzens

Zur Palpation des Herzens lokalisieren Sie zunächst den **Herzspitzenstoß**. Dort ist der Herzschlag am deutlichsten zu spüren. Sie fühlen ihn beim Gesunden in 45°-Hochlagerung des Oberkörpers in der Medioklavikularlinie (senkrechte Linie durch die Mitte des Schlüsselbeins) des 5. oder 6. ICR (Interkostalraum). Ein besonders starker Herzspitzenstoß spricht für ein erhöhtes

Schlagvolumen oder für eine Hypertrophie des linken Herzens. Ein diffuser und schwer zu lokalisierender Herzspitzenstoß ist eher typisch für ein schwaches Myokard und eine Kontraktionsschwäche, z. B. nach einem Herzinfarkt oder bei einer Kardiomyopathie.

Manchmal lässt sich ein systolisches Schwirren über dem Herzen palpieren, das Ausdruck einer Aortenstenose, eines Ventrikelseptumdefektes oder einer Mitralregurgitation (Mitralklappeninsuffizienz mit Blutrückstrom) ist.

## Periphere Pulsmessung

→ Abb. 7.3 S. 198. Der Radialispuls eignet sich wegen seiner guten Zugänglichkeit am besten zur einfachen Bestimmung der Pulsfrequenz. Bei einer Verengung des Aortenisthmus kommt es zu einer zeitlichen Pulsdifferenz zwischen Radialispuls und dem Femoralispuls. Für eine weitergehende palpatorische Beurteilung der Pulswelleneigenschaften ist der Radialispuls nicht geeignet.

Der Brachialispuls eignet sich besser zur Beurteilung der Pulsqualität. Sie tasten ihn am Übergang von Ellbogenvorderseite und Oberarm medial der Bizepssehne.

Den Karotispuls palpieren Sie rechts am besten, indem Sie die linke Daumenspitze gegen den Kehlkopf des Patienten legen und mit den Fingern in die Vertiefung zwischen Kehlkopf und M. sternocleidomastoideus rutschen. Bei einer schweren Aortenstenose können Sie das langsame Ansteigen der Pulswelle und u. U. auch ein Schwirren fühlen.

Den Femoralispuls tasten Sie am besten gleich ober- oder unterhalb der Leistenbandmitte.

Den Poplitealpuls tasten Sie, indem Sie am liegenden Patienten bei leicht angewinkeltem Bein eine Hand auf das Knie legt und mit den Finger-

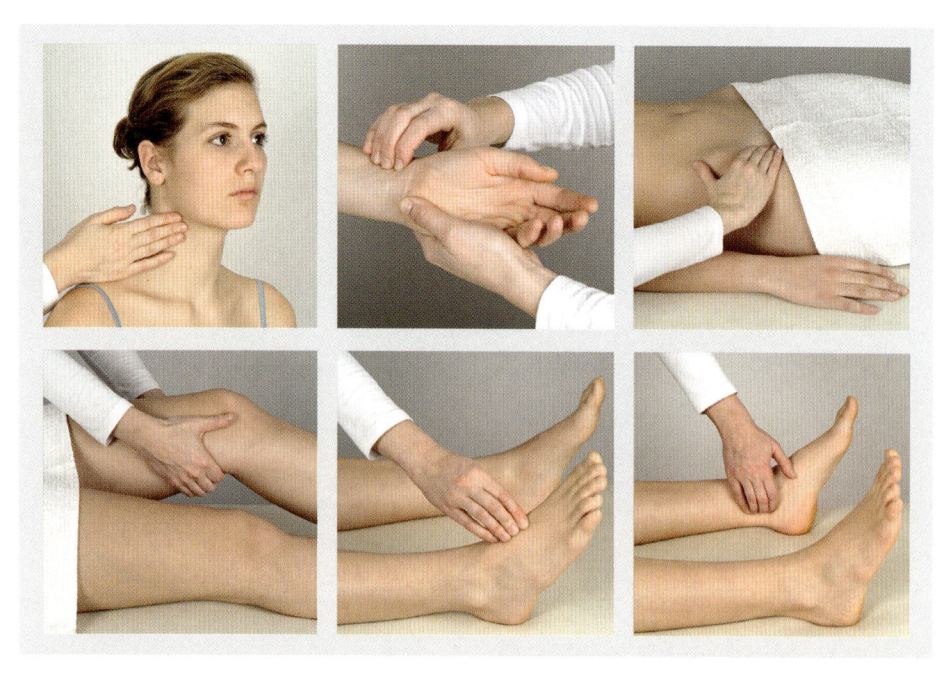

Abb. 7.3: *Tasten von Pulsen. Im Notfall sollte die A. carotis zur Pulskontrolle genommen werden (oben links). Für die einfache Bestimmung der Frequenz und Regelmäßigkeit bietet sich die A. radialis an (oben Mitte). Die Beinarterien dienen vor allem zur Beurteilung der Durchblutung.* [PLA]

spitzen von unten die Arterie gegen die Hinterwand des Kniegelenks drücken.

Die **A. dorsalis pedis** tasten Sie mit längs auf dem Fußrücken liegenden Finger seitlich der Sehne des M. extensor hallucis longus.

Die **A. tibialis posterior** palpieren Sie gleich hinter dem Malleolus medialis.

## Auskultation des Herzens

Eine aussagekräftige Auskultation des Herzens erfordert sehr viel Übung und Erfahrung, doch ist dann eine weitreichende und differenzierte Diagnostik des Herzens sehr gut möglich. Nur wenige Herzfehler sind nicht durch die auskultatorische Beurteilung von Rhythmus, Tönen und Geräuschen des Herzens zu diagnostizieren (→ Abb. 7.5 S. 200).

Die Aorten- und die Trikuspidalklappe können nicht direkt auskultiert werden, da sie unter dem Sternum liegen. Man wählt daher den akustisch günstigsten Punkt in möglichst großer Nähe. Verschiedene Erkrankungen, anatomische Variationen und individuelle Abweichungen, z. B. durch Adipositas, Thoraxdeformierungen oder Pleuraerguss, können zu einer Verlagerung der akustisch günstigsten Punkte führen (→ Abb. 7.4 S. 199).

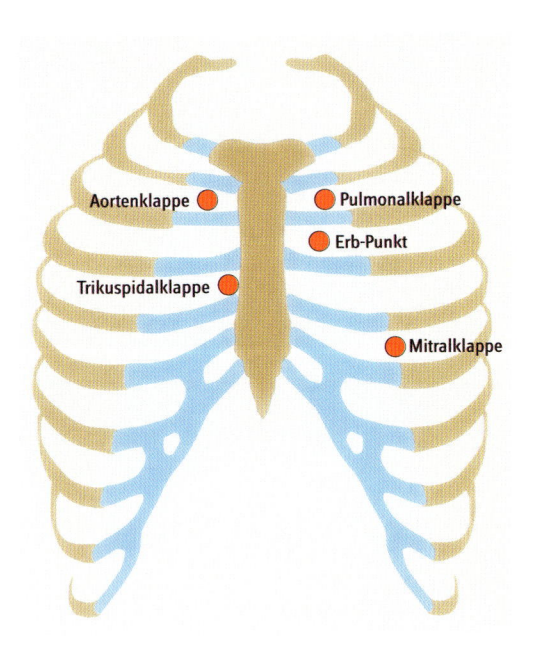

*Abb. 7.4: Auskultationsstellen am Herzen. Die Stellen, an denen klappenbedingte Geräusche am besten zu hören sind, erklären sich aus der Strömungsrichtung des Bluts. Je nach Lage des Herzens, z. B. Drehung bei einer Linksherzhypertrophie, und Blähung der Lunge hört man an anderen Stellen besser.* [SKO]

| Ursache | Punctum maximum | Fortleitung |
|---|---|---|
| Aortenstenose | Herzspitze | oberhalb des rechten Sternumrandes in die A. carotis |
| Aorteninsuffizienz | linker Sternumrand | unterer linker Sternumrand und Herzspitze |
| Mitralstenose | Herzspitze | keine Fortleitung hörbar |
| Mitralinsuffizienz | Herzspitze | linke Axilla und unter dem linken Schulterblatt |
| Trikuspidalinsuffizienz | unterer linker Sternumrand | unterer rechter Sternumrand und Leber |
| Ventrikelseptumdefekt | linker Sternumrand | über dem gesamten Herzen |
| Pulmonalstenose | oberer linker Sternumrand | linke Klavikula und unter dem linken Schulterblatt |

Tabelle: *Auskultation und Fortleitung der Herzgeräusche*

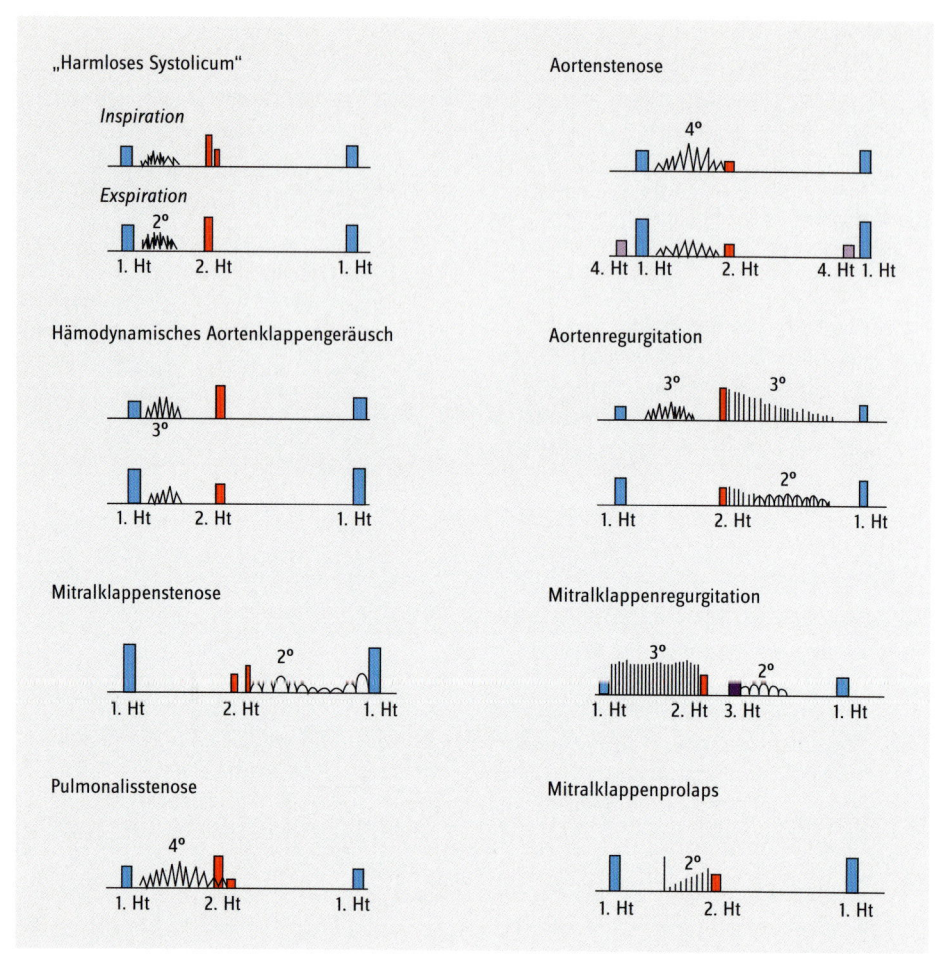

Abb. 7.5: *Herzgeräusche. Durch Übung und Erfahrung gelingt es schnell, harmlose und physiologische Geräusche von pathologischen zu unterscheiden. Bei pathologischen Geräuschen und in Zweifelsfällen steht mit der Herzechokardiografie eine nicht-invasive und wenig belastende Untersuchungstechnik zur Verifizierung zur Verfügung. Der erste Herzton (1. HT) ist ein Anspannungston der Kammern, der 2. HT der Klappenschlusston. Zwischen dem 1. und 2. HT liegt also die Systole, zwischem 2. und 1. HT die Diastole. Die Gradzahlen beziehen sich auf Stadien.* [SKO]

Setzen Sie sich am besten an die rechte Seite des Patienten und sorgen Sie für Zeit und Ruhe bei der Auskultation. Fühlen Sie bei der Auskultation gleichzeitig den Puls. Konzentrieren Sie sich auf die Systole und auf die Diastole sowie auf davor und danach auftretende Geräusche.

▶ Der erste Herzton ist am besten über der Herzspitze, i. d. R. 5. ICR links, hörbar, der zweite über der Herzbasis.
▶ Im 2. ICR am rechten Sternumrand hören Sie eine Aortenstenose besonders gut, die eventuell auch bis in die Karotiden verfolgt werden kann.

- Im 2. ICR am linken Sternumrand kann die Fortleitung eines Pulmonalstenosengeräusches gehört werden.
- Im 4. ICR am rechten Sternumrand ist eine Trikuspidalinsuffizienz am deutlichsten wahrzunehmen.
- Im 3. ICR am linken Sternumrand (sog. Erb-Punkt) hören Sie eine Mitralstenose am deutlichsten, vor allem in Linksseitenlage. Auch eine Aorteninsuffizienz lässt sich hier gut auskultieren und zwar am besten, wenn der Patient sitzt und tief einatmet.
- Im 5. ICR links etwa drei Querfinger seitlich vom Sternumrand können Sie die Fortleitung eines Mitralklappengeräusches bei Mitralstenose oder Mitralinsuffizienz gut auskultieren.

| Symptome beim Herzinfarkt | % Frauen | % Männer |
|---|---|---|
| Schmerzlokalisation und -ausstrahlung | | |
| hinter dem Brustbein | 88 | 88 |
| linker Arm | 56 | 46 |
| rechter Arm | 28 | 25 |
| Rücken, linkes Schulterblatt | 36 | 19 |
| Kiefer-Halswinkel | 29 | 21 |
| Oberbauch | 9 | 8 |
| Begleitbeschwerden | | |
| kalter Schweiß | 47 | 46 |
| Atemnot | 47 | 40 |
| Todesangst, Vernichtungsgefühl | 35 | 18 |
| Übelkeit ohne Erbrechen | 24 | 19 |
| Übelkeit mit Erbrechen | 17 | 9 |

nach: MONICA/KORA Herzinfarktregister Augsburg 2000/02. Befragt wurden 359 Frauen und 1 115 Männer nach einem Infarkt

## 7.3 Abwendbar gefährliche Verläufe

**Atemnot, akute.** Oft steht eine ernste Erkrankung hinter akuter Atemnot, z. B. ein Asthmaanfall, Herzinfarkt, Pneumonie oder Lungenembolie. Wenn daher die Ursache nicht sicher ist und schnell und sicher behandelt werden kann, sollte ein Notarzt gerufen werden.

**Herzinfarkt.** Ein Herzinfarkt ist nicht nur lebensgefährlich, sondern auch nicht wieder rückgängig zu machen. Im besten Fall kann das Herz auch ohne das abgestorbene Stück Herzmuskulatur weiterschlagen. Typisch für einen Herzinfarkt ist der anhaltende heftige Brustschmerz, der in den linken Arm ausstrahlt. Die Beschwerden können auch geringer sein oder ganz ausbleiben: stummer Herzinfarkt, besonders bei Diabetikern. Bei Frauen fehlen nicht selten die typischen Anzeichen eines Herzinfarkts. Dabei kommt es auf die möglichst frühzeitige Behandlung an, um möglicherweise durch gefäßerweiternde Maßnahmen oder eine Thrombolysebehandlung den vollständigen Infarkt noch zu verhindern. Dafür bleiben jedoch i. d. R. nur wenige Stunden Zeit. Beim geringsten Verdacht sollte bis zum Ausschluss von einem Herzinfarkt ausgegangen werden und ein Notarzt gerufen werden.

**Hypertensive Krise.** Blutdruck über 200/120 am Oberarm. Benachrichtigen Sie sofort den Arzt, sofern ein solcher Blutdruck nicht ausdrücklich als normal bei diesem Patienten gilt. Die Symptome können relativ leicht sein mit Schwindel und Kopfschmerzen. Wichtig ist, an diese Möglichkeit zu denken. Treten weitere Symptome hinzu, die denen eines Schlaganfalls ähneln, wie Sehstörungen, Lähmungserscheinungen und Bewusstseinsstörungen, werden ohnehin alle Alarmglocken läuten. Die Therapie sollte dann unverzüglich durch den Notarzt vor Ort beginnen, ehe die Betroffenen ins Krankenhaus eingewiesen werden.

**Hypotonie, schwere.** Ein niedriger Blutdruck macht in vielen Fällen gar keine Beschwerden. Wenn doch, sind sie auf die verminderte Durchblutung des Gehirns zurückzuführen: Schwarzwerden vor den Augen, pulsierende Kopfschmerzen, Schwindel und Bewusstseinsstörungen bis zur Ohnmacht. Gefährlich beim plötzlichen Kollaps ist nicht nur die Unterversorgung des Gehirns, sondern auch das plötzliche Hinstürzen.

**Lungenembolie.** Die Symptome können vom plötzlichen Tod über starke Atemnot bis zu diskreten pleuritischen Schmerzen oder etwas Husten mit und ohne Blut reichen. Häufig haben die Patienten keine Beschwerden. Die ursächlichen tiefen Beinvenenthrombosen sind klinisch nicht immer erkennbar. Daher sollten Patienten bei Verdacht sofort liegend in eine Klinik eingewiesen werden.

**Myokarditis.** Eine unerkannte Myokarditis ist meistens die Ursache von plötzlichen Herztoden bei jungen Männern. Oft äußert der Patient nur vage Beschwerden wie Erschöpfung. Bei Verdacht sollte der Patient sofort stationär untersucht werden.

**Pneumonie (Lungenentzündung).** Charakteristisch ist neben dem Husten und den allgemeinen Krankheitszeichen hohes Fieber. Eine bakterielle Lungenentzündung muss schnell und konsequent antibiotisch behandelt werden. Die virale Pneumonie kann in ihrem Verlauf medikamentös nur symptomatisch beeinflusst werden. Dabei ist es oft nötig, eine Therapie zu beginnen, bevor der Erreger bekannt ist. In diesem Fall werden zunächst Antibiotika verabreicht, die gegen viele der in Frage kommenden Keime wirken. Sonst drohen weitere schwere und zusätzlich lebensbedrohliche Komplikationen wie Sepsis (Blutvergiftung) oder Meningitis (Hirnhautentzündung). Wegen der längeren Bettruhe muss Thrombosen und Dekubiti (Druckgeschwüre) vorgebeugt werden.

## 7.4 Akut auftretende Atemnot und Kurzatmigkeit

Ausgelöst wird Atemnot zum einen durch eine Verstärkung der Atemarbeit, zum anderen durch eine Zunahme der Kohlendioxidkonzentration im Blut als Folge verminderter oder ausbleibender Atmung. Beide Veränderungen werden vom Atemzentrum des Gehirns erkannt und als Warnsignal interpretiert. Jedoch führt ein langsamer Anstieg der Kohlendioxidkonzentration, z. B. bei chronischen Lungenerkrankungen, nicht notwendigerweise zum Gefühl bedrohlicher Atemnot, da sich das Atemzentrum bei langsamer Veränderung an die erhöhte Kohlendioxidkonzentration des Bluts gewöhnt.

**Akute Atemnot** ist meist ein Notfall, insbesondere dann, wenn sie mit Brustschmerzen, hohem Fieber oder Schockzeichen verbunden ist. In diesem Fall kann es lebensrettend sein, sofort den Notarzt zu rufen.

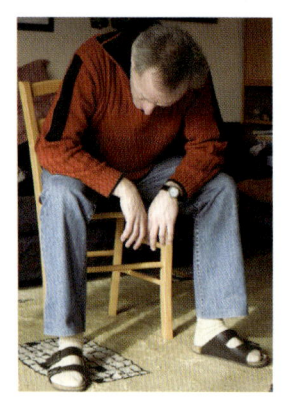

*Abb. 7.6: Kutschersitz. In dieser Körperhaltung bekommt ein Patient im Asthmaanfall noch am besten Luft, da er durch die aufgestützten Arme die Atemhilfsmuskulatur besser einsetzen kann.* [JAN]

## 7.4 Akut auftretende Atemnot und Kurzatmigkeit

| Beschwerdebild | Was steckt dahinter? | Vorgehen |
|---|---|---|
| **erschwerte Atmung**, meist mit schmerzhaftem trockenen Husten<br>▸ oft trockene oder tränende Augen<br>▸ evtl. Kopfschmerzen, verminderte Belastbarkeit | Reizung der Atemwege durch Staub, rauch- und gasförmige Schadstoffe in Innenräumen, Umwelt und Arbeitswelt | **Beratung:**<br>▸ Exposition vermeiden<br>▸ bei hoher Ozonbelastung Aufenthalt im Freien und körperliche Anstrengung vermeiden<br>▸ Rauchen einstellen |
| **übermäßig gesteigerte Atmung** mit dem Gefühl, trotzdem an Atemnot zu leiden<br>▸ Angst, Engegefühl in der Brust<br>▸ Verkrampfung von Händen und Füßen | ▸ Panikattacke, evtl. bei generalisierter Angsterkrankung<br>▸ Hyperventilationssyndrom<br>▸ stabile Angina pectoris | ⚠ Wenn der Anfall nicht unterbrochen werden kann, droht Ohnmacht mit Sturz und Verletzungen<br>▸ Panik: beruhigen<br>▸ Hyperventilation: in die vorgehaltene gewölbte Hand oder eine Plastiktüte atmen<br>▸ Angina pectoris: Nitrospray |
| **Kurzatmigkeit** in Verbindung mit Erkältungsbeschwerden<br>▸ evtl. Heiserkeit<br>▸ evtl. leichtes Fieber | ▸ Pharyngitis (Rachenentzündung)<br>▸ akute Kehlkopfentzündung<br>▸ akute Bronchitis | ⚠ wenn das Fieber stark ansteigt oder länger als 3 Tage anhält: Verdacht auf Lungenentzündung<br>**Beratung:**<br>▸ viel trinken<br>▸ bei Rachenentzündung Gurgeln, Salbei- oder Kamillentee<br>▸ Inhalationen, Hals-, Brustwickel |
| rasch zunehmende **Atemnot mit Fieber** und trockenem, später oft feuchten Husten<br>▸ oft Beginn mit Schüttelfrost<br>▸ evtl. Brustschmerzen beim Atmen | ▸ typische Pneumonie (Lungenentzündung)<br>▸ Entzündung nach Lungeninfarkt | ▸ bei Pneumonie Antibiose erforderlich<br>**Beratung:**<br>▸ viel trinken, möglichst warme Getränke<br>▸ Bettruhe im gut belüfteten Zimmer |
| **plötzliche Atemnot, hohes Fieber und Husten** 4–12 Stunden nach Kontakt mit Schimmelpilzen (z. B. in Heu, Komposterde), Vogelkot, Holzstaub | exogen-allergische Alveolitis (akute Form), z. B. bei Landwirten, Vogelzüchtern, Holzarbeitern. Komplikationen sind Lungenfibrose und Cor pulmonale | ⚠ bei akuter Atemnot: Notarzt rufen<br>▸ evtl. Kortisongabe erforderlich<br>**Beratung:** allergieauslösenden Stoff meiden |
| **anfallsweise auftretende Atemnot mit Husten** und zähem, glasigem Auswurf<br>▸ erschwerte Ausatmung, oft mit pfeifenden Nebengeräuschen<br>▸ Angst, Engegefühl in der Brust | ▸ Asthmaanfall, z. B. durch Infekte, körperliche Anstrengung, Allergenkontakt, Medikamente, z. B. Betablocker, Schmerzmittel<br>▸ chronisch-obstruktive Bronchitis | **Erstmaßnahmen:**<br>▸ beruhigen, Lippenbremse<br>▸ Notfallspray geben: β-Sympathomimetika, Kortison<br>⚠ Notarzt rufen bei:<br>▸ erstem Atemnotanfall<br>▸ akuter Atemnot<br>▸ Erschöpfung, Panik oder fehlender Wirkung der Notfallmedikamente |

| Beschwerdebild | Was steckt dahinter? | Vorgehen |
|---|---|---|
| rasch zunehmende Atemnot mit **bellendem Husten** und ziehendem Geräusch beim Einatmen<br>▸ leichte Halsschmerzen<br>▸ Unruhe, Angst<br>▸ meist mäßiges Fieber | ▸ bei Kindern: Pseudokrupp<br>▸ Diphtherie | ⓘ Atemnot, große Angst und Zyanose: Notarzt rufen<br>**Erstmaßnahmen:**<br>▸ beruhigen, frische Luft<br>▸ vom Arzt verordneter Spray oder Kortisonzäpfchen |
| rasch zunehmende Atemnot mit **starken Halsschmerzen**<br>▸ Heiserkeit oder kloßige Sprache<br>▸ hohes Fieber, schlechter Allgemeinzustand<br>▸ oft brodelndes Atemgeräusch | schwere Entzündungen an Halsweichteilen, Kehldeckel und Kehlkopf, z. B. Epiglottitis, Mandelabszess, Kehlkopfabszess | ⓘ wegen drohender Erstickung Notarzt rufen |
| zunehmende Atemnot mit **ein- oder beidseitigem Druckgefühl** in der Brust<br>▸ evtl. Beginn mit starken, atemabhängigen Brustschmerzen<br>▸ evtl. trockener Husten<br>▸ evtl. Fieber | ▸ Pleuraerguss, z. B. bei Lungenentzündung, Tuberkulose, Lungenkrebs<br>▸ Angina pectoris, Herzinfarkt<br>▸ Pleuraempyem<br>▸ Panikattacke<br>▸ dissoziative Störung | ⓘ bei starker Atemnot, anhaltenden Brustschmerzen, erstmaligem Auftreten: Notarzt rufen. Möglicher Herzinfarkt<br>▸ Pleuraerguss nachweisen: Ultraschall, Röntgenthorax, ggf. Punktion |
| rasch zunehmende Atemnot mit **plötzlichen einseitigen Brustschmerzen und trockenem Husten**<br>▸ erschwertes, beschleunigtes Atmen, asymmetrische Atembewegungen<br>▸ evtl. Schockzeichen: Angst, Unruhe, blassgraue Haut, feuchtkalte Hände | Pneumothorax | ⓘ Notarzt rufen<br>**Erstmaßnahmen:**<br>▸ Oberkörper hoch lagern<br>▸ Sauerstoff geben |
| rasch zunehmende Atemnot mit **atemabhängigen Brustschmerzen**<br>▸ oft Husten, evtl. mit Blutspuren<br>▸ evtl. Spannungsgefühl oder Schmerzen in einer Wade | Lungenembolie | ⓘ Notarzt rufen<br>**Erstmaßnahmen:**<br>▸ Oberkörper hochlagern<br>▸ Sauerstoff geben |
| **erschwerte, beschleunigte Atmung** mit rasch zunehmender Atemnot<br>▸ Husten, evtl. mit schaumig-blutigem oder rostbraunem Auswurf<br>▸ evtl. rasselndes Atemgeräusch | ▸ Lungenödem<br>▸ akute Herzinsuffizienz z. B. bei Herzmuskelentzündung, Herzinfarkt<br>▸ Blutdruckentgleisung | ⓘ Notarzt rufen<br>**Erstmaßnahmen:**<br>▸ Blutdruck messen<br>▸ Oberkörper hochlagern<br>▸ Sauerstoff geben |
| rasch zunehmende Atemnot mit **Schmerzen oder Engegefühl hinter dem Brustbein, Todesangst**<br>▸ Angst, Vernichtungsgefühl, kalter Schweiß<br>▸ Übelkeit, Erbrechen | ▸ stabile Angina pectoris<br>▸ akutes Koronarsyndrom: instabile Angina pectoris, Herzinfarkt<br>▸ Panikattacke | ⓘ Notarzt rufen, wenn stärkere Beschwerden erstmals auftreten, Nitratpräparate nicht helfen oder nicht zur Hand sind<br>**Erstmaßnahmen:**<br>halb sitzende Position, Frischluft<br>▸ Nitrat |
| **Atemnot mit Herzklopfen, -stolpern**<br>▸ Schwindel, evtl. kurze Bewusstlosigkeit | Herzrhythmusstörungen | ⓘ Notarzt rufen |

| Beschwerdebild | Was steckt dahinter? | Vorgehen |
|---|---|---|
| rasch zunehmende Atemnot nach verschiedenen Erkrankungen wie Reizgasvergiftung, Verletzungen, Schockzustände, Blutvergiftung, Lungenentzündung, Höhenkrankheit | akutes Lungenversagen (ARDS) | ⓘ Notarzt rufen<br>**Erstmaßnahme:** Sauerstoff geben |
| rasch zunehmende **Atemnot mit Gesichtsschwellungen** | Quincke-Ödem (Angioödem) | ⓘ Notarzt rufen<br>**Erstmaßnahmen:**<br>▸ Infusion legen<br>▸ Antihistaminika<br>▸ bei drohendem Schock Epinephrin und Dexamethason |
| schlagartig **beim Essen einsetzende Atemnot** | ▸ Fremdkörper in der Luftröhre<br>▸ akute allergische Reaktion auf Nahrungsmittel | ⓘ Notarzt rufen<br>**Erstmaßnahme:** bei »Verschlucken« auf den Rücken klopfen, bei fehlender Wirkung Heimlich-Handgriff |

# 7.5 Häufig wiederkehrende oder anhaltende Atemnot und Kurzatmigkeit

Die Atemnot (Dyspnoe) wird von den Betroffenen als Lufthunger, Beklemmung, Brennen in der Lunge und erschwerte Ein- oder Ausatmung erlebt und ist oft mit Todesangst verbunden. Außenstehende erkennen Atemnot meist an einer ungewöhnlich raschen, flachen oder geräuschvollen Atmung. Wird in schweren Fällen zusätzlich die Atemhilfsmuskulatur des Brustkorbs eingesetzt, um die Atemleistung zu verbessern, zeigt sich außerdem eine typische Körperhaltung: Der von Atemnot Geplagte sitzt vornüber gebeugt und stützt sich breit mit den Armen ab.

Obwohl Atemnot als Empfindung nicht messbar ist, existiert eine Skala, nach der Atembeschwerden verschiedenen Schweregraden zugeordnet werden. Sie reicht von Grad 0 (Beschwerden nur bei starker körperlicher Belastung) bis Grad 4 (Atemnot in Ruhe). Tritt die Atemnot nur bei Anstrengung auf, spricht man von Belastungsdyspnoe, zeigt sie sich auch in Ruhe, handelt es sich um eine Ruhedyspnoe. Eine Orthopnoe liegt vor, wenn die Beschwerden nur durch aufrechtes Sitzen erträglich sind.

Das Gefühl der Kurzatmigkeit entsteht vor allem, wenn die Atmung stark beschleunigt ist. Viele Erkrankungen von Herz und Lunge gehen mit Kurzatmigkeit einher.

| Beschwerdebild | Was steckt dahinter? | Vorgehen |
|---|---|---|
| **anhaltender Druck auf der Brust** mit dem Gefühl, nicht genug Luft zu bekommen<br>▸ evtl. Erschöpfung, Mutlosigkeit<br>▸ keine zusätzlichen Anzeichen einer körperlichen Erkrankung | ▸ Reaktion auf Überforderung, Stress, psychische Belastung<br>▸ generalisierte Angststörung<br>▸ Depression<br>▸ somatoforme Störung | ▸ Depression ausschließen, im Zweifelsfall zum Psychiater<br>▸ Entspannungsverfahren, Stressmanagement<br>▸ ggf. Psychotherapie |

| Beschwerdebild | Was steckt dahinter? | Vorgehen |
|---|---|---|
| **Kurzatmigkeit und Herzklopfen bei körperlicher Belastung ohne weitere Beschwerden** | normale Reaktion bei unzureichendem Trainingszustand | **Beratung:**<br>▸ mehr Bewegung im Alltag<br>▸ leichter Ausdauersport |
| **Kurzatmigkeit und Herzklopfen bei Belastung**<br>▸ auffallende Blässe, zuerst sichtbar an den Schleimhäuten<br>▸ Müdigkeit, Schwindel | Anämie (Blutarmut) | ▸ Blutbild (→ S. 408), Eisenstoffwechsel (→ S. 418) kontrollieren<br>▸ ggf. Blutungsquelle suchen: u. a. Gastro- und Koloskopie<br>▸ ggf. chronischen Infekt oder Tumor ausschließen |
| **zunehmende Kurzatmigkeit und** evtl. **Herzstolpern,** zunächst vor allem bei Belastung<br>▸ oft Atemnot und/oder Husten beim flachen Liegen<br>▸ oft erschwerte Ausatmung mit pfeifenden Nebengeräuschen<br>▸ oft gehäuftes Wasserlassen in der Nacht, Beinödeme | ▸ chronische Herzinsuffizienz<br>▸ chronisches Cor pulmonale | ⚠ bei akuter Atemnot: Notarzt rufen<br>▸ Ursache und Ausmaß feststellen: zum Kardiologen |
| anhaltend **erschwerte Atmung bei extremem Übergewicht**<br>▸ ständige Müdigkeit, Schlafanfälle am Tag<br>▸ oft Beinödeme | Pickwick-Syndrom (selten) | Gewicht reduzieren |
| **erschwerte Atmung,** meist mit **schmerzhaftem, trockenen Husten**<br>▸ oft trockene oder tränende Augen<br>▸ evtl. Kopfschmerzen, verminderte Belastbarkeit | Reizung der Atemwege durch Staub, rauch- und gasförmige Schadstoffe in Innenräumen, Umwelt und Arbeitswelt | **Beratung:**<br>▸ Exposition vermeiden<br>▸ bei hoher Ozonbelastung Aufenthalt im Freien und körperliche Anstrengung vermeiden<br>▸ Rauchen einstellen |
| anhaltend **erschwerte Atmung mit verstopfter und/oder laufender Nase**<br>▸ oft Kopfschmerzen<br>▸ evtl. Niesattacken | ▸ chronischer, allergischer Schnupfen oder vasomotorischer Schnupfen<br>▸ Fremdkörper in der Nase<br>▸ chronische Nasennebenhöhlenentzündung | ▸ bei Fremdkörper: am selben Tag zum HNO-Arzt<br>▸ sonst Allergietestung und wahrscheinliche Auslöser meiden, Antihistaminika bei saisonaler Pollenallergie<br>▸ rauchfreie, angefeuchtete Raumluft, 15–20 °C<br>▸ Inhalationen mit Kamille- oder Salzlösung<br>▸ schleimlösende Pflanzenextrakte<br>▸ bei chronischer Form: Rotlicht oder warme Auflagen |
| anhaltend **erschwerte Atmung mit verstopfter Nase, evtl. Schnarchen** und/oder näselnder Sprache | ▸ Nasenscheidewand-Verbiegung<br>▸ Nasenpolypen<br>▸ bei Kindern: Polypen (vergrößerte Rachenmandeln) | in den nächsten Tagen zum HNO-Arzt, um OP-Indikation zu klären |

## 7.5 Häufig wiederkehrende oder anhaltende Atemnot und Kurzatmigkeit

| Beschwerdebild | Was steckt dahinter? | Vorgehen |
|---|---|---|
| anhaltend **erschwerte Atmung mit verstopfter Nase und Trockenheitsgefühl**<br>▸ oft Verschlechterung des Riechvermögens<br>▸ evtl. übler Geruch aus der Nase (Stinknase) | ▸ trockene Nase, z. B. durch trockene Luft, Staubbelastung im Beruf<br>▸ Nebenwirkung von manchen Bluthochdruckmitteln, Östrogenpräparaten (»Pille«), abschwellenden Nasentropfen<br>▸ Kokainschnupfen | ▸ schädigende Substanzen weglassen<br>▸ ggf. Rücksprache mit dem verschreibenden Arzt<br>**Beratung:**<br>▸ für hohe Luftfeuchtigkeit in Wohnräumen sorgen<br>▸ mehrmals täglich Nasenduschen mit Salzwasser<br>▸ schleimhautpflegende Nasensalben oder -tropfen |
| anhaltende **Kurzatmigkeit mit Heiserkeit** | Stimmbandlähmung, z. B. nach Operationen an Hals oder Brust, Kopf- und Halsverletzungen | ▸ wenn keine Ursache erkennbar: zum HNO-Arzt und ggf. dann zum Neurologen<br>▸ Logopädie empfehlen |
| anhaltend **erschwerte Atmung mit lauten Nebengeräuschen** bei der Ein- und Ausatmung | Einengung der Luftröhre, z. B. durch Kropf, Narben nach Verletzung oder Beatmung | ⚠ bei akuter Atemnot: Notarzt rufen<br>▸ rasch in Klinik einweisen |
| wiederkehrende oder anhaltende **Kurzatmigkeit oder Atemnot mit trockenem, quälenden Husten**<br>▸ erschwerte Ausatmung, oft mit pfeifenden Nebengeräuschen<br>▸ Verstärkung der Beschwerden bei Anstrengung | ▸ chronisches, unzureichend behandeltes Asthma<br>▸ Mukoviszidose | bei Asthma:<br>▸ Infekt ausschließen: Entzündungswerte (→ S. 422) kontrollieren<br>▸ Therapie umstellen<br>▸ ggf. an Patientencompliance arbeiten |
| wiederkehrende **Atemnot, hohes Fieber und Husten** bei häufigem Kontakt mit Schimmelpilzen (z. B. in Heu, Komposterde), Vogelkot, Holzstaub | exogen-allergische Alveolitis (akute Form), z. B. bei Landwirten, Vogelzüchtern, Holzarbeitern. Komplikationen sind Lungenfibrose und Cor pulmonale | ⚠ bei akuter Atemnot: Notarzt rufen<br>▸ evtl. Kortisongabe erforderlich<br>**Beratung:** allergieauslösenden Stoff meiden |
| zunehmende **Kurzatmigkeit** (bis zur Atemnot in Ruhe) **mit Husten und zähem Auswurf**<br>▸ meist bei Rauchern<br>▸ Dauer mindestens 3 Monate an 2 aufeinanderfolgenden Jahren | chronisch-obstruktive Bronchitis | **Beratung:** Rauchen einstellen |
| zunehmende **Kurzatmigkeit mit morgendlichem Husten**<br>▸ reichlich eitriger und/oder blutiger Auswurf | Bronchiektasen, z. B. als Folge von chronisch-obstruktiver Bronchitis, Mukoviszidose | irreversibel<br>⚠ bei drohender akuter Atemnot: Notarzt rufen<br>▸ sorgfältige Bronchialtoilette mit Abklopfen<br>▸ Infekte konsequent behandeln<br>▸ ggf. Operationsmöglichkeit klären |

| Beschwerdebild | Was steckt dahinter? | Vorgehen |
|---|---|---|
| zunehmende **Kurzatmigkeit bei Belastung**, später evtl. auch in Ruhe<br>▸ meist trockener Husten | ▸ Lungenemphysem<br>▸ wiederholte kleine Lungenembolien<br>▸ exogen-allergische Alveolitis (chronische Form) | ▸ schädigende Substanzen meiden<br>▸ bei Verdacht Lungenembolien ausschließen: Perfusions-Ventilationsszintigrafie, ggf. Pulmonalisangiografie<br>▸ medikamentöse Behandlung einleiten |
| zunehmende **Kurzatmigkeit und Schwierigkeiten, tief einzuatmen** | ▸ idiopathische Lungenfibrose<br>▸ Sklerodermie | irreversibel<br>▸ Einleitung einer Kortikoid- oder immunsuppressiven Behandlung, um den bindegewebigen Umbau zu stoppen oder wenigstens zu verlangsamen |
| zunehmende **Kurzatmigkeit** mit trockenem Husten **bei langjähriger, beruflicher Staubbelastung** | Pneumokoniose (Staublungenkrankheit), z. B. bei Zementarbeitern, Bergleuten | **Beratung:** Rauchen einstellen<br>▸ antiobstruktive Therapie<br>▸ Infekte konsequent behandeln<br>⚠ Verdacht ist meldepflichtig |
| **Kurzatmigkeit bei Belastung mit trockenem Husten und Fieber**<br>▸ Gelenkbeschwerden und/oder Hautausschlag (rote Knötchen)<br>▸ Augenentzündungen | ▸ Sarkoidose<br>▸ rheumatische Gefäßentzündung, z. B. bei Panarteriitis nodosa, Wegener-Granulomatose | sehr unterschiedliche Verläufe<br>▸ genaue Diagnose der Grunderkrankung. Antikörper, Biopsie<br>▸ Kortikoide, Immunsuppressiva |
| **Kurzatmigkeit bei starker Verformung von Wirbelsäule und/oder Brustkorb** | Minderbelüftung der Lunge, z. B. bei Bechterew-Krankheit, Skoliose (seitliche Wirbelsäulenverkrümmung) | ▸ regelmäßig Krankengymnastik<br>▸ evtl. Kortikoid- oder immunsuppressive Behandlung einleiten |
| langsam zunehmende **Kurzatmigkeit mit Schwäche oder Lähmungen** verschiedener Muskeln | Nerven- und Muskelerkrankungen, z. B.<br>▸ Multiple Sklerose<br>▸ amyotrophe Lateralsklerose<br>▸ Myasthenia gravis<br>▸ Muskeldystrophie | Es droht Beatmungspflichtigkeit<br>▸ zum Neurologen |

## 7.6 Trockener Husten (Reizhusten)

Husten ist eine wichtige Schutzreaktion des Körpers, die sowohl willkürlich als auch unwillkürlich über den Hustenreflex auslösbar ist. Er befreit die Atemwege von eingedrungenen Fremdkörpern, Krankheitserregern und Schleim. Die empfindliche Schleimhaut reagiert auf Störfaktoren mit der Auslösung eines Hustenreizes. Auch Entzündungen oder allergische Reaktionen können einen Hustenreiz verursachen. Lässt er sich nicht unterdrücken, folgt nach einer tiefen Einatmung die ruckartige Anspannung von Zwerchfell und Bauchmuskulatur bei gleichzeitig verschlossenen Stimmlippen. Dadurch steigt der Druck in der Luftröhre so weit an, dass er schließlich die Stimmlippen auseinander sprengt und zum explosionsartigen Ausstoß von Luft führt.

Je nach Ursache hat Husten verschiedene Erscheinungsbilder. Beginnende Erkältungskrankheiten, viele Lungenerkrankungen und Medikamente führen zu trockenem Husten (Reizhusten). Er klingt hart und oft bellend. Nicht selten schaukelt er sich hoch und führt zu quälenden Hustenanfällen. Zu festsitzendem Husten kommt es, wenn die Schleimhaut der Atemwege zähen Schleim produziert, z. B. bei beginnender Bronchitis oder einem Asthmaanfall. Wenn es trotz hörbarer Anstrengung nicht gelingt, den Schleim abzuhusten, spricht man von unproduktivem Husten.

| Beschwerdebild | Was steckt dahinter? | Vorgehen |
|---|---|---|
| **schmerzhafter, trockener Husten,** oft mit Kratzen im Hals<br>▶ meist trockene oder tränende Augen<br>▶ evtl. Kopfschmerzen, verminderte Belastbarkeit | Reizung der Atemwege durch Staub, rauch- und gasförmige Schadstoffe in Innenräumen, Umwelt und Arbeitswelt | **Beratung:**<br>▶ Exposition vermeiden<br>▶ bei hoher Ozonbelastung Aufenthalt im Freien und körperliche Anstrengung vermeiden<br>▶ Rauchen einstellen |
| **Hüsteln, trockener Husten und/oder Räusperzwang,** oft mit Kloßgefühl im Hals | ▶ Tic<br>▶ somatoforme Störung | wenn Patient oder Umgebung darunter leidet: zum Psychiater |
| **trockener Husten mit Schnupfen und Halsschmerzen** | ▶ Erkältung<br>▶ akute Bronchitis | **Beratung:**<br>▶ viel trinken, Schleimlöser<br>▶ Inhalationen, Brustwickel |
| **trockener Husten mit Fieber, Kopf- und Gliederschmerzen**<br>▶ evtl. Kurzatmigkeit | ▶ akute Bronchitis<br>▶ Erkältung (grippaler Infekt)<br>▶ Grippe<br>▶ atypische Pneumonie, z. B. durch Viren, Mykoplasmen, Chlamydien | ▶ bei Lungenentzündung am selben Tag Entzündungswerte (→ S. 422) kontrollieren<br>**Beratung:**<br>▶ viel trinken, Schleimlöser<br>▶ Inhalationen, Brustwickel |
| **trockener Husten mit einseitigen, atemabhängigen Brustschmerzen** | trockene Pleuritis (Rippenfellentzündung), z. B. bei<br>▶ Lungenentzündung<br>▶ Tuberkulose<br>▶ Lupus erythematodes (LE) | ▶ Röntgenthorax<br>▶ LE: Antikörper gegen DNA (Anti-n-DNS, Anti-Sm). Zum Rheumatologen<br>▶ Antibiose bei bakteriellen Infekten<br>⚠ Nachweis von Mycobakterien ist meldepflichtig |

# 7 Thorax, Lunge, Herz

| Beschwerdebild | Was steckt dahinter? | Vorgehen |
|---|---|---|
| anhaltender, quälender **Husten mit erschwerter Atmung und Kurzatmigkeit**, vor allem unter körperlicher Belastung | chronisches, schweres Asthma | ▶ Auslöser meiden<br>▶ Atemtraining<br>▶ medikamentöse Behandlung anpassen |
| anhaltender oder in Attacken wiederkehrender, **trockener Husten bei Kindern** | ▶ Keuchhusten<br>▶ Asthma<br>▶ Mukoviszidose, meist mit Gedeihstörung | ▶ Keuchhusten: Antibiose – auch bei anfälligen Kontaktpersonen, Säuglinge in Klinik einweisen<br>▶ Asthma: Therapie anpassen<br>▶ Mukoviszidose: zum Pädiater, Pneumologen |
| zunehmender **trockener Husten**, meist bei Rauchern<br>▶ oft Abhusten von geringen Blutmengen oder Speichel mit Blutauflagerungen<br>▶ evtl. Fieber<br>▶ Gewichtsabnahme | Bronchialkarzinom | Diagnose sichern: Röntgenthorax, Thorax-CT, ggf. Bronchoskopie und Biopsie |
| anhaltender, **trockener Husten, Kurzatmigkeit und zunehmende Schwierigkeiten, tief einzuatmen** | idiopathische Lungenfibrose | irreversibel<br>▶ Kortikoid- oder immunsuppressive Behandlung einleiten, um den bindegewebigen Umbau zu stoppen oder wenigstens zu verlangsamen |
| **trockener Husten** und zunehmende Kurzatmigkeit **bei langjähriger, beruflicher Staubbelastung** | Pneumokoniose (Staublungenkrankheit), z. B. bei Zementarbeitern, Bergleuten | **Beratung:** Rauchen einstellen<br>▶ antiobstruktive Therapie<br>▶ Infekte konsequent behandeln<br>⊙ Verdacht ist meldepflichtig |
| **trockener Husten mit Gelenkbeschwerden**<br>▶ oft Fieber<br>▶ oft Hautausschlag, z. B. rote Knötchen oder Flecken<br>▶ oft Kurzatmigkeit<br>▶ evtl. anhaltender, oft blutiger Schnupfen<br>▶ Augenentzündungen | ▶ Sarkoidose<br>▶ Wegener-Granulomatose (→ S. 160) | sehr unterschiedliche Verläufe<br>▶ genaue Diagnose der Grunderkrankung: Antikörper, Biopsie<br>▶ Kortikoide, Immunsuppressiva |
| ▶ **trockener Husten und Kurzatmigkeit**, zunächst v. a. bei Belastung<br>▶ häufiges Wasserlassen in der Nacht<br>▶ Beinödeme<br>▶ oft Atemnot beim flachen Liegen | chronische Herzinsuffizienz | Ursache und Ausmaß feststellen: zum Kardiologen |
| wiederkehrender, vor allem **nächtlicher, trockener Husten mit Sodbrennen** | Refluxkrankheit | ▶ nicht zu viel und spät essen<br>▶ mit erhöhtem Oberkörper schlafen<br>▶ Versuch mit frei verkäuflichen Magensäurebindern<br>▶ Protonenpumpenhemmer<br>▶ bei längerem Verlauf Endoskopie |

| Beschwerdebild | Was steckt dahinter? | Vorgehen |
| --- | --- | --- |
| anhaltender Hustenreiz nach Verschlucken | Fremdkörper in den unteren Atemwegen (Aspiration) | am selben Tag: zur bronchoskopischen Entfernung einweisen |
| trockener Husten bei Einnahme von Medikamenten | häufige Nebenwirkung, z. B. von<br>▸ ACE-Hemmern (10 %)<br>▸ Betablockern<br>▸ Schmerz- und Rheumamitteln (NSAR) | Rücksprache mit dem verschreibenden Arzt |

## 7.7 Feuchter Husten und Auswurf

Feuchter, locker klingender Husten trägt dazu bei, die Atemwege von Schleim und anderen Sekreten zu befreien. Man spricht deshalb von einem **produktiven Husten**. Er ist in der Regel mit **Auswurf** (Sputum) verbunden, der allerdings oft unbemerkt bleibt, da das abgehustete Material sofort heruntergeschluckt wird. Abhängig von der zugrunde liegenden Erkrankung enthält der Auswurf neben meist schleimigem Sekret auch andere Bestandteile wie Abwehrzellen, Krankheitserreger, Schleimhautzellen, Krebszellen oder Blut. Sie lassen sich mit verschiedenen Labormethoden nachweisen und spielen eine wichtige Rolle in der Diagnostik von Lungenerkrankungen. Oft geben bereits Aussehen und Konsistenz des abgehusteten Materials Hinweise auf die Ursache des produktiven Hustens. Schleimiger, klarer Auswurf findet sich z. B. bei viralen Atemwegsinfekten, zäher glasiger Auswurf typischerweise bei Asthma oder allergischer Alveolitis. Beimengung von Eiter spricht am ehesten für eine bakterielle Infektion der oberen oder unteren Luftwege, kommt jedoch auch bei Bronchiektasen vor. An Lungenkrebs, Bronchiektasen, Tuberkulose und Lungenembolien ist zu denken, wenn im Auswurf Blutspuren zu sehen sind.

| Beschwerdebild | Was steckt dahinter? | Vorgehen |
| --- | --- | --- |
| Husten mit schleimigem oder eitrigem Auswurf<br>▸ oft Schnupfen, Halsschmerzen<br>▸ evtl. Brustschmerzen, verstärkt beim Husten<br>▸ evtl. mäßiges Fieber | ▸ akute Bronchitis<br>▸ akute Laryngitis (Kehlkopfentzündung) | ❗ bei schweren Grunderkrankungen wie Herzinsuffizienz, chronischen Lungenerkrankungen, Diabetes, wenn das Fieber nach einigen Tagen nicht sinkt oder erneut ansteigt: Gefahr der Pneumonie<br>▸ regelmäßig abhorchen<br>▸ Entzündungswerte (→ S. 422) kontrollieren<br>▸ ggf. Röntgenthorax<br>▸ evtl. Antibiose<br>**Beratung:**<br>▸ viel trinken, Schleimlöser<br>▸ Inhalationen, Brustwickel |

| Beschwerdebild | Was steckt dahinter? | Vorgehen |
|---|---|---|
| wiederkehrender oder anhaltender **Husten mit schleimigem oder eitrigem Auswurf und ständigem Schnupfen** | ▸ chronischer Schnupfen<br>▸ chronische Nasennebenhöhlenentzündung | ▸ auf Allergien testen<br>▸ wahrscheinliche Auslöser meiden<br>▸ rauchfreie, angefeuchtete Raumluft, 15–20 °C<br>▸ Inhalationen mit Kamille- oder Salzlösung<br>▸ schleimlösende Pflanzenextrakte<br>▸ bei chronischer Form: Rotlicht oder warme Auflagen |
| **Husten mit** schleimigem, eitrigem oder blutigem **Auswurf und hohem Fieber**<br>▸ rascher Beginn mit Schüttelfrost<br>▸ mäßige bis starke Atemnot<br>▸ evtl. Schmerzen beim Atmen | typische Lungenentzündung, meist durch Bakterien | ▸ Antibiose einleiten<br>**Beratung:**<br>▸ viel trinken<br>▸ Rauchen einstellen<br>▸ Bettruhe im gut belüfteten Zimmer |
| **Husten mit zähem Auswurf, hohem Fieber und Atemnot** 4–12 Stunden nach Kontakt mit Schimmelpilzen (z. B. in Heu, Komposterde), Vogelkot oder Holzstaub | exogen-allergische Alveolitis (akute Form), z. B. bei Landwirten, Vogelzüchtern, Holzarbeitern | (!) bei akuter Atemnot: Notarzt rufen<br>▸ evtl. Kortisongabe erforderlich<br>**Beratung:** allergieauslösenden Stoff meiden |
| **anfallsweise auftretender Husten mit zähem, glasigem Auswurf** und **Atemnot**<br>▸ erschwerte Ausatmung, pfeifende Nebengeräusche<br>▸ Angst, Engegefühl in der Brust | Asthmaanfall ausgelöst durch Infekte, körperliche Anstrengung, Kälte, Stress, Kontakt mit allergieauslösenden Substanzen, Medikamente (z. B. Betablocker, Schmerzmittel) | ▸ beruhigen, Lippenbremse<br>▸ Notfallspray geben: ß-Sympathomimetika, Kortison<br>(!) Notarzt rufen bei:<br>▸ erstem Atemnotanfall<br>▸ akuter Atemnot<br>▸ Erschöpfung, Panik oder fehlender Wirkung der Notfallmedikamente |
| wiederkehrender, **vorwiegend morgendlicher Husten mit schleimigem, weißen Auswurf**<br>▸ meist bei Rauchern<br>▸ seit mindestens 3 Monaten | chronische Bronchitis | **Beratung:** Rauchen einstellen |
| vorwiegend **nächtlicher Husten mit starkem Auswurf** und zunehmender Kurzatmigkeit<br>▸ meist bei Rauchern<br>▸ oft Gewichtsverlust | chronisch-obstruktive Bronchitis | **Beratung:** Rauchen einstellen |
| wiederkehrender, vorwiegend **morgendlicher Husten mit reichlichem, eitrigen Auswurf**<br>▸ oft Bluthusten<br>▸ zunehmende Kurzatmigkeit | Bronchiektasen, z. B. als Folge von chronisch-obstruktiver Bronchitis, Mukoviszidose | irreversibel<br>(!) bei drohender akuter Atemnot: Notarzt rufen<br>▸ sorgfältige Bronchialtoilette mit Abklopfen<br>▸ Infekte konsequent behandeln<br>▸ ggf. Operationsmöglichkeit klären |

| Beschwerdebild | Was steckt dahinter? | Vorgehen |
|---|---|---|
| Husten mit gelegentlichem eitrigen und/oder blutigen **Auswurf**, leichtem Fieber und Nachtschweiß | Tuberkulose | ▶ Tuberkulin-Test, Röntgenthorax<br>▶ Antibiose<br>❗ Nachweis von Mycobakterien ist meldepflichtig |
| zunehmender **Husten** mit geringem, glasigen und/oder blutigen Auswurf<br>▶ meist bei Rauchern<br>▶ oft Gewichtsverlust, Fieber | Lungenkrebs | Diagnose sichern: Röntgenthorax, Thorax-CT, ggf. Bronchoskopie und Biopsie |
| **Husten von Blut** | ▶ Lungenembolie<br>▶ akute Herzinsuffizienz<br>▶ Lungenkrebs<br>▶ Tuberkulose<br>▶ Mukoviszidose<br>▶ Wegener-Granulomatose | ❗ bei stärkerem Blutverlust oder Atemnot: Notarzt rufen<br>▶ in Klinik einweisen |

# 7.8 Schmerzen in der Brust

Schmerzen oder Missempfindungen in der Brust lösen oft starke Ängste aus. Verständlich, da in diesem Bereich lebenswichtige Organe wie Herz und Lunge liegen. Tatsächlich können sich hinter Brustschmerzen sowohl harmlose Ursachen verbergen, wie eine Interkostalneuralgie (»eingeklemmter Nerv«), ein Bluterguss oder Zwerchfellbruch, als auch lebensbedrohliche Erkrankungen, wie Pneumothorax (Lungenkollaps) oder Herzinfarkt. Um gefährliche von ungefährlichen Situationen zu unterscheiden, gibt es zwar keine sichere Strategie, aber eine Faustregel: Erhöhte Vorsicht ist immer dann geboten, wenn typische Symptome erstmalig oder in ungewohnter Heftigkeit auftreten. Zu diesen Warnzeichen zählen z. B. Todesangst (»Vernichtungsgefühl«), Atemnot, blaue Lippen, Übelkeit und Kaltschweiß. Verdächtig ist auch ein plötzliches Auftreten der Brustschmerzen nach einem Hustenstoß oder während einer körperlichen Anstrengung sowie eine Schmerzausstrahlung in die linke Schulter oder zwischen die Schulterblätter. Derartige Beschwerden sind stets ein Grund, sofort den Notarzt zu rufen oder in die nächste Klinik zu fahren. Rasches Handeln ist angesagt, denn jede zeitliche Verzögerung verschlechtert die Heilungschancen.

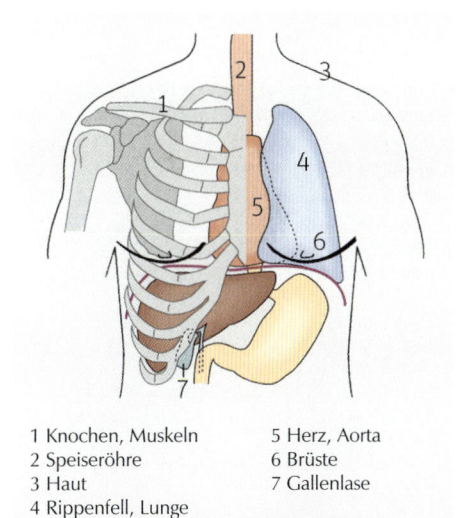

1 Knochen, Muskeln
2 Speiseröhre
3 Haut
4 Rippenfell, Lunge
5 Herz, Aorta
6 Brüste
7 Gallenlase

*Abb. 7.7: Ursachen von Brustschmerzen. Alle hier abgebildeten Organe oder Strukturen können zu Brustschmerzen führen. Da ein V. a. einen Herzinfarkt eine sofortige Klinikeinweisung erfordert, sollte man andere Ursachen sicher erkennen können. Im Zweifelsfall ist eine Einweisung immer die bessere Alternative!* [ASM]

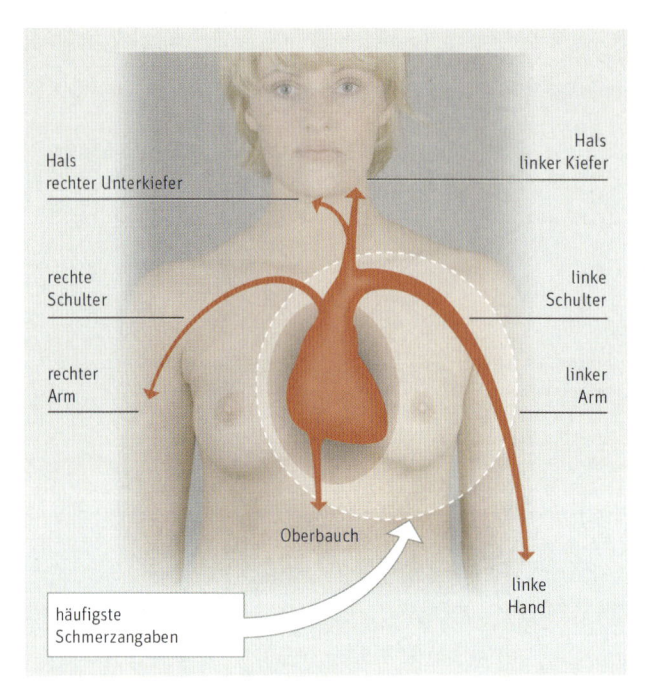

**Abb. 7.8:** *Typische Schmerzausstrahlungen beim Herzinfarkt. Typisch heißt, dass in der Mehrzahl der Fälle eine der Arten geschildert wird. Gerade bei Diabetikern liegt aber oft eine viszerale Polyneuropathie vor, und der Betroffene spürt keine Schmerzen (»stummer Infarkt«). Auch ist das Schmerzempfinden individuell sehr unterschiedlich. Auch geringe Schmerzen in Verbindung mit Kreislaufsymptomen sind daher hoch verdächtig auf einen Herzinfarkt.* [ASM]

Bildbeschriftungen: Hals rechter Unterkiefer, Hals linker Kiefer, rechte Schulter, linke Schulter, rechter Arm, linker Arm, Oberbauch, linke Hand, häufigste Schmerzangaben

| Beschwerdebild | Was steckt dahinter? | Vorgehen |
|---|---|---|
| **plötzlich einschießende, stechende oder ziehende Brustschmerzen an einer umschriebenen Stelle**<br>▸ bei tiefer Einatmung und Bewegung deutliche Verstärkung der Schmerzen<br>▸ schmerzbedingt flache Atmung<br>▸ Dauer meist 3 Tage | Interkostalneuralgie (»eingeklemmter Nerv«) | ▸ Manualtherapie<br>▸ in entspannter Haltung hinlegen<br>▸ Wärmeanwendung, z. B. heiße Umschläge, Heizkissen, Rotlicht oder Kälteanwendung |
| **wechselnde, dumpf-drückende Brustschmerzen, oft ausstrahlend vom Rücken**<br>▸ dumpf, bohrend<br>▸ oft Verstärkung bei Bewegung, Besserung im Liegen<br>▸ neben der Wirbelsäule evtl. schneidender Schmerz oder Taubheitsgefühl | ▸ blockierte Brustwirbeln<br>▸ Osteoporose<br>▸ Wirbelbruch, z. B. bei Unfall oder Osteoporose<br>▸ Knochentumoren oder -metastasen in der Wirbelsäule<br>▸ Infektionen der Wirbelsäule | bei starken Schmerzen oder ausgedehntem Taubheitsgefühl am selben Tag zum Orthopäden, sonst in den nächsten Tagen |

## 7.8 Schmerzen in der Brust

| Beschwerdebild | Was steckt dahinter? | Vorgehen |
|---|---|---|
| **halbseitige, stechende Brustschmerzen**<br>▸ bei tiefer Einatmung deutliche Verstärkung der Schmerzen und Hustenreiz<br>▸ schmerzbedingt flache Atmung | ▸ Pleuritis (Rippenfellentzündung), Pneumonie, Tuberkulose, Lungenembolie, Karzinom<br>▸ Interkostalneuralgie (»eingeklemmter Nerv«)<br><br>❗ Nachweis von Mycobakterien ist meldepflichtig | **Pleuritis:**<br>▸ Ursache feststellen: Entzündungswerte (→ S. 422), Röntgenthorax<br>▸ Schmerztherapie, um Durchatmen zu ermöglichen<br>▸ Ursache behandeln<br>**Interkostalneuralgie:**<br>▸ Manualtherapie<br>▸ Wärmeanwendung |
| **Brustschmerzen an einer Stelle, meist nach Sturz oder Stoß auf den Brustkorb**<br>▸ bei tiefer Einatmung und Bewegung deutliche Verstärkung der Schmerzen<br>▸ manchmal blaue Flecken sichtbar | ▸ gebrochene Rippe<br>▸ Bluterguss | ▸ bei Verdacht auf Fraktur: Röntgen<br>▸ wenn Atmung schmerzbedingt eingeschränkt ist: Schmerzmittel |
| **halbseitige, bandförmige Brustschmerzen**<br>▸ brennend, stechend oder ziehend<br>▸ Bläschenausschlag 2–3 Tage nach Schmerzbeginn<br>▸ betroffene Haut überempfindlich | Herpes zoster (Gürtelrose), (→ Abb. 11.14 S. 377) | ▸ antivirale und Schmerztherapie<br>**Beratung:**<br>▸ sorgfältige Hautpflege mit täglichem Baden<br>▸ spezielle Puder und Lösungen verwenden |
| **Brustschmerzen/Wundgefühl hinter dem Brustbein mit Husten**<br>▸ bei tiefem Husten Verstärkung der Schmerzen<br>▸ evtl. Fieber | ▸ akute Bronchitis<br>▸ Herzmuskelentzündung | ❗ Eine Myokarditis ist auch bei geringen Symptomen lebensgefährlich<br>▸ bei atemabhängigen oder anhaltenden Beschwerden: EKG und Herzenzyme<br>**Beratung:**<br>▸ viel trinken, Schleimlöser<br>▸ Inhalationen, Brustwickel<br>▸ Myokarditis: in Klinik einweisen |
| **plötzlich einsetzende, einseitige Brustschmerzen mit Atemnot**<br>▸ Hustenreiz<br>▸ evtl. blaue Lippen<br>▸ evtl. Schockzeichen: blassgraue Haut, feuchtkalte Hände, Unruhe<br>▸ oft nach Hustenstoß oder Brustkorbverletzung | Pneumothorax (Lungenkollaps) | ❗ Notarzt rufen oder sofort in die nächste Klinik<br>**Erstmaßnahme** bei offenen Brustkorbverletzungen: Wunde luftdicht verschließen, z. B. mit Handfläche oder Plastikfolie |

| Beschwerdebild | Was steckt dahinter? | Vorgehen |
|---|---|---|
| **wiederkehrende, brennende oder drückende Schmerzen hinter dem Brustbein**<br>▸ meist verstärkt nach dem Essen<br>▸ oft Schluckbeschwerden<br>▸ oft Sodbrennen, saures Aufstoßen | ▸ Refluxkrankheit, evtl. mit Speiseröhrenentzündung<br>▸ nicht-refluxbedingte Speiseröhrenentzündung<br>▸ Speiseröhren-Beweglichkeitsstörung<br>▸ Hiatushernie (Zwerchfellbruch)<br>▸ somatoforme Störung | ▸ bei Refluxkrankheit mit leichter Ausprägung Versuch mit freiverkäuflichen Magensäurebindern<br>▸ sonst Protonenpumpenhemmer<br>▸ bei fehlender Besserung: Ösophagoskopie<br>**Beratung:**<br>▸ häufige, kleine Mahlzeiten<br>▸ nach einer Mahlzeit 2–3 Stunden nicht hinlegen<br>▸ mit erhöhtem Oberkörper schlafen |
| **akute, brennende oder drückende Schmerzen hinter dem Brustbein, oft mit Ausstrahlung in den linken Arm**<br>▸ Gefühl eines »engen Reifs« oder »schweren Steins«<br>▸ evtl. Schmerzausstrahlung in den Rücken, Hals oder Bauch<br>▸ Atemnot, Angst, kalter Schweiß<br>▸ oft nach körperlicher oder psychischer Belastung, Kältereiz | ▸ stabile Angina pectoris<br>▸ instabile Angina pectoris<br>▸ Herzinfarkt<br>▸ Panikattacke | ⚠ bei erstmaligen stärkeren Beschwerden, mangelhafter Besserung trotz Nitrat: Notarzt rufen<br>**Erstmaßnahmen:**<br>▸ halbsitzende Position<br>▸ enge Kleidung öffnen<br>▸ bei bekannter Angina pectoris Nitrat |
| **plötzliche, reißende Schmerzen hinter dem Brustbein und zwischen den Schulterblättern**<br>▸ oft nach körperlicher oder psychische Belastung<br>▸ evtl. vorangehend pulssynchrones, klopfendes Gefühl im Bauch | Aortendissektion (Längsspaltung in der Wand der Hauptschlagader) | ⚠ Notarzt rufen |
| **plötzliche stechende Schmerzen hinter dem Brustbein**<br>▸ oft während fieberhaftem Infekt<br>▸ Schmerzverstärkung durch Atmen, Husten oder Änderung der Körperlage<br>▸ keine Besserung der Beschwerden auf Nitratgabe | ▸ Perikarditis (Herzbeutelentzündung)<br>▸ Pleuritis (Rippenfellentzündung), Pneumonie, Tuberkulose, Lungenembolie, Karzinom<br>▸ Interkostalneuralgie (»eingeklemmter Nerv«)<br>⚠ Nachweis von Mycobakterien ist meldepflichtig | ⚠ bei zunehmender Atemnot: Notarzt rufen oder sofort in die Klinik<br>▸ Entzündungswerte (→ S. 422) kontrollieren<br>▸ Schmerzmittel, Antiphlogistika, ggf. Antibiotika<br>**Pleuritis:**<br>▸ Ursache feststellen: Entzündungswerte (→ S. 422), Röntgenthorax<br>▸ Schmerztherapie, um Durchatmen zu ermöglichen<br>▸ Ursache behandeln<br>**Interkostalneuralgie:** Manualtherapie |

## 7.9 Einmalig oder selten auftretendes Herzklopfen, -rasen und -stolpern

→ Abb. 7.9 S. 219. Im Ruhezustand hat das Herz eine Frequenz von 40–70 Schlägen pro Minute. Taktgeber ist der Sinusknoten, eine Ansammlung spezialisierter Zellen in der Wand des rechten Herzvorhofs. Er produziert elektrische Impulse, die sich über das Reizleitungssystem auf das ganze Herz ausbreiten und die Herzmuskulatur veranlassen, sich zusammenzuziehen. Obwohl der Sinusknoten eigenständig funktioniert, unterliegt er dem Einfluss von Nerven und Hormonen. Sie ermöglichen die Anpassung der Herzfrequenz an verschiedene Bedingungen. So steigt die Herzfrequenz während starker körperlicher Belastung bei manchen Menschen auf über 200 Schläge pro Minute. Eine vorübergehende Zunahme der Herzfrequenz, als **Herzklopfen oder -rasen** empfunden, ist Teil der normalen Stressantwort, kommt jedoch auch als isolierte Herzrhythmusstörung und Symptom einer Panikattacke vor, außerdem als Begleiterscheinung von Kreislaufkollaps, Schock und verschiedenen Organerkrankungen.

Auch außerhalb des Sinusknotens können in Teilen des Reizleitungssystems und in normalen Herzzellen elektrische Impulse entstehen. Sie führen oft zu Extraschlägen, **Extrasystolen** genannt, die sich als Herzstolpern oder Aussetzer bemerkbar machen. Treten Extrasystolen nur gelegentlich und ohne weitere Beschwerden auf, sind sie meist harmlos. In Verbindung mit Symptomen wie Atemnot, Kopfschmerzen oder Fieber können sie jedoch auch auf schwere Erkrankungen hinweisen. Manchmal geht der normale Rhythmus vollständig verloren, sodass ein ungleichmäßiger Puls mit Pausen, schnellen und langsamen Schlagfolgen entsteht. Dieser **absoluten Arrhythmie** liegen meistens Organerkrankungen zugrunde.

| Beschwerdebild | Was steckt dahinter? | Vorgehen |
|---|---|---|
| **Herzklopfen bei** Aufregung, Übermüdung, Schmerzen, Angst oder anderen **starken Emotionen** | normale Stressantwort | ▶ aufklären<br>▶ Entspannungsverfahren |
| **Herzklopfen und Kurzatmigkeit bei einer ungewohnten körperlichen Belastung** ohne weitere Beschwerden | normale Reaktion bei unzureichendem Trainingszustand | ▶ aufklären<br>▶ mehr Bewegung im Alltag, z. B. Treppe statt Lift<br>▶ leichter Ausdauersport |
| **gelegentliches Herzstolpern** ohne weitere Beschwerden | supraventrikuläre und ventrikuläre Extrasystolen (→ Abb. 7.9 S. 219) | ▶ meist nicht krankhaft<br>▶ EKG, ggf. 24-h-EKG |
| **anfallartiges Herzklopfen oder Herzrasen, das plötzlich beginnt und meist abrupt endet**<br>▶ starke Angst<br>▶ evtl. Atemnot, Brustschmerzen oder Engegefühl<br>▶ evtl. Zittern, Schweißausbrüche<br>▶ evtl. Schwindel, Übelkeit | ▶ paroxysmale supraventrikuläre Tachykardien (→ Abb. 7.9 S. 219), z. B. WPW-Syndrom<br>▶ intermittierendes paroxysmales Vorhofflimmern<br>▶ ventrikuläre Tachykardie (→ Abb. 7.9 S. 219), meist bei bekannter Herzerkrankung<br>▶ Panikattacke<br>▶ selten: Phäochromozytom | ⚠ bei erstmaligem Auftreten, Atemnot, Brustschmerzen oder Bewusstseinstrübung: Notarzt rufen<br><br>**Vagusreiz:**<br>▶ bei geschlossenem Mund und zugehaltener Nase versuchen, auszuatmen (Valsalva-Manöver)<br>▶ kalten Sprudel trinken<br>▶ Hals und Gesicht mit kaltem Wasser abkühlen |

| Beschwerdebild | Was steckt dahinter? | Vorgehen |
|---|---|---|
| plötzliches Herzklopfen mit Schwindel, Schweißausbruch und Benommenheit<br>▸ Ohrensausen, Schwarzwerden vor den Augen<br>▸ evtl. kurze Ohnmacht | Kreislaufkollaps, z. B. bei<br>▸ orthostatischer Dysregulation, nach Aufstehen oder anderen Lagewechseln<br>▸ Einnahme von z. B. Bluthochdruckmitteln, Diuretika, Psychopharmaka, Parkinsonmitteln<br>▸ Karotissinus-Syndrom<br>▸ vasovagale Synkope<br>▸ Herzrhythmusstörungen | ⚠ nach erstmaliger Bewusstlosigkeit: Notarzt rufen<br>**Erstmaßnahme:** Betroffenen flach hinlegen, Beine hochlagern, Hals einengende Kleidung entfernen<br>▸ Kreislauftraining bei Dysregulation<br>▸ Medikamente kontrollieren, ggf. Rücksprache mit Arzt<br>▸ ggf. EKG, 24-h-EKG<br>▸ ggf. Doppler-Ultraschall der Halsgefäße |
| plötzliches Einsetzen eines vollständig unregelmäßigen Pulsschlages<br>▸ evtl. Engegefühl in der Brust, Angst<br>▸ evtl. Atemnot | absolute Arrhythmie bei Vorhofflimmern (→ Abb. 7.9 S. 219), z. B. bei<br>▸ langjährigem Bluthochdruck, Herzerkrankungen<br>▸ chronischen Lungenerkrankungen<br>▸ Hyperthyreose (Schilddrüsenüberfunktion)<br>▸ Alkoholabhängigkeit | ⚠ wenn Brustschmerzen oder Atemnot bestehen: Notarzt rufen<br>▸ am selben Tag EKG, wenn der Puls unregelmäßig bleibt<br>▸ ggf. 24-h-EKG<br>▸ Blutdruck kontrollieren<br>▸ Lungenfunktion kontrollieren<br>▸ TSH, freie Schilddrüsenhormone (→ S. 429) kontrollieren<br>▸ ggf. Schilddrüsenautonomie ausschließen: TRAK (→ S. 428) kontrollieren, Ultraschall, Szintigrafie<br>▸ Drogenanamnese |
| Herzklopfen, -rasen oder -stolpern mit Fieber oder nach einem fieberhaftem Infekt | ▸ Begleiterscheinung von hohem Fieber<br>▸ Myokarditis (Herzmuskelentzündung)<br>▸ Endokarditis | ⚠ Eine Myokarditis ist auch bei geringen Symptomen lebensgefährlich<br>▸ am selben Tag EKG<br>▸ Entzündungswerte (→ S. 422) kontrollieren<br>▸ Myokarditis: in Klinik einweisen |
| plötzliches Herzklopfen oder -rasen bei Diabetikern<br>▸ Zittern, Unruhe, Schwitzen<br>▸ Unruhe, Verwirrtheit | Hypoglykämie (Unterzuckerung) bei Diabetes | ⚠ bei Bewusstlosigkeit oder wenn durch Sofortmaßnahmen keine rasche Besserung eintritt: Notarzt rufen<br>▸ Blutzucker messen<br>▸ sofort Fruchtsaft oder Softdrink zu trinken geben |
| plötzliches Herzklopfen, -rasen oder -stolpern bei bekanntem Bluthochdruck<br>▸ oft starke Kopfschmerzen<br>▸ oft Schwindel, Übelkeit, Schwitzen<br>▸ evtl. Sehstörungen, Verwirrtheit | ▸ unzureichend behandelter Bluthochdruck<br>▸ Blutdruckentgleisung (hypertensive Krise)<br>▸ Vorhofflattern, Vorhofflimmern (→ Abb. 7.9 S. 219) | ⚠ wenn außer Herzklopfen oder -stolpern weitere Beschwerden auftreten: Notarzt rufen<br>▸ wenn die eigenen Medikamente nicht ausreichend wirken: am selben Tag Neueinstellung einleiten<br>▸ Blutdruck messen, EKG<br>▸ Notfallmedikamente zur Blutdrucksenkung einnehmen |

## 7.9 Einmalig oder selten auftretendes Herzklopfen, -rasen und -stolpern

| Beschwerdebild | Was steckt dahinter? | Vorgehen |
| --- | --- | --- |
| plötzliches Herzklopfen oder -rasen mit Brustschmerzen, Atemnot und Husten | ▸ Lungenembolie<br>▸ Pneumothorax<br>▸ Lungenödem | ❗ Notarzt rufen<br>▸ Oberkörper hochlagern<br>▸ Sauerstoff geben |
| schneller und schwacher Puls mit Ausbruch von kaltem Schweiß,<br>▸ blassgraue Haut, feuchtkalte Hände<br>▸ Zittern, Unruhe, Angst<br>▸ evtl. Verwirrtheit oder Benommenheit | Schock, z. B. bei<br>▸ Herzinfarkt<br>▸ großflächigen Verbrennungen, starkem Blutverlust, Austrocknung bei schwerem Durchfall<br>▸ schweren allergischen Reaktionen | ❗ Notarzt rufen<br><br>Erstmaßnahme:<br>▸ Betroffenen flach hinlegen, Beine hoch lagern<br>▸ bei vorangegangenen Brustschmerzen Oberkörper in halb sitzende Stellung bringen |
| Herzklopfen, -rasen oder -stolpern nach Konsum oder Entzug von Genussmitteln oder Drogen<br>▸ oft Unruhe, Händezittern<br>▸ evtl. Schwindel, Übelkeit | ▸ übermäßige Mengen an Kaffee, Tee, Alkohol, Cola, Zigaretten<br>▸ Entzug von Kaffee oder Nikotin<br>▸ Rauschzustand oder Entzugssyndrom bei Alkoholabhängigkeit und Drogensucht | auf Drogen verzichten, evtl. Beratungsstelle empfehlen |
| Herzklopfen, -rasen oder -stolpern nach gelegentlicher Einnahme oder Absetzen von Medikamenten | ▸ Nebenwirkung, z. B. von Mitteln gegen niedrigen Blutdruck, Asthma, Erkältungssymptome<br>▸ Entzugserscheinung, z. B. von Betablockern, Schlafmitteln, Beruhigungsmitteln | wenn sich die Beschwerden nach 2-3 Tagen nicht bessern: Rücksprache mit dem verschreibenden Arzt |

## 7.10 Häufig wiederkehrendes oder anhaltendes Herzklopfen, -rasen und -stolpern

→ Abb. 7.9 S. 219. Wiederkehrendes Herzklopfen und -rasen weist oft auf eine organische oder psychische Erkrankung hin, wenn es nicht in Zusammenhang mit einer entsprechenden, körperlichen Belastung auftritt. Findet sich auch in Ruhe eine deutliche Erhöhung der Herzfrequenz, liegt in der Regel eine Herz- oder Lungenerkrankung zugrunde.

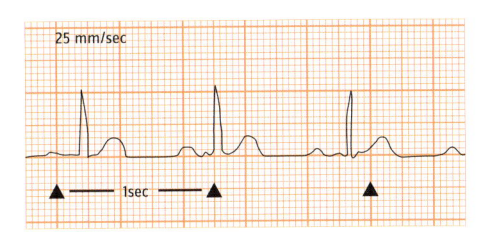

Abb. 7.9: *Herzrhythmusstörungen.*
*1. Normaler Sinusrhythmus. Regelmäßige Abfolge von P-Welle, QRS-Komplex und T-Welle ohne Formauffälligkeiten, normofrequent mit 60/Minute.*

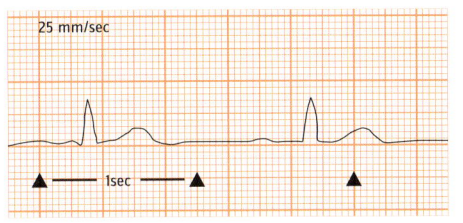

*2. Sinusbradykardie. Regelmäßige Abfolge von P-Welle, QRS-Komplex und T-Welle ohne Formauffälligkeiten, bradykard mit 50/Minute.*

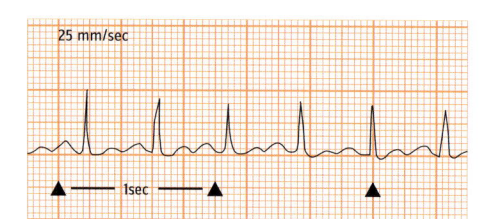

3. Sinustachykardie. Regelmäßige Abfolge von P-Welle, QRS-Komplex und T-Welle ohne Formauffälligkeiten, tachykard mit 140/Minute. Bei hoher Frequenz verschmelzen P- und T-Welle und eine sichere Unterscheidung zwischen Vorhof- und Sinustachykardie wird schwierig.

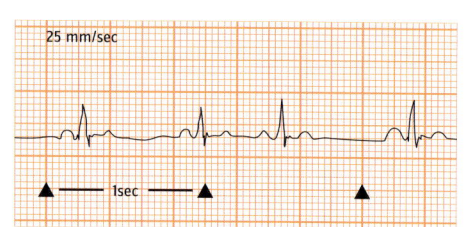

4. Supraventrikuläe Extrasystole (SVES). Auf eine normale Erregung folgt mit kurzem Abstand eine erneute P-Welle, gefolgt von einem nicht-verformten QRS-Komplex. Der anschließende Komplex folgt mit normalem Abstand.

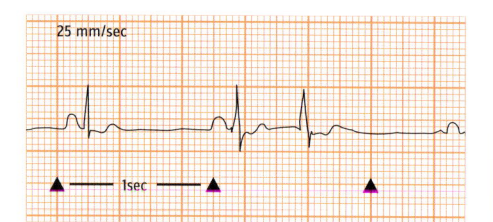

5. Supraventrikuläe Extrasystole (SVES) aus dem Bereich des AV-Knotens. Auf eine normale Erregung folgt mit kurzem Abstand ein nicht-verformter QRS-Komplex ohne vorausgehende P-Welle. Der anschließende Komplex folgt mit P-Welle und normalem Abstand.

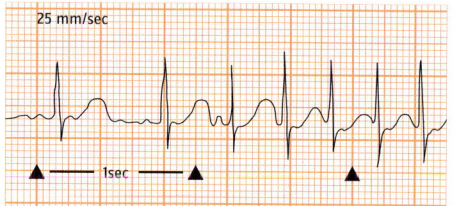

6. Supraventrikuläre Tachykardie. Die QRS-Komplexe sind schmal, aber ansonsten normal geformt. Der »Taktgeber« liegt also oberhalb der Ventrikel: im Sinusknoten, Vorhof oder AV-Knoten. Eine evtl. vorhandene P-Welle verschmilzt mit der T-Welle.

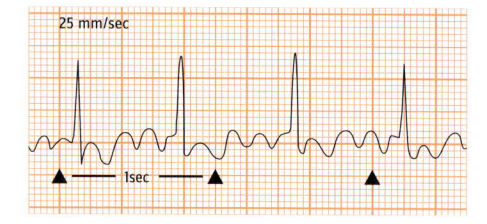

7. Vorhofflattern (200-350/Minute). Die Grundlinie zeigt ein Flattern mit einer Frequenz um die 300/Minute. In leicht unregelmäßigen Abständen sind nicht-verformte QRS-Komplexe zu sehen.

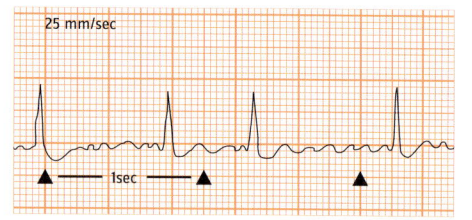

8. Vorhofflimmern (> 350/Minute). Die Grundlinie zeigt nur ein Zittern mit einer Frequenz um die 400/Minute. In unregelmäßigen Abständen sind nicht-verformte QRS-Komplexe zu sehen. Bei Vorhofflimmern ist die Gefahr von Thrombenbildung in den Vorhöfen besonders groß.

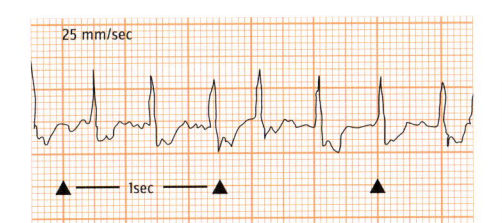

## 7.9 Einmalig oder selten auftretendes Herzklopfen, -rasen und -stolpern

9. Tachyarrhyhmia absoluta. Wie 8, aber mit häufigerer Überleitung. Normalerweise »bremst« der AV-Knoten Erregungsüberleitungen auf 100–160/Minute runter, was auf Dauer aber für das Herz immer noch zu viel ist.

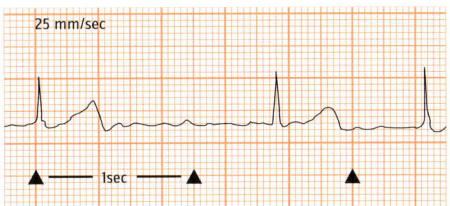

10. Bradyarrhthmie. Wie 8 aber mit zu seltener Überleitung. Oft Indikation für einen Herzschrittmacher.

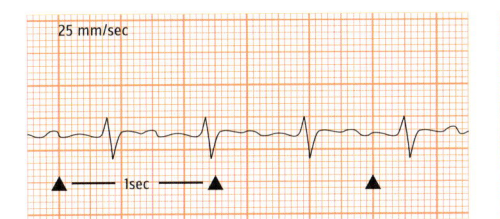

11. AV-Block 1. Grades. Der Abstand von P-Welle und QRS-Komplex ist konstant verlängert. Macht keine Beschwerden und muss nicht behandelt werden.

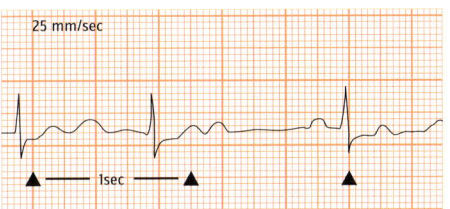

12. AV-Block 2. Grades Typ Mobitz I. Die Überleitung – der Abstand zwischen P-Welle und QRS-Komplex – wird immer länger, bis die Überleitung ein- oder mehrmals ausfällt. Im Verlauf oft Herzschrittmacher nötig.

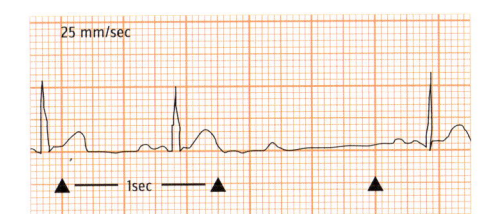

13. AV-Block 2. Grades Typ Mobitz II. Einzelne Vorhoferregungen oder mehrere werden nicht übergeleitet. Oft werden die Vorhoferregungen in einem festen Verhältnis übergeleitet, z. B. 2:1. Dann kommt es leicht zu einer Bradykardie: 80 Vorhoferregungen im Verhältnis 2:1 übergeleitet = 40 Ventrikelkontraktonen/Minute. Im Verlauf oft Herzschrittmacher nötig.

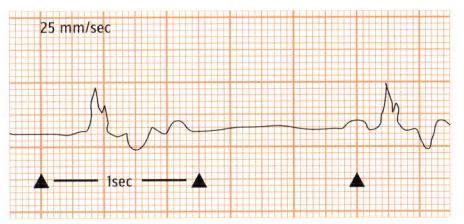

14. AV-Block 3. Grades. Vorhoferregung wird nicht mehr übergeleitet. Je nach Zentrum der Ersatzerregung sind die QRS-Komplexe mehr oder weniger verformt. Absolute Schrittmacherindikation, da die Ersatzerregung ausfallen oder insuffizient sein oder werden kann.

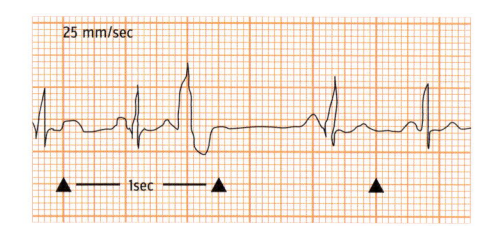

**15. Ventrikuläre Extrasystolen (VES).** In den normalen Ablauf fällt ein verformter QRS-Komplex. Die nächste normale Erregung kommt meist mit doppeltem Abstand zur vorhergehenden, da die Vorhoferregung auf einen refraktären (nicht-erregbaren) Ventrikel trifft. Sehen die VES immer gleich aus, gibt es einen Entstehungsort (monotope VES), sehen sie unterschiedlich aus mehrere (polytope VES).

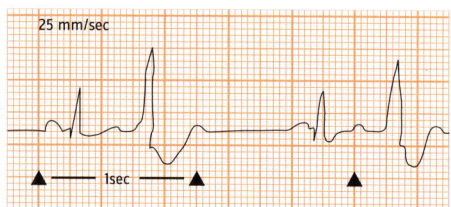

**16. Bigeminus.** Eine Sonderform von VES sind Bigemini, bei der sich normale Komplexe und Extrassytolen abwechseln.

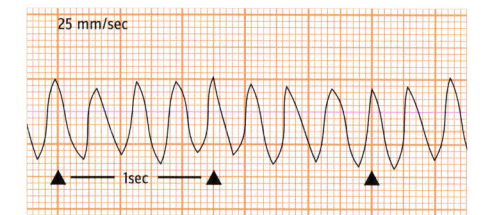

**17. Kammerflattern (200-350/Minute).** Meist regelmäßig aussehende Aktion. Aufgrund der hohen Frequenz ist die Pumpleistung stark eingeschränkt, es droht ein Kreislaufstillstand.

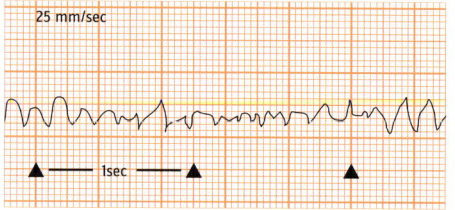

**18. Kammerflimmern (> 350/Minute).** Das EKG zeigt eine unregelmäßig gezackte Grundlinie. Praktisch liegt ein Herzstillstand vor. [SKO]

| Beschwerdebild | Was steckt dahinter? | Vorgehen |
|---|---|---|
| wiederkehrendes **Herzstolpern** ohne weitere Beschwerden | supraventrikuläre und ventrikuläre Extrasystolen (→ Abb. 7.9 S. 219) | meist nicht krankhafte<br>▸ wenn sich das Herzstolpern häuft: EKG |
| **Herzklopfen und Kurzatmigkeit bei ungewohnter körperlicher Belastung**, ohne weitere Beschwerden | normale Reaktion bei unzureichendem Trainingszustand | ▸ aufklären<br>▸ mehr Bewegung im Alltag, z. B. Treppe statt Aufzug<br>▸ leichter Ausdauersport |
| wiederkehrendes **Herzklopfen oder -stolpern bei Stress, Überforderung, seelischer Belastung**<br>▸ evtl. Druck auf der Brust oder Herzstechen<br>▸ Gefühl, nicht genug Luft zu bekommen | Angsterkrankungen, Panikattacken | ▸ Entspannungsverfahren, Stressmanagement<br>▸ Motivation zu einem psychotherapeutischen Erstgespräch |

## 7.9 Einmalig oder selten auftretendes Herzklopfen, -rasen und -stolpern

| Beschwerdebild | Was steckt dahinter? | Vorgehen |
|---|---|---|
| anfallartiges Herzklopfen oder -rasen mit Hitzegefühl und Schweißausbruch bei Frauen in den Wechseljahren | Wechseljahrsbeschwerden | ▸ wenn die Beschwerden vor dem 40. Lebensjahr auftreten oder eine starke Belastung darstellen: in den nächsten Wochen zum Gynäkologen<br>▸ Präparate mit Traubensilberkerze |
| wiederkehrendes, plötzliches Herzklopfen mit Schwindel, Schweißausbruch und Benommenheit<br>▸ Ohrensausen, Schwarzwerden vor den Augen<br>▸ evtl. kurze Ohnmacht | Kreislaufkollaps, z. B. bei<br>▸ orthostatischer Dysregulation, nach Aufstehen oder anderen Lagewechseln<br>▸ Medikamenteneinnahme wie Bluthochdruckmittel, Diuretika, Psychopharmaka, Parkinsonmittel<br>▸ Karotissinus-Syndrom<br>▸ vasovagaler Synkope | **Erstmaßnahme:** Betroffenen flach hinlegen, Beine hochlagern, am Hals einengende Kleidung entfernen<br>▸ nach erstmaliger Bewusstlosigkeit: EKG, 24-h-EKG, ggf. Doppler-Ultraschall der Halsgefäße<br>▸ Kreislauftraining bei Dysregulation<br>▸ Medikamente kontrollieren, ggf. Rücksprache mit Arzt |
| wiederkehrendes, anfallartiges Herzklopfen oder -rasen nach reichlichen Mahlzeiten<br>▸ drückender Schmerz hinter dem Brustbein | ▸ diffuser Ösophagusspasmus (Speiseröhrenkrampf) bei Speiseröhren-Beweglichkeitsstörung<br>▸ Hiatushernie (Zwerchfellbruch) mit verlagerten Magenanteilen<br>▸ Roemheld-Syndrom<br>▸ Angina pectoris | ▸ häufige, kleine Mahlzeiten<br>▸ nach einer Mahlzeit 2-3 Stunden nicht hinlegen<br>▸ mit erhöhtem Oberkörper schlafen<br>▸ wenn vorhanden: bei Ösophagusspasmus Nitrospray<br>▸ Angina ausschließen: EKG |
| plötzliches Herzklopfen, -rasen oder -stolpern mit Engegefühl in der Brust<br>▸ Atemnot, Angst, Vernichtungsgefühl<br>▸ evtl. Schwindel, Übelkeit | ▸ stabile Angina pectoris<br>▸ instabile Angina pectoris<br>▸ Herzinfarkt<br>▸ Panikattacke<br>▸ dissoziative Störung | ⚠ wenn stärkere Beschwerden erstmals auftreten, Nitratpräparate nicht helfen oder nicht zur Hand sind: Notarzt rufen<br>▸ bei erstmaligen, vorübergehenden Beschwerden am selben Tag EKG-Kontrolle<br>▸ Nitrat<br>▸ halb sitzende Position, Frischluft |
| wiederkehrendes Herzklopfen und Kurzatmigkeit bei körperlicher Belastung<br>▸ auffallende Blässe, zuerst sichtbar an den Schleimhäuten<br>▸ Müdigkeit, Schwindelanfälle | Anämie (Blutarmut) | ▸ Blutbild (→ S. 408), Fe, Ferritin, Transferin (→ S. 418) kontrollieren<br>▸ ggf. Blutungsquelle suchen: u. a. Gastro- und Koloskopie<br>▸ ggf. chronische Entzündung und Tumor ausschließen: u. a. Entzündungswerte (→ S. 422) kontrollieren |
| wiederkehrendes oder anhaltendes Herzklopfen, -rasen oder -stolpern mit Schwitzen und Unruhe<br>▸ Gewichtsverlust trotz gesteigertem Appetit, Durchfall<br>▸ evtl. Hervortreten der Augen | Hyperthyreose (Schilddrüsenüberfunktion) | ▸ TSH, freie Schilddrüsenhormone (→ S. 429) kontrollieren<br>▸ ggf. Autonomie ausschließen: Ultraschall, Szintigrafie |

| Beschwerdebild | Was steckt dahinter? | Vorgehen |
|---|---|---|
| **wiederkehrendes Herzklopfen oder -stolpern und evtl. Kurzatmigkeit**<br>▸ vor allem bei Belastung<br>▸ evtl. Kopfschmerzen beim Aufwachen<br>▸ evtl. Schwindelanfälle, Ohrensausen | unzureichend behandelter Bluthochdruck | ▸ Blutdruck regelmäßig kontrollieren<br>▸ Übergewicht reduzieren, Alkohol möglichst meiden<br>▸ Entspannungsverfahren, Stressmanagement<br>▸ regelmäßige körperliche Aktivität<br>▸ wenn keine Besserung: medikamentöse Behandlung einleiten |
| **wiederkehrendes oder anhaltendes Herzklopfen, -rasen oder -stolpern und Atemnot bei (meist) bekannten Herz- oder Lungenerkrankungen** | ▸ kompensatorisch erhöhte Herzfrequenz<br>▸ ventrikuläre Extrasystolen (Extraschläge, → Abb. 7.9 S. 219)<br>▸ ventrikuläre Tachykardie (→ Abb. 7.9 S. 219) | ❗ wenn die Beschwerden plötzlich auftreten oder sich rasch verschlimmern: Notarzt rufen |
| **Wechsel zwischen schnellem und zu langsamem, unregelmäßigen Herzschlag**<br>▸ Leistungsminderung, Kurzatmigkeit<br>▸ evtl. Schwindel- und Ohnmachtsanfälle | Sick-Sinus-Syndrom, z. B. bei koronarer Herzkrankheit, Myokarditis (Herzmuskelentzündung) | ❗ Eine Myokarditis ist auch bei geringen Symptomen lebensgefährlich<br>▸ EKG<br>▸ ggf. medikamentöse Entlastung des Herzens<br>▸ Myokarditis: in Klinik einweisen |
| **wiederkehrendes Herzklopfen-, -rasen oder -stolpern bei langfristiger Medikamenteneinnahme** | Nebenwirkung, z. B. von<br>▸ Digitalis<br>▸ manchen Mitteln gegen hohen Blutdruck, koronare Herzkrankheit, Herzrhythmusstörungen<br>▸ manchen Asthmamitteln<br>▸ manchen Antidepressiva | Rücksprache mit dem verschreibenden Arzt |

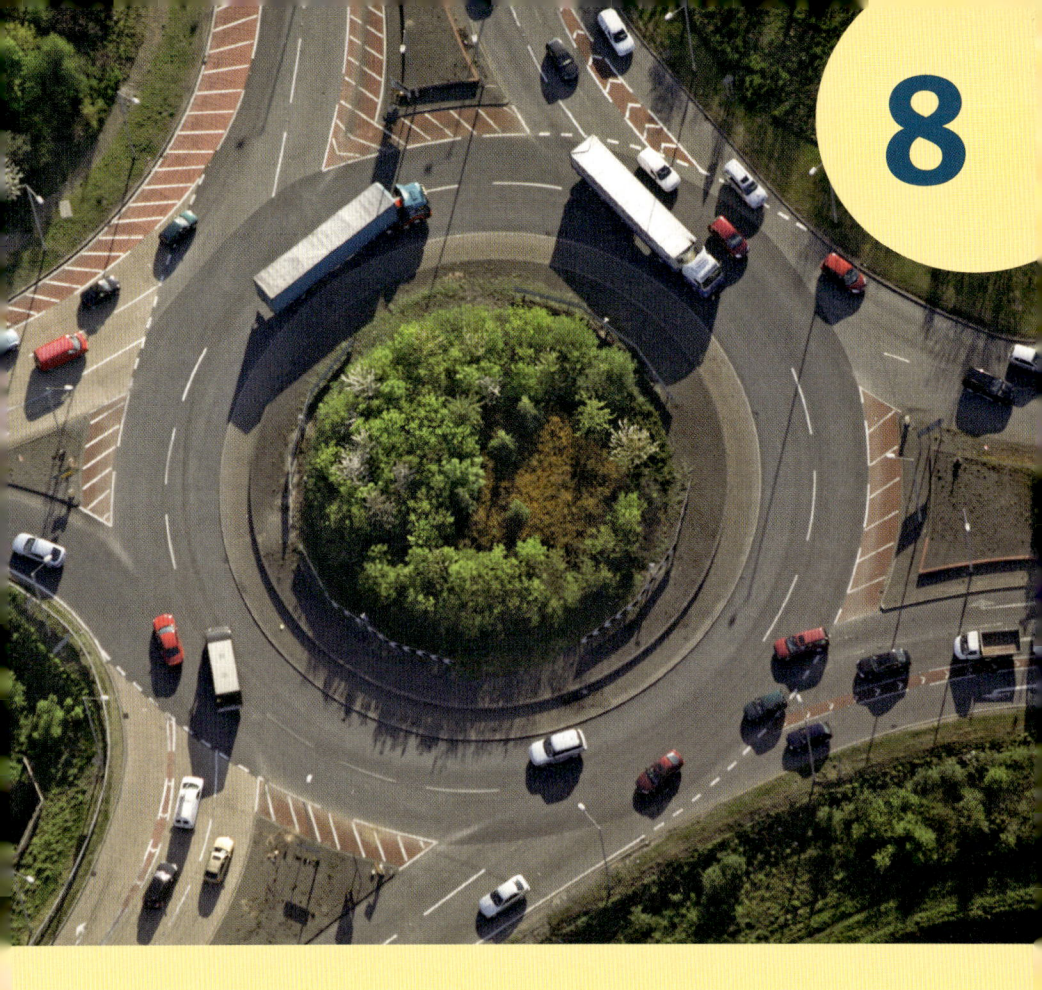

# Bauchraum

| | |
|---|---|
| 8.1 Spezielle Anamnese | 226 |
| 8.2 Patientenuntersuchung | 226 |
| 8.3 Abwendbar gefährliche Verläufe | 233 |
| 8.4 Schmerzen im gesamten Bauch oder an wechselnden Stellen | 235 |
| 8.5 Schmerzen im Ober- und Mittelbauch oder in der Flanke | 238 |
| 8.6 Schmerzen im Unterbauch | 242 |
| 8.7 Übelkeit und Erbrechen mit Bauch- oder Schluckbeschwerden | 244 |
| 8.8 Übelkeit und Erbrechen ohne Bauchbeschwerden | 248 |
| 8.9 Erbrechen von Blut oder kaffeesatzartiger Flüssigkeit | 251 |
| 8.10 Akuter Durchfall (Dauer bis 2 Wochen) | 252 |
| 8.11 Chronischer Durchfall (Dauer über 2 Wochen) | 253 |
| 8.12 Obstipation | 256 |
| 8.13 Blutiger Stuhl und Blutungen aus dem Analbereich | 257 |
| 8.14 Schmerzen und Juckreiz am After | 258 |

## 8.1 Spezielle Anamnese

- Seit wann bestehen die Schmerzen? Stunden, Tage, Wochen oder Monate? Hiermit erfahren Sie bereits einiges über die Dringlichkeit der Beschwerden und können je nach Antwort einige Diagnosen ausschließen. Ein seit Monaten gleichbleibender Bauchschmerz wird keine akute Appendizitis sein.
- Ist der Schmerz immer da oder kommt und geht er? Kolikschmerz ist z. B. wellenhaft, ein Enteritis-Schmerz eher gleichbleibend.
- Wo sind die Schmerzen? Die Schmerzlokalisation gibt wichtige Hinweise auf das erkrankte Organ, auch wenn die Schmerzen nicht immer unmittelbar über dem betroffenen Organ angegeben werden.
- Sind die Schmerzen drückend, bohrend, reißend, stechend oder klopfend? Der Schmerzcharakter sagt etwas über die Art der Erkrankung aus. Ein heller, reißendern oder stechender Schmerz lässt eher an eine hochakute Entzündung denken, während ein bohrender und drückender Schmerz z. B. eher bei funktionalen Störungen oder auch Nahrungsmittelallergien denken anzutreffen ist.
- Gibt es Faktoren, welche die Schmerzen verstärken oder lindern? Nahrungsmittelunverträglichkeiten lassen sich bei entsprechenden Antworten gut erkennen.
- Ändern sich die Schmerzen in Zusammenhang mit der Ernährung oder dem Stuhlgang? Kolitisschmerzen bessern sich nach dem Stuhlgang, Magenschmerzen treten manchmal erst nach dem Essen auf.
- Hat der Patient an Gewicht verloren? Ein Gewichtsverlust über 5 % des Ausgangsgewichts innerhalb von 6 Monaten ist immer ein Warnhinweis. Bei einer offensichtlichen Darmerkrankung mit Malnutrition und vielen Durchfällen ist eine Gewichtsabnahme zu erwarten. Ist die Symptomatik jedoch sehr unklar und wird von einem deutlichen Gewichtsverlust begleitet, steckt nicht selten eine Tumorerkrankung dahinter.
- Welche Medikamente nimmt der Patient ein?
- Hat sich der Stuhlgang verändert? Viele Darmerkrankungen sind mit einer mehr oder weniger deutlichen Veränderung des Stuhlverhaltens und des Stuhls selbst verbunden.

## 8.2 Patientenuntersuchung

### Inspektion

**Venenzeichnung.** Eine deutliche Venenzeichnung auf dem Bauch in Kombination mit prall gefüllten Gefäßen weist auf einen Kollateralkreislauf des venösen Blutes hin (sog. Caput medusae, Medusenkopf). Ursache dafür ist ein zu hoher Druck in der V. portae (Pfortader) aufgrund einer Leberzirrhose, wegen der das Blut nicht mehr in der gewohnten Menge in die Leber fließen kann, einer Thrombose oder eines Tumors, der das Gefäß einengt.

**Striae.** Risse im Unterhautbindegewebe bei einer raschen Bauchumfangszunahme (Schwangerschaft, Fettsucht). Frische Striae sind eher rosafarben, ältere hingegen weiß.

**Narben.** Alle Angaben über frühere Operationen lassen sich durch Narben verifizieren. Auch lassen sich eventuell vom Patienten vergessene Operationen aufgrund der Narben ansprechen und wieder in Erinnerung gerufen.

**Aszites (Bauchwassersucht).** Flüssigkeitsansammlung in der freien Bauchhöhle bezeichnet man als Aszites. Er fällt bei der Inspektion durch einen verstrichenen Bauchnabel und vortretende Flanken auf (Fußballbauch).

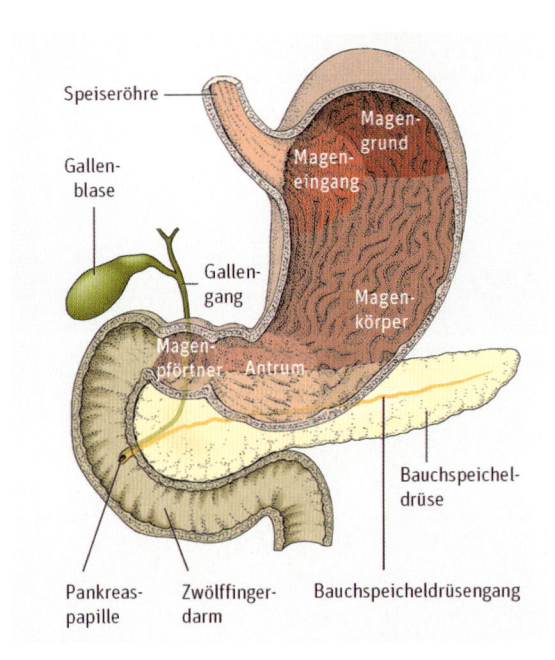

Abb. 8.1: *Anatomische Übersicht über den Oberbauch. Die Galle fließt über den Gallengang ins Duodenum (Zwölffingerdarm), das Pankreassekret über den Bauchspeicheldrüsengang. Beide Ausführungsgänge vereinigen sich bei den meisten Menschen unmittelbar vor der Mündung ins Duodenum. Daher führt ein Verschluss, z. B. durch einen Gallenstein, oft zu eienr Pankreatitis.* [GRA]

## Auskultation

Da durch Perkussion und Palpation die Darmperistaltik angeregt wird, muss die Auskultation des Abdomens zuerst erfolgen, um nicht an diagnostischer Bedeutung zu verlieren. Bei der Auskultation des Abdomens sind zwei Punkte von Interesse: Darmgeräusche und Gefäßgeräusche.

Legen Sie das Stethoskop locker, aber abschließend mit der Membran auf die Bauchhaut und horchen Sie alle Regionen des Bauches aus, bei Bauchschmerzen mindestens eine halbe Minute lang. Die Darmgeräusche treten etwa alle 5–10 Sekunden auf. Bei nervösen Patienten können sie häufiger und sehr lebhaft sein.

Abzugrenzen sind »hochstehende Darmgeräusche« in Folge einer zunehmenden Verlegung des Darms, wodurch sich größere Mengen Gas und Flüssigkeit vor der Engstelle ansammeln. Das Darmgeräusch wird dadurch hochfrequenter und metallisch, wie in einem Spülbecken (sog. Ileusperistaltik).

Ist der Verschluss des Darmes komplett, kommt es zu einem paralytischen Ileus, einer Darmlähmung, die keine Geräusche mehr erzeugt. Es herrscht »Grabesstille« (3 Minuten ergebnislose Auskultationsversuche), was einen lebensbedrohlichen Notfall anzeigt. Weitere Ursachen für einen paralytischen Ileus können u. a. Vergiftungen und eine Peritonitis sein.

Allerdings ist der diagnostische Wert der Darmperistaltik nicht so hoch, wie man früher angenommen hat. Sie hat jedoch in Kombination mit anderen Untersuchungsergebnissen und den Angaben des Patienten ihren Platz als wichtiger diagnostischer Baustein.

Auskultieren Sie dann die großen Bauchgefäße:
▶ die beiden Aa. renales etwa 2,5 cm oberhalb des Nabels zu beiden Seiten
▶ die Aorta abdominalis in der Mittellinie bis zum Bauchnabel
▶ die Aa. iliacae communis etwa vom Nabel aus beidseits in Richtung Leiste ziehend.

Strömungsgeräusche sprechen für eine angeborene oder arteriosklerotische Stenose der Gefäße.

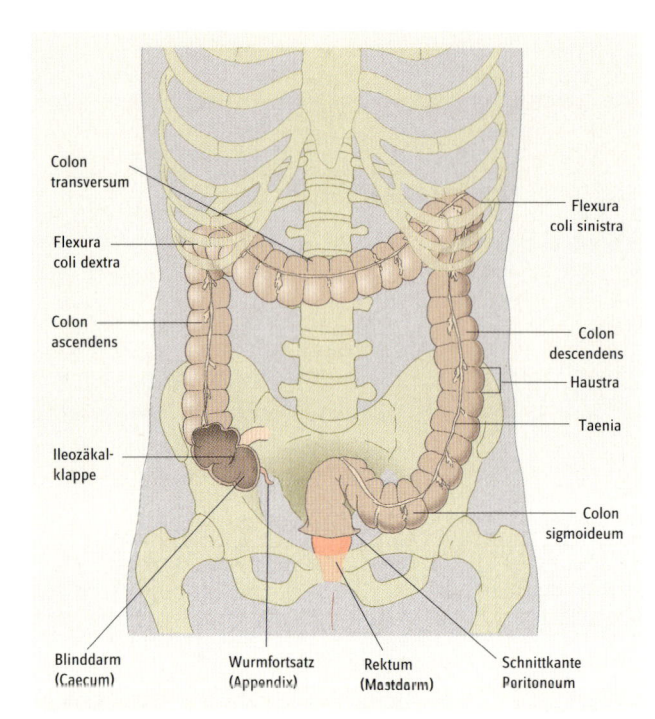

**Abb. 8.2:** *Anatomische Übersicht über das Kolon. Das Kolon (Dickdarm) beginnt im rechten Unterbauch, wo das Ileum (bildet mit Duodenum und Jejunum den Dünndarm) in das Zäkum (Blinddarm) mit dem Appendix (Wurmfortsatz) mündet. Von dort verläuft er an der seitlichen Rumpfwand nach oben, zieht girlandenförmig nach links und an der linken Rumpfwand wieder nach unten. Den Abschluss bildet das S-förmig gebogene Sigma, das ins Rektum (Mastdarm) übergeht.* [GRA]

## Perkussion

Bei der Perkussion zieht man durch Beklopfen der Bauchdecke und den Klangcharakter Rückschlüsse auf die Beschaffenheit und die Begrenzungen der darunterliegenden Struktur. Die wie ein Trommelfell wirkende Bauchdecke erzeugt einen tympanischen Klopfschall (tympanon = Trommel). Grund dafür sind die gasgefüllten Darmwände. Eine Hypertympanie über der Leber, die normalerweise eine deutliche Dämpfung erzeugt, spricht für ein Pneumoperitoneum. Eine Dämpfung über dem gesamten Bauch entsteht ab einer Menge von etwa 1,5 l Flüssigkeit in der freien Bauchhöhle oder durch solide Massen wie bei Koprostasis (Kotstau), Schwangerschaft, Organvergrößerungen oder Tumoren.

Wie beim Husten oder Pressen kann es auch bei der Perkussion zu diagnostisch wertvollen Schmerzangaben kommen.

Zur Perkussion klopfen Sie mit dem Mittelfinger der einen auf den fest der Bauchhaut aufliegenden Mittelfinger der anderen Hand. Perkutieren Sie auf diese Weise systematisch alle Bauchregionen. Klopfen Sie kurz und federnd mit dem halb gebeugten Mittelfinger aus dem Handgelenk. Führen Sie das Klopfen möglichst gleichmäßig und in einer Frequenz von 2/s aus.

Perkutieren Sie zunächst vergleichend und dann abgrenzend.

## Vergleichende Perkussion

Die vergleichende Perkussion sucht nach intraabdominellen Abweichungen in Art und Konsistenz. Achten Sie auf Dämpfungen, Unterschiede im tympanischen Klopfschall und auf Perkussionsschmerzen.

Beginnen Sie mit der Perkussion in der mittleren, linken Axillarlinie unterhalb des linken Rippenbogens. Wechseln Sie dann auf gleicher Höhe allmählich zur mittleren Axillarlinie der Gegenseite, wobei Sie alle 5–7 cm perkutieren. Gehen Sie dann ebenfalls 5–7 cm nach unten und perkutieren Sie wieder zur Gegenseite, bis Sie auf diese Weise in nach kaudal führenden Serpentinenlinien bis zum Oberrand des Schambeins gelangen.

**Abgrenzende Perkussion**
Die abgrenzende Perkussion vertieft die erhobenen Befunde aus der vergleichenden Perkussion und lokalisiert wichtige Organgrenzen.

Perkutieren Sie nacheinander Leber, Milz und das übrige Abdomen.

Um die Obergrenze der Leber aufzufinden, beginnen Sie an der rechten Mamille und perkutieren nach kaudal, wobei der Plessimeterfinger (der Finger, auf den geklopft wird) parallel zu den Rippen ausgerichtet wird. Markieren Sie auf der Haut den Übergang vom lungentypischen sonoren Klopfschall zur Leberdämpfung (relative Lebergrenze, kranialster Leberrand, etwa Höhe 4./5. Rippe in der Medioklavikularlinie).

Perkutieren Sie in der gleichen Linie weiter nach kaudal, bis die Leberdämpfung in den tympanischen Klopfschall des Bauches übergeht, der die Leberuntergrenze markiert (was nicht gleichbedeutend ist mit dem Leberunterrand!). Die normale Distanz zwischen der perkutierten Ober- und Untergrenze beträgt 6–12 cm. Bei einem größeren Wert spricht man von einer Lebervergrößerung. Sitzen beide Punkte tiefer als üblich bei normaler Distanz, liegt eine Leberptose vor. Wenn Sie Zweifel an Ihrem Perkussionsbefund haben, wiederholen Sie die Untersuchung in umgekehrter Richtung von kaudal nach kranial.

Die Milz perkutieren Sie ausgehend von der linken mittleren Axillarlinie nach kaudal. Die Technik entspricht der bei der Leberperkussion. Meistens beginnt die Milzdämpfung in Höhe der 9. Rippe. Mitunter ist die Milz so klein, dass sie nicht zu perkutieren ist. Perkutieren Sie dann weiter nach ventral bis etwa zur vorderen Axillarlinie, wo die Dämpfung oft in den tympanischen Klopfschall des Bauches übergeht. Bleibt der Ton gedämpft, liegt wahrscheinlich eine Milzvergrößerung vor (Splenomegalie).

Perkutieren Sie dann von der Untergrenze der Regio lateralis aus in der mittleren Axillarlinie nach kranial. Normalerweise stoßen Sie in Höhe des untersten Rippenbogens auf die Milzdämpfung. Die Distanz zwischen Ober- und Untergrenze beträgt bei der gesunden Milz 4–6 cm oder 2–3 Querfinger.

Bei der Perkussion des übrigen Abdomens achten Sie auf hypertympanischen Klopfschall, der bei Meteorismus anzutreffen ist. Eine Differenzierung zwischen einem intestinalen Meteorismus und einem Pneumoperitoneum ist jedoch perkutorisch nicht möglich.

Solide Massen perkutieren Sie zur Größenbestimmung.

Bei einem Perkussionsschmerz bestimmen Sie vorsichtig die Ausdehnung und Begrenzung.

Falls es anamnestisch oder inspektorisch Hinweise auf einen Aszites gibt, perkutieren Sie bei dem Patienten in Rückenlage vom Nabel aus zu beiden Flanken hin. So lässt sich leicht die Grenze zwischen der darmbedingten Tympanie und einer flüssigkeitsbedingten Dämpfung herausfinden. Markieren Sie diese Grenze und bitten Sie den Patienten, sich auf die Seite zu legen. Bei einem Aszites folgt die zusätzliche Flüssigkeit der Schwerkraft und verschiebt die Grenze zum Nabel hin.

**Palpation**

Zur Abdomenpalpation liegt der Patient nur mit der Unterhose bekleidet auf dem Rücken. Sorgen Sie für warme Hände. Der Patient kann die Beine etwas anziehen, wodurch sich die Bauchdecke noch weiter entspannt. Sie stehen rechts vom Patienten.

Nähern Sie sich dem Patienten ruhig und behutsam. Schaffen Sie eine sehr entspannte Atmosphäre, die letztlich auch zur Entspannung der Bauchdecke führt. Dies erleichtert Ihre Arbeit erheblich.

Führen Sie zunächst eine orientierende Palpation durch und fordern Sie den Patienten auf, Schmerzen oder Druckempfindlichkeiten sogleich anzuzeigen. Klagt der Patient über Bauchbeschwerden, beginnen Sie mit der Palpation in dem Bauchsegment, das am weitesten von der schmerzhaften Region entfernt ist.

Behalten Sie während der Palpation immer das Gesicht des Patienten im Auge.

Tasten Sie mit einer Hand zunächst oberflächlich, indem Sie Ihre Finger nur leicht in jedes neue Segment eindrücken und den Druck für einige Sekunden aufrechterhalten. Aber die Hand sollte nicht über die Bauchdecke geschoben werden. Achten Sie dabei auf die Spannung und die Konsistenz der Bauchdecke. Bei einer Peritonitis wird das schon zu viel für den Patienten sein, und die Bauchdecke reagiert mit Abwehrspannung und Verhärtung. Auch das Loslassen schmerzt dann.

Beginnen Sie die Palpation mit den Fingerspitzen in der mittleren, linken Axillarlinie unterhalb des linken Rippenbogens, wobei der Zeigefinger etwas kaudal des Rippenbogens liegt. Wechseln Sie dann auf gleicher Höhe allmählich zur mittleren Axillarlinie der Gegenseite, wobei Sie alle 6–10 cm ein wenig Druck auf die Bauchdecke ausüben. Gehen Sie dann eine Handbreite nach unten und palpieren Sie wieder zur Gegenseite, bis Sie auf diese Weise in nach kaudal führenden Serpentinenlinien bis zum Oberrand des Schambeins gelangen.

Achten Sie bei der Palpation auf den **Tonus der Bauchmuskulatur**: normal, erhöht, aktiver oder passiver Muskelwiderstand. Palpatorische Widerstände kommen sowohl in der Bauchdecke als auch in der Bauchhöhle vor. Wenn Sie keine Unterscheidung treffen können, lassen Sie den Patienten seine ausgestreckten Beine einige Zentimeter von der Liege abheben, wodurch die Bauchdecke angespannt wird. Wenn der Widerstand immer noch tastbar ist, befindet er sich in der Bauchdecke, da die Bauchhöhle unter diesen Umständen nicht mehr palpiert werden kann.

Jetzt palpieren Sie tiefer, indem Sie die Finger der palpierenden Hand mit den darüberliegenden Fingern der anderen Hand allmählich tiefer in den Bauch drücken. Palpieren Sie jedoch nicht zu tief, da hierdurch unnötig Schmerzen ausgelöst werden.

Mit der tiefen Palpation können Sie verdächtigen Befunden aus der oberflächlichen Palpation nachgehen. Achten Sie dabei auf die Grenzen der einzelnen Organe, pathologische Widerstände, die Boucharterien und Aorta und die Grenzen einer möglichen Druckschmerzhaftigkeit.

Bedenken Sie bei der **Palpation der Leber**, dass diese normalerweise nur selten, bei sehr schlanken Menschen tastbar ist. Sie stehen an der rechten Seite des Patienten und legen Ihre flache linke Hand in die rechte Regio lumbalis, wobei die leicht gespreizten Finger parallel zum Rippenbogen liegen, während die Handfläche sich zur Hälfte über und zur Hälfte unter dem Rippenbogen befindet. Diese Hand kann eventuell die rechte Thoraxhälfte etwas anheben, wodurch die Palpation etwas erleichtert wird.

Legen Sie die rechte Hand behutsam mit etwas gespreizten Fingern ebenfalls parallel zum Rippenbogen auf den rechten Oberbauch. Der Zeigefinger liegt aber gleich kaudal der bei der Perkussion ermittelten unteren Lebergrenze.

Palpieren Sie mit der radialen Seite des Zeigefingers den Leberrand. Bitten Sie den Patienten, ruhig und tief durch den offenen Mund einzuatmen, da hierdurch die Leber aufgrund der Zwerchfellkontraktion nach kaudal verschoben wird, d. h. dem Finger entgegen. Ihre rechte Hand bewegt sich während der Einatmung vorsichtig gleitend nach kranial, bis die Hand gerade etwas unter den Rippenbogen gelangt. Wenn der Leberrand so weit herunterkommt, stößt er zunächst gegen den Finger und gleitet dann unter ihm durch. Wenn sich kein Leberrand palpieren lässt, Sie ihn aber perkutorisch dort lokalisiert haben, palpieren Sie erneut, wobei die rechte Hand etwas weiter nach kaudal verlagert sein sollte.

Bei einem palpablen Leberrand bestimmen Sie seine Form (normal scharf und glatt, pathologisch stumpf und unregelmäßig), seine Konsistenz (zwischen weich und steinhart), die Druckschmerzhaftigkeit (normalerweise keine) sowie seinen Abstand zum rechten Rippenbogen (normalerweise höchstens 2 cm). Die **Gallenblase** ist normalerweise nicht palpabel. Sie liegt etwa an der Spitze der rechten 9. Rippe. Bei der tiefen Inspiration palpieren Sie, wie schon bei der Leber, mit sanftem, festen Druck und auf die Blase gerichteten Fingerspitzen die Gallenblasenregion ab.

Das positive **Murphy-Zeichen** spricht für eine Cholezystitis. Dabei nähern sich die Finger beider unter der Leber flach eingeführten Hände durch das tiefe Einatmen des Patienten passiv der herabsteigenden Gallenblase an, was nicht selten so schmerzhaft ist, dass der Patient die Einatmung sofort abbricht.

Das **Courvoisier-Zeichen** ist positiv, wenn bei einem ikterischen Patienten eine nicht (druck-)schmerzhafte Gallenblase getastet wird. Dies ist ein Hinweis auf eine Verlegung der Gallenwege distal der Einmündung des Ductus cysticus, z. B. durch einen Gallenstein oder durch ein Pankreaskopfkarzinom, dessen Wachstum zu einer Verlegung der (meist) gemeinsamen Mündung in den Darm führen kann.

Auch die **Milz** ist im Normalfall nicht zu palpieren. Ist sie es doch, spricht es für ein krankhaftes Geschehen. Palpieren Sie die Milz nur zur Verifizierung einer perkutorisch vergrößerten Milz (Splenomegalie). Das technische Vorgehen entspricht grundsätzlich dem bei der Leber. Ihre rechte Hand liegt auf dem linken Oberbauch, die gespreizten Finger parallel zum Rippenbogen und der Zeigefinger etwas kaudal der perkutorisch ermittelten Milzuntergrenze. Auch hier palpieren Sie also mit der radialen Seite des Zeigefingers die bei tiefer Einatmung tiefer tretende Milz. Liegt tatsächlich eine Milzvergrößerung vor, muss wegen der Gefahr einer Milzruptur die Palpation besonders behutsam erfolgen. Fühlen Sie den unteren Milzpol anstoßen, verfolgen Sie ihn nach medial und auch nach lateral. Eine weitere Palpationshilfe stellt die rechte Seitenlage des Patienten dar, bei der Hüfte und Knie etwas gebeugt sind.

Bei einer tastbaren Milz achten Sie auf die Konsistenz (weich bis fest), den Unterrand der vergrößerten Milz (zwischen scharf und stumpf) und die Druckschmerzhaftigkeit (normalerweise nicht). Bestimmen Sie auch den Abstand zwischen dem ermittelten Unterrand und dem linken Rippenbogen.

Bei der Angabe von Druckschmerz hat die Lokalisation eine große diagnostische Bedeutung. Auch wenn es immer seltene oder unerwartete Schmerzprojektionen gibt, so lassen sich rein statistisch doch die häufigen Ursachen für schwere Bauchschmerzen mit bestimmten Lokalisationen der Druckschmerzen in Beziehung setzen, sodass sich schon recht gute Verdachtsdiagnosen ergeben:

Allerdings befindet sich der Druckschmerz längst nicht immer über dem betroffenen Organ. In der Appendizitis-Diagnostik werden verschiedene Druckpunkte gelehrt. Ein bekannter Punkt ist der McBurney-Punkt, doch da er zwar positiv

| Milzvergrößerung | Niere |
|---|---|
| frühe Bewegung beim Einatmen | späte Bewegung beim Einatmen |
| oberer Pol ist nicht tastbar | oberer Pol ist tastbar |
| im Traube-Raum gedämpfter Klopfschall | ventral tympanischer Klopfschall |
| Einkerbungen am Rand | glatter Rand |
| Vergrößerung in Richtung Bauchnabel | |

Tabelle: *Unterscheidung zwischen einer vergrößerten Milz (Splenomegalie) und der linken Niere.*

| Erkrankung | Schmerzlokalisation |
|---|---|
| Appendizitis | meistens rechter Unterbauch |
| Divertikulitis | linker Unterbauch, ganzer Unterbauch, ganzer Bauch oder auch gar kein Druckschmerz |
| perforiertes Ulkus | ganzer Bauch, manchmal nur ganzer Oberbauch |
| unspezifische Bauchschmerzen | am ehesten rechter Unterbauch, aber auch alle anderen Orte nicht selten, ebenso die Druckschmerzlosigkeit |
| Cholezystitis | meistens rechter Oberbauch |
| Dünndarmobstruktion | meistens ganzer Bauch, auch ganzer Unterbauch, manchmal kein Druckschmerz |
| Pankreatitis | oft ganzer Bauch, oft nur Oberbauch |

Tabelle: *Druckschmerzlokalisationen im Bauchraum.*

ist bei Appendizitis, aber im negativen Fall eine Appendizitis nicht ausschließt, ist seine Untersuchung obsolet.

Bei nahezu jeder Bauchpalpation werden **Widerstände oder Schwellungen** gefühlt. Häufige und normale Ursachen sind eingedickter Stuhl im Kolon, eine gefüllte Harnblase oder ein gravider Uterus (Schwangerschaft). Pathologische Widerstände können Entzündungen, Tumoren oder auch bei Kindern z. B. eine Darminvagination sein. Wichtige Fragen bei Widerständen betreffen die Lokalisierung, die Größe und die Druckschmerzhaftigkeit. Andere Merkmale wie Form, Oberflächenstruktur und Konsistenz lassen sich manuell nur sehr schlecht bestimmen.

Bei schlanken Menschen kann man mitunter das Pulsieren der Aorta gut spüren. Fühlt man es hingegen bei dickeren Menschen, kann ein gefährliches Aortenaneurysma dahinter stecken.

Als **Loslassschmerz** bezeichnet man einen Druckschmerz in umgekehrter Richtung, d. h. das Eingehen und Drücken ist noch nicht schmerzhaft, jedoch das plötzliche Loslassen. Dabei reiben beide Peritonealblätter aneinander, was bei bestimmten Erkrankungen zu Schmerzen führt. Typischerweise steckt eine Entzündung hinter diesem Zeichen. Es ist am häufigsten bei der Appendizitis positiv.

**Aktiver muskulärer Widerstand** ist von großer diagnostischer Bedeutung, wenn er lokal auftritt, da er eine Reaktion des Organismus zum Schutz eines bereits angegriffenen Organs ist. Ein vollständiger aktiver Widerstand der Bauchdecke lässt keine weitere Palpation zu und ist zudem in aller Regel ein psychisches Problem. Der Widerstand ist durch Ablenkung, Beruhigung und Selbstbeherrschung somit auch meistens aufzulösen.

Der **passive muskuläre Widerstand** (Défense musculaire) ist eine unwillkürliche und reflektorische Tonuserhöhung der Bauchmuskulatur. Sie ist ebenfalls ein Schutzmechanismus und somit vergleichbar mit der Muskelhypertonie bei der Lumbago oder den Muskelspasmen in der Umgebung eines entzündeten Gelenks. Sie schwankt zwischen lokal und kaum wahrnehmbar und einem kompletten »bretthartem Abdomen«, das ein sicheres Kennzeichen für eine akute Peritonitis und somit ein absoluter Notfall mit Operationsindikation ist. Allerdings ist das Fehlen einer Défense musculaire keinesfalls ein Ausschluss für eine ernste Baucherkrankung.

Der Ausschluss einer **Leistenhernie (Inguinalhernie)** erfolgt im Stehen. Die Hernie ist an einer Vorwölbung in der Leiste erkennbar. Legen Sie zunächst zwei Finger auf die Vorwölbung und lassen Sie den Patienten husten und pressen. Achten Sie darauf, ob sich die Schwellung dabei ausdehnt, was für eine Hernie spricht. Lipome, lokale Fettansammlungen oder eine Rektusdiastase verhalten sich dabei nicht so. Bei Verdacht auf eine Leistenhernie ohne (immer) sichtbare Schwellung legen Sie die mittleren drei Finger auf den Inguinalkanal und fordern den Patienten auf zu husten, sodass es im Falle einer Hernie zu einem Anprallen des Darmes an den Fingern kommt.

Die meisten Hernien sind von Hand zu reponieren, müssen dann jedoch operativ versorgt werden. Gelegentlich ist mit der Reponierung die Abschnürung nicht beseitigt, und der Darm kann nekrotisch werden!

## Untersuchung des älteren Patienten

Die Untersuchung des Bauchraumes bei älteren Patienten weist einige Besonderheiten auf:
- Durch Verformungen des Skeletts, besonders infolge einer Osteoporose, rücken Rippen und Hüfte enger zusammen, sodass die Bauchuntersuchung erschwert wird.
- Eine mögliche Schwerhörigkeit kann die Compliance bei der Palpation beeinträchtigen, wenn es etwa um das Ein- und Ausatmen geht.
- Ältere Menschen leiden häufiger unter Obstipation, die nicht selten zu harten, tastbaren Kotballen im linken Unterbauch führt.
- Eine Skoliose kann die Aorta verschieben, sodass dann die lateral empfundene Pulsation als Aortenaneursyma fehlgedeutet werden kann.
- Ein akuter Harnverhalt als Ursache eines akuten Abdomens ist häufig.

## 8.3 Abwendbar gefährliche Verläufe

**Blutungen im Bauchraum.** Sie können unbemerkt verlaufen und damit besonders gefährlich werden. Die Milz ist für Blutungen nach einem Bauchtrauma berüchtigt, da sie mitunter erst nach Stunden oder sogar erst nach vielen Tagen reißt. Dabei kann der Auslöser vergleichsweise banal gewesen sein. Die Gefahr, eine Milzruptur zu übersehen, ist also sehr groß. Somit ist das wichtigste Mittel dagegen, sie im Hinterkopf zu behalten, wenn jemand sich plötzlich unerklärlich schlapp fühlt. Wenn keine weiteren Beschwerden eine andere Erklärung anbieten, sollte immer auch durch eine gezielte Anamnese nach stumpfen Bauchtraumen beim Sport, z. B. Fußball in den Bauch, bei der Arbeit oder in anderen Zusammenhängen gefragt werden. Die rechtzeitige Diagnose ist hier lebensrettend, da der Patient ansonsten innerlich verblutet. Wesentlich schneller verläuft die Ruptur eines Aortenaneurysmas. Auch hier kommt es darauf an, an die Möglichkeit zu denken, wenn jemand plötzlich Atemnot, starke Schmerzen und Schocksymptome zeigt.

**Blutung, gastrointestinale.** Ursache massiver, oberer Gastrointestinalblutungen sind meistens Ösophagus- und Magenvarizen bei Leberzirrhose und Magenulzera. Es müssen sofort Zugänge für mögliche Transfusionen gelegt werden und die Ursache mit einer Gastroskopie oder notfalls einer Operation beseitigt werden. Bei unteren Gastrointestinalblutungen wird ähnlich verfahren. Vorsicht ist vor allem bei Antikoagulantientherapie geboten. Dann sollte schon bei geringen Blutungen in eine Klinik eingewiesen werden.

**Exsikkose, Elektrolytverschiebungen.** Andauerndes Erbrechen oder langwieriger Durchfall führen zum starken Entzug von Wasser und Elektrolyten. Natürlich werden in diesen Phasen auch zu wenig Fette, Eiweiße und Kohlenhydrate aufgenommen, doch akut bedrohlicher sind die Verschiebungen im Wasser- und Elektrolythaushalt, weil dadurch die grundlegenden Funktionen vieler Zellen in Mitleidenschaft gezogen werden. Eine schwere Elektrolytverschiebung kann zu Herzrhythmusstörungen bis zum Herzstillstand führen. Durch eine schwere Dehydrierung können wichtige Stoffe nicht mehr in ausreichender Menge die Zelle erreichen, da das Transportsystem, das im Wesentlichen auf Wasser beruht, ausfällt. Elementarste Stoffwechselvorgänge brechen ohne Wasser zusammen. Zudem dickt das Blut ein, und das Thrombose- und Embolierisiko steigt.

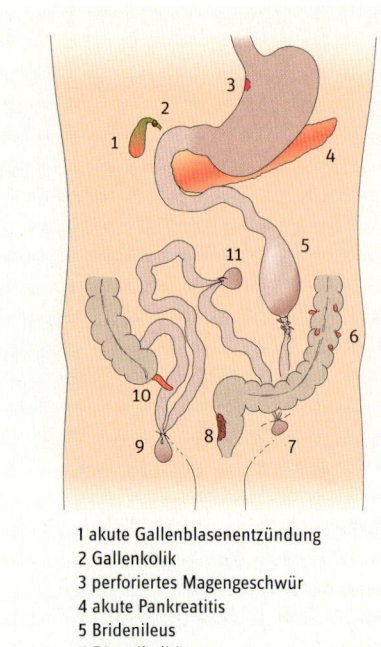

1 akute Gallenblasenentzündung
2 Gallenkolik
3 perforiertes Magengeschwür
4 akute Pankreatitis
5 Bridenileus
6 Divertikulitis
7 Leistenhernie
8 Dickdarmkrebs
9 Schenkelhernie
10 Apendizitis
11 eingeklemmter Nabelbruch

Abb. 8.3: *Häufige Ursachen für ein akutes Abdomen. Nicht abgebildet sind Ursachen, die u. a. von Herz, Lunge, Niere, Harnblase und Wirbelsäule ausgehen.* [GRA]

**Extrauteringravidität.** Daran denken! Nicht jeder Frau ist auch bewusst, dass sie schwanger ist. Im Zweifelsfall sollte also eine Schwangerschaft ausgeschlossen werden. Überhaupt sollten Schwangere bei geringstem Verdacht auf Probleme zum Gynäkologen, bei akuten Symptomen in eine Klinik geschickt werden.

**Mesenterialinfarkt.** Nach dem Initialstadium mit heftigen Schmerzen, manchmal sogar blutigen Durchfällen und **oft unauffälligem Bauchbefund** lassen die Schmerzen nach. Dem Patienten scheint es besser zu gehen, bis sich der Allgemeinzustand stark verschlechtert. Der Bauchbefund ist weiterhin oft unauffällig. Schließlich kommt es zur Darmnekrose mit Peritonitis und Sepsis. Vor allem Patienten mit Gefäß- und Herzerkrankungen, insbesondere Vorhofflimmern, sind gefährdet.

**Pankreaskarzinom.** Macht oft erst spät Symptome und hat auch daher oft schlechte Prognose. Daher sollte bei jedem Patienten mit ungewolltem Gewichtsverlust, länger bestehender Dyspepsie (Verdauungsstörung), Ikterus oder erstmaliger akuter Pankreatitis ein Pankreastumor ausgeschlossen werden.

**Pankreatitis, akute.** Bei Verdacht sollte der Patient sofort in eine Klinik eingewiesen werden, da die Verläufe schwer und komplikationsreich sein können. Eine frühe Therapie ist daher wichtig. Symptome sind reduzierter Allgemeinzustand, Schmerzen im Oberbauch, die oft gürtelförmig in den Rücken strahlen, Appetitlosigkeit. Oft in Verbindung mit reichlichem Alkoholkonsum. Es gibt einen Harn-Trypsinogen-Streifentest zum

**Peritonitis** (Bauchfellentzündung). Sie kann zum Schock und zur Schädigung aller Organe führen und ist lebensbedrohlich. Der Patient hat starke Schmerzen und eine gespannte und mitunter »bretthartet« Bauchdecke. Die Atmung ist flach und schnell, oft bestehen Fieber und Übelkeit. In den allermeisten Fällen muss operiert werden, um den Ausgangspunkt der Entzündung auszuräumen und das Bauchfell zu spülen. Je früher die Operation erfolgt, desto höher sind die Heilungschancen. Die Peritonitis entsteht vermehrt bei schwer verlaufenden oder unzureichend behandelten Erkrankungen wie der Appendizitis, der Crohn-Krankheit und der Colitis ulcerosa, der Divertikulitis oder bei einem durchbrochenen Magen- oder Duodenalulkus. Aber auch Infektionserkrankungen wie Typhus oder Tuberkulose und Stoffwechselentgleisungen können zu einer Peritonitis führen.

**Tumoren.** Alle länger bestehenden Beschwerden des Gastrointestinaltraktes – z. B. Schluckbeschwerden, Druckgefühl, Schmerzen oder Stuhlunregelmäßigkeiten – sollten auf Tumoren als mögliche Ursache abgeklärt werden.

## 8.4 Schmerzen im gesamten Bauch oder an wechselnden Stellen

Die Ursachen akuter Bauchschmerzen reichen von banaler Völlerei bis zum lebensbedrohlichen Magendurchbruch. Wenn heftige Bauchschmerzen plötzlich einsetzen und rasch zunehmen, handelt es sich um ein **akutes Abdomen** (akuter Bauch). Hinter dieser unscharfen Bezeichnung stecken oft Notfälle wie Appendizitis (Blinddarmentzündung), Darmverschluss, Darminfarkt oder eine Pankreatitis (Bauchspeicheldrüsenentzündung), aber auch Eileiterschwangerschaft oder -entzündung. Ebenso kommen Erkrankungen außerhalb des Bauchs in Frage wie ein Herzinfarkt oder eine Hyperglykämie (Überzuckerung) bei Diabetikern.

Der **Schmerzverlauf** gibt oft einen Hinweis auf die Ursache der Bauchschmerzen:

- Kolikartige Schmerzen mit beschwerdefreien Intervallen sind typisch für Darmverschluss, Nieren- und Gallensteine.
- Ein blitzartiger Beginn (»wie ein Messerstich«) spricht für einen Magen- oder Darmdurchbruch.
- Nehmen die Beschwerden kontinuierlich zu, steckt meist eine Entzündung dahinter.

Oft lassen der Ort der stärksten Schmerzempfindung und die **Schmerzausstrahlung in andere Körperregionen** Rückschlüsse auf die Ursache zu. So führen Herz- und Milzerkrankungen zu Beschwerden im linken Oberbauch und der linken Schulter, Störungen der Gallenblase und Eileiterschwangerschaft zu Schmerzen in der rechten Schulter, und Schmerzen im Rücken sind typisch für Erkrankungen der Bauchspeicheldrüse und Bauchschlagader.

**Abb. 8.4:** *Ursachen für kolikartige Schmerzen. Wenn sich die glatte Muskulatur von Hohlorganen, z. B. Gallenblase, Harnleiter oder Harnröhre, verkrampft, entstehen kolikartige Schmerzen. Der wellenförmige Schmerz ist vergleichbar mit dem Wehenschmerz. Ursache ist am häufigsten ein »Steinleiden«. Sitzt der Schmerz im rechten Oberbauch, ist am ehesten ein Gallenstein die Ursache. Sitzt er eher im Bereich des mittleren Rückens oder einseitig im Unterbauch, sind Nieren- oder Harnleitersteine denkbar. Tiefsitzende Harnleitersteine strahlen oft in die Leistenregion aus.* [GRA]

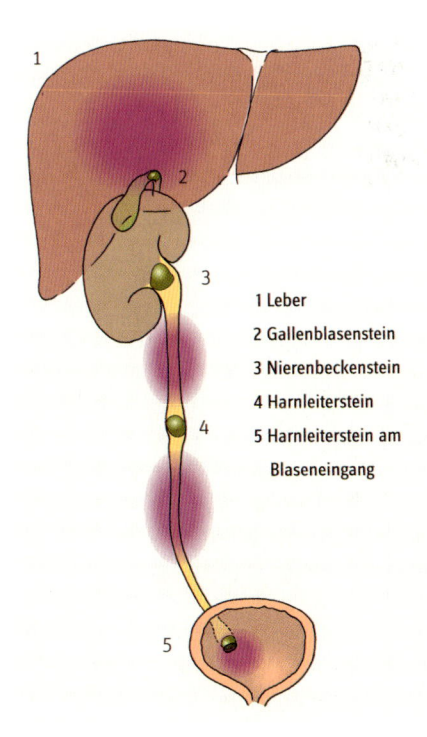

1 Leber
2 Gallenblasenstein
3 Nierenbeckenstein
4 Harnleiterstein
5 Harnleiterstein am Blaseneingang

| Beschwerdebild | Was steckt dahinter? | Vorgehen |
|---|---|---|
| **plötzlich einsetzende, dauerhafte oder kolikartige (wellenförmige) Bauchschmerzen**<br>▸ Durchfall, evtl. blutig<br>▸ Erbrechen,<br>▸ evtl. Fieber<br>▸ evtl. ähnliche Erkrankungen in der Familie oder Umgebung | ▸ infektiöse Durchfallerkrankung<br>▸ Lebensmittelvergiftung, z. B. durch Tiefkühlkost, Geflügel, Milchprodukte, eihaltige Produkte | bei starken Schmerzen, blutigem oder eitrigem Durchfall, hohem Fieber, Schwäche, Schwindel:<br>▸ Antibiose<br>▸ Infusionstherapie<br><br>sonst<br>▸ 3–4 l pro Tag trinken, z. B. Kräutertee (Kamille, Pfefferminz, Heidelbeer), Gemüsebrühe<br>▸ für Kinder Elektrolytlösung |
| **wiederkehrende diffuse Bauchschmerzen mit Völlegefühl und Gefühl der unvollständigen Darmentleerung**<br>▸ rumorende Darmgeräusche<br>▸ evtl. Durchfall und/oder Verstopfung (auch im Wechsel)<br>▸ oft Blähungen, Übelkeit, Appetitlosigkeit, Aufstoßen | Reizdarm, evtl. als psychosomatische Störung | ▸ warme Bauchwickel<br>▸ Wärmflasche, warmes Bad<br>▸ häufige kleine, ballaststoffreiche Mahlzeiten<br>▸ Entspannungsverfahren<br>▸ Stressmanagement |
| **krampfartige Bauchschmerzen nach Einnahme bestimmter Nahrungsmittel**<br>▸ oft Erbrechen, Durchfall und/oder Blähungen<br>▸ evtl. Juckreiz oder pelziges Gefühl im Mund<br>▸ evtl. Heuschnupfen, Asthma oder Ausschlag | ▸ Nahrungsmittelunverträglichkeit, z. B. Milchzucker-Unverträglichkeit bei Laktasemangel<br>▸ Nahrungsmittelallergie<br>▸ Pseudoallergie z. B. gegen Erdbeeren, Tomaten, Käse, Schokolade | ▸ unverträgliche Nahrungsmitteln meiden<br>▸ bei Allergieneigung auch Rohkost und Fertigprodukte meiden |
| **wechselnde, in Schüben auftretende Bauchschmerzen mit schleimigen oder blutigen Durchfällen**<br>▸ Übelkeit, Appetitlosigkeit, Gewichtsverlust<br>▸ häufig Fieber | chronisch-entzündliche Darmerkrankungen:<br>▸ Crohn-Krankheit<br>▸ Colitis ulcerosa | wenn sich die Beschwerden nach 3 Tagen nicht bessern: Koloskopie (Darmspiegelung) |
| **wechselnde, krampfartige Bauchschmerzen mit starkem Gewichtsverlust**<br>▸ zunehmend Verstopfung, evtl. im Wechsel mit Durchfall<br>▸ evtl. häufige Winde mit unmerklichem Stuhlabgang<br>▸ evtl. Blut im Stuhl | ▸ Darmkrebs<br>▸ Abführmittelmissbrauch z. B. bei Magersucht oder Bulimie | ▸ Anamnese: Abführmittel, Essstörungen<br>▸ wenn sich die Beschwerden nach 3 Tagen nicht bessern: Koloskopie (Darmspiegelung) |
| **wiederholte Bauchschmerzen mit Völlegefühl und Blähungen nach Einnahme von Mahlzeiten** | ▸ Durchblutungsstörung der Darmgefäße (Angina abdominalis)<br>▸ chronische Pankreatitis<br>▸ bakterielle Fehlbesiedlung des Dünndarms<br>▸ somatoforme Störung | wenn sich die Beschwerden nach 3 Tagen nicht bessern:<br>▸ Ultraschall<br>▸ Stuhlproben<br>▸ Endoskopie |

## 8.4 Schmerzen im gesamten Bauch oder an wechselnden Stellen

| Beschwerdebild | Was steckt dahinter? | Vorgehen |
|---|---|---|
| rasch zunehmende, stärkste Schmerzen im Mittel- und Unterbauch, oft mit blutigem Durchfall<br>▶ schmerzfreie Phase von 6–24 Stunden<br>▶ dann verfallen Patienten zusehends | Mesenterialinfarkt (Darmarterienverschluss) | ⚠ Notarzt rufen |
| plötzlich einsetzende, schneidende, kolikartige Schmerzen<br>▶ Trommelbauch, kein Windabgang oder Stuhlgang<br>▶ oft galliges oder kotiges Erbrechen | Darmverschluss mit mechanischem Ileus, z. B. bei<br>▶ Darmkrebs<br>▶ Divertikulitis<br>▶ Crohn-Krankheit<br>▶ Bridenileus (Verwachsungen)<br>▶ eingeklemmtem Bruch | ⚠ Notarzt rufen |
| rasch zunehmende, krampfartige Schmerzen im gesamten, stark geblähten Bauch<br>▶ kein Windabgang oder Stuhlgang<br>▶ Übelkeit, Erbrechen | paralytischer Ileus (Darmlähmung) z. B. bei<br>▶ Bauchfellentzündung<br>▶ akuter Pankreatitis<br>▶ Blinddarmentzündung<br>▶ Gallenkolik<br>▶ Nierenkolik | ⚠ Notarzt rufen |
| rasch zunehmende, heftigste Schmerzen im gesamten Bauch mit brettharter Bauchdecke<br>▶ oft plötzlicher Schmerzbeginn an einer begrenzten Stelle<br>▶ Kaltschweißigkeit, Herzrasen, Angst<br>▶ evtl. Fieber | generalisierte Peritonitis (Bauchfellentzündung), z. B. bei<br>▶ Magendurchbruch<br>▶ Blinddarmentzündung<br>▶ akuter Pankreatitis<br>▶ mechanischem Ileus | ⚠ Notarzt rufen |
| rasch zunehmende, krampfartige Oberbauchschmerzen bei Diabetikern<br>▶ Übelkeit, Erbrechen, Durst<br>▶ fruchtiger Mundgeruch | diabetische Ketoazidose | ⚠ Notarzt rufen oder in die nächste Klinik<br>▶ BZ und Ketonkörper im Urin messen (Urin-Teststreifen) |
| Bauchschmerzen nach der Einnahme von Medikamenten | häufige Nebenwirkung, z. B. von<br>▶ Abführmitteln<br>▶ Antibiotika<br>▶ Schmerz- und Rheumamitteln (NSAR)<br>▶ Blutzuckersenkern<br>▶ Cholesterinsenkern | ▶ Rücksprache mit dem verschreibenden Arzt<br>▶ rezeptfreie Medikamente absetzen |

## 8.5 Schmerzen im Ober- und Mittelbauch oder in der Flanke

Ob Oberbauchschmerzen ihren Ursprung im Oberbauch oder nicht eher in der Brust haben, ist oft schwer zuzuordnen, denn einige Brustorgane und -gewebe wie Herz, Lunge und Rippenfell liegen in unmittelbarer Nachbarschaft zum Bauchraum, von diesem nur durch das Zwerchfell getrennt. Andere Strukturen wie Speiseröhre und Hauptschlagader verlaufen in Brust- und Bauchhöhle. Lesen

Sie im Zweifelsfall deshalb auch die Tabelle über Brustschmerzen (→ Tab. 7.8 S. 213). Abhängig von der Ursache lassen sich Bauchschmerzen zwei unterschiedlichen Schmerztypen zuordnen:

**Somatischer Schmerz** wird als »hell«, schneidend oder brennend empfunden und lässt sich genau lokalisieren. Er entsteht, wenn die Schmerzreize ihren Ursprung in der Bauchwand, dem äußeren Teil des Bauchfells oder dem Bereich hinter den Eingeweiden (Retroperitoneum) haben. Da jede Bewegung den Schmerz verstärkt, nimmt

der Betroffene eine Schonhaltung ein: Er legt sich hin und zieht die Beine leicht an. Typische Ursachen für einen somatischen Schmerz sind Nierenkoliken, akute Gallenblasen- und Blinddarmentzündungen.

**Viszeraler Schmerz** (Eingeweideschmerz, → Abb. 8.5 S. 238) entstammt hingegen dem inneren Teil des Bauchfells, der den Organen anliegt. Er fühlt sich dumpf, bohrend, evtl. auch krampfartig an und strahlt oft in den ganzen Bauch aus. Typischerweise nimmt er in Ruhe zu, lässt sich aber durch Bewegung und Bauchmassagen lindern. Zu viszeralen Schmerzen führen z. B. infektiöse Durchfallerkrankungen, ein Reizdarm oder chronische Entzündungen von Gallenblase und Bauchspeicheldrüse.

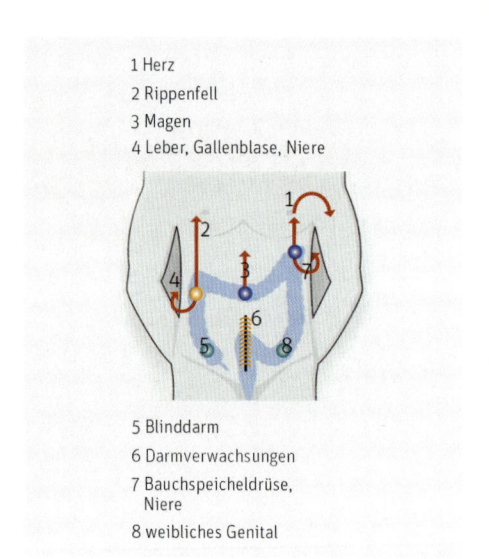

1 Herz
2 Rippenfell
3 Magen
4 Leber, Gallenblase, Niere

5 Blinddarm
6 Darmverwachsungen
7 Bauchspeicheldrüse, Niere
8 weibliches Genital

Abb. 8.5: *Schmerzausbreitung bei Bauchschmerzen vom viszeralen Typ (Eingeweideschmerzen). Die Zuordnung ist schwierig, denn oft beschränken sich die Schmerzen nicht auf eine benennbare Region. So können Reizdarmschmerzen in verschiedene Organe ausstrahlen, wie in der Abbildung dargestellt.* [ASM]

## 8.5 Schmerzen im Ober- und Mittelbauch oder in der Flanke

| Beschwerdebild | Was steckt dahinter? | Vorgehen |
|---|---|---|
| **wiederkehrende Schmerzen in der Nabelgegend** bei Kindern<br>▸ evtl. Blässe, Kopfschmerzen, Schwitzen | Nabelkolik | ▸ wenn Schmerzen häufig wiederkehren: in den nächsten Tagen zum Pädiater<br>▸ feuchtwarme Bauchwickel, Bauchmassage |
| **Schmerzen im mittleren Oberbauch und Völlegefühl** nach ungewöhnlich üppigen oder rasch eingenommenen **Mahlzeiten**<br>▸ evtl. Übelkeit, Erbrechen | Überbelastung des Magens | Nahrungspause |
| **Schmerzen und/oder Druckgefühl im mittleren Oberbauch** besonders bei oder kurz nach dem **Essen**<br>▸ Völlegefühl, Appetitlosigkeit<br>▸ evtl. Übelkeit, Erbrechen, Aufstoßen<br>▸ evtl. Bluterbrechen und/oder schwarzer Stuhl | ▸ akute Gastritis (Magenschleimhautentzündung)<br>▸ Magenulkus<br>▸ Hiatushernie (Zwerchfellbruch) mit verlagerten Magenanteilen<br>▸ Angina abdominalis (Durchblutungsstörung der Darmgefäße)<br>▸ somatoforme oder psychosomatische Störung | (!) wenn die Schmerzen in die linke Schulter oder in den Rücken ziehen: Notarzt rufen<br>▸ wenn keine Besserung nach wenigen Tagen: Endoskopie und Ultraschall<br>▸ warme Bauchwickel<br>▸ Verzicht auf Kaffee, Alkohol und Zigaretten<br>▸ Tee, z. B. mit Kamille, Schafgarbe, Pfefferminze<br>▸ Entspannungsverfahren |
| **Schmerzen und/oder Druckgefühl im mittleren Oberbauch** ohne zeitlichen **Zusammenhang mit Essen**<br>▸ Völlegefühl, Appetitlosigkeit<br>▸ evtl. Übelkeit, Erbrechen, Aufstoßen<br>▸ evtl. Bluterbrechen und/oder schwarzer Stuhl | ▸ Reizmagen (funktionelle Dyspepsie)<br>▸ Ulcus duodeni (Zwölffingerdarmgeschwür)<br>▸ Magenpolypen | (!) bei Bluterbrechen: Notarzt rufen<br>▸ wenn keine Besserung nach wenigen Tagen: Endoskopie und Ultraschall |
| wechselnde, meist nur leichte **Schmerzen im mittleren Oberbauch** mit starker **Gewichtsabnahme**<br>▸ Völlegefühl, Appetitlosigkeit, leichte Erschöpfbarkeit<br>▸ empfindlicher Magen, Abneigung gegen Fleisch | ▸ Gastritis<br>▸ Magenkarzinom<br>▸ Magersucht | wenn keine Besserung nach wenigen Tagen: Endoskopie und Ultraschall |
| **plötzlich einsetzende, bohrende Schmerzen im mittleren Oberbauch**<br>▸ Ausstrahlung in Rücken oder linke Schulter<br>▸ zunehmend harter Bauch | Magendurchbruch als Komplikation einer Ulkuskrankheit | (!) Notarzt rufen |

| Beschwerdebild | Was steckt dahinter? | Vorgehen |
|---|---|---|
| zunehmendes **Druckgefühl im rechten Oberbauch** mit Übelkeit und Abgeschlagenheit<br>▸ zu Beginn oft grippeähnlich<br>▸ Appetitlosigkeit, Abneigung gegen Fett<br>▸ dunkler Urin, entfärbter Stuhl<br>▸ evtl. Gelbsucht, Juckreiz | akute Virus-Hepatitis | ▸ Leber- und Gallenwerte (→ S. 424) kontrollieren<br>▸ Ultraschall<br>⚠ Lt. IfSG §§ 6 und 24 dürfen Heilpraktiker eine Virushepatitis nicht behandeln |
| wechselndes, dumpfes **Druckgefühl im rechten Oberbauch** | ▸ Gallensteine<br>▸ Fettleber, z. B. bei Alkoholabhängigkeit, Diabetes<br>▸ sehr selten: Hunde- oder Fuchsbandwurm | **Beratung bei Gallensteinen:**<br>▸ Gewicht normalisieren<br>▸ cholesterinarme Ernährung<br>▸ evtl. Verzicht auf Hülsenfrüchte, Kaffee |
| anhaltendes dumpfes **Druckgefühl im rechten Oberbauch** mit Gewichtsverlust und Abgeschlagenheit | Lebertumoren | Ultraschall |
| anhaltende, starke **Schmerzen im rechten Oberbauch**<br>▸ Ausstrahlung in die rechte Schulter<br>▸ Fieber, Schüttelfrost | ▸ akute Gallenblasenentzündung<br>▸ akute Entzündung der Gallengänge | ⚠ Es drohen Perforation mit Peritonitis und Schock: Notarzt rufen |
| wellenförmig auftretende, stärkste **Schmerzen im rechten Ober- und Mittelbauch**<br>▸ oft ausstrahlend in die rechte Schulter<br>▸ oft Erbrechen, Schweißausbrüche<br>▸ evtl. Gelbsucht | Gallenkolik | zur medikamentösen Behandlung und zum Ultraschall zum Hausarzt oder in die Klinik |
| wechselndes, dumpfes **Druckgefühl im linken Oberbauch**, evtl. leichte Schmerzen | Splenomegalie (Milzschwellung), z. B. bei<br>▸ Pfeiffer-Drüsenfieber<br>▸ Leberzirrhose | ▸ Leberwerte (→ S. 424) kontrollieren<br>▸ V. a. Pfeiffer: Racheninspektion, Blutbild (→ S. 408), Virusdiagnostik<br>▸ Ultraschall |
| plötzlich einsetzende **Schmerzen im linken Oberbauch**, meist Stunden bis Tage nach einem Schlag in den Bauch<br>▸ Ausstrahlung in die linke Schulter | Milzriss | ⚠ Verblutungsgefahr: Notarzt rufen |
| plötzlich einsetzende, heftigste **Schmerzen im linken Oberbauch**<br>▸ Ausstrahlung in die linke Schulter<br>▸ Übelkeit, Schwindel<br>▸ Atemnot, Angst, Vernichtungsgefühl | ▸ instabile Angina pectoris<br>▸ Herzinfarkt | ⚠ Notarzt rufen<br>▸ halb sitzende Position, Frischluft<br>▸ Nitrat |
| wechselnde **Schmerzen im Oberbauch** mit Gewichtsverlust und Abgeschlagenheit<br>▸ evtl. Gelbsucht | Pankreaskarzinom (Bauchspeicheldrüsenkrebs) | Ultraschall, CT |

## 8.5 Schmerzen im Ober- und Mittelbauch oder in der Flanke

| Beschwerdebild | Was steckt dahinter? | Vorgehen |
|---|---|---|
| wechselnde **Schmerzen im Oberbauch**<br>▸ meist mit Ausstrahlung in den Rücken<br>▸ oft Verschlimmerung durch fettreiches Essen, Alkohol<br>▸ evtl. massiger, fettglänzender Stuhl | chronische Pankreatitis (Bauchspeicheldrüsenentzündung), bei Stuhlveränderung mit Pankreasinsuffizienz | ▸ Lipase, Amylase (→ S. 426), Entzündungswerte (→ S. 411), Leberwerte (→ S. 424) kontrollieren<br>▸ Ultraschall, ERCP, ggf. CT<br>▸ häufige, kleine, fettarme Mahlzeiten<br>▸ ggf. Enzymsubstitution<br>▸ auf Alkohol verzichten |
| plötzliche, **heftige Oberbauchschmerzen, meist gürtelförmig**<br>▸ Übelkeit, Erbrechen<br>▸ evtl. Fieber<br>▸ evtl. Gelbsucht<br>▸ evtl. Schockzeichen: blassgraue, schweißige Haut, Unruhe, Angst | akute Pankreatitis (Bauchspeicheldrüsenentzündung) | ⚠ Notarzt rufen |
| plötzliche, **stärkste Schmerzen** im mittleren Ober- oder Mittelbauch<br>▸ Ausstrahlung in Rücken und Beine | akute Aortendissektion | ⚠ Notarzt rufen |
| rasch zunehmende, meist **einseitige Oberbauch- und Flankenschmerzen mit Fieber** und Schüttelfrost<br>▸ Übelkeit, Erbrechen<br>▸ schmerzhaftes, häufiges Wasserlassen | akute Pyelonephritis (Nierenbeckenentzündung) | ⚠ Sepsis droht. Bei Fieber, schlechtem Allgemeinzustand: in Klinik einweisen<br>▸ Urinteststreifen<br>▸ Antibiose<br>▸ Ultraschall |
| rasch zunehmende, oft einseitige **Flankenschmerzen mit deutlicher Verminderung der Urinmenge** | Harnstau, z. B. bei<br>▸ Nierensteinen<br>▸ gutartiger Prostatavergrößerung | in Klinik einweisen |
| wellenförmig auftretende, **stärkste Schmerzen in einer Flanke**<br>▸ oft Ausstrahlung in den seitlichen Unterbauch, Schamlippen bzw. Hoden und/oder Rücken<br>▸ Übelkeit und Erbrechen<br>▸ evtl. blutiger Urin | Nierenkolik | ⚠ Notarzt rufen |
| verschiedene, oft heftige **Schmerzen in Rücken, Flanke, Ober- oder Mittelbauch**<br>▸ meist Verschlimmerung durch Bewegung | Erkrankungen der Wirbelsäule, z. B.<br>▸ Bandscheibenschäden<br>▸ Facettensyndrom<br>▸ Spondylolisthesis (Wirbelgleiten)<br>▸ Wirbelbruch<br>▸ Knochentumoren oder -metastasen in der Wirbelsäule | ▸ neurologische Ausfälle ausschließen: Motorik, Sensibilität, Reflexe prüfen<br>▸ bei V. a. knöcherne Ursachen: Röntgen der Wirbelsäule<br>▸ zum Orthopäden |

## 8.6 Schmerzen im Unterbauch

⌕ *Schmerzen beim Geschlechtsverkehr*
→ Tab. 9.16 S. 290

⌕ *zyklusabhängige Schmerzen bei Frauen*
→ Tab. 9.20 S. 300

Unterbauchschmerzen (Unterleibsbeschwerden) sind schwer zu diagnostizieren, denn im Unterbauch liegen Verdauungs-, Ausscheidungs- und innere Geschlechtsorgane so eng benachbart, dass eine Zuordnung von Beschwerden oft kaum möglich ist. So kommt als Auslöser akuter, rechtsseitiger Unterbauchschmerzen neben einer Blinddarmentzündung z. B. auch der rechte Eierstock oder ein Meckel-Divertikel in Frage. Weiter können sich hinter Unterbauchschmerzen auch Erkrankungen der Wirbelsäule und der Rückenmuskulatur verbergen – und nicht zuletzt seelische Ursachen. Manche Betroffenen haben deshalb mehrere fachärztliche Untersuchungen hinter sich, bevor die richtige Schmerzquelle erkannt wird.

| Beschwerdebild | Was steckt dahinter? | Vorgehen |
|---|---|---|
| **ständige oder wiederkehrende Schmerzen oder Spannungsgefühl im Unterbauch**<br>▸ Durchfall, Verstopfung oder Wechsel zwischen beiden<br>▸ evtl. Schleim und/oder Blut im Stuhl<br>▸ evtl. Gewichtsverlust | ▸ Reizdarm<br>▸ chronisch-entzündliche Darmerkrankungen wie Crohn-Krankheit und Colitis ulcerosa<br>▸ Darmkrebs | ▸ Entzündungswerte → S. 422), Elektrolyte (→ S. 411), Blutbild (→ S. 408)<br>▸ Ultraschall, Endoskopie<br><br>**Beratung** bei Reizdarm:<br>▸ warme Bauchwickel, Wärmflasche, warmes Bad<br>▸ häufige kleine, ballaststoffreiche Mahlzeiten<br>▸ Entspannungsverfahren<br>▸ Stressmanagement |
| **krampfartige Schmerzen oberhalb des Schambeins, meist mit Brennen beim Wasserlassen**<br>▸ häufiges Wasserlassen<br>▸ evtl. erhöhte Temperatur<br>▸ bei Männern evtl. gelblicher Ausfluss | ▸ akute Zystitis (Blasenentzündung)<br>▸ interstitielle Zystitis<br>▸ Reizblase<br>▸ Urethritis (Harnröhrenentzündung) | ▸ bei Fieber oder Flankenschmerzen: Ultraschall<br><br>**Beratung** bei akuter Blasenentzündung:<br>▸ täglich 3–4 Liter trinken<br>▸ Wärmflasche, Heublumenauflage, Kirschkernsäckchen auf den Unterbauch oder als Sitzunterlage |
| **wiederholte oder dauerhafte, oft krampfartige Schmerzen im mittleren Unterbauch und Rücken**<br>▸ meist verstärkte (> 5 Binden oder Tampons pro Tag) und/oder schmerzhafte Monatsblutung<br>▸ evtl. Zwischenblutung | ▸ Myome<br>▸ Gebärmutterpolypen | ▸ zum Gynäkologen<br>▸ Präparate mit Mönchspfeffer<br>▸ Schafgarbentee |
| **rasch zunehmender Schmerz im mittleren Unterbauch**<br>▸ kein Wasserlassen möglich | Harnstau, z. B. bei<br>▸ Prostatavergrößerung<br>▸ Harnblasenkrebs | in Klinik einweisen |

## 8.6 Schmerzen im Unterbauch

| Beschwerdebild | Was steckt dahinter? | Vorgehen |
|---|---|---|
| plötzlich einsetzende, **starke Schmerzen und tastbare Schwellung neben der Mittellinie des Unterbauchs**<br>▸ bei blutverdünnenden Medikamenten | Einblutung in die Bauchmuskeln | ⚠ Notarzt rufen |
| rasch zunehmende **Schmerzen, die vom Nabel zum rechten Unterbauch wandern**<br>▸ Übelkeit, Erbrechen<br>▸ meist leichtes Fieber | ▸ Appendizitis (Blinddarmentzündung)<br>▸ entzündetes Meckel-Divertikel | ⚠ bei starken Schmerzen oder bretthartem Bauch: Notarzt rufen<br>▸ in Klinik einweisen |
| **rasch zunehmende Schmerzen im linken**, selten rechten Unterbauch<br>▸ evtl. Wechsel zwischen Verstopfung und Durchfall<br>▸ evtl. Fieber | Divertikulitis (»Linksappendizitis«). Bei Fieber oder erhöhten Entzündungswerten (→ S. 422) liegt wahrscheinlich eine akute Divertikulitis vor | ⚠ bei starken Schmerzen oder bretthartem Bauch: Notarzt rufen<br>▸ akute Divertikulitis: in Klinik einweisen<br>▸ für »guten« Stuhlgang sorgen: genügend trinken, ballaststoffreich essen, ggf. Abführmittel<br>▸ blähende Speisen meiden<br>▸ bei Antikoagulantientherapie: auf rektale Blutungen achten |
| wechselnde, **ein- oder beidseitige, dumpfe Schmerzen in Unterbauch und Rücken**<br>▸ Verstärkung bei Geschlechtsverkehr, körperlicher Tätigkeit, Hinsetzen | ▸ chronische Adnexitis (Eileiter- und Eierstockentzündung)<br>▸ somatoforme Störung | ⚠ Es drohen eine dauerhafte Eileiterverklebung und Unfruchtbarkeit: zum Gynäkologen |
| einmalige oder wiederkehrende, **ziehende, einseitige Unterbauchschmerzen** während der fruchtbaren Jahre | ▸ Mittelschmerz beim Eisprung<br>▸ funktionelle Eierstockzysten<br>▸ somatoforme Störung | ▸ zum Gynäkologen<br>▸ Wärmeanwendungen, z. B. Wärmflasche, Kirschkern- oder Dinkelsäckchen, Heilerde |
| wechselnde **einseitige Schmerzen, Fremdkörper- oder Druckgefühl im Unterbauch**<br>▸ zunehmender Leibesumfang<br>▸ evtl. Völlegefühl, Blähungen<br>▸ evtl. Schmerzen beim Stuhlgang oder Wasserlassen | ▸ Kystom (Kystadenom)<br>▸ Ovarialkarzinom (Eierstockkrebs), oft mit Scheidenblutungen nach den Wechseljahren | zum Gynäkologen |
| **rasch zunehmende, ein- oder beidseitige Unterbauchschmerzen**<br>▸ Fieber<br>▸ oft gelblich-grüner Ausfluss | akute Adnexitis (Eileiter- und Eierstockentzündung), meist bei Geschlechtskrankheiten wie<br>▸ Chlamydieninfektion<br>▸ Gonorrhö (Tripper) | bei starken Schmerzen mit Übelkeit, Fieberschüben: am selben Tag zum Gynäkologen, sonst in den nächsten Tagen wegen Abstrichentnahme und Antibiose |
| wechselnde, **leichte bis plötzlich auftretende, stärkste Schmerzen auf einer Seite des Unterbauchs**<br>▸ ab 8 Tagen nach ausbleibender Periode<br>▸ oft Schmierblutungen | ▸ Extrauteringravidität (Eileiterschwangerschaft)<br>▸ Gelbkörperzyste | ⚠ bei starken Schmerzen mit Schwindel oder Schulterschmerzen: Notarzt rufen<br>▸ bei Schmerzen nach ausbleibender Periode: zum Gynäkologen |

| Beschwerdebild | Was steckt dahinter? | Vorgehen |
|---|---|---|
| wellenförmig auftretende, **stärkste Schmerzen in seitlichem Unterbauch und Schamlippen bzw. Hoden**<br>▸ Übelkeit und Erbrechen<br>▸ evtl. blutiger Urin | Nierenkolik | ⚠ Notarzt rufen |
| rasch zunehmende, **einseitige Schmerzen im Nabel- oder Leistenbereich**<br>▸ verbunden mit einer Vorwölbung<br>▸ Übelkeit, Erbrechen | Brucheinklemmung, bei<br>▸ Nabelhernie<br>▸ Leistenhernie, v. a. bei Männern<br>▸ Schenkelhernie, v. a. bei Frauen<br>▸ sonstige Hernien | ⚠ wegen drohender Abschnürung eines Darmabschnittes: in Klinik einweisen |
| verschiedene, oft heftige **Schmerzen in Rücken und Unterbauch**<br>▸ meist Verschlimmerung durch Bewegung | Erkrankungen der Wirbelsäule, z. B.<br>▸ Bandscheibenschäden<br>▸ Facettensyndrom<br>▸ Spondylolisthesis (Wirbelgleiten), Wirbelbruch<br>▸ Knochentumoren oder -metastasen in der Wirbelsäule | ▸ neurologische Ausfälle ausschließen: Motorik, Sensibilität, Reflexe prüfen<br>▸ bei V. a. knöcherne Ursachen: Röntgen der Wirbelsäule<br>▸ zum Orthopäden |

## 8.7 Übelkeit und Erbrechen mit Bauch- oder Schluckbeschwerden

Übelkeit und Erbrechen entstehen nicht im Bauch, sondern im Gehirn, genauer gesagt im Brechzentrum. Wird dieses durch Stoffe aus verdorbener Nahrung, Giftstoffe oder Medikamente im Blut gereizt oder durch ungewöhnlich hohe Konzentrationen mancher Stoffwechselprodukte und Hormone, z. B. Histamin, Schwangerschaftshormon oder Magenhormone, aktiviert, reagiert das Brechzentrum reflexhaft: Magen und Zwerchfell, Brust- und Atemmuskulatur ziehen sich krampfartig zusammen, der Magenschließmuskel öffnet sich. Gleichzeitig kehrt die Muskulatur der Speiseröhre ihre normalerweise abwärts Richtung Magen gerichteten wellenförmigen Bewegungen um. Dadurch wird der Mageninhalt schwallartig nach außen befördert.

Erbrechen ist also ein aktiver Prozess, im Gegensatz zum **Hochwürgen unverdauter Nahrung** (Regurgitation). Dieses tritt als passiver Vorgang bei verschiedenen Erkrankungen der Speiseröhre auf, meistens ohne vorangehende Übelkeit.

Die Suche nach den Ursachen für Übelkeit und Erbrechen bereitet oft Schwierigkeiten, da beide Symptome bei zahlreichen Erkrankungen vorkommen. Bei der Diagnosesicherung sind sie deshalb meist nur Nebensymptome. Entscheidend sind zusätzliche Beschwerden, z. B. Gewichtsverlust, Bauch- und Kopfschmerzen, Durchfall, Fieber und Schwindel, sowie die äußeren Begleitumstände: Erkrankungen im Umfeld (sprechen für Infektionen), kürzliche Reisen und eingenommene Medikamente. Ebenfalls wichtige Hinweise auf die Ursache des Erbrechens gibt der Zeitpunkt des Erbrechens. So findet sich beispielsweise morgendliches Erbrechen nach dem Aufstehen typischerweise in der frühen Schwangerschaft, bei Depressionen, Hirnerkrankungen, schweren Nierenerkrankungen und als »Nachwehe feucht-fröhlicher Abende«. Findet stattdessen das Erbrechen kurz nach der Mahlzeit statt, steckt dahinter vermutlich eine Magenerkrankung oder eine psychische Ursache.

## 8.7 Übelkeit und Erbrechen mit Bauch- oder Schluckbeschwerden

| Beschwerdebild | Was steckt dahinter? | Vorgehen |
|---|---|---|
| Völlegefühl, Übelkeit und evtl. Erbrechen nach üppigen oder rasch eingenommenen Mahlzeiten | Überlastung des Magens | Nahrungspause |
| plötzlich auftretendes Erbrechen mit Bauchschmerzen und Durchfall<br>▶ evtl. Fieber<br>▶ evtl. ähnliche Erkrankungen in der Familie oder Umgebung | infektiöse Durchfallerkrankung<br>▶ Lebensmittelvergiftung, z. B. durch Tiefkühlkost, Geflügel, Milchprodukte, eihaltige Produkte<br>▶ Frühphase von Vergiftungen, z. B. durch Pilze, Pflanzen(teile) | ⚠ bei Verdacht auf Vergiftungen: Giftnotruf<br>▶ wenn keine Flüssigkeit behalten wird, bei hohem Fieber, Schwindel, Verwirrtheit: Infusionstherapie<br>▶ gekühlte Getränke, bei starkem Brechreiz schluckweise, z. B. Wasser, Kamillentee |
| Übelkeit und Erbrechen, regelmäßig nach Einnahme bestimmter Nahrungsmittel<br>▶ oft Bauchschmerzen, Durchfall und/oder Blähungen<br>▶ evtl. Juckreiz und pelziges Gefühl im Mund<br>▶ evtl. Heuschnupfen, Asthma oder Hautausschlag | ▶ Nahrungsmittelunverträglichkeit, z. B. Milchzuckerunverträglichkeit<br>▶ Nahrungsmittelallergie<br>▶ Pseudoallergie z. B. gegen Erdbeeren, Tomaten, Käse, Schokolade<br>▶ Zöliakie (Sprue) | ▶ nach Allergien suchen: Anamnese, Blutwerte, Eliminations- und Suchdiät<br>▶ Laktosetoleranztest<br>▶ Stuhl untersuchen<br>▶ unverträgliche Nahrungsmittel meiden<br>▶ bei Allergieneigung Rohkost und Fertigprodukten meiden<br>▶ V. a. Zöliakie: Anti-Transglutaminase-AK kontrollieren |
| Übelkeit, Erbrechen und Aufstoßen, verbunden mit Schmerzen und/oder Druckgefühl in der Magengegend<br>▶ Völlegefühl, Appetitlosigkeit<br>▶ evtl. Bluterbrechen und/oder schwarzer Stuhl | ▶ Reizmagensyndrom (funktionelle Dyspepsie)<br>▶ akute Gastritis (Magenschleimhautentzündung)<br>▶ Ulcus ventriculi (Magengeschwür) oder Ulcus duodeni (Zwölffingerdarmgeschwür)<br>▶ somatoforme Störung | ⚠ wenn Teerstühle auftreten, die Schmerzen in die linke Schulter oder den Rücken ziehen: sofort Endoskopie<br>▶ wenn keine Besserung eintritt: Endoskopie<br>▶ warme Bauchwickel<br>▶ Verzicht auf Kaffee, Alkohol und Zigaretten<br>▶ Tee, z. B. mit Kamille, Schafgarbe, Pfefferminze, Süßholzwurzel<br>▶ Entspannungsverfahren, Stressmanagement |
| wiederholtes Erbrechen mit Sodbrennen und saurem Aufstoßen<br>▶ schmerzhafte Schluckbeschwerden<br>▶ Druckgefühl hinter dem Brustbein | Refluxkrankheit, evtl. mit Speiseröhrenentzündung | ▶ Endoskopie<br>**Beratung:**<br>▶ häufige, kleine Mahlzeiten<br>▶ nach einer Mahlzeit 2–3 Stunden nicht hinlegen<br>▶ mit erhöhtem Oberkörper schlafen |
| wiederholtes Hochwürgen unverdauter Nahrung<br>▶ evtl. Schluckbeschwerden<br>▶ evtl. Schmerzen hinter dem Brustbein oder im Rücken<br>▶ evtl. Gewichtsverlust | ▶ Speiseröhrendivertikel, Ausbuchtung der Speiseröhrenwand<br>▶ Speiseröhren-Beweglichkeitsstörung vor allem bei Achalasie<br>▶ fortgeschrittener Speiseröhrenkrebs<br>▶ selten: Magenkrebs | ▶ Endoskopie<br>**Beratung bei Achalasie:**<br>▶ langsam essen, gut kauen, viel trinken<br>▶ nach einer Mahlzeit 2–3 Stunden nicht hinlegen<br>▶ mit erhöhtem Oberkörper schlafen |

## 8 Bauchraum

| Beschwerdebild | Was steckt dahinter? | Vorgehen |
|---|---|---|
| **Übelkeit, Appetitlosigkeit, Abneigung gegen Fett und Abgeschlagenheit**<br>▶ anfangs oft grippeähnliche Beschwerden<br>▶ Druckgefühl im rechten Oberbauch<br>▶ evtl. Gelbsucht, dunkler Urin, entfärbter Stuhl, Juckreiz | akute Virus-Hepatitis | ▶ Leber- und Gallenwerte (→ S. 424) kontrollieren<br>▶ Ultraschall<br><br>❗ Lt. IfSG §§ 6 und 24 dürfen Heilpraktiker eine Virushepatitis nicht behandeln |
| **Übelkeit und Erbrechen, verbunden mit Oberbauch- und Flankenschmerzen**<br>▶ Fieber und Schüttelfrost<br>▶ meist Schmerzen beim Wasserlassen | akute Pyelonephritis (Nierenbeckenentzündung) | ❗ Sepsis droht. Bei Fieber, schlechtem Allgemeinzustand: in Klinik einweisen<br>▶ Urinteststreifen<br>▶ Antibiose<br>▶ Ultraschall |
| **dauerhafte oder wiederkehrende Übelkeit und Erbrechen, verbunden mit Schmerzen in Oberbauch und Rücken**<br>▶ oft Verschlimmerung durch fettreiches Essen, Alkohol<br>▶ evtl. massiger, fettglänzender Stuhl<br>▶ evtl. Gewichtsabnahme | ▶ chronische Pankreatitis (Bauchspeicheldrüsenentzündung), bei Stuhlveränderung mit Pankreasinsuffizienz<br>▶ Pankreaskarzinom (Bauchspeicheldrüsenkrebs) | ▶ Lipase, Amylase (→ S. 426), Entzündungswerte (→ S. 422), Leberwerte (→ S. 424) kontrollieren<br>▶ Ultraschall, ERCP, ggf. CT<br>▶ häufige, kleine, fettarme Mahlzeiten<br>▶ ggf. Enzymsubstitution<br>▶ auf Alkohol verzichten |
| **Übelkeit und Erbrechen mit einsetzenden, gürtelförmigen Oberbauchschmerzen**<br>▶ häufig einige Stunden nach Alkohol oder fettem Essen<br>▶ evtl. Fieber und/oder Gelbsucht<br>▶ evtl. Schockzeichen | akute Pankreatitis (Bauchspeicheldrüsenentzündung) | ❗ Notarzt rufen |
| **Übelkeit und Erbrechen mit krampfartigen Oberbauchschmerzen bei Diabetikern**<br>▶ starker Durst<br>▶ fruchtiger Mundgeruch<br>▶ zunehmende Bewusstseinstrübung | diabetische Ketoazidose | ❗ Notarzt rufen<br><br>**Erstmaßnahme:** BZ und Ketonkörper im Urin messen |
| **Völlegefühl und Übelkeit nach Mahlzeiten** bei langjährigem Diabetes<br>▶ später auch Erbrechen, Bauchschmerzen | (atonischer) Diabetikermagen | ▶ Ernährungsberatung<br>▶ niedrigdosiert Erythromycin |
| **wiederkehrende Übelkeit, Aufstoßen und Appetitlosigkeit mit Bauchschmerzen**<br>▶ Durchfall und/oder Verstopfung mit kleinen Kotballen (oft im Wechsel)<br>▶ Schmerzbeginn oft am Morgen, Besserung nach dem Stuhlgang | ▶ Reizdarm<br>▶ psychosomatische Störung | **Beratung:**<br>▶ warme Bauchwickel, Wärmflasche, warmes Bad<br>▶ häufige kleine, ballaststoffreiche Mahlzeiten<br>▶ Stressmanagement |

## 8.7 Übelkeit und Erbrechen mit Bauch- oder Schluckbeschwerden

| Beschwerdebild | Was steckt dahinter? | Vorgehen |
|---|---|---|
| **Übelkeit und Erbrechen, verbunden mit stärksten, kolikartigen Schmerzen im rechten Oberbauch**<br>▸ oft Schmerzausstrahlung in die rechte Schulter<br>▸ evtl. Gelbsucht, dunkler Urin, Juckreiz | Gallenkolik | ⚠ bei starken Schmerzen: Notarzt rufen<br>▸ in den nächsten Stunden in die Klinik oder zum Hausarzt |
| **Übelkeit und Erbrechen, verbunden mit stärksten, kolikartigen Schmerzen in einer Flanke**<br>▸ oft Ausstrahlung in seitlichen Unterbauch, Schamlippen bzw. Hoden und/oder Rücken<br>▸ evtl. blutiger Urin | Nierenkolik | ⚠ bei starken Schmerzen: Notarzt rufen<br>▸ in den nächsten Stunden in die Klinik oder zum Hausarzt |
| **Übelkeit und Erbrechen, verbunden mit rasch zunehmenden Schmerzen, die vom Nabel zum rechten Unterbauch wandern** | Appendizitis (Blinddarmentzündung) | ⚠ bei starken Schmerzen oder hartem Bauch: Notarzt rufen<br>▸ in Klinik einweisen |
| **Übelkeit und Erbrechen**, selten Koterbrechen, **verbunden mit** rasch zunehmenden, **heftigsten Bauchschmerzen**<br>▸ aufgetriebener Bauch<br>▸ kein Abgang von Wind oder Stuhl | mechanischer Ileus z. B. bei<br>▸ Darmkrebs<br>▸ Divertikulitis<br>▸ Crohn-Krankheit<br>▸ eingeklemmtem Bruch<br>▸ paralytischem Ileus (Darmlähmung), z. B. bei Peritonitis | ⚠ Notarzt rufen |
| **Übelkeit und Erbrechen, verbunden mit rasch zunehmenden, heftigsten Bauchschmerzen und brettharter Bauchdecke**<br>▸ oft plötzlicher Schmerzbeginn an einer begrenzten Stelle<br>▸ Kaltschweißigkeit, Herzrasen, Angst<br>▸ meist Fieber | Peritonitis (Bauchfellentzündung), z. B. bei<br>▸ Magendurchbruch<br>▸ Appendizitis<br>▸ akuter Pankreatitis<br>▸ mechanischem Ileus | ⚠ Notarzt rufen |

# 8.8 Übelkeit und Erbrechen ohne Bauchbeschwerden

↪ *Übelkeit und Erbrechen mit Kopfschmerzen*
→ 4.14 S. 107
↪ *Übelkeit und Erbrechen mit Schwindel*
→ 4.6 S. 91, → 4.7 S. 93

Übelkeit und Erbrechen ohne Bauchbeschwerden sind typische Reaktionen des **vegetativen Nervensystems** auf starke Emotionen wie Angst und Schmerz, Erschrecken und Ekel. Wie empfindlich dabei der Einzelne reagiert, ist Typsache. Vor allem Kinder neigen bei Aufregungen dazu, sich zu übergeben. Manche entdecken Erbrechen sogar als willkommenes Druckmittel, das sie gezielt zur Durchsetzung ihrer Wünsche einsetzen.

Hinter regelmäßigem Erbrechen stecken jedoch meist körperliche Erkrankungen – nicht nur des Magen-Darm-Bereichs, sondern auch von Gehirn, Nieren, Hormondrüsen oder Herz.

| Beschwerdebild | Was steckt dahinter? | Vorgehen |
|---|---|---|
| **Übelkeit und Erbrechen bei Angst, Aufregung, Schreck, Schmerz, Ekel** | normale Reaktion | ► aufklären<br>► keine Behandlung erforderlich |
| **Erbrechen bei Säuglingen**<br>1. gelegentlich nach der Mahlzeit, gute Gewichtszunahme<br>2. (fast) nach jeder Mahlzeit, nicht ausreichende Gewichtszunahme<br>3. nach jeder Mahlzeit im Strahl, Gewichtsverlust | 1. normales Spucken<br>2. Refluxkrankheit<br>3. Magenpförtnerenge | ► bei Erbrechen im Strahl, Gewichtsverlust, trockenen Windeln, Fieber, Blutspuren in der erbrochenen Milch: am selben Tag zum Pädiater<br>► bei starkem Erbrechen, häufigem Husten oder unzureichender Gewichtszunahme: in den nächsten Tagen zum Pädiater<br>**Beratung:**<br>► nach der Mahlzeit 15–30 Minuten aufrecht halten<br>► Milch andicken |
| **anfallsartiges Erbrechen bei Kindern** bis zu 50 Mal täglich<br>► fruchtiger Mundgeruch<br>► Übererregung oder Benommenheit | azetonämisches Erbrechen | ⚠ es drohen Elektrolytstörungen und Austrocknung: sofort zum Pädiater |
| **wiederholtes, absichtlich herbeigeführtes Erbrechen**<br>► oft Gewichtsabnahme<br>► evtl. Fressattacken | ► Magersucht<br>► Bulimie | ► bei erheblichem Untergewicht drohen Stoffwechselentgleisungen: BMI, Elektrolyte (→ S. 411) kontrollieren<br>► Motivation zum psychotherapeutischen Erstgespräch<br>► Zähne kontrollieren |
| **Übelkeit** und Erbrechen, verbunden mit anhaltend trauriger oder »übler« Stimmung | psychosomatische Störung | Motivation zum psychotherapeutischen Erstgespräch |
| **Übelkeit und morgendliches Erbrechen nach Ausbleiben der Monatsblutung** | ► Schwangerschaft mit (normalem) Schwangerschaftserbrechen<br>► Scheinschwangerschaft | häufige, kleine Mahlzeiten mit viel Kohlehydraten, wenig Eiweiß und Fett |

## 8.8 Übelkeit und Erbrechen ohne Bauchbeschwerden

| Beschwerdebild | Was steckt dahinter? | Vorgehen |
|---|---|---|
| **Übelkeit und sehr häufiges Erbrechen** (mind. fünfmal täglich) **nach Ausbleiben der Monatsblutung**<br>▸ starker Durst, trockene Schleimhäute<br>▸ Gewichtsabnahme<br>▸ evtl. Fieber | ▸ pathologisches (krankhaftes) Schwangerschaftserbrechen (Hyperemesis gravidarum)<br>▸ Scheinschwangerschaft<br>▸ Blasenmole<br>▸ selten: Chorionkarzinom | ❗ wenn Fieber, Gelbsucht, Schwindel auftreten: Notarzt rufen<br>▸ wenn Erbrechen einen Tag anhält oder keine Flüssigkeit behalten wird: zum Gynäkologen |
| **Übelkeit und Schwindel** bei passiver Bewegung, z. B. **in Auto oder auf dem Schiff** | Reisekrankheit (Kinetose) | **Beratung:**<br>▸ Kopf unbewegt halten, Fahrzeugbewegungen mitverfolgen, hinlegen, Punkt in der Ferne fixieren<br>▸ Bonbons lutschen, Kaugummi kauen<br>▸ evtl. Tabletten oder Zäpfchen gegen Übelkeit |
| **wiederkehrende Attacken für** Minuten bis Stunden **mit Übelkeit, Erbrechen und Drehschwindel** und<br>▸ (meist) einseitige Hörminderung<br>▸ Ohrdruck und Ohrgeräusche | Menière-Krankheit | bislang keine erwiesen wirksame Behandlung<br><br>**Beratung:**<br>▸ Sport<br>▸ Entspannungstechniken<br>▸ Bemühen um psychotherapeutische Hilfe zur Bewältigung |
| **Attacken mit Übelkeit, Erbrechen und einseitigen, stirnbetonten Kopfschmerzen**<br>▸ Geräusch- und/oder Lichtempfindlichkeit<br>▸ Dauer: wenige Stunden bis 3 Tage | Migräne | ▸ dunkler Raum, Ruhe, Kälte<br>▸ bei Übelkeit: Metoclopramid<br>▸ bei Schmerzen: Azetylsalizylsäure, Paracetamol oder Ibuprofen, ggf. mit Koffein kombiniert<br>▸ ggf. Triptane (Serotoninrezeptoragonisten) zu Schmerzbeginn |
| **dauerhafte Übelkeit und häufiges Erbrechen bei meist bekannter Nierenerkrankung**<br>▸ urinartiger Mundgeruch<br>▸ Verwirrtheit, Benommenheit<br>▸ blutiger Durchfall | ▸ Urämie (Harnvergiftung) bei Nierenversagen | ❗ in Klinik einweisen |
| **wiederkehrende Übelkeit und Erbrechen bei meist bekannter Herzerkrankung** | Herzinsuffizienz | zum Kardiologen und medikamentöse Einstellung |
| **Übelkeit, Erbrechen und starker Durst bei meist bekanntem Diabetes**<br>▸ fruchtiger Mundgeruch<br>▸ vertiefte Atmung<br>▸ zunehmende Bewusstseinstrübung | diabetische Ketoazidose | ❗ Notarzt rufen<br>**Erstmaßnahme:** BZ und Ketonkörper (Teststreifen) im Urin messen |
| **wiederholtes, vor allem morgendliches Erbrechen ohne Übelkeit** mit starken Dauerkopfschmerzen<br>▸ oft Verlangsamung, Verwirrtheit, Benommenheit<br>▸ häufiges Gähnen, Schluckauf | Hirndrucksteigerung, z. B. als Folge von<br>▸ Gehirntumor<br>▸ Schädel-Hirn-Verletzung<br>▸ chronischer Subduralblutung<br>▸ Schlaganfall | ❗ Einklemmung mit Atem- und Herzstillstand droht: Notarzt rufen |

| Beschwerdebild | Was steckt dahinter? | Vorgehen |
|---|---|---|
| **Übelkeit und Erbrechen mit starken Schmerzen oder Engegefühl in der Brust**<br>▸ Atemnot<br>▸ kalter Schweiß<br>▸ Angst, Vernichtungsgefühl | ▸ stabile Angina pectoris<br>▸ instabile Angina pectoris<br>▸ Herzinfarkt | ⚠ Notarzt rufen<br>**Erstmaßnahmen:**<br>▸ halb sitzende Position<br>▸ Frischluft<br>▸ Nitrat |
| **Übelkeit und Erbrechen mit heftigsten Kopfschmerzen**<br>▸ meist rasche Bewusstseinstrübung<br>▸ evtl. steifer, schmerzhafter Nacken<br>▸ evtl. Lähmungen<br>▸ evtl. Seh- oder Sprachstörungen<br>▸ evtl. Krampfanfälle | ▸ Hirnaneurysmablutung<br>▸ Hirnvenen- oder Sinus(venen)-thrombose<br>▸ hypertensive Krise<br>▸ Meningitis (Hirnhautentzündung)<br>▸ Enzephalitis (Gehirnentzündung) | ⚠ Notarzt rufen |
| **Übelkeit und Erbrechen mit unerträglichen, einseitigen Stirn- und Augenschmerzen**<br>▸ verschwommenes Sehen<br>▸ betroffenes Auge gerötet und hart | akuter Glaukomanfall (Grüner Star) | ⚠ Erblindungsgefahr: Notarzt rufen oder möglichst sofort in die nächste Augenklinik |
| **Übelkeit, Erbrechen und Kopfschmerzen nach langem Aufenthalt in der Sonne oder Überhitzung**<br>▸ heiße, rote Haut, kein Schwitzen<br>▸ Schwindel, Schwäche<br>▸ evtl. Bewusstseinstrübung | ▸ Hitzschlag<br>▸ Sonnenstich | ⚠ bei Bewusstseinsstörungen: Notarzt rufen<br>▸ kaltes Fußbad, wenn Betroffener noch fit, auch Dusche<br>▸ Kopf vorsichtig mit lauwarmem Wasser kühlen<br>▸ Kleidung nass machen |
| **Übelkeit und Erbrechen unmittelbar nach einer Kopfverletzung mit erhaltenem Bewusstsein** | Schädelprellung | ⚠ bei anhaltendem Erbrechen: Notarzt rufen<br>▸ regelmäßig Bewusstsein und Beschwerden kontrollieren, auch zu Hause durch Angehörige<br>▸ bei Beschwerden: sofort in eine Klinik |
| **Übelkeit, Erbrechen und anschließende Bewusstlosigkeit unmittelbar nach einer Kopfverletzung** | ▸ Gehirnerschütterung (Commotio cerebri)<br>▸ Schädel-Hirn-Verletzung (SHT) | ⚠ Notarzt rufen |
| **Übelkeit und Erbrechen bei Vergiftung oder Missbrauch von Alkohol und Drogen**<br>▸ oft Verwirrtheit, zunehmende Bewusstseinsstörung bis zum Koma<br>▸ evtl. starke Unruhe, Krampfanfälle | ▸ Vergiftung, bei Erwachsenen in 80–90 % der Fälle durch Medikamente<br>▸ Überdosis oder Entzugssyndrom bei Alkoholabhängigkeit und Drogensucht | ⚠ Notarzt rufen<br>⚠ bei Vergiftungsverdacht: Giftnotruf |

| Beschwerdebild | Was steckt dahinter? | Vorgehen |
|---|---|---|
| Übelkeit und Erbrechen bei Medikamenteneinnahme | häufige Nebenwirkung, z. B. von<br>▸ Bluthochdruckmitteln<br>▸ Schmerz- und Rheumamitteln (NSAR)<br>▸ starken Schmerzmitteln (Opoide)<br>▸ Kortison<br>▸ Antibiotika<br>▸ »Pille«<br>▸ Digitalis<br>▸ Eisenpräparaten<br>▸ Zytostatika | ▸ Rrücksprache mit dem verschreibenden Arzt<br>▸ bei Selbstmedikation: Mittel absetzen |

## 8.9 Erbrechen von Blut oder kaffeesatzartiger Flüssigkeit

| Beschwerdebild | Was steckt dahinter? | Vorgehen |
|---|---|---|
| **Erbrechen von schaumigem Blut** | ▸ Lungenembolie<br>▸ akute Herzinsuffizienz<br>▸ Lungenkrebs<br>▸ Tuberkulose<br>▸ Mukoviszidose<br>▸ Wegener-Granulomatose | ⚠ Notarzt rufen |
| **Blutspuren im Erbrochenen** nach wiederholtem Erbrechen | Reizung oder kleine Einrisse der Speiseröhrenschleimhaut | Endoskopie |
| **massives Bluterbrechen**<br>▸ evtl. Magenschmerzen und/oder Völlegefühl<br>▸ evtl. schwarzer Teerstuhl | ▸ Ulcus ventriculi (Magengeschwür), Ulcus duodeni (Zwölffingerdarmgeschwür)<br>▸ akute Gastritis (Magenschleimhautentzündung)<br>▸ Magenkrebs | ⚠ Notarzt rufen |
| **massives Bluterbrechen mit Gelbsucht und Wasserbauch**<br>▸ evtl. schwarzer Teerstuhl | Blutung aus Ösophagusvarizen (Speiseröhren-Krampfadern), z. B. bei<br>▸ Leberzirrhose<br>▸ Rechtsherzinsuffizienz | ⚠ Notarzt rufen |
| **massives Bluterbrechen und Brustschmerzen,** meist nach vorangegangenem starken Husten oder heftigem, unblutigen Erbrechen | ▸ Mallory-Weiss-Syndrom<br>▸ Blutung aus Ösophagusvarizen (Speiseröhren-Krampfadern) | ⚠ Notarzt rufen |
| **massives Bluterbrechen bei Medikamenteneinnahme** | Nebenwirkung von Schmerz- und Rheumamitteln (NSAR) | ⚠ Notarzt rufen |

| Beschwerdebild | Was steckt dahinter? | Vorgehen |
|---|---|---|
| **wiederholtes Erbrechen von kleineren Blutmengen** oder **kaffeesatzartiger Flüssigkeit**<br>▸ evtl. Schluckbeschwerden<br>▸ evtl. Sodbrennen, Schmerzen hinter dem Brustbein oder im Oberbauch<br>▸ evtl. schwarzer Teerstuhl | ▸ Speiseröhrenentzündung, meist Refluxösophagitis<br>▸ Ösophaguskarzinom (Speiseröhrenkrebs)<br>▸ Magenpolypen<br>▸ Magenkarzinom<br>▸ fortgeschrittene Lebererkrankung, vor allem Leberzirrhose<br>▸ chronische Niereninsuffizienz | am selben Tag Endoskopie |
| **einmaliges Erbrechen von kaffeesatzartiger Flüssigkeit,** mit oder ohne vorangegangenes Nasenbluten | verschlucktes Blut z. B. durch Nasenbluten | wenn kein Nasenbluten vorangegangen ist: am selben Tag Endoskopie |

## 8.10 Akuter Durchfall (Dauer bis 2 Wochen)

| Beschwerdebild | Was steckt dahinter? | Vorgehen |
|---|---|---|
| **breiiger Durchfall in Stress- oder Angstsituationen** | normale Reaktion | wenn der Durchfall länger als 3 Tage anhält:<br>▸ Stuhl untersuchen<br>▸ Entzündungswerte (→ S. 422) und Elektrolyte (→ S. 411) kontrollieren |
| **wässriger oder breiiger Durchfall,** evtl. vermischt mit Eiter, Blut oder himbeergeleeartigem Schleim<br>▸ Erbrechen und Bauchschmerzen<br>▸ oft Fieber<br>▸ oft ähnliche Erkrankungen in der Umgebung | infektiöse Durchfallerkrankung (infektiöse Gastroenteritis) | ▸ bei heftigen Bauchschmerzen, blutigem oder eitrigem Durchfall, Durchfall nach Fernreisen, hohem Fieber, Schwäche, Schwindel: Stuhl untersuchen, Entzündungswerte (→ S. 422) und Elektrolyte (→ S. 411) kontrollieren<br>▸ 3-4 l pro Tag trinken, z. B. Kräutertee, Gemüsebrühe, für Kinder Elektrolytlösung |
| **Durchfall und heftiges Erbrechen** 1-6 Stunden nach dem Verzehr fragwürdiger Nahrungsmittel<br>▸ meist Bauchschmerzen<br>▸ oft ähnliche Erkrankungen im Umfeld | Lebensmittelvergiftung, z. B. durch Tiefkühlkost, Milchprodukte (z. B. Softeis), eihaltige Produkte (z. B. Tiramisu), Geflügel | ▸ bei Kreislaufproblemen und fehlender Besserung nach 2 Tagen: Stuhl untersuchen, Entzündungswerte (→ S. 422) und Elektrolyte (→ S. 411) kontrollieren<br>▸ 3-4 l pro Tag trinken, z. B. Kräutertee, Gemüsebrühe, für Kinder Elektrolytlösung |
| **Durchfall, Erbrechen und Bauchschmerzen nach einer Pilzmahlzeit**<br>1. nach 30-60 Minuten<br>2. nach 1-2 Stunden<br>3. nach 6-24 Stunden | 1. leichte Pilzvergiftung<br>2. Vergiftung durch essbare Pilze, die zu lange aufbewahrt wurden<br>3. schwere Pilzvergiftung | ❗ wenn Symptome nach 6 Stunden oder später auftreten: Notarzt rufen<br>▸ bei früherer Symptomatik: zum Hausarzt |

| Beschwerdebild | Was steckt dahinter? | Vorgehen |
|---|---|---|
| **Durchfall nach übermäßigem Alkoholkonsum** | Wirkung von Alkohol | viel trinken, z. B. dünnen Schwarztee, Mineralwasser |
| **wässriger**, seltener schleimiger oder blutiger **Durchfall während** oder bis 4 Wochen **nach Einnahme eines Antibiotikums**<br>▸ meist Bauchschmerzen<br>▸ evtl. Fieber | ▸ Antibiotika-assoziierter Durchfall, besonders durch Breitbandantibiotika wie Ampicillin, Clindamycin und Cefalosporine<br>▸ pseudomembranöse Kolitis | ▸ bei blutigem Durchfall, hohem Fieber, Schwäche, Schwindel: Ultraschall, Endoskopie und Infusionsbehandlung<br>▸ 3–4 l pro Tag trinken<br>▸ Hefepräparate<br>▸ probiotische Präparate mit Milchsäurebakterien oder speziellen E.-coli-Stämmen |
| **Durchfall bei Einnahme anderer Medikamente** | häufige Nebenwirkung, z. B. von<br>▸ Abführmitteln<br>▸ Schmerz- und Rheumamitteln (NSAR)<br>▸ Eisen- und Magnesiumpräparaten, Asthmamitteln | ▸ Rücksprache mit verschreibendem Arzt<br>▸ bei Selbstmedikation: Mittel absetzen |

## 8.11 Chronischer Durchfall (Dauer über 2 Wochen)

Während der Dickdarm mehr als 10 Billionen Bakterien beherbergt, die für den Verdauungsvorgang unerlässlich sind, befinden sich im Dünndarm nur wenige Bakterien. Eine Vermehrung stört die normale Verdauungsfunktion und führt zu Blähungen, Bauchschmerzen, Durchfällen und Mundgeruch, evtl. auch zu Gewichtsabnahme. Eine derartige bakterielle Fehlbesiedlung des Dünndarms findet sich besonders häufig nach Magen- oder Darmoperationen, aber auch im Zusammenhang mit der Crohn-Krankheit, Sklerodermie oder Pankreasinsuffizienz. In vielen Fällen bleibt die Ursache ungeklärt. Der Wasserstoff-Atemtest erhärtet die Verdachtsdiagnose, beweist sie jedoch nicht mit Sicherheit, da der Test auch bei anderen Erkrankungen positiv ausfällt. Die Behandlung beinhaltet eine milchzuckerfreie Diät sowie eine langfristige Einnahme von Antibiotika.

| Beschwerdebild | Was steckt dahinter? | Vorgehen |
|---|---|---|
| **wiederholte Durchfälle mit oder ohne Bauchschmerzen** | ▸ chronische Infektion mit Parasiten, Pilzen, Bakterien<br>▸ bakterielle Besiedlung des Dünndarms<br>▸ somatoforme Störung, vor allem bei Stress<br>▸ weitere Ursachen: alle in dieser Tabelle genannten Erkrankungen | ▸ Entzündungswerte (→ S. 422) kontrollieren<br>▸ Stuhl untersuchen<br>▸ evtl. Ultraschall und Endoskopie |
| **wiederkehrende, schleimige oder wässrige Durchfälle**, bis 6 × täglich<br>▸ krampfartige Schmerzen vor allem im rechten Unterbauch<br>▸ Gewichtsverlust, Appetitlosigkeit<br>▸ evtl. leichtes Fieber | chronisch-entzündliche Darmerkrankung:<br>▸ vor allem Crohn-Krankheit<br>▸ weniger typisch für Colitis ulcerosa | bei starken Schmerzen und hohem Fieber am gleichen Tag:<br>▸ Entzündungswerte (→ S. 422) kontrollieren<br>▸ Stuhl untersuchen<br>▸ Endoskopie<br>sonst nach einigen Tagen |

| Beschwerdebild | Was steckt dahinter? | Vorgehen |
|---|---|---|
| wiederkehrende, schleimig-blutige Durchfälle, bis 20 x täglich<br>▸ krampfartige oder drückende Bauchschmerzen, verstärkt beim Stuhlgang<br>▸ oft Fieber | chronisch-entzündliche Darmerkrankung:<br>▸ vor allem Colitis ulcerosa<br>▸ weniger typisch für Crohn-Krankheit | bei starken Schmerzen und hohem Fieber am gleichen Tag<br>▸ Entzündungswerte (→ S. 422) kontrollieren<br>▸ Stuhlprobe<br>▸ Endoskopie<br>sonst nach einigen Tagen |
| wiederkehrende, schleimige oder blutige Durchfälle, oft im Wechsel mit Verstopfung<br>▸ krampfartige Schmerzen vor allem im linken Unterbauch<br>▸ oft Fieber | Divertikulitis (»Linksappendizitis«). Bei Fieber oder erhöhten Entzündungswerten (→ S. 422) liegt wahrscheinklich eine akute Divertikulitis vor | ⚠ bei starken Schmerzen oder bretthartem Bauch: Notarzt rufen<br>▸ akute Divertikulitis: in Klinik einweisen<br>▸ für »guten« Stuhlgang sorgen: genügend trinken, ballaststoffreich essen, ggf. Abführmittel<br>▸ blähende Speisen meiden<br>▸ bei Antikoagulantientherapie: auf rektale Blutungen achten |
| wiederkehrende, oft blutige Durchfälle im Wechsel mit Verstopfung<br>▸ oft Stuhlabgang mit dem Wind<br>▸ evtl. krampfartige Bauchschmerzen<br>▸ Müdigkeit, Gewichtsverlust | Darmkrebs | Endoskopie |
| wiederkehrende breiige, evtl. schleimige Durchfälle im Wechsel mit Verstopfung<br>▸ Schmerzen vor allem im Unterbauch<br>▸ oft kleine, harte Kotballen mit Schleimauflagerung<br>▸ oft Blähungen, Völlegefühl | ▸ Reizdarm<br>▸ Missbrauch von Abführmitteln | **Beratung:**<br>▸ Entspannungstechniken<br>▸ häufige kleine, ballaststoffreiche Mahlzeiten<br>▸ von Abführmitteln entwöhnen |
| wiederkehrende oder anhaltende Durchfälle<br>▸ Gewichtsverlust trotz Appetit<br>▸ Nervosität, Schwitzen | Hyperthyreose (Schilddrüsenüberfunktion) | TSH (→ S. 430) kontrollieren |
| wiederkehrende Durchfälle mit anfallartiger Hautrötung | Karzinoid (hormonproduzierender Tumor) | 5-Hydroxyindolessigsäure im Urin kontrollieren |
| wiederkehrende oder anhaltende Durchfälle bei langjährigem Diabetes<br>▸ oft leichte Stuhlinkontinenz | ▸ Schädigung der Darmnerven als Diabetesspätfolge<br>▸ massiv gestörte Darmflora und/oder chronische Infektion, vor allem mit Parasiten oder Pilzen | ▸ BZ einstellen<br>▸ leicht verdauliche Nahrung |

## 8.11 Chronischer Durchfall (Dauer über 2 Wochen)

| Beschwerdebild | Was steckt dahinter? | Vorgehen |
|---|---|---|
| **anhaltende, oft übelriechende Durchfälle mit auffallend großen Stuhlmengen**<br>▸ oft fettglänzende Stühle von lehmartiger oder klebriger Konsistenz<br>▸ oft Gewichtsverlust<br>▸ evtl. Blässe, Entzündungen im Mundbereich, Nachtblindheit | Malassimilation (Verdauungsinsuffizienz), z. B. bei<br>▸ Pankreasinsuffizienz, z. B. bei chronischer Pankreatitis<br>▸ Zöliakie (Sprue)<br>▸ früherer Darm-OP<br>▸ Mukoviszidose<br>▸ chronischer Herzinsuffizienz | chronische Pankreatitis:<br>▸ Lipase, Amylase (→ S. 426), Entzündungswerte (→ S. 422), Leberwerte (→ S. 424) kontrollieren<br>▸ Ultraschall, ERCP, ggf. CT<br>▸ häufige, kleine, fettarme Mahlzeiten<br>▸ ggf. Enzymsubstitution<br>▸ auf Alkohol verzichten<br>V. a. Zöliakie: Anti-Transglutaminase-AK kontrollieren |
| **wiederkehrende Durchfälle nach Aufnahme bestimmter Nahrungsmittel**<br>▸ oft Erbrechen, Bauchschmerzen und/oder Blähungen<br>▸ evtl. Juckreiz oder pelziges Gefühl im Mund<br>▸ evtl. Heuschnupfen, Asthma oder Hautausschlag | ▸ Nahrungsmittelunverträglichkeit, z. B. Milchzuckerunverträglichkeit bei Laktasemangel<br>▸ Nahrungsmittelallergie<br>▸ Pseudoallergie, z. B. gegen Erdbeeren, Tomaten, Käse, Schokolade | ▸ nach Allergien suchen: Anamnese, Blutwerte, Eliminations- und Suchdiät<br>▸ Laktosetoleranztest<br>▸ Stuhl untersuchen<br>▸ unverträgliche Nahrungsmitteln meiden<br>▸ bei Allergieneigung Rohkost und Fertigprodukten meiden |
| **wiederkehrende oder anhaltende Durchfälle bei Alkoholabhängigkeit** | ▸ Wirkung von Alkohol<br>▸ chronische Pankreatitis | ▸ Lipase, Amylase (→ S. 426), Entzündungswerte (→ S. 422), Leberwerte (→ S. 424) kontrollieren<br>▸ Ultraschall, ERCP, ggf. CT<br>▸ häufige, kleine, fettarme Mahlzeiten<br>▸ ggf. Enzymsubstitution<br>▸ auf Alkohol verzichten |
| **wiederkehrende oder anhaltende Durchfälle bei Medikamenteneinnahme** | häufige Nebenwirkung, z. B. von<br>▸ Abführmitteln<br>▸ Schmerz- und Rheumamitteln (NSAR)<br>▸ Eisen- und Magnesiumpräparaten, Asthmamitteln | ▸ Rücksprache mit dem verschreibenden Arzt<br>▸ bei Selbstmedikation: Mittel absetzen |

## 8.12 Obstipation

| Beschwerdebild | Was steckt dahinter? | Vorgehen |
|---|---|---|
| **Obstipation und Bauchschmerzen**, die sich nach Stuhlgang bessern<br>▸ veränderte Stuhlkonsistenz<br>▸ Völlegefühl, Druckgefühl | Reizdarm | ▸ Darmentzündungen und -tumoren, Laktoseintoleranz ausschließen<br>▸ über Ursache aufklären<br>▸ Nahrungsmittel, die nicht vertragen werden, weglassen<br>▸ je nach Symptom – Blähungen, Durchfall, Verstopfung, Krämpfe – pflanzliche Mittel<br>▸ Antidepressiva erhöhen Schmerzschwelle |
| chronische **Obstipation bei Einnahme von Abführmitteln** | Abführmittel. Obstipation wird durch anfänglichen Kaliumverlust bei verstärktem Abführen gefördert | ▸ Abführmittel weglassen<br>▸ Ernährung umstellen, mehr Bewegung |
| akute oder chronische **Obstipation bei Einnahme von bestimmten Medikamenten** | Medikamentennebenwirkung, z. B. von Anticholinergika, Antidepressiva, Blutdruckmittel, Kodein, Magensäurebinder, Opiate | ▸ Medikamente weglassen, ggf. Rücksprache mit verschreibendem Arzt<br>▸ bei Opiattherapie begleitend Lactulose |
| **Obstipation bei Diabetes** | diabetische Neuropathie des Darmes | ▸ konsequent BZ einstellen<br>▸ Ernährung umstellen, mehr Bewegung<br>▸ ggf. Lactulose |
| **Obstipation mit Schmerzen im rechten Unterbauch**, oft krampfartig<br>▸ auch Durchfall und Blähungen<br>▸ Fieber | Divertikulitis | ▸ Ernährung umstellen, mehr Bewegung<br>▸ ggf. Lactulose<br>▸ bei Fieber Antibiotika<br>▸ bei Verdacht auf Perforation, Fisteln oder wiederholten Divertikulitiden: Resektion des divertikeltragenden Darmabschnittes |
| ausgeprägte **Obstipation mit gelegentlichem, »paradoxem« Durchfall** | ▸ Darmtumor<br>▸ sehr harter Stuhl | ▸ Darmtumor ausschließen<br>▸ ggf. Rektum manuell ausräumen<br>▸ Ernährung umstellen, mehr Bewegung |
| **Obstipation mit Schmerzen am After** | ▸ Analabzess, -fissur<br>▸ Hämorrhoiden | ▸ vorübergehend Lactulose<br>▸ operative Analabzessspaltung bzw. Analfissurresektion<br>▸ Rektoskopie zur Diagnostik und ggf. Behandlung der Hämorrhoiden |

## 8.13 Blutiger Stuhl und Blutungen aus dem Analbereich

Blut im Stuhl, schwarze Teerstühle, Blutspuren am Toilettenpapier: Dahinter verbergen sich meist harmlose Probleme, seltener schwere Erkrankungen. Die Farbe des Bluts gibt Hinweise auf den Ursprungsort:
- Hellrote Auflagerungen stammen meist von Enddarm oder After, am häufigsten aus Hämorrhoiden oder Analfissuren (Rissen der Analschleimhaut).
- Dunkelrote Blutungen haben ihren Ursprung überwiegend im Dick- oder Dünndarm. Oft liegen ihnen ein Divertikulose (Ausstülpungen der Darmwand) oder chronisch-entzündliche Darmerkrankungen zugrunde.
- Ebenso können verzehrte Rote Bete, Tomaten oder rote Gemüsepaprikas den Stuhl rot färben. Es handelt sich dann um eine Scheinblutung.

Blutungen in Speiseröhre, Magen und Zwölffingerdarm – den obersten Abschnitten des Verdauungstrakts – führen häufig zu schwarz verfärbtem Teerstuhl (Melaena): Die sauren Magensäfte und Enzyme des Dünndarms wandeln den roten Blutfarbstoff Hämoglobin zum schwarzen Hämatin. Aber auch Eisentabletten, medizinische Aktivkohle, größere Mengen von Spinat, Heidelbeeren, schwarzen Johannisbeeren und Lakritz verfärben den Stuhl teerähnlich.

| Beschwerdebild | Was steckt dahinter? | Vorgehen |
|---|---|---|
| **hellrote Blutauflagerungen** auf dem Stuhl, Blutstropfen in der Toilettenschüssel oder Blutspuren auf dem Toilettenpapier<br>▶ meist harter Stuhl, der Pressen erfordert<br>▶ oft Schmerzen, Brennen oder Juckreiz am Anus | ▶ Hämorrhoiden<br>▶ Analfissur<br>▶ Afterenge<br>▶ Analprolaps (Vorfall von Anus) oder Rektumprolaps (Vorfall des Mastdarm) | ▶ Rektoskopie<br>**Beratung bei hartem Stuhl:**<br>▶ viel trinken, z. B. Wasser, Tee, verdünnte Fruchtsäfte<br>▶ ballaststoffreiche Kost<br>▶ regelmäßige Bewegung |
| **hellrote oder (seltener) dunkelrote Blutanlagerungen** am Stuhl oder **Blutungen direkt aus dem Anus**<br>▶ oft aus völligem Wohlbefinden<br>▶ evtl. Bauchschmerzen | ▶ Divertikulitis<br>▶ Dickdarmpolypen<br>▶ Angiodysplasie (angeborene Gefäßfehlbildung) in der Magen-Darm-Schleimhaut | ⚠ bei massiven Bauchschmerzen Notarzt rufen<br>▶ Koloskopie<br>Divertikulitis:<br>▶ akute Divertikulitis: in Klinik einweisen<br>▶ für »guten« Stuhlgang sorgen: genügend trinken, ballaststoffreich essen, ggf. Abführmittel<br>▶ blähende Speisen meiden<br>▶ bei Antikoagulantientherapie: auf rektale Blutungen achten |
| wiederholt **kleinere Mengen hell- oder dunkelrotes Blut** in oder auf dem Stuhl<br>▶ Müdigkeit, Gewichtsverlust<br>▶ oft Wechsel zwischen Durchfall und Verstopfung<br>▶ evtl. Bauchschmerzen | Darmkrebs, meist Rektumkarzinom | Koloskopie |

| Beschwerdebild | Was steckt dahinter? | Vorgehen |
|---|---|---|
| plötzlich auftretender, **blutiger Durchfall mit heftigen Schmerzen im Mittel- und Unterbauch**<br>▸ schmerzfreie Phase von 6–24 Stunden, dann erneut stärkste Schmerzen im gesamten Bauch<br>▸ oft bei Menschen mit Arteriosklerose oder Herzerkrankungen | akute, schwere Durchblutungsstörung der Darmgefäße (Angina abdominalis), oft mit einem Mesenterialinfarkt | ⚠ Notarzt rufen |
| **blutiger Durchfall mit Schmerzen im Oberbauch**<br>▸ Völlegefühl, Appetitlosigkeit<br>▸ oft Übelkeit, Erbrechen, Bluterbrechen | ▸ akute Gastritis (Magenschleimhautentzündung)<br>▸ Ulcus ventriculi (Magengeschwür), Ulcus duodeni (Zwölffingerdarmgeschwür) | ▸ Gastroskopie<br>▸ auf Kaffee, Alkohol und Zigaretten verzichten |
| **wiederkehrende schwarz-braune Teerstühle mit Schmerzen hinter dem Brustbein**<br>▸ meist Sodbrennen, Schluckbeschwerden<br>▸ evtl. Bluterbrechen | ▸ Speiseröhrenentzündung bei Refluxkrankheit<br>▸ selten: nicht-refluxbedingte Speiseröhrenentzündung | am selben Tag Ösophagoskopie |
| **wiederkehrende Teerstühle ohne weitere Beschwerden** außer evtl. verminderte Leistungsfähigkeit und Blässe | ▸ blutendes Meckel-Divertikel<br>▸ Ulcus ventriculi (Magengeschwür), Ulcus duodeni (Zwölffingerdarmgeschwür)<br>▸ Begleitbeschwerden oft Folge einer Blutarmut infolge des Blutverlusts | ▸ Endoskopie<br>▸ Eisen, Ferritin, Transferrin (→ S. 418) kontrollieren |

## 8.14 Schmerzen und Juckreiz am After

| Beschwerdebild | Was steckt dahinter? | Vorgehen |
|---|---|---|
| akute **Schmerzen am Anus beim Laufen und bei Reibung** jeder Art<br>▸ oft nach langem Radfahren, Reiten oder Wandern<br>▸ Nässen, Schwellung und Rötung der Analhaut | Afterentzündung | ▸ Gesäß besser polstern, z. B. Spezialwäsche mit Einlage<br>▸ bei starkem Schwitzen Unterwäsche und Slipeinlagen auch untertags wechseln<br>▸ nach Stuhlhygiene evtl. Fettsalbe |
| vor allem **nächtlicher Juckreiz am Anus**<br>▸ meist bei Kindern oder Kontaktpersonen von Kindern | Madenwürmer | Klebestreifenabstrich |

## 8.11 Chronischer Durchfall (Dauer über 2 Wochen)

| Beschwerdebild | Was steckt dahinter? | Vorgehen |
|---|---|---|
| wechselnd starker **Juckreiz** am Anus<br>▸ evtl. ekzemartige Veränderungen der Analhaut<br>▸ oft nachts am stärksten<br>▸ nicht assoziiert mit dem Stuhlgang | ▸ Hautreaktion auf ständige Feuchtigkeit<br>▸ Analekzem<br>▸ allergische Reaktion, z. B. auf Farb- und Duftstoffe in Toilettenpapier<br>▸ Wurmkrankheit | ▸ bei anhaltenden Beschwerden: Stuhlprobe, Klebestreifenabstrich<br>▸ auf gute Analhygiene achten, nur Wasser verwenden<br>▸ Kratzen vermeiden<br>▸ ungefärbtes, parfumfreies Toilettenpapier bevorzugen<br>▸ Unterwäsche aus Baumwolle |
| **Juckreiz, nässendes Ekzem** und evtl. tastbare Knoten in der Analregion<br>▸ oft Schmerzen, verstärkt beim Stuhlgang<br>▸ oft hellrote Blutungen und/oder Schleimabgang aus dem Anus | ▸ Hämorrhoiden<br>▸ chronische Analfissur (Schleimhauteinriss) | ▸ Hämorrhoiden: Rektoskopie zur Diagnose und Therapie<br>▸ warme Sitzbäder mit Kamillen- oder Eichenrindenextrakt<br>▸ auf gute Analhygiene achten<br>▸ Stuhl weich halten: viel trinken, ballaststoffreiche Kost<br>▸ regelmäßige Bewegung, Beckenbodentraining |
| **schneidender Schmerz** am Anus, der meist **während des Stuhlgangs** einschießt<br>▸ öfters harter Stuhl, der Pressen erfordert<br>▸ evtl. anhaltendes, starkes Druckgefühl | ▸ frische Analfissur (Schleimhauteinriss)<br>▸ Analfalte (Mariske)<br>▸ Afterenge (Analstenose) | ▸ warme Sitzbäder mit Kamillen- oder Eichenrindenextrakt<br>▸ auf gute Analhygiene achten<br>▸ Stuhl weich halten: viel trinken, ballaststoffreiche Kost<br>▸ regelmäßige Bewegung, Beckenbodentraining |
| **plötzlicher, heftiger Analschmerz**, der Gehen und Sitzen unmöglich macht<br>▸ kirsch- bis pflaumengroßer Knoten am Analrand von blauroter Farbe | Perianalthrombose (Verstopfung einer Vene in der Enddarmschleimhaut) | ▸ harmlos<br>▸ eventuell schmerzlindernde Creme<br>▸ bei starken Schmerzen: spalten<br>▸ bei Häufung eventuell Operation |
| rasch zunehmende, stark **schmerzhafte Schwellung** am Anus, häufig **mit Fieber** | Analabszess | operativ spalten |
| **Juckreiz** am Anus **mit Ausscheidung von eitrigem Sekret** (erkennbar an Verschmutzung der Unterwäsche)<br>▸ evtl. Schmerzen beim Stuhlgang<br>▸ evtl. Eiterauflagerungen auf dem Stuhl | Analfistel, oft im Anschluss an einen Analabszess | operativ beseitigen |

| Beschwerdebild | Was steckt dahinter? | Vorgehen |
|---|---|---|
| anhaltender **Analschmerz, Brennen und Juckreiz mit Ausscheidung von eitrigem Sekret** (erkennbar an Verschmutzung der Unterwäsche)<br>▸ verstärkter Schmerz während und nach dem Stuhlgang<br>▸ evtl. hellrote Blutungen aus dem Anus | Proktitis (Mastdarmentzündung), z. B. bei<br>▸ chronisch-entzündlichen Darmerkrankungen<br>▸ chemischen oder mechanischen Reizen, z. B. Zäpfchen, häufige Einläufe, Abführmittel<br>▸ vor allem bei Analverkehr: Infektionen mit Viren, Pilzen oder Bakterien, z. B. Gonorrhö (Tripper) | wenn keine chronische Darmerkrankung bekannt ist:<br>▸ Koloskopie<br>▸ Entzündungswerte bestimmen (→ S. 422) |
| **Juckreiz** und/oder **Schmerzen am Anus mit Fremdkörpergefühl** beim Stuhlgang<br>▸ evtl. hellrotes Blut oder Schleim auf dem Stuhl<br>▸ evtl. Probleme, den Stuhl zu halten | ▸ Analprolaps (Aftervorfall)<br>▸ Rektumprolaps (Mastdarmvorfall)<br>▸ Hämorrhoiden | ▸ in Klinik einweisen<br>Hämorrhoiden:<br>▸ Rektoskopie zur Diagnose und Therapie<br>▸ Stuhl weich halten: viel trinken, ballaststoffreiche Kost |
| **langsam zunehmende Schmerzen und Juckreiz am Anus mit hellroten Blutungen** | Rektumkarzinom (Mastdarmkrebs) | Rektoskopie |
| **rasch zunehmende, dumpfe Schmerzen in der Anal-, Damm- und Leistenregion**<br>▸ Fieber<br>▸ häufiger Harndrang, meist Brennen beim Wasserlassen | akute Prostatitis (Prostataentzündung) | (!) bei hohem Fieber und schlechtem Allgemeinzustand: Notarzt rufen<br>▸ sonst am nächsten Tag zum Urologen |
| **anfallartige, einschießende Schmerzen** im Anal- und Steißbeinbereich<br>▸ Anfallsdauer typischerweise 10–20 Minuten | Proctalgia fugax (Afterschließmuskelkrampf) | ▸ Sitzbäder<br>▸ Wärmeanwendung<br>▸ Entspannungsverfahren |
| **ziehende oder brennende Dauerschmerzen** im Anal- und Steißbeinbereich<br>▸ Steißbein ist sehr druckempfindlich | Kokzygodynie (schmerzendes Steißbein) | ▸ Sitzbäder<br>▸ Wärmeanwendung<br>▸ Entspannungsverfahren |

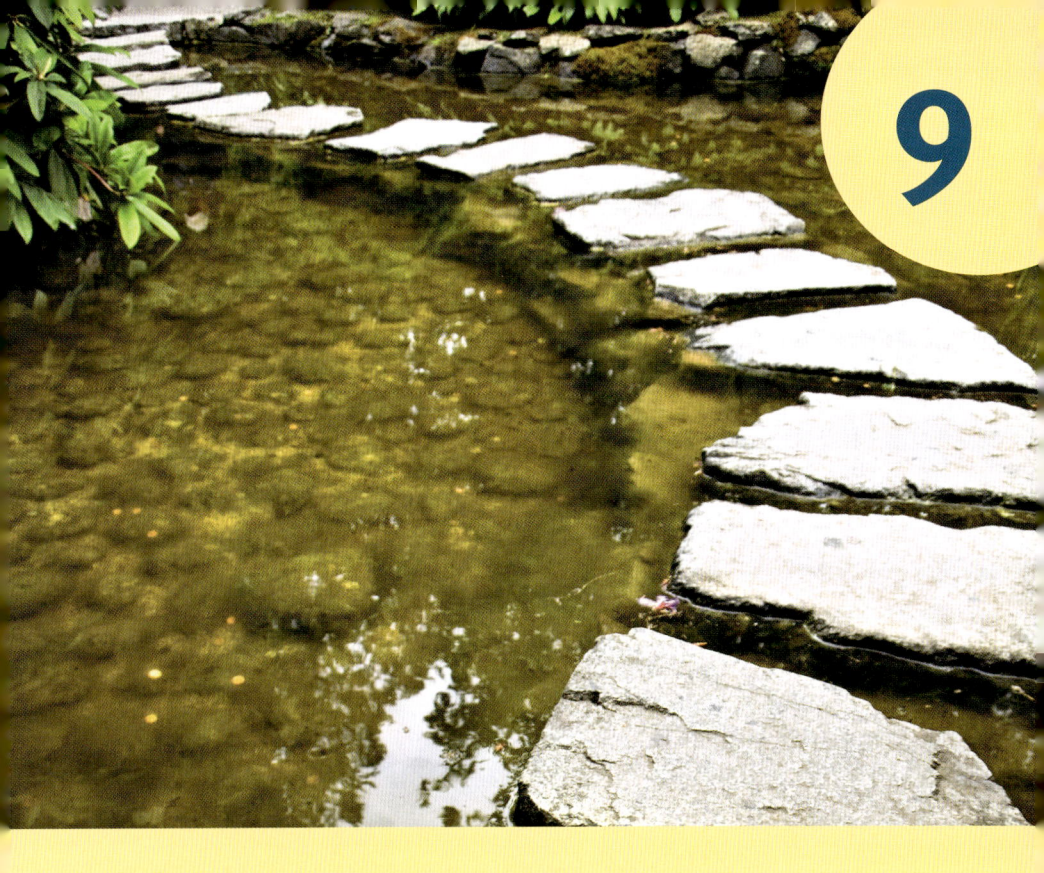

# Harnwege und Geschlechtsorgane

| | | |
|---|---|---|
| 9.1 | Spezielle Anamnese | 262 |
| 9.2 | Patientenuntersuchung | 262 |
| 9.3 | Abwendbar gefährliche Verläufe | 265 |
| 9.4 | Schmerzen beim Wasserlassen | 266 |
| 9.5 | Veränderungen des Urins | 269 |
| 9.6 | Erschwertes Wasserlassen, veränderte Urinmenge | 272 |
| 9.7 | Ungewollter Harnabgang (Inkontinenz), verstärkter Harndrang | 274 |
| 9.8 | Schmerzlose Veränderungen am Penis | 277 |
| 9.9 | Schmerzende und juckende Veränderungen am Penis | 279 |
| 9.10 | Beschwerden an Hoden oder Damm | 280 |
| 9.11 | Äußere Auffälligkeiten an den Brüsten | 282 |
| 9.12 | Verhärtungen, Schwellungen und Knoten in der weiblichen Brust | 284 |
| 9.13 | Schmerzen in einer oder beiden Brüsten | 285 |
| 9.14 | Ausfluss aus der Scheide | 286 |
| 9.15 | Jucken und Schmerzen im Genitalbereich | 288 |
| 9.16 | Schmerzen beim oder nach dem Geschlechtsverkehr (Dyspareunie) | 290 |
| 9.17 | Hautveränderungen im Genitalbereich | 294 |
| 9.18 | Störungen der Monatsblutung (Menstruationsstörungen) | 295 |
| 9.19 | Blutungen aus der Scheide außerhalb der Menstruation | 298 |
| 9.20 | Zyklusabhängige Unterleibsschmerzen | 300 |

⚠ Sexuell übertragbare Krankheiten dürfen laut IFSG §§ 6, 7 und 24 nur vom Arzt behandelt werden. Es wird jedoch nicht genauer definiert, welche Krankheiten dazugehören. Nach einer nicht zum Gesetz gehörenden Liste des BGM sind dies neben den »klassischen« Geschlechtskrankheiten Syphilis, Gonorrhö, Ulcus molle und Lymphogranulomatosis inguinale etwa Chlamydien, Vaginalsoor, Herpes genitalis und Feigwarzen. Banale Harnwegsinfektionen, obwohl auch sexuell übertragbar, fallen demnach nicht darunter.

## 9.1 Spezielle Anamnese

- Ist die Menstruation regelmäßig? In welchen Abständen und wie lange dauert sie? Eine zu häufige oder zu seltene Blutung mit normaler Dauer und Blutmenge spricht für eine funktionelle Störung. Zu starke Blutungen, zu lange Blutungen oder häufige Zwischenblutungen lassen eher an organische Störungen wie Myome, Polypen oder auch an bösartige Tumoren denken.
- Wie oft geht der Patient nachts zur Toilette? Nykturie tritt auf bei Harnwegsentzündungen, aber auch bei einer Herzinsuffizienz, da das tagsüber eingelagerte Ödemwasser in der Nacht beim Liegen leichter abtransportiert und den Nieren zugeführt werden kann.
- Haben der Patient das Gefühl, die Blase nicht vollständig entleeren zu können? Eine Restharnbildung kommt bei einer Abflussbehinderung, z. B. durch eine vergrößerte Prostata, oder bei einer neurologischen Störung der Blasenleerung vor.
- Hat der Patient Schmerzen beim Wasserlassen? Die Bejahung dieser Frage weist in Richtung Harnröhrenentzündung, der aber nicht nur eine Infektion, sondern auch ein Fremdkörper oder ein Tumor zugrunde liegen kann.
- Wie ist der Ausfluss beschaffen? Dickflüssiger und käsiger Scheidenausfluss spricht eher für eine Candida Infektion, weißlich-schaumiger und dünner Ausfluss mit Harnröhrenentzündung für eine Trichomonadeninfektion.

## 9.2 Patientenuntersuchung

### Harnwege

#### Palpation

Die Nieren sind in der Regel nicht tastbar, die linke noch weniger als die rechte, die etwa 2–3 cm tiefer steht als die linke.

Zur Palpation des **Nierenlagers** sind beide Hände erforderlich. Halten Sie dafür die Hände warm. Die Palpation darf nicht schmerzhaft sein. Ein schmerzempfindliches Nierenlager spricht für eine Erkrankung, z. B. Entzündung, Abflussstörung oder Niereninfarkt.

Palpieren Sie die Nieren immer mit Ihrer dominanten Hand, als Rechtshänder also mit der rechten Hand, als Linkshänder mit der linken. Die andere Hand hebt die Lendenregion im kostovertebralen Winkel zwischen der untersten Rippe und dem Beckenkamm an und der palpierenden Hand entgegen.

Wenn Sie die Niere bei der maximalen Einatmung ertasten können, wird sie beim Ausatmen zwischen den Fingern beider Hände wieder heruntergleiten. Dabei lassen sich die Oberfläche, die Konsistenz und die (Druck-)Empfindlichkeit der Nieren prüfen.

Eine mögliche Schmerzhaftigkeit des Nierenlagers untersuchen Sie durch einen kurzen, leichten Handkantenschlag gegen das Nierenlager.

Beginnen Sie dazu am besten auf der gesunden Seite und schlagen Sie nicht zu hart. Die Stärke entspricht etwa einem nicht schmerzhaften Schlag mit der Handkante gegen den eigenen Kehlkopf. Da ein harter Schlag an dieser Stelle immer schmerzhaft ist, erhalten Sie sonst keine verwertbaren Informationen.

Sind das Nierenlager und die Niere bei der beidhändigen Palpation druckschmerzhaft, spricht dies eher für eine gestaute Niere. Der durch die Stauung erhöhte Druck in der Niere führt zu einer Spannung der Nierenkapsel, die durch den palpatorischen Druck noch verstärkt wird. Bei einer scharfen und häufig ausstrahlenden Schmerzreaktion auf den Handkantenschlag hat man es eher mit einer Entzündung der Nieren oder des Nierenbeckens zu tun.

### Perkussion der Blase

Um den Füllungszustand der Blase zu bestimmen, wird sie von kranial (kopfwärts) nach kaudal (fußwärts) perkutiert, wobei man mit dem Mittelfinger der einen auf den Mittelfinger der anderen, über der Blase liegenden Hand schlägt. Eine normal gefüllte Blase – ab 200–400 ml wird Harndrang ausgelöst – klingt dabei gegenüber dem umgebenden, relativ luftgefüllten Darm eher gedämpft.

Die ableitenden Harnwege sind nicht tastbar.

## Äußeres Genitale des Mannes

### Palpation

Das äußere Genitale des erwachsenen Mannes wird immer im Stehen untersucht. Schwellungen im Skrotum und Asymmetrien sind auf diese Weise besser zu differenzieren. Auch der Leistenkanal lässt sich im Hinblick auf einen möglichen Leistenbruch so besser untersuchen (→ S. 232).

Setzen Sie sich rechts neben den stehenden Patienten. Ziehen Sie sich Handschuhe an und palpieren Sie mit den Spitzen der ersten drei Fingern beider Hände, um den Skrotuminhalt zu fixieren. Die beiden anderen Finger stützen sich ab.

Bestimmen Sie durch leichten Druck beider Hände die Oberflächenbeschaffenheit, die Lage, die Größe und die Konsistenz der Hoden. Die Palpation darf nicht schmerzhaft sein. Auf der dorsalen Seite der Hoden palpieren Sie die Nebenhoden.

Abschließend palpieren Sie den Funiculus spermaticus (Samenstrang).

Der Hoden liegt normalerweise in einem Winkel von etwa 60° zur Waagerechten. Ein beinahe waagerechter, quer liegender Hoden deutet auf ein zu langes Mesorchium hin und erhöht die Gefahr einer Hordentorsion.

Der linke Hoden steht aus anatomischen Gründen normalerweise etwas tiefer als der rechte.

### Diaphanoskopie

Bei einer Schwellung im Skrotum oder bei einem nicht palpierbaren Hoden sollte eine Diaphanoskopie durchgeführt werden. Dazu genügen eine kleine Taschenlampe und ein verdunkelter Raum. Am liegenden Patienten halten Sie dann die Taschenlampe gegen das Skrotum. Hydrozelen und Spermatozelen sind durchscheinend (diaphan), Tumoren oder Varikozelen sind es nicht. Wenn Sie eine nicht diaphane Schwellung feststellen, sollten Sie diese Schwellung auch mit dem Stethoskop auskultieren und auf Darmgeräusche achten, denn es könnte sich auch um eine durch einen Leistenbruch eingewanderte Darmschlinge handeln.

## Äußeres Genitale der Frau

Bei der Inspektion des äußeren Genitales der Frau achten Sie auf perineale Narben (etwa nach Dammriss bzw. Dammschnitt), Ausprägung der sekundären Geschlechtsmerkmale wie Behaarung und Größe des Geschlechts.

Ziehen Sie sich Handschuhe an und spreizen Sie mit dem Daumen und dem Zeigefinger die großen und kleinen Schamlippen. Inspizieren Sie den Introitus vaginae und achten Sie auf mögliche Ausfluss. Schauen Sie sich auch die Urethraöffnung und die Klitoris an und achten Sie auf Rötungen und Schwellungen.

Palpieren Sie die großen Schamlippen zwischen Daumen und Zeigefinger. Die Bartholini-Drüsen sind normalerweise nicht tastbar. Mögliche Furunkel sind bei der Palpation schmerzhaft. Weitere sichtbare Auffälligkeiten sind z. B. weißliche Hautverdickungen, hinter denen sich eine Präkanzerose verbergen kann. Ein juckender roter Ausschlag an den Schamlippen und bis zu den Innenseiten der Oberschenkel spricht am ehesten für eine Candidose.

Kleine schmerzhafte Papeln und ulzerierende Bläschen sprechen für eine Herpes-simplex-Infektion.

## Untersuchung der Mammae

Bei vielen Frauen gehen die hormonellen Schwankungen innerhalb des Menstruationszyklus mit Schmerzen und Spannungsgefühlen in den Brüsten einher.

Kommt es in den ersten Monaten der Laktation zu Schmerzen in der Brust, liegt dem meistens eine bakterielle Infektion der Milchgänge mit lokaler Rötung, Schmerzen und Fieber zugrunde.

Kommt es zu Absonderungen aus der Brust, ist es wichtig zu wissen, ob es sich um Milch, blutige Flüssigkeit oder klare Flüssigkeit handelt. Milchige Absonderungen könne auf Schwankungen/Störungen im Prolaktinhaushalt hinweisen. Bei Blutungen muss immer ein Karzinom ausgeschlossen werden. Blut im Ausfluss kann mit Urinteststreifen nachgewiesen werden.

### Inspektion

Bei der Inspektion der Brust sollte die Frau bequem mit an den Seiten herabhängenden Armen sitzen. Während Sie vor der Frau sitzen, hebt sie dann die Arme beidseits über den Kopf und stützt sie dann auf den Hüften auf. Auf diese Weise werden verschiedene Bänder und Muskeln angespannt, welche die Konturen der Brüste deutlicher hervortreten lassen und das Auge auf eventuelle Abweichungen lenken können.

Beurteilen Sie neben der Symmetrie auch den Warzenhof und die Mamillen. Bei Asymmetrien und Einziehungen der Mamillen ist es wichtig zu wissen, ob diese immer schon bestanden haben. Sie können harmlos sein oder auch Symptom einer bösartigen Erkrankung sein.

### Palpation

Der Palpation kommt im Rahmen der Krebsfrüherkennung eine große Bedeutung zu. Viele Frauen beherrschen die Technik selbst.

Sorgen Sie für warme und saubere Hände. Die Patientin liegt mit vollständig entblößtem Oberkörper mit dem Rücken auf der Untersuchungsliege. Palpieren Sie mit den Spitzen der mittleren drei Finger. Vollführen Sie leichte rotierende Bewegungen, wobei Sie das Mammagewebe gegen die Thoraxwand drücken.

Untersuchen Sie die Brüste in einem gleich bleibenden System, z. B. in kleiner werdenden Spiralen auf die Mamille zu. Beurteilen Sie dabei die Gewebekonsistenz, die Druckempfindlichkeit, den Umfang und eventuelle Knoten. Gutartige Fibroadenome sind in der Regel fest, glatt und scharf begrenzt und lassen sich im umgebenden Gewebe verschieben. Es können sich in beiden Brüsten multiple Fibroadenome befinden, die häufig vor und besonders während der Menstruation schmerzhaft sind.

Bösartige Knoten sind häufig hart und unregelmäßig begrenzt. Sie sind zudem oft mit der Haut oder dem darunterliegenden Pektoralmuskel verwachsen und somit nicht verschieblich.

Eine schmerzhafte und fluktuierende Masse ist typisch für einen Abszess, der meistens mit erhöhter Temperatur und einer Hautrötung einhergeht.

### Palpation der Lymphknoten

Zu der Brustpalpation gehört immer auch die Palpation der axillären und der supra- und infraklavikulären Lymphknoten beidseits. Sie stehen bei der Palpation vor oder neben der Frau. Mit der linken Hand untersuchen Sie die rechte Achselhöhle und mit der rechten Hand die linke.

Die Lymphknoten liegen im lockeren Bindegewebe und sind daher leicht wegdrückbar und verschieblich. Man muss sie mit den Fingern geradezu fangen und unter den Fingern wegrutschen fühlen. Verdächtig sind harte, schmerzlose und nicht verschiebliche Lymphknoten. Sind die Lymphknoten bei der Palpation schmerzhaft, weist dies auf eine Entzündungsreaktion der Lymphknoten hin, deren Ursprung entzündete Haarfollikel, eine Entzündung des Brustgewebes oder auch eine Infektion an Arm oder Hand sein kann, deren Lymphabfluss ebenfalls durch die axillären Lymphknotenstationen führt.

## 9.3 Abwendbar gefährliche Verläufe

**Hodentorsion.** Ein plötzlicher, starker Schmerz eines Hodens, der bis zur Leiste zieht und oft mit Übelkeit und Erbrechen einhergeht, ist das Alarmsignal. Der Patient muss sofort in eine Klinik eingewiesen werden, um den Hoden zu detorquieren und ggf. zu fixieren, sonst droht der Verlust des Hodens.

**Niereninfarkt.** Durch den Verschluss einer Nierenarterie oder -vene, z. B. embolisch oder thrombotisch, kommt es zum Untergang von Nierengewebe und zur dauerhaften Funktionseinbuße, die der Körper jedoch durch seine zweite, gesunde Niere zunächst ausgleichen kann.

**Nierenversagen, akutes.** Hat einen diagnostisch komplizierten Verlauf und äußert sich je nach Stadium durch unterschiedliche Beschwerden. Aussagekräftig ist meistens die Urinmenge, die je nach Stadium deutlich von der normalen Menge von 1–1,5 l pro Tag abweicht. Im ersten Stadium werden die Nieren aufgrund einer Grunderkrankung geschädigt. Die Urinmenge beträgt etwa 500 ml pro Tag. Dann verringert sich innerhalb von neun bis elf Tagen die Tagesharnmenge deutlich auf unter 500 ml (Oligurie). Begleitende Symptome des zweiten Stadiums können Muskelschwäche und Herzrhythmusstörungen sein sowie eine Übersäuerung (Azidose). Im dritten Stadium nach zwei bis drei Wochen kommt es dann zu einer übermäßigen Harnausscheidung von über 2 l pro Tag, da die resorptive Funktion der Niere beeinträchtigt wird. Danach kommt es im vierten Stadium meistens zu einer mehr oder weniger guten Ausheilung und zur Normalisierung der Harnmenge. Zur Ursachenklärung und gezielten Therapie ist meisten ein stationärer Aufenthalt notwendig.

**Peritonitis.** Da die Eileiter und die Gebärmutter über die Eileiter mit der Bauchhöhle in Verbindung stehen, können Infektionen aufsteigen und eine Peritonitis verursachen.

**Pyelonephritis.** Eine eitrige Nierenbeckenentzündung kann, vor allem wenn sie häufiger auftritt, die Niere nachhaltig schädigen. Anatomische Ursachen, z B. Harnröhrenengen, müssen ausgeschlossen und jede Entzündung konsequent therapiert werden. Eine Pyelonephritis ist nicht selten auch Ausgangspunkt einer Sepsis.

Jegliche Störung während einer **Schwangerschaft**, die nicht offensichtlich auf einer leicht behebbaren Ursache beruht, sollte zur sofortigen Überweisung an einen Gynäkologen oder eine Klinik führen. Beipiele:

- **Eklampsie.** Zusätzlich zu den Symptomen einer EPH-Gestose kommen Kopf- und Bauchschmerzen, Übelkeit, Sehstörungen u. a. hinzu. Die Patientin muss sofort mit Notarzt in eine Klinik.
- **EPH-Gestose** (Präemklampsie). Warnhinweise sind Ödeme, Proteinurie (Eiweiß im Urin) und Hypertonie.
- **Fehlgeburt, drohende.** Deutet sich – je nach Stand der Schwangerschaft – durch einen Frucht-

wasserabgang und/oder eine einsetzende Blutung an. Notarzt rufen, Patientin beruhigen, mit erhöhtem Becken in Linksseitenlage bringen. Vor allem mit Blick auf weitere Schwangerschaften sollten Ursachen, die voraussichtlich zu weiteren Fehlgeburten führen, ausgeschlossen werden.
- **Plazentalösung, vorzeitige.** Meistens ist der Bauch hart, oft liegt eine vaginale Blutung vor. Sofort Notarzt rufen, Patientin in Linksseitenlage bringen, wenn möglich einen i. v.-Zugang legen und Volumen geben, Blutdruck und Puls kontrollieren.

**Urämie.** Bei Nierenversagen kann es zu einer Urämie kommen, die schließlich zum Koma und Tod führt. Neben unspezifischen Symptomen wie Abgeschlagenheit fallen eine stark verringerte bis fehlende Urinausscheidung, beginnende Ödeme und ein Uringeruch auf. Eine Dialyse muss schnellsten erfolgen.

## 9.4 Schmerzen beim Wasserlassen

**Dysurie** ist die als unangenehm empfundene, schmerzhafte oder erschwerte Blasenentleerung. Sie begleitet oft Harnwegsinfekte und Blasenentzündungen sowie – beim Mann – Entzündungen der Eichel. Gleichzeitig besteht in der Regel ein verstärkter Harndrang, der gehäuft zum Abgang kleiner Urinmengen führt (**Pollakisurie**). Eine Ausnahme bilden Hautentzündungen am äußeren Genitale, die in der Regel nur zu Schmerzen beim Wasserlassen führen.

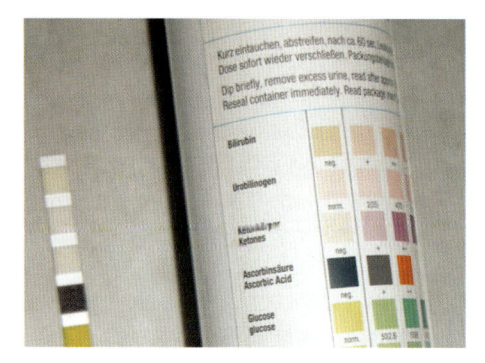

Abb. 9.1: *Urin-Teststreifen. Der Teststreifen wird in den Urin getaucht, und nach wenigen Minuten lassen sich Veränderungen ablesen, die auf Harnwegsinfekte, Diabetes, Nieren- und Leberkrankheiten hindeuten.* [RKL]

## 9.4 Schmerzen beim Wasserlassen

| Beschwerdebild | Was steckt dahinter? | Vorgehen |
|---|---|---|
| **Schmerzen und Brennen beim Wasserlassen**<br>▸ häufiges Wasserlassen<br>▸ Jucken oder Brennen in der Harnröhre<br>▸ bei Männern Ausfluss aus der Harnröhre, vor allem morgens | Harnröhrenentzündung (Urethritis), oft bei sexuell übertragbaren Krankheiten wie<br>▸ Gonorrhö<br>▸ Chlamydieninfektion<br>▸ Trichomonadeninfektion<br>▸ Mykoplasmeninfektion | ▸ bei eitrigem Ausfluss Abstrich und oft Antibiose erforderlich<br>▸ kein Sex bis zur Diagnosestellung!<br>▸ zur Vermeidung erneuter Ansteckung Kondome benutzen<br>▸ Partner informieren!<br>⚠ Behandlungsverbot lt. IfSG bei sexueller Übertragung beachten |
| **Brennen beim Wasserlassen mit krampfartigen Schmerzen oberhalb des Schambeins**<br>▸ häufiges Wasserlassen<br>▸ evtl. Blut im Urin | Zystitis (Blasenentzündung), z. B. Honeymoon-Zystitis | ▸ wenn Fieber oder Flankenschmerzen dazukommen: Urinkultur, oft Antibiose erforderlich<br>▸ 3–4 l täglich trinken<br>▸ täglich 3–4 Tassen Blasentee<br>▸ Wärmeanwendungen, z. B. Kirschkernsäckchen, Heublumenauflagen |
| **wiederkehrende oder anhaltende Beschwerden einer Blasenentzündung** | ▸ komplizierte Harnwegsinfektion, z. B. bei Phimose, gutartiger Prostatavergrößerung<br>▸ chronisch-rezidivierende Blasenentzündung<br>▸ chronische Blasenentzündung<br>▸ interstitielle Zystitis<br>▸ Reizblase | ▸ wenn Fieber oder Flankenschmerzen dazukommen: Urinkultur, oft Antibiose erforderlich<br>▸ 3–4 l täglich trinken<br>▸ täglich 3–4 Tassen Blasentee<br>▸ Wärmeanwendungen<br>▸ zum Urologen, um Engen u. ä. auszuschließen |
| **Brennen beim Wasserlassen, mit Flankenschmerzen bei voller Blase oder beim Wasserlassen**<br>▸ häufiges Wasserlassen, evtl. in 2 Etappen<br>▸ übelriechender Urin | vesikorenaler Reflux | ▸ wenn Fieber oder Flankenschmerzen dazukommen: Urinkultur, oft Antibiose erforderlich<br>▸ 3–4 l täglich trinken<br>▸ täglich 3–4 Tassen Blasentee<br>▸ Wärmeanwendungen, z. B. Kirschkernsäckchen, Heublumenauflagen |
| **Schmerzen und Brennen beim Wasserlassen mit Flankenschmerzen und Fieber**<br>▸ häufiges Wasserlassen<br>▸ evtl. Übelkeit, Erbrechen<br>▸ evtl. blutiger Urin | ▸ akute Pyelonephritis (Nierenbeckenentzündung)<br>▸ chronische Pyelonephritis<br>▸ Nierenabszess | ⚠ bei hohem Fieber oder starkem Krankheitsgefühl: Notarzt rufen<br>▸ Entzündungswerte (→ S. 422) kontrollieren<br>▸ Urinteststreifen und -kultur<br>▸ 3–4 l täglich trinken<br>▸ täglich 3–4 Tassen Blasentee<br>▸ oft Antibiose erforderlich |

# 9 Harnwege und Geschlechtsorgane

| Beschwerdebild | Was steckt dahinter? | Vorgehen |
|---|---|---|
| **Schmerzen und Brennen an der Eichel beim Wasserlassen und Geschlechtsverkehr**<br>▸ oft Ausfluss aus dem Penis<br>▸ oft Rötungen, Schwellungen, Geschwüre und/oder Bläschen am Penis | Balanitis (Eichelentzündung)<br>▸ Herpes genitalis<br>▸ Gonorrhö<br>▸ Hauterkrankungen, z. B. Weißfleckenkrankheit, Schuppenflechte<br>▸ Reiter-Krankheit<br>▸ übertriebene Genitalhygiene (Reinlichkeitsbalanitis)<br>▸ Kontaktbalanitis nach Benutzung von Kondomen oder Spermizid | ▸ zum Urologen<br>▸ Sitzbäder mit Kamille<br>▸ Spülungen mit Kochsalzlösung<br>▸ kein Sex bis zur Diagnosestellung<br>▸ zur Vermeidung erneuter Ansteckung Kondome benutzen<br>▸ bei Kontaktbalanitis auf geeignete Verhütungsmittel umsteigen<br>⚠ Behandlungsverbot lt. IfSG bei sexueller Übertragung beachten |
| **Schmerzen und Brennen im Bereich der weiblichen äußeren Geschlechtsorgane**<br>▸ vor allem beim Wasserlassen und Geschlechtsverkehr<br>▸ meist Ausfluss aus der Scheide<br>▸ oft Rötungen, Schwellungen, Geschwüre und/oder Bläschen im Genitalbereich | ▸ übertriebene Intimhygiene, ungeeignete Seifen<br>▸ mangelhafte Intimhygiene, unwillkürlicher Urinabgang, enge und luftundurchlässige Unterwäsche oder Hosen<br>▸ Kontaktallergie, z. B. auf Intimsprays, parfümierte Binden<br>▸ Östrogenmangel-Kolpitis<br>▸ Vulvodynie<br>▸ Pilzinfektion<br>▸ Herpes genitalis<br>▸ Trichomonadeninfektion<br>▸ Feigwarzen<br>▸ Hauterkrankungen wie Weißfleckenkrankheit<br>▸ somatoforme Störung | bald zum Gynäkologe bei<br>▸ vermehrtem, verfärbtem oder übelriechendem Ausfluss<br>▸ tastbaren Hautveränderungen<br>▸ möglicher Ansteckung nach ungeschütztem Geschlechtsverkehr<br>in den nächsten Wochen, wenn Juckreiz oder Schmerzen anhalten<br>▸ Genitalbereich mit milchsäurehaltigen Waschlotionen reinigen<br>▸ auf übertriebene Intimhygiene, Intimsprays, Scheidenspülungen, parfümierte Binden verzichten<br>▸ luftdurchlässige Unterwäsche<br>▸ Sitzbäder mit Kamille<br>▸ kein Sex bis zur Diagnosestellung<br>▸ zur Vermeidung erneuter Ansteckung Kondome benutzen<br>▸ bei Kontaktbalanitis auf geeignete Verhütungsmittel umsteigen<br>⚠ Behandlungsverbot lt. IfSG bei sexueller Übertragung beachten |
| **Brennen beim Wasserlassen mit anhaltenden, starken Schmerzen in der Anal-und Dammregion**<br>▸ häufiges Wasserlassen<br>▸ oft hohes Fieber | akute Prostatitis (Prostataentzündung) | ⚠ bei hohem Fieber oder schlechtem Allgemeinzustand: Notarzt rufen<br>▸ bei chronischen Beschwerden zum Urologen |
| **Brennen beim Wasserlassen mit stark schmerzhafter Schwellung eines Hodens**<br>▸ häufiges Wasserlassen<br>▸ meist mäßiges bis hohes Fieber | Epididymitis (Nebenhodenentzündung) | bei plötzlich auftretenden Beschwerden oder nicht erwachsenen Patienten: am selben Tag zum Urologen, sonst am nächsten Tag<br>▸ kühlende Umschläge<br>▸ eng anliegende Unterhosen tragen |

## 9.5 Veränderungen des Urins

| Veränderung | Ursachen |
|---|---|
| klar | normal |
| trüb | ▸ Erythrozyten. Während der Menstruation normal<br>▸ Spermien. Kurz nach dem Beischlaf normal<br>▸ Bakterien, Leukozyten (Pyurie): Entzündungen aller Art im Uro-Genital-Trakt<br>▸ Eiweiß (Proteinurie): Nephrotisches Syndrom<br>▸ Lipide (Lipidurie): Nephrotisches Syndrom<br>▸ Chylurie (milchige Trübung des Harns infolge Fettbeimengungen):<br>　▸ kongenital, seltene Erkrankung bei Anomalie der Lymphbahnen mit Anschluss an dem Nierenbecken, häufig mit Anomalie der Nierenvenen<br>　▸ Lymphabflussstörung bei Lymphknotenmetastasen, Filariasis (Erkrankung in den Tropen)<br>▸ Schleim, Schleimwölckchen bei Abkühlung: Zystitis, Karzinom<br>▸ Oxalate (Salze in der Nahrung), Urate (Salze der Harnsäure)<br>▸ Phosphaturie = Kalkariurie = beruht darauf, dass die Menge des im Harn ausgeschiedenen Kalkes ungewöhnlich groß ist: Ausfall von Kalzium- und Magnesium-Phosphaten, Hunger, alkalische Kost, Leistungssport, Hyperparathyreoidismus, Cushing-Syndrom, Rachitis, Osteomalazie |
| schaumig | Eiweiß: z. B. bei Fieber, Nierenentzündungen, Nephrotischem Syndrom, Präeklampsie |
| farblos bis blassgelb | vermehrte Wasserausscheidung: z. B bei Polyurie bei Niereninsuffizienz, Diabetes insipidus, Diabetes mellitus, Diuretika. Schwächeurin bei energieschwachen, meist übernervösen Patienten |
| intensiv gelb | ▸ Vitamin B2 = Riboflavin<br>▸ Abführmittel: Rheum (Rhabarber), Senna (Sennes), Cascara sagrada (erlenblättriger Kreuzdorn) |
| orange-gelb | konzentriert: z. B. bei Exsikkose |
| rotgelb bis braun | ▸ Urobilinogen vermehrt im Harn: Erkrankungen des Leberparenchyms, erhöhter Galleerguss in den Darm nach Beseitigung eines gallestauenden Hindernisses, vermehrte Galleproduktion bei mit Blutzerfall einhergehenden Erkrankungen<br>▸ Abführmittel wie Rheum (Rhabarber)<br>▸ Carotine (Pflanzenfarbstoff, Provitamine des Vitamin A)<br>▸ Porphyrinurie |
| rot | ▸ Makrohämaturie: Blasentumoren, Zystennieren, Nephrolithiasis, Blasensteine, hämorrhagische Zystitis, hämorrhagische Diathese, Glomerulonephritis, Herdnephritis<br>▸ Hämoglobinurie<br>▸ Rote Bete, Rifampicin<br>▸ Uraturie: Harnsäure, Salizylsäure, Heidelbeeren und Rote Bete |
| fleischwasserfarben | Mikrohämaturie: z. B. Menstruation, Karzinom, Polypen, Nierenerkrankung |
| teefarben | Myoglobinurie: z. B. massive Muskelverletzungen |
| rotbraun bis dunkelbraun | ▸ Phenolvergiftung<br>▸ Bilirubinurie: Parenchymikterus, posthepatischer Ikterus. Urin mit gelbem Schüttelschaum |

| Veränderung | Ursachen |
|---|---|
| braun-schwarz | ▸ Hämoglobinurie in großen Mengen<br>▸ Hämaturie<br>▸ Salizylsäure<br>▸ Melaninurie (dunkler Farbstoff der Haut): Malaria und malignes Melanom<br>▸ Unmengen an Uvae ursi folium (Bärentraubenblättertee) |
| grünlich | ▸ normal bei Kindern<br>▸ lymphatische Fehlsteuerung bei Erwachsenen |

Bei **Farbveränderungen** des Urins verliert der Harn seine normale, hell- bis dunkelgelbe Farbe, die er durch abgebaute Gallenfarbstoffe bekommt. Farbveränderungen können harmlos sein, etwa durch Farbstoffe aus Nahrungsmitteln oder Medikamenten, aber auch Folge ernsthafter Erkrankungen, insbesondere von Leber und Gallenwegen. Bei hoher Trinkmenge scheiden die Nieren mehr Flüssigkeit als gewöhnlich aus, die Gallenfarbstoffe werden verdünnt und der Urin fast wasserklar. Geht hingegen durch Schwitzen, Fieber, Durchfall oder Erbrechen viel Körperwasser verloren oder reicht die Trinkmenge nicht aus, produzieren die Nieren einen konzentrierten, dunkleren und stärker riechenden Urin.

**Trübungen** des Urins sind oft weniger harmlos und können vor allem bei Männern auf krankhafte Beimengungen von Blutbestandteilen, Eiter oder Zellen hinweisen. Bei Frauen mischt sich manchmal Scheidensekret zum Urin und verursacht eine bedeutungslose Trübung.

| Beschwerdebild | Was steckt dahinter? | Vorgehen |
|---|---|---|
| **rosafarbener, bräunlicher bis blutig-roter Urin mit Schmerzen in Flanke, Unterbauch oder Harnröhre**<br>▸ evtl. übler Geruch | Hämaturie (Blut im Urin) bei<br>▸ Blasenentzündung<br>▸ Pyelonephritis<br>▸ Nierensteinen<br>▸ gutartiger Prostatavergrößerung<br>▸ Niereninfarkt<br>▸ Verletzung von Niere, Harnblase oder Harnröhre<br>▸ Nierenkrebs, Harnblasenkrebs<br>▸ Fremdkörper in der Harnröhre | zum Urologen |
| **rosafarbener, bräunlicher bis blutig-roter Urin ohne begleitende Schmerzen**<br>▸ evtl. übler Geruch | Hämaturie (Blut im Urin), bei<br>▸ Glomerulonephritis<br>▸ Nierenkrebs, Harnblasenkrebs<br>▸ Blutbeimengung aus der Scheide (Periodenblutung)<br>▸ krankhafter Blutungsneigung<br>▸ Einnahme gerinnungshemmender Medikamente | zum Urologen |

## 9.5 Veränderungen des Urins

| Beschwerdebild | Was steckt dahinter? | Vorgehen |
|---|---|---|
| **klarer, roter Urin ohne begleitende Schmerzen** | ▸ Verzehr bestimmter Nahrungsmittel, z. B. Roter Bete, Brombeeren oder Pilzen<br>▸ Einnahme bestimmter Medikamente, z. B. mancher Wurmmittel (Anthelmintika), Bluthochdrucksenker, Sulfonamide | im Zweifel zum Urologen |
| **bräunlicher bis kräftig brauner Urin**<br>▸ heller Stuhl<br>▸ gelbliche Verfärbung von Augen und Haut<br>▸ evtl. Juckreiz<br>▸ evtl. Oberbauchschmerzen | Ikterus (Gelbsucht), z. B. bei<br>▸ Rechtsherzinsuffizienz<br>▸ akuter Virushepatitis<br>▸ Leberzirrhose<br>▸ Gallensteinen | ▸ Leber- und Gallenwerte (→ S. 424) kontrollieren<br>▸ Ultraschall am selben Tag<br>▸ ggf. ERCP<br><br>⊘ Nach §§ 6 und 24 dürfen Heilpraktiker eine Virushepatitis nicht behandeln |
| **zitronengelber Urin** | Folge von Rhabarbergenuss | harmlos, verschwindet binnen Stunden |
| **orangefarbener Urin** | ▸ Einnahme von Vitamintabletten<br>▸ Einnahme bestimmter Medikamente, z. B. mancher Antibiotika, Tuberkulostatika | harmlos, Färbung verschwindet binnen Stunden |
| **heller bis wasserklarer Urin bei großer Urinmenge**<br>▸ starker Durst<br>▸ trockene Schleimhäute, stehende Hautfalten<br>▸ evtl. Verwirrtheit oder Benommenheit | Polyurie, z. B. bei<br>▸ übermäßiger Trinkmenge<br>▸ übermäßigem Alkoholgenuss<br>▸ Diabetes mellitus<br>▸ Diabetes insipidus<br>▸ Nebenschilddrüsenüberfunktion<br>▸ Spätstadium eines akuten Nierenversagens<br>▸ Frühstadium eines chronischen Nierenversagens<br>▸ psychisch bedingter Steigerung der Trinkmenge (psychogene Polydipsie)<br>▸ Medikamenteneinnahme, z. B. Diuretika, manche Antibiotika, Lithium | ▸ bei Benommenheit, Verwirrtheit, Fieber: in Klinik einweisen<br>▸ Elektrolyte (→ S. 411), BZ (→ S. 420), Nierenwerte (→ S. 426) kontrollieren<br>▸ Urinteststreifen<br>▸ Ultraschall |
| **schaumiger Urin**<br>▸ rasche Gewichtszunahme<br>▸ Wassereinlagerung (Ödem), zuerst sichtbar im Gesicht | Proteinurie (Eiweiß im Urin), z. B. bei<br>▸ Nephrotischem Syndrom<br>▸ Glomerulonephritis<br>▸ diabetischer Nephropathie | ▸ Ursache finden: zum Nephrologen oder in Klinik<br>▸ Elektrolyte (→ S. 411), BZ (→ S. 420), Nierenwerte (→ S. 426) kontrollieren<br>▸ Urinteststreifen<br>▸ Ultraschall |

| Beschwerdebild | Was steckt dahinter? | Vorgehen |
|---|---|---|
| übelriechender Urin | ▸ Verzehr bestimmter Nahrungsmittel, z. B. von rohem Knoblauch, rohen Zwiebeln, Spargel<br>▸ Blasenentzündung<br>▸ Pyelonephritis<br>▸ vesikorenaler Reflux<br>▸ Oligurie (stark reduzierte Urinmenge), z. B. bei Austrocknung, akutem Nierenversagen | wenn der Geruch nicht durch Nahrungsmittel verursacht ist:<br>▸ Elektrolyte (→ S. 411), Nierenwerte (→ S. 426) kontrollieren<br>▸ Urinteststreifen<br>▸ Ultraschall<br>▸ Pyelonephritis: bei Fieber in Klinik einweisen, Antibiose |
| blasiger oder jauchiger Urin | Luft- oder Stuhlbeimengung durch Darmfistel (Verbindungsgang zwischen Darm und Blase oder Harnröhre), z. B. bei<br>▸ chronisch-entzündlichen Darmerkrankungen<br>▸ Darmkrebs, Harnblasenkrebs<br>▸ Darmverletzungen, z. B. nach Operation, Bestrahlung | in Klinik einweisen, bei Schmerzen, Fieber sofort |

## 9.6 Erschwertes Wasserlassen, veränderte Urinmenge

| Beschwerdebild | Was steckt dahinter? | Vorgehen |
|---|---|---|
| verzögertes oder unterbrochenes Wasserlassen bei voller Blase<br>▸ Abschwächung des Harnstrahls bis hin zum stark schmerzhaften Harnverhalt<br>▸ Gefühl der unvollständigen Blasenentleerung<br>▸ Nachträufeln<br>▸ häufiger Harndrang, vor allem nachts<br>▸ evtl. blutiger Urin | ▸ gutartige Prostatavergrößerung<br>▸ Prostatakrebs<br>▸ chronische Prostataentzündung<br>▸ Blasenstein<br>▸ Harnblasenkrebs<br>▸ Harnröhrenverengung (Harnröhrenstriktur), z. B. nach längerem Blasenkatheter<br>▸ Einnahme bestimmter Medikamente, z. B. von Beruhigungsmitteln, Antidepressiva, Neuroleptika | ▸ in den nächsten Tagen zum Urologen<br>▸ V. a. Medikamentenwirkung: ggf. Rücksprache mit verschreibendem Arzt |
| verzögertes oder unterbrochenes Wasserlassen im Kindesalter<br>▸ abgeschwächter Harnstrahl bis hin zum stark schmerzhaften Harnverhalt<br>▸ häufiger Harndrang<br>▸ evtl. Nachträufeln<br>▸ evtl. verzögertes Trockenwerden | ▸ Phimose (Vorhautverengung)<br>▸ angeborene Harnröhrenverengung<br>▸ Harnröhrenklappen<br>▸ Harnröhrenfehlbildungen, z. B. Hypospadie<br>▸ Fremdkörper in der Harnröhre | in den nächsten Tagen zum Pädiater oder Urologen |
| erschwertes Wasserlassen bis zum Harnverhalt nach einem Unfall | ▸ Harnblasenverletzung<br>▸ Harnröhrenverletzung<br>▸ Penisverletzung<br>▸ Rückenmarkverletzung | in Klinik einweisen |

## 9.6 Erschwertes Wasserlassen, veränderte Urinmenge

| Beschwerdebild | Was steckt dahinter? | Vorgehen |
|---|---|---|
| **erschwertes Wasserlassen vor allem auf öffentlichen Toiletten**<br>▸ minutenlanges Warten, bis der Harnfluss einsetzt | Paruresis (psychisch bedingte Entleerungsstörung) | ▸ harmlos<br>▸ bei Leidensdruck Motivation zu einem psychotherapeutischen Erstgespräch |
| **erschwertes Wasserlassen bis zum schmerzlosen Harnverhalt mit neurologischen Beschwerden**<br>▸ ständiger Abgang kleiner Urinmengen<br>▸ plötzlicher, starker Harndrang<br>▸ evtl. Seh- oder Sprachstörungen<br>▸ evtl. Lähmungen | neurogene Blasenentleerungsstörung, z. B. bei<br>▸ Multipler Sklerose<br>▸ Parkinson-Krankheit<br>▸ kürzlich abgelaufenem Schlaganfall<br>▸ Bandscheibenvorfall<br>▸ Rückenmarktumoren | wenn die Beschwerden erstmals auffallen: am selben Tag zum Neurologen |
| **plötzlich verminderte Urinmenge (< 500 ml/Tag) oder ganz ausbleibender Urin bei leerer Harnblase** | Oligurie bzw. Anurie, z. B. bei<br>▸ Exsikkose (Austrocknung), z. B. unzureichendes Trinken, starkes Schwitzen, hohes Fieber, Erbrechen und/oder Durchfall<br>▸ schwerem Blutverlust<br>▸ akuter Herzinsuffizienz<br>▸ akutem renalem Nierenversagen, z. B. bei akuter Glomerulonephritis oder Niereninfarkt | wenn die Urinmenge trotz ausreichender Flüssigkeitszufuhr stark absinkt: in die Klinik zur nephrologischen und kardiologischen Abklärung, ggf. Dialyse |
| **allmähliche Abnahme der Urinmenge**<br>▸ Wassereinlagerungen in Beinen, Händen und Gesicht<br>▸ Müdigkeit<br>▸ Übelkeit, Erbrechen | chronisches Nierenversagen, z. B. bei<br>▸ nicht ausgeheilter Glomerulonephritis<br>▸ Pyelonephritis (Nierenbeckenentzündung)<br>▸ Diabetes | wenn die Beschwerden erstmals auffallen:<br>▸ zum Internisten<br>▸ Elektrolyte (→ S. 411), BZ (→ S. 420), Nierenwerte (→ S. 426) kontrollieren<br>▸ Urinteststreifen<br>▸ Ultraschall |
| **vermehrte Urinmenge (mehr als 3 Liter am Tag)**<br>▸ heller bis wasserklarer Urin<br>▸ evtl. starker Durst<br>▸ evtl. trockene Schleimhäute, stehende Hautfalten<br>▸ evtl. Verwirrtheit oder Benommenheit | Polyurie, z. B. bei<br>▸ übermäßiger Trinkmenge, vor allem alkoholischer Getränke<br>▸ Diabetes<br>▸ Diabetes insipidus<br>▸ Nebenschilddrüsenüberfunktion<br>▸ Spätstadium eines akuten Nierenversagens<br>▸ Frühstadium eines chronischen Nierenversagens<br>▸ psychogener Polydipsie<br>▸ Medikamenteneinnahme, z. B. Diuretika, manchen Antibiotika, Lithium | wenn keine entsprechende Grunderkrankung bekannt ist<br>▸ Elektrolyte (→ S. 411), BZ (→ S. 420), Nierenwerte (→ S. 426) kontrollieren<br>▸ Urinteststreifen<br>▸ Ultraschall<br>▸ V. a. Medikamentenwirkung: ggf. Rücksprache mit verschreibendem Arzt |

| Beschwerdebild | Was steckt dahinter? | Vorgehen |
|---|---|---|
| vermehrte Urinmenge während der Nacht | Nykturie (nächtliches Wasserlassen), z. B. bei<br>▸ gutartiger Prostatavergrößerung<br>▸ Diabetes<br>▸ Herzinsuffizienz<br>▸ Frühstadium eines chronischen Nierenversagens | bei Auftreten weiterer Beschwerden wie Abschwächung des Harnstrahls, starkem Durst, Beinödemen:<br>▸ Elektrolyte (→ S. 411), BZ (→ S. 420), Nierenwerte (→ S. 426) kontrollieren<br>▸ Urinteststreifen<br>▸ Ultraschall<br>bei Fehlen weiterer Beschwerden versuchsweise am Abend die Trinkmenge und den Konsum von Alkohol einschränken |

## 9.7 Ungewollter Harnabgang (Inkontinenz), verstärkter Harndrang

| Beschwerdebild | Was steckt dahinter? | Vorgehen |
|---|---|---|
| ungewollter Harnabgang kleiner Mengen (»Tröpfeln«)<br>▸ bei Husten, Niesen, Heben, Hüpfen, Treppensteigen oder Geschlechtsverkehr<br>▸ vorwiegend bei Frauen | Belastungsinkontinenz (Stressinkontinenz), z. B. bei<br>▸ Beckenbodenschwäche nach Geburten<br>▸ Gebärmuttersenkung<br>▸ Gebärmuttervorfall<br>▸ Östrogenmangel in den Wechseljahren<br>▸ Männer: Folge von Verletzungen und Operationen, vor allem nach Prostataoperation (radikale Prostatektomie) | ▸ in den nächsten Wochen zum Facharzt<br>▸ da viele Medikamente Inkontinenz-Beschwerden verstärken: den Arzt vollständig über die derzeitige Medikation informieren<br>▸ Beckenbodentraining |
| unbezwingbarer und meist schmerzhafter Harndrang<br>▸ ungewollter Harnabgang, wenn der Weg zur Toilette zu weit ist<br>▸ evtl. blutiger Urin | Dranginkontinenz, z. B. bei<br>▸ Blasenentzündung<br>▸ Harnblasensteine<br>▸ Harnblasenkrebs<br>▸ Reizblase<br>▸ interstitieller Zystitis<br>▸ Beckenbodenmyalgie<br>▸ somatoformer Störung | wenn die Beschwerden plötzlich auftreten oder der Urin blutig ist, am selben Tag zum Urologen, bei langsamer Zunahme der Beschwerden in den nächsten Wochen |
| reflexartige, unwillkürliche Blasenentleerung<br>▸ meist kein Harndrang | Reflexinkontinenz, z. B. bei<br>▸ Rückenmarkverletzungen<br>▸ Schädel-Hirn-Verletzung<br>▸ Demenz<br>▸ Multipler Sklerose<br>▸ Schlaganfall<br>▸ sonstiger Hirnschädigung z. B. durch Gehirntumor, oder Hirnaneurysmablutung | ▸ wenn die Beschwerden neu auftreten: zum Neurologen, am besten in einer Klinik<br>▸ bei V. a. Demenz: frühzeitig testen, z. B. mit dem Mini-Mental-Status-Test (MMST) oder DemTect |

## 9.7 Ungewollter Harnabgang (Inkontinenz), verstärkter Harndrang

| Beschwerdebild | Was steckt dahinter? | Vorgehen |
|---|---|---|
| unwillkürlicher Urinabgang in kleinen Portionen (Harnträufeln) mit erschwerter Harnausscheidung (Harnverhalt)<br>▸ prall gefüllte Blase<br>▸ krampfartige Unterbauchschmerzen, spontan oder bei Beklopfen der Blase<br>▸ evtl. blutiger Urin | Überlaufinkontinenz durch Abflussbehinderung, z. B. bei<br>▸ Prostatavergrößerung<br>▸ Prostatakrebs<br>▸ Harnblasenverletzung<br>▸ Harnröhrenverengung (Harnröhrenstriktur), z. B. nach längerem Blasenkatheter<br>▸ Blasenstein<br>▸ Fremdkörper in der Harnröhre<br>▸ Harnblasenkrebs | ▸ am selben Tag zum Urologen<br>▸ bei Abflussbehinderung durch Prostatavergrößerung: evtl. warme Bauchwickel oder eine Wärmflasche |
| unwillkürlicher Urinabgang in kleinen Portionen (Harnträufeln) mit erschwerter Harnausscheidung (Harnverhalt) und neurologischen Beschwerden<br>▸ prall gefüllte Blase tastbar<br>▸ keine Unterbauchschmerzen<br>▸ evtl. Seh- oder Sprachstörungen<br>▸ evtl. Lähmungen | Überlaufinkontinenz durch neurogene Blasenentleerungsstörung, z. B. bei<br>▸ Rückenmarkverletzung<br>▸ Multipler Sklerose<br>▸ Parkinson-Krankheit<br>▸ kürzlich abgelaufenem Schlaganfall<br>▸ Bandscheibenvorfall<br>▸ Rückenmarktumoren | wenn die Beschwerden erstmals auffallen: am selben Tag zum Neurologen |
| unwillkürlicher Urinabgang in kleinen Portionen (Harnträufeln) bei Medikamenteneinnahme | Überlaufinkontinenz als Nebenwirkung, z. B. von<br>▸ Beruhigungsmitteln<br>▸ Antidepressiva<br>▸ Neuroleptika | ▸ Rücksprache mit dem verschreibenden Arzt<br>▸ bei Selbstmedikation: Mittel absetzen |
| Einnässen tagsüber oder nachts (Bettnässen) bei Kindern ab dem 5. Geburtstag<br>▸ evtl. abgeschwächter Harnstrahl<br>▸ evtl. häufiger Harndrang<br>▸ evtl. Nachträufeln | Enuresis, z. B. bei<br>▸ psychischen Belastungssituationen<br>▸ Blasenentzündung<br>▸ Infektionen mit Madenwürmern<br>▸ Phimose (Vorhautverengung)<br>▸ angeborener Harnröhrenverengung<br>▸ Harnröhrenfehlbildungen, z. B. Hypospadie<br>▸ Harnröhrenklappen<br>▸ Fremdkörpern in Scheide, Harnröhre oder Harnblase<br>▸ funktionellen Störungen<br>▸ Verweigerungshaltung | zum Pädiater oder Urologen |

| Beschwerdebild | Was steckt dahinter? | Vorgehen |
|---|---|---|
| gehäufter, schmerzloser Harndrang bei älteren Kindern und Erwachsenen | Pollakisurie (häufiges Wasserlassen kleiner Urinmengen) bei<br>▸ Stresssituationen<br>▸ Schwangerschaft<br>▸ beginnender, gutartiger Prostatavergrößerung<br>▸ Prostatakrebs<br>▸ Reizblase<br>▸ Schrumpfblase durch chronische Harnwegsinfektion<br>▸ erworbener Harnröhrenverengung, z. B. nach längerem Blasenkatheter<br>▸ Blasenstein<br>▸ Harnblasenkrebs<br>▸ somatoformen Störungen | ▸ wenn die Beschwerden neu auftreten: zum Urologen<br>▸ durch Blasentraining kann die Haltekapazität der Blase erheblich gesteigert werden |
| gehäufter, schmerzloser Harndrang mit mehrmaligem Wasserlassen während der Nacht | Nykturie (nächtliches Wasserlassen)<br>▸ gutartige Prostatavergrößerung<br>▸ Diabetes<br>▸ Herzinsuffizienz<br>▸ chronisches Nierenversagen<br>▸ Angewohnheit bei Durchschlafstörungen<br>▸ weitere Ursachen obenstehende Zeile unter Pollakisurie | ▸ bei Auftreten weiterer Beschwerden wie Abschwächung des Harnstrahls, starker Durst, Beinödeme, Unterbauchschmerzen: zum Urologen und Internisten<br>▸ bei Fehlen weiterer Beschwerden: am Abend die Trinkmenge und den Alkoholkonsum einschränken |
| langsame Abschwächung des Harnstrahls | voranschreitende gutartige Prostatavergrößerung | ▸ in den nächsten Wochen zum Urologen<br>▸ bei zusätzlichen Beschwerden bald |
| Wasserlassen in zwei Etappen<br>▸ oft mit krampfhaften Schmerzen | ▸ Blasendivertikel<br>▸ vesikorenaler Reflux | bei Auftreten von Fieber: sofort zum Pädiater oder Urologen |

## 9.8 Schmerzlose Veränderungen am Penis

| Beschwerdebild | Was steckt dahinter? | Vorgehen |
|---|---|---|
| verzögerte, verkürzte, mangelhafte oder ausbleibende Erektion trotz sexueller Erregung **bei älteren Männern** | Erektionsstörung (erektile Dysfunktion), altersbedingt oder ausgelöst/verstärkt durch<br>▸ Testosteronmangel (PADAM)<br>▸ Zigarettenkonsum, Alkohol<br>▸ Bluthochdruck<br>▸ Diabetes<br>▸ Lebererkrankungen, z. B. Leberzirrhose<br>▸ Prostataoperationen oder Bestrahlungen am Unterleib<br>▸ Schlaganfall<br>▸ Parkinson-Krankheit | wenn die Beschwerden nicht durch momentane Umstände erklärbar sind:<br>▸ BZ (→ S. 420), Leberwerte (→ S. 424) kontrollieren<br>▸ Blutdruck kontrollieren<br>▸ zum Urologen<br>**Patientenberatung:**<br>▸ offenes Gespräch mit der Partnerin über gegenseitige Erwartungen<br>▸ Alkohol- und Zigarettenkonsum vermindern |
| verzögerte, verkürzte, mangelhafte oder ausbleibende Erektion trotz sexueller Erregung **bei jüngeren Männern** | Erektionsstörung (erektile Dysfunktion), z. B. ausgelöst/verstärkt durch<br>▸ sexuellen Leistungsdruck und Angst vor Versagen<br>▸ Partnerschaftskonflikte, verdrängte Homosexualität<br>▸ Dauerstress<br>▸ Zigarettenkonsum, Alkohol<br>▸ Multiple Sklerose (MS)<br>▸ Depression | ▸ Motivation zu psychotherapeutischem oder sexualtherapeutischem Erstgespräch<br>▸ offenes Gespräch mit der Partnerin über gegenseitige Erwartungen<br>▸ Alkohol- und Zigarettenkonsum vermindern<br>▸ V. a. MS: zum Neurologen<br>▸ V. a. Depression: zum Psychiater |
| verzögerte, verkürzte, mangelhafte oder ausbleibende Erektion **bei Medikamenteneinnahme** | häufige Nebenwirkung, z. B. von<br>▸ Medikamenten bei Bluthochdruck, insbesondere Betablockern<br>▸ cholesterinsenkenden Medikamenten<br>▸ Schmerz- und Rheumamitteln (NSAR)<br>▸ Kortisonpräparaten<br>▸ Antidepressiva<br>▸ Antiepileptika<br>▸ Anabolika | ▸ Rücksprache mit dem verschreibenden Arzt<br>▸ bei Selbstmedikation: Mittel absetzen |
| **Verkrümmung oder Abknickung des Penis bei der Erektion** | ▸ Induratio penis plastica<br>▸ Folge einer Penisverletzung | in den nächsten Wochen zum Urologen |
| **Schwierigkeiten, die Vorhaut hinter die Eichel zurückzuschieben**<br>▸ evtl. wiederholte Eichelentzündungen<br>▸ evtl. mechanische Probleme bei der Erektion, Schmerzen beim Geschlechtsverkehr<br>▸ evtl. Schwierigkeiten beim Wasserlassen | ▸ angeborene Phimose (Vorhautverengung)<br>▸ erworbene Phimose, z. B. bei wiederkehrenden Eichelentzündungen, Diabetes, Peniskrebs<br>▸ verkürztes Vorhautbändchen | ⚠ keine gewaltsamen Versuche, die Vorhaut zurückzuschieben<br>▸ bei Auftreten von Entzündungen, Wucherungen oder Schwierigkeiten beim Wasserlassen: in den nächsten Tagen zum Pädiater oder Urologen |

| Beschwerdebild | Was steckt dahinter? | Vorgehen |
|---|---|---|
| Verhärtung, Verengung und weißliche Verfärbung von Eichel und/oder Vorhaut | Lichen sclerosus | ▸ nicht heilbar<br>▸ hochpotentes Kortison kann Schübe lindern |
| hautfarbene Hornzipfelchen am Eichelrand | Papillomatosis glandis | bei Leidensdruck chirurgische Entfernung der Papillome |
| weißliche oder rötliche Knötchen oder warzenartige Wucherungen an Eichelrand und/oder Vorhaut | Feigwarzen (Condylomata acuminata) | ▸ heilt oft spontan ab<br>▸ antivirale oder chirurgische Behandlung<br>▸ kein Sex bis zur Diagnosestellung, ggf. Mitbehandlung des Partners<br>▸ zur Vermeidung erneuter Ansteckung Kondome benutzen<br><br>❗ Behandlungsverbot lt. IfSG bei sexueller Übertragung beachten |
| rötlich-braune, samtartige, flache Erhebungen, blumenkohlartige Wucherungen oder weißliche Verfärbungen am Penis | Krebsvorstufen, z. B.<br>▸ Erythroplasie de Queyrat<br>▸ Buschke-Löwenstein-Papillom<br>▸ Penisplaques | in den nächsten Tagen zum Urologen oder Dermatologen |
| flach erhabene Rötungen, Geschwüre oder warzenähnliche Wucherung am Penis<br>▸ tastbare, derbe Verhärtung unter der Vorhaut<br>▸ evtl. blutige, faulige, eitrige Absonderungen<br>▸ evtl. Schwellung der Leistenlymphknoten | Peniskrebs | in den nächsten Tagen zum Urologen oder Dermatologen |
| münzgroßes, schmerzloses Geschwür mit hartem Rand an der Eichel<br>▸ schmerzlose Schwellung der Leistenlymphknoten<br>▸ verschwindet (scheinbar) auch ohne Behandlung | ▸ Syphilis (Lues)<br>▸ Lymphogranuloma inguinale | am selben Tag zum Urologen oder Dermatologen<br><br>❗ Behandlungsverbot lt. IfSG bei sexueller Übertragung beachten |

## 9.9 Schmerzende und juckende Veränderungen am Penis

| Beschwerdebild | Was steckt dahinter? | Vorgehen |
|---|---|---|
| **schmerzhafte Dauererektion > 2 Stunden**<br>▸ zunehmende, blau-violette Verfärbung des Penis | Priapismus, meist ohne erkennbare Ursache, evtl. ausgelöst durch<br>▸ Potenzmittel oder SKAT-Therapie<br>▸ Bluterkrankungen, z. B. lymphatische Leukämie, Plasmozytom<br>▸ Diabetes oder Gicht<br>▸ Multiple Sklerose<br>▸ Alkohol oder Drogen (Kokain)<br>▸ Medikamente, vor allem Psychopharmaka | ❗ wegen drohender Gewebehypoxie und Schädigung: in Klinik einweisen |
| **hochschmerzhaftes Anschwellen der Eichel hinter einer zurückgezogenen Vorhaut**<br>▸ evtl. bei Vorhautverengung<br>▸ evtl. bei oder nach Geschlechtsverkehr auftretend | Paraphimose (spanischer Kragen) | ❗ wegen drohender Gewebehypoxie und Schädigung: in Klinik einweisen |
| **knackendes Geräusch und starker Penisschmerz während eines heftigen Sexualakts**<br>▸ sofortiger Rückgang der Erektion<br>▸ zunehmende Verfärbung und Schwellung des Penis | Penisbruch (Penisfraktur) | ❗ wegen drohender Gewebehypoxie und Schädigung: in Klinik einweisen |
| **Penisschmerzen bei der Erektion** | ▸ Phimose (Vorhautverengung)<br>▸ Induratio penis plastica (Penisverkrümmung)<br>▸ Harnröhrenfehlbildungen wie z. B. Hypospadie<br>▸ Penisverletzungen | in den nächsten Wochen zum Urologen |
| **Penisschmerzen bei der Ejakulation**<br>▸ evtl. anhaltende Schmerzen am Damm<br>▸ evtl. Schmerzen beim Wasserlassen und/oder Stuhlgang<br>▸ evtl. Ausfluss aus der Harnröhre | ▸ Beckenbodenmyalgie<br>▸ chronische Prostataentzündung<br>▸ Urethritis (Harnröhrenentzündung), oft bei sexuell übertragbaren Krankheiten wie Gonorrhö, Chlamydieninfektion, Mykoplasmeninfektion | ▸ am selben Tag zum Urologen<br>▸ kein Sex bis zur Diagnosestellung, ggf. Mitbehandlung des Partners<br>▸ zur Vermeidung erneuter Ansteckung Kondome benutzen<br>❗ Behandlungsverbot lt. IfSG bei sexueller Übertragung beachten |
| **Jucken und Brennen, Rötung oder fleckiger Ausschlag an Eichel und Vorhaut**<br>▸ evtl. Nässen oder übelriechender Ausfluss<br>▸ evtl. trockenes, schuppiges Erscheinungsbild | Balanitis (Eichelentzündung), z. B. bei<br>▸ Infektion mit Bakterien oder Pilzen, begünstigt durch mangelnde Genitalhygiene, Phimose, Diabetes<br>▸ übertriebener Genitalhygiene (Reinlichkeitsbalanitis)<br>▸ Kontaktallergie, z. B. auf Kondome oder Spermizide<br>▸ Hauterkrankungen, z. B. Lichen sclerosus, Schuppenflechte<br>▸ Reiter-Krankheit | ▸ am selben Tag zum Urologen oder Dermatologen<br>▸ kein Sex bis zur Diagnosestellung, ggf. Mitbehandlung des Partners<br>▸ zur Vermeidung erneuter Ansteckung Kondome benutzen<br>▸ Sitzbäder mit Kamille<br>▸ Spülungen mit Kochsalzlösung |

| Beschwerdebild | Was steckt dahinter? | Vorgehen |
|---|---|---|
| kleinste, oft juckende oder brennende Bläschen und verkrustete Geschwüre an Eichel und/oder Vorhaut | Herpes genitalis | ▸ am selben Tag zum Urologen oder Dermatologen<br>▸ kein Sex bis zur Diagnosestellung, ggf. Mitbehandlung des Partners<br>▸ zur Vermeidung erneuter Ansteckung Kondome benutzen<br>⚠ Behandlungsverbot lt. IfSG bei sexueller Übertragung beachten |
| schmerzhafte, leicht blutende Geschwüre mit ausgefranstem Rand<br>▸ in warmen Ländern häufig<br>▸ evtl. schmerzhafte Schwellung der Leistenlymphknoten | Ulcus molle (Weicher Schanker) | ▸ am selben Tag zum Urologen oder Dermatologen<br>▸ kein Sex bis zur Diagnosestellung, ggf. Mitbehandlung des Partners<br>▸ zur Vermeidung erneuter Ansteckung Kondome benutzen<br>⚠ Behandlungsverbot lt. IfSG bei sexueller Übertragung beachten |

## 9.10 Beschwerden an Hoden oder Damm

| Beschwerdebild | Was steckt dahinter? | Vorgehen |
|---|---|---|
| langsam zunehmende, schmerzlose Vergrößerung oder knotige Verhärtung eines Hodens<br>▸ evtl. Schweregefühl oder Ziehen in Hoden oder Leiste<br>▸ evtl. Rücken- oder Bauchschmerzen<br>▸ evtl. Gewichtsverlust | Hodenkarzinom (Hodenkrebs) | in den nächsten Tagen zum Urologen |
| weiche bis pralle, schmerzlose Vergrößerung eines Hodensackes<br>▸ bei Säuglingen oder Erwachsenen | Hydrozele (Wasserbruch) | wenn die Beschwerden neu aufgetreten sind: am selben Tag zum Urologen oder Pädiater |
| Schwellung am oberen Hodenansatz in der Leiste<br>▸ evtl. Schweregefühl v. a. bei längerem Gehen oder Stehen | ▸ Spermatozele<br>▸ Leistenhernie (Leistenbruch) | wenn die Beschwerden neu aufgetreten sind: in den nächsten Tagen zum Urologen |
| weiche Schwellung und/oder sichtbar geschlängelte Gefäße an einem Hoden<br>▸ vor allem in jungen Jahren (Alter 15–25)<br>▸ meist linksseitig<br>▸ evtl. Schweregefühl, v. a. bei längerem Gehen oder Stehen | Varikozele (Krampfaderbruch) | in den nächsten Tagen zum Urologen |

## 9.10 Beschwerden an Hoden oder Damm

| Beschwerdebild | Was steckt dahinter? | Vorgehen |
|---|---|---|
| **rasch zunehmende, stark schmerzhafte Schwellung und Rötung eines oder beider Hoden mit Fieber**<br>▸ gerötete Haut des Hodensacks<br>▸ evtl. vorangehend Schmerzen beim Wasserlassen | ▸ Orchitis (Hodenentzündung) durch Infektion mit Bakterien oder Viren, z. B. bei Mumps (Mumpsorchitis)<br>▸ Epididymitis (Nebenhodenentzündung) | ▸ bei plötzlichem Einsetzen oder schlagartiger Verschlimmerung der Beschwerden: am selben Tag zum Urologen oder Pädiater<br>▸ sonst am nächsten Tag zum Arzt<br>▸ enge Unterhosen tragen<br>▸ im Liegen Hoden hochlagern und mit Umschlägen kühlen |
| **plötzlich auftretende, stark schmerzhafte Schwellung und Rötung eines Hodens**<br>▸ vor allem bei Kindern und Jugendlichen<br>▸ Auftreten oft im Schlaf oder nach sportlicher/sexueller Aktivität<br>▸ oft Übelkeit, Erbrechen | Hodentorsion (Hodenverdrehung) | ⚠ wegen Gefahr der Hodennekrose: in Klinik einweisen |
| **wellenförmig auftretende, stärkste Schmerzen von einer Flanke in den Hoden ausstrahlend**<br>▸ Hoden eingezogen und sehr berührungsempfindlich<br>▸ Übelkeit und Erbrechen | Kolik durch Harnleiterstein | ⚠ zur Beseitigung der Schmerzen: Notarzt rufen |
| **starke Schmerzen in der Damm- und Analregion, vor allem beim Sitzen**<br>▸ oft hohes Fieber, schlechter Allgemeinzustand<br>▸ gehäufter Harndrang, abgeschwächter Harnstrahl<br>▸ evtl. Schmerzen beim Wasserlassen und/oder Stuhlgang | akute Prostatitis (Prostataentzündung) | ⚠ bei hohem Fieber oder schlechtem Allgemeinzustand: in Klinik einweisen |
| **wechselnde Schmerzen oder Druckgefühl in der Damm-, Anal- und Genitalregion**<br>▸ evtl. schmerzhafte Ejakulation und/oder Erektion<br>▸ evtl. schwächerer Harnstrahl | ▸ chronische Prostatitis (Prostataentzündung)<br>▸ Beckenbodenmyalgie<br>▸ Prostatakrebs (Prostatakarzinom)<br>▸ somatoforme Störung | ▸ in den nächsten Tagen zum Urologen<br>▸ chronische Prostatitis: heiße Sitzbäder, evtl. mit Moorzusatz |
| **Hoden-, Gelenk- und Muskelschmerzen**<br>▸ Fieber, Nachtschweiß, Gewichtsverlust<br>▸ Hautrötungen, Hautgeschwüre | Panarteriitis nodosa | ▸ zum Rheumatologen<br>▸ Behandlung mit Kortikosteroiden und Immunsuppressiva |

## 9.11 Äußere Auffälligkeiten an den Brüsten

| Beschwerdebild | Was steckt dahinter? | Vorgehen |
|---|---|---|
| **ungleich große Brüste seit der Pubertät** | ▸ Normvariante<br>▸ selten: Fehlbildung, z. B. Poland-Syndrom | bei Leidensdruck:<br>▸ Motivation zum psychotherapeutischen Erstgespräch<br>▸ Gespräch mit plastischen Chirurgen |
| **schlauchförmige Brüste** | Normvariante | bei Leidensdruck:<br>▸ Gespräch mit plastischen Chirurgen<br>▸ Motivation zum psychotherapeutischen Erstgespräch |
| **nicht ausgebildete oder ungewöhnlich kleine Brüste** (< 150 ml)<br>▸ evtl. Regelstörungen oder Ausbleiben der Menstruation<br>▸ evtl. vermindertes Wachstum und/oder ausbleibende Entwicklung von Scham- und Achselbehaarung | Mikromastie, z. B. als Folge von<br>▸ Normvarianten<br>▸ Ullrich-Turner-Syndrom<br>▸ Leistungssport während der Pubertät<br>▸ Untergewicht, z. B. bei Magersucht<br>▸ Hormonstörungen, z. B. Adrenogenitales Syndrom<br>▸ schweren, inneren Erkrankungen während der Pubertät | ▸ wenn bei Mädchen nach dem 13. Geburtstag noch kein Brustwachstum feststellbar ist: in den nächten Tagen zum Gynäkologen<br>▸ wenn eine operative Brustvergrößerung erwogen wird: Gespräch mit plastischern Chirurgen |
| **ungewöhnlich große Brüste** (> 400 ml) außerhalb Schwangerschaft und Stillzeit<br>▸ evtl. Schulter- oder Rückenschmerzen<br>▸ manchmal Hautekzem an der Brustunterseite | Makromastie<br>▸ meist Normvariante<br>▸ begünstigt durch Übergewicht und Mastopathie | wenn eine operative Brustverkleinerung erwogen wird: Gespräch mit plastischen Chirurgen |
| **zunehmende, nicht knotige Vergrößerung** einer oder beider Brüste nach der Pubertät | ▸ Nebenwirkung der »Pille«<br>▸ Schwangerschaft<br>▸ allgemeine Gewichtszunahme<br>▸ Prolaktinom (gutartiger Hypophysentumor) | wenn die Ursache nicht offensichtlich ist: zum Gynäkologen |
| **zunehmende, knotige Vergrößerung** einer oder beider Brüste nach der Pubertät | ▸ Mastopathie, Beschwerden hier vor allem in der 2. Zyklushälfte<br>▸ Fibroadenome<br>▸ Brustkrebs | ▸ Tumor ausschließen: Ultraschall, Mammografie<br>bei Mastopathie:<br>▸ salzarme Kost versuchen<br>▸ Verzicht auf Kaffee, Tee, Schokolade versuchen |
| **zusätzliche Brustwarzen**<br>▸ meist in der Achsel, an der Brust oder am unteren Rippenrand | überzählige Brustwarzen (akzessorische Mammae), sehr häufige, harmlose Fehlbildung entlang der Milchleiste | möglichst im frühen Kindesalter zum Gynäkologen |
| **beidseitig flache oder eingezogene Brustwarzen seit der Pubertät** | Normvariante | Da häufig Stillprobleme auftreten, benötigen Schwangere eine frühzeitige Beratung |

## 9.11 Äußere Auffälligkeiten an den Brüsten

| Beschwerdebild | Was steckt dahinter? | Vorgehen |
|---|---|---|
| **zunehmende Einziehung einer Brustwarze**<br>▸ evtl. mit Absonderung aus der Brustwarze | Brustkrebs | in den nächsten Tagen zum Gynäkologen |
| **ekzemartige, juckende oder schmerzhafte Veränderungen an der Brustwarze** | ▸ Hautreizungen durch Stillen<br>▸ Infektion durch Soorpilze oder (selten) Bakterien, z. B. bei Diabetes<br>▸ Paget-Karzinom als Sonderform eines Brustkrebses | ▸ wenn die Beschwerden länger als eine Woche anhalten: zum Gynäkologen<br>bei Stillwunden:<br>▸ pflegende Salben oder Johanniskrautöl<br>▸ Milch nach dem Stillen antrocknen lassen |
| **Einziehungen der Haut oder höckerige Oberfläche** an einer Brust (Orangenhaut) | Brustkrebs | in den nächsten Tagen zum Gynäkologen |
| **schmerzhafte Rötung und Schwellung** an einer Brust (seltener beide Brüste)<br>▸ meist Fieber und Krankheitsgefühl<br>▸ meist vergrößerte Lymphknoten in der Achselhöhle<br>▸ evtl. Absonderung gelblicheitriger Flüssigkeit aus der Brustwarze | ▸ Milchstau<br>▸ Mastitis puerperalis (Brustentzündung im Wochenbett) bei Stillenden<br>▸ Mastitis non-puerperalis (Brustentzündung außerhalb des Wochenbetts)<br>▸ Brustdrüsenabszess<br>▸ inflammatorisches Mammakarzinom als Sonderform eines Brustkrebses | ▸ bei Fieber und starken Beschwerden: sofort zum Gynäkologen<br>▸ wenn sich leichtere Beschwerden trotz Kühlung nicht bessern: am nächsten Tag zum Gynäkologen<br>▸ kühlende Umschläge,<br>▸ bei Stillenden Pfefferminz-, Hibiskus- oder Salbeitee |
| **Absonderung von klarer oder milchiger Flüssigkeit aus beiden Brustwarzen** außerhalb der Stillzeit<br>▸ oft Regelstörungen: Ausbleibende, zu seltene oder häufige Monatsblutungen | ▸ Schwangerschaft<br>▸ Stress, Unterernährung, Hochleistungssport<br>▸ Stimulation der Brustwarze<br>▸ Schilddrüsenunterfunktion<br>▸ Tumoren der Hirnanhangsdrüse (Prolaktinom) und Hirnbasis<br>▸ Lebererkrankungen, z. B. Leberzirrhose<br>▸ Nebenwirkung der »Pille« und von Medikamenten, z. B. Psychopharmaka, starken Schmerzmitteln wie Opioiden | wenn die Sekretion anhält: in den nächsten Wochen zum Gynäkologen |
| **Absonderung von milchiger oder trüber Flüssigkeit aus einer oder beiden Brustwarzen** außerhalb der Stillzeit, verbunden **mit knotigen Veränderungen der Brust** | ▸ Mastopathie<br>▸ Mastitis (Brustentzündung), meist mit Fieber<br>▸ Brustkrebs | ▸ in den nächsten Tagen zum Gynäkologen<br>bei Mastopathie:<br>▸ salzarme Kost versuchen<br>▸ Verzicht auf Kaffee, Tee, Schokolade versuchen |
| **Absonderung von blutiger Flüssigkeit** aus meist einer Brustwarzen | ▸ Milchgangpapillom<br>▸ Brustkrebs | in den nächsten Tagen zum Gynäkologen |

## 9.12 Verhärtungen, Schwellungen und Knoten in der weiblichen Brust

In 85 % der Fälle verbergen sich hinter einem **Knoten in der Brust** gutartige Veränderungen, z. B. Brustzysten, gutartige Tumoren oder eine Verhärtung des Brustgewebes (Mastopathie). In den restlichen Fällen findet sich als Ursache Brustkrebs.

Als Faustregel kann gelten, dass ein Knoten umso wahrscheinlicher gutartig ist, je glatter er sich anfühlt, je besser er abgrenzbar ist und je leichter er sich gegen das darunterliegende Gewebe verschieben lässt. Auch deutliche Druckschmerzhaftigkeit, vor allem in der zweiten Zyklushälfte, ist als gutes Zeichen zu werten. Dagegen spricht es für die Bösartigkeit eines Knotens, wenn die darüberliegende Haut eingezogen oder höckerig ist (Orangenhaut). Unabhängig von diesen Kriterien gehört jedoch jede neu entdeckte Verhärtung der Brust in die Hand des Frauenarztes, und zwar innerhalb der nächsten ein bis zwei Tage. Häufig wird eine feingewebliche Untersuchung erfolgen, um Klarheit zu schaffen.

| Beschwerdebild | Was steckt dahinter? | Vorgehen |
|---|---|---|
| feste, evtl. **knotige Beschaffenheit** beider Brüste<br>▸ oft Größenzunahme und Schmerzhaftigkeit der Brust in der zweiten Zyklushälfte<br>▸ manchmal Absonderung milchiger Flüssigkeit aus der Brustwarze<br>▸ Nachlassen der Beschwerden mit Beginn der Menstruation | Mastopathie | ▸ kühlende Umschläge<br>▸ gut sitzender, stützender BH<br>▸ Hibiskus- oder Salbeitee<br>▸ evtl. Reduktion von Salz, Koffein, Alkohol, Zigaretten<br>▸ Präparate mit Mönchspfeffer |
| einzelne oder mehrere, **glatte Knoten**, die auf Druck nicht oder leicht schmerzen<br>▸ gegen die Haut und das darunterliegende Gewebe verschiebbar<br>▸ derbe, gummiartige oder prallelastische Konsistenz | gutartige Veränderungen, z. B.<br>▸ Fibroadenom<br>▸ Zyste<br>▸ Lipom (Fettgeschwulst)<br>▸ Atherom (Grützbeutel) | wenn ein Knoten neu entdeckt wird: in den nächsten Tagen zum Gynäkologen |
| **einzelner, fester Knoten,** der weder spontan noch auf Druck schmerzt<br>▸ evtl. Einziehungen oder höckerige Oberfläche der darüberliegenden Haut | ▸ Brustkrebs<br>▸ Brustzyste | wenn ein Knoten neu entdeckt wird: in den nächsten Tagen zum Gynäkologen |
| **schmerzhafte, gerötete Schwellung** an einer oder (selten) beiden Brüsten<br>▸ meist Fieber und Krankheitsgefühl<br>▸ meist vergrößerte Lymphknoten in der Achselhöhle<br>▸ evtl. Absonderung gelblicheitriger Flüssigkeit aus der Brustwarze | ▸ Milchstau<br>▸ Mastitis puerperalis (Brustentzündung im Wochenbett) bei Stillenden<br>▸ Mastitis non-puerperalis (Brustentzündung außerhalb des Wochenbetts)<br>▸ Brustdrüsenabszess<br>▸ inflammatorisches Mammakarzinom als Sonderform eines Brustkrebses | ▸ bei Fieber und starken Beschwerden: sofort zum Gynäkologen<br>▸ wenn sich leichtere Beschwerden trotz Kühlung nicht bessern: spätestens am nächsten Tag zum Gynäkologen<br>▸ kühlende Umschläge, z. B. mit Quark, Kühlpacks<br>▸ bei Stillenden Pfefferminz-, Hibiskus- oder Salbeitee |

| Beschwerdebild | Was steckt dahinter? | Vorgehen |
| --- | --- | --- |
| flächenhafte, stark druckempfindliche Verhärtung<br>▸ meist nach Schlag oder ungewohntem Druck<br>▸ oft bläuliche Verfärbung der darüberliegenden Haut | tiefer Bluterguss | ▸ wenn die Verhärtung nach einer Woche nicht zurückgeht: zum Gynäkologen<br>▸ bei frischem Bluterguss kühlende Umschläge oder Arnikaauflagen<br>▸ später warme Auflagen, z. B. mit Schrot |

## 9.13 Schmerzen in einer oder beiden Brüsten

| Beschwerdebild | Was steckt dahinter? | Vorgehen |
| --- | --- | --- |
| Spannungsgefühl und Druckempfindlichkeit der Brüste in der zweiten Zyklushälfte<br>▸ evtl. Stimmungsschwankungen, Kopfschmerzen, Übelkeit<br>▸ evtl. knotige Verhärtung der Brüste | Mastodynie (Brustspannen) z. B.<br>▸ als normale Erscheinung, Symptom eines Prämenstruellen Syndroms (PMS)<br>▸ bei Mastopathie | ▸ kühlende Umschläge<br>▸ gut sitzender, stützender BH<br>▸ Tee, z. B. aus Hibiskus, Salbei, Birkenblättern, Schachtelhalm<br>▸ Reduktion von Salz, Koffein, Alkohol, Zigaretten<br>▸ kohlenhydratreiche Kost<br>▸ Präparate mit Mönchspfeffer |
| Schmerzen und Spannungsgefühl in den Brüsten ohne Abhängigkeit vom Zyklus | ▸ Schwangerschaft<br>▸ Nebenwirkung von östrogenhaltigen Präparaten, z. B. »Pille«, Hormonersatztherapie<br>▸ somatoforme Störung | beim nächsten Termin mit dem Frauenarzt über alternative Verhütungs- bzw. Behandlungsmöglichkeiten sprechen |
| druckempfindliche, flächenhafte Verhärtung<br>▸ oft nach Schlag oder ungewohntem Druck (an den man sich nicht immer erinnert)<br>▸ oft bläuliche Verfärbung der darüber liegenden Haut | tiefer Bluterguss | ▸ wenn die Verhärtung nach einer Woche nicht zurückgeht: zum Gynäkologen<br>▸ bei frischem Bluterguss kühlende Umschläge oder Arnikaauflagen<br>▸ später warme Auflagen, z. B. mit Quark, Schrot |
| schmerzhafte Rötung und Schwellung an einer oder (selten) beiden Brüsten<br>▸ meist Fieber und Krankheitsgefühl<br>▸ meist vergrößerte Lymphknoten in der Achselhöhle<br>▸ evtl. Absonderung gelblicheitriger Flüssigkeit aus der Brustwarze | ▸ Milchstau<br>▸ Brustentzündung im Wochenbett (Mastitis puerperalis) bei Stillenden<br>▸ Brustentzündung außerhalb des Wochenbetts (Mastitis non-puerperalis)<br>▸ Brustdrüsenabszess<br>▸ inflammatorisches Mammakarzinom als Sonderform eines Brustkrebses | ▸ bei Fieber und starken Beschwerden: sofort zum Gynäkologen<br>▸ wenn sich leichtere Beschwerden trotz Kühlung nicht bessern: spätestens am nächsten Tag zum Gynäkologen<br>▸ kühlende Umschläge, z. B. mit Quark, Kühlpacks<br>▸ bei Stillenden Pfefferminz-, Hibiskus- oder Salbeitee |

| Beschwerdebild | Was steckt dahinter? | Vorgehen |
|---|---|---|
| schmerzhafte oder juckende, **ekzemartige Veränderungen an der Brustwarze** | ▸ Infektion durch Soorpilze oder (selten) Bakterien, meist bei Stillenden oder Frauen mit Diabetes<br>▸ Paget-Karzinom als Sonderform eines Brustkrebses | wenn die Beschwerden länger als eine Woche anhalten: zum Gynäkologen |
| **schmerzende Brustwarzen bei Stillenden** | ▸ normale Erscheinung, vor allem zu Beginn einer Stillphase<br>▸ kleine Einrisse der Haut | ▸ pflegende Salben oder Johanniskrautöl<br>▸ Milch nach dem Stillen antrocknen lassen |

## 9.14 Ausfluss aus der Scheide

Scheidenausfluss (Fluor genitalis oder vaginalis): natürlicher oder krankhafter Abgang von Sekreten aus der Scheide. Ab Beginn der Pubertät ist Scheidenausfluss eine häufige Erscheinung. Klar oder milchig und geruchlos kann er als normale Folge der Östrogeneinwirkung während des gesamten Zyklus auftreten oder sich auf die Zeit um den Eisprung beschränken. Ist klarer Ausfluss mit Juckreiz verbunden, steckt häufig eine Reizung der Scheidenschleimhaut dahinter, z. B. durch übertriebene Intimhygiene oder Verhütungsmittel.

Bei Frauen jenseits der Wechseljahre sind Alterungsvorgänge an der Scheidenschleimhaut eine häufige Ursache für Ausfluss, die auch die Anfälligkeit für Infektionen aller Art erhöhen. Oft handelt es sich dabei um Pilzinfektionen, erkennbar an weißem, Hüttenkäse-ähnlichem Ausfluss.

Andere, vor allem sexuell übertragene Krankheitserreger wie Bakterien oder Trichomonaden kommen als Auslöser in Frage, wenn der Ausfluss gelblich oder grünlich aussieht, streng riecht und mit Schmerzen beim Wasserlassen oder beim Geschlechtsverkehr verbunden ist.

⚠ Heilpraktiker dürfen nach IfSG §§ 6, 7 und 24 keine Geschlechtskrankheiten behandeln, bei Verdacht ist selbst eine Diagnostik schon nicht mehr erlaubt.

**Blutiger Ausfluss** ist besonders nach den Wechseljahren ein Alarmsignal, da er oft auf einen bösartigen Tumor hinweist.

| Beschwerdebild | Was steckt dahinter? | Vorgehen |
|---|---|---|
| **klarer oder milchig-weißer, geruchloser Ausfluss**<br>▸ in der Zyklusmitte mit schleimigen Fäden | ▸ normaler, nicht krankhafter Ausfluss vor dem Eisprung, bei sexueller Erregung, Stress und während der Pubertät<br>▸ Schwangerschaft<br>▸ Spirale<br>▸ Anämie (Blutarmut), allgemeine Infektionskrankheiten, schlechter Allgemeinzustand | ▸ wenn der Ausfluss neu auftritt oder sich in Menge, Farbe oder Geruch ändert: zum Gynäkologen<br>▸ Genitalbereich täglich gründlich mit klarem Wasser oder milchsäurehaltigen Waschlotionen reinigen<br>▸ auf Seife und Intimsprays verzichten<br>▸ Blutbild (→ S. 408), Entzündungswerte (→ S. 422) kontrollieren |

## 9.14 Ausfluss aus der Scheide

| Beschwerdebild | Was steckt dahinter? | Vorgehen |
|---|---|---|
| **klarer, geruchloser Ausfluss, verbunden mit Juckreiz** | Reizung der Scheidenschleimhaut durch Spülungen, Intimsprays, Spermizide, Kondome oder Diaphragma | ▸ wenn Schmerzen auftreten, der Ausfluss Farbe oder Geruch verändert: zum Gynäkologen<br>▸ luftdurchlässige, kochfeste Unterwäsche tragen<br>▸ auf übertriebene Intimhygiene, Intimsprays und Scheidenspülungen verzichten<br>▸ Moorsitzbäder |
| **spärlicher, grauer, geruchloser Ausfluss nach den Wechseljahren**<br>▸ Juckreiz und Schmerzen, insbesondere beim Geschlechtsverkehr | Östrogenmangel-Kolpitis bei zunehmender Verdünnung der Scheidenschleimhaut durch Östrogenmangel | ▸ wenn Schmerzen auftreten, der Ausfluss Farbe oder Geruch verändert: zum Gynäkologen<br>▸ Infektionen ausschließen<br>▸ Scheidenmilieu verbessern, z. B. mit Döderlein-Bakterien<br>▸ östrogenhaltige Salben |
| **weißer, cremiger bis bröckeliger Ausfluss** (wie Hüttenkäse)<br>▸ Juckreiz und/oder Brennen im Genitalbereich<br>▸ evtl. Rötung des äußeren Genitalbereichs<br>▸ evtl. Schmerzen beim Wasserlassen | Infektion der Scheide durch Pilze (Soorkolpitis), begünstigt z. B. durch<br>▸ Schwangerschaft<br>▸ starkes Übergewicht<br>▸ Diabetes<br>▸ Immunschwäche, z. B. AIDS<br>▸ Einnahme der »Pille«<br>▸ Behandlung mit Antibiotika | ▸ bei schmerzhaftem Wasserlassen: am selben Tag zum Gynäkologen<br>▸ sonst am nächsten Tag<br>▸ Genitalbereich mit milchsäurehaltigen Waschlotionen reinigen<br>▸ luftdurchlässige, kochfeste Unterwäsche tragen<br>▸ Vaginalpräparate |
| **gelb-grünlicher, schaumiger Ausfluss**<br>▸ oft mit strengem Geruch<br>▸ Jucken und/oder Brennen, verstärkt nach Geschlechtsverkehr<br>▸ oft vermehrter Harndrang, Schmerzen beim Wasserlassen | Infektion der Scheide durch Trichomonaden<br><br>❗ Behandlungsverbot lt. IfSG bei sexueller Übertragung beachten | ▸ am selben Tag zum Gynäkologen<br>▸ in der nächsten Zeit auf Sauna- und Schwimmbadbesuche verzichten<br>▸ kein Sex bis zur Diagnosestellung, ggf. Partner mitbehandeln<br>▸ zur Vermeidung erneuter Ansteckung Kondome benutzen |
| **grauer, wässriger Ausfluss**<br>▸ oft nach Fisch riechend, insbesondere nach dem Geschlechtsverkehr und während der Periode<br>▸ Schmerzen und/oder Jucken beim Geschlechtsverkehr | (unspezifische) bakterielle Scheideninfektion<br><br>❗ Behandlungsverbot lt. IfSG bei sexueller Übertragung beachten | ▸ in den nächsten Tagen zum Gynäkologen<br>▸ luftdurchlässige, kochfeste Unterwäsche tragen<br>▸ Vaginalpräparate<br>▸ kein Sex bis zur Diagnosestellung, ggf. Partner mitbehandeln<br>▸ zur Vermeidung erneuter Ansteckung Kondome benutzen |
| **eitriger Ausfluss**<br>▸ oft Schmerzen beim Wasserlassen | ▸ Gonorrhö (Tripper)<br>▸ akute genitale Chlamydieninfektion<br>▸ Feigwarzen<br>▸ Endometritis<br><br>❗ Behandlungsverbot lt. IfSG bei sexueller Übertragung beachten | ▸ am nächsten Tag zum Gynäkologen<br>▸ kein Sex bis zur Diagnosestellung, ggf. Partner mitbehandeln<br>▸ zur Vermeidung erneuter Ansteckung Kondome benutzen |

| Beschwerdebild | Was steckt dahinter? | Vorgehen |
|---|---|---|
| **gelb-grünlicher, übelriechender Ausfluss mit Fieber**<br>▸ stechende Unterbauchschmerzen<br>▸ starkes Krankheitsgefühl | ▸ Adnexitis (akute Entzündung von Eileiter und Eierstock)<br>▸ Douglas-Abszess | ⚠ wegen der Gefahr einer Peritonitis: am selben Tag zum Gynäkologen<br>▸ Bettruhe für 2 Wochen<br>▸ anfangs kühlende, später feuchtwarme Umschläge |
| **klarer, evtl. leicht blutiger, geruchloser Ausfluss**<br>▸ Blutungen nach dem Geschlechtsverkehr<br>▸ evtl. Schmierblutungen<br>▸ evtl. Unterbauchschmerzen | ▸ Gebärmutterpolypen<br>▸ Verletzungen am Gebärmutterhals<br>▸ Krebsvorstufen (Carcinoma in situ) am Gebärmutterhals<br>▸ Gebärmutterhalskrebs | in den nächsten Tagen zum Gynäkologen |
| **blutiger Ausfluss** außerhalb der Menstruation bzw. nach den Wechseljahren<br>▸ oft übelriechend | ▸ Fremdkörper in der Scheide, z. B. zurückgebliebener Tamponrest oder Diaphragma<br>▸ Gebärmutterkrebs oder Gebärmutterhalskrebs. Zusätzliches Alarmsignal ist Blutung nach dem Geschlechtsverkehr | in den nächsten beiden Tagen zum Gynäkologen |

## 9.15 Jucken und Schmerzen im Genitalbereich

Wenn die Haut im Genitalbereich gereizt wird – sei es durch ungeeignete Hygienemaßnahmen, eng anliegende Kleidung, Allergie auslösende Stoffe oder ständige Feuchtigkeit bei unwillkürlichem Urinabgang – reagiert sie mit Rötung, Jucken oder Brennen. Außer äußeren Ursachen oder gynäkologischen Erkrankungen können auch seelische Probleme oder innere Erkrankungen, z. B. Diabetes, Leber- und Nierenkrankheiten, der Auslöser für Juckreiz sein.

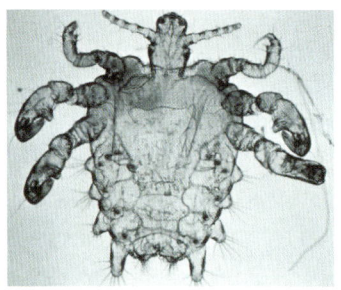

Abb. 9.2: *Filzläuse (Schamläuse). 1–1,5 mm lange, graubraune Parasiten, sind vor allem in der Schambehaarung, seltener in den Achsel- und Barthaaren und nur sehr selten in den Kopfhaaren. Außerhalb des Körpers überleben sie nicht länger als 24 Stunden. Im Genitalbereich werden sie fast ausschließlich durch sexuellen Kontakt übertragen. Ein Befall ist an rot-blauen Einstichstellen erkennbar. Die Therapie beginnt mit einer Rasur der Schamhaare, gefolgt von der Anwendung von Jacutin- und Pyrethrumpräparaten.* [WKY]

## 9.15 Jucken und Schmerzen im Genitalbereich

| Beschwerdebild | Was steckt dahinter? | Vorgehen |
|---|---|---|
| **Jucken und/oder Brennen im äußeren Genitalbereich**<br>▸ oft verstärkt beim Geschlechtsverkehr und beim Wasserlassen<br>▸ häufig klarer oder milchiger Ausfluss<br>▸ manchmal Rötung und/oder Schwellung des äußeren Genitalbereichs<br>▸ evtl. kleine Wunden und Geschwüre | Entzündung von Haut und Schleimhaut, z. B. durch<br>▸ übertriebene Intimhygiene, ungeeignete Seifen<br>▸ mangelhafte Intimhygiene, unwillkürlichen Urinabgang, enge und luftundurchlässige Unterwäsche oder Hosen<br>▸ Kontaktallergie, z. B. auf Intimsprays, parfümierte Binden, Toilettenpapier, Badezusätze, Kondome etc.<br>▸ Östrogenmangel nach den Wechseljahren (Östrogenmangel-Kolpitis)<br>▸ Vulvodynie<br>▸ Frühstadium eines Herpes genitalis<br>⚠ Behandlungsverbot lt. IfSG bei sexueller Übertragung beachten | ▸ bei möglicher Ansteckung nach ungeschütztem Geschlechtsverkehr: sofort abklären<br>▸ wenn Juckreiz oder Schmerzen trotz Gegenmaßnahmen anhalten: in den nächsten Tagen zum Gynäkologen<br>▸ Genitalbereich mit milchsäurehaltigen Waschlotionen reinigen<br>▸ auf eine übertriebene Intimhygiene, Intimsprays, Scheidenspülungen und parfümierte Binden verzichten<br>▸ luftdurchlässige, kochfeste Unterwäsche tragen<br>▸ Sitzbäder mit Kamille<br>▸ kein Sex bis zur Diagnosestellung, ggf. Partner mitbehandeln<br>▸ zur Vermeidung erneuter Ansteckung Kondome benutzen |
| **Juckreiz und Brennen mit weißem, cremigen bis bröckeligen Ausfluss**<br>▸ evtl. Rötung des äußeren Genitalbereichs<br>▸ evtl. Schmerzen beim Wasserlassen | Pilzinfektion der Scheide (Soorkolpitis), begünstigt z. B. durch<br>▸ Schwangerschaft<br>▸ starkes Übergewicht<br>▸ Diabetes<br>▸ Immunschwäche, z. B. AIDS<br>▸ Einnahme der »Pille«<br>▸ Behandlung mit Antibiotika | ▸ am nächsten Tag zum Gynäkologen<br>▸ Genitalbereich mit milchsäurehaltigen Waschlotionen reinigen<br>▸ luftdurchlässige, kochfeste Unterwäsche tragen<br>▸ Vaginalpräparate |
| **Juckreiz und Schmerzen beim Geschlechtsverkehr mit gelbgrünlichem oder grauen,** oft übelriechendem **Ausfluss** | ▸ Trichomonadeninfektion der Scheide<br>▸ bakterielle Scheideninfektion<br>⚠ Behandlungsverbot lt. IfSG bei sexueller Übertragung beachten | ▸ am nächsten Tag zum Gynäkologen<br>▸ kein Sex bis zur Diagnosestellung, ggf. Partner mitbehandeln<br>▸ zur Vermeidung erneuter Ansteckung Kondome benutzen |
| **Jucken und Brennen mit kleinsten Bläschen und Geschwüren** im Genitalbereich<br>▸ Abgeschlagenheit, evtl. Fieber | Herpes genitalis<br>⚠ Behandlungsverbot lt. IfSG bei sexueller Übertragung beachten | ▸ am nächsten Tag zum Gynäkologen<br>▸ kein Sex bis zur Diagnosestellung, ggf. Partner mitbehandeln<br>▸ zur Vermeidung erneuter Ansteckung Kondome benutzen |
| **Juckreiz im Genitalbereich bei inneren Erkrankungen**<br>▸ oft auch Juckreiz an anderen Körperstellen | häufige Beschwerde, z. B. bei<br>▸ Diabetes<br>▸ Lebererkrankungen, z. B. Leberzirrhose<br>▸ Nierenerkrankungen, z. B. chronisches Nierenversagen | ▸ BZ (→ S. 420), Leber- (→ S. 424), Nierenwerte (→ S. 426) kontrollieren<br>▸ Ultraschall<br>▸ Entspannungsverfahren<br>▸ Sitzbäder mit Kamille |

| Beschwerdebild | Was steckt dahinter? | Vorgehen |
|---|---|---|
| juckende blau-rote Knötchen im behaarten Genitalbereich | Befall mit Filzläusen (→ Abb. 9.2 S. 288) <br> ⚠ Behandlungsverbot lt. IfSG bei sexueller Übertragung beachten | ▸ am nächsten Tag zum Gynäkologen <br> ▸ kein Sex bis zur Diagnosestellung, ggf. Partner mitbehandeln |
| brennende und bohrende Schmerzen oberhalb des Schambeins und im Genitalbereich <br> ▸ verstärkt beim Wasserlassen <br> ▸ vermehrter Harndrang | ▸ Zystitis (Blasenentzündung) <br> ▸ Urethritis (Harnröhrenentzündung) <br> ▸ interstitielle Zystitis <br> ▸ Reizblase | ▸ bei Fieber oder Flankenschmerzen: am selben Tag zum Urologen, sonst am nächsten Tag <br> bei akuter Blasenentzündung: <br> ▸ täglich 3–4 Liter trinken <br> ▸ täglich 3–4 Tassen Blasentee <br> ▸ Wärmflasche, Heublumenauflage, Kirschkernsäckchen auf den Unterbauch <br> ▸ Voll- oder Sitzbad mit Kamille |
| Juckreiz, Spannungs- oder Wundgefühl, verbunden mit Hautveränderungen wie <br> ▸ Wucherungen, Warzen, Geschwüre, Verhärtungen oder <br> ▸ rote, weiße oder blauschwarze Verfärbungen | ▸ Feigwarzen (Kondylome), sind leicht mit Hilfe eines Taschenspiegels erkennbar <br> ▸ selten: Krebs der Haut im Genitalbereich oder Schleimhaut, z. B. Spinaliom <br> ▸ selten: Ulcus molle | ▸ in den nächsten Tagen zum Gynäkologen <br> ▸ kein Sex bis zur Diagnosestellung <br> ▸ zur Vermeidung erneuter Ansteckung Kondome benutzen <br> ⚠ Behandlungsverbot lt. IfSG bei sexueller Übertragung beachten |
| phasenweise auftretender, quälender Juckreiz <br> ▸ Schrumpfung der Schleimhaut im Genitalbereich <br> ▸ evtl. brennende Schmerzen, vor allem beim Geschlechtsverkehr | Lichen sclerosus (Weißfleckenkrankheit) | ▸ in den nächsten Wochen zum Gynäkologen <br> ▸ bis dahin Schleimhaut mit Fettsalbe pflegen |

## 9.16 Schmerzen beim oder nach dem Geschlechtsverkehr (Dyspareunie)

⌕ *Jucken oder Schmerzen im Genitalbereich, unabhängig vom Geschlechtsverkehr*
→ *Tab. 9.15 S. 288288*

Dyspareunie stammt aus dem Griechischen und bedeutet »falscher Bettgenosse«. Die Medizin verwendet den Begriff für Schmerzen beim Geschlechtsverkehr, meist im Bezug auf Frauen. Treten Schmerzempfindungen ausschließlich bei oder nach Geschlechtsverkehr auf, stehen sie häufig in Zusammenhang mit einer mangelhaften Befeuchtung der Scheide, z. B. auf Grund fehlender Erregung oder Östrogenmangels nach den Wechseljahren. Auch eine veränderte Gebärmutterlage, Narben und Verwachsungen, Vaginismus (Scheidenkrämpfe) und andere – manche psychisch bedingte – Störungen kommen als Ursache in Frage.

Oftmals verstärkt Geschlechtsverkehr lediglich Beschwerden, die auch unter anderen Bedingungen bestehen. Dies trifft auf die meisten der beschriebenen Erkrankungen zu, z. B. auf Entzündungen und Infektionen von Scheide und äußerem Genitalbereich oder auf schmerzhafte Erkrankungen von Blase und Harnröhre.

## 9.15 Jucken und Schmerzen im Genitalbereich

| Beschwerdebild | Was steckt dahinter? | Vorgehen |
|---|---|---|
| **Schmerzen, Jucken und/oder Brennen beim Geschlechtsverkehr**<br>▸ evtl. auch Schmerzen beim Wasserlassen<br>▸ häufig klarer oder milchiger **Ausfluss**<br>▸ manchmal Rötung und/oder Schwellung des äußeren Genitalbereichs<br>▸ evtl. kleine Wunden und Geschwüre | Entzündung von Haut und Schleimhaut, z. B. durch<br>▸ übertriebene Intimhygiene, ungeeignete Seifen<br>▸ mangelhafte Intimhygiene<br>▸ Harninkontinenz<br>▸ zu enge oder luftundurchlässige Wäsche<br>▸ Kontaktallergie, z. B. auf Intimsprays, Toilettenpapier, Badezusätze, Kondome etc.<br>▸ Östrogenmangel in und nach den Wechseljahren<br>▸ beginnenden Herpes genitalis<br>⚠ Behandlungsverbot lt. IfSG bei sexueller Übertragung beachten | ▸ wenn Juckreiz oder Schmerzen trotz Gegenmaßnahmen anhalten: zum Gynäkologen<br>▸ bei möglicher Ansteckung nach ungeschütztem Geschlechtsverkehr: am selben Tag zum Gynäkologen<br>▸ Genitalbereich mit milchsäurehaltigen Waschlotionen reinigen<br>▸ auf übertriebene Intimhygiene, Scheidenspülungen, parfümierte Binden verzichten<br>▸ luftdurchlässige, kochfeste Unterwäsche tragen<br>▸ Sitzbäder mit Kamille<br>▸ kein Sex bis zur Diagnosestellung |
| **starke Schmerzen beim Geschlechtsverkehr**, verbunden mit **Rötungen und Schwellungen im Genitalbereich**<br>▸ Schmerzen oft schon bei bloßer Berührung | bakterielle Entzündungen, z. B.<br>▸ Bartholinitis<br>▸ Haarbalgentzündung<br>▸ Furunkel | wenn die Schmerzen auch nach Stunden nicht nachlassen: am selben Tag zum Gynäkologen, sonst in den nächsten Tagen |
| **Jucken und brennende Schmerzen beim Geschlechtsverkehr mit gruppierten Bläschen** im Genitalbereich<br>▸ Abgeschlagenheit, evtl. Fieber | Herpes genitalis<br>⚠ Behandlungsverbot lt. IfSG bei sexueller Übertragung beachten | ▸ am nächsten Tag zum Gynäkologen<br>▸ kein Sex bis zur Diagnosestellung, ggf. Partner mitbehandeln<br>▸ zur Vermeidung erneuter Ansteckung Kondome benutzen |
| **scheuernde Schmerzen beim Geschlechtsverkehr mit weißem, cremigen bis bröckeligen Ausfluss** | Soorkolpitis (Pilzinfektion der Scheide) | ▸ am nächsten Tag zum Gynäkologen<br>▸ Genitalbereich mit milchsäurehaltigen Waschlotionen reinigen<br>▸ luftdurchlässige, kochfeste Unterwäsche tragen<br>▸ Vaginalpräparate |
| **Juckreiz und Schmerzen beim Geschlechtsverkehr mit gelbgrünlichem oder grauem**, oft **übelriechendem Ausfluss** | ▸ Trichomonadeninfektion der Scheide<br>▸ bakterielle Scheideninfektion<br>▸ Gonorrhö (Tripper)<br>⚠ Behandlungsverbot lt. IfSG bei sexueller Übertragung beachten | ▸ am nächsten Tag zum Gynäkologen<br>▸ kein Sex bis zur Diagnosestellung, ggf. Partner mitbehandeln<br>▸ zur Vermeidung erneuter Ansteckung Kondome benutzen |

| Beschwerdebild | Was steckt dahinter? | Vorgehen |
|---|---|---|
| **Schmerzen beim Geschlechtsverkehr und beim Wasserlassen mit vermehrtem Harndrang**<br>▶ evtl. bohrender oder krampfartiger Dauerschmerz oberhalb des Schambeins | ▶ Zystitis (Blasenentzündung)<br>▶ Urethritis (Harnröhrenentzündung)<br>▶ interstitielle Zystitis<br>▶ Reizblase<br>▶ somatoforme Störung<br>▶ psychosomatische Störung | ▶ bei Fieber oder Flankenschmerzen: am selben Tag zum Urologen, sonst am nächsten Tag<br>bei Blasenentzündungen, die nach Geschlechtsverkehr (wieder) auftreten:<br>▶ nach dem Sex Blase entleeren<br>▶ beim Sex andere Positionen ausprobieren, die möglicherweise Keimverschleppung in die Harnwege verringern |
| **starke, brennende Schmerzen beim Geschlechtsverkehr und Wasserlassen**<br>▶ Schmerzen oft schon bei bloßer Berührung des Genitalbereichs<br>▶ Einführen von Tampons oft unmöglich<br>▶ evtl. Blut im Urin | ▶ Vulvodynie<br>▶ psychosomatische Störung<br>▶ posttraumatische Belastungsstörung, insbesondere nach sexuellem Gewalterlebnis<br>▶ Verletzungen durch ungewöhnliche Sexualpraktiken | ▶ in den nächsten Tagen zum Gynäkologen<br>▶ Entspannungsverfahren<br>▶ Beckenbodentraining |
| **schmerzhafte Verkrampfung der Scheide** beim Geschlechtsverkehr<br>▶ Verkrampfung oft schon bei bloßer Berührung der Scheide<br>▶ Einführen von Tampons unmöglich | Vaginismus (Scheidenkrampf) | ▶ in den nächsten Wochen zum Gynäkologen<br>▶ psychotherapeutisches Erstgespräch<br>▶ Paartherapie |
| **Schmerzen beim Geschlechtsverkehr**, verbunden mit **mangelnder Erregung** und/oder **unzureichender Befeuchtung der Scheide** | ▶ Östrogenmangel-Kolpitis nach den Wechseljahren<br>▶ beruflicher oder privater Stress<br>▶ Probleme in der Partnerschaft<br>▶ ungeeignetes Vorspiel<br>▶ sexuelles Desinteresse<br>▶ somatoforme Störung | ▶ bei Gelegenheit zum Gynäkologen<br>▶ Infektionen ausschließen<br>▶ Östrogenmangel-Kolpitis: Scheidenmilieu verbessern, z. B. mit Döderlein-Bakterien, östrogenhaltige Salben<br>▶ Motivation zu psychotherapeutischem Erstgespräch<br>▶ offen mit dem Partner über Probleme im Sexualleben reden<br>▶ Gleitmittel verwenden |
| **Schmerzen bei Benutzung von Kondomen**, Diaphragma, empfängnisverhütenden Schäumen und Gelen oder Gleitmitteln | ▶ schlecht sitzende oder unzureichend befeuchtete Kondome<br>▶ Kontaktallergie | alternative Verhütungsmethoden ausprobieren |
| **Schmerzen beim Geschlechtsverkehr**, neu auftretend **nach den Wechseljahren**<br>▶ evtl. Trockenheitsgefühl und Juckreiz<br>▶ evtl. grauer Ausfluss | ▶ Östrogenmangel-Kolpitis<br>▶ Gebärmuttersenkung<br>▶ somatoforme Störung | ▶ in den nächsten Wochen zum Gynäkologen<br>▶ Östrogenmangel-Kolpitis: Scheidenmilieu verbessern, z. B. mit Döderlein-Bakterien, östrogenhaltige Salben |

## 9.17 Hautveränderungen im Genitalbereich

| Beschwerdebild | Was steckt dahinter? | Vorgehen |
|---|---|---|
| **Schmerzen beim Geschlechtsverkehr**, neu auftretend Wochen bis viele Monate **nach einer Entbindung** | ▸ Narben am Damm und/oder Einengung des Scheideneingangs nach Dammriss oder Dammschnitt<br>▸ hormonell bedingte Unlust bei stillenden Frauen<br>▸ somatoforme Störung | ▸ wenn das Problem fortbesteht: in den nächsten Wochen zum Gynäkologen<br>▸ bei Belastung der Partnerschaft: psychotherapeutische Beratung<br>▸ Geduld: leichtere Einengungen und Narbenbildungen geben sich mit der Zeit<br>▸ Narben regelmäßig eincremen |
| **ziehende Schmerzen im Unterbauch** bei oder nach dem Geschlechtsverkehr<br>▸ oft stellungsabhängig<br>▸ evtl. auch wechselnde Schmerzen außerhalb des Geschlechtsverkehrs | ▸ Verwachsungen nach Bauch-OP oder Infektionen im Unterbauch<br>▸ chronische Adnexitis<br>▸ Endometriose<br>▸ große Myome<br>▸ Gebärmutterknickung | ▸ nach schmerzärmeren Stellungen beim Geschlechtsverkehr suchen<br>▸ oft ist es besser, die Partnerin übernimmt den aktiven Part, um Kontrolle zu haben<br>▸ zum Gynäkologen, um Endometriose und Myome auszuschließen |
| **drückende Schmerzen und evtl. Harndrang beim Geschlechtsverkehr** | ▸ empfindliche Harnröhre, interstitielle Zystitis<br>▸ Gebärmuttersenkung oder -vorfall<br>▸ Endometriose<br>▸ große Myome<br>▸ somatoforme Störung | ▸ beim Geschlechtsverkehr nach schmerzfreien Stellungen suchen, harte Stöße vermeiden<br>▸ Entspannungsverfahren<br>▸ zum Gynäkologen, um Endometriose und Myome auszuschließen |

## 9.17 Hautveränderungen im Genitalbereich

Hautveränderungen im Genitalbereich machen sich meist durch Jucken oder Schmerzen bemerkbar. Mit einem Handspiegel kann die Patientin den Lokalbefund sehen. Selbst wenn bei einigen der genannten Ursachen eine Selbstbehandlung möglich ist, sollte der Befund immer dem Frauenarzt gezeigt werden, um keine ernste Erkrankung zu übersehen.

| Beschwerdebild | Was steckt dahinter? | Vorgehen |
|---|---|---|
| **Verdickung und Rötung der Haut im Genitalbereich**<br>▸ Jucken und brennende Schmerzen, vor allem beim Laufen, Wasserlassen, Geschlechtsverkehr<br>▸ oft Wunden oder Geschwüre<br>▸ evtl. Ausfluss | Entzündung von Haut und Schleimhaut, z. B. durch<br>▸ übertriebene Intimhygiene, ungeeignete Seifen<br>▸ mangelhafte Intimhygiene, unwillkürlichen Urinabgang, enge und luftundurchlässige Unterwäsche oder Hosen<br>▸ Kontaktallergie, z. B. auf Intimsprays, parfümierte Binden, Toilettenpapier, Badezusätze, Kondome etc.<br>▸ Östrogenmangel nach den Wechseljahren<br>▸ Frühstadium eines Herpes genitalis<br>⚠ Behandlungsverbot lt. IfSG bei sexueller Übertragung beachten | ▸ wenn Juckreiz oder Schmerzen trotz Gegenmaßnahmen anhalten: zum Gynäkologen<br>▸ bei möglicher Ansteckung nach ungeschütztem Geschlechtsverkehr: am selben Tag zum Gynäkologen<br>▸ Genitalbereich mit milchsäurehaltigen Waschlotionen reinigen<br>▸ auf übertriebene Intimhygiene, Scheidenspülungen, parfümierte Binden verzichten<br>▸ luftdurchlässige, kochfeste Unterwäsche tragen<br>▸ Sitzbäder mit Kamille<br>▸ kein Sex bis zur Diagnosestellung |
| **kleinste, juckende oder brennende Bläschen und Geschwüre an den kleinen Schamlippen**<br>▸ Abgeschlagenheit, evtl. Fieber | Herpes genitalis<br>⚠ Behandlungsverbot lt. IfSG bei sexueller Übertragung beachten | ▸ am nächsten Tag zum Gynäkologen<br>▸ kein Sex bis zur Diagnosestellung, ggf. Partner mitbehandeln<br>▸ zur Vermeidung erneuter Ansteckung Kondome benutzen |
| **spitze, oft zahlreich auftretende Wucherungen an Schamlippen und Damm**<br>▸ oft Jucken oder Brennen<br>▸ evtl. Blutungen nach dem Geschlechtsverkehr | Feigwarzen (Kondylome)<br>⚠ Behandlungsverbot lt. IfSG bei sexueller Übertragung beachten | ▸ am nächsten Tag zum Gynäkologen<br>▸ kein Sex bis zur Diagnosestellung, ggf. Partner mitbehandeln<br>▸ zur Vermeidung erneuter Ansteckung Kondome benutzen |
| **münzgroßes, schmerzloses Geschwür mit hartem Rand im Genitalbereich**<br>▸ schmerzlose Lymphknotenschwellungen in der Leiste | Syphilis (Lues)<br>⚠ Behandlungsverbot lt. IfSG bei sexueller Übertragung beachten | ▸ am nächsten Tag zum Gynäkologen oder Dermatologen<br>▸ kein Sex bis zur Diagnosestellung, ggf. Partner mitbehandeln<br>▸ zur Vermeidung erneuter Ansteckung Kondome benutzen |
| **schmerzlose kleine Geschwüre oder Bläschen im Genitalbereich**<br>▸ evtl. leicht blutend<br>▸ evtl. Lymphknotenschwellungen in der Leiste<br>▸ strangartige, schmerzhafte Schwellungen in der Leiste | ▸ Ulcus molle (weicher Schanker)<br>▸ Lymphogranuloma inguinale<br>⚠ Behandlungsverbot lt. IfSG bei sexueller Übertragung beachten | ▸ am nächsten Tag zum Gynäkologen oder Dermatologen<br>▸ kein Sex bis zur Diagnosestellung, ggf. Partner mitbehandeln<br>▸ zur Vermeidung erneuter Ansteckung Kondome benutzen |

## 9.17 Hautveränderungen im Genitalbereich

| Beschwerdebild | Was steckt dahinter? | Vorgehen |
|---|---|---|
| **glatte, maximal sogar tennisballgroße**, schmerzlose oder wenig schmerzhafte **Schwellung** an der **Innenseite einer kleinen Schamlippe** | Bartholin-Zyste | in den nächsten Tagen zum Gynäkologen |
| **stark schmerzhafte Schwellung und Rötung im Genitalbereich**<br>▸ evtl. Eierpropf in der Mitte<br>▸ evtl. Fieber | bakterielle Entzündungen, z. B.<br>▸ Bartholinitis<br>▸ Furunkel<br>▸ Karbunkel<br>▸ Abszess<br>▸ Phlegmone | am selben Tag zum Gynäkologen |
| schmerzhafte oder juckende **Eiterpustel** im behaarten Genitalbereich | Haarbalgentzündung der Vulva oder Furunkel | wenn die Pusteln größer werden: in den nächsten Tagen zum Gynäkologen |
| **juckende Knötchen im behaarten Genitalbereich** | ▸ Befall mit Filzläusen<br>▸ Haarbalgentzündungen im Schamhaar<br>⚠ Behandlungsverbot lt. IfSG bei sexueller Übertragung beachten | ▸ am nächsten Tag zum Gynäkologen<br>▸ kein Sex bis zur Diagnosestellung, ggf. Partner mitbehandeln |
| stark juckende, weißliche, zunehmend **schrumpfende Hautstellen** im Genitalbereich | ▸ Lichen sclerosus (Weißfleckenkrankheit)<br>▸ Vulvadystrophie | in den nächsten Wochen zum Gynäkologen |
| hartnäckige **Verfärbungen, Verhärtungen, Knoten, Geschwüre oder Wucherungen** im Genitalbereich<br>▸ meist intensiver Juckreiz<br>▸ evtl. wiederholte Blutungen und übelriechende Absonderungen | ▸ Vulvadystrophie<br>▸ Hautkrebs, z. B. Spinaliom, Melanom<br>▸ Vulvakarzinom | am nächsten Tag zum Gynäkologen |

# 9.18 Störungen der Monatsblutung (Menstruationsstörungen)

Nach 1–3 Jahren hat sich der Zyklus bei der jungen Frau eingespielt, dann hat sie ihr individuelles **Zyklusmuster**, das – abgesehen von Schwangerschaften und Stillzeiten – über rund 30 Jahre in etwa konstant bleibt. Bedingt durch die nachlassende Wirkung der Geschlechtshormone wird der Zyklus ab dem 45. Lebensjahr wieder zunehmend instabil, bis er mit der letzten Blutung, der **Menopause**, endgültig endet. Als krankhafte Abweichungen vom normalen Zyklusmuster gelten Zwischenblutungen (Metrorrhagie) und Blutungen nach Abschluss der Wechseljahre (Postmenopausenblutungen).

Abgesehen von öfter auftretenden Störungen der Monatsblutung gibt es auch mehr oder minder einmalige Störungen, die auf Änderungen des fein abgestimmten Zusammenspiels verschiedener Hormone reagieren. Auslöser sind oft Stress, körperliche Überbelastung oder Milieuwechsel durch Umzug, Reisen oder Urlaube, aber auch Partnerwechsel.

Regelmäßig verstärkte und/oder verlängerte Monatsblutungen können auf Erkrankungen der inneren Geschlechtsorgane zurückgehen: auf Entzündungen, gutartige Wucherungen, Krebs, Unverträglichkeitsreaktionen auf die Spirale oder abnorm verlaufende Schwangerschaften. In Verbindung mit starken Schmerzen sind sie ein Fall für den Notarzt, um eine Eileiterschwangerschaft auszuschließen.

| Beschwerdebild | Was steckt dahinter? | Vorgehen |
|---|---|---|
| **unregelmäßige, zu häufige oder seltene Monatsblutungen**<br>▸ evtl. verstärkte, verlängerte oder schwache Blutungen<br>▸ evtl. Schmerzen während der Regelblutung | Zyklusstörungen, z. B. durch<br>▸ hormonelles Ungleichgewicht in Pubertät oder Wechseljahren<br>▸ Stress oder Erschöpfung<br>▸ Orts- oder Klimawechsel<br>▸ Leistungssport<br>▸ starkes Untergewicht, z. B. bei Magersucht<br>▸ Schilddrüsenüber- oder -unterfunktion<br>▸ Unterfunktion des Hypophysenvorderlappens | ▸ TSH, freie Schilddrüsenhormone (→ S. 429) kontrollieren<br>▸ Präparate mit Mönchspfeffer<br>▸ Tee mit Taubnessel<br>▸ Entspannungstechniken<br><br>zum Gynäkologen, wenn:<br>▸ rasche Gewichtsabnahme oder -zunahme<br>▸ Menstruation ohne erkennbare Ursache ausbleibt<br>▸ Menstruation unregelmäßig ist<br>▸ Schmierblutungen auftreten |
| **unregelmäßige, seltene Monatsblutungen mit wehenartigen Schmerzen** | wiederholte Fehlgeburten | zum Gynäkologen |
| **unregelmäßige Monatsblutungen mit wechselnden Unterleibsschmerzen** während des gesamten Zyklus | chronische Adnexitis (Eileiter- und Eierstockentzündung) | wegen drohender Unfruchtbarkeit: in den nächsten Tagen zum Gynäkologen |
| **unregelmäßige, seltene Monatsblutungen** verbunden mit **männlicher Behaarung** und **Gewichtszunahme** | gutartige Eierstockzysten (polyzystische Ovarien, PCO-Syndrom) | wegen drohender Unfruchtbarkeit: in den nächsten Wochen zum Gynäkologen |
| vorübergehend **seltene Monatsblutungen nach Absetzen der »Pille«** | Oligomenorrhö durch vorübergehendes hormonelles Ungleichgewicht | meist keine Behandlung notwendig, der Zyklus pendelt sich von selbst wieder ein |
| vorübergehend **schwache Monatsblutungen nach Ausschabung** der Gebärmutter | Hypomenorrhö durch Schädigung der Gebärmutterschleimhaut | beim nächsten Vorsorgetermin Frauenarzt auf die Beschwerden ansprechen |
| **schwache Monatsblutungen** verbunden **mit starkem Übergewicht** | Hypomenorrhö durch hormonelle Störungen infolge des Übergewichts | Gewichtsnormalisierung |

## 9.17 Hautveränderungen im Genitalbereich

| Beschwerdebild | Was steckt dahinter? | Vorgehen |
|---|---|---|
| **Ausbleiben der ersten Monatsblutung** bis zum Alter von 16 Jahren (primäre Amenorrhö)<br>▶ evtl. ausbleibende Entwicklung von sekundären Geschlechtsmerkmalen (Brüste, Scham- und Achselbehaarung)<br>▶ evtl. vermindertes Wachstum | primäre Amenorrhö, z. B. durch<br>▶ konstitutionelle Entwicklungsverzögerung<br>▶ Ullrich-Turner-Syndrom<br>▶ hormonelle Störungen, z. B. Adrenogenitales Syndrom<br>▶ Fehlbildungen an den Geschlechtsorganen<br>▶ Leistungssport<br>▶ Untergewicht, bei Magersucht<br>▶ larvierte Depression<br>▶ sonstige schwere körperliche oder psychische Erkrankungen | wenn bei Mädchen nach dem 13. Geburtstag kein Brustwachstum feststellbar und/oder nach dem 16. Geburtstag noch keine Menstruation aufgetreten ist: in den nächsten Wochen zum Pädiater oder Gynäkologen |
| **Ausbleiben der Monatsblutung** für mehr als drei Monate vor dem 45.-55. Lebensjahr (sekundäre Amenorrhö) ohne Vorliegen einer Schwangerschaft | ▶ Schwangerschaft, Scheinschwangerschaft, Blasenmole oder Chorionkarzinom. In allen vier Fällen auch Schwangerschaftszeichen wie Brustspannen<br>▶ Stillen, hormonelle Umstellung nach Entbindung<br>▶ Absetzen der »Pille«<br>▶ Leistungssport<br>▶ Unterernährung, z. B. bei Magersucht<br>▶ Hyper-, Hypothyreose (Schilddrüsenüber- oder -unterfunktion)<br>▶ sonstige Hormonstörungen<br>▶ Hämochromatose<br>▶ sonstige schwere körperliche oder psychische Erkrankungen | ▶ beim Auftreten zusätzlicher Beschwerden wie rasche Gewichtszunahme oder -abnahme, Kopfschmerzen, Sehstörungen: in den nächsten Tagen zum Gynäkologen<br>▶ in den nächsten Wochen, wenn keine weiteren Beschwerden bestehen<br>▶ ggf. Schwangerschaftstest<br>▶ TSH, freie Schilddrüsenhormone (→ S. 429) kontrollieren |
| **Ausbleiben der Monatsblutung** für mehr als drei Monate bei Medikamenteneinnahme | sekundäre Amenorrhö, als Nebenwirkung, z. B. von einigen Psychopharmaka, starken Schmerzmitteln (Opioide), Diuretika | Rücksprache mit dem verschreibenden Arzt |
| **verstärkte und/oder verlängerte Menstruationsblutungen** bis hin zur **Dauerblutung**<br>▶ evtl. verstärkter, verfärbter und/oder übelriechender Ausfluss,<br>▶ evtl. Schmerzen im Unterbauch | Hypermenorrhö bzw. Menorrhagie, z. B. bei<br>▶ hormonellem Ungleichgewicht, vor allem in der Pubertät und in den Wechseljahre<br>▶ Gebärmuttersenkung, Gebärmutterknickung<br>▶ Erkrankungen der Gebärmutter wie Myome, Gebärmutterpolypen, Endometriose, Gebärmutterkrebs<br>▶ Erkrankungen der Eierstöcke und Eileiter wie chronische Adnexitis, Kystom, Eierstockkrebs<br>▶ innere Erkrankungen wie krankhafte Blutungsneigung, Bluthochdruck<br>▶ Einnahme gerinnungshemmender Medikamente | ▶ bei stärkeren Schmerzen oder sehr starken Blutungen: am selben Tag zum Gynäkologen<br>▶ bei ungewöhnlichem Ausfluss, anhaltenden Schmerzen und Blutungen, die über eine Woche dauern: in den nächsten Tagen zum Gynäkologen<br><br>bei hormonell bedingten Blutungsstörungen:<br>▶ Präparate mit Traubensilberkerze<br>▶ Tee aus Schafgarbe und Frauenmantel<br>▶ kühlende Bauchumschläge |

| Beschwerdebild | Was steckt dahinter? | Vorgehen |
| --- | --- | --- |
| verstärkte, verlängerte und/oder schmerzhafte Monatsblutungen bei liegender Spirale | Hypermenorrhö bzw. Menorrhagie als häufige Nebenwirkung der Spirale | in den nächsten Wochen mit dem Frauenarzt über alternative Verhütungsmethoden sprechen |
| verstärkte, evtl. schmerzhafte Blutung mindestens fünf Wochen nach der letzten Monatsblutung | Hypermenorrhö, z. B. durch <br>► hormonelles Ungleichgewicht <br>► Eileiterschwangerschaft <br>► drohende oder einsetzende Fehlgeburt <br>► Blasenmole | ⚠ bei starken Schmerzen: Notarzt rufen <br>► bei leichteren Schmerzen am selben Tag zum Frauenarzt |

## 9.19 Blutungen aus der Scheide außerhalb der Menstruation

Neu auftretende Blutungen aus der Scheide außerhalb der Menstruation oder nach den Wechseljahren erfordern einen Besuch beim Frauenarzt, um die Ursache zu klären.

| Beschwerdebild | Was steckt dahinter? | Vorgehen |
| --- | --- | --- |
| häufige bis regelmäßige **Schmierblutungen vor und/oder nach der Monatsblutung** <br>► evtl. verstärkter, verfärbter und/oder übelriechender Ausfluss, <br>► evtl. Schmerzen im Unterbauch | Spotting, z. B. bei <br>► hormonellem Ungleichgewicht, vor allem in der Pubertät und in den Wechseljahren <br>► krankhafter Blutungsneigung <br>► Endometritis <br>► Myomen <br>► Gebärmutterpolypen <br>► Gebärmutterhalskrebs | wenn die Blutungen neu auftreten: in den nächsten Wochen zum Gynäkologen |
| **Schmierblutungen in der Zyklusmitte** | Mittelblutung, bedingt durch einen Hormonabfall nach dem Eisprung | wenn die Blutungen neu auftreten: in den nächsten Wochen zum Gynäkologen |
| **Blutungen bei Einnahme von Verhütungsmitteln und Medikamenten** | Nebenwirkung, z. B. von <br>► der »Pille« <br>► Präparaten zur Hormonersatztherapie <br>► gerinnungshemmenden Medikamenten | ► in den nächsten Wochen zum Gynäkologen <br>► möglichen Wechsel der Präparate ansprechen |
| **Blutungen** außerhalb (oft verstärkter und/oder schmerzhafter) Menstruationen **bei liegender Spirale** | häufige Nebenwirkung der Spirale | wenn die Blutungen wiederholt auftreten oder länger als drei Tage anhalten: in den nächsten Wochen zum Gynäkologen |

## 9.17 Hautveränderungen im Genitalbereich

| Beschwerdebild | Was steckt dahinter? | Vorgehen |
|---|---|---|
| **Blutungen direkt nach dem Geschlechtsverkehr**<br>▸ evtl. verstärkter, verfärbter und/oder übelriechender Ausfluss<br>▸ evtl. Schmerzen im Unterbauch | ▸ harmlose Veränderungen am Muttermund (Ektopie)<br>▸ Verletzungen durch Geschlechtsverkehr<br>▸ wildes Fleisch (Narbenwucherung) nach vaginalen Operationen<br>▸ Gebärmutterpolypen<br>▸ Endometriose<br>▸ Gebärmutterhalskrebs | wenn die Blutung häufiger als einmal auftritt oder wenn andere Beschwerden (Ausfluss, Zwischenblutungen, Schmerzen) dazukommen: in den nächsten Tagen zum Gynäkologen |
| **unregelmäßige Blutungen außerhalb der Menstruation**<br>▸ keine erkennbare Abhängigkeit vom Zyklus<br>▸ evtl. verstärkter, verfärbter und/oder übelriechender Ausfluss<br>▸ evtl. Schmerzen im Unterbauch | ▸ hormonelles Ungleichgewicht, vor allem in Pubertät und Wechseljahren<br>▸ Endometriose<br>▸ Erkrankungen der Gebärmutter, wie Myome, Gebärmutterpolypen, Gebärmutterkrebs, Gebärmutterhalskrebs<br>▸ Erkrankungen von Eileiter und Eierstöcken wie chronische Adnexitis, Kystom, Eierstockkrebs<br>▸ krankhafte Blutungsneigung | in den nächsten Tagen zum Gynäkologen |
| **Blutungen nach den Wechseljahren**<br>▸ evtl. verstärkter, verfärbter und/oder übelriechender Ausfluss<br>▸ evtl. Jucken oder Schmerzen im Genitalbereich oder Unterbauch | ▸ vereinzelte Menstruation nach längerer Pause<br>▸ Östrogenmangel-Kolpitis<br>▸ Nebenwirkung einer Hormonersatztherapie | bei jeder Blutung, die länger als 6 Monate nach der letzten Monatsblutung auftritt: in den nächsten Tagen zum Gynäkologen |
| **einmalige, leichte Blutung zu Beginn einer Schwangerschaft** vier Wochen nach der letzten Monatsblutung | Einnistungsblutung | harmlos |
| **zunehmend starke Blutungen mindestens fünf Wochen nach der letzten Menstruation**<br>▸ Schmerzen im Unterleib<br>▸ Schwangerschaftszeichen (Übelkeit, Erbrechen, Brustspannen) | ▸ Eileiterschwangerschaft<br>▸ drohende Fehlgeburt<br>▸ Blasenmole | ⚠ bei starken Schmerzen: Notarzt rufen<br>▸ sonst am selben Tag zum Frauenarzt |
| **Blutungen im zweiten und dritten Schwangerschaftsdrittel** | ▸ drohende Fehlgeburt oder Frühgeburt<br>▸ vorgelagerte Plazenta<br>▸ vorzeitige Plazentalösung | ⚠ Notarzt rufen |

## 9.20 Zyklusabhängige Unterleibsschmerzen

| Beschwerdebild | Was steckt dahinter? | Vorgehen |
|---|---|---|
| kurzzeitiger, **einseitiger Schmerz in der Zyklusmitte** | Mittelschmerz | ▸ wenn die Beschwerden heftiger oder anders sind als gewohnt: zum Gynäkologen<br>▸ Wärmeanwendungen<br>▸ versuchsweise Magnesium |
| **Schmerzen,** Druck- oder Schweregefühl in den **7-10 Tagen vor der Menstruation**<br>▸ evtl. Brustspannen<br>▸ evtl. Rücken- oder Kopfschmerzen<br>▸ evtl. Reizbarkeit<br>▸ evtl. Heißhunger | Prämenstruelles Syndrom (PMS). Begrenzte Therapiemöglichkeiten | ▸ gelegentlich zum Gynäkologen<br>▸ Entspannungsverfahren<br>▸ viel Bewegung<br>▸ ausreichend Schlaf<br>▸ Präparate mit Mönchspfeffer oder Frauenball<br>▸ Tee aus Kamille, Gänsefingerkraut und Melisse |
| **ziehende oder krampfartige Menstruationsschmerzen bei sonst normalem Zyklus**<br>▸ vornehmlich bei jungen Mädchen<br>▸ keine weiteren gynäkologischen Beschwerden | krampfartiges Zusammenziehen der Gebärmutter, meist bei primärer Dysmenorrhö. Begrenzte Therapiemöglichkeiten | ▸ gelegentlich zum Gynäkologen<br>▸ Entspannungsverfahren<br>▸ viel Bewegung<br>▸ ausreichend Schlaf<br>▸ Präparate mit Mönchspfeffer oder Frauenball<br>▸ Tee aus Kamille, Gänsefingerkraut und Melisse |
| **kolikartige Menstruationsschmerzen,** verbunden mit **Schmierblutungen und verstärktem Ausfluss** | Gebärmutterpolypen | in den nächsten Wochen zum Gynäkologen |
| **Schmerzen** besonders **ein bis zwei Tage vor,** aber auch während **der Menstruation**<br>▸ verstärkte Monatsblutung<br>▸ evtl. Schmerzen beim Geschlechtsverkehr oder Stuhlgang | Endometriose | ▸ in den nächsten Wochen zum Gynäkologen<br>▸ Entspannungsverfahren<br>▸ regelmäßige Bewegung, Ausdauertraining |
| **Schmerzen in Unterleib und Rücken während verstärkter Menstruationen**<br>▸ Verschlimmert sich monatlich<br>▸ evtl. Zwischenblutungen | Myome | ▸ in den nächsten Wochen zum Gynäkologen<br>▸ Präparate mit Mönchspfeffer, Schafgarbentee |
| **dauerhafte, leichte Schmerzen im Unterleib, die während der Monatsblutung zunehmen** | ▸ chronische Adnexitis<br>▸ chronische Chlamydieninfektion<br>▸ Endometritis<br>▸ somatoforme Störung | in den nächsten Tagen zum Gynäkologen<br>⚠ Behandlungsverbot lt. IfSG bei sexueller Übertragung beachten |
| **Menstruationsschmerzen bei liegender Spirale** | häufige Nebenwirkung der Spirale | ▸ in den nächsten Wochen zum Gynäkologen<br>▸ alternative Verhütungsmethoden |
| **Menstruationsschmerzen nach Eingriffen am Muttermund** | Narben oder Verengung am Muttermund | an den nächsten Wochen zum Gynäkologen |

# 10

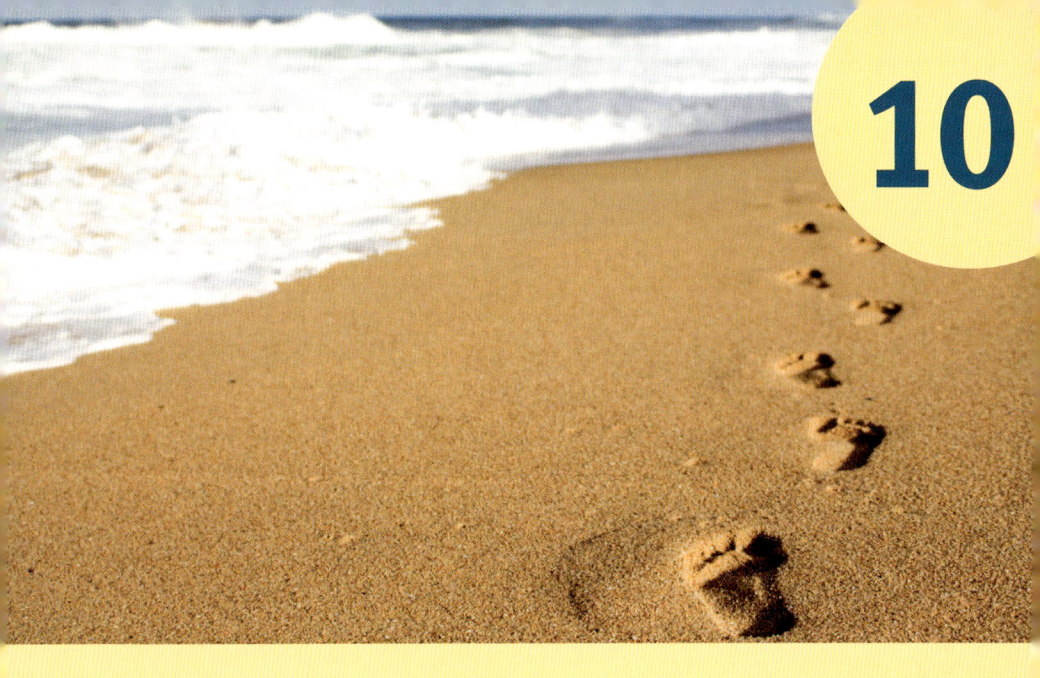

# Bewegungsapparat

| | | |
|---|---|---|
| 10.1 | Spezielle Anamnese | 302 |
| 10.2 | Patientenuntersuchung | 302 |
| 10.3 | Abwendbar gefährliche Verläufe | 310 |
| 10.4 | Muskelschwäche und Lähmungen | 312 |
| 10.5 | Zittern (Tremor) | 315 |
| 10.6 | Muskelzuckungen | 318 |
| 10.7 | Muskelkrämpfe | 320 |
| 10.8 | Nackenschmerzen | 322 |
| 10.9 | Schmerzen im Bereich der Brustwirbelsäule | 324 |
| 10.10 | Schmerzen in Kreuz, Steißbein oder dem ganzen Rücken | 325 |
| 10.11 | Akute Schulterschmerzen | 327 |
| 10.12 | Chronische Schulterschmerzen | 329 |
| 10.13 | Arm- und Ellenbogenbeschwerden nach Gewalteinwirkung | 331 |
| 10.14 | Arm- und Ellenbogenbeschwerden ohne Gewalteinwirkung | 333 |
| 10.15 | Handbeschwerden nach Gewalteinwirkung | 334 |
| 10.16 | Handbeschwerden ohne Gewalteinwirkung | 336 |
| 10.17 | Akute Schmerzen und Funktionsstörungen der Hüfte, Leiste und Oberschenkel | 338 |
| 10.18 | Chronische Schmerzen und Funktionsstörungen der Hüfte, Leiste und Oberschenkel | 339 |
| 10.19 | Knie- und Beinbeschwerden nach Gewalteinwirkung | 341 |
| 10.20 | Kniebeschwerden ohne Gewalteinwirkung | 343 |
| 10.21 | Beinbeschwerden ohne Gewalteinwirkung | 346 |
| 10.22 | Beschwerden in Sprunggelenk oder Ferse | 350 |
| 10.23 | Beschwerden in Mittelfuß oder Zehen | 352 |
| 10.24 | Einseitiges oder asymmetrisches Hinken und andere Gangstörungen | 355 |
| 10.25 | Beidseitiges Hinken und andere Gangstörungen | 357 |

## 10.1 Spezielle Anamnese

▶ Welche Beschwerden bestehen neben den Muskelschmerzen? Gleichzeitiges Brennen und Atrophien sprechen an den Händen und Füßen für ein Karpal- bzw. Tarsaltunnelsyndrom. Sind die Muskelschmerzen krampfartig und von Fibrillieren, Spastik und Reflexabschwächung begleitet, kann das auf eine amyotrophe Lateralsklerose verweisen, während z. B. Druckschmerzhaftigkeit und Schwäche der Beine und des M. deltoideus, gepaart mit schmerzhafter Gelenkschwellung und eventuell Arrhythmie bei der Polymyositis anzutreffen sind.
▶ Ist das Zittern stärker, wenn der Patient in Ruhe ist oder wenn er nach etwas greifen will? Der Ruhetremor ist typisch für die Parkinson-Krankheit, während der sog. Intentionstremor, also bei der Absicht oder Intention, nach etwas zu greifen, typisch für eine zerebellare Störung z. B. bei Alkoholikern ist.
▶ Wie schnell haben die Gelenkschmerzen begonnen? Eine plötzliche schmerzhafte Schwellung distaler Gelenke mit starken Entzündungszeichen trifft z. B. auf die Gicht zu, während allmählich einsetzende Gelenkschmerzen z. B. als typisches Begleitsymptom einer Colitis ulcerosa vorkommen.

## 10.2 Patientenuntersuchung

Zur Untersuchung des Bewegungsapparates sollten Sie sich ein eigenes Schema angewöhnen, das Sie stets abarbeiten, um keine Punkte auszulassen. Sie können sich z. B. an das **GLAS-Schema** für eine orientierende Untersuchung des Bewegungsapparates halten: Gang, Legs (Beine), Arme, Spine (Wirbelsäule). Wenn Sie dann ein Gelenk näher untersuchen, machen Sie auch dies systematisch: Inspektion, Palpation, Funktionsprüfung. Zur Prüfung der entsprechenden Muskulatur entsprechend Inspektion, Palpation, grobe Kraftprüfung. Danach schließen sich ggf. spezielle Funktionstest an.

Untersuchen Sie einen **älteren Patienten,** sollten Sie den Ablauf mit folgenden Punkten im Hinterkopf gestalten: Die Muskelkraft und die Gelenkbeweglichkeit nimmt mit dem Alter kontinuierlich ab. Auch die Muskelmasse, z. B. auch in den kleinen Handmuskeln, verringert sich. Der Gang wird unsicher, die Schritte kürzer, und Knie und Hüfte sind nicht selten leicht gebeugt.

### Gangbild

Bereits beim Hereinkommen können Sie das Gangbild orientierend in Augenschein nehmen. Man unterscheidet verschiedene pathologische Gangmuster.

Beim **spastischen Gang** hat der Patient meist aufgrund eines Schlaganfalls eine spastisch gelähmte Körperhälfte (Hemiparese). Der Arm wird leicht gebeugt vor dem Körper geführt, das betroffene Bein ist gestreckt und wird unter Neigung des Beckens über außen nach vorn geführt (Zirkumduktion). Bei der Paraparese, z. B. bei Multipler Sklerose oder einer Wirbelsäulenverletzung, ist der gesamte Bewegungsablauf steif. Der Oberkörper wird zur Unterstützung der Beine in Stößen nach vorne gebracht.

Beim **ataktischen Gang** geht der Patient breitbeinig, um sich auf den Beinen zu halten. Schuld ist eine, oft alkoholische, Schädigung des Kleinhirns (zerebellare Ataxie). Die Augen übernehmen eine wichtige Funktion zur Kompensation der Störung.

Die **sensorische Ataxie** beruht auf einem Ausfall der Tiefensensibilität, meist diabetisch oder alkoholtoxisch bedingt. Es kommt zu einem dem ataktischen sehr ähnlichen Gangbild, wobei der Patient zur Unterstützung der noch vorhandenen Tiefensensibilität stampfend auftritt.

Der Steppergang kommt durch eine Hyperflexion von Knie und Hüfte zustande, um den Fuß vom Boden abzuheben. Ursache ist ein Ausfall der Fußhebermuskulatur, der oft auf eine alkoholische Nervenschädigung zurückgeht.

Der Watschelgang entsteht durch eine Schwäche der Gesäßmuskulatur, z. B. bei Polymyositis oder Muskeldystrophie, da sich das Becken nicht zur Seite des angehobenen Spielbeines neigen kann.

Das Parkinson-Gangbild fällt durch eine vornübergebeugte Haltung mit steifen, kleinschrittigen Bewegungen auf.

## Untersuchung der unteren Extremität

### Inspektion

Betrachten Sie das Becken und die Hüfte des bis auf die Unterhose entkleideten, gerade und aufrecht stehenden Patienten aus einer Entfernung von 2–3 m von vorne, von hinten und von beiden Seiten. Beurteilen Sie dabei die spontane Haltung (indviduelle Nullstellung) und achten Sie auf Verkürzungen und Haltungsänderungen von Hüften und Extremitäten, die durch Fehlbildung der Hüfte bedingt sein können. Palpieren Sie auch beidseits die Spina iliaca anterior superior und die Crista iliaca im Hinblick auf einen möglichen Schiefstand des Beckens.

Ist ein Bein verkürzt, wird dies durch eine Skoliose der Wirbelsäule oder durch eine Beugung des längeren Beins ausgeglichen. Eine Abduktionsdeformität wird durch die Beugung des Knies auf derselben Seite kompensiert, während eine Adduktionsdeformität durch Flexion des Knies auf der entgegengesetzten Seite kompensiert wird.

Achten Sie darauf, ob der Femur gegenüber der Tibia innenrotiert steht, was der Normalfall ist, sowie auf ein mögliches Genu valgum oder Genu varum.

Stellen Sie fest, ob im Sprunggelenk Abweichungen des Fußes zur Mittellinie (varus) oder nach außen (valgus) existieren.

An den Füßen achten Sie auf Formänderungen und Fehlstellungen. Folgende Befunde sind relativ häufig anzutreffen:
- Abflachung des Längsgewölbes: Senkfuß
- übermäßig hohes Längsgewölbe mit überstreckten Zehen: Hohlfuß
- auffällige Adduktion des großen Zehs am Grundgelenk mit Bursabildung über dem ersten Metatarsus: Hallux valgus
- Hyperextension des Zehengrundgelenks und Flexion der Interphalangealgelenke: Hammerzeh.

### Funktionsprüfung der Hüfte

Lassen Sie den Patienten zuerst auf dem einen und dann auf dem anderen Bein stehen (Trendelenburg-Test). Normalerweise bewegt sich die Seite, auf der der Fuß angehoben wird, nach oben.

Am auf dem Rücken liegenden Patienten versuchen Sie, Ihre flache Hand zwischen Liege und LWS einzuführen, was nur bei einer Hyperlordose ohne Weiteres möglich ist.

### Aktive Bewegungsuntersuchung

Fixieren Sie das Becken bei den Bewegungsprüfungen mit einer Hand auf der Spina iliaca anterior superior der Crista iliaca. Achten Sie dabei auf:
- den Bewegungsverlauf
- den maximalen Bewegungsausschlag
- Schmerzen bei der Bewegung
- Kontrakturen oder kompensatorische Bewegungen.

**Hüftbeugung mit kontralateraler Extension** (Kniekehle drückt auf die Liege): Kann das kontralaterale Bein nicht gestreckt werden, sondern neigen kontralaterales Knie und Hüfte zur Flexion, kann eine kontralaterale Beugekontraktur der Hüfte vorliegen.

**Abduktion mit kontralateraler Fixierung des Beckens:** Der Patient soll dabei die Zehen zur Decke richten, da es andernfalls bei der Bewegung eine Rotationskomponente gibt.

Bei der Adduktion wird das kontralaterale Bein passiv am Fußende angehoben, damit das Bein darunter hindurch adduziert werden kann. Die Zehen müssen wieder zur Decke weisen.

Die Innen- und Außenrotation werden jeweils bei gestreckter Hüfte und gestrecktem Knie sowie bei jeweils 90°-Beugung von Hüfte und Knie untersucht.

Wenn Sie auf abweichende Befunde wie Schmerzen oder Bewegungseinschränkungen stoßen, führen Sie die passive Bewegungsuntersuchung der gestörten Bewegung durch, um zu prüfen, ob es sich vielleicht um eine leichte muskulotendinogene Schädigung handelt. Beurteilen Sie bei der passiven Durchführung die gleichen Punkte wie bei der aktiven.

Bei der typischen Oberschenkelhalsfraktur älterer Patienten ist das Bein nach außen rotiert, adduziert und verkürzt.
Die viel seltenere Luxation geht meist nach posterior.

Die vor allem bei Jugendlichen vorkommende Femurepiphysenlösung äußert sich durch Schmerzen und Hinken, mit Einschränkung von Flexion, Abduktion und medialer Rotation.

Die häufige Osteoarthritis ist mit schmerzhaften und eingeschränkten Gelenkbewegungen verbunden. Die Extremität verkürzt sich und rotiert schließlich nach außen.

Bei Beckentraumen, Verletzungen oder Tumorinfiltration kann es zur Ischiaslähmung mit einer ausgeprägten Schwäche der unteren Extremität kommen, wovon der M. quadriceps femoris (N. femoralis) sowie die Hüftadduktoren ebenso verschont bleiben, wie der Patellarsehnenreflex, während der Achillessehnenreflex nicht auslösbar ist. Testen Sie daher die Flexoren, Extensoren, Abduktoren und Adduktoren der Hüfte.

## Palpation des Knies

Palpieren Sie das Gelenk und achten Sie dabei auch auf einen Kniegelenkserguss. Während große Ergüsse beidseits der Patella gut sichtbar sind, müssen Sie zur Identifizierung von kleinen Ergüssen weiter untersuchen. Streichen Sie bei gestrecktem Knie mit der einen Hand den oberen Rezessus und mit der anderen den übrigen Gelenkraum aus. Halten Sie diese Position und drücken Sie mit dem Zeigefinger die Patella gegen die Trochlea femoris. Bei einem intraartikulären Erguss »tanzt« die Patella auf dem Flüssigkeitspolster. Zum Nachweis noch kleinerer Ergüsse suchen Sie nach einer Vorwölbung. Drücken Sie dazu die Flüssigkeit aus dem oberen Rezessus und fixieren Sie die Patella mit dem Zeigefinger. Streichen Sie dann vorsichtig zwischen der Patella und den Femurkondylen abwärts, zuerst auf der einen, dann auf der anderen Seite. Liegt ein Erguss vor, zeigt sich jeweils auf der anderen Seite des Knies eine Vorwölbung.

Die rheumatoide Arthritis führt oft zu Erguss, Synoviaschwellung und Deformierung, während die Osteoarthritis in der Regel von einer periartikulären Druckempfindlichkeit begleitet ist.

## Funktionsprüfung des Knies

Testen Sie die Flexion (etwa 135°) und Extension (etwa 0°) in Rückenlage. Die Innen- und Außenrotation beträgt bei 90°-Knieflexion jeweils etwa 10°.

Bei einer Femoralisneuropathie oder einem L3-Wurzelsyndrom werden der M. quadriceps femoris und auch die Hüftadduktoren geschwächt. Das Knie ist dadurch weniger stabil, und auch der Patellarsehnenreflex ist abgeschwächt. Eine Patellaluxation ist meist lateral und rezidiviert oft. Eine totale Knieluxation ist ungewöhnlich und meist die Folge eines Verkehrsunfalls.

Osteoarthritis führt nicht nur zu Druckempfindlichkeit, sondern auch zum Anschwellen der Knochen um das Gelenk und zum sekundären Quadrizeps-Schwund.

## Stabilitätstests

Zur Prüfung der Seitenbänder versuchen Sie, den Unterschenkel zu abduzieren und zu adduzieren. Halten Sie den Grad einer eventuell vorhandenen Instabilität fest.

Bei der Untersuchung der Kreuzbänder ist das Gelenk leicht angewinkelt und der Fuß aufgesetzt. Ziehen Sie den Unterschenkel vor und zurück. Bei geschwächten Kreuzbändern sind deutliche Bewegungen möglich (Schubladenphänomen).

Wenn der Verdacht auf eine Meniskusschädigung besteht, führen Sie den McMurray-Test durch. Hüfte und Knie werden dazu 90° gebeugt, während Sie mit der rechten Hand die Ferse ergreifen und zunächst auf den Innen- und dann auf den Außenmeniskus drücken. Rotieren Sie dann das Schienbein nach innen und außen und strecken Sie das Knie. Bei einem Meniskusriss verfängt sich der Meniskus in der Gelenkspalte zwischen Tibia und Femur, was Schmerzen verursacht und mit einem Knacken verbunden ist. Gelegentlich wird auch eine Gelenksperre ausgelöst. Beim Böhler-Zeichen führt die Adduktion im Knie zu Schmerzen aufgrund einer Schädigung des medialen Meniskus oder des lateralen Seitenbandes. Abduktion ist bei einem lateralen Meniskusschaden oder medialen Seitenbandschaden schmerzhaft. Beim ersten Steinmann-Zeichen ist als Ausdruck einer Außenmeniskusschädigung die Unterschenkelinnenrotation bei gebeugtem Knie schmerzhaft und die Unterschenkelaußenrotation bei gebeugtem Knie als Ausdruck einer Innenmeniskusschädigung. Das zweite Steinmann-Zeichen bedeutet einen Druckschmerz am inneren Gelenkspalt, der bei Knieflexion von ventral nach dorsal wandert.

Meniskusrisse treten meist bei jungen Leuten infolge einer Überdrehung des Kniegelenkes auf. Meistens ist der innere Meniskus betroffen, und es entwickelt sich ein Erguss. Das Kniegelenk kann blockieren.

## Untersuchung von Sprunggelenk und Fuß

Überprüfen Sie die Plantar- und Dorsalflexion sowie die Pronation und Supination im Sprunggelenk und anschließend die Plantar- und Dorsalflexion der Zehen. Eine Lähmung des N. peroneus führt zu einer abgeschwächten Dorsalflexion an Fuß und Zehen und zur Supination (Steppergang). Sensibilitätsstörungen sind selten und betreffen dann das Schienbein und den Fußrücken. Bei einer lumbalen Spondylose (meist L5- und S1-Wurzeln) ist die Schwäche oft auf den M. extensor hallucis longus (L5) beschränkt. Die Reflexe sind unverändert, und am Mittelfuß kommt es zu Sensibilitätsstörungen. Ist S1 betroffen, ist der Achillessehnenreflex abgeschwächt, und der Sensibilitätsverlust tritt am lateralen Fußrand auf.

Ein Hallux valgus et rigidus entsteht bei einer Osteoarthritis, bei der sowohl das Sprunggelenk als auch der Fuß betroffen sein können.

Ebenfalls das Sprunggelenk als auch den Fuß befällt die rheumatoide Arthritis, und es entstehen verschiedene Fehlbildungen, darunter die Subluxation der Zehengrundgelenke und Flexionsdeformierungen an den proximalen Interphalangealgelenken.

Akute Anfälle mit einem roten, geschwollenen und schmerzhaften Großzehengrundgelenk sind typisch für die Gicht.

## Untersuchung der Schulter

### Inspektion

Betrachten Sie zunächst den entblößten Oberkörper im geraden Stand von vorn und achten Sie auf folgende Punkte:
- Sternum: Hühnerbrust, Trichterbrust?
- Art. sternoclavicularis: (Sub-)Luxation?
- Klavikula: Fraktur, Stufenbildung?
- Proc. coracoideus: nur bei starker Atrophie des M. deltoideus sichtbar

- Art. acromioclavicluaris: (Sub-)Luxation?
- Humeruskopf: nur sichtbar bei Luxation des Art. glenohumerale
- Kontur des M. sternocleidomastoideus: asymmetrisch bei Tortikollis
- Kontur des M. deltoideus: Atrophie bei Schädigung des N. axillaris
- Kontur des M. pectoralis major: fehlende Anlage?
- Kontur des M. biceps brachii: Ruptur?

Beim Blick von hinten sind folgende Strukturen zu beachten:
- Stellung der Skapula zum Thorax: Scapula alata?
- Kontur des M. trapezius
- Konturen des M. supra- und infraspinatus, M. teres minor: Atrophie?
- Kontur des M. teres major
- Kontur des M. latissimus dorsi.

## Aktive Bewegungsuntersuchung

Bei der aktiven Bewegungsuntersuchung lassen Sie den Patienten verschiedene standardisierte Bewegungen durchführen, wobei der Patient zunächst gerade und entspannt vor Ihnen steht oder sitzt. Die aktiven Bewegungen sollen in beiden Schultern gleichzeitig und symmetrisch erfolgen, damit eine Mitbewegung des Rumpfes verhindert wird und ein Seitenvergleich möglich ist. Achten Sie dabei auf:
- den Bewegungsverlauf
- den maximalen Bewegungsausschlag
- Schmerzen bei der Bewegung
- Kontrakturen oder kompensatorische Bewegungen
- Bewegungen im Akromioklavikulargelenk.

Fragen Sie folgende Bewegungen ab, die Sie eventuell zuvor dem Patienten demonstrieren:
- Anteflexion: bis beide Hände hoch gestreckt sind. Beurteilung auch von hinten mit Blick auf die Skapula
- Retroflexion
- Abduktion: mit außenrotiertem Arm, sodass die Daumen etwas nach hinten weisen. Beurteilung auch von hinten mit Blick auf die Skapula
- horizontale Adduktion: Griff auf die kontralaterale Schulter
- Außenrotation: mit 90° gebeugtem und supiniertem Ellenbogen
- Innenrotation: Die Arme werden hinter den Rücken zur kontralateralen Spina scapulae geführt.

Wenn Sie auf abweichende Befunde wie Schmerzen oder Bewegungseinschränkungen stoßen, führen Sie zunächst die passive Bewegungsuntersuchung der gestörten Bewegung durch, um zu prüfen, ob es sich vielleicht um eine leichte muskulotendinogene Schädigung handelt.

Beurteilen Sie bei der passiven Durchführung die gleichen Punkte wie bei der aktiven. Führen Sie dann ggf. eine Funktionsprüfung der betroffenen Muskeln durch.

Ist die Schulterbeweglichkeit in allen Richtungen eingeschränkt, spricht man von einer schmerzhaften Schultersteife (Periarthropathia humeroscapularis, Frozen shoulder).

Beim Impingment-Syndrom treten in einem Teilabschnitt der Abduktion während der Bewegung Schmerzen auf, die darüber und darunter nicht da sind (Painful arc), was an einer Muskelentzündung oder einer Bursitis des Schultergürtels liegt.

## Anteflexion-Adduktionstest

Bei der Bizepstendinitis kommt es an der Vorderseite von Schulter und Oberarm zu Schmerzen. Bei einer eingeschränkten Abduktion, einer Störung des skapulohumeralen Bewegungsablaufs und einem Painful arc während der Abduktion kann der Anteflexion-Adduktionstest gemacht werden:
- Dabei vollführt der Patient mit beiden Armen eine maximale (180°) aktive Anteflexionsbewegung: Arme etwas proniert steil neben dem Kopf hoch.
- Anschließend bewegt er beide Arme langsam und gleichmäßig herab in die Frontalebene: seitlich ausgestreckt und leicht supiniert herunter und ganz zurück bis in die Nullstellung.

Achten Sie dabei auf gleichmäßige und saubere Bewegungen sowie auf das mögliche Auftreten eines Painful arc oder eines Painful drop. Bei einer Frozen shoulder ist dieser Test nicht möglich.

## Test bei Verdacht auf eine Tendinitis der Bizepssehne

Der Verdacht kann bei einem palpatorisch schmerzhaften Sulcus intertubercularis, bei einem Painful arc und bei einer schmerzhaften Ellenbogenflexion gegen Widerstand aufkommen. Der Patient soll bei dem Text den betroffenen Arm maximal beugen und maximal pronieren. Aus dieser Stellung heraus versucht der Patient dann, den Unterarm gegen Widerstand zu supinieren. Bei einer Tendinitis oder Tendovaginitis der Sehne des Caput longum gibt der Patient Schmerzen in Höhe des Sulcus intertubercularis an. Die Spezifität und Sensitivität dieses Tests ist jedoch nur mäßig.

Beim **HWS-Syndrom mit einer Beteiligung von C5** sind nicht selten die Mm. spinatus, deltoideus und biceps brachii abgeschwächt wie auch der Bizepssehnenreflex.

Bei der **neuralgischen Muskelatrophie** kommt es zu starken Schulterschmerzen mit variabler Schwäche und Atrophie der Schultergürtelmuskulatur.

## Funktionsprüfung des Schultergelenks

Bei der Untersuchung des Schultergelenkes müssen Sie neben dem Glenohumeralgelenk auch das Akromioklavikulargelenk, das Sternoklavikulargelenk, den Subakromialraum, die HWS und den Ellenbogen mit einbeziehen. Durch Mitbewegung des Schulterblattes wird eine verminderte Gelenkfunktion meistens kompensiert, weshalb es bei der Untersuchung mit einer Hand fixiert werden muss. Eine orientierende Untersuchung der Bewegungsfähigkeit bieten der Schürzen- und der Nackengriff. Beim Schürzengriff fordern Sie den Patienten auf, die Arme auf dem Rücken zu verschränken und den höchstmöglichen Wirbelkörper zu erreichen (Innenrotation, Adduktion und Retroversion). Beim Nackengriff soll der Patient die Handflächen an den Hinterkopf führen, wobei die Ellenbogen parallel zur Hand gehalten werden sollen (Außenrotation, Abduktion, Elevation).

Bei Verdacht auf eine Schädigung im Akromioklavikulargelenk lassen Sie noch folgende Bewegungen ausführen:
▶ Elevation: Schultern hochziehen
▶ Depression: Schultern nach unten drücken
▶ Protraktion: Schultern nach vorne bringen
▶ Retraktion: Schultern nach hinten führen

## Untersuchung des Ellenbogens

### Palpation

Palpieren Sie den Rand der Elle und die medialen und lateralen Epikondylen.

Beim **Tennisellenbogen** (Epicondylitis humeri radialis, E. lateralis) sind die Ansätze der Unterarmstrecker direkt unterhalb des Epicondylus radialis entzündet und druckschmerzhaft. Sie können zudem folgenden Test machen: Der Unterarm des Patienten liegt auf der Liege, gegen Ihren Widerstand versucht der Patient den Mittelfinger anzuheben, was zu Schmerzen in Höhe des Epicondylus radialis führt.

Beim **Golferellenbogen** (Epicondylitis humeri ulnaris, E. medialis) sind die Ansätze der Unterarmstrecker direkt unterhalb des Epicondylus ulnaris entzündet und druckschmerzhaft, und es gibt folgenden Zusatztest: Der Patient streckt und supiniert den Ellenbogen, während Sie passiv und forciert das Handgelenk dorsalflektieren, was im positiven Fall zu Schmerzen in Höhe des Epicondylus ulnaris führt.

Bei der **rheumatoiden Arthritis** sind am Ulnarand oft Rheumaknötchen tastbar.

### Funktionsprüfung

Prüfen Sie zur Ermittlung der Ellenbogenbeweglichkeit die Flexion (150°) und die Extension (10°) sowie die Pronation und die Supination (jeweils 80-90°) bei 90° gebeugtem Ellenbogen und angelegten Oberarm.

Überprüfen Sie ferner die Kraft der mm. biceps und triceps brachii sowie der Supinatoren und Pronatoren. Bei einem HWS-Syndrom mit Beteiligung von C6 können die Mm. biceps, triceps und brachioradialis sowie die Supinatoren und der Trizepssehnenreflex abgeschwächt sein. Von einer Sensibilitätsstörung sind dabei Daumen und Zeigefinger betroffen.

## Untersuchung des Handgelenks

Prüfen Sie zur Ermittlung der Beweglichkeit des Handgelenks die Flexion (50-60°) und die Extension (35-60°) sowie die radiale Adduktion und die ulnare Abduktion (25-30° bzw. 30-40°).

Bei der rheumatoiden Arthritis ist oft die Beweglichkeit des Handgelenks eingeschränkt und der Ulnakopf nach oben luxiert.

Bei einem Sturz auf die ausgestreckte Hand verläuft die Bruchlinie oft durch den distalen Radius oder durch die distale Ulna.

Bei einem HWS-Syndrom mit Beteiligung von C7 können der M. triceps und die Handgelenk- und Fingerstrecker sowie der Trizepssehnenreflex abgeschwächt sein. Von einer Sensibilitätsstörung ist der Mittelfinger betroffen.

Bei einer Verletzung des N. radialis, oft im Sulcus n. radialis, fallen die Handgelenkstrecker aus, und es kommt zum klinischen Bild der Fallhand.

## Untersuchung der Hand

Zur Untersuchung der Hand sitzt der Patient am besten Ihnen gegenüber auf der anderen Seite der Untersuchungsliege und legt die Hände entspannt und gespreizt vor Ihnen darauf, nachdem er zuvor Uhr, Armreif, Ringe usw. abgelegt hat.

### Inspektion

Achten Sie am Handrücken auf Zeichen für Muskelschwund in Form von Rinnen zwischen den Strecksehnen und einer Vertiefung der Tabatière zwischen Zeigefinger und Daumen. Auch die Konvexität des Hypothenars an der Handinnenseite ist ein Zeichen für einen Muskelschwund

### Funktionsprüfung

Zur Prüfung der Mm. interossei dorsales und des M. abductor digiti V (Innervation: N. ulnaris) fordern Sie den Patienten zur Abspreizung aller Finger gegen Ihren Widerstand auf. Die Daumenadduktion gegen Ihren Widerstand prüft den M. adductor pollicis (Innervation: N. ulnaris).

Am Daumen können Sie orientierend eine Schädigung der drei großen Armnerven feststellen. Eine Schwächung der Daumenstreckung (Mm. extensor pollicis longus und brevis) weist auf den N. radialis, die Schwäche der Daumenbeugung (M. flexor pollicis longus) weist auf den proximalen N. medianus, die Schwäche der Daumenabduktion (M. abductor pollicis brevis) auf den distalen N. medianus und die Schwäche der Daumenadduktion (M. adductor pollicis) auf den N. ulnaris. Eine Lähmung des N. ulnaris führt zur klassischen Krallenhand, des N. medianus zur Schwurhand (beim Versuch des Faustschlusses) und des N. radialis zur Fallhand.

Die rheumatoide Arthritis befällt oft die metakarpophalangealen und die proximalen Interphalangealgelenke. Später tritt dann noch oft Muskelschwund hinzu.

Die Psoriasis-Arthritis befällt eher die distalen Interphalangealgelenke und zeigt oft an den Nägeln psoriatische Veränderungen.

Eine Knötchenbildung über den distalen interphalangealen Gelenken (sog. Heberden-Knötchen) und an den proximalen Fingergelenken (sog. Bouchard-Knötchen) finden Sie bei der Osteoarthritis.

Eine einseitige und umfassende Schwäche der Handmuskulatur spricht für eine Läsion des Plexus brachialis oder der Th1-Wurzel. Beim Halsrippensyndrom oder beim Schultergürtelkompressionssyndrom werden die C8- und Th1-Wurzeln oder der untere Plexus brachialis komprimiert. Ist die Handmuskelschwäche beidseits vorhanden müssen Sie eher an eine periphere Polyneuropathie (Füße und Unterschenkel zumeist zuerst betroffen) oder an eine Syringomyelie denken.

Der schnellende Finger ist eine tendinogene Flexionsstörung bei einer Enge in einer Beugesehnenscheide.

## Untersuchung der Wirbelsäule

### Inspektion
Der Patient muss bis auf die Unterwäsche entkleidet sein. Inspizieren Sie die gesamte Wirbelsäule und achten Sie in allen Ebenen auf Schiefstände und Formanomalien, z. B. Kyphose (Krümmung nach hinten), Skoliose (seitliche Krümmung) oder Hylerlordose (Krümmung nach vorne).

### Funktionsprüfung
Prüfen Sie in jedem Abschnitt die Beweglichkeit. Für die HWS untersuchen Sie den Patienten im Sitzen und prüfen Flexion (Kinn auf die Brust nehmen, Blick zur Decke, normal 35-45°), Seitflexion (Ohr zur Schulter bewegen, normal 45°) und Rotation (Blick über beide Schultern, normal 80°). Fragen Sie den Patienten, ob bestimmte Bewegungen dabei Schmerzen verursachen, die dann eventuell auch in einen Arm oder in den Kopf ausstrahlen.

Bei der BWS prüfen Sie die Beweglichkeit der Thoraxexpansion. Dazu verschränkt der Patient die Arme vor der Brust und bewegt sich möglichst weit zu beiden Seiten. Normal sind 30°.

Die Beweglichkeit der LWS zeigt sich im Finger-Boden-Abstand, der bei gestreckten Knien nicht über 10 cm betragen sollte. Die Rückneigung sollte 30° erreichen.

Zur Untersuchung des Iliosakralgelenks bedient man sich des Mennell-Handgriffs. Der Patient liegt dazu auf der Seite oder auf dem Bauch. Fixieren Sie mit einer Hand das Os sacrum und führen Sie mit der anderen Hand eine Hyperextension des gestreckten Beins im Hüftgelenk aus. Durch die entstehende Scherbewegung zwischen Os ilium und Os sacrum kommt es bei Entzündungen, z. B. Spondylarthropathie, zu Schmerzen.

Das Schober-Zeichen ist ein einfacher Funktionstest für die Beweglichkeit der LWS. Wenn der Patient vor Ihnen steht, setzen Sie eine Hautmarke über den Dornfortsatz von S1 sowie 10 cm weiter kranial eine weitere. Bei maximaler Rumpfbeugung weichen die Hautmarken normalerweise um 5 cm auseinander, bei der Rückbeugung verringert sich der Abstand im Normalfall um 1-2 cm. Geringere Werte sprechen z. B. für eine Spondylitis ankylosans.

### Nervendehnungstests
Der wichtigste und bekannteste ist der Lasègue-Test. Dabei liegt der Patient auf dem Rücken. Heben Sie das betroffene und möglichst entspannte, gestreckte Bein langsam hoch. Behalten Sie das Gesicht des Patienten dabei stets im Auge. Verstärkt sich der Schmerz bereits bei einem Winkel unter 45°, spricht dies sehr für eine Schädigung der Nervenwurzeln in der LWS, z. B. im Rahmen eines Bandscheibenvorfalls. Notieren Sie den Winkel, bei dem der Schmerz auftritt.

Wenn Sie etwas von der Schmerzhöhe wieder zurückgehen und dann den Fuß des Patienten dorsalflektieren, ist das Bragard-Zeichen positiv, was den Lasègue-Befund bestätigt.

Als umgekehrten Lasègue-Test bezeichnet man die Schmerzauslösung bei Überstreckung des gestreckten Beines im Hüftgelenk. Es ist ein Dehnungszeichen des N. femoralis, das bei einer Kompression der Nervenwurzeln L3 oder L4 positiv ist.

## Palpation

Palpieren Sie die Wirbelsäule auf ihrer gesamten Länge von oben nach unten und achten Sie neben einer Druckschmerzhaftigkeit auf deutlich vorstehende Dornfortsätze als Zeichen für einen zusammengebrochenen Wirbelkörper. Palpieren Sie dann auch beidseits die paravertebrale Muskulatur im Hinblick auf Myogelosen (einzelne Fasern), die oft im M. trapezius anzutreffen sind, oder Muskelhartspann (gesamter Muskel), wovon die obere LWS häufig betroffen ist.

## 10.3 Abwendbar gefährliche Verläufe

Gefährliche Verläufe im Bewegungsapparat sind am ehesten zu erwarten, wenn man das Nervensystem in das Ordnungssystem Bewegungsapparat einbezieht. Knochenbrüche, Sehnen(an)risse und Muskelrisse müssen natürlich unmittelbar behandelt werden, und zwar meist durch Operation und/oder kurzfristige oder eingeschränkte Immobilisierung. Einige besondere Fallstricke der Diagnostik gibt es jedoch auch hier.

**Beinvenenthrombose, tiefe** (→ Abb. 10.1 S. 310). Bei Immobilisation kann es schon am ersten Tag zu einer Beinvenenthrombose kommen. Während der gesamten Immobilisation kommt man um eine medikamentöse Thromboseprophylaxe, z. B. mit Heparin s. c., nicht herum. Bei den leisesten Anzeichen einer Thrombose muss der Verdacht unverzüglich ausgeräumt oder bestätigt werden.

**Fibulaköpfchen-Syndrom.** Zählt zu den Nervenengpasssyndromen. Der N. peroneus, ein Ast des Ischiasnervs, verläuft an der Außenseite des Knies in unmittelbarer Nähe des Wadenbeinköpfchens. Gerät er dort unter Druck, z. B. durch einen Gipsverband, einen Bruch oder eine Verrenkung, kommt es zu Funktionsstörungen. Sie äußern sich in Fußheberlähmungen, Schmerzen an Unterschenkelaußenseite und Fußrücken und/oder einer unangenehmen Pelzigkeit am Vorfuß. Ein korrekt angelegter Gips oder andere Immobilisationsformen für das Bein müssen dem immer Rechnung tragen. In vielen Fällen genügt bereits das einfache Aufschneiden eines zu eng angelegten Gipsverbandes, um den Nerv wieder so weit zu entlasten, dass die Beschwerden bald abklingen, anderenfalls kann der Nerv jedoch so weit geschädigt werden, dass die von ihm versorgten Fußhebermuskeln gelähmt bleiben.

**Kauda-Syndrom.** Gefühlsstörungen am Gesäß verbunden mit Beinlähmungen und plötzlichen Schwierigkeiten, Stuhl und Urin zu halten. Es weist auf eine starke Einengung des unteren Rückenmarkkanals hin und verlangt eine sofortige Behandlung.

**Kompartmentsyndrom.** Tritt vor allem an Unterschenkel und -arm auf. Dabei kommt es in Kompartimenten (durch Faszien umschlossene Räume) zu einer Druckerhöhung. Ohne soforti-

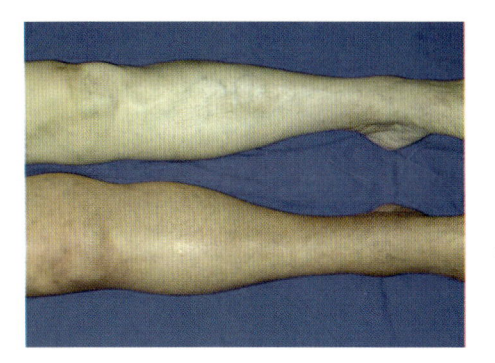

Abb. 10.1: *Beinvenenthrombose des rechten Beins. Die rötlich-bläuliche Schwellung fällt auf, die Haut ist hart gespannt, und der Patient klagt über Schmerzen im Bein.* [TN]

ge Spaltung der Faszien drohen Nekrosen und Nervenschäden. Warnzeichen sind Störungen der Motorik, Durchblutung und Sensorik (MDS) sowie Schmerzen.

**Nervenschäden und Durchblutungsstörungen.** Bei jedem Verband muss regelmäßig die **Mo**torik, **D**urchblutung und **S**ensibilität (**MDS**) der distalen Körperabschnitte geprüft werden. Bei Störungen oder Schmerzen – in diesem Fall hat der Patient immer Recht! – muss sofort eine genaue Diagnostik erfolgen.

**Nerven- oder Wurzelschäden.** Jede Sensiblitäts- und Motorikstörung, die nicht zentral oder durch eine Polyneuropathie verursacht ist, ist verdächtig auf eine Nerven- oder Spinalwurzelschädigung, die sofort neurologisch abgeklärt werde muss.

**Pneumonie.** Vor allem ältere Menschen sind bei einer Immobilisation stark gefährdet, eine Pneumonie zu bekommen. Prophylaktisch sollte daher ein konsequentes Atemtraining erfolgen.

**Rückenschmerzen, akute.** Können das wichtigste Symptom eines Angina-pectoris-Anfalls sein. Wichtig ist dabei, dass der akute Rückenschmerz, wie er z. B. durch einen Bandscheibenvorfall hervorgerufen wird, oft mit einer Bewegungsblockade und/oder einer Schonhaltung verbunden ist. Beim Angina-pectoris-Anfall wird man das nicht feststellen, sondern vielleicht eine Blässe und Atemnot des Patienten sehen. Auch Pankreas- und Nierenschmerzen strahlen in den Rücken, lassen sich aber meistens gut abgrenzen.

**Schlaganfall.** Bei jedem neurologischen Ausfall muss an einen Schlaganfall gedacht und ggf. bildgebende Verfahren eingeleitet werden.

**Tetanus. B**ei jeder Wunde, die mit Clostridium tetani in Kontakt gekommen sein kann, muss der Tetanus-Impfschutz überprüft werden. Da das Bakterium ubiquitär vorkommt und kleinste Hautläsionen reichen, gilt dies z. B. auch für Prellungen. Besonders gefährlich sind mit Erde verschmutzte Wunden. Liegt kein Impfpass vor und kann der Patient nicht glaubhaft versichern, dass er innerhalb der letzten fünf Jahre geimpft wurde, muss eine Simultanimpfung erfolgen. Sowohl die Angaben des Patienten als auch ggf. seine Impfverweigerung müssen dokumentiert werden. Tetanus ist zwar selten – auch dank der Impfungen –, aber bei Ausbruch meistens letal.

## 10.4 Muskelschwäche und Lähmungen

Lähmungen mit Rückenschmerzen
→ Tab. 10.10 S. 325.

Lähmungen müssen immer ärztlich abgeklärt werden. Die Hinzuziehung eines Arztes ist umso dringlicher, je schneller die Lähmung entstanden ist.

Eine **Fazialisparese** ist leicht zu erkennen: Der Mundwinkel hängt herab, die Falte zwischen Nase und Lippe ist verstrichen, Pfeifen und Naserümpfen sind nicht mehr möglich. Das Auge der betroffenen Seite lässt sich nicht schließen und dreht sich beim Versuch des Lidschlusses nach oben. In schweren Fällen sind auch Geschmacksempfindung und Tränensekretion gestört. Bei der häufigen idiopathischen Fazialisparese ist die Ursache der Schädigung unbekannt. Ist die Ursache hingegen bekannt, werden zwei Formen unterschieden: Die zentrale Fazialisparese wird durch eine Verletzung der Nerven innerhalb des Gehirns verursacht, die periphere Fazialisparese (äußere Form) durch eine Schädigung der Nervenbahn außerhalb des Gehirns.

| Beschwerdebild | Was steckt dahinter? | Vorgehen |
| --- | --- | --- |
| **rasch zunehmende, einseitige Gesichtslähmung** | periphere Fazialisparese, z. B. bei<br>▸ idiopathischer Gesichtslähmung ohne erkennbare Ursache<br>▸ Infektionen wie Gürtelrose, Borreliose<br><br>Polyneuropathie, z. B. bei<br>▸ Diabetes<br>▸ akuter Mittelohrentzündung, Mastoiditis | am selben Tag zum Neurologen |
| **plötzliche, anhaltende einseitige Gesichtslähmung unter Auslassung der Stirn**<br>▸ meist starke Kopfschmerzen<br>▸ evtl. gegenseitige Körperlähmung<br>▸ evtl. Seh- und/oder Sprachstörungen | zentrale Fazialisparese, z. B. bei<br>▸ transitorischer ischämischer Attacke (TIA)<br>▸ Schlaganfall<br>▸ Sinus(venen)thrombose<br>▸ Hirnhautentzündung | ⓘ Notarzt rufen |
| **beidseitige Gesichtslähmung** | ▸ Borreliose<br>▸ Guillain-Barré-Syndrom<br>▸ sehr selten: Hirnhautentzündung | ⓘ Notarzt rufen |
| **Schwäche der Augenlider**<br>▸ im Tagesverlauf zunehmend<br>▸ evtl. Doppelbilder, näselnde Sprache, Kauschwäche | Anfangsphase einer Myasthenia gravis | ▸ Azetylcholinrezeptor-Antikörper, Thymushyperplasie ausschließen<br>▸ zum Neurologen |
| **plötzliche, vorübergehende Lähmungen oder Muskelschwäche an den Gliedmaßen**<br>▸ oft Halbseitenlähmung<br>▸ evtl. Kopfschmerzen<br>▸ evtl. Empfindungsstörungen<br>▸ evtl. Seh- oder Sprachstörungen | ▸ transitorische ischämische Attacke (TIA)<br>▸ Warnblutung bei Hirnarterienaneurysma<br>▸ kleiner Schlaganfall<br>▸ Multiple Sklerose | ⓘ Notarzt rufen |

## 10.4 Muskelschwäche und Lähmungen

| Beschwerdebild | Was steckt dahinter? | Vorgehen |
|---|---|---|
| **über Minuten bis Stunden zunehmende Lähmungen** an den Gliedmaßen **mit meist starken Kopfschmerzen**<br>▸ oft Halbseitenlähmung<br>▸ meist Bewusstseinstrübung<br>▸ evtl. Empfindungsstörungen sowie Seh- oder Sprachstörungen<br>▸ evtl. Krampfanfälle | ▸ Schlaganfall<br>▸ Hirnaneurysmablutung<br>▸ Hirnsinus(venen)thrombose<br>▸ Epiduralblutung oder akute Subduralblutung nach Schädel-Hirn-Verletzung<br>▸ Migräne | ❗ Notarzt rufen<br>Migräne:<br>▸ dunkler Raum, Ruhe, Kälte<br>▸ bei Übelkeit: Metoclopramid<br>▸ bei Schmerzen: Azetylsalizylsäure, Paracetamol oder Ibuprofen, ggf. mit Koffein kombiniert<br>▸ ggf. Triptane (Serotoninrezeptoragonisten) zu Schmerzbeginn |
| **über Stunden zunehmende Lähmungen der Beine** | ▸ Multiple Sklerose<br>▸ Durchblutungsstörung des Rückenmarks<br>▸ Guillain-Barré-Syndrom | ❗ Notarzt rufen |
| **über Stunden bis Tage zunehmende Lähmungen** an den Gliedmaßen **mit Fieber und Kopfschmerzen**<br>▸ meist Bewusstseinstrübung<br>▸ evtl. Seh- oder Sprachstörungen<br>▸ evtl. Krampfanfälle | ▸ Hirnhautentzündung<br>▸ Gehirnentzündung<br>▸ Hirnabszess<br>▸ Kinderlähmung, vor allem bei ungeimpften Fernreisenden | ❗ Notarzt rufen |
| **über Stunden bis Tage zunehmende Lähmungen** an den Gliedmaßen<br>▸ evtl. Empfindungsstörungen<br>▸ evtl. Seh- oder Sprachstörungen | ▸ Multiple Sklerose<br>▸ Borreliose<br>▸ Guillain-Barré-Syndrom<br>▸ chronische Subduralblutung | ❗ Notarzt rufen |
| **über Tage bis Wochen zunehmende Lähmungen** an den Gliedmaßen | ▸ Gehirntumor<br>▸ Polyneuropathie, z. B. bei Diabetes oder Alkoholabhängigkeit<br>▸ Kollagenosen, z. B. Lupus erythematodes | am selben Tag zum Neurologen |
| **über Monate bis Jahre zunehmende Lähmungen** an den Gliedmaßen | ▸ Polyneuropathie, z. B. bei Diabetes oder Alkoholabhängigkeit<br>▸ Gehirntumor<br>▸ amyotrophe Lateralsklerose<br>▸ Muskeldystrophie<br>▸ spinale Muskelatrophie<br>▸ Rückenmarktumoren | wenn die Beschwerden erstmals auffallen: am selben Tag zum Neurologen |
| **isolierte Muskelschwäche oder Lähmung an einem Arm, einer Hand oder einem Fuß**<br>▸ evtl. auch Empfindungsstörungen und/oder Schmerzen<br>▸ sonst keine Beschwerden | Nervenengpasssyndrom, z. B.<br>▸ am Arm: Incisura-Scapulae-Syndrom<br>▸ an der Hand: Karpaltunnel-Syndrom, Sulcus-ulnaris-Syndrom, Parkbanklähmung<br>▸ am Fuß: Fibulaköpfchen-Syndrom, meist nach Verletzung/Gips im Kniebereich | wenn die Lähmung länger als einige Stunden anhält: am selben Tag zum Neurologen |
| **Schwäche und Schmerzen in den Beinen nach längeren Gehstrecken**<br>▸ Rückenschmerzen<br>▸ Besserung der Beschwerden in gebückter Haltung | ▸ Spinalstenose (Verengung des Wirbelkanals)<br>▸ selten: Rückenmarktumor | in den nächsten Tagen zum Orthopäden |

# 10 Bewegungsapparat

| Beschwerdebild | Was steckt dahinter? | Vorgehen |
|---|---|---|
| **Schwäche und Schmerzen in Schultern, Oberarmen, Gesäß und Oberschenkeln**<br>▸ oft Abgeschlagenheit, Fieber, Gewichtsverlust | ▸ Polymyalgia rheumatica<br>▸ schubweise und langsam Polymyositis | ▸ in den nächsten Tagen Entzündungswerte (→ S. 302422) kontrollieren<br>▸ zum Rheumatologe |
| **Muskelschwäche oder Lähmungen in einem Arm oder Bein mit Rückenschmerzen**<br>▸ meist Schmerzen im betroffenen Arm oder Bein<br>▸ evtl. Gefühlsstörungen (Kribbeln oder Taubheit) um den After oder am Bein | ▸ Bandscheibenvorfall<br>▸ Spinalstenose (Verengung des Wirbelkanals)<br>▸ Spondylolisthesis (Wirbelgleiten)<br>▸ Wirbelbruch<br>▸ Beschleunigungsverletzung (»Schleudertrauma«)<br>▸ Knochentumoren oder -metastasen in der Wirbelsäule<br>▸ Multiple Sklerose<br>▸ Borreliose | ⓘ bei Verlust der Blasen- oder Darmkontrolle: Notarzt rufen<br>▸ sonst am selben Tag zum Orthopäden |
| **Muskelschwäche oder Lähmungen nach einer Verletzung** | ▸ Schädel-Hirn-Verletzung (SHT)<br>▸ Epiduralblutung<br>▸ akute Subduralblutung<br>▸ Beschleunigungsverletzung der Halswirbelsäule<br>▸ Rückenmarksverletzung mit Querschnittslähmung<br>▸ Nervenverletzung bei Knochenbruch, Verrenkung oder Quetschung<br>▸ Kompartment-Syndrom | ⓘ bei V. a. Kopf- oder Rückenverletzungen: Notarzt rufen<br>▸ sonst je nach Art der Verletzung sofort zum Orthopäden<br>**Erstmaßnahmen:**<br>▸ beim Verletzten bleiben<br>▸ Rückenverletzte nur bei Lebensgefahr bewegen |
| **Schwäche und rasche Ermüdbarkeit der Muskulatur**<br>▸ im Tagesverlauf zunehmend | Myasthenia gravis | ▸ Azetylcholinrezeptor-Antikörper, Thymushyperplasie ausschließen<br>▸ zum Neurologen |
| **allgemeine Muskelschwäche mit verschiedenen, allgemeinen Beschwerden**<br>▸ Nervosität oder Müdigkeit<br>▸ ungewöhnliche Zunahme oder Abnahme des Körpergewichts | Hormonstörungen, z. B.<br>▸ Hyper-, Hypothyreose (Schilddrüsenüber- oder -unterfunktion)<br>▸ Cushing-Krankheit<br>▸ Hyperaldosteronismus<br>▸ primärer Hyperparathyreoidismus | ▸ TSH, freie Schilddrüsenhormone (→ S. 302429) kontrollieren<br>▸ Kortisol (→ S. 302428) kontrollieren |
| **anfallartig wiederkehrende Lähmungen**<br>▸ Dauer Minuten bis Tage<br>▸ z. B. in Kälte, in Ruhe (nach vorheriger Anstrengung) | ▸ familiäre episodische Lähmungen<br>▸ Narkolepsie (Schlafkrankheit) | ⓘ bei erstmaligem Auftreten: Notarzt rufen |
| **zunehmende Muskelschwäche bei Alkoholmissbrauch** | ▸ Polyneuropathie<br>▸ Alkoholmyopathie | wenn die Beschwerden erstmals auffallen: zum Neurologen |
| **Muskelschwäche oder Lähmungen mit wechselndem Bild**<br>▸ oft demonstrativer Charakter<br>▸ oft in Belastungssituationen | ▸ dissoziative Störung<br>▸ hysterische Persönlichkeitsstörung | wenn die Beschwerden erstmals auffallen: zum Neurologen, um eine körperliche Ursache auszuschließen |

| Beschwerdebild | Was steckt dahinter? | Vorgehen |
|---|---|---|
| Muskelschwäche bei Medikamenteneinnahme | gelegentliche Nebenwirkung, z. B. von<br>▸ Kortisonpräparaten<br>▸ cholesterinsenkenden Medikamenten | ▸ Rücksprache mit dem verschreibenden Arzt<br>▸ bei Selbstmedikation: Mittel absetzen |

## 10.5 Zittern (Tremor)

Wer die Arme waagrecht nach vorne streckt und versucht, die Hände eine Minute lang ruhig zu halten, wird bald ein **Zittern der Finger** bemerken. Diese normale Reaktion, der physiologische Tremor, zeigt sich vor allem bei Haltearbeit der Muskeln und heißt daher **Haltetremor**. Wenn Zittern ausschließlich zu Beginn einer neuen Bewegung auftritt, spricht man von **Intentionstremor**, bleibt es während einer gesamten Muskelaktion bestehen, von **Bewegungstremor**. Ihm gegenüber steht der **Ruhetremor**, der sich ausschließlich an entspannten Muskeln zeigt, evtl. sogar während des Schlafens.

| Beschwerdebild | Was steckt dahinter? | Vorgehen |
|---|---|---|
| **Zittern bei starken Emotionen** wie Angst, Freude, Wut | normale Reaktion | keine Behandlung erforderlich |
| **Zittern einzelner Muskeln bei starker Belastung** | normale Reaktion | ▸ wenn störend: Muskelkraft systematisch auftrainieren<br>▸ ggf. Beratung durch Fitness-Trainer oder Sportarzt |
| **gelegentliches Händezittern bei Nervosität** | nervöses Zittern als Reaktion auf negativen Stress, z. B. durch Überforderung, seelische Belastung, Lärmbelastung, chronischen Schlafmangel | ▸ wenn körperliche Beschwerden wie Durchfall oder Gewichtsverlust dazukommen: Elektrolyte (→ S. 302411), Entzündungswerte (→ S. 302422) kontrollieren<br>▸ ausreichend schlafen, Entspannungsverfahren, Sport<br>▸ Johanniskrautpräparate |
| **heftiges, unregelmäßiges Zittern, das bei Ablenkung völlig verschwindet** | psychogener Tremor | in den nächsten 1-2 Wochen zum Neurologen |

## 10 Bewegungsapparat

| Beschwerdebild | Was steckt dahinter? | Vorgehen |
|---|---|---|
| **Zittern in Verbindung mit Frieren**<br>▸ evtl. Zähneklappern | ▸ Unterkühlung<br>▸ Fieberanstieg (Schüttelfrost)<br>▸ Sonnenstich | bei Unterkühlung und Bewusstlosigkeit:<br>⚠ Notarzt rufen<br>⚠ keinesfalls zu schnell erwärmen, kein warmes Bad<br>▸ in Decken hüllen und warme, gezuckerte Getränke. Keinen Kaffee oder Alkohol!<br>▸ Körper ggf. abtrocknen und langsam erwärmen, z. B. durch Wärmepackungen auf dem Brustkorb<br><br>▸ bei Fieber: Schwitzkur oder Wadenwickel, nach Infekt suchen<br>▸ bei Sonnenstich: kalte Tücher auflegen und Flüssigkeitszufuhr |
| **Händezittern, Kopfschütteln und/oder Stimmzittern** bei Muskelanspannung und Bewegung<br>▸ Verschlechterung bei Aufregung, Verbesserung nach Alkoholgenuss<br>▸ Beginn oft in der Jugend<br>▸ evtl. mehrere Familienmitglieder betroffen | essentieller Tremor | in den nächsten 1–2 Wochen zum Neurologen |
| **unregelmäßiges Händezittern bei älteren Menschen**, oft verbunden mit Kopfschütteln und/oder ständigen Mundbewegungen | seniler Tremor (Alterszittern) | in den nächsten 1–2 Wochen zum Neurologen |
| **Zittern ausschließlich bei bestimmten, oft übertrainierten Tätigkeiten** wie Schreiben, Klavierspielen, Hochleistungssport | aufgabenspezifisches Zittern | in den nächsten Wochen zum Neurologen |
| **Zittern der Beine** ausschließlich beim Aufstehen und Stehenbleiben | orthostatischer Tremor (Standzittern) | in den nächsten Wochen zum Neurologen |
| rhythmisches, oft einseitiges **Ruhezittern** (Ruhetremor) an den **Händen** (»Pillendrehen«), **Füßen und/oder am Kopf**<br>▸ steife Muskeln, starres Gesicht<br>▸ kleinschrittiger, gebeugter Gang<br>▸ undeutliche, monotone Sprache | ▸ Parkinson-Krankheit<br>▸ (symptomatisches) Parkinson-Syndrom<br>▸ medikamenteninduziertes Parkinson-Syndrom, z. B. bei Einnahme von Neuroleptika und Metoclopramid | in den nächsten 1–2 Wochen zum Neurologen |
| **langsames Zittern bei gezielten Bewegungen** (Intentionstremor)<br>▸ Unsicherheit beim Gehen<br>▸ Augenzittern, abgehackte Sprache | Schädigung im Kleinhirn oder Hirnstamm verschiedenster Ursache, z. B. bei<br>▸ Multipler Sklerose<br>▸ Gehirntumor<br>▸ Durchblutungsstörungen bei Arteriosklerose der Hirnarterien<br>▸ langjährigem Alkoholkonsum | in den nächsten Tagen zum Neurologen |

## 10.6 Muskelzuckungen

| Beschwerdebild | Was steckt dahinter? | Vorgehen |
|---|---|---|
| **unregelmäßiges, schnelles Händezittern**<br>▸ Unruhe, Herzklopfen, Schwitzen<br>▸ Gewichtsabnahme bei gesteigertem Appetit, oft Durchfall<br>▸ evtl. Hervortreten der Augen | Hyperthyreose (Schilddrüsenüberfunktion) | ▸ TSH und Schilddrüsenhormone (→ S. 302429) kontrollieren<br>▸ Schilddrüsenautonomie ausschließen: TRAK (→ S. 302428) kontrollieren, Ultraschall, Szintigrafie |
| **Zittern, Unruhe und Schwitzen bei bekanntem Diabetes** | Hypoglykämie (Unterzuckerung) | ⚠ wenn das Bewusstsein getrübt ist: Notarzt rufen<br>▸ BZ (→ S. 302420) kontrollieren<br>▸ Traubenzucker, zuckerhaltiges Getränk oder Fruchtsaft geben<br>▸ falls vorhanden: Glukagon s. c. oder i.m.<br>▸ BZ im Verlauf kontrollieren |
| **Zittern, Unruhe und Reizbarkeit bei Alkohol- oder Drogenkonsum**<br>▸ bei Alkoholabhängigen typischerweise morgendliches Zittern | Rauschzustand oder Entzugssyndrom bei Alkoholabhängigkeit oder Drogenabhängigkeit | bei Abhängigkeit: in den nächsten Tagen zum Psychiater |
| **Händezittern und Nervosität bei übermäßigem Konsum von Kaffee, Tee, Cola oder Zigaretten** | ▸ leichte Koffein- bzw. Nikotinüberdosierung<br>▸ Reaktion auf Entzug von Koffein oder Nikotin | wer nur während der Arbeit viel Kaffee trinkt: am Wochenende nicht ganz auf Kaffee verzichten |
| **Händezittern bei Medikamenteneinnahme** | Nebenwirkung, z. B. von<br>▸ Schlafmitteln<br>▸ Beruhigungsmitteln<br>▸ Neuroleptika<br>▸ Antiepileptika<br>▸ Asthmamitteln | ▸ Rücksprache mit dem verschreibenden Arzt<br>▸ bei Selbstmedikation: Mittel absetzen |
| **Händezittern beim Absetzen von Medikamenten** | Entzugserscheinung bei Abhängigkeit von<br>▸ Schlafmitteln<br>▸ Beruhigungsmitteln | Entzug nur unter ärztlicher Kontrolle möglich |

## 10.6 Muskelzuckungen

Muskelzuckungen (Myoklonus): alle plötzlichen, unwillkürlichen Muskelzuckungen. Bei stärkerer Ausprägung führen sie zu unkontrollierbaren Bewegungen. Muskelzuckungen haben häufig harmlose Ursachen, können jedoch auch auf schwere Erkrankungen hinweisen.

| Beschwerdebild | Was steckt dahinter? | Vorgehen |
|---|---|---|
| Zuckungen einzelner Muskeln beim Einschlafen oder Aufwachen | normale Erscheinung als Einschlaf- oder Aufwachmyoklonus | keine Behandlung erforderlich |
| Zusammenzucken einzelner Muskeln bei starker Belastung, z. B. im Sport | normale Reaktion | wenn Besserung gewünscht: betroffene Muskeln trainieren |
| heftige Muskelzuckungen in Schrecksituationen, oft bei mehreren Familienmitgliedern | Startle-Erkrankung | ▶ an sich harmlose Erkrankung<br>▶ bei auffallend schreckhaften Babys in den nächsten Tagen sicherheitshalber zum Pädiater, um Verwechslung mit kindlichen Anfällen zu verhindern |
| Muskelzuckungen ohne erkennbaren Anlass<br>▶ evtl. zusätzlich langsame, unwillkürliche Bewegungen<br>▶ oft bei mehreren Familienmitgliedern | ▶ essentieller Myoklonus<br>▶ Myoklonus-Dystonie | bei erstmaligem Auftreten: in den nächsten Tagen zum Neurologen |
| wiederholte Zuckungen bestimmter Gesichtsmuskeln, z. B. sichtbares Grimassieren, Kopfrucken, Stirnrunzeln<br>▶ evtl. auch ungewollte Lautäußerungen<br>▶ oft bei männlichen Jugendlichen | ▶ Tic<br>▶ Tourette-Syndrom<br>▶ Nebenwirkung von Stimulanzien zur Behandlung von ADHS<br>▶ selten: Epilepsie mit komplex-fokalen Anfällen oder klonischen Anfällen | ▶ wenn die Zuckungen in Serien auftreten oder mit einer Bewusstseinsstörung verbunden sind: am selben Tag zum Neurologen<br>▶ sonst in den nächsten Wochen |
| zuckendes Augenlid<br>▶ ein- oder beidseitig | ▶ nervöse Zuckungen z. B. bei Müdigkeit, Überanstrengung der Augen<br>▶ Blinzel-Tic<br>▶ selten: Epilepsie mit komplex-fokalen Anfällen oder klonischen Anfällen | ▶ wenn die Zuckungen in Serien auftreten oder mit einer Bewusstseinsstörung verbunden sind: am selben Tag zum Neurologen<br>Beratung: Augen für 10 Sekunden in der hohlen Hand entspannen |
| Muskelzuckungen und heftiger Bewegungsdrang in den Beinen<br>▶ Empfindungsstörungen, z. B. Kribbeln<br>▶ Verschlechterung in Ruhephasen, vor allem abends und nachts | Restless-legs-Syndrom (RLS, Syndrom der unruhigen Beine) | ▶ bei erstmaligem Auftreten: in den nächsten Tagen zum Neurologen<br>Beratung: abends Fahrrad fahren, schwimmen, Beine massieren |

## 10.6 Muskelzuckungen

| Beschwerdebild | Was steckt dahinter? | Vorgehen |
|---|---|---|
| **einzelne oder wiederholte Muskelzuckungen an einem Arm oder Bein ohne Bewusstseinsverlust**<br>▸ evtl. wandernd oder sich ausbreitend | Epilepsie mit einfach-fokalen Anfällen | am selben Tag zum Neurologen |
| **rhythmische Muskelzuckungen mit plötzlichem Bewusstseinsverlust**<br>▸ am ganzen Körper oder an einzelnen Körperteilen<br>▸ evtl. wandernd oder sich ausbreitend<br>▸ Dauer Sekunden bis Minuten | ▸ Epilepsie mit Grand-mal-Anfällen oder myoklonischen Anfällen<br>▸ zerebraler Gelegenheitsanfall, z. B. bei Fieber, Alkoholrausch<br>▸ Adams-Stokes-Anfall, z. B. bei koronarer Herzkrankheit<br>▸ orthostatische Dysregulation<br>▸ vasovagale Synkope<br>▸ Karotissinus-Syndrom | ⚠ wenn Epilepsie nicht bekannt ist oder Anfall nicht schnell endet: Notarzt rufen |
| **Muskelzuckungen mit verschiedenen neurologischen Beschwerden**<br>▸ evtl. Lähmungen, Empfindungsstörungen<br>▸ evtl. Seh- oder Sprachstörung<br>▸ evtl. Bewusstseinstrübung | ▸ Schlaganfall<br>▸ chronische Subduralblutung<br>▸ Schädel-Hirn-Verletzung<br>▸ Gehirnentzündung<br>▸ Gehirntumor<br>▸ Multiple Sklerose<br>▸ Parkinson-Krankheit | ⚠ bei neu auftretenden Muskelzuckungen mit Kopfschmerzen und/oder Bewusstseinstrübung: Notarzt rufen<br>▸ sonst in den nächsten Tagen zum Neurologen |
| **Muskelzuckungen, Unruhe und Schwitzen bei bekanntem Diabetes** | Hypoglykämie (Unterzuckerung) | ⚠ wenn das Bewusstsein getrübt ist: Notarzt rufen<br>▸ BZ (→ S. 302420) kontrollieren<br>▸ Traubenzucker, zuckerhaltiges Getränk oder Fruchtsaft geben<br>▸ falls vorhanden: Glukagon s. c. oder i.m.<br>▸ BZ im Verlauf kontrollieren |
| **Zuckungen (»Flügelschlagen«) beim Ausstrecken der Hände**<br>▸ Gelbsucht<br>▸ zunehmende Benommenheit | schwere Leberschäden z. B. Leberzirrhose | am selben Tag Leberwerte (→ S. 302424) kontrollieren |
| **Muskelzuckungen bei Medikamenteneinnahme** | Nebenwirkung, z. B. von<br>▸ Parkinson-Medikamenten<br>▸ Neuroleptika<br>▸ Antiepileptika<br>▸ Asthmamitteln | ▸ Rücksprache mit dem verschreibenden Arzt<br>▸ bei Selbstmedikation: Mittel absetzen |
| **Muskelzuckungen beim Absetzen von Medikamenten** | Entzugserscheinung bei Abhängigkeit von<br>▸ Schlafmitteln<br>▸ Beruhigungsmitteln | ▸ am selben Tag Elektrolyte (→ S. 302411) kontrollieren<br>▸ Entzug nur unter ärztlicher Kontrolle möglich |

## 10.7 Muskelkrämpfe

Ein Muskelkrampf entsteht, wenn sich ein Teil oder der gesamte Muskels plötzlich und ohne willentliche Beeinflussung anhaltend zusammenzieht. Begleitend treten oft heftige Schmerzen auf. Der betroffene Muskel ist verhärtet und bewegungsunfähig. Die bekannteste Erscheinungsform ist der Wadenkrampf, der bei gelegentlichem Auftreten meist ohne Krankheitswert ist, jedoch auch auf behandlungsbedürftige Mangelerscheinungen oder Erkrankungen hinweisen kann.

| Beschwerdebild | Was steckt dahinter? | Vorgehen |
|---|---|---|
| plötzliche, schmerzhafte Verkrampfung der Wadenmuskeln (Wadenkrampf) | Wadenkrampf<br>▸ oft unbekannte Ursache<br>▸ starke Muskelanspannung, z. B. beim Sport<br>▸ Kälte, z. B. kaltes Wasser<br>▸ Flüssigkeits- oder Elektrolytmangel bei Schwitzen, unzureichendem Trinken, Durchfall, Erbrechen, Mangelernährung, Diäten, Alkoholabhängigkeit<br>▸ Schwangerschaft, Stillzeit<br>▸ Bandscheibenschäden<br>▸ Nebenwirkung von Medikamenten wie Diuretika, Abführmitteln, Lithium | ▸ wenn Wadenkrämpfe regelmäßig oder gehäuft auftreten: in den nächsten Tagen Elektrolyte (→ S. 302411) kontrollieren<br>**Beratung:**<br>▸ Zehen umfassen und in Richtung Schienbein ziehen<br>▸ Umherlaufen und fest auf den Boden aufstampfen oder mit der Fußsohle gegen die Wand treten<br>**Beratung** bei häufigen Krämpfen:<br>▸ mit Nackenrolle unter den Knien schlafen<br>▸ Vollkornprodukte<br>▸ Einnahme von Magnesium |
| nachts besonders ausgeprägte Fuß- und Wadenkrämpfe mit Schwellungen, verbunden mit Schweregefühl in den Beinen und/oder Schmerzen | ▸ Krampfadern<br>▸ chronisch venöse Insuffizienz<br>▸ Beinvenenthrombose | ⚠ bei V. a. tiefe Beinvenenthrombose: liegend in Klinik<br>▸ neu auftretende Wadenkrämpfe: Elektrolyte (→ S. 302411) kontrollieren<br>**Beratung** bei Krampfadern:<br>▸ Beine hochlegen oder bewegen<br>▸ im Bett Waden nicht zudecken, Beine nachts kurz kalt abbrausen<br>▸ Kompressionsstrümpfe |
| sich über Monate und Jahre verschlimmernde krampfartige Wadenschmerzen, verstärkt beim Laufen längerer Strecken | periphere arterielle Verschlusskrankheit (pAVK) | ▸ Doppler-Ultraschall<br>▸ ggf. Angiografie<br>▸ Gefäßtraining<br>▸ Risikofaktoren verringern |
| wiederkehrende Krämpfe in Armen und Beinen mit Knochenschmerzen (vor allem bei Belastung) und häufigen Knochenbrüchen | Vitamin-D-Mangel, z. B. bei<br>▸ Nieren-, Leberschäden<br>▸ chronischen Darmerkrankungen<br>▸ Einnahme mancher Epilepsiemedikamente | in den nächsten Tagen Nieren- (→ S. 302) und Leberwerte (→ S. 302424), Elektrolyte (→S. 302411) und Entzündungswerte (→ S. 302422) kontrollieren |
| Verkrampfen der Finger beim Schreiben oder anderen trainierten Tätigkeiten der Hand | Schreibkrampf | ▸ in den nächsten Tagen zum Neurologen<br>▸ manchmal hilft Schreiben mit einem möglichst dicken Stift |

## 10.7 Muskelkrämpfe

| Beschwerdebild | Was steckt dahinter? | Vorgehen |
|---|---|---|
| **wiederkehrende Verkrampfung der Halsmuskeln mit Drehung des Kopfs zur Seite**<br>▸ Verstärkung bei Aufregung<br>▸ Unterdrückung durch spezielle Hilfsgriffe oft möglich | Torticollis spasticus (spastischer Schiefhals) | ▸ bei erstmaligem Auftreten: zum Neurologen<br>▸ Hilfsgriffe suchen, durch die sich die Bewegung unterdrücken lässt |
| **krampfartiges, länger anhaltendes Zukneifen eines oder beider Augen** | Blepharospasmus (Lidkrampf), z. B. bei<br>▸ Hornhautentzündung, Hornhautverletzung<br>▸ Bindehautentzündung<br>▸ nervösem Lidkrampf<br>▸ Meige-Syndrom mit Gesichtskrämpfen<br>▸ dissoziativer Störung | ▸ wenn die Augen schmerzen und tränen: am selben Tag zum Augenarzt<br>▸ sonst in den nächsten Tagen |
| **Verkrampfung von Hals- und Gesichtsmuskeln nach Medikamenteneinnahme** | Nebenwirkung, z. B. von Neuroleptika, Antihistaminika, Kalziumantagonisten, Metoclopramid | ▸ wenn sich die Beschwerden nicht nach einigen Stunden bessern: am selben Tag zum Neurologen<br>▸ Rücksprache mit dem verschreibenden Arzt |
| **Verkrampfung von Armen und Händen in »Pfötchenstellung«**<br>▸ evtl. auch Verkrampfung von Beinen und Mund (»Karpfenmund«)<br>▸ Angst, Engegefühl in der Brust, Kopfschmerzen, Schwindel, Benommenheit<br>▸ anfangs oft pelziges Gefühl oder Kribbeln im und um den Mund | Änderungen im Blutspiegel von Elektrolyten, z. B. Kalium, Kalzium, Magnesium, etwa bei<br>▸ Hyperventilationssyndrom<br>▸ heftigem Erbrechen, schweren Infektionen, Mangelernährung, Diäten<br>▸ Schwangerschaft, Stillzeit<br>▸ Nebenschilddrüsenunterfunktion, meist nach Schilddrüsenoperation<br>▸ Alkoholabhängigkeit | ▸ bei erstmaligem Auftreten: am selben Tag Elektrolyte (→ S. 302411) kontrollieren<br>▸ bei bekannter Neigung zu Hyperventilation: in die vorgehaltene gewölbte Hand oder eine Plastiktüte atmen, bis sich die Beschwerden gebessert haben |
| **zunehmend steifer Nacken, verkrampfte Kiefer und verzerrtes Grinsen**<br>▸ später Krämpfe am ganzen Körper | Tetanus | ⚠ Notarzt rufen |
| **plötzliche Verkrampfung am ganzen Körper oder bestimmten Körperteilen**<br>▸ evtl. wandernd oder sich ausbreitend<br>▸ evtl. mit Bewusstseinsstörung | ▸ Epilepsie mit tonischen Anfällen<br>▸ dissoziative Störung | am selben Tag zum Neurologen |

| Beschwerdebild | Was steckt dahinter? | Vorgehen |
|---|---|---|
| **ständige oder bei Bewegung einschießende, oft schmerzhafte Muskelverkrampfung**, die zur Beugung der Arme und Streckung der Beine führt<br>▸ betroffene Muskulatur steif | spastische Lähmung, z. B. bei/nach<br>▸ Rückenmarksverletzung mit chronischer Querschnittslähmung<br>▸ Schädel-Hirn-Verletzung (SHT)<br>▸ Multipler Sklerose<br>▸ amyotropher Lateralsklerose<br>▸ Schlaganfall<br>▸ Hirnaneurysmablutung<br>▸ Hirnhautentzündung<br>▸ Gehirnentzündung<br>▸ Gehirntumor | wenn die Beschwerde erstmals bemerkt wird: am selben Tag zum Neurologen |
| **ständiges Steifheitsgefühl** vor allem in den Arm- und Beinmuskeln<br>▸ Bewegungen möglich, aber zäh<br>▸ kleinschrittiger, gebeugter Gang<br>▸ undeutliche, monotone Sprache | Rigor, z. B. bei<br>▸ Parkinson-Krankheit<br>▸ (symptomatischem) Parkinson-Syndrom<br>▸ medikamenteninduziertem Parkinson-Syndrom z. B. bei Einnahme von Neuroleptika, Metoclopramid | je nach Schwere der Beschwerden: am selben Tag oder in den nächsten 1–2 Wochen zum Neurologen |

# 10.8 Nackenschmerzen

Wer mit Nackenschmerzen zum Arzt geht, bekommt oft die Diagnose **HWS-Syndrom** (Halswirbelsäulensyndrom). Dieser Begriff beschreibt jedoch keine spezielle Krankheit, sondern ein Beschwerdebild mit zahlreichen möglichen Ursachen, von der Muskelverspannung über Verschleißerscheinungen und Verletzungen an der Halswirbelsäule bis hin zu rheumatischen Erkrankungen. Strahlen die Schmerzen vom Nacken in Schulter und Arme aus, spricht man auch von einem **Schulter-Arm-Syndrom**. Die Beschwerden entstehen durch eine Reizung oder Quetschung von Nerven, die auf Höhe der Halswirbelsäule dem Rückenmark entspringen. Da die Nerven bei verspäteter oder ausbleibender Behandlung dauerhafte Schäden davontragen können, machen Lähmungen und Gefühlsstörungen einen baldigen Besuch beim Orthopäden erforderlich, bei ausgeprägten Beschwerden noch am selben Tag.

| Beschwerdebild | Was steckt dahinter? | Vorgehen |
|---|---|---|
| **chronische, dumpf ziehende Schmerzen im Nacken**<br>▸ ein- oder beidseitig<br>▸ oft Ausstrahlung in Schulter und/oder Hinterkopf<br>▸ oft verhärtete Nackenmuskulatur, evtl. mit druckempfindlichen Knötchen<br>▸ evtl. Schwindel, Übelkeit, Ohrenklingeln, Sehstörungen | ▸ Muskelverspannungen, z. B. bei mangelhafter Ergonomie am Arbeitsplatz<br>▸ Bandscheibenschäden<br>▸ Facettensyndrom, z. B. bei Spondylarthrosen<br>▸ Blockierungen von Halswirbeln<br>▸ Restzustand nach Schleudertrauma<br>▸ psychosomatische Störung | ▸ wenn Schwindel oder Ohrenklingeln neu auftreten: zum Orthopäden<br>▸ wenn sich die Beschwerden nicht bessern: in den nächsten Wochen zum Orthopäden<br>▸ Wärmeanwendungen, z. B. heiße Rolle<br>▸ Arbeitergonomie verbessern, Bewegungspausen im Beruf<br>▸ Entspannungsverfahren<br>▸ Ausgleichssport |

## 10.8 Nackenschmerzen

| Beschwerdebild | Was steckt dahinter? | Vorgehen |
|---|---|---|
| **chronische, schneidende Schmerzen in und neben der Halswirbelsäule,** verstärkt bei Bewegung<br>▸ oft nur einseitig<br>▸ evtl. Taubheitsgefühl und/oder Lähmungen im Hals-, Schulter-, Armbereich | ▸ Bandscheibenvorfall<br>▸ Spinalstenose (Verengung des Wirbelkanals)<br>▸ Spondylophyten (Knochenanbauten an der Wirbelsäule)<br>▸ Wirbelbruch, z. B. bei Unfall oder Osteoporose | ▸ bei ausgedehntem Taubheitsgefühl oder Lähmungen: zum Orthopäden<br>▸ Wärmeanwendungen, z. B. Heizkissen, heiße Rolle |
| **akute Schmerzen im Nacken,** oft ausstrahlend in Schulter und/oder Hinterkopf<br>▸ meist steifer Hals bis zum Schiefhals<br>▸ Beginn oft nach abrupten Kopfbewegungen (z. B. bei Vollbremsung), morgens nach dem Aufstehen, nach Unterkühlung am Hals<br>▸ manchmal Schwindel und Übelkeit | ▸ Beschleunigungsverletzung (Schleudertrauma)<br>▸ Blockierungen von Halswirbeln<br>▸ Bandscheibenschäden | zum Orthopäden:<br>▸ nach einem Unfall und bei Sehstörungen: am selben Tag<br>▸ bei anhaltendem Schwindel, Übelkeit oder Ohrgeräuschen: in den nächsten Tagen<br>▸ wenn sich die Beschwerden nicht bessern: in den nächsten 1–2 Wochen<br>Kälte- oder Wärmeanwendungen |
| **akute, schneidende Schmerzen in und neben der Wirbelsäule,** verstärkt bei Bewegung<br>▸ oft nur einseitig<br>▸ manchmal Taubheitsgefühl und/oder Muskelschwäche im Hals-, Schulter-, Armbereich | ▸ Bandscheibenvorfall<br>▸ Wirbelbruch<br>▸ Verletzungen an Bandscheiben oder Haltebändern<br>▸ Infektionen der Wirbelsäule | ⓘ bei Auftreten der Schmerzen nach einem Unfall: Betroffenen liegen lassen und Notarzt rufen<br>▸ bei ausgedehntem Taubheitsgefühl oder Lähmungen: am selben Tag zum Orthopäden<br>▸ sonst innerhalb weniger Tage zum Orthopäden |
| **Schmerzen an Nacken- und anderen Muskeln,** ähnlich einem Muskelkater<br>▸ Verbesserung durch Aktivität<br>▸ Schmerzen oft auch an Sehnen und Gelenken<br>▸ oft Taubheitsgefühle an Händen und anderen Körperstellen | Fibromyalgie. Unbekannte Ätiologie. Prävalenz 1–3 %. Verursacht keine Gelenk- oder Muskelschäden | ▸ die 18 Druckschmerzpunkte untersuchen. 11 müssen positiv sein<br>Ausschließen:<br>▸ rheumatische Erkrankung, z. B. Psoriasis-Arthritis, Polymyositis<br>▸ Hypothyreose: TSH, fT3, fT4 (→ S. 302429) kontrollieren<br>▸ paraneoplastisches Syndrom |
| **akute, starke Schmerzen in Nacken, Schultern, Hüften und Oberschenkeln**<br>▸ vor allem am frühen Morgen<br>▸ Schwierigkeiten, die Arme über die Schultern zu heben<br>▸ oft Gewichtsverlust, Fieber | Polymyalgia rheumatica (rheumatische Muskelschmerzen) | in den nächsten Tagen zum Orthopäden oder Rheumatologen |
| **plötzlich beginnende, heftige Nacken- und Kopfschmerzen**<br>▸ steifer Nacken<br>▸ Übelkeit, Erbrechen<br>▸ zunehmende Bewusstseinstrübung | ▸ Subarachnoidalblutung (Hirnhautblutung)<br>▸ Meningitis (Hirnhautentzündung) | ⓘ Notarzt rufen |

## 10.9 Schmerzen im Bereich der Brustwirbelsäule

Wenn Schmerzen im Bereich der Brustwirbelsäule auftreten, sind sie – im Gegensatz zu Nacken- und Kreuzschmerzen – nur selten durch krankhafte Veränderungen an Bandscheiben oder Wirbeln bedingt. In dieser Region besitzt die Wirbelsäule nämlich eine vergleichsweise geringe Beweglichkeit und ist daher wenig anfällig für Verschleißerscheinungen jeglicher Art. Die relative Starrheit der Brustwirbelsäule hat allerdings auch zur Folge, dass, z. B. beruflich bedingte, Zwangs- oder Fehlhaltungen rasch zu überlastungsbedingten Schmerzen führen. Diese sind tatsächlich die häufigste Ursache für Beschwerden im Bereich der Brustwirbelsäule.

Daneben können sich jedoch auch Erkrankungen an Brust- und Bauchorganen in Rückenschmerzen äußern. Insbesondere bei akut auftretenden Beschwerden ist daran zu denken, dass sich dahinter ein Herzinfarkt oder Pneumothorax (Lungenkollaps) verbergen kann.

| Beschwerdebild | Was steckt dahinter? | Vorgehen |
|---|---|---|
| **Schmerzen in der Brustwirbelsäule morgens und bei Ermüdung**<br>▶ dumpf, drückend, ziehend<br>▶ Wirbelsäule fühlt sich steif an<br>▶ häufig bei einseitiger Haltung (z. B. bei »sitzenden« Berufen) | ▶ Zwangs- und Fehlhaltung, z. B. bei mangelhafter Ergonomie am Arbeitsplatz<br>▶ Bandscheibenschäden<br>▶ Facettensyndrom, z. B. bei Spondylarthrosen<br>▶ Anfangsphase einer Parkinson-Krankheit | ▶ in den nächsten Wochen zum Orthopäden<br>▶ wenn möglich, mehrfach täglich kurz hinlegen<br>▶ bei längerem Sitzen gelegentlich die Haltung wechseln<br>▶ bei sitzenden Berufen Ausgleichssport<br>▶ Arbeitsplatzergonomie verbessern |
| **Dauerschmerzen in und/oder neben der Wirbelsäule,** verstärkt bei Bewegung<br>▶ dumpf, bohrend<br>▶ oft deutliche Besserung im Liegen<br>▶ neben der Wirbelsäule evtl. schneidender Schmerz oder Taubheitsgefühl | ▶ Blockierungen von Brustwirbeln<br>▶ Osteoporose (Knochenschwund)<br>▶ Wirbelbruch, z. B. bei Unfall oder Osteoporose<br>▶ Knochentumoren oder Knochenmetastasen in der Wirbelsäule<br>▶ Infektionen der Wirbelsäule | ▶ bei starken Schmerzen oder ausgedehntem Taubheitsgefühl: am selben Tag zum Orthopäden<br>▶ sonst in den nächsten Tagen<br>▶ bei Osteoporose kalziumreiche Ernährung, angemessene Bewegung, ausreichend Sonnenlicht |
| **einschießende Schmerzen an einer Stelle** neben der Wirbelsäule<br>▶ stechend oder ziehend<br>▶ verstärkt bei Bewegung und Einatmung<br>▶ Dauer meistens drei Tage | Interkostalneuralgie (»eingeklemmter Nerv«) | ▶ bei anhaltenden Beschwerden: in den nächsten Tagen zum Orthopäden oder Physiotherapeuten<br>▶ manuelle Therapie<br>▶ Hinlegen in entspannter Haltung<br>▶ Wärmeanwendung, z. B. Heizkissen, Infrarotstrahler<br>▶ Kälteanwendung, z. B. Kühlpack |
| **stechende Schmerzen über eine größere Fläche**<br>▶ verstärkt bei Einatmung, aber nicht bei Bewegung<br>▶ Hustenreiz bei tiefer Einatmung | Pleuritis (Rippenfellentzündung), z. B. bei Lungenentzündung | ▶ am selben Tag Entzündungswerte (→ S. 302422) kontrollieren<br>▶ ggf. Lungenfunktionsprüfung und Röntgenthorax |

| Beschwerdebild | Was steckt dahinter? | Vorgehen |
|---|---|---|
| akute Rückenschmerzen mit Beklemmungsgefühl im Brustkorb<br>▸ Gefühl eines »engen Reifs« oder »schweren Steins«<br>▸ oft auch Schmerzen in der linken Schulter<br>▸ häufig nach Belastung, Essen oder starker Kälte | ▸ Angina pectoris<br>▸ Herzinfarkt<br>▸ Aortendissektion<br>▸ Panikattacke | ⓘ bei erstmaligen stärkeren Beschwerden, mangelhafter Besserung trotz Nitrat: Notarzt rufen<br>▸ beim ersten Mal mit vorübergehenden Beschwerden: am selben oder nächsten Tag zum Kardiologen<br>▸ halb sitzende Position<br>▸ bei bekannter Angina pectoris Nitrat |
| akute Schmerzen neben der Wirbelsäule mit Atemnot und Husten | Pneumothorax (Lungenkollaps): hypersonorer Klopfschall, abgeschwächte Atemgeräusche | ⓘ Notarzt rufen |
| Schmerzen an einer kleinen Stelle neben der unteren Brustwirbelsäule<br>▸ Schmerz verstärkt sich bei Druck<br>▸ vor allem im Nüchternzustand, Besserung durch Essen und Trinken | Ulcus duodeni (Zwölffingerdarmgeschwür) | ▸ Gastroskopie<br>▸ warme Bauchwickel, Heublumensäckchen<br>▸ auf Kaffee, Alkohol und Rauchen verzichten<br>▸ keine fettreichen oder stark gewürzte Speisen<br>▸ Stressmanagemnt |

# 10.10 Schmerzen in Kreuz, Steißbein oder dem ganzen Rücken

Fast jeder Erwachsene leidet zumindest gelegentlich unter Kreuzschmerzen, jüngere Menschen übrigens häufiger als ältere. Halten die Beschwerden länger als drei Monate an, gelten sie als chronisch, auch wenn sie in ihrer Intensität und Ausprägung wechseln.

Häufig strahlen Kreuzschmerzen in Gesäß oder Oberschenkel aus. Schmerzt ein Bein stärker als der Rücken selbst, sind die Beschwerden meist durch einen gereizten oder gequetschten Nerven verursacht. Dabei kann es auch zu Lähmungen oder Gefühlsstörungen kommen. In diesem Fall empfiehlt sich ein baldiger Besuch beim Orthopäden, um dauerhafte Nervenschäden zu vermeiden.

Einen Notfall stellt das Kauda-Syndrom dar, bei dem Gefühlsstörungen am Gesäß verbunden sind mit Beinlähmungen und plötzlichen Schwierigkeiten, Stuhl und Urin zu halten. Es weist auf eine starke Einengung des unteren Rückenmarkkanals hin und verlangt eine sofortige Behandlung.

In 2 % der Fälle liegen den Kreuzschmerzen Erkrankungen der Bauchorgane zugrunde, insbesondere der Nieren, der Bauchspeicheldrüse oder der weiblichen Geschlechtsorgane.

Die restlichen Fälle verteilen sich auf krankhafte Veränderungen an der Wirbelsäule und psychische Ursachen – oder eine Kombination von beidem.

Weiterführende Untersuchungen sind jedoch oft von nur begrenztem Wert – denn, ob mit oder ohne Spezialdiagnostik, in der Mehrzahl der Fälle bleibt die Ursache von Rückenschmerzen unklar.

## 10 Bewegungsapparat

| Beschwerdebild | Was steckt dahinter? | Vorgehen |
|---|---|---|
| **Kreuzschmerzen mit ziehenden Schmerzen an der Rückseite der Beine (»Ischias«)**<br>▸ oft Verschlimmerung durch Bewegung<br>▸ evtl. Gefühlsstörungen um After oder am Bein<br>▸ evtl. Lähmungen am Bein | ▸ Bandscheibenvorfall<br>▸ Spinalstenosis (Verengung des Wirbelkanals)<br>▸ Wirbelbruch<br>▸ Knochentumoren oder -metastasen in der Wirbelsäule<br>▸ Spondylolisthese (Wirbelgleiten)<br>▸ Multiple Sklerose | ▸ bei starken Schmerzen, Taubheitsgefühl oder Lähmungen: am selben Tag zum Orthopäden<br>▸ bei anhaltenden Beschwerden: in den nächsten Wochen<br>▸ In Bewegung bleiben oder schmerzarme Lage suchen<br>▸ Wärmeanwendung an der Schmerzregion |
| **plötzlich einschießende, heftige Kreuzschmerzen (»Hexenschuss«)**<br>▸ oft ausgelöst durch schweres Heben oder Bücken<br>▸ Besserung im Liegen, Verschlimmerung bei Husten oder Niesen<br>▸ evtl. Gefühlsstörungen um After oder am Bein<br>▸ evtl. Lähmungen am Bein<br>▸ bei starken Schmerzen Bewegungsunfähigkeit | ▸ Bandscheibenvorfall<br>▸ Facettensyndrom durch Spondylarthrosen (Arthrosen von Zwischenwirbelgelenken)<br>▸ Blockierungen von Lendenwirbeln<br>▸ Zerrung der Rückenmuskulatur | ▸ am selben Tag zum Orthopäden<br>▸ Stufenlagerung<br>▸ anfangs Kälteanwendungen, z. B. Kühlpack, Eisbeutel<br>▸ bei längerem Verlauf Wärmeanwendungen, z. B. heiße Rolle |
| **Kreuzschmerzen vor allem bei aufrechter Haltung**<br>▸ Besserung durch Einnehmen einer gebeugten Haltung<br>▸ Schweregefühl, Schmerzen, Schwäche in den Beinen, besonders beim Gehen und Stehen<br>▸ oft Taubheitsgefühl in Gesäß und/oder Beinen | Spinalstenose (Verengung des Rückenmarkkanals) | ▸ bei anhaltender Taubheit in Gesäß oder Bein: in den nächsten Tagen zum Orthopäden<br>▸ bei Rückenschmerzen in aufrechter Haltung, belastungsabhängigem Schweregefühl oder Schmerzen in den Beinen: in den nächsten 1–2 Wochen zum Orthopäden |
| **wiederkehrende oder dauerhafte Kreuzschmerzen**, verstärkt bei Belastung<br>▸ dumpf, ziehend<br>▸ oft »steifer Rücken« nach dem Aufstehen<br>▸ Verschlimmerung durch schnelle Bewegungen, Bücken und Heben<br>▸ Besserung in Ruhe | ▸ Zwangs- und Fehlhaltung, z. B. bei mangelhafter Ergonomie am Arbeitsplatz<br>▸ Bandscheibenschäden<br>▸ Facettensyndrom<br>▸ Spondylolisthesis (Wirbelgleiten)<br>▸ Wirbelbruch<br>▸ Knochentumoren oder -metastasen in der Wirbelsäule<br>▸ Infektionen der Wirbelsäule | ▸ in den nächsten Wochen zum Orthopäden<br>▸ Arbeitsplatzergonomie verbessern<br>▸ schmerzauslösende Bewegungen vermeiden, z. B. lieber Knie beugen statt bücken<br>▸ feste Matratze, körpergerechte Stuhllehnen<br>▸ Ausgleichssport nach dem Motto: was Spaß macht und nicht wehtut<br>▸ Entspannungsverfahren |
| **langsam zunehmende Schmerzen in Kreuz und Oberschenkeln**, vor allem nachts<br>▸ morgens Steifigkeit der Lendenwirbelsäule<br>▸ Besserung durch Bewegung<br>▸ oft auch Schmerzen und Schwellungen an großen Gelenken oder Ferse | ▸ Bechterew-Krankheit<br>▸ undifferenzierte Spondylarthritis<br>▸ reaktive Arthritis nach Atemwegs-, Darm- oder Harnwegsinfektionen<br>▸ Arthritis bei chronisch-entzündlichen Darmerkrankungen | ▸ in den nächsten Wochen zum Orthopäden<br>▸ feste Matratze, untertags mehrfach kurz hinlegen<br>▸ aufrechtes Sitzen, z. B. mit Hilfe von Sitzkeil, schräger Arbeitsplatte |

| Beschwerdebild | Was steckt dahinter? | Vorgehen |
|---|---|---|
| **akute Schmerzen in Kreuz und Flanke,** oft auch im Bauch<br>▸ meist Fieber<br>▸ Übelkeit, Erbrechen | ▸ Nierenerkrankungen, z. B. Nierenkolik, Pyelonephritis (Nierenbeckenentzündung)<br>▸ akute Pankreatitis (Bauchspeicheldrüsenentzündung) | ⚠ bei starken Schmerzen oder schlechtem Zustand: Notarzt rufen<br>▸ sonst am selben Tag Leber- (→ S. 302424) und Pankreaswerte (→ S. 302426), Entzündungswerte (→ S. 302422) kontrollieren |
| **chronische oder wiederkehrende Schmerzen in Kreuz und Flanke,** oft auch im Bauch | ▸ Nierenerkrankungen, z. B. chronische Nierenbeckenentzündung<br>▸ Bauchspeicheldrüsenkrebs, chronische Bauchspeicheldrüsenentzündung<br>▸ psychosomatische Störung | ▸ in den nächsten Tagen Leber- (→ S. 302424) und Pankreaswerte (→ S. 302426), Entzündungswerte (→ S. 302422) kontrollieren<br>▸ Pankreaskarzinom ausschließen: Ultraschall, ggf. CT |
| **akute Schmerzen in Kreuz und Becken,** oft auch in den Oberschenkeln<br>▸ dumpf, ziehend<br>▸ evtl. Regelstörungen und/oder ungewöhnlicher Ausfluss | verschiedene Erkrankungen an der Gebärmutter und den Eierstöcken, z. B. chronische Adnexitis, Myome | in den nächsten Tagen zum Gynäkologen |
| **Schmerzen im gesamten Rücken**<br>▸ Zunahme bei Belastung, Besserung in Ruhe<br>▸ oft auch Schmerzen in Schultern und Beinen<br>▸ Abnahme der Körpergröße um mehrere Zentimeter<br>▸ evtl. Witwenbuckel | ▸ Osteoporose (Knochenschwund)<br>▸ Osteomalazie (Knochenerweichung) | ▸ bei plötzlicher Verschlechterung: am selben Tag zum Orthopäden<br>▸ sonst in den nächsten Wochen<br>▸ kalziumreiche Ernährung<br>▸ angemessene Bewegung<br>▸ ausreichend Sonnenlicht |
| **ziehende oder brennende Dauerschmerzen** im Anal- und Steißbeinbereich<br>▸ Steißbein ist sehr druckempfindlich | Kokzygodynie | ▸ in den nächsten Tagen zum Orthopäden oder Physiotherapeuten<br>▸ Sitzbäder, Wärmeanwendung, Entspannungsverfahren |

## 10.11 Akute Schulterschmerzen

| Beschwerdebild | Was steckt dahinter? | Vorgehen |
|---|---|---|
| **plötzliche Schulterschmerzen**<br>▸ oft Beginn beim Sport oder Heben einer Last<br>▸ meist nach länger vorausgehenden, leichteren Schulterbeschwerden | Rotatorenmanschettenruptur bei Periarthritis humeroscapularis | ▸ in den nächsten Tagen zum Orthopäden<br>**Erstmaßnahme:** Kälteanwendungen, z. B. Eisbeutel, Kühlpack |
| **plötzliche, stechende Schmerzen an der Außenseite der Schulter**<br>▸ Vorwölbung oberhalb des Ellenbogens<br>▸ Schwäche bei der Armbeugung | Bizepssehnenriss | ▸ in den nächsten Tagen zum Orthopäden<br>**Erstmaßnahme:** Kälteanwendungen, z. B. kalte Umschläge, Eisbeutel, Kühlpack |

## 10 Bewegungsapparat

| Beschwerdebild | Was steckt dahinter? | Vorgehen |
|---|---|---|
| **Schmerzen nach Sturz oder Schlag auf die Schulter** oder den (ausgestreckten) Arm<br>▸ schmerzhafte Einschränkung der Beweglichkeit von Schulter und Arm<br>▸ evtl. Veränderung der Schulterkontur<br>▸ evtl. Bluterguss und/oder Schwellung über der Schulter oder dem Oberarm | ▸ Schultereckgelenksverrenkung<br>▸ Schulterverrenkung<br>▸ Rotatorenmanschettenruptur<br>▸ Oberarmkopfbruch<br>▸ Gelenkeinblutung, besonders häufig bei Gerinnungsstörung | ▸ bei starken Schmerzen oder Schwellungen: sofort zum Orthopäden<br>▸ wenn sich leichtere Beschwerden nach einer Schulterverletzung nicht bessern: in den nächsten Tagen zum Orthopäden<br><br>**Erstmaßnahme:** Kälteanwendungen, z. B. Eis, Kühlpack |
| **plötzlich einschießende Schulterschmerzen**<br>▸ nach extremen Bewegungen wie gleichzeitiges Heben und Außendrehen des Arms<br>▸ Einschränkung der Beweglichkeit von Schulter und Arm, Besserung nach einigen Stunden<br>▸ meist wiederkehrend | habituelle (wiederholte) Schulterverrenkung bei instabilem Schultergelenk, anlagebedingt oder nach vorangegangener unfallbedingter Verrenkung | ▸ am selben Tag zum Orthopäden<br><br>**Erstmaßnahme:** Kälteanwendungen, z. B. kalte Umschläge, Eisbeutel, Kühlpack |
| **plötzlich einschießende, elektrisierende Schmerzen in Schulter, Oberarm und Nacken**<br>▸ Verstärkung der Schmerzen beim Drehen des Kopfs<br>▸ oft Schmerzausstrahlung in einzelne Finger | Bandscheibenvorfall in der unteren Halswirbelsäule | am selben Tag zum Orthopäden |
| **rasch zunehmende, brennende Schmerzen in Schulter und Oberarm**<br>▸ Schmerzen auch in Ruhe<br>▸ nach einigen Tagen Lähmungen von Schulter-, Armmuskeln | ▸ neuralgische Schulteramyotrophie<br>▸ psychosomatische Störung | am selben Tag zum Orthopäden |
| **rasch zunehmende, heftigste Schulterschmerzen mit Fieber**, evtl. Schwellung und/oder Rötung | septische Arthritis (bakterielle Entzündung) des Schultergelenks | am selben Tag zum Orthopäden |
| **rasch zunehmende, starke Schmerzen in Schultern, Nacken, Gesäß und Oberschenkeln**<br>▸ Schwierigkeiten, die Arme über die Schultern zu heben<br>▸ Steifigkeit der betroffenen Muskeln, vor allem morgens<br>▸ oft Fieber, Gewichtsverlust | Polymyalgia rheumatica (rheumatische Muskelentzündung) | in den nächsten Tagen zum Orthopäden oder Rheumatologen |

| Beschwerdebild | Was steckt dahinter? | Vorgehen |
|---|---|---|
| stärkste, wellenförmig auftretende Schmerzen in rechter Schulter und rechtem Oberbauch<br>▸ oft Übelkeit, Erbrechen<br>▸ evtl. Gelbfärbung der Augen | Gallenkolik | ⚠ bei starken Schmerzen: je nach Ausmaß Notarzt rufen oder zum Hausarzt<br>▸ Leber- (→ S. 302424), Entzündungswerte (→ S. 302422) kontrollieren<br>▸ krampflösende und schmerzstillende Medikation |
| starke Schmerzen in rechter Schulter und rechtem Oberbauch mit Fieber und Schüttelfrost | Gallenblasenentzündung | in Klinik einweisen |
| plötzlich auftretende Schmerzen in Schultern und Brust mit Atemnot | Lungenembolie, z. B. ausgelöst durch Operationen, Krampfadern, Bettlägerigkeit, Rauchen, Einnahme der »Pille« | ⚠ Notarzt rufen |
| plötzlich auftretende Schmerzen in der linken Schulter und hinter dem Brustbein<br>▸ Engegefühl in der Brust, Atemnot, Todesangst<br>▸ oft Schwindel, Übelkeit | ▸ Angina pectoris<br>▸ Herzinfarkt<br>▸ Panikattacke | ⚠ Notarzt rufen<br>**Erstmaßnahmen:**<br>▸ halb sitzende Position<br>▸ bei bekannter Angina pectoris: Nitrat geben |

# 10.12 Chronische Schulterschmerzen

| Beschwerdebild | Was steckt dahinter? | Vorgehen |
|---|---|---|
| Schulter- und Oberarmschmerzen mit verspanntem Nacken<br>▸ Verstärkung der Schmerzen beim Drehen des Kopfs<br>▸ evtl. wiederkehrende Kopfschmerzen<br>▸ evtl. bohrender Schmerz zwischen den Schulterblättern<br>▸ selten Taubheitsgefühl und/oder Lähmungen an Schulter, Arm oder Hand | Schulter-Arm-Syndrom, verursacht durch<br>▸ Muskelverspannungen, z. B. bei mangelhafter Ergonomie am Arbeitsplatz<br>▸ Bandscheibenschäden<br>▸ Facettensyndrom<br>▸ Blockierungen von Halswirbeln<br>▸ Spinalstenose (Verengung des Wirbelkanals) | ▸ bei Taubheitsgefühl oder Lähmungen: am selben Tag zum Orthopäden<br>▸ Wärmeanwendungen, z. B. heiße Rolle<br>▸ Arbeitsplatzergonomie verbessern, Bewegungspausen im Beruf<br>▸ Entspannungsverfahren<br>▸ Ausgleichssport:, was Spaß macht und nicht wehtut |
| wechselnde, ziehende Schulter- und Oberarmschmerzen<br>▸ schmerzhafte Bewegungseinschränkung beim Abspreizen des Arms auf Gesichtshöhe (60–120°, schmerzhafter Bogen)<br>▸ Verstärkung der Schmerzen beim Liegen auf der Schulter | ▸ Periarthritis humeroscapularis<br>▸ Sportlerschulter (Werferschulter, Schwimmerschulter), z. B. bei Ausübung von Volleyball und Baseball, Schwimmsport, Tennis, Squash, Badminton | ▸ bei starken Schmerzen oder Bewegungseinschränkungen: in den nächsten Tagen zum Orthopäden<br>▸ wenn sich die Beschwerden nicht bessern: in den nächsten Wochen zum Orthopäden<br>▸ Wärmeanwendungen, z. B. Wärmekissen im Bett<br>▸ Schulter regelmäßig unter der Schmerzgrenze bewegen |

| Beschwerdebild | Was steckt dahinter? | Vorgehen |
|---|---|---|
| **über Wochen bis Monate zunehmender Bewegungsschmerz in der Schulter**<br>▸ zunehmende Einschränkung der Schulterbeweglichkeit bis zur vollständigen Versteifung<br>▸ nachts Verstärkung der Schmerzen | ▸ adhäsive Kapsulitis (Frozen shoulder)<br>▸ Humeruskopfnekrose (Absterben des Oberarmkopfs) | ▸ bei starken Schmerzen: in den nächsten Tagen zum Orthopäden<br>▸ bei mäßiggradigen, hartnäckigen Beschwerden: in den nächsten Wochen zum Orthopäden<br>▸ Kälteanwendungen, z. B. kalte Umschläge, Eisbeutel, Kühlpack |
| **über Jahre zunehmender Bewegungsschmerz in der Schulter**<br>▸ Bewegungseinschränkung zunächst bei Außendrehung und Abspreizen des Arms über die Schulterhöhe<br>▸ später auch Schmerzen in Ruhe und bei Nacht<br>▸ oft Reiben und Knarren bei Schulterbewegungen | ▸ Schultergelenkarthrose<br>▸ Pseudogicht<br>▸ Chondromatose | ▸ in den nächsten Wochen zum Orthopäden<br>▸ Wärmeanwendungen, z. B. Wärmekissen oder Rotlicht<br>▸ trotz Schmerzen Schulter bewegen |
| **chronische Schmerzen und evtl. Taubheitsgefühl an der Außenseite der Schulter** und des Oberarms<br>▸ oft Schwäche beim Abspreizen des Arms<br>▸ oft Verstärkung der Schmerzen durch Heben des Arms hinter den Kopf | Incisura-scapulae-Syndrom | in den nächsten Wochen zum Orthopäden |
| **wechselnde Schmerzen, Kribbeln und Taubheitsgefühl an der Außenseite der Schulter**, oft auch an Arm und Hand<br>▸ auslösbar durch bestimmte Bewegungen und Haltungen, z. B. Drehen des Kopfs, Überkopfaktivitäten, Schlafen mit hochgeschlagenem Arm<br>▸ Verstärkung durch Zug am Arm | Thoracic-outlet-Syndrom | ▸ bei Auftreten von Schwere- oder Schwächegefühl im Arm: in den nächsten Tagen zum Orthopäden<br>▸ wenn die Beschwerden wiederholt auftreten: in den nächsten Wochen zum Orthopäden |
| **langsam zunehmende, vor allem nächtliche Schmerzen an der Außenseite der Schulter**, oft auch Innenseite des Arms<br>▸ evtl. Lähmungen am Arm | ▸ Lungenkrebs an der Lungenspitze<br>▸ Krebserkrankungen am Rippenfell, z. B. Pleuramesotheliom | Tumor ausschließen: Röntgenthorax, ggf. CT und Bronchoskopie mit Biopsie |
| **muskelkaterartige Schmerzen und zunehmende Schwäche der Schulter-, Gesäß- und Hüftmuskeln**<br>▸ anfangs vor allem Schwierigkeiten beim Heben der Arme über Kopf, Treppensteigen<br>▸ oft Fieber, Gewichtsverlust<br>▸ evtl. Hautausschlag | ▸ Polymyositis<br>▸ Dermatomyositis | ▸ Entzündungswerte (→ S. 302422) kontrollieren<br>▸ zum Rheumatologen |

| Beschwerdebild | Was steckt dahinter? | Vorgehen |
|---|---|---|
| **schmerzhafte Verkrampfungen der Schultern** mit zunehmender **Schwäche der Hände** und/oder **Füße** | beginnende amyotrophe Lateralsklerose | in den nächsten Wochen zum Neurologen |
| **Schmerzen und Schwellungen an Schultern, Fingergelenken** und anderen Gelenken<br>▸ morgendliche Steifigkeit der betroffenen Gelenke<br>▸ Schmerzen beim Händedruck<br>▸ oft leichtes Fieber, Müdigkeit | Rheumatoide Arthritis, juvenile Arthritis | ▸ in den nächsten Tagen zum Orthopäden oder Rheumatologen<br>▸ bei akuten Gelenkschmerzen Kälteanwendungen, z. B. Eisbeutel, Kühlpack |

# 10.13 Arm- und Ellenbogenbeschwerden nach Gewalteinwirkung

Das Ellenbogengelenk ist anfällig für Verletzungen, sei es durch Sturz auf den ausgestreckten Arm, Auffangen eines Sturzes, starken Zug oder Überlastung.

| Beschwerdebild | Was steckt dahinter? | Vorgehen |
|---|---|---|
| **einschießende, stechende Schmerzen** im Oberarm während einer plötzlichen, unkoordinierten Bewegung, meist beim Sport<br>▸ Bewegungseinschränkung<br>▸ evtl. kurzzeitige Dellenbildung, später Schwellung | ▸ Muskelzerrung<br>▸ Muskelfaserriss, Muskelriss | ▸ wenn die Schmerzen nicht nachlassen: am selben Tag zum Orthopäden<br>▸ sofort Kälteanwendungen, z. B. kalte Umschläge, Eisbeutel, Kühlpack<br>▸ nach einigen Tagen Wärmeanwendungen, z. B. Heizkissen |
| **Schmerzen und Schwellung am oberen Oberarm**, meist nach Sturz auf die Schulter oder den ausgestreckten Arm<br>▸ Bewegungseinschränkung von Schulter und Oberarm<br>▸ oft bei älteren Frauen | Oberarmkopfbruch | in Klinik einweisen |
| **Schmerzen und Schwellung am mittleren bis unteren Oberarm** nach Gewalteinwirkung<br>▸ evtl. Knickbildung und/oder abnorme Beweglichkeit<br>▸ evtl. Taubheitsgefühl oder Lähmungen an der Hand | ▸ Oberarmschaftbruch<br>▸ Bruch des unteren Oberarmendes | in Klinik einweisen |
| **Schmerzen und Schwellung an der Ellenbogenspitze**, meist nach Sturz auf den angewinkelten Ellenbogen | Bruch des Ellenhakens | in Klinik einweisen |

| Beschwerdebild | Was steckt dahinter? | Vorgehen |
|---|---|---|
| **Schmerzen und Schwellung an der Streckseite von Ellenbogen, Unterarm und Hand**<br>▸ meist nach Sturz auf den ausgestreckten Arm | Bruch des Speichenköpfchens am Ellenbogengelenk | in Klinik einweisen |
| **starke Schmerzen, Schwellung und völlige Bewegungsunfähigkeit des Ellenbogens**<br>▸ nach Sturz auf den ausgestreckten Arm<br>▸ evtl. Taubheitsgefühl oder Kribbeln in Unterarm oder Hand | Ellenbogenverrenkung (Ellenbogenluxation) | sofort zum Orthopäden oder in Klinik einweisen |
| **plötzliche Schmerzen im Ellenbogen beim Kleinkind** nach Zug am Arm<br>▸ wiederholtes Auftreten | Chassaignac-Lähmung (Radiusköpfchen-Subluxation) | in Klinik einweisen |
| **Schmerzen und Schwellung an Unterarm und/oder Handgelenk** nach Gewalteinwirkung<br>▸ der verletzte Arm wird mit dem gesunden gestützt<br>▸ oft Knickbildung | Unterarmbruch, meist Speichenbruch (distale Radiusfraktur) | ▸ in Klinik einweisen<br>**Erstmaßnahme:** betroffenen Arm ruhig stellen, z. B. durch Legen in ein zur Schlaufe gebundenes Tuch |
| **schmerzhafte Schwellung und Rötung über der Ellenbogenspitze**<br>▸ nach Sturz oder anderen (auch kleinen) Verletzungen<br>▸ evtl. sichtbare Wunde mit Austritt von Eiter oder wässriger Flüssigkeit<br>▸ evtl. Fieber, Schüttelfrost | Bursitis olecrani (akute Entzündung des Ellenbogenschleimbeutels) | ▸ bei Fieber, sichtbarer Wunde oder wenn die Beschwerden trotz Schonung und Kühlung weiter bestehen: Entzündungswerte (→ S. 302422) kontrollieren<br>▸ Kälteanwendungen, z. B. kalte Umschläge, Kühlpack |
| **brennende Armschmerzen und rot-bläuliche Schwellungen** Tage bis Wochen nach Verletzung oder Operation<br>▸ Berührungsüberempfindlichkeit<br>▸ meist vermehrtes Schwitzen | Sudeck-Erkrankung | in den nächsten Tagen zum Orthopäden |
| **Schmerzen, Spannungsgefühl und Schwellungen am Unterarm** Stunden bis Tage nach einer Verletzung<br>▸ Taubheitsgefühl an Unterarm oder Hand<br>▸ oft Lähmungserscheinungen | Kompartment-Syndrom | in Klinik einweisen |

## 10.14 Arm- und Ellenbogenbeschwerden ohne Gewalteinwirkung

| Beschwerdebild | Was steckt dahinter? | Vorgehen |
|---|---|---|
| **wechselnde Armschmerzen mit verspanntem Nacken**<br>▸ Verstärkung der Schmerzen beim Drehen des Kopfs<br>▸ evtl. wiederkehrende Kopfschmerzen<br>▸ evtl. bohrender Schmerz zwischen den Schulterblättern<br>▸ selten Taubheitsgefühl und/oder Lähmungen an Schulter, Arm oder Hand | Schulter-Arm-Syndrom, z. B. verursacht durch<br>▸ Muskelverspannungen, z. B. bei mangelhafter Ergonomie am Arbeitsplatz<br>▸ Bandscheibenschäden im Bereich der HWS<br>▸ Facettensyndrom<br>▸ Blockierungen von Halswirbeln<br>▸ Spinalstenose (Verengung des Wirbelkanals)<br>▸ somatoforme Störung<br>▸ larvierte Depression | ▸ bei Taubheitsgefühl oder Lähmungen: am selben Tag zum Orthopäden<br>▸ bei länger bestehenden Beschwerden in den nächsten Wochen zum Orthopäden<br>▸ Wärmeanwendungen am Nacken, z. B. heiße Rolle<br>▸ Arbeitsplatzergonomie verbessern, Bewegungspausen im Beruf<br>▸ Entspannungsverfahren<br>▸ Ausgleichssport. Motto: Alles, was Spaß macht |
| **ziehende Armschmerzen einen Tag nach ungewohnter Muskelbelastung**<br>▸ z. B. beim Sport | Muskelkater | ▸ Sauna, Bäder mit Rosmarin- oder Fichtennadelzusatz<br>▸ Lockerungs- und leichte Dehnungsübungen |
| **Schmerzen an der Innenseite (1.) bzw. Außenseite (2.) des Ellenbogens,** z. B. beim Händeschütteln oder Heben eines Gegenstands<br>1. Ausstrahlung in die Streckseite des Unterarms<br>2. Ausstrahlung in die Beugeseite des Unterarms | 1. Tennisellenbogen (Epicondylitis humeri radialis)<br>2. Golferellenbogen (Werferarm, Epicondylitis humeri ulnaris) | ▸ wenn sich die Beschwerden durch Schonung nicht innerhalb einiger Wochen bessern: bei Gelegenheit zum Orthopäden<br>▸ Schonung<br>▸ Wärmeanwendungen, z. B. Heizkissen, Infrarotstrahler<br>▸ oder Kälteanwendungen, z. B. kalte Umschläge, Kühlpack |
| **schmerzhafte Schwellung und Rötung über der Ellenbogenspitze**<br>▸ Verstärkung der Schmerzen bei Beugung und Aufstützen des Arms | chronische Entzündung des Ellenbogenschleimbeutels (Bursitis olecrani, Studentenellenbogen) | ▸ wenn sich die Beschwerden trotz Schonung nicht bessern: in den nächsten Tagen zum Orthopäden<br>▸ Aufstützen vermeiden<br>▸ Wärmeanwendungen, z. B. Heizkissen, Infrarotstrahler, oder Kälteanwendungen, z. B. kalte Umschläge, Kühlpack |
| **zunehmende, schmerzhafte Bewegungseinschränkung** im Ellenbogengelenk<br>▸ meist Schwellung<br>▸ evtl. plötzliche Blockierungen bei Bewegungen | ▸ Arthrose des Ellenbogengelenks, oft nach Verletzungen<br>▸ Chondromatose mit Bildung von freien Gelenkkörpern (»Gelenkmäusen«)<br>▸ Pseudogicht | ▸ in den nächsten Wochen zum Orthopäden<br>▸ bei akuten Schmerzen Kälteanwendungen, z. B. kalte Umschläge, Kühlpack, Eisbeutel<br>▸ bei chronischen Schmerzen Wärmeanwendungen |

| Beschwerdebild | Was steckt dahinter? | Vorgehen |
|---|---|---|
| rasch zunehmende, schmerzhafte Rötung und/oder Schwellung am Arm mit Fieber | bakterielle Entzündung in Haut und Weichteilen, z. B. als<br>▸ Erysipel (Wundrose)<br>▸ Phlegmone<br>▸ Abszess | ▸ sofort Entzündungswerte (→ S. 302422) kontrollieren<br>▸ ggf. Antibiose |
| Spannungsgefühl und Schwellung im Unter- oder Oberarm nach einer Brustoperation oder -bestrahlung | Lymphödem | ▸ in den nächsten Wochen zum Gynäkologen<br>▸ Überwärmung vermeiden, z. B. Sonnenbad, Sauna<br>▸ einengende Kleidung meiden<br>▸ kleine Verletzungen verhindern |
| wechselnde Schmerzen, Kribbeln und/oder Taubheitsgefühl an der Innenseite des Arms und der Kleinfingerseite der Hand<br>▸ auslösbar z. B. durch Drehen des Kopfs, Überkopfaktivitäten, Schlafen mit hochgeschlagenem Arm, Heben von Lasten<br>▸ evtl. Schwellung des Arms | Thoracic-outlet-Syndrom | ▸ bei Auftreten von Schwere- oder Schwächegefühl im Arm: in den nächsten Tagen zum Orthopäden<br>▸ wenn die Beschwerden wiederholt auftreten: in den nächsten Wochen zum Orthopäden |
| dauerhafte oder attackenartige Armschmerzen nach einem Schlaganfall mit Halbseitenlähmung | Halbseitenschmerz (Hemialgie) als Folge des Schlaganfalls | in den nächsten Tagen zum Neurologen |

# 10.15 Handbeschwerden nach Gewalteinwirkung

**Brüche, Kapsel- und Bandverletzungen am Finger** haben nicht nur ähnliche Auslöser wie z. B. ein Sturz auf die Hand oder der harte Anprall eines Balls, sondern auch ein nahezu identisches Beschwerdebild. Oft ist die Unterscheidung auch für Ärzte schwierig, doch gibt es einen einfachen, selbst durchführbaren Test, der zwar noch keine sichere Diagnose liefert, aber einen brauchbaren Anhaltspunkt: Der verletzte Finger wird möglichst gestreckt und in seiner Längsachse mit dem Handteller der unbeteiligten Hand kurz gestaucht. Ist dieses Manöver sehr schmerzhaft, ist der Finger wahrscheinlich gebrochen.

| Beschwerdebild | Was steckt dahinter? | Vorgehen |
|---|---|---|
| Schmerzen und Schwellung an Unterarm und Handgelenk nach Gewalteinwirkung<br>▸ der verletzte Arm wird mit dem gesunden gestützt<br>▸ oft Knickbildung | Unterarmbruch, meist distale Radiusfraktur (Speichenbruch) | ▸ in Klinik einweisen<br>**Erstmaßnahme:** betroffenen Arm ruhigstellen, z. B. in ein zur Schlaufe gebundenes Tuch legen |
| Bewegungsschmerzen und druckschmerzhafte Schwellung am Handgelenk, oft nach Sturz auf die überstreckte Hand oder Stauchung | ▸ Handwurzelbruch, meist am Kahnbein<br>▸ Verstauchung oder Verrenkung des Handgelenks | ▸ in Klinik einweisen<br>**Erstmaßnahme:** kühlen, z. B. mit kalten Umschlägen, Eisbeutel, Kühlpack |

## 10.15 Handbeschwerden nach Gewalteinwirkung

| Beschwerdebild | Was steckt dahinter? | Vorgehen |
|---|---|---|
| **Schmerzen und starke Schwellung an der Mittelhand,** oft nach Sturz auf die überstreckte Hand oder Verletzung beim Kampfsport<br>▸ Greifen sehr schmerzhaft<br>▸ oft Verkürzung eines Fingers | Mittelhandbruch | ▸ in Klinik einweisen<br>**Erstmaßnahme:** kühlen, z. B. mit kalten Umschlägen, Eisbeutel, Kühlpack |
| **Bewegungsschmerzen und druckschmerzhafte Schwellung an einem Finger,** oft nach Sportverletzungen | ▸ Fingerbruch<br>▸ Kapsel- und Bandverletzungen | ▸ am selben Tag zum Orthopäden<br>**Erstmaßnahme:** kühlen, z. B. mit kalten Umschlägen, Eisbeutel, Kühlpack |
| ebenso **am Daumengrundgelenk,** nach Verletzungen im Ski- oder Ballsport | Skidaumen | ▸ am selben Tag zum Orthopäden<br>**Erstmaßnahme:** kühlen, z. B. mit kalten Umschlägen, Eisbeutel, Kühlpack |
| **Schmerzen, Schwellung und Bewegungsunfähigkeit an einem Fingergelenk** nach direkter Gewalteinwirkung | Fingerverrenkung | ▸ am selben Tag zum Orthopäden<br>**Erstmaßnahme:** kühlen, z. B. mit kalten Umschlägen, Eisbeutel, Kühlpack |
| **Unfähigkeit zur aktiven Streckung in einem angeschwollenen Fingergelenk** nach direkter Gewalteinwirkung<br>▸ betroffenes Fingerglied »hängt«<br>▸ passive Streckung möglich | Strecksehnenverletzung, meist an einem Fingerendgelenk (typische »Hausfrauenverletzung« beim Einstopfen von Betttüchern) | in den nächsten Tagen zum Orthopäden |
| **Unfähigkeit zur aktiven Beugung in einem Fingergelenk,** meist nach Schnitt- oder Sägeverletzungen | Beugesehnenverletzung, z. B. nach offenen Verletzungen oder beim Klettersport | ▸ bei klaffenden Verletzungen: sofort zum Chirurgen oder Orthopäden<br>▸ sonst in den nächsten Tagen zum Orthopäden |
| **brennende Schmerzen und rot-bläuliche Schwellung der Hand** Tage bis Wochen nach einer Verletzung oder Operation<br>▸ übersteigerte Berührungsempfindlichkeit, meist vermehrtes Schwitzen | Sudeck-Krankheit | in den nächsten Tagen zum Orthopäden |

## 10.16 Handbeschwerden ohne Gewalteinwirkung

| Beschwerdebild | Was steckt dahinter? | Vorgehen |
|---|---|---|
| **ziehende Schmerzen im Handgelenk**, oft auch Daumen und Unterarm, nach ungewohnter oder monotoner Tätigkeit (z. B. Tippen)<br>▸ Schmerzen anfangs vor allem beim Zugreifen, später auch in Ruhe<br>▸ oft Schwellung des Handgelenks | Tendovaginitis (Sehnenscheidenentzündung) | ▸ in den nächsten Tagen zum Orthopäden<br>▸ Schonung<br>▸ Sportsalben mit Ibuprofen oder Diclofenac<br>▸ Arbeitsplatzergonomie verbessern |
| **Bewegungs- und Druckschmerzen am seitlichen Handgelenk**, meist bei Tennisspielern | ▸ Styloiditis ulnae (Entzündung am Griffelfortsatz der Elle)<br>▸ Styloiditis radii (Entzündung am Griffelfortsatz der Speiche) | ▸ in den nächsten Tagen zum Orthopäden<br>▸ Schonung, Sportsalben |
| **zunehmende Bewegungs-, später auch Ruheschmerzen im Handgelenk**<br>▸ zunehmende Einschränkung der Bewegungsfähigkeit<br>▸ evtl. Schwellung und Rötung | ▸ Handgelenkarthrose<br>▸ Lunatummalazie (Absterben des Mondbeins), z. B. bei langjährigem Umgang mit vibrierenden Maschinen | in den nächsten Wochen zum Orthopäden |
| **wiederholte Schmerzen in einem überstreckbaren Handgelenk**, oft bei allgemeiner Bindegewebsschwäche | hypermobiles Handgelenk | ▸ bei Gelegenheit zum Orthopäden<br>▸ Unterarmmuskulatur trainieren |
| **Schmerzen, Kribbeln und/oder Taubheitsgefühl an Fingerspitzen** (außer kleinem Finger), evtl. auch Innenhand und Unterarm<br>▸ nächtliches Aufwachen mit »eingeschlafener Hand« | Karpaltunnel-Syndrom | ▸ wenn die Beschwerden wiederholt auftreten: in den nächsten Tagen zum Orthopäden<br>▸ Ausschütteln der »eingeschlafenen Hand«<br>▸ Arbeitsplatzergonomie verbessern<br>▸ kalte bis lauwarme Wassergüsse |
| **Kribbeln und Taubheitsgefühl an kleinem Finger und Ringfinger**, später evtl. Handlähmungen bis zur Ausbildung einer »Krallenhand« | Sulcus-ulnaris-Syndrom, oft bei häufigem Aufstützen des Ellenbogens oder monotonen Bewegungen im Ellenbogen | wenn die Beschwerden länger als einige Tage bestehen bleiben: in den nächsten Wochen zum Orthopäden |
| **zunehmende Schmerzen im untersten Daumengelenk** und evtl. Unterarm, zunächst nur beim Zufassen, später auch in Ruhe<br>▸ Kraftlosigkeit im Daumen<br>▸ evtl. druckschmerzhafte Schwellung | Rhizarthrose (Arthrose des Gelenks zwischen Handwurzel und erstem Mittelhandknochen) | ▸ bei Gelegenheit zum Orthopäden<br>▸ bei akuter Verschlechterung Kälteanwendungen, z. B. Eisbeutel, Kühlpack<br>▸ bei chronischen Beschwerden Wärme, Knetübungen, z. B. mit warmem Sand |

## 10.16 Handbeschwerden ohne Gewalteinwirkung

| Beschwerdebild | Was steckt dahinter? | Vorgehen |
|---|---|---|
| **langsam zunehmende Bewegungsschmerzen in Fingergelenken**<br>▸ knotige Auftreibung, zeitweise auch Schwellung und Rötung<br>▸ morgendliche Steifigkeit<br>▸ später auch Ruheschmerzen und Einschränkungen der Beweglichkeit | Arthrosen der Fingergelenke (Fingerpolyarthrose), als<br>▸ Bouchard-Arthrose in den Fingermittelgelenken<br>▸ Heberden-Arthrose in den Fingerendgelenken | ▸ bei Gelegenheit zum Orthopäden<br>▸ bei akuter Verschlechterung Kälteanwendungen, z. B. Eisbeutel, Kühlpack<br>▸ bei chronischen Beschwerden Wärme, Knetübungen, z. B. mit warmem Sand |
| **schubweise zunehmende, meist symmetrische Schmerzen in Fingergrund- und Mittelgelenken**<br>▸ morgendliche Steifigkeit<br>▸ spindelförmige Schwellungen<br>▸ starker Druckschmerz (z. B. beim Händedruck)<br>▸ oft auch andere Gelenke betroffen (z. B. Knie, Schulter) | rheumatoide Arthritis, juvenile Arthritis | ▸ in den nächsten Wochen zum Orthopäden oder Rheumatologen<br>▸ bei akuten Beschwerden Kälteanwendungen, z. B. Eisbeutel, Kühlpack<br>▸ bei chronischen Beschwerden Bewegungsübungen, z. B. mit Quig-Gong-Kugeln |
| **schubweise auftretende, asymmetrische Schmerzen und Schwellungen an Finger- und Zehengelenken**<br>▸ schuppige Hautausschläge | Psoriasis-Arthritis (Arthritis bei Schuppenflechte) | ▸ Entzündungswerte (→ S. 302422) kontrollieren<br>▸ in den nächsten Wochen zum Orthopäden<br>▸ bei akuten Beschwerden Kälteanwendungen, z. B. Eisbeutel, Kühlpack |
| **morgendliche Schmerzen in Hand- und/oder Fingergelenken**<br>▸ Gelenke meist äußerlich unauffällig<br>▸ oft auch Kniegelenke betroffen<br>▸ Hautveränderungen im Gesicht | Lupus erythematodes | ▸ Blutbild (→ S. 302408), Entzündungswerte (→ S. 302422) kontrollieren<br>▸ zum Rheumatologen zur Diagnosesicherung: Antikörper kontrollieren, ggf. Biopsie |
| **schmerzhafte Streck- und evtl. Beugehemmung in Fingergrundgelenken**<br>▸ Überwinden des Widerstandes führt zu schmerzhaftem Schnappen<br>▸ Druckschmerz und evtl. Knoten an der Beugeseite des Gelenks | schnellender Finger, gehäuft bei Sehnenscheidenentzündung, rheumatoider Arthritis, Karpaltunnel-Syndrom, Gicht, Diabetes | ▸ gelegentlich zum Orthopäden<br>▸ Gicht, Diabetes ausschließen: BZ (→ S. 302420), Harnsäure kontrollieren<br>▸ belastende Tätigkeiten meiden<br>▸ Kälteanwendungen, z. B. Eisbeutel, Kühlpack |
| **rasch zunehmende, pochende Schmerzen, Rötung und Schwellung an einem Finger**<br>▸ oft um den Nagel herum<br>▸ manchmal sichtbare Eiterblase oder Gelbfärbung unter einem Nagel<br>▸ meist nach (kleinen) Verletzungen, z. B. einem Nadelstich | bakterielle Infektion, z. B. als<br>▸ Nagelbettentzündung<br>▸ Nagelfalzentzündung<br>▸ Panaritium (eitriger Finger) | ▸ breitet sich Entzündung aus oder gibt es Zeichen einer Lymphangiitis: chirurgisch sanieren, Antibiose<br>▸ bei Fieber, großer Ausdehnung, wenn sich die Beschwerden nicht bessern: Entzündungswerte (→ S. 302422) kontrollieren<br>▸ bei leichteren Entzündungen mehrmals täglich Fingerbad in warmem Wasser mit Kamillenextrakt |

| Beschwerdebild | Was steckt dahinter? | Vorgehen |
|---|---|---|
| **anfallartige, scharf begrenzte Weißfärbung von Fingern** mit Taubheitsgefühl und Kribbeln<br>▸ meist ausgelöst durch Stress oder Kälte<br>▸ Anfallsdauer wenige Minuten | Raynaud-Phänomen, oft als Begleiterscheinung rheumatologischer Erkrankungen wie Lupus erythematodes, Sklerodermie | ▸ rheumatologische Erkrankung ausschließen: zum Rheumatologen<br>▸ bei Kälte Taschenwärmer verwenden<br>▸ im Anfall Hände massieren, bewegen, unter die Achseln stecken oder in warmes Wasser halten |
| **zunehmende Streckhemmung und Krümmung der Finger**<br>▸ Beginn am Klein- und Ringfinger<br>▸ tastbare, später auch sichtbare Knoten und Stränge an der Innenhand | Dupuytren-Krankheit, gehäuft bei Diabetes, Epilepsie, rheumatischen Erkrankungen, Alkoholabhängigkeit, Rauchen | ▸ Diabetes ausschließen (Labor → S. 420)<br>▸ rheumatologische Erkrankung ausschließen: zum Rheumatologen |
| **prall-elastische, kugelige, oft druckempfindliche Schwellung** an Handgelenk oder Fingern | Ganglion (Überbein) | wenn das Ganglion über längere Zeit Beschwerden verursacht oder kosmetisch stört: bei Gelegenheit zum Orthopäden |
| **vorübergehende Lähmung der Streckmuskeln von Hand und Fingern** (Fallhand) nach längerem Herabhängen des Arms über harte Kante | Parkbanklähmung durch Irritation des Radialisnerven | wenn die Beschwerden länger als einige Stunden anhalten: am selben Tag zum Neurologen |

# 10.17 Akute Schmerzen und Funktionsstörungen der Hüfte, Leiste und Oberschenkel

Plötzlich auftretende Hüftschmerzen sind bei kleinen Kindern meist harmlos, bei älteren Kindern dagegen ein Hinweis auf akutes Hüftkopfgleiten, eine Erkrankung, die ohne rasche Behandlung zu dauerhaften Schäden führt. Treten Hüftschmerzen nach einem Sturz oder Unfall auf, liegen ihnen in jedem Alter oft schwere Verletzungen zugrunde.

| Beschwerdebild | Was steckt dahinter? | Vorgehen |
|---|---|---|
| **plötzliche Leisten- und Beinschmerzen bei Kindern**<br>▸ Hinken bis Gehverweigerung<br>▸ Dauer maximal eine Woche | Coxitis fugax (Hüftschnupfen) | ▸ am selben Tag zum Pädiater oder Orthopäden<br>▸ schmerzarme Lagerung: Bein wird im Knie gebeugt und nach außen gedreht |
| **plötzliche, heftigste Schmerzen in Leiste, Oberschenkel und/oder Knie** mit Gehunfähigkeit im Pubertätsalter | Epiphyseolysis capitis femoris (akute Form von Hüftkopfgleiten) | am selben Tag zum Orthopäden |

| Beschwerdebild | Was steckt dahinter? | Vorgehen |
|---|---|---|
| **rasch zunehmende, meist einseitige Hüftschmerzen mit hohem Fieber** und schwerem Krankheitsgefühl | septische Coxitis (eitrige Gelenkentzündung) | sofort zum Orthopäden |
| **plötzliche Leistenschmerzen nach einem Sturz,** selten »spontan«<br>▸ aktive und passive Bewegung des betroffenen Beins sehr schmerzhaft | Schenkelhalsbruch (Schenkelhalsfraktur), gehäuft bei Osteoporose (Knochenschwund) | ❗ Notarzt rufen |
| **stärkste Schmerzen im Gesäß oder in der Leiste nach einem Unfall**<br>▸ betroffenes Bein meist in der Hüfte gebeugt und bewegungsunfähig | traumatische Hüftluxation (Hüftverrenkung) | ❗ Notarzt rufen |
| **stärkste Schmerzen im Oberschenkel nach Unfall** oder schwerem Sturz | Oberschenkelbruch | ❗ Notarzt rufen |
| **einschießende, ziehende Schmerzen an der Rückseite des Oberschenkels,** oft bis in den Fuß ausstrahlend<br>▸ meist auch Schmerzen in Gesäß und/oder Kreuz<br>▸ Verstärkung bei Bewegung, Husten, Niesen, Pressen<br>▸ Beginn oft nach Heben oder Bücken<br>▸ evtl. Gefühlsstörungen um den After oder am Bein und/oder Lähmungen | Ischias durch Erkrankungen der Wirbelsäule, z. B.<br>▸ Bandscheibenschaden<br>▸ Spinalstenose (Verengung des Wirbelkanals)<br>▸ Wirbelbruch, z. B. bei Unfall oder Osteoporose (Knochenschwund)<br>▸ Spondylolisthesis (Wirbelgleiten) | ▸ bei starken Schmerzen, Taubheitsgefühl oder Lähmungen: am selben Tag zum Orthopäden<br>▸ sonst in den nächsten Tagen<br>▸ in Bewegung bleiben oder schmerzarme Lage suchen<br>▸ Wärmeanwendungen, z. B. Heizkissen |

## 10.18 Chronische Schmerzen und Funktionsstörungen der Hüfte, Leiste und Oberschenkel

| Beschwerdebild | Was steckt dahinter? | Vorgehen |
|---|---|---|
| **langsam zunehmende Schmerzen in Leiste und Gesäß,** oft auch Oberschenkel und Knie<br>▸ anfangs bei Bewegungsbeginn und längerer Belastung, später auch in Ruhe<br>▸ zunehmend schaukelndes Hinken | ▸ Coxarthrose (Hüftgelenksarthrose)<br>▸ Hüftkopfnekrose (Absterben des Hüftkopfs), gehäuft bei Diabetes, Alkoholabhängigkeit, Kortisontherapie | ▸ bei akuten Schmerzen sowie bei Beschwerden im Kindesalter: in den nächsten 3 Tagen zum Pädiater oder Orthopäden<br>▸ wenn leichtere Beschwerden > 3 Tage anhalten: in den nächsten Wochen zum Pädiater oder Orthopäden<br>▸ hüftschonende Bewegungsaktivitäten, z. B. Schwimmen |

# 10 Bewegungsapparat

| Beschwerdebild | Was steckt dahinter? | Vorgehen |
|---|---|---|
| **zeitweiliges Hinken bei Kindern**<br>▸ später zunehmend Leisten-, Oberschenkel- und/oder Knieschmerzen | Perthes(-Calvé-Legg)-Krankheit (Absterben des Hüftkopfs im Kindesalter) | in den nächsten Tagen zum Pädiater oder Orthopäden |
| **langsam zunehmende Leisten- und Knieschmerzen mit Hinken im Pubertätsalter,** anfangs vor allem nach Belastung | Epiphyseolysis capitis femoris (langsame Form von Hüftkopfgleiten) | in den nächsten Tagen zum Pädiater oder Orthopäden |
| **gelegentliche, stechende Leistenschmerzen,** vor allem bei starker Hüftbeugung und längerer Belastung | Impingement (Engpasssyndrom) der Hüfte | ▸ bei Gelegenheit zum Orthopäden<br>▸ hüftschonende Bewegungsaktivitäten, z. B. Schwimmen |
| **schmerzhaftes Schnappen an der seitlichen Hüfte** beim Gehen | Coxa saltans (schnellende Hüfte), oft bei jungen Mädchen, Sportlern, unterschiedlicher Beinlänge | in den nächsten Wochen zum Orthopäden |
| **Schmerzen und evtl. Taubheitsgefühl am oberen äußeren Oberschenkel**<br>▸ Verstärkung bei langem Stehen, Gehen oder Liegen<br>▸ Linderung im Sitzen | Meralgia paraesthetica, oft ausgelöst durch Tragen enger Hosen und Gürtel | ▸ wenn Beratung nichts bringt: in den nächsten Wochen zum Orthopäden<br>▸ auf enge Hosen verzichten |
| **stechend-ziehende Schmerzen an der Außenseite der Hüfte**<br>▸ anfangs vor allem bei Belastung, später oft auch in Ruhe | ▸ Trochantertendinose (Sehnenansatzentzündung)<br>▸ Bursitis trochanterica (Schleimbeutelentzündung) | ▸ in den nächsten Wochen zum Orthopäden<br>▸ schmerzhafte Belastungen vermeiden<br>▸ Wärme- oder Kälteanwendung |
| **stechend-ziehende Schmerzen in der Leiste,** an der Innenseite des Oberschenkels und/oder am Sitzknochen<br>▸ oft im Training auftretend | Sehnenentzündung am Innenschenkel (Adduktoren-Tendopathie), oft bei Fußballspielern | ▸ in den nächsten Wochen zum Orthopäden<br>▸ schmerzhafte Belastungen vermeiden<br>▸ Kälteanwendungen, z. B. Eisbeutel |
| **ziehende Schmerzen an der Rückseite des Oberschenkels,** oft bis in den Fuß ausstrahlend<br>▸ meist auch Schmerzen in Gesäß und/oder Kreuz<br>▸ meist Verstärkung bei Bewegung, Husten, Niesen, Pressen<br>▸ evtl. Gefühlsstörungen um den After oder am Bein und/oder Lähmungen | Erkrankungen der Wirbelsäule, z. B.<br>▸ Bandscheibenschaden<br>▸ Spinalstenose (Verengung des Wirbelkanals)<br>▸ Wirbelbruch, z. B. bei Unfall oder Osteoporose<br>▸ Spondylolisthesis (Wirbelgleiten)<br>▸ Knochentumoren oder -metastasen in der Wirbelsäule | ▸ bei starken Schmerzen, Taubheitsgefühl oder Lähmungen: am selben Tag zum Orthopäden<br>▸ bei länger dauernden Beschwerden: zum Orthopäden<br>▸ in Bewegung bleiben oder schmerzarme Lage suchen<br>▸ Wärmeanwendung an der Schmerzregion, z. B. Heizkissen |

## 10.18 Chronische Schmerzen und Funktionsstörungen der Hüfte, Leiste und Oberschenkel

| Beschwerdebild | Was steckt dahinter? | Vorgehen |
|---|---|---|
| **starke Schmerzen in Leiste und/ oder Oberschenkel**, meist auch Kreuz und Gesäß<br>▸ Wechsel zwischen linker und rechter Seite<br>▸ evtl. wechselnde Schmerzen an großen Gelenken wie Hüfte, Knie, Sprunggelenk | ▸ Bechterew-Krankheit<br>▸ undifferenzierte Spondylarthritis<br>▸ reaktive Arthritis nach Atemwegs-, Darm- oder Harnwegsinfektionen<br>▸ Arthritis bei chronisch entzündlicher Darmerkrankung | ▸ in den nächsten Tagen zum Orthopäden oder Rheumatologen<br>▸ feste Matratze, untertags mehrfach kurz hinlegen<br>▸ aufrechtes Sitzen, z. B. mit Hilfe von Sitzkeil, schräger Arbeitsplatte |
| **stechend-ziehende Schmerzen an der Rückseite des Beins** und im Gesäß, oft auch im Kreuz<br>▸ nach langem Sitzen oder Hocken | Piriformis-Syndrom | in den nächsten Wochen zum Orthopäden |
| **ziehende Schmerzen in der Leiste**<br>▸ Verstärkung beim Heben und Pressen (z. B. Stuhlgang)<br>▸ oft Schmerzausstrahlung in Hoden/Schamlippen | Leistenbruch (Leistenhernie). Untersuchung → S. 302 232. Schwellung oft nur im Stehen tastbar | ❗ bei plötzlicher Zunahme der Schmerzen Verdacht auf Einklemmung: in die Klnik zur eventuell erforderlichen chirurgischen Intervention<br>▸ sonst bei Gelegenheit zum Chirurgen |

# 10.19 Knie- und Beinbeschwerden nach Gewalteinwirkung

Nach einem Sturz oder Sportunfall ist es auch für erfahrene Ärzte oft eine Herausforderung, anhand der Vorgeschichte, der Beschwerden und der klinischen Untersuchungen zu unterscheiden, welche Strukturen des Kniegelenks geschädigt wurden: Meniskus, Kreuzband oder Seitenband, Kniescheibe, Schleimbeutel oder Schienbeinkopf. Die Zuordnung ist auch deshalb so schwierig, da häufig mehrere Verletzungen gleichzeitig auftreten, z. B. Risse an vorderem Kreuzband, Innenmeniskus und innerem Seitenband. Sie werden auch Unhappy Triade genannt.

Als erste Beschwerden treten starke Schmerzen und eine Schwellung des Kniegelenks auf. Rasche Besserung der Schmerzen, die jedoch bei Belastung sofort zurückkehren, und ein Unsicherheitsgefühl im Kniegelenk sind typisch für Band-verletzungen. Eine plötzliche Beuge- oder Streckhemmung ist charakteristisch für Meniskusschäden. Wenn sich das Knie nicht mehr strecken lässt, kann das auch einen Kniescheibenbruch bedeuten. Im Gegensatz zu den beschriebenen Verletzungen ist beim Schienbeinkopfbruch, der besonders im höheren Lebensalter auftritt, keinerlei Belastung des Kniegelenks mehr möglich, so dass die Betroffenen weder gehen noch stehen können.

| Beschwerdebild | Was steckt dahinter? | Vorgehen |
|---|---|---|
| **Knieschmerzen und Schwellung** nach gewaltsamer Verdrehung des gebeugten Knies oder nach Sturz, Schlag auf das Knie<br>▸ meist beim Sport (Ski, Fußball, Squash)<br>▸ nach Besserung der akuten Beschwerden oft Schmerz bei Belastung und/oder instabiles Kniegelenk (Gefühl des Nachgebens, Wegknickens) | ▸ Meniskusverletzung<br>▸ Kreuzbandverletzung<br>▸ Seitenbandzerrung, Seitenbandriss | ▸ bei plötzlichen Knieschmerzen: sofort zum Orthopäden<br>▸ bei neu aufgetretenen Belastungsschmerzen oder Gefühl der Instabilität: in den nächsten Tagen zum Orthopäden<br>**Erstmaßnahmen:**<br>▸ kühlen, z. B. mit Eisbeutel, Kühlpack<br>▸ Bein hochlagern |
| **schmerzhafte Schwellung und Bluterguss an der Knievorderseite** nach Sturz oder Schlag auf das gebeugte Knie<br>▸ keine aktive Streckung des Kniegelenks mehr möglich, Probleme beim Treppensteigen<br>▸ evtl. tastbare Lücke in der Kniescheibe | Patellafraktur (Kniescheibenbruch) | ▸ sofort zum Orthopäden<br>**Erstmaßnahme:**<br>▸ kühlen, z. B. mit Eisbeutel, Kühlpack<br>▸ Bein hochlagern mit leicht gebeugtem Knie (Deckenrolle in Kniekehle) |
| **schmerzhafte Schwellung auf oder unterhalb der Kniescheibe,** meist nach Sturz/Schlag auf das Knie oder Hautverletzungen<br>▸ Schmerzverstärkung bei Kniebeugung und beim Knien<br>▸ meist Rötung, Überwärmung | Bursitis praepatellaris (akute Schleimbeutelentzündung am Knie) | ▸ wenn keine Besserung trotz Schonung und Kühlung: in den nächsten Tagen zum Orthopäden<br>▸ Schonung des betroffenen Beins<br>▸ Kälteanwendungen, z. B. Eisbeutel, Kühlpack |
| **Gefühl des Reißens oder plötzliche Schmerzen ober- bzw. unterhalb der Kniescheibe** nach ruckartiger Beugung des angespannten Beins<br>▸ meist bei Sprung- oder Wurfsportarten<br>▸ anfangs oft tastbare Delle, später eher Schwellung<br>▸ deutlicher Kraftverlust beim Kniestrecken (z. B. beim Treppensteigen) | ▸ Quadrizepssehnenruptur<br>▸ Patellasehnenruptur | ▸ sofort zum Orthopäden<br>**Erstmaßnahmen:**<br>▸ kühlen, z. B. mit Eisbeutel, Kühlpack<br>▸ Bein hochlagern |
| **starke Schmerzen, Schwellung und Verformung des Kniegelenks** nach Sturz oder Schlag auf das Knie | Schienbeinkopfbruch (Tibiakopffraktur) | ▸ in Klinik einweisen |
| **starke Schmerzen im Unterschenkel** nach einem Skiunfall oder schweren Sturz, Schlag<br>▸ oft Knickbildung<br>▸ evtl. offene Verletzung | Unterschenkelbruch, bei Skiunfällen als »Skischuhrandbruch« | ⚠ Notarzt rufen |

| Beschwerdebild | Was steckt dahinter? | Vorgehen |
|---|---|---|
| **einschießende, stechende Wadenschmerzen** bei kurzfristigen, starken Belastungen<br>▸ meist spürbares Reißen, evtl. hörbares Schnalzen<br>▸ Gehen oft nicht mehr möglich<br>▸ evtl. kurzzeitige Dellenbildung, später Schwellung | Muskelfaserriss oder Muskelriss, z. B. beim Ansprinten, Abspringen, Fußball, Tennis | ▸ bei spürbarem Riss oder starken Schmerzen: am selben Tag zum Orthopäden<br>▸ bei anhaltenden Schmerzen oder Schwellungen im Bereich der Wade: in den nächsten Tagen zum Orthopäden<br>▸ sofort kühlen, z. B. mit Eisbeutel, Kühlpack<br>▸ nach einigen Tagen Wärmeanwendungen |
| **brennende Beinschmerzen und Schwellungen** Tage bis Wochen nach einer Verletzung oder OP<br>▸ rötliche oder bläuliche Hautverfärbungen<br>▸ übersteigerte Berührungsempfindlichkeit<br>▸ meist vermehrtes Schwitzen | Sudeck-Krankheit | in den nächsten Tagen zum Orthopäden |
| **Schmerzen, Spannungsgefühl und Schwellungen am Unterschenkel** Stunden bis Tage nach einer Verletzung<br>▸ Taubheitsgefühl an Unterschenkel oder Fuß<br>▸ oft Lähmungserscheinungen | Kompartment-Syndrom | in Klinik einweisen |

# 10.20 Kniebeschwerden ohne Gewalteinwirkung

Knieschmerzen haben zahlreiche Ursachen, innerhalb wie außerhalb des Kniegelenks. Einen ersten Hinweis auf die mögliche Ursache liefert das Alter des Betroffenen. So ist im Kindes- und Jugendalter meist eine Schlatter-Osgood-Krankheit oder – noch häufiger – eine Erkrankung aus dem Formenkreis des vorderen Knieschmerzes für belastungsabhängige Kniebeschwerden verantwortlich. Allerdings können in diesem Alter auch Hüfterkrankungen wie Coxitis fugax (Hüftschnupfen), Hüftkopfgleiten oder die Perthes(-Calvé-Legg)-Krankheit (Absterben des Hüftkopfs) zu Schmerzen führen, die im Knie stärker zu spüren sind als in der Hüfte.

Mit **zunehmendem Alter** rücken Verschleißerscheinungen als Ursache für Knieschmerzen in den Vordergrund, insbesondere Knie- oder Hüftgelenksarthrosen. Letztere führen meist zu Schmerzen, die von der Leiste in das Bein ausstrahlen können, aber auch überwiegend Kniebeschwerden verursachen. Die Bestimmung der Ursache für die Schmerzen ist auch deshalb schwierig, da Knie- oder Hüftgelenksarthrosen oft gemeinsam auftreten.

| Beschwerdebild | Was steckt dahinter? | Vorgehen |
|---|---|---|
| über Jahre zunehmende, oft wetterabhängige Knieschmerzen<br>▸ vor allem bei Bewegungsbeginn, z. B. morgens, und nach längerer Belastung, später auch in Ruhe und nachts<br>▸ Steifigkeitsgefühl, Schwellneigung, zunehmende Bewegungseinschränkung | ▸ Gonarthrose (Kniegelenksarthrose)<br>▸ Pseudogicht | ▸ bei Knieschmerzen, die länger als 3 Tage dauern: in den nächsten Wochen zum Orthopäden<br>▸ bei allen schleichenden Verkürzungen der Gehstrecke: in den nächsten Wochen zum Orthopäden<br>▸ bei akuten Beschwerden Kälteanwendungen, z. B. Eisbeutel, Kühlpack<br>▸ Übergewicht reduzieren<br>▸ Präparate mit Teufelskralle |
| wiederkehrende Schmerzen, Schwellung und Überwärmung des Kniegelenks | ▸ Reizknie, oft bei Vorschädigung des Knies<br>▸ Anfall einer Pseudogicht | ▸ wenn die Beschwerden ausgeprägt sind oder neu auftreten: in den nächsten Tagen zum Orthopäden<br>▸ Schonung des betroffenen Beins<br>▸ Kälteanwendungen, z. B. Eisbeutel, Kühlpack |
| zunehmende Knieschmerzen bei Jugendlichen und jungen Erwachsenen<br>▸ wiederholte, plötzliche Blockierungen des Kniegelenks<br>▸ oft Schwellung | Osteochondrosis dissecans (Absterben eines Knochenteils) am Schienbeinkopf | ▸ sofort zum Orthopäden<br>▸ bei bleibenden Blockierungen und bei neu auftretenden Knieschmerzen, die länger als 3 Tage dauern: in den nächsten Tagen zum Orthopäden<br><br>**Erstmaßnahme:** bei Blockierungen Knie schütteln |
| langsam zunehmende Schmerzen unterhalb der Kniescheibe bei Kindern von 8–15 Jahren<br>▸ vor allem bei sportlichen Aktivitäten und beim Knien<br>▸ oft Schwellung am oberen Schienbein | Schlatter-Osgood-Krankheit | ▸ bei neu auftretenden Schmerzen: in den nächsten Wochen zum Orthopäden<br>▸ schmerzhafte Aktivitäten vermeiden<br>▸ Kälteanwendungen, z. B. Eisbeutel, Kühlpack |
| zunehmende oder wiederkehrende Schmerzen hinter, neben oder unter der Kniescheibe<br>▸ vor allem bei Kniebeugung, z. B. Treppabgehen, tiefer Hocke und nach längerem Sitzen<br>▸ oft Besserung während fortdauernder Belastung<br>▸ evtl. Schwellung<br>▸ oft bei sportlichen, jungen Menschen | vorderer Knieschmerz, z. B. bei<br>▸ Springerknie, Schmerzpunkt unterhalb der Kniescheibe<br>▸ Läuferknie, Schmerzpunkt an der Außenseite des Knies<br>▸ Ansatztendinose des Pes anserinus, Schmerzpunkt an der Innenseite des Knies<br>▸ paratatellarem Schmerzsyndrom<br>▸ Chondromalazia patellae (Schaden am Kniescheibenknorpel) | ▸ bei neu auftretenden Schmerzen: in den nächsten Wochen zum Orthopäden<br>▸ schmerzhafte Aktivitäten, Knien, Hocken, Sitzen mit überschlagenen Beinen vermeiden<br>▸ flache Absätze<br>▸ Kälteanwendungen, z. B. Eisbeutel, Kühlpack<br>▸ Einreiben mit Sportsalben |

## 10.20 Kniebeschwerden ohne Gewalteinwirkung

| Beschwerdebild | Was steckt dahinter? | Vorgehen |
|---|---|---|
| **zunehmende Schmerzen und druckempfindliche Schwellung auf oder unterhalb der Kniescheibe**<br>▸ vor allem bei Kniebeugung und beim Knien<br>▸ meist druckempfindliche Schwellung und Rötung | chronische Bursitis praeäpatellaris (Schleimbeutelentzündung am Knie), oft bei »knienden Berufen« wie Fliesenleger, Gärtner | ▸ bei neu auftretenden Schmerzen: in den nächsten Wochen zum Orthopäden<br>▸ bei akuten Beschwerden Kälteanwendungen, z. B. Eisbeutel, Kühlpack<br>▸ bei chronischen Schmerzen Wärmeanwendungen, z. B. Rotlicht<br>▸ bis zum Abklingen Knien vermeiden |
| **wiederholte Schmerzattacken im Bereich der Kniescheibe**<br>▸ Gefühl des Wegknickens, evtl. Hinstürzen<br>▸ anschließend Schwellung | rezidivierende Patellaluxation (Verrenkung der Kniescheibe) | bei neu auftretenden Beschwerden: am selben Tag zum Orthopäden |
| **einschießende, stechende Schmerzen an der Innenseite des Knies**<br>▸ vor allem bei Belastung und Drehbewegungen im Knie<br>▸ evtl. schmerzhaftes Schnappen im Knie beim Aufstehen aus dem Sitzen | Shelf-Syndrom durch Einklemmung einer Schleimhautfalte im Kniegelenk | ▸ bei neu auftretenden Schmerzen: in den nächsten Wochen zum Orthopäden<br>▸ schmerzhafte Aktivitäten vermeiden |
| **langsam zunehmendes Spannungsgefühl in Kniekehle und Wade**<br>▸ Verstärkung durch längeres Stehen/Sitzen und Hitze, Besserung durch Bewegung und Liegen<br>▸ meist sichtbare Krampfadern<br>▸ oft abendliche Schwellung von Fuß und Unterschenkel | Varizen (Krampfadern) | ▸ wenn die Beschwerden neu auftreten oder sich plötzlich verschlimmern: Entzündungswerte (→ S. 302422) kontrollieren<br>▸ ggf. tiefe Beinveneninsuffizienz ausschließen: körperliche Untersuchung, zum Phlebologen<br>▸ Stützstrümpfe<br>▸ Beingymnastik, Radfahren, Schwimmen, Wandern<br>▸ Beine oft hochlegen |
| **wechselndes Spannungsgefühl in der Kniekehle**<br>▸ vor allem nach Belastungen<br>▸ meist prall-elastische Vorwölbung, spürbar bei gestrecktem Knie | Bakerzyste (Poplitealzyste), oft als Folge von Kniegelenkarthrose oder Meniskusverletzungen | in den nächsten Tagen zum Orthopäden |
| **plötzliche Schmerzen in der Kniekehle**<br>▸ anschließend zunehmende, schmerzhafte Schwellung und Entzündung des Unterschenkels | ▸ rupturierte (gerissene) Bakerzyste<br>▸ tiefe Venenthrombose einer Beinvene | ⚠ bei V. a. auf tiefe Beinvenenthrombose: liegend in Klinik zum Ausschluss<br>▸ am selben Tag zum Orthopäden |

| Beschwerdebild | Was steckt dahinter? | Vorgehen |
|---|---|---|
| **schubweise zunehmende Schmerzen an Knien und anderen Gelenken** (z. B. an der Hand)<br>▸ spindelförmige Schwellung der betroffenen Gelenke<br>▸ Verstärkung in Ruhe und bei Nacht, Verbesserung durch Bewegung<br>▸ morgendliche Steifigkeit der betroffenen Gelenke | ▸ rheumatoide Arthritis<br>▸ juvenile Arthritis<br>▸ reaktive Arthritis nach Atemwegs-, Darm- oder Harnwegsinfektionen | ▸ in den nächsten Tagen zum Orthopäden oder Rheumatologen<br>▸ bei akuten Beschwerden Kälteanwendungen, z. B. Eisbeutel, Kühlpack |
| **wechselnde Schmerzen und Schwellungen an Knien und anderen Gelenken**<br>▸ Kreuzschmerzen, vor allem nachts und in Ruhe<br>▸ morgendliche Steifigkeit der betroffenen Gelenke<br>▸ evtl. Hautausschläge | ▸ Bechterew- Krankheit<br>▸ undifferenzierte Spondylarthritis<br>▸ Psoriasis-Arthritis (Arthritis bei Schuppenflechte)<br>▸ reaktive Arthritis nach Atemwegs-, Darm- oder Harnwegsinfektionen<br>▸ Arthritis bei chronisch entzündlichen Darmerkrankungen | in den nächsten Tagen zum Orthopäden oder Rheumatologen |
| **wechselnde Schmerzen und Schwellungen an Knien** und evtl. anderen großen Gelenken<br>▸ einige Monate nach einem Zeckenbiss mit Ausschlag<br>▸ evtl. Lähmungen, ausgedehnte Schmerzen | Borreliose (Lyme-Arthritis) | in den nächsten Tagen zum Arzt für serologische Diagnostik und Antibiose |
| **morgendliche Schmerzen in den Kniegelenken**<br>▸ Gelenke äußerlich meist unauffällig<br>▸ oft auch Hand- und Fingergelenk betroffen<br>▸ Hautveränderungen, z. B. Gesichtsrötungen | Lupus erythematodes | ▸ Blutbild (→ S. 302408), Entzündungswerte (→ S. 302422) kontrollieren<br>▸ zum Rheumatologen zur Diagnosesicherung: Antikörper kontrollieren, ggf. Biopsie |
| **plötzliche oder rasch zunehmende Schmerzen, Rötung und Schwellung des Kniegelenks**<br>▸ evtl. Fieber | ▸ septische Arhritis (eitrige Gelenkentzündung)<br>▸ Anfall von Gicht oder Pseudogicht | ▸ bei Auftreten von Fieber: sofort zum Orthopäden<br>▸ sonst am selben Tag<br>▸ Harnsäure kontrollieren |

## 10.21 Beinbeschwerden ohne Gewalteinwirkung

Beschwerden im Bein und insbesondere im Unterschenkel haben ihre Ursache häufig nicht in Erkrankungen der dortigen Knochen, Muskeln oder Sehnen, sondern in den Gefäßen oder Nerven. Dabei lassen sich Gefäßerkrankungen oft schon äußerlich durch Schwellungen, Verfärbungen, Krampfadern oder offene Stellen erkennen. Missempfindungen und Schmerzen, die auf einer gestörten Nervenfunktion beruhen, sind meist symmetrisch ausgeprägt. Einseitige Schmerzen ohne äußere Auffälligkeiten, aber evtl. mit Kreuzschmerzen, Taubheitsgefühl oder Fußlähmungen verbunden, beruhen dagegen meist auf einer Einengung von Nerven durch Erkrankungen an der Wirbelsäule.

| Beschwerdebild | Was steckt dahinter? | Vorgehen |
|---|---|---|
| **ziehende Wadenschmerzen** einen Tag nach ungewohnter Muskelbelastung, z. B. beim Sport | Muskelkater | ▸ Sauna, Bäder mit Rosmarin- oder Fichtennadelzusatz<br>▸ Lockerungs- und Dehnungsübungen |
| **ziehende Schmerzen an der inneren Schienbeinkante** nach ungewohnter Laufbelastung | Shin splints (Schienbeinschmerz) | ▸ Kälteanwendungen. z. B. Eisbeutel, Kühlpack<br>▸ Lauftraining reduzieren |
| **plötzliche, schmerzhafte Verkrampfungen** der Wadenmuskulatur<br>▸ oft nachts, beim Sport oder im kalten Wasser<br>▸ gehäuft in den Sommermonaten | Wadenkrampf, aus unbekannter Ursache oder z. B. durch<br>▸ ungewohnt starke Muskelanspannung<br>▸ Flüssigkeits- oder Elektrolytmangel, z. B. nach starkem Schwitzen, Durchfall<br>▸ Schwangerschaft, Stillzeit<br>▸ Nebenwirkung von Medikamenten wie Lithium, Abführmitteln, Diuretika<br>▸ Alkoholabhängigkeit | ▸ Zehen umfassen und in Richtung Schienbein ziehen<br>▸ auf den Boden aufstampfen oder mit der Fußsohle gegen die Wand treten<br>▸ nach Beendigung starker Krämpfe Wade für 1–2 Stunden kühlen<br>▸ wenn Wadenkrämpfe gehäuft auftreten: Elektrolyte (→ S. 302411) kontrollieren<br>▸ Magnesium einnehmen |
| **zunehmende Waden- und Fußschmerzen** nach längeren Geh- oder Laufstrecken | Fußdeformitäten wie Spreizfuß, Senk- und Knickfuß, Plattfuß | wenn die Beschwerden auch beim Tragen bequemer Schuhe auftreten: in den nächsten Wochen zum Orthopäden |
| **zunehmende Fuß-, Bein- und/oder Gesäßschmerzen** beim Gehen und evtl. Liegen<br>▸ blasse Haut, Kältegefühl und evtl. Taubheitsgefühl am betroffenen Bein<br>▸ evtl. offene Stellen an Fuß oder Unterschenkel | arterielle Verschlusskrankheit (Schaufensterkrankheit, Raucherbein) | ⚠ bei plötzlicher Schmerzzunahme, Blaufärbung und Kälte des Beins: sofort in die Klinik oder Notarzt rufen<br>▸ bei Druckstellen, offenen oder schwarzen Stellen an den Knöcheln oder Füßen: Entzündungswerte (→ S. 302422) und Gerinnung (→ S. 302410) kontrollieren, Doppler-Ultraschall und ggf. Angiografie<br>▸ Gehtraining, gutes Schuhwerk<br>▸ Anheben des Kopfteils oder Absenken des Fußteils am Bett<br>▸ auf Rauchen verzichten |

| Beschwerdebild | Was steckt dahinter? | Vorgehen |
|---|---|---|
| **Schmerzen, Kribbeln, Jucken oder Schweregefühl** im Unterschenkel<br>▸ Verstärkung durch längeres Stehen/Sitzen und Hitze, Besserung durch Bewegung<br>▸ meist sichtbare Krampfadern oder Besenreiser<br>▸ oft abendliche Schwellung von Fuß und Unterschenkel<br>▸ evtl. bräunliche oder dunkle Verfärbungen und/oder offene Stellen an Unterschenkel, Knöcheln oder Zehen | ▸ Varizen (Krampfadern)<br>▸ chronisch venöse Insuffizienz<br>▸ postthrombotisches Syndrom, als Spätfolge einer tiefen Venenthrombose | ⓘ bei V. a. auf tiefe Beinvenenthrombose: liegend in Klinik zum Ausschluss<br>▸ wenn ein Bein plötzlich an Umfang zunimmt, die Beschwerden neu auftreten oder sich plötzlich verschlimmern: am selben Tag Entzündungswerte (→ S. 302422) und Gerinnung (→ S. 302410) kontrollieren<br>▸ ggf. tiefe Beinveneninsuffizienz ausschließen: körperliche Untersuchung, zum Phlebologen<br>▸ Stützstrümpfe<br>▸ Beingymnastik, Radfahren, Schwimmen, Wandern<br>▸ Beine oft hochlegen, Fußende des Bettes hochstellen |
| **tief sitzendes Kribbeln und unangenehmer Bewegungsdrang** in den Beinen<br>▸ Verstärkung im Sitzen und Liegen, am Abend und in der Nacht (Schlafprobleme)<br>▸ Besserung durch Bewegung | Restless-legs-Syndrom (Syndrom der unruhigen Beine), ohne bekannten Grund oder z. B. bei<br>▸ Mangel an Vitamin B oder Eisen<br>▸ Alkoholabhängigkeit<br>▸ chronisches Nierenversagen | ▸ bei Bedarf zum Neurologen<br>▸ abendliches Radfahren, Schwimmen, Joggen<br>▸ Beine abbrausen<br>▸ Beinmassagen |
| **Schmerzen, Brennen, Kribbeln und/oder Taubheitsgefühl** in meist strumpfförmiger Ausdehnung an beiden Unterschenkeln und Füßen | Polyneuropathie, z. B. als Folge von Diabetes oder Alkoholabhängigkeit | wenn die Beschwerden neu auftreten: in den nächsten Tagen zum Neurologen |
| **Schmerzen und/oder Taubheitsgefühl in bandförmiger Ausdehnung** an einem Bein und/oder Fuß<br>▸ meist Kreuzschmerzen<br>▸ selten Lähmungen | Erkrankungen der Wirbelsäule, z. B.<br>▸ Bandscheibenschaden<br>▸ Spinalstenose (Verengung des Wirbelkanals)<br>▸ Wirbelbruch, z. B. bei Unfall oder Osteoporose<br>▸ Spondylolisthesis (Wirbelgleiten)<br>▸ Knochentumoren oder -metastasen in der Wirbelsäule | ▸ bei Taubheitsgefühl oder Lähmungen: am selben Tag zum Orthopäden<br>▸ wenn Schmerzen längere Zeit anhalten: in den nächsten Wochen zum Orthopäden<br>▸ in Bewegung bleiben oder schmerzarme Lage suchen<br>▸ Wärmeanwendungen an der Schmerzregion, z. B. Heizkissen |
| **rasche Entwicklung eines druckschmerzhaften, geröteten und überwärmten Strangs**, meist an den Unterschenkeln | akute Thrombophlebitis (oberflächliche Venenentzündung), oft bei vorbestehenden Krampfadern | ▸ spätestens am nächsten Tag Entzündungswerte (→ S. 302422) und Gerinnung (→ S. 302410) kontrollieren<br>▸ Antiphlogistika<br>▸ Kälteanwendungen<br>▸ keine Bettruhe, Beine bewegen |
| **rasch zunehmende, schmerzhafte Rötung und Schwellung** am Bein mit Fieber und Schüttelfrost | bakterielle Entzündung in Haut und Weichteilen, z. B. als<br>▸ Erysipel (Wundrose)<br>▸ Phlegmone<br>▸ Abszess | ⓘ sofortige Antibiose wegen drohender Sepsis |

## 10.21 Beinbeschwerden ohne Gewalteinwirkung

| Beschwerdebild | Was steckt dahinter? | Vorgehen |
|---|---|---|
| **plötzliches Spannungsgefühl und Druckempfindlichkeit in Wade oder ganzem Bein**<br>▸ Umfangsvermehrung des betroffenen Beins<br>▸ Schmerzen beim Gehen, Husten<br>▸ evtl. bläulich glänzende Haut | tiefe Venenthrombose, z. B. bei Bettlägerigkeit, Beingips oder Langstreckenflügen | ❗ Lungenembolie droht: Notarzt rufen |
| **rasch zunehmende Schmerzen, Taubheits- und Kältegefühl im Bein**<br>▸ Blasse oder bläuliche Haut<br>▸ evtl. Lähmungserscheinungen | akuter Beinarterienverschluss | ❗ Notarzt rufen |
| **langsam zunehmende, einseitige, oft schmerzhafte Schwellung,** oft in der Nähe des Kniegelenks<br>▸ evtl. Verdünnung der darüberliegenden Haut<br>▸ evtl. Fieber, Abgeschlagenheit | Knochentumor, z. B. Osteosarkom, Ewing-Sarkom | in den nächsten Tagen zum Orthopäden |
| **langsam vom Fuß auf das Bein übergreifende, meist einseitige, schmerzlose Schwellung (Ödem)**<br>▸ Baumstammartiges Aussehen des Beins<br>▸ oft Schweregefühl | Lymphödem, z. B. als Folge von Verletzungen, Bestrahlungen, Operationen, Infektionen oder Krebserkrankungen | ▸ Tumor ausschließen: Ultraschall, ggf. CT<br>▸ Lymphdainage<br>▸ in den nächsten Wochen Entzündungswerte (→ S. 302422) kontrollieren<br>▸ Überwärmung vermeiden<br>▸ locker sitzende Fußbekleidung<br>▸ kleine Verletzungen verhindern |
| **beidseitige, schmerzlose Schwellung (Ödem) von Fuß und Unterschenkel**<br>▸ Gewichtszunahme | ▸ Ödeme bei chronischer Herzinsuffizienz<br>▸ chronisches Cor pulmonale<br>▸ Lebererkrankungen wie Leberzirrhose<br>▸ Nephrotisches Syndrom<br>▸ chronisches Nierenversagen<br>▸ massive Mangelernährung, z. B. bei Magersucht, chronisch entzündlichen Darmerkrankungen | ▸ Elektrolyte (→ S. 302411), Eiweiße (→ S. 302414) kontrollieren<br>▸ zum Kardiologen<br>▸ ggf. Substitution |
| **Beinödeme (Beinschwellung)**<br>▸ einseitig oder eine Seite viel stärker betroffen als die andere<br>▸ mit schmerzhafter Bewegungseinschränkung | ▸ tiefe Thrombose von Unterschenkel, Knie, Oberschenkel oder Becken (→ Abb. 10.1 S. 310)<br>▸ postthrombotisches Syndrom<br>▸ Lymphabflussstörung auf der stärker betroffenen Seite (Lymphödem) | ❗ bei V. a. tiefe Venenthrombose: Lungenembolie droht, Notarzt rufen<br><br>bei postthrombotischem Syndrom:<br>▸ Durchgängigkeit und Suffizienz der tiefen Venen klären<br>▸ ggf. Kompressionsstrümpfe<br>▸ ggf. Lymphdrainage |

| Beschwerdebild | Was steckt dahinter? | Vorgehen |
|---|---|---|
| **Beinödeme (Beinschwellung)**<br>▸ symmetrisch ausgeprägt<br>▸ über Wochen zunehmend | ▸ Herzinsuffizienz<br>▸ chronisches Nierenversagen<br>▸ Lebererkrankungen wie Leberzirrhose<br>▸ Hungerödem bei massiver Fehlernährung (bei Alkoholabhängigkeit) oder Unterernährung (bei Magersucht) | ▸ Elektrolyte (→ S. 302411), Eiweiße (→ S. 302414) kontrollieren<br>▸ zum Kardiologen<br>▸ ggf. Substitution |

## 10.22 Beschwerden in Sprunggelenk oder Ferse

| Beschwerdebild | Was steckt dahinter? | Vorgehen |
|---|---|---|
| **Schmerzen, starke Schwellung und Bluterguss am Außenknöchel** nach Umknicken oder Übertreten des Fußes nach außen<br>▸ meist Gehen oder Stehen unmöglich<br>▸ evtl. fühlbares Krachen beim Übertreten | ▸ Außenknöchelbruch<br>▸ Außenbandriss<br>▸ Zerrung der Außenbänder | ▸ wenn Auftreten nicht möglich ist: in Klinik einweisen<br>▸ wenn die Beschwerden länger als 3 Tage anhalten: in den nächsten Tagen zum Orthopäden<br>▸ kühlen, z. B. mit Eisbeutel, Kühlpack<br>▸ Bein hochlagern |
| **Schmerzen, starke Schwellung und Bluterguss am Innenknöchel** nach Umknicken oder Übertreten des Fußes nach innen | Bruch des Innenknöchels | ▸ wenn Auftreten nicht möglich ist: in Klinik einweisen<br>▸ wenn die Beschwerden länger als 3 Tage anhalten: in den nächsten Tagen zum Orthopäden<br>▸ kühlen, z. B. mit Eisbeutel, Kühlpack<br>▸ Bein hochlagern |
| **druckschmerzhafte Schwellung hinter dem Außenknöchel**, oft nach Skiunfällen (Sturz nach vorne) | Verrenkung der Peroneussehne (Peronealsehnenluxation) | am selben Tag zum Orthopäden |
| **hörbarer Knall und evtl. stechende Schmerzen oberhalb der Ferse,** oft nach abrupten Bewegungen (Ansprinten, Springen)<br>▸ oft tastbare Delle, Vorwölbung an der Wade<br>▸ Gehen schmerzhaft, Zehenstand unmöglich | Achillessehnenruptur (Achillessehnenriss) | ▸ in Klinik einweisen<br><br>**Erstmaßnahmen:**<br>▸ kühlen, z. B. mit Eisbeutel, Kühlpack<br>▸ Bein hochlagern in Spitzfußstellung (Fuß gestreckt) |
| **Schmerzen, Schwellung und Bluterguss an der Ferse** nach Stürzen aus über 1 m Höhe<br>▸ vollständige Belastungsunfähigkeit<br>▸ oft abgeflachtes Fußgewölbe | Kalkaneusfraktur (Fersenbeinbruch) | ▸ wenn Auftreten nicht möglich ist: in Klinik einweisen<br><br>**Erstmaßnahmen:**<br>▸ kühlen, z. B. mit Eisbeutel, Kühlpack<br>▸ Bein hochlagern |

## 10.22 Beschwerden in Sprunggelenk oder Ferse

| Beschwerdebild | Was steckt dahinter? | Vorgehen |
|---|---|---|
| **Unsicherheitsgefühl beim Gehen auf unebenem Gelände**<br>▸ ständige leichte Schwellung des Außenknöchels<br>▸ häufiges Umknicken | chronische Bandinstabilität, meist als Folge von nicht erkannten oder unzureichend behandelten Außenbandrissen | ▸ bei Gelegenheit zum Orthopäden<br>▸ Schuhe mit hohem Schaft und niedrigem, breitem Absatz |
| **zunehmende, belastungsabhängige Schmerzen** im Sprunggelenk<br>▸ wechselnde Schwellung<br>▸ zunehmende Probleme beim Abrollen des Fußes | Arthrose im oberen Sprunggelenk, meist nach Verletzungen oder bei rheumatoider Arthritis | ▸ in den nächsten Wochen zum Orthopäden<br>▸ Übergewicht reduzieren<br>▸ gelenkschonender Sport, z. B. Radfahren, Schwimmen |
| **schubweise zunehmende, meist symmetrische Schmerzen** an Sprunggelenken und anderen Gelenken (vor allem an der Hand)<br>▸ spindelförmige Schwellungen<br>▸ morgendliche Steifigkeit der betroffenen Gelenke<br>▸ oft leichtes Fieber, Müdigkeit | ▸ rheumatoide Arthritis<br>▸ juvenile Arthritis | ▸ in den nächsten Tagen zum Orthopäden oder Rheumatologen<br>▸ bei akuten Gelenkschmerzen Kälteanwendungen, z. B. Eisbeutel, Kühlpack |
| **offene Stellen am Innenknöchel,** evtl. auch Unterschenkel<br>▸ oft tagsüber zunehmende Schwellung und Schweregefühl in den Beinen<br>▸ oft Krampfadern | Ulcus cruris (offenes Bein), meist als Folge von<br>▸ chronisch venöser Insuffizienz<br>▸ postthrombotischem Syndrom als Spätfolge einer tiefen Venenthrombose | ▸ wenn die Beschwerden neu auftreten oder sich plötzlich verschlimmern: Entzündungswerte (→ S. 302422) und Gerinnung (→ S. 302410) kontrollieren<br>▸ bei postthrombotischem Syndrom: Durchgängigkeit und Suffizienz der tiefen Venen klären<br>▸ ggf. Kompressionsstrümpfe |
| **belastungsabhängige Schmerzen, Schwellungen und eingeschränkte Beweglichkeit am Sprunggelenk**<br>▸ oft bei Jugendlichen<br>▸ oft plötzliche Blockierungen | Osteochondrosis dissecans des Sprungbeins | in den nächsten Tagen zum Orthopäden |
| **Schmerzen an der hinteren Ferse**<br>▸ anfangs vor allem bei Belastung oder Dehnung, später oft auch in Ruhe<br>▸ oft druckschmerzhafte Schwellung, Rötung und/oder Schwielen<br>▸ oft nach Überlastung bei Lauf- und Sprungsportarten | Achillodynie z. B. bei<br>▸ Entzündungen von Ansatz und/oder Gleitgewebe der Achillessehne<br>▸ Verschleißerscheinungen an der Achillessehne<br>▸ oberem Fersensporn<br>▸ Schleimbeutelentzündung | ▸ in den nächsten Wochen zum Orthopäden<br>▸ bei akuten Schmerzen und nach Belastungen Kälteanwendungen, z. B. Eisbeutel, Kühlpack<br>▸ Sportsalben<br>▸ Schuhe ohne Kappe oder mit weiter Kappe |
| **stechende Schmerzen an der Unterseite der Ferse,** vor allem bei Belastung und Druck | ▸ unterer Fersensporn, oft als Folge eines Plattfußes<br>▸ Dornwarze<br>▸ eingetretener Fremdkörper | ▸ Fremdkörper entfernen<br>▸ in den nächsten Wochen zum Orthopäden |

| Beschwerdebild | Was steckt dahinter? | Vorgehen |
|---|---|---|
| **Fersenschmerzen und tief sitzende Kreuzschmerzen,** vor allem nachts und in Ruhe<br>▸ oft wechselnde Schmerzen und Schwellungen an großen Gelenken (z. B. Sprunggelenk)<br>▸ morgendliche Steifigkeit der betroffenen Gelenke | ▸ Bechterew-Krankheit<br>▸ undifferenzierte Spondylarthritis<br>▸ reaktive Arthritis nach Atemwegs-, Darm- oder Harnwegsinfektionen<br>▸ Arthritis bei chronisch entzündlichen Darmerkrankungen | in den nächsten Wochen zum Orthopäden oder Rheumatologen |

## 10.23 Beschwerden in Mittelfuß oder Zehen

| Beschwerdebild | Was steckt dahinter? | Vorgehen |
|---|---|---|
| **(Belastungs-)Schmerzen, Schwellung und Bluterguss im Mittelfußbereich**<br>▸ nach Umknicken, ungewohnter Laufbelastung, direkter Gewalteinwirkung,<br>▸ Abrollen stark schmerzhaft | Mittelfußbruch, z. B. als Marschfraktur | ▸ in Klinik einweisen<br>**Erstmaßnahmen:**<br>▸ kühlen, z. B. mit Eisbeutel, Kühlpack<br>▸ Bein hochlagern |
| **Schmerzen, Schwellung, Bluterguss und evtl. Fehlstellung an Zehen,** meist nach direkter Gewalteinwirkung oder Anstoßen | Zehenfraktur | ▸ am selben Tag zum Orthopäden<br>▸ kühlen, z. B. mit Eisbeutel, Kühlpack |
| **Knochenvorsprung am körpernahen Fußrücken**<br>▸ Schmerzen bei Druck durch enge Schuhe und bei Belastung<br>▸ oft Rötung der darüber liegenden Haut | dorsaler Fußhöcker, meist bei Arthrose an Fußwurzelgelenken | ▸ bei Gelegenheit zum Orthopäden<br>▸ mit Filzring abpolstern, weite Schuhe mit weichem Oberleder und gepolsterter Zunge |
| **belastungsabhängige Schmerzen und wechselnde Schwellungen an der Innenseite des Fußrückens**<br>▸ im ersten Lebensjahrzehnt<br>▸ typischer Schongang auf der Außenseite des Fußes | Köhler-I-Krankheit (Absterben von Teilen des Kahnbeins) | in den nächsten Tagen zum Pädiater oder Orthopäden |
| **belastungsabhängige Schmerzen am mittleren Vorfuß**<br>▸ im zweiten Lebensjahrzehnt<br>▸ Hinken wegen Schmerzen beim Fußabrollen | Köhler-II-Krankheit (Absterben von Teilen der Mittelfußknochen) | in den nächsten Tagen zum Orthopäden |
| **Schmerzen, Kribbeln und/oder Taubheitsgefühl am inneren Fußrand**<br>▸ besonders nachts und bei Belastung<br>▸ evtl. Schmerzausstrahlung in Fußsohle, Ferse, Wade | Tarsaltunnelsyndrom (Engpasssyndrom des Tibialisnerven), oft nach Verletzungen im Sprunggelenk, z. B. Außenknöchelbruch, oder Fußbereich | in den nächsten Wochen zum Orthopäden |

## 10.23 Beschwerden in Mittelfuß oder Zehen

| Beschwerdebild | Was steckt dahinter? | Vorgehen |
|---|---|---|
| attackenartige, brennende oder elektrisierende Schmerzen und/oder Kribbeln am Vorfuß, meist zwischen 3. und 4. Zehe | Metatarsalgie, meist als Folge eines Spreizfußes oder einer Ballenzehe | ▶ in den nächsten Wochen zum Orthopäden<br>▶ bei Schmerzattacke Schuhe ausziehen<br>▶ weiche, breite Schuhe, Polster unter die betroffene Zehe |
| Schmerzen im Mittelfußbereich nach längerer Belastung (Stehen, Gehen)<br>▶ Verbreiterung des Vorfußes<br>▶ Schwielen und Hühneraugen an den Zehenballen<br>▶ häufig Verformungen der Zehen | ▶ Spreizfuß<br>▶ Plattfuß | ▶ in den nächsten Wochen zum Orthopäden<br>▶ weite Schuhe mit flachen Absätzen |
| schubweise zunehmende, meist symmetrische Schmerzen an Zehen- und/oder Sprunggelenken und anderen Gelenken (vor allem an der Hand)<br>▶ spindelförmige Schwellungen<br>▶ morgendliche Steifigkeit der betroffenen Gelenke<br>▶ oft leichtes Fieber, Müdigkeit | rheumatoide Arthritis, juvenile Arthritis | ▶ in den nächsten Tagen zum Orthopäden oder Rheumatologen<br>▶ bei akuten Gelenkschmerzen Kälteanwendungen, z. B. Eisbeutel, Kühlpack |
| schubweise auftretende, asymmetrische Schmerzen und Schwellungen an Zehen- und Fingergelenken<br>▶ Besserung von Schmerzen und Steifheit durch Bewegung<br>▶ evtl. »Wurstzehen« bei Befall ganzer Zehenglieder<br>▶ schuppige Hautausschläge und Nagelveränderungen | Psoriasis-Arhritis (Arthritis bei Schuppenflechte) | ▶ in den nächsten Wochen zum Orthopäden<br>▶ bei akuten Beschwerden Kälteanwendungen, z. B. Eisbeutel, Kühlpack |
| plötzliche, stärkste Schmerzen, Schwellung und Rötung an der Großzehe, seltener am Fußrücken<br>▶ Berührungsempfindlichkeit<br>▶ oft nach überreichlichen Mahlzeiten oder Alkoholgenuss | akute Gicht | ▶ am selben Tag Harnsäure und Entzündungswerte (→ S. 302422) kontrollieren<br>▶ kühlende Umschläge<br>▶ viel trinken (> 2 Liter), aber keinen Alkohol<br>▶ Colchicin und/oder Schmerzmittel<br>▶ langfristig Ernährungsumstellung und einschleichend Allopurinol |

| Beschwerdebild | Was steckt dahinter? | Vorgehen |
|---|---|---|
| **Fehlstellung der Großzehe,** oft mit Über- oder Unterkreuzen der 2. Zehe<br>▸ knöcherner Vorsprung am Fußrand, oft mit schmerzhafter Schwellung oder Schwielen<br>▸ oft Schmerzen beim Abrollen | Ballenzehe, meist als Folge eines Spreizfußes | ▸ bei Gelegenheit zum Orthopäden<br>▸ weite, weiche Schuhe mit flachen Absätzen, ringförmige Polster<br>▸ Zehengymnastik, Barfußlaufen |
| **zunehmende, schmerzhafte Versteifung und Verdickung des Großzehengrundgelenks** | Hallux rigidus, meist als Folge einer Ballenzehe | in den nächsten Wochen zum Orthopäden |
| **Verkrümmung der 2.-5. Zehe**<br>▸ Schwielen oder Hühneraugen auf der Oberseite<br>▸ oft Schmerzen beim Abrollen | Hammerzehen, Krallenzehen, meist als Folge von ungeeigneten Schuhen | ▸ bei Gelegenheit zum Orthopäden<br>▸ weite, weiche Schuhe mit flachen Absätzen, ringförmige Polster |
| **schmerzhafte Schwellung und Rötung des Nagelfalzes,** oft am großen Zehen | eingewachsener Zehennagel | ▸ wenn keine Besserung: in den nächsten Tagen zum Chirurgen<br>▸ täglich mehrmals Zehenbad in warmem Wasser mit Kamille oder in 1 %iger Kaliumpermanganat-Lösung<br>▸ anschließend Bestreichen des »wilden« Fleischs mit einem Silbernitrat-Stift |
| **rasch zunehmende, pochende Schmerzen,** Rötung und Schwellung an einem Zeh<br>▸ manchmal sichtbare Eiterblase oder Gelbfärbung unter einem Nagel<br>▸ oft nach Verletzungen, z. B. beim Nägelschneiden | bakterielle Infektion, z. B. als<br>▸ Nagelbettentzündung<br>▸ Nagelfalzentzündung<br>▸ Panaritium (eitriger Zehe) | ▸ breitet sich Entzündung aus oder gibt es Zeichen einer Lymphangiitis: chirurgisch sanieren, Antibiose<br>▸ bei Fieber, großer Ausdehnung, wenn sich die Beschwerden nicht bessern: Entzündungswerte (→ S. 302422) kontrollieren<br>▸ bei leichteren Entzündungen mehrmals täglich Zehenbad in warmem Wasser mit Kamillenextrakt |
| **brennende Fußschmerzen und Schwellungen** Tage bis Wochen nach einer Verletzung oder OP<br>▸ rötliche oder bläuliche Hautverfärbungen<br>▸ übersteigerte Berührungsempfindlichkeit | Sudeck-Erkrankung | in den nächsten Tagen zum Orthopäden |

## 10.23 Beschwerden in Mittelfuß oder Zehen

| Beschwerdebild | Was steckt dahinter? | Vorgehen |
|---|---|---|
| **stechende Schmerzen beim Auftreten**<br>▸ oft an druckbelasteten Stellen der Fußsohle<br>▸ gelblich oder rötlich verfärbte Stelle, evtl. mit zentralem dunklen Pünktchen | ▸ Hühneraugen<br>▸ Dornwarzen<br>▸ eingetretene Fremdkörper, z. B. Stacheln | ▸ Fremdkörper entfernen<br>▸ bei kleineren Hühneraugen Entlastungsringe, Abreiben mit Bimsstein oder Raspeln<br>▸ kleinere Warzen vereisen oder mit Silbernitrat verätzen<br>▸ wenn Therapie nicht hilft: in den nächsten Wochen zum Dermatologen |
| **nächtliche Anfälle von brennenden Schmerzen**<br>▸ Rötung und evtl. Schwitzen an den Fußsohlen<br>▸ evtl. gleiche Beschwerden an den Handflächen | Burning-feet-Syndrom, z. B. bei<br>▸ Mangel an Vitamin B oder Magnesium<br>▸ Polyneuropathie bei Diabetes oder Alkoholabhängigkeit | ▸ in den nächsten Wochen zum Neurologen<br>▸ Füße kühlen, offene Schuhe |
| **tief sitzendes Kribbeln und unangenehmer Bewegungsdrang** in den Füßen<br>▸ Verstärkung im Sitzen und Liegen, am Abend und in der Nacht<br>▸ Besserung durch Bewegung | Restless-legs-Syndrom (Syndrom der unruhigen Beine), ohne bekannten Grund oder z. B. bei<br>▸ Vitamin-B-Mangel oder Eisenmangel<br>▸ Alkoholabhängigkeit<br>▸ chronischem Nierenversagen | ▸ bei Bedarf zum Neurologen<br>▸ abendliches Radfahren, Schwimmen, Joggen<br>▸ Beine abbrausen<br>▸ Beinmassagen |
| **Schwellungen, bläuliche Verfärbungen, Verformungen und offene Stellen an den Füßen** (meist Fußsohlen, Zehen) | diabetischer Fuß (diabetisches Fußsyndrom) | ▸ wenn offene Stellen auftreten: in den nächsten Tagen zum Internisten<br>▸ BZ messen (→ S. 420)<br>▸ Fußpflege, -prophylaxe |
| **Knoten an der Fußsohle,** meist am Gewölbe<br>▸ evtl. Schmerzen, Taubheitsgefühl an Zehen<br>▸ später Krümmung der Fußsohle mit Schwierigkeiten beim Laufen | Ledderhose-Krankheit, gehäuft bei Diabetes, rheumatoider Arthritis, Arteriosklerose | in den nächsten Wochen zum Orthopäden |

## 10.24 Einseitiges oder asymmetrisches Hinken und andere Gangstörungen

Einseitiges oder asymmetrisches Hinken entsteht durch Schmerzen bei Belastung eines Beins, ungleiche Länge der Beine oder neurologische Störungen. Schmerzen in Kreuz, Hüfte oder Bein sind allerdings nicht immer die Ursache, sondern manchmal auch die Folge von Hinken, wenn es z. B. durch eine Beinlängendifferenz zu einer Fehlbelastung des Rückens kommt. Auf der anderen Seite können Erkrankungen des Bewegungsapparats auch ausschließlich zu Hinken ohne begleitende Schmerzen führen, z. B. bei der Coxitis fugax (Hüftschnupfen) oder der Perthes(-Calvé-Legg)-Krankheit (Absterben des Hüftkopfs).

Hinken und insbesondere andere Gangstörungen sind auch häufig Folge von Schäden an Nerven oder zentralem Nervensystem (Gehirn, Rückenmark), meist in Verbindung mit verschiedenen neurologischen Beschwerden, z. B. Gleichgewichts- oder Empfindungsstörungen. Die Art der Gangstörung lässt einen Rückschluss auf den Ort der Schädigung zu.

| Beschwerdebild | Was steckt dahinter? | Vorgehen |
|---|---|---|
| **Hinken mit Kreuzschmerzen,** evtl. auch Gesäß- und/oder Beinschmerzen (häufig an der Rückseite, Ischiasschmerz)<br>▸ evtl. Missempfindungen, Kribbeln oder Taubheitsgefühl<br>▸ evtl. Lähmungen von Bein- oder Fußmuskeln | Druck auf eine Nervenwurzel oder Nerven, z. B. bei<br>▸ Bandscheibenschäden<br>▸ Spinalstenose (Verengung des Wirbelkanals)<br>▸ Wirbelbrüchen<br>▸ Tumoren der Wirbsäule<br>▸ Rückenmarkverletzungen<br>▸ Rückenmarktumoren | ▸ bei starken Schmerzen, Taubheitsgefühl oder Lähmungen: am selben Tag zum Orthopäden<br>▸ bei länger dauernden Beschwerden: zum Orthopäden<br>▸ schmerzarme Lage einnehmen oder in Bewegung bleiben<br>▸ Wärmeanwendungen |
| **Hinken mit Schmerzen in Hüfte, Knie, Bein und/oder Fuß**<br>▸ Beschwerden oft vor allem nach dem Aufstehen, bei Gehbeginn und nach längeren Gehstrecken<br>▸ bei lange bestehenden Beschwerden evtl. Kreuzschmerzen | ▸ Erkrankungen der Hüfte, z. B. Hüftgelenksarthrose, Hüftkopfnekrose, Coxa vara, Coxa valga<br>▸ Erkrankungen des Knies, z. B. Kniegelenkarthrose, vorderer Knieschmerz, Meniskusverletzungen<br>▸ Erkrankungen des Fußes, z. B. Fersensporn, Achillessehnenriss, Dornwarzen | ▸ bei plötzlichen, starken Schmerzen: am selben Tag zum Orthopäden<br>▸ bei neu auftretenden, mäßigen Beschwerden: in den nächsten Tagen zum Orthopäden<br>▸ bei Arthrosen und anderen Verschleißerscheinungen evtl. Gehstützen |
| zunehmendes **Hinken mit Fuß-, Bein- und/oder Gesäßschmerzen nach längeren Gehstrecken**<br>▸ blasse Haut, Kältegefühl und evtl. Taubheitsgefühl am betroffenen Bein<br>▸ evtl. offene Stellen an Fuß oder Unterschenkel | periphere arterielle Verschlusskrankheit (Schaufensterkrankheit, Raucherbein) | ▸ Doppler-Ultraschall und ggf. Angiografie<br>▸ gutes Schuhwerk<br>▸ Anheben des Kopfteils am Bett bei nächtlichen Schmerzen<br>▸ Risikofaktoren minimieren: Übergewicht, Hypertonus, Diabetes, Rauchen, Bewegungsmangel |

## 10.24 Einseitiges oder asymmetrisches Hinken und andere Gangstörungen

| Beschwerdebild | Was steckt dahinter? | Vorgehen |
|---|---|---|
| **Hinken mit sichtbarem Schiefstand des Beckens**<br>▸ evtl. Schmerzen an Kreuz, Hüfte, Bein(gelenken)<br>▸ evtl. sichtbare Fehlstellungen am Bein | Beinlängendifferenz > 2 cm, z. B. bei<br>▸ Verletzungen, Operationen oder Lähmungen an Hüfte und Bein<br>▸ erworbenen Hüft- und Kniegelenkerkrankungen, z. B. Hüftgelenkarthrose<br>▸ Fehlbildungen an Hüftgelenk und Bein, z. B. angeborene Hüftluxation (Hüftverrenkung) | in den nächsten Wochen zum Orthopäden |
| **kreisförmiges Vorwärtsschwingen eines steifen Beins**<br>▸ Fußspitze zeigt nach innen, seitlicher Fußrand schleift<br>▸ seitengleicher Arm angewinkelt, schwingt beim Gehen nicht mit | spastische Lähmung, z. B. bei<br>▸ Multipler Sklerose<br>▸ Rückenmarkverletzungen<br>▸ Schlaganfall<br>▸ frühkindlicher Hirnschädigung | wenn die Beschwerden neu auftreten oder zunehmen: in den nächsten Tagen zum Neurologen |
| **»Steppergang« mit Hängen einer Fußspitze** und übermäßigem Anheben des Knies beim Gehen<br>▸ hörbarer Auftritt<br>▸ Taubheitsgefühl auf dem Fußrücken | Schädigung oder Irritation des Peroneusnerven (Fußhebers), z. B. bei<br>▸ Verletzungen oder Gips am Unterschenkel<br>▸ vorübergehend nach längerem Sitzen mit überschlagenen Beinen | wenn die Beschwerden neu auftreten oder zunehmen: in den nächsten Tagen zum Neurologen |
| **unsicheres und meist hörbares Aufsetzen eines Fußes,** der sich stellenweise taub anfühlt | Schädigung sensibler Nerven, z. B. bei<br>▸ Bandscheibenvorfall<br>▸ Rückenmarkverletzungen<br>▸ Rückenmarktumoren<br>▸ Polyneuropathie<br>▸ Multipler Sklerose | wenn die Beschwerden neu auftreten oder zunehmen: in den nächsten Tagen zum Neurologen |
| **unregelmäßiger, breitbeiniger Gang** mit Schwanken und Fallneigung zu einer Seite<br>▸ oft Unsicherheit beim Greifen<br>▸ evtl. abgehackte Sprache | Kleinhirnschaden, z. B. bei<br>▸ Multipler Sklerose<br>▸ Schlaganfall, Arteriosklerose von Hirnarterien<br>▸ Alkoholabhängigkeit | wenn die Beschwerden neu auftreten oder zunehmen: in den nächsten Tagen zum Neurologen |
| **plötzlich auftretendes Hinken mit Schwäche in einem Bein oder Fuß**<br>▸ evtl. Kribbeln und/oder Taubheitsgefühl an der gleichseitigen Körperhälfte<br>▸ evtl. gleichseitige Armschwäche und/oder Gesichtslähmung | ▸ transitorische ischämische Attacke<br>▸ Schlaganfall<br>▸ Multiple Sklerose | ⚠ Notarzt rufen |

| Beschwerdebild | Was steckt dahinter? | Vorgehen |
|---|---|---|
| **plötzlich auftretendes Hinken mit Schwäche in einem Bein oder Fuß und Kreuzschmerzen**<br>▶ oft Schmerzen, Kribbeln und/oder Taubheitsgefühl in Gesäß und/oder Bein<br>▶ evtl. Probleme beim Wasser- und Stuhlhalten | Bandscheibenvorfall | am selben Tag zum Orthopäden |
| **plötzliches Hinken bei Kindern**<br>▶ meist Schmerzen in Hüfte und/oder Knie | ▶ Coxitis fugax (Hüftschnupfen)<br>▶ akute Form von Hüftkopfgleiten<br>▶ Ermüdungsbruch am Bein, meist nach Überbelastung | am selben Tag zum Pädiater oder Orthopäden |
| **zeitweiliges Hinken bei Kindern** bis 12 Jahre ohne weitere Beschwerden | Perthes(-Calvé-Legg)-Krankheit (Absterben des Hüftkopfs im Kindesalter) | in den nächsten Tagen zum Pädiater oder Orthopäden |
| **verschiedene, evtl. wechselnde Gangstörungen**<br>▶ z. B. Gehen wie auf Stelzen, Nachschleifen, Zehenspitzengang | psychisch bedingte Gangstörung | wenn die Gangstörung anhält: in den nächsten Tagen zum Psychiater |

## 10.25 Beidseitiges Hinken und andere Gangstörungen

Wenn Hinken oder andere Gangstörungen **beidseitig** auftreten, steckt dahinter meist eine neurologische Erkrankung, Muskelerkrankung oder Nebenwirkung von Medikamenten und Alkohol.

Plötzliches Auftreten von Hinken und anderen Gangstörungen ist typisch für einen Schlaganfall, Multiple Sklerose oder ein rasch verlaufendes Guillain-Barré-Syndrom. Bei den anderen Erkrankungen entwickelt sich das Hinken in der Regel über einen Zeitraum von mehreren Wochen bis Jahren.

| Beschwerdebild | Was steckt dahinter? | Vorgehen |
|---|---|---|
| **torkelnder Gang** mit Beinahe-Stürzen | ▶ Alkoholrausch<br>▶ Überdosierung von Beruhigungsmitteln | ⚠ wenn kein »normaler« Alkoholrausch dahintersteckt: Notarzt rufen |
| **unsicherer, breitbeiniger Gang mit abrupten Schritten unterschiedlicher Länge**<br>▶ meist hörbarer Auftritt<br>▶ Taubheitsgefühl an Füßen und meist Unterschenkeln | Schädigung sensibler Nerven, z. B. bei<br>▶ Polyneuropathie, z. B. bei Diabetes, Alkoholabhängigkeit<br>▶ Multipler Sklerose<br>▶ Vitamin-B12-Mangel | ▶ wenn die Beschwerden neu auftreten oder zunehmen: in den nächsten Tagen zum Neurologen<br>▶ bei V. a. Vitamin-B12-Mangel: Gastroskopie, um atrophische Gastritis als Ursache auszuschließen. Ggf. Vitamin B12 substituieren |

## 10.25 Beidseitiges Hinken und andere Gangstörungen

| Beschwerdebild | Was steckt dahinter? | Vorgehen |
|---|---|---|
| **unsicherer, breitbeiniger Gang mit kurzen, schlurfenden Schritten**<br>▸ Füße scheinen am Boden zu kleben<br>▸ Gedächtnis- und Denkstörungen | ▸ Alzheimer-Demenz<br>▸ abgelaufener Schlaganfall<br>▸ Hydrocephalus (Erweiterung der Hohlräume im Gehirn)<br>▸ chronische organische Psychose | ▸ wenn die Beschwerden neu auftreten oder zunehmen: in den nächsten Tagen zum Neurologen<br>▸ bei V. a. Demenz: frühzeitig testen, z. B. mit dem Mini-Mental-Status-Test (MMST) oder DemTect |
| **»gebundener« Gang mit kurzen, schlurfenden Schritten und vorgebeugtem Oberkörper**<br>▸ Beine steif und in den Knien gebeugt<br>▸ Arme angewinkelt, schwingen beim Gehen nicht mit | ▸ Parkinson-Krankheit<br>▸ symptomatisches Parkinson-Syndrom, z. B. nach Gehirnentzündung<br>▸ medikamenteninduziertes Parkinson-Syndrom, z. B. bei Einnahme von Neuroleptika oder Metoclopramid<br>▸ chronische organische Psychose | wenn die Beschwerden neu auftreten oder zunehmen: in den nächsten Tagen zum Neurologen |
| **kreisförmiges Vorwärtsschwingen der Beine** mit nach innen weisenden Fußspitzen<br>▸ Beine steif<br>▸ Arme angewinkelt, schwingen beim Gehen nicht mit | spastische Lähmung, z. B. bei<br>▸ Multipler Sklerose<br>▸ Rückenmarkverletzungen<br>▸ Schlaganfall<br>▸ frühkindlicher Hirnschädigung | wenn die Beschwerden neu auftreten oder zunehmen: am selben Tag zum Neurologen |
| **watschelnder Gang** mit beidseitiger Schwäche oder Lähmung von Hüft- und/oder Beinmuskeln<br>▸ evtl. auch Schwäche oder Lähmung von Schulter-, Arm- und/oder Gesichtsmuskeln<br>▸ evtl. Kribbeln und/oder Taubheitsgefühl in den Beinen | schlaffe Lähmung, z. B. bei<br>▸ Polyneuropathie, z. B. bei Diabetes, Alkoholabhängigkeit<br>▸ Muskeldystrophie<br>▸ Guillain-Barré-Syndrom<br>▸ Kinderlähmung<br>▸ Polymyositis, Dermatomyositis | wenn die Beschwerden neu auftreten oder zunehmen: am selben Tag zum Neurologen |
| **»Steppergang«** mit Hängen beider Fußspitzen<br>▸ übermäßiges Anheben der Knie beim Gehen<br>▸ hörbarer Auftritt<br>▸ Taubheitsgefühl auf den Fußrücken | Schädigung der Peroneusnerven (Fußhebers), z. B. bei<br>▸ langem Hocken oder Knien (vorübergehend)<br>▸ Polyneuropathie<br>▸ Muskeldystrophie | wenn die Beschwerden neu auftreten oder zunehmen: am selben Tag zum Neurologen |
| **verschiedene, evtl. wechselnde Gangstörungen**<br>▸ z. B. Gehen wie auf Stelzen, Nachschleifen, Zehenspitzengang | ▸ bei Kindern: Zehenspitzengang als harmlose Angewohnheit<br>▸ psychisch bedingte Gangstörung | wenn die Beschwerden neu auftreten oder zunehmen: am selben Tag zum Pädiater oder Psychiater |

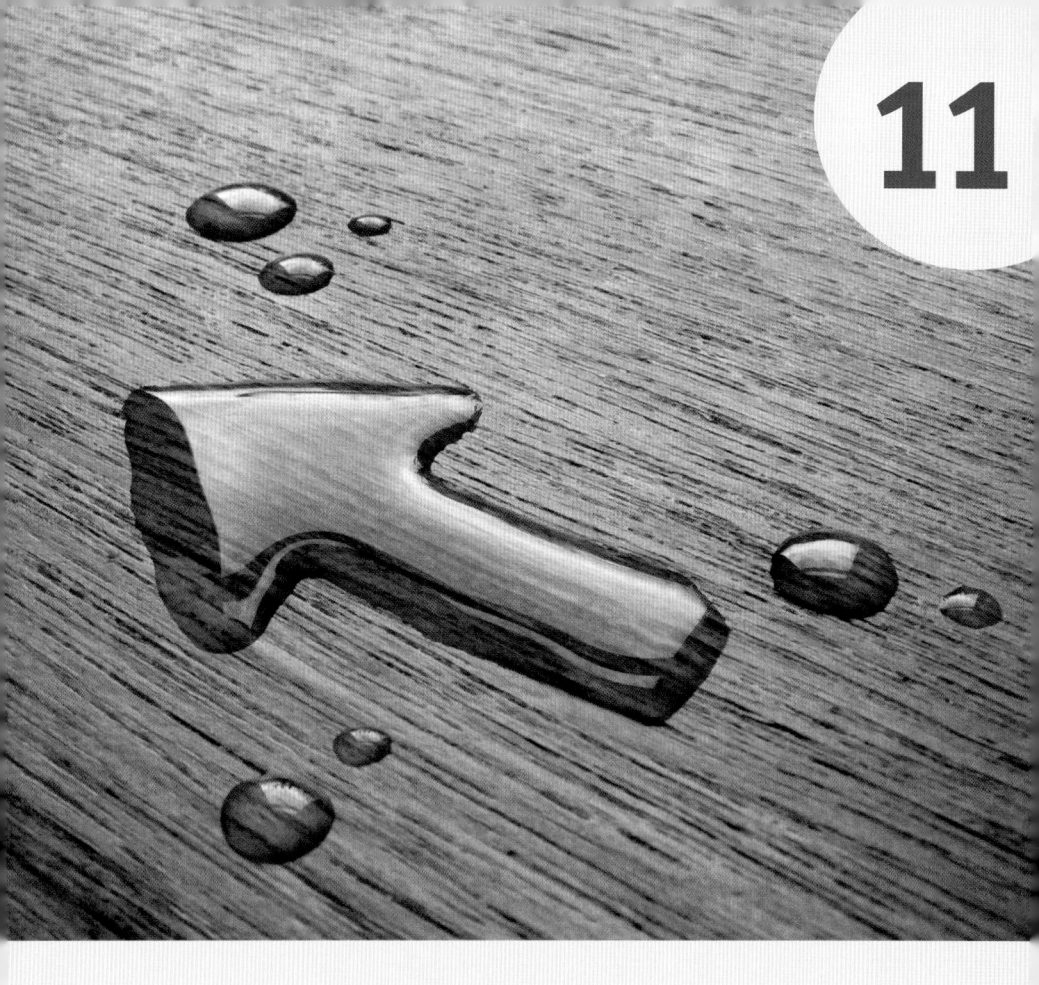

# Haut, Haare und Nägel

11.1 Spezielle Anamnese ................................................... 362
11.2 Patientenuntersuchung. ............................................... 362
11.3 Abwendbar gefährliche Verläufe. ....................................... 367
11.4 Flache Hautveränderungen ohne Fieber. ................................ 368
11.5 Erhabene Hautveränderungen ohne Fieber mit Hautverdickungen und Schuppen ... 373
11.6 Erhabene Hautveränderungen ohne Fieber mit Quaddeln, Bläschen und Blasen .... 376
11.7 Erhabene Hautveränderungen ohne Fieber mit Knötchen, Pusteln und Wucherungen. 380
11.8 Knoten unter der Haut ................................................ 387
11.9 Hautveränderungen mit Fieber. ........................................ 388
11.10 Großflächiger Hautjuckreiz ........................................... 393
11.11 Taubheitsgefühl, Kribbeln und andere Missempfindungen .................. 395
11.12 Haarausfall und andere Haarveränderungen ............................ 399
11.13 Kopfhautveränderungen ............................................. 400
11.14 Veränderungen von Nagelfalz und Nagelbett ............................ 402
11.15 Veränderungen der Nagelplatte ....................................... 403

## 11.1 Spezielle Anamnese

- Haben die Beschwerden plötzlich oder allmählich eingesetzt?
- Traten solche Beschwerden früher schon einmal auf?
- Juckt oder schmerzt die Haut? Juckreiz ist ein häufiges lokales Symptom, kann aber auch für eine systemische Erkrankung sprechen wie z. B. Gallenstau, Diabetes mellitus oder chronische Niereninsuffizienz.
- Welche Medikamente wurden in letzter Zeit eingenommen? Viele Medikamente haben als eher häufige Nebenwirkungen Hauterscheinungen. Dann ist nicht selten der ganze Körper von einem Exanthem betroffen. Häufig ist dies bei Ampicillin oder auch bei Sulfonamiden. Manche Hauterscheinungen treten erst nach wochenlangem Gebrauch in Erscheinung.
- Treten Blut oder Eiter aus? Blut oder Eiter aus Hautveränderungen sprechen für eine infektiöse Genese.
- Bestehen zusätzliche Symptome wie Fieber, Halsschmerzen, Kopfschmerzen?
- Hat der Patient in letzter Zeit Fernreisen unternommen oder war er wandern? Zeckenbisse mit einer nachfolgenden Borrelieninfektion und dem Erythema migrans zieht man sich gerne bei Wanderungen in betroffenen Gebieten zu.
- Hat der Patient Insektenstiche bemerkt? Unklare Schwellungen, die auch schmerzhaft sind, können auch einfach auf einen Insektenstiche zurückzuführen sein.
- Gab es mit Industriegiften oder toxischen Substanzen im Haushalt?
- Gab es engen Kontakt zu Menschen mit Hautkrankungen? Viele Hautkrankheiten sind eher als Geschlechtskrankheiten übertragbar, aber auch Parasiten wie die Krätzmilbe verursachen Hauterkrankungen, die dann auch bei weniger engem Kontakt übertragbar sind.
- Wäre eine Geschlechtskrankheit oder HIV-Infektion möglich?

## 11.2 Patientenuntersuchung

### Untersuchung der Haut

Die Untersuchung der Haut lässt sich in mehrere Schritte unterteilen:
- Hautfarbe
- Effloreszenzen: Ordnung nach Niveau, Größe, Form, Grenzen und Oberfläche
- Palpation der Haut und der Veränderungen: Konsistenz, Oberfläche, Tiefenausdehnung
- Lokalisation einer Veränderung
- Anzahl und Anordnung der Veränderungen
- Untersuchung von Haaren, Nägeln und Schleimhäuten
- zusätzliche Allgemeinsymptome: z. B. Fieber, Lymphknotenschwellungen, Abgeschlagenheit.

### Inspektion

Der Inspektion kommt bei der Untersuchung der Haut eine besondere Bedeutung zu.

#### ■ Allgemeine Hautfarbe

Eine allgemeine **Blässe** kann typbedingt sein oder mit einer arteriellen Durchblutungsstörung zusammenhängen. Dann ist besonders die Haut an den Extremitäten blass. Auffallend ist in diesem Fall auch die Blässe der Innenlider und die fehlende natürliche Gefäßinjektion an den Konjunktiven. Eine allgemeine Blässe bei Durchblutungsstörungen oder Anämie hat viele mögliche Ursachen, z. B. Blutverlust, Bluterkrankung, konsumierende Erkrankung.

Die **bläuliche** Hautverfärbung bei **Zyanose** beruht auf einer Farbveränderung des Blutfarbstoffs Hämoglobin bei Sauerstoffmangel. Sie ist je nach Pigmentierung, Haarbewuchs und Hautdicke nur an stark durchbluteter und gering pigmentierter, dicker Haut erkennbar, wie etwa an den Lippen, Ohrläppchen und bei hellem Tageslicht im Nagelbett. Eine periphere Zyanose zeigt sich an Händen und Füßen, z. B. an den Nägeln. Sie wird durch einen verlangsamten Blutstrom verursacht, etwa bei Herzinsuffizienz. Dagegen ist die zentrale Zyanose besonders an Lippen und Zunge sichtbar. Sie findet sich z. B. bei Lungenerkrankungen, Herzfehlern und Vergiftungen. Eine zentrale Zyanose als Ausdruck einer Sauerstoffunterversorgung muss umgehend mit Sauerstoff behandelt werden, wenn sie plötzlich auftritt.

Eine Rotfärbung des Gesichts ist Ausdruck einer gesteigerten Durchblutung wie bei Fieber oder Tätigkeiten in warmer Umgebung, aber auch bei Abflussstörungen oder einer Mitralklappenstenose.

Bei einem Ikterus kommt es durch Ablagerung von Gallepigment in der ganzen Haut zu einer Gelbfärbung, die am ehesten und deutlichsten an den Skleren auffällt.

Eine allgemeine Graufärbung ist Ausdruck einer Eisenüberladung bei Hämosiderose und Hämochromatose.

Eine Orangefärbung der Haut entsteht durch übermäßigen Genuss von Karotten, Mangos oder Aprikosen oder durch einen gestörten Karotinabbau z. B. bei Leberzirrhose.

Eine Dunkelfärbung zunächst an Handflächen, Fußsohlen, Narben und in Hautfalten trifft man bei der Addison-Krankheit an. Die Hyperpigmentierung zeigt sich dabei auch an der Mundschleimhaut und am Zahnfleisch.

Eine (relative) Weißfärbung von Haut und Haaren tritt beim erblichen Albinismus auf, bei dem die Pigmentierung mehr oder weniger vollständig fehlt. Die Iris ist in diesen Fällen ebenfalls unpigmentiert und rot.

- **Lokale Hautfarbe**

Lokale, nicht erhabene Veränderungen der Hautfarbe können als Pigmentstörungen mit Hyperpigmentierung auffallen, z. B. Sommersprossen oder Café-au-lait-Flecken bei Neurofibromatose, oder mit einem Pigmentmangel verbunden sein (Vitiligo).

Lokale Veränderungen können auch auf Gefäß- und Durchblutungsveränderungen hinweisen, z. B. das Erythem als Rötung bei lokalen Entzündungen, physiologisch bei Scham oder Wut oder als Exanthem bei schneller Ausbreitung mit systemischem Charakter bei verschiedenen Infektionserkrankungen, z. B. Scharlach (→ Abb. 11.27 S. 389), Röteln (→ Abb. 11.29 S. 390), Masern (→ Abb. 11.28 S. 389), Lupus, Typhus oder bei bestimmten Medikamenten.

Petechien sind punktförmige Hauteinblutungen als Ausdruck einer hämorrhagischen Diathese, Ekchymosen flächenhafte Einblutungen und Hämatome (→ Abb. 11.5 S. 369) lokale Einblutungen.

Ein typisches, aber nicht zuverlässiges Zeichen bei einer chronischen Lebererkrankung sind die Spider naevi. Es handelt sich dabei um kleine arterielle Gefäßerweiterungen, mit strahlenförmig angeordneten und nach außen hin schmaler werdenden Gefäßausläufern (»Spinnenbeine«). Mit einem Glasspatel sind sie wegdrückbar, um sich gleich danach wieder zu füllen. Meist finden sie sich an der Stirn, im Nacken oder auf der Brust und kommen gelegentlich auch beim Gesunden vor.

- **Effloreszenzen**

Bei der Untersuchung von Effloreszenzen sollten Sie den gesamten Körper inspizieren, einschließlich der Kopfhaut, Augenlider, der Haut hinter den Ohren, der Schleimhäute, Hautfalten und Unterflächen der Brüste.

Effloreszenzen können nach verschiedenen Kriterien geordnet werden:

- ringförmig, z. B. bei Urtikaria, Psoriasis, Pilzerkrankungen
- schlangenförmig und knotig, z. B. bei Syphillis
- breitbandig, z. B. bei Herpes zoster
- linear, z. B. bei einer Kontaktdermatitis
- gitterförmig bei einer Röntgendermatitis.

Erhabene, solide Effloreszenzen klassifiziert man in:
- **Papeln:** Knötchen <5 mm, bei Warzen oder Psoriasis
- **Knötchen:** tief liegend, >5 mm, z. B. bei Gichtknoten, Xanthomen, Periarteriitis nodosa
- **Tuber:** oberflächlich, >5 mm.

Bläschenartige Effloreszenzen sind:
- **Vesikula:** <5 mm, z. B. bei Verbrennung, Herpes zoster, Windpocken oder auch Mykosen
- **Bulla:** Blasen, z. B. bei Verbrennungen oder bei der Porphyrie
- **Pusteln:** Eiterbläschen, z. B. bei Akne, Variola oder Impetigo
- **Abszess:** Eiteransammlung in einer nicht natürlichen Höhlung. Die Eiteransammlung in natürlichen Hohlräumen nennt man Empyem
- **Zysten:** z. B. mit Flüssigkeit oder Fett angefüllte Hohlräume in Geweben.

Eine Urtikaria (→ Abb. 11.12 S. 377) besteht aus vielen Urtika, flüchtigen und schnell resorbierten Quaddeln ohne Zellinfiltrat, z. B. allergisch nach Insektenstichen oder Medikamenten. Als Quincke-Ödem kann sie lebensbedrohlich sein.

Bei älteren Menschen nehmen warzige und pigmentierte Effloreszenzen zu (Alterskeratose, Verhornung).

Als Sekundäreffloreszenzen bezeichnet man Effloreszenzen in Folge einer anderen primären Erkrankung:
- **Atrophie:** Haut verdünnt sich und wird weniger elastisch, z. B. im Alter oder bei Lupus
- **Sklerosen:** verhärtete Entzündungen im Interstitium, z. B. als Keloid oder bei der Sklerodermie
- **Erosion:** feuchte Hautoberfläche nach dem Aufplatzen einer Blase oder nach zu starkem Reiben

- **Fissuren:** Hautrisse, die bis in die Dermis reichen, z. B. aufgesprungene Lippen, Risse bei trockener und unelastischer Haut
- **Ulkus:** Epidermis ist mitsamt ihrer Papillenschicht zerstört
- **Gangrän:** ischämische Nekrose der Haut.

## Palpation und Funktionstests

Bei der Palpation der Haut achten Sie auf die Elastizität und den Feuchtigkeitsgrad der Haut. Die mit zunehmendem Alter dünner werdende subkutane Fettschicht wird auch verletzlicher. Sehr trockene Haut lässt an eine Ichthyosis denken, sehr feuchte Haut, die Sie vielleicht bereits beim Händeschütteln bemerken, an Nervosität und an eine Hyperthyreose.

Zu den wenigen palpablen Auffälligkeiten der Haut zählt das Ödem, also die übermäßige Wassereinlagerung im Interstitium. Echte Ödeme folgen der Schwerkraft und führen deshalb etwa bei einer Rechtsherzinsuffizienz zu den abendlichen Knöchelödemen. Beim bettlägerigen Patienten sammelt sich das Wasser an der Unterschenkelrückseite und in der Haut über dem Os sacrum an. Drückt man in die ödematöse Schwellung mit dem Finger, bleibt diese Delle eine Weile bestehen. Im Gegensatz dazu verschwindet die Delle beim Myxödem mit seiner verdickten Haut gleich wieder.

Der Hautturgor lässt sich gut am Handrücken prüfen, indem man an der flach aufgelegten Hand eine Hautfalte vom Handrücken aufnimmt und wieder loslässt. Verstreicht die Hautfalte nicht augenblicklich wieder oder bleibt sie sogar stehen, ist dies Ausdruck einer Dehydratation, die oft bei älteren, etwas exsikkierten Menschen zu sehen ist, bei Säuglingen und Kleinkindern jedoch Zeichen einer bedrohlichen Exsikkose ist. Ältere Menschen haben jedoch auch eine deutlich weniger elastische Haut, was die Beurteilung des Hautturgors erschwert.

Fühlt sich die Haut blass, kühl und dünn an, denken Sie an eine Durchblutungsstörung. Weitere Hinweise sind fehlende Hautstrukturen, langsam wachsende, brüchige und trockene

Nägel mit Querrillen. Zur Feststellung einer peripheren Durchblutungsstörung gibt es verschiedene Testverfahren. Bei der **Lagerungsprobe nach Ratschow** liegt der Patient auf dem Rücken und hebt die Beine, ggf. mit Unterstützung, möglichst senkrecht hoch. Dabei wird im Seitenvergleich die Farbe der Beine und Füße beurteilt. Jetzt beugt und streckt der Patient im Sekundentakt die Füße in den Sprunggelenken über zwei Minuten. Ein arterieller Verschluss ohne Kompensation führt zur Blässe der Extremität und an den Füßen zusätzlich zu Schmerzen. Wenn der Patient sich dann wieder aufsetzt und die Beine locker von der Untersuchungsliege herabhängen lässt, röten sich die Füße nach 5 Sekunden wieder deutlich, und nach 7–15 Sekunden füllen sich auch wieder die Venen. Tritt diese reaktive Hyperämie verzögert ein, ist das ein Hinweis auf eine Durchblutungsstörung. Je distaler der Verschluss lokalisiert ist, desto später nach dem Aufsetzen erfolgt die Rötung: Iliakaverschluss 15–20 Sekunden, Femoralisverschluss 20–30 Sekunden, Unterschenkelarterienverschluss 30–60 Sekunden.

Hinweise auf die Durchblutung der Arme und Hände liefert die **Faustschlussprobe**. Der Patient hebt dabei die Arme hoch und schließt und öffnet die Faust 60-mal innerhalb von zwei Minuten. Bei guter Durchblutung bleibt die Haut der Hand rosig, bei einer arteriellen Verschlusskrankheit treten blasse Flecken auf der Handfläche und der Innenseite der Finger auf. Lässt der Patient anschließend die Arme hängen, können Sie ermitteln, wie schnell sich die Gefäße wieder mit Blut füllen.

Der **Allen-Test** ist ein klinischer Funktionstest, mit dem die Durchblutung der A. radialis und der A. ulnaris überprüft werden kann. Dazu drücken Sie am Handgelenk des Patienten die A. radialis und die A. ulnaris ab und unterbrechen somit die Blutzufuhr zur Hand. Der Patient soll jetzt die Hand rasch öffnen und schließen, bis die Handfläche weiß wird. Geben Sie dann die Blutzufuhr in einer der beiden Arterien wieder frei und beobachten Sie, ob die Hand wieder normal durchblutet wird. Dann wiederholen Sie den Test an der anderen Arterie.

Die **Qualität des venösen Rückstromes** lässt sich ebenfalls durch Inspektion und Tests ermitteln. Bei mangelhaftem Rückstrom bilden sich Ödeme in den abhängigen Körperpartien und hervorspringende, geschlängelte Varizen. Bei Verdacht auf eine chronisch-venöse Insuffizienz helfen Ihnen zwei Tests weiter:

▶ Der **Perthes-Test** weist indirekt die Durchgängigkeit der tiefen Beinvenen nach und dient der Diagnose einer Varikosis. Legen Sie oberhalb des Kniegelenkes einen Stauschlauch an und komprimieren Sie damit die oberflächlichen Venen. Wenn Sie den Patienten nun umherlaufen lassen und somit die Muskelpumpe aktivieren, entleeren sich bei funktionstüchtigen Perforansvenen und durchgängigen tiefen Beinvenen die Varizen.

▶ Der **Trendelenburg-Versuch** ist ein klinischer Test zum Nachweis einer Klappeninsuffizienz im Bereich der Perforans- oder Stammvenen bei einer Varikosis. Legen Sie dazu am liegenden Patienten unterhalb der Leiste einen Stauschlauch an. Wenn sich der Patient nach 1 Minute hinstellt, füllen sich die oberflächlichen Venen durch die Stauung langsam und nach Lösung der Stauung nicht weiter. Füllen sich die Varizen nach der Lösung der Stauung weiter innerhalb von 30 Sekunden, liegt eine Perforansinsuffizienz vor. Füllt sich hingegen die V. saphena magna zunächst nicht und nach Lösen des Stauschlauches sofort, ist die V. saphena magna insuffizient.

Das **Payr-Zeichen** dient dem Nachweis einer Beinvenenthrombose oder Thrombophlebitis. Drücken Sie dazu mit den Fingern die Fußsohle ein. Bei Druckschmerz vor allem an der medialen Fußsohle müssen Sie eine weitere Diagnostik einleiten, da das Zeichen zwar einen Hinweis auf eine Thrombose gibt, jedoch nur einen unsicheren. Ganz ähnlich verhält es sich mit dem **Hohmann-Zeichen** (Wadenschmerz bei Dorsalflexion des Fußes).

## Untersuchung der Haare

Bei Symptomen der Haare und Behaarung spielt die Anamnese die entscheidende Rolle:
- Seit wann besteht ein Haarausfall und wie schnell hat er sich entwickelt?
- Ist nur der Kopf oder auch der übrige Körper betroffen?
- Ist der Haarausfall symmetrisch?
- Gibt es in der, vor allem männlichen, Familie Haarausfall?
- Gibt es Hinweise auf eine Hyperthyreose?
- Gab es zuletzt schwere Erkrankungen oder psychische Traumen?

Der Körperbehaarungstyp hängt von dem hormonellen Gleichgewicht zwischen Androgenen und Östrogenen ab. Während ein weibliches Behaarungsmuster beim pubertierenden Jungen noch normal sein kann, ist eine dreieckige Schambehaarung beim Mann Ausdruck eines hormonellen Ungleichgewichtes.

Fehlende Achsel- und Schambehaarung in oder nach der Pubertät können auf eine hypophysäre oder gonadäre Funktionsstörung hinweisen.

Finden sich bei der Frau männliche Behaarungsformen, die noch nicht lange Zeit bestehen, muss ein androgenproduzierender Tumor ausgeschlossen werden. Bei der Leberzirrhose kommt es durch den verminderten Östrogenabbau oft zu einer geringeren Behaarung, zur Gynäkomastie und zu einem weiblichen Körperbehaarungsmuster.

Ein Verlust der Körperbehaarung kann auf Bestrahlungen oder Medikamente zurückzuführen sein. Lokaler Verlust der Kopfbehaarung ist oft Folge einer Autoimmunerkrankung. Auch schwere Allgemeinerkrankungen, Ernährungsstörungen und psychische Traumen können zu einem reversiblen Haarausfall führen.

## Untersuchung der Nägel

Blass ist das Nagelbett bei Anämie, zyanotisch bei Herzfehlern mit Shunt und bläulich-violett bei Polyzythämie.

Wenn Sie einen starken Kapillarpuls unter den Nägeln feststellen, kann dies Zeichen einer Aorteninsuffizienz sein. Splitterblutungen unter den Nägeln finden sich bei einer Endokarditis.

Weiße Nägel mit Verlust der Halbmonde können ein Hinweis auf eine schwere chronische Erkrankung sein.

Grübchenbildung und fleckige Nägel sind typisch bei Psoriasis, auch wenn kein Exanthem nachweisbar ist.

Dünne und spröde Nägel begleiten oft die Raynaud-Krankheit.

Manchmal bilden sich nach einer schweren akuten Erkrankung Querrillen im Nagel (Beau-Reil-Querfurchen), die nach der Genesung einfach herauswachsen.

Haben die Nägel eine Löffelform oder sind weiß gefleckt, weist dies auf einen Eisenmangel hin.

Die sog. Trommelschlegelfinger sind Ausdruck einer chronischen kardiopulmonalen oder gastrointestinalen Erkrankung.

Uhrglasnägel sind übermässig gewölbte Nägel, was bei chronischen Herz- und Lungenerkrankungen, der Colitis ulcerosa und der Crohn-Krankheit vorkommt.

## 11.3 Abwendbar gefährliche Verläufe

Da die Haut gut sichtbar ist, fallen bei einigen gefährlichen Verläufen von Allgemeinerkrankungen zuerst Hautsymptome auf, z. B. plötzliche Blässe beim Schock.

Die Haut ist ein sehr großes Organ mit einer Oberfläche von ca. 1,7 m². Veränderungen, die große Teile betreffen, können daher gefährlich werden: Es fehlt die Barriere gegen Infektionen, man verliert Wärme, Flüssigkeit und Elektrolyte, kann hohes Fieber bekommen. Ein sinnfälliges Beispiel sind Verbrennungen.

**Anthrax (Milzbrand).** Erreger ist Bacillus anthraxs. Anthrax tritt in drei Formen auf:
- Hautmilzbrand: am häufigsten, durch Kontakt mit kontaminiertem Material. Papel, die zu Bläschen wird, nach einer Woche schwarzes, schmerzloses Geschwür
- Lungenmilzbrand: fast immer letal, Inhalation des Erregers. Nach grippeähnlichen Symptomen entwickelt sich eine schwere Mediastinitis
- Darmmilzbrand: Verzehr von kontaminiertem Fleisch. Erbrechen, Fieber, Bauchschmerzen, Hämatemesis (Bluterbrechen), Meläna (Blut im Stuhl).

Verdacht bei fieberhaften Erkrankungen von Personen, die aus Endemiegebieten kommen, Kontakt zu Tieren oder tierischen Materialien hatten und entsprechende weitere Symptome haben. Diagnose stationär.

**Fasciitis necroticans.** Seltene, aber lebensbedrohliche Infektion. Durch kleine Eintrittspforten kommt es zu einer subkutanen, sich rasch ausbreitenden bakteriellen Entzündung. Typisch sind starke Schmerzen und ein livide Verfärbung der Haut oder von Arealen, oft Gasbildung mit Knistern unter der Haut. Die Infektion muss schnellstens chirurgisch angegangen werden, sonst drohen weitgehende Amputationen oder der Tod. Eine Sonderform ist die Fournier-Gangrän im Genitalbereich.

**Gasbrand.** Seltene, aber lebensbedrohliche Infektion. Eintrittspforte ist oft eine tiefe, zerklüftete Wunde, aber auch kleine kommen vor, vor allem bei Durchblutungsstörungen. Nach 1-3 Tagen kommt es zu Nekrosen mit Gasbildung und süßlich-fauligem Wundsekret. Verursacher ist Clostridium perfringens, das ein zytotoxisches Toxin bildet. Die Infektion muss schnellstens chirurgisch angegangen werden, sonst drohen weitgehende Amputationen oder der Tod.

**Herpes zoster.** Durch das Varizella-zoster-Virus ausgelöster segmentaler, halbseitiger, vesikulärer Ausschlag, meistens im Gesicht oder am Rumpf. Bereits vor dem Ausschlag können Schmerzen auftreten. Bei immunsupprimierten Pateinten und Befall im Bereich des N. trigeminus ist sofort mit einer antiviralen Therapie zu beginnen, um eine generalisierte Infektion bzw. Augenschäden zu verhindern. Auch in den übrigen Fällen, v. a. bei > 60-Jährigen, sollte eine antivirale Therapie erwogen werden, da sie die Dauer verkürzt, Schmerzen lindert und die postherpetischen Neuralgien verhütet oder zumindest mildert.

**Lyell-Syndrom.** Selten, durch eine Überreaktion auf eine Staphylokokken-Infektion ausgelöst. Nach hohem Fieber und scharlachähnlichem Ausschlag bilden sich nach 1-2 Tagen am ganzen Körper Blasen, die schnell platzen und offene Stellen hinterlassen. Eine stationäre Antibiose ist unabdingbar.

**Malignes Melanom** (→ Abb. 11.23 S. 82). Der gefürchtetste Hautkrebs wegen seiner frühzeitigen Metastasierung. Es wird immer häufiger, wahrscheinlich wegen früherer sorgloser Sonnenbäder und Solarienexzesse. Typische Merkmale sind ein dunkler Fleck unter einem Finger- oder Zehnagel, ein vorhandenes Muttermal, das wächst, juckt oder blutet, oder ein neu entstandenes Muttermal, das dunkel und unregelmäßig begrenzt ist. Um Muttermale beurteilen zu können, hilft die ABCDE-Regel. Demnach sind folgende Merkmale melanomverdächtig:

- **A**symmetrie
- unscharfe **B**egrenzung
- unregelmäßige Färbung (**C**olour)
- ein **D**urchmesser über 6 mm
- **E**rhabenheit.

Das A und O der erfolgreichen Melanombehandlung ist die Früherkennung. Ist das Melanom auf die oberflächlichen Hautschichten beschränkt, beträgt die 10-Jahres-Überlebensrate über 90 %. Hat der Krebs erst metastasiert, beträgt sie nur noch 5 %.

Schock. An der Haut zeigen sich oft die ersten sichtbaren Symptome eines Schocks: Blässe, zentrale Zyanose und kalter Schweiß. Die Ursache ist dann möglichst rasch zu identifizieren und ggf. der Notarzt zu rufen.

Sensibilitätsstörungen. Eine Sensibilitätsstörung sollte in erster Linie an eine neurologische Erkrankung denken lassen, zumal die Sensibilität ja per se keine Funktion der Haut, sondern der Nerven und des Gehirns ist. Ganz entscheidend ist das Ausfalls- und Störungsmuster, lässt sich hieraus doch bei sorgfältiger Untersuchung sowohl die Art als auch die Lokalisierung der Störung mit hoher Wahrscheinlichkeit zuordnen. Die Auswahl der möglichen Ursachen einer Sensibilitätsstörung an einzelnen Fingern reicht von der peripheren Nervenkompression aus anatomischen Gründen über die muskulär und knöchern bedingte Störung z. B. am Armnervenplexus über eine Rückenmark- oder Wurzelschädigung z. B. bei einem Bandscheibenvorfall bis hin zu einer lokalen zentralen Hirnschädigung im Rahmen einer Multiplen Sklerose oder eines beginnenden Schlaganfalls. Bei Verdacht müssen ein Schlaganfall und eine akute Schädigung von Rückenmark und Nerven schnell ausgeschlossen werden.

## 11.4 Flache Hautveränderungen ohne Fieber

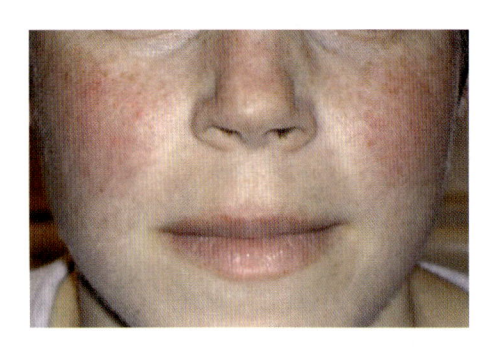

Abb. 11.1: *Schmetterlingserythem. Typisch für den Lupus erythematodes. Auch zu Beginn einer Ringelröteln-Infektion kann es auftreten.* [HRE]

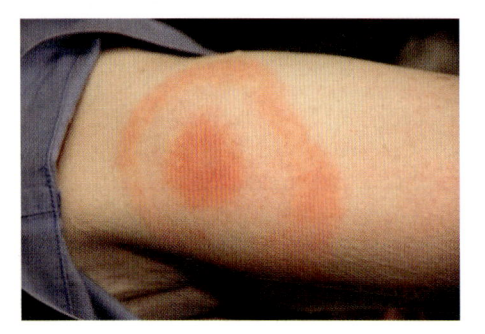

Abb. 11.2: *Erythema migrans. Typische Manifestation einer Borrelieninfektion, die Tage bis zwei Monate nach einem Zeckenstich auftreten kann. Sie fehlt allerdings in der Hälfte der Infektionen!* [CDC]

## 11.4 Flache Hautveränderungen ohne Fieber

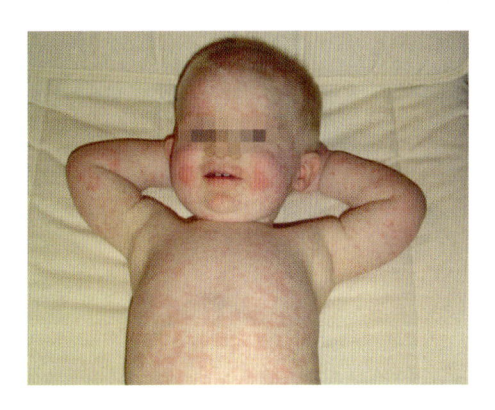

Abb. 11.3: *Ringelröteln.* Nur jeder Fünfte zeigt den typischen Hautsauschlag. Meistens verläuft die Virusinfektion unbemerkt. Sie hat sehr selten Komplikationen und hinterlässt eine lebenslange Immunität. [WKY]

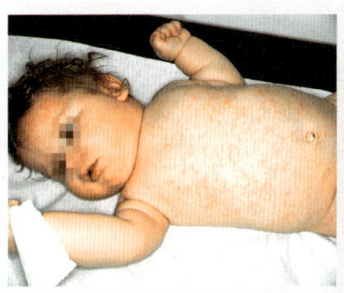

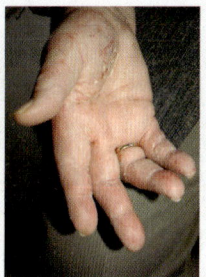

Abb. 11.4: *Arzneimittelexanthem.* Die Hauterscheinungen können sehr unterschiedlich sein, z. B. scharlach- oder masernähnlich, kleine Papeln, diffuse Erytheme oder große Flecken zeigen. Die Exantheme treten oft an mehreren Körperstellen auf, aber individuell fast immer an denselben. [RKL/KDP]

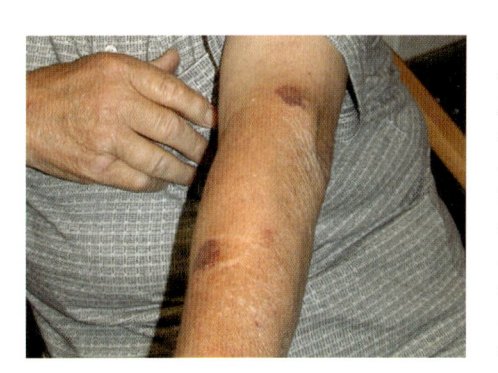

Abb. 11.5: *Sugillationen, Hämatome (fleckförmige Einblutungen).* Treten sie spontan auf, sind sie ein Hinweis auf eine erhöhte Blutungsneigung. Flächenförmige Hautblutungen finden sich vor allem bei angeborenen oder erworbenen Gerinnungsstörungen sowie bei gefäßbedingter Blutungsneigung, letztere oft als Folge einer langfristigen Kortisontherapie oder altersbedingten Gefäßschädigung (Purpura senilis). [RKL].

| Beschwerdebild | Was steckt dahinter? | Vorgehen |
|---|---|---|
| **flüchtige, rote Flecken,** vor allem im Gesicht und am Hals<br>▸ in Situationen mit starker Gefühlsbeteiligung | »hektische Flecken«, verstärkte Reaktion des sympathischen Nervensystems | bei Leidensdruck Motivation zum psychotherapeutischen Erstgespräch |
| **anfallartige heftige Hautröte** des Gesichts, Oberkörpers und der Extremitäten<br>▸ Hitzegefühl, Schwitzen, Herzklopfen<br>▸ evtl. Durchfälle | Flush-Symptomatik, z. B. bei<br>▸ Hitzewallungen in den Wechseljahren<br>▸ neuroendokrinen Tumoren wie Karzinoid, Lungenkrebs, Brustkrebs<br>▸ Blutdruckentgleisung<br>▸ erblicher Störung des Alkoholabbaus, vor allem bei Asiaten<br>▸ neurologischen Erkrankungen wie Multiple Sklerose, Parkinson-Krankheit<br>▸ Medikamenten, z. B. mit Kortison oder Nitrat | wenn keine bekannte Ursache, z. B. Wechseljahre, vorliegt:<br>▸ Tumoren ausschließen: Röntgenthorax, Ultraschall, CT, MRT<br>▸ Karzinoid: 5-Hydroxyindolessigsäure im Urin kontrollieren<br>▸ Blutdruck kontrollieren |
| **bläuliche oder violette Verfärbung von Haut,** meist auch von sichtbaren Schleimhäuten | Zyanose | ⊙ bei plötzlicher, intensiver Verfärbung: Notarzt rufen |
| **rote, aufgedunsene Gesichtshaut,** oft weitere Hautveränderungen wie Gefäßsternchen, lackartige Lippen | erhöhter Alkoholkonsum | ▸ Leberwerte (→ S. 424) kontrollieren<br>▸ Ultraschall<br>▸ Alkoholkarenz |
| **stark schmerzhafte Rötung der Haut nach Sonnenbestrahlung**<br>▸ evtl. Juckreiz | ▸ Sonnenbrand<br>▸ Sonnenallergie<br>▸ phototoxische Reaktion | ⊙ bei starken Schmerzen, Fieber, Kopfschmerzen und Erbrechen: Notarzt rufen<br>▸ weitere Sonnenbestrahlung unbedingt vermeiden, viel trinken<br>▸ Kühlung, z. B. mit nassen Tüchern, Joghurt, kühlenden Lotionen<br>▸ bei starkem Juckreiz antihistaminhaltige Salben<br>▸ ggf. Schmerztherapie |
| **symmetrische Rötung auf Wangen und Nasenrücken,** sonnenbrandähnlich | Schmetterlingserythem (→ Abb. 11.1 S. 368) z. B. bei<br>▸ Lupus erythematodes<br>▸ beginnenden Ringelröteln | ▸ Blutbild (→ S. 408), Entzündungswerte (→ S. 422) kontrollieren<br>▸ Antikörper (ANA, ds-DNA-AK, anti-Sm-AK) kontrollieren<br>▸ ggf. Biopsie |
| **kreisförmige Rötung,** sich vergrößernd oder wandernd<br>▸ oft Kopfschmerz, Krankheitsgefühl<br>▸ vorangegangener Zeckenbiss (evtl. unbemerkt) | Erythema migrans (Wanderröte, → Abb. 11.2 S. 368) bei Borreliose | ▸ Serologie<br>▸ frühzeitige Antibiose nötig, um mögliche Komplikationen zu verhindern, z. B. Lähmungen, Nervenschmerzen, Gelenkentzündung |

## 11.4 Flache Hautveränderungen ohne Fieber

| Beschwerdebild | Was steckt dahinter? | Vorgehen |
|---|---|---|
| Ausschlag mit wechselnden, girlandenförmigen Rötungen bei Kindern | Ringelröteln (→ Abb. 11.3 S. 369). Ausschlag kann wochenlang anhalten, Krankheit heilt in aller Regel folgenlos aus | ▸ Beschwerdelinderung durch Mittel gegen Juckreiz und fiebersenkende Maßnahmen<br>▸ evtl. verstärkte Hautpflege für eine Weile erforderlich |
| Rötung von Handflächen und Fußsohlen, oft Spider naevi, Juckreiz, dünne »Geldscheinhaut«, Lackzunge | Leberzirrhose | ▸ Leberwerte (→ S. 424) kontrollieren<br>▸ Ultraschall<br>▸ Alkoholkarenz |
| anfallartige Rötung und Schwellung von Handflächen und/oder Fußsohlen<br>▸ brennende Schmerzen<br>▸ meist durch Wärme ausgelöst | Erythromelalgie. Oft Symptom anderer Erkrankungen, z. B. Hypertonie oder Diabetes | ▸ Blutdruck kontrollieren<br>▸ BZ (→ S. 420) kontrollieren<br>▸ kühlen, z. B. durch Stehen auf kaltem Fußboden |
| netzförmige, bläuliche oder rötliche Hautverfärbungen vor allem an Stamm, Beinen, Unterarmen | Livedo racemosa. Tritt bei multifokalen Abflussbehinderungen auf, z. B. bei Arteriosklerose, Cholesterin- oder Fibrinemboli, nekrotisierender Vaskulitis | bei erstmaligem Auftreten zum Internisten |
| sternförmige Rötungen an der Haut an Gesicht, Rumpf und Oberarmen | Spider naevi (Gefäßsternchen) | Leberzirrhose ausschließen: Leberwerte (→ S. 424) kontrollieren, Ultraschall |
| hellroter bis blauroter, unregelmäßig begrenzter Fleck<br>▸ meist schon bei Geburt vorhanden<br>▸ vor allem im Gesicht, an vorderem Hals und Nacken (»Storchenbiss«)<br>▸ evtl. Bildung von schwärzlichen, leicht blutenden Knötchen | Flammennaevus (Feuermal) | bei Gelegenheit dem Kinderarzt zeigen |
| Ausschlag mit roten Flecken 7–12 Tage nach Beginn einer Medikamenteneinnahme<br>▸ vor allem am Stamm<br>▸ meist starker Juckreiz | Arznei(mittel)exanthem (→ Abb. 11.4 S. 369), z. B. bei Einnahme von<br>▸ Antibiotika, vor allem Ampicillin<br>▸ Bluthochdruckmitteln<br>▸ Schmerzmitteln, z. B. NSAR | alternative Therapie und Medikamente |
| stecknadelkopfgroße Einblutungen unter die Haut, verschwinden nicht auf Druck mit durchsichtigem Gegenstand | Petechien, z. B. bei<br>▸ krankhafter Blutungsneigung<br>▸ Leukämie | ▸ bei Krankheitsgefühl am selben Tag: Entzündungswerte (→ S. 422), Blutbild (→ S. 408) und Gerinnung (→ S. 410) kontrollieren<br>▸ zum Hämatologen |

# 11 Haut, Haare und Nägel

| Beschwerdebild | Was steckt dahinter? | Vorgehen |
|---|---|---|
| **druckempfindliche, rotblaue Flecken**<br>▸ meist nach Gewalteinwirkung, z. B. Schlag, Quetschung, heftigem Saugen<br>▸ über mehrere Tage Verfärbung von blaurot über braunschwarz, dunkelgrün bis zu gelbgrün | Hämatom (Bluterguss, → Abb. 11.5 S. 369), bei spontanem Auftreten Hinweis auf krankhafte Blutungsneigung | ▸ bei starken Schmerzen, sehr großer Ausdehnung und Lage in Gelenknähe am selben Tag: Blutbild (→ S. 408) und Gerinnung (→ S. 410) kontrollieren<br>▸ kühlen<br>▸ betroffene Gliedmaße schonen und hochlagern |
| **rötlich bis blaurote, später weißliche Streifen mit leicht eingesunkener Haut**<br>▸ v. a. an Oberschenkelinnenseite, Bauch, Brust und Achselregion | Striae (Hautstreifen), treten z. B. in der Pubertät oder Schwangerschaft, bei starkem Übergewicht und Kortisontherapie auf | harmlos |
| **hellbraune (milchkaffeefarbene) Hautflecken**<br>▸ meist schon bei Geburt vorhanden<br>▸ Größe bis 10 cm | Café-au-lait-Fleck. Selten: Ausdruck eines Vitamin-B12-Mangels, z. B. bei Veganern | bei Gelegenheit dem Kinderarzt zeigen |
| **mittelbraune bis braunschwarze, scharf abgegrenzte Hautflecken**<br>▸ Oberfläche glatt oder mit winzigen Höckern<br>▸ evtl. behaart | Naevus (Muttermal), z. B. Leberfleck, Naevuszellnaevus (→ Abb. 11.20 S. 381) | wenn Muttermale sich verändern, rasch wachsen, bluten oder jucken: in den nächsten Tagen zum Dermatologen |
| **braune und/oder schwarze Hautflecken mit unregelmäßiger Begrenzung,** Färbung und Oberfläche<br>▸ meist Juckreiz<br>▸ umgebende Haut häufig gerötet<br>▸ evtl. wiederholte Blutungen | (Malignes) Melanom (→ Abb. 11.23 S. 382) | Tumor ausschließen: zum Dermatologen zur Exzision |
| **flache, umschriebene Verhornungen an der Fußsohle**<br>▸ häufig dunkles Pünktchen in der Mitte<br>▸ bei Druck stechende Schmerzen | Dornwarze (Stechwarzen) | ▸ vereisen<br>▸ wenn nicht erfolgreich: in den nächsten Wochen zum Dermatologen wegen eventueller chirurgischer Entfernung |
| **weiße, pigmentfreie Hautflecken**<br>▸ zunehmende Ausdehnung<br>▸ oft symmetrische Verteilung an Händen, Augen, um die Brustwarzen | Vitiligo (Weißfleckenkrankheit) | ▸ Selbstbräuner<br>▸ Make-up<br>▸ Vitamin A. Dosierungsanleitung beachten |
| **angeborene, pigmentfreie Hautflecken oder auffallend helle Färbung der gesamten Haut**<br>▸ bei Befall der gesamten Haut blaue oder rötliche Augen<br>▸ weißblonde Haare oder Strähnen | Albinismus | konsequente Lichtschutzmaßnahmen, Sonnenbrille |

| Beschwerdebild | Was steckt dahinter? | Vorgehen |
|---|---|---|
| **auffallende Blässe** der Haut und Schleimhäute<br>▸ Mattigkeit, Abgeschlagenheit | Anämie | am selben Tag: Entzündungswerte (→ S. 422), Blutbild (→ S. 408) und Eisenstoffwechsel (→ S. 418) kontrollieren |
| **Gelbfärbung** von Haut und Augäpfeln<br>▸ starker Juckreiz | Ikterus (Gelbsucht) | am selben Tag Leberwerte (→ S. 424) kontrollieren |
| **Bronzefärbung** der Haut am gesamten Körper<br>▸ Müdigkeit, Gelenkschmerzen | Hämochromatose | in den nächsten Tagen Eisenstoffwechsel (→ S. 418) kontrollieren |
| **Braunfärbung** von Haut und Lippen<br>▸ Müdigkeit, Erbrechen, Gewichtsverlust<br>▸ abnorme Lust auf Salz | Nebennierenrindenunterfunktion | ▸ in den nächsten Tagen Elektrolyte (→ S. 411), morgentliches Cortisol (→ S. 428) kontrollieren<br>▸ ggf. ACTH-Test |

## 11.5 Erhabene Hautveränderungen ohne Fieber mit Hautverdickungen und Schuppen

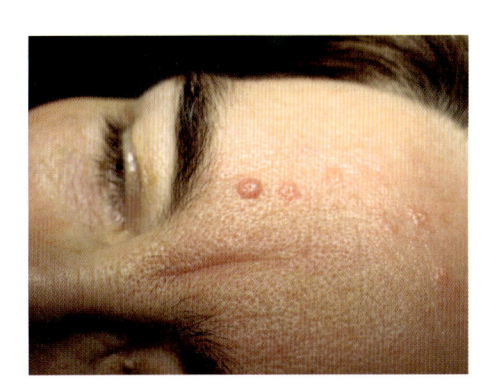

Abb. 11.6: *Seborrhoisches Ekzem.* Ursächlich wird eine – möglicherweise durch männliche Sexualhormone geförderte – vermehrte Talgproduktion vermutet. Auch scheint der Hefepilz Malassezia furfur (früher Pityrosporum ovale genannt) eine Rolle zu spielen. Mit Auf- und Ablösen der Schuppen, antimykotischen Mitteln und Hautpflege lassen sich die Hauterscheinungen gut beherrschen. [KDP]

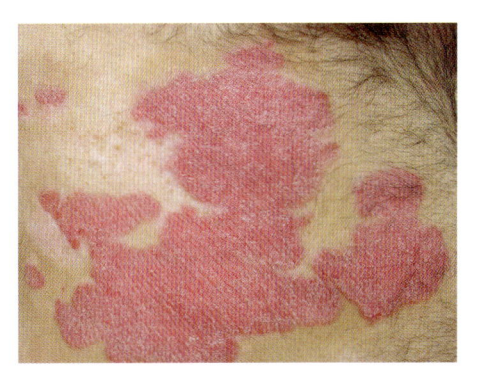

Abb. 11.7: *Psoriasis.* Ursache scheint eine Autoimmunerkrankung zu sein, die aber stark von äußeren Einflüssen, u. a. Infekten, Stress, Ernährung, getriggert wird. So ergeben sich vielfältige, auch komplementärmedizinische Therapieansätze. [EIS]

# 11 Haut, Haare und Nägel

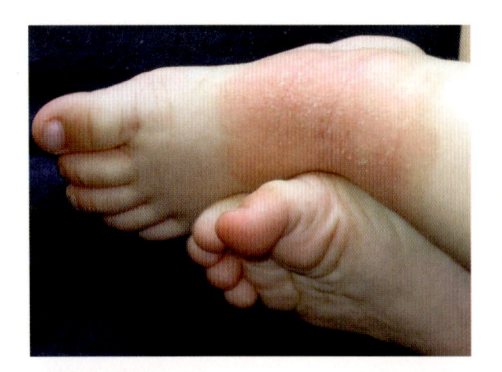

**Abb. 11.8:** *Neurodermitis.* Neben einer angeborenen Prädisposition spielen Umwelteinflüsse eine Rolle, u. a. Infektionen, Stress, Ernährung, Kälte- und Wärmereize. Vor allem oft gleichzeitig bestehende Allergien können Schübe auslösen. [BEU]

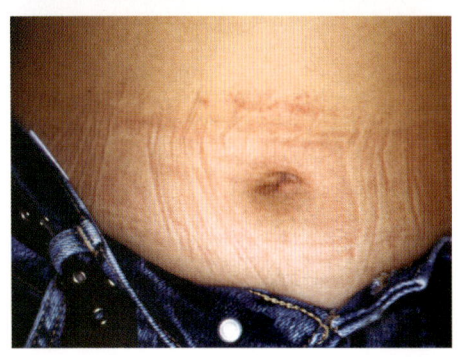

**Abb. 11.9:** *Kontaktdermatitis bei Nickelallergie.* Jeansknöpfe und -nieten oder auch Gürtelschnallen sind oft nickelhaltig. Hier sieht man eine Kontaktallergie oberhalb des Nabels. [RKL]

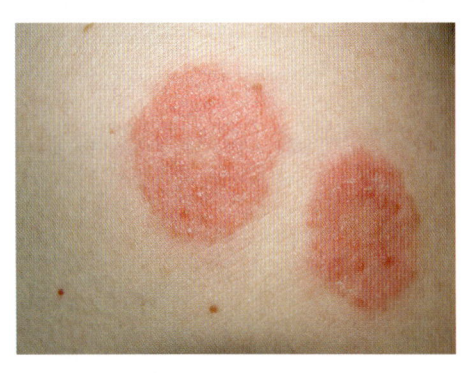

**Abb. 11.10:** *Tinea corporis.* Die Diagnose ist aufgrund des typischen Befundes fast immer einfach. Die antimykotische Therapie – Salben, gelegentlich Tabletten – ist äufig langwierig und sollte nicht zu früh abgebrochen werden. [RKL]

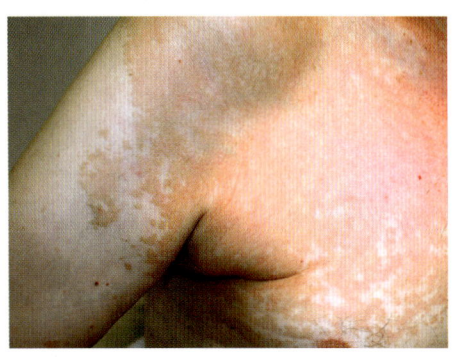

**Abb. 11.11:** *Pityriasis versicolor.* Auslöser ist der Hefepilz Malassezia furfur. Das typische klinische Erscheinungsbild entsteht durch den Pilzrasen, der Licht blockiert und so die Melaninproduktion hemmt. Dadurch bräunt die befallene Haut in der Sonne weniger. Es entstehen weiße Flecken, die ein landkartenartiges Aussehen annehmen können. Ohne Sonnenexposition sind befallene Areale oft etwas dunkler als die gesunde Haut. [KDP]

## 11.5 Erhabene Hautveränderungen ohne Fieber mit Hautverdickungen und Schuppen

| Beschwerdebild | Was steckt dahinter? | Vorgehen in der Naturheilpraxis |
|---|---|---|
| **scharf begrenzte, rötliche Herde mit gelblichen, fettigen Schuppen**<br>▸ vor allem an Kopfhaut, Stirn, Nasenlippenfurche, Brust, Rücken<br>▸ bei Säuglingen, Männern, Frauen nach der Menopause | seborrhoisches Ekzem (→ Abb. 11.6 S. 373) | ▸ in den nächsten Wochen: zum Dermatologen und eventuell Medikation<br>▸ bei starker Kopfschuppung Kuren mit Schuppenshampoo<br>▸ Entspannungstraining, da Stress das Auftreten fördert |
| **scharf begrenzte, rötliche Herde mit silbrig-grauen Schuppen**<br>▸ vor allem Ellenbogen, Knien, Handinnenflächen, Fußsohlen, behaarter Kopf<br>▸ oft Nagelveränderungen, z. B. gelbliche Flecken, Vertiefungen | Psoriasis (Schuppenflechte, → Abb. 11.7 S. 373) | ▸ in den nächsten Tagen zum Dermatologe<br>▸ intensive Hautpflege, z. B. mit harnstoffhaltigen Produkten<br>▸ Licht-, PUVA-Therapie<br>▸ Vollbäder mit Meersalz<br>▸ weiche, lockere Kleidung |
| **stark juckende, bräunlich-rote Herde mit verdickter Haut, Schuppen und/oder Knötchen**<br>▸ vor allem an Gesicht, Hals und Gelenkbeugen<br>▸ schubartiger Verlauf, Verstärkung bei Stress<br>▸ trockene, empfindliche Haut | Neurodermitis (→ Abb. 11.8 S. 374). Typische Form bei älteren Kindern und Erwachsenen | ▸ in den nächsten Tagen zum Dermatologen<br>▸ intensive Hautpflege<br>▸ lockere Kleidung, z. B. aus Baumwolle, Leinen, Seide<br>▸ Allergene vermeiden, Wohnungshygiene<br>▸ Ernährungsberatung |
| **meist scharf begrenzte, rötliche Herde mit trockener und verdickter Haut, Schuppen und Rissen**<br>▸ meist starker Juckreiz | ▸ chronische Kontaktallergie (→ Abb. 11.9 S. 374), subakute Kontaktallergie<br>▸ chronisches toxisches Kontaktekzem, z. B. bei häufigem Kontakt mit Reinigungsmitteln<br>▸ berufsbedingte Hautkrankheit, z. B. bei Friseuren, Kosmetikerinnen, Bäckern, Maurern<br>▸ Mycosis fungoides, Sézary-Syndrom | ▸ bei großflächigen Veränderungen: sofort zum Dermatologen<br>▸ bei chronischen Veränderungen: in den nächsten Tagen<br>▸ Kontakt mit Allergen und Auslösern vermeiden<br>▸ bei »Hausfrauenhänden« Hautschutz, z. B. durch Schutzhandschuhe oder Eincremen mit Fettsalbe |
| **einzelner, rötlich schuppender, langsam wachsender Herd** an Rumpf, Armen oder Beinen | ▸ Basaliom (→ Abb. 11.21 S. 381)<br>▸ Bowen-Krankheit | ▸ Tumor ausschließen: zum Dermatologen zur Exzision oder Biopsie<br>▸ Sonnenschutz<br>▸ ab dem 45. Lebensjahr regelmäßige Selbstkontrolle |
| **schuppiger, langsam wachsender Herd, vor allem im Gesicht** | ▸ aktinische Keratose (Sonnenschwiele, typischerweise braune Farbe)<br>▸ Spinaliom (Stachelzellenkrebs, typischerweise rötlich)<br>▸ Basaliom | ▸ in den nächsten Tagen zum Dermatologen<br>▸ Sonnenschutz<br>▸ ab dem 45. Lebensjahr regelmäßige Selbstkontrolle |
| **runde, rötliche Herde mit schuppendem, erhöhtem Rand** und flacher Mitte (»Hexenring«)<br>▸ vor allem an Armen und Oberkörper<br>▸ langsame Größenzunahme<br>▸ meist starker Juckreiz | Tinea corporis (Pilzinfektion, → Abb. 11.10 S. 374) | ▸ in den nächsten Wochen zum Dermatologen<br>▸ Präparate mit Wirkstoffen gegen Pilzbefall |

| Beschwerdebild | Was steckt dahinter? | Vorgehen in der Naturheilpraxis |
|---|---|---|
| scharf begrenzte, **bräunliche, nach Sonnenbestrahlung helle Herde** mit zarter, kleieartiger **Schuppung**<br>▸ v. a. an Schultern, Brust und Rücken<br>▸ großflächige Ausbreitung | Pityriasis versicolor (Kleienflechte, Kleienpilzflechte, → Abb. 11.11 S. 374) | ▸ in den nächsten Wochen zum Dermatologen<br>▸ atmungsaktive und schweißabsorbierende Oberbekleidung |
| runder bis ovaler, **rötlicher Herd mit schuppigem Rand,** meist am Rumpf<br>▸ später Entstehung weiterer Herde<br>▸ evtl. Juckreiz | Pityriasis rosea (Röschenflechte) | in den nächsten Wochen zum Dermatologen |
| kleine Risse und **schuppende, sich ablösende Hauterweichungen zwischen den Zehen oder Fingern**<br>▸ meist starker Juckreiz<br>▸ später evtl. Ausdehnung auf die Fußsohle oder Handfläche | ▸ Fußpilz<br>▸ Handpilz | ▸ in den nächsten Wochen zum Dermatologen<br>▸ antimykotische Salbe<br>▸ bequemes und atmungsaktives Schuhwerk, Baumwollsocken |
| großflächige, **schuppenartige Verhornungen** der Haut<br>▸ angeboren oder in den ersten Lebensjahren auftretend<br>▸ oft vergröberte Hautlinien an der Handfläche<br>▸ gehäuftes Auftreten in manchen Familien | Ichthyose (Fischschuppenkrankheit) | ▸ in den nächsten Wochen zum Dermatologen<br>▸ intensive Hautpflege mit fetthaltigen Präparaten, Bäder mit Salzlösungen |
| **Verdickungen und Verhärtungen der Haut**<br>▸ ausgedehnt oder auf Hände und Füße beschränkt<br>▸ kleine weiße Stippchen (Kalkspritzer)<br>▸ anfallsweises Weißwerden der Finger | Sklerodermie | in den nächsten Tagen zum Dermatologen |

# 11.6 Erhabene Hautveränderungen ohne Fieber mit Quaddeln, Bläschen und Blasen

**Phototoxische Reaktion.** Manche Medikamente können bereits nach kurzem Sonnenbad eine phototoxische Reaktion hervorrufen, die sich wie ein starker Sonnenbrand äußert: mit Brennen und Jucken, starker Rötung und Bildung von Blasen. Bekannt ist diese Nebenwirkung von Neuroleptika, Antibiotika, Schmerzmitteln (NSAR), Cholesterinsenkern, Johanniskrautpräparaten, Arnika, Baldrian und Vitamin-A-Abkömmlingen. Selten verursachen auch Nahrungsmittel mit Buchweizen, ätherische Öle in Parfums sowie Berührungen mit Pflanzen (Wiesengräser-Dermatitis) eine Dermatitis.

## 11.6 Erhabene Hautveränderungen ohne Fieber mit Quaddeln, Bläschen und Blasen

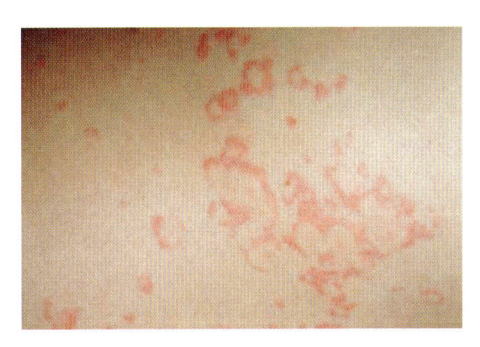

Abb. 11.12: *Urtikaria. Das Ausmaß reicht von einigen, juckenden Quaddeln zu lebensbedrohender Atemnot.* [MES]

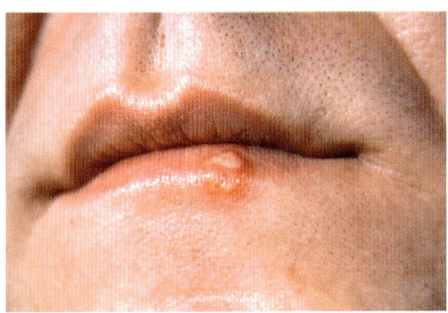

Abb. 11.13: *Herpesbläschen. Ansteckend und schmerzhaft sind bereits wenige Bläschen beim Lippenherpes. Im Volksmund heißen sie Fieberbläschen.* [CDC]

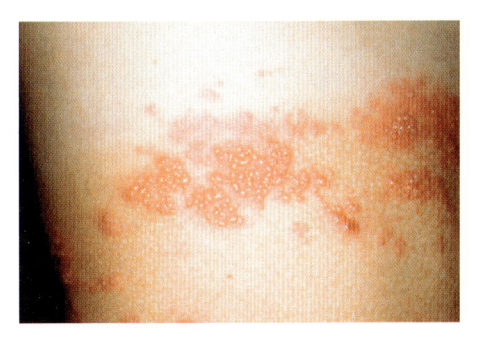

Abb. 11.14: *Herpes zoster. Typische, in Gruppen stehende und sich an Dermatome (g Abb. im inneren, hinteren Umschlag) haltende Herpesbläschen.* [DGK]

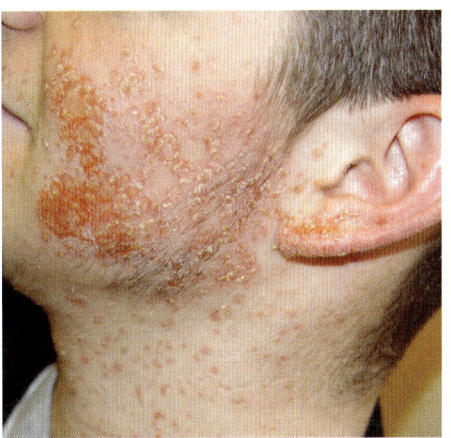

Abb. 11.15: *Impetigo. Neben dem flächigen Auftreten im Gesicht oder an den Händen sind einzelne, runde Streuherde auf der Haut typisch.* [CVN]

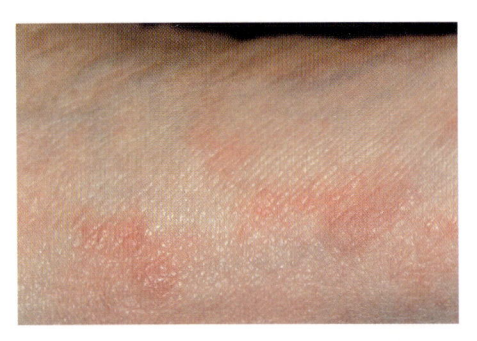

**Abb. 11.16:** *Scabies. Weibliche Krätzmilben bohren Gänge in die Hornhaut und legen dort Eier ab. Typisch ist der Juckreiz an Stellen dünner Haut. Bei genauem Hinsehen sieht man die bis 1 cm langen Gänge.* [WKY]

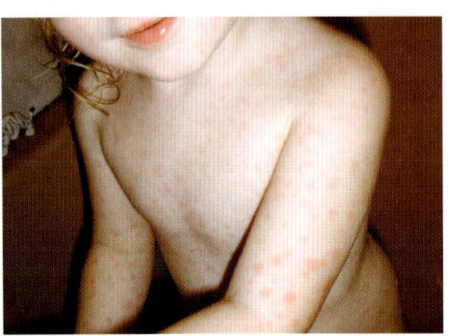

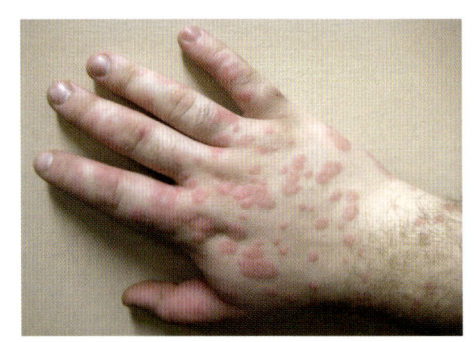

**Abb. 11.17:** *Erythema exsudativum multiforme. Tritt 1-2 Wochen nach einem Infekt auf und ist immunvermittelt. Bei der Minor-Form sieht man typische Hautherde mit fehlender oder nur schwacher Blasenbildung, bei der Major-Form eine ausgeprägte Blasenbildung.* [EST/IMH]

| Beschwerdebild | Was steckt dahinter? | Vorgehen in der Naturheilpraxis |
|---|---|---|
| binnen Minuten auftretende, **hellrote, beetartige Erhebungen der Haut mit starkem Juckreiz**<br>▸ Rückbildung in Minuten bis Stunden<br>▸ evtl. Schwellungen im Gesicht oder an den Genitalien<br>▸ selten Durchfall, Bauchschmerzen, Kopfschmerzen und/oder Atemnot | Urtikaria (Nesselsucht), z. B. nach<br>▸ Einnahme von Antibiotika, vor allem Penicillin, oder Azetylsalizylsäure<br>▸ Verzehr bestimmter Nahrungsmittel<br>▸ Druck auf die Haut<br>▸ starken Temperaturschwankungen | ⚠ wenn starke Gesichtsschwellungen, Atemnot oder Kreislaufprobleme auftreten: Notarzt rufen<br>▸ wenn die Hautveränderungen öfter auftreten oder über Tage bestehen: in den nächsten Tagen zum Dermatologen<br>▸ kühlende Umschläge<br>▸ antihistaminhaltige Salben oder Tabletten |
| **stark juckende, gerötete und oft nässende Herde mit Knötchen, Bläschen und Krusten** bei kleinen Kindern<br>▸ vor allem an Gesicht, Kopfhaut, Streckseiten von Armen und Beinen<br>▸ Kratzspuren, entzündete und offene Stellen | Neurodermitis, typische Form bei Säuglingen und Kleinkindern | ▸ wenn die Beschwerden erstmals auftreten: in den nächsten Tagen zum Pädiater<br>▸ intensive Hautpflege<br>▸ Säuglinge 6 Monate voll stillen<br>▸ lockere Kleidung, z. B. aus Baumwolle, Leinen, Seide<br>▸ Allergene vermeiden, Wohnungshygiene |

## 11.6 Erhabene Hautveränderungen ohne Fieber mit Quaddeln, Bläschen und Blasen

| Beschwerdebild | Was steckt dahinter? | Vorgehen in der Naturheilpraxis |
|---|---|---|
| schnell wachsende und aufplatzende, **schmerzhafte Bläschengruppen,** vor allem um Mund oder Nase<br>▸ vorangehend Juckreiz und Spannungsgefühl<br>▸ wiederkehrende Schübe, z. B. ausgelöst durch fieberhafte Infekte, Sonnenbestrahlung, Monatsblutung, Stress | Herpesbläschen (Fieberbläschen), Herpes labialis (Lippenherpes) | ▸ bei Herpesbläschen in Augennähe, starkem Krankheitsgefühl, Neurodermitis und schweren Grunderkrankungen wie AIDS: am selben Tag Blutbild (→ S. 408), Entzündungswerte (→ S. 422) kontrollieren<br>▸ Grunderkrankungen mit Immunschwäche ausschließen<br>▸ beim ersten Kribbeln Salben mit antiviralen Wirkstoffen oder Zinkpaste<br>▸ auslösende Faktoren meiden<br>▸ auf Ansteckungsgefahr achten |
| sehr schmerzhafter, **gürtelförmig begrenzter Hautausschlag mit gruppierten Bläschen** auf gerötetem Grund<br>▸ streng einseitig<br>▸ Beginn mit leichtem Fieber und Abgeschlagenheit<br>▸ meist bei älteren Menschen | Herpes zoster (Gürtelrose) | ▸ wenn die Bläschen im Augenbereich auftreten oder von Lähmungen begleitet sind: sofort antivirale Behandlung einleiten<br>▸ kühlende Umschläge, Puder oder Salben mit lokalen Betäubungsmitteln |
| **gruppierte Bläschen und Blasen** mit intensivem, brennenden Juckreiz<br>▸ symmetrisch an Gesäß, Schulter, Ellenbogen, Knie<br>▸ schubweiser Verlauf | Dermatitis herpetiformis Duhring. Gutartige, aber beschwerliche Erkrankung, oft mit glutensensititver Enteropathie vergesellschaftet | zur medikamentösen Behandlung am selben Tag zum Dermatologen |
| **Bläschen mit klarem, später eitrigen Inhalt** auf geröteter Haut<br>▸ vor allem auf Gesicht und/oder Händen<br>▸ meist bei Kleinkindern<br>▸ Entwicklung honiggelber Krusten<br>▸ Juckreiz, Brennen und/oder Spannungsgefühl | Impetigo (Grind, → Abb. 11.15 S. 377) | ▸ am selben Tag zum Dermatologen oder Pädiater<br>▸ mit Wundgaze, Kompressen mit Calendula-Essenz, 1:10 verdünnt, abdecken<br>▸ Kleidung, Handtücher und Bettwäsche täglich wechseln<br>▸ auf Ansteckungsgefahr achten, kein Kontakt zu anderen Kindern |
| **stark schmerzhafte Rötung und Bläschen nach Sonnenbestrahlung**<br>▸ evtl. Juckreiz | ▸ Sonnenbrand<br>▸ Sonnenallergie<br>▸ phototoxische Reaktion | ▸ bei starken Schmerzen, Fieber, Kopfschmerzen und Erbrechen: Notarzt rufen<br>▸ weitere Sonnenbestrahlung unbedingt vermeiden, viel trinken<br>▸ Kühlung, z. B. mit nassen Tüchern, Joghurt, kühlenden Lotionen<br>▸ bei starkem Juckreiz antihistaminhaltige Salben<br>▸ ggf. Schmerztherapie |

| Beschwerdebild | Was steckt dahinter? | Vorgehen in der Naturheilpraxis |
|---|---|---|
| rote, rosettenförmige Herde mit zentralen Blasen<br>▸ symmetrisch an Armen und Beinen<br>▸ evtl. auch an Schleimhäuten | Erythema exsudativum multiforme (EEM, → Abb. 11.17 S. 378), z. B. bei Rückfall eines Lippenherpes, bakteriellen Infektionen, Einnahme mancher Medikamente, z. B. Antibiotika | am selben Tag zum Dermatologen |
| große Blasen auf Haut und/oder Schleimhaut, die platzen und Wunden hinterlassen<br>▸ evtl. Juckreiz<br>▸ im mittleren und höheren Lebensalter | Pemphigus, Pemphigoid. Spontan oder ausgelöst durch<br>▸ Medikamente, z. B. Antibiotika, NSAR<br>▸ Infektionen<br>▸ UV-Bestrahlung<br>▸ Krebserkrankungen | ▸ am selben Tag zum verschreibenden Arzt<br>▸ Infektionen ausschließen: Anamnese, körperliche Untersuchung, Entzündungswerte (→ S. 422) kontrollieren<br>▸ bei V. a. Malignom: Tumorsuche |
| leicht verletzbare Blasen an ständig dem Licht ausgesetzten Hautbereichen, z. B. Handrücken | chronisch-hepatische Porphyrie, eine seltene Stoffwechselerkrankung | in den nächsten Wochen: Porphyrine in Urin, Stuhl oder Plasma kontrollieren |
| winzige gerötete Linien, später auch Knötchen und Bläschen<br>▸ an Stellen mit dünner Haut, z. B. zwischen den Fingern, an Handgelenken, innerem Fußrand, Ellenbeuge, Penis<br>▸ quälender Juckreiz | Scabies (Krätze, → Abb. 11.16 S. 378), verursacht durch Krätzmilben | ▸ in den nächsten Tagen zum Dermatologen<br>▸ Unter- und Bettwäsche täglich wechseln, bei 60 °C waschen oder einige Tage luftdicht verpacken |

## 11.7 Erhabene Hautveränderungen ohne Fieber mit Knötchen, Pusteln und Wucherungen

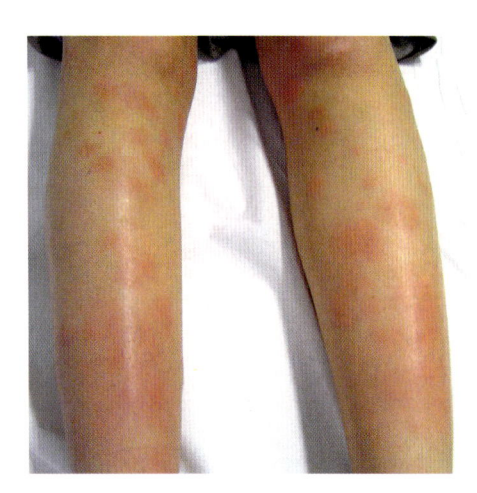

Abb. 11.18: *Erythema nodosum. Akute Entzündung des Unterhautfettgewebes (Pannikulitis) mit einer Beteiligung der Kapillarwände und einer Knötchenbildung. Sie ist meistens sehr schmerzhaft. Kennzeichnend sind mehrere, unscharf begrenzten Knötchen, die leicht erhaben und druckempfindlich sind. Die Farbe variiert von rötlich-violett bis gelblich-grün. Ursache ist eine allergische Reaktion Typ III u. a. bei Sarkoidose, Löfgren-Syndrom, Tuberkulose, Infektionen mit Streptokokken, Yersinien, Chlamydien u. a., Crohn-Krankheit, Enteritis, Colitis ulcerosa, Arzneimitteln und rheumatischem Fieber.* [MES]

## 11.7 Erhabene Hautveränderungen ohne Fieber mit Knötchen, Pusteln und Wucherungen

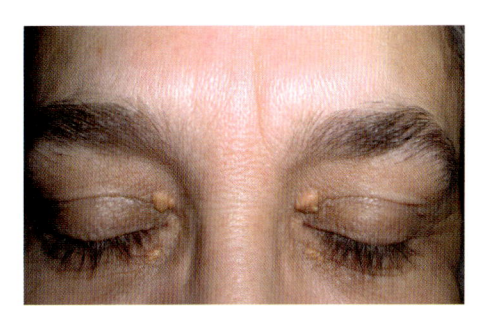

**Abb. 11.19:** *Xanthelasmen. Ausgeprägte Xanthelasmen bei einer 32-jährigen Frau.* [KDP]

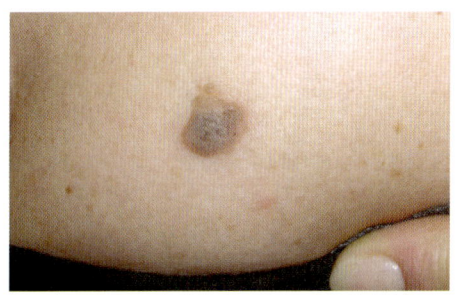

**Abb. 11.20:** *Naevuszellnaevus. Die dunkelbraune Färbung entsteht durch die Anhäufung von Naevuszellen und ist harmlos.* [KDP]

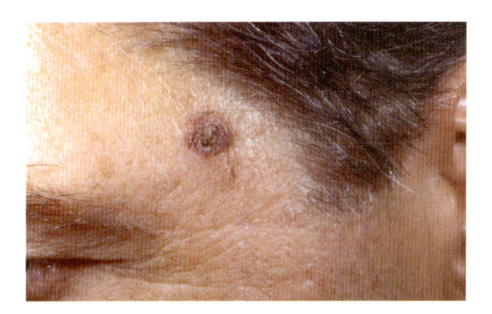

**Abb. 11.21:** *Basaliom (→ auch Abb. 5.11 S. 121). Semimaligner (halb bösartiger) Hauttumor, der nicht metastasiert, aber lokal zerstörend wächst. Die Prognose ist bei frühzeitiger Entfernung gut.* [RKI]

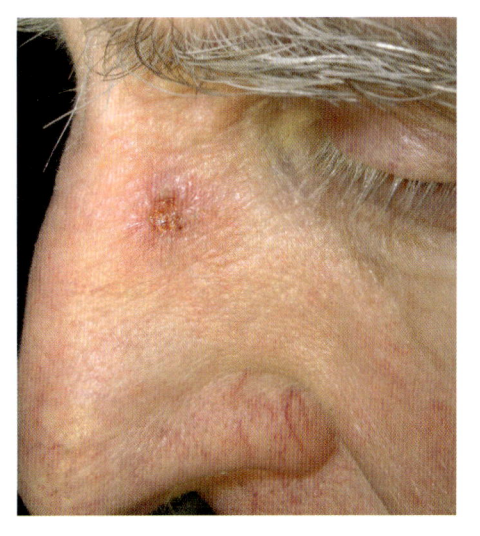

**Abb. 11.22:** *Spinaliom. Bösartiger Hauttumor, der Metastasen bildet. Auch hier zeigt sich eine Verdickung und leicht blutende Verschorfung der Haut.* [KDP]

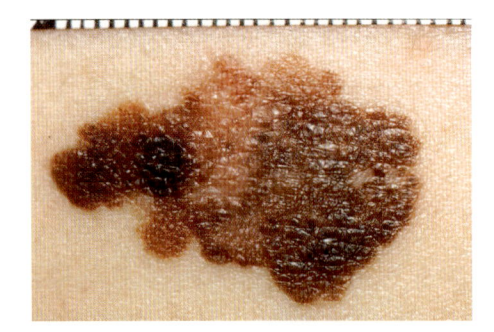

**Abb. 11.23:** *Melanom. Immer häufiger werdender bösartiger Hauttumor. Warnhinweise auf Malignität sind (ABCDE-Regel): Asymmetrie, unscharfe Begrenzung, unregelmäßige Färbung (Colour), ein Durchmesser über 6 mm, Erhabenheit.* [NCI]

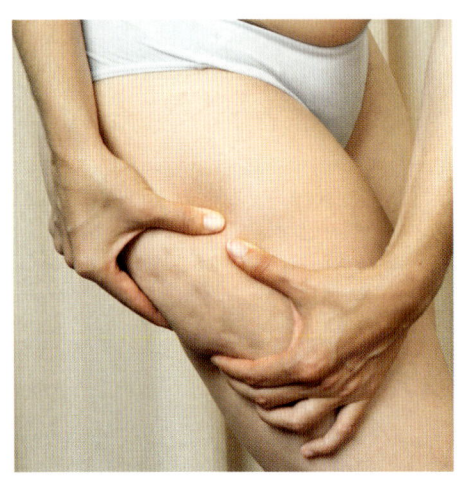

**Abb. 11.24:** *Zellulite. Harmlos, aber oft kosmetisch störend sind die durch die Struktur des Fettgewebes verursachten Dellen. Abnehmen, Sport und fettstoffwechselanregende Maßnahmen wie Massagen veringern die Dellen oft, ohne sie jedoch völlig beseitigen zu können.* [JSP]

| Beschwerdebild | Was steckt dahinter? | Vorgehen in der Naturheilpraxis |
|---|---|---|
| stark juckende, gerötete und oft nässende Herde mit Knötchen, Bläschen und Krusten bei kleinen Kindern<br>▸ vor allem an Gesicht, Kopfhaut, Streckseiten von Armen und Beinen<br>▸ Kratzspuren, entzündete und offene Stellen | Neurodermitis (→ Abb. 11.8 S. 374), typische Form bei Säuglingen und Kleinkindern | ▸ wenn die Beschwerden erstmals auftreten: in den nächsten Tagen zum Pädiater<br>▸ intensive Hautpflege<br>▸ Säuglinge 6 Monate voll stillen<br>▸ lockere Kleidung, z. B. aus Baumwolle, Leinen, Seide<br>▸ Allergene vermeiden, Wohnungshygiene |
| stark juckende, bräunlich-rote Herde mit verdickter Haut, Schuppen und/oder Knötchen<br>▸ vor allem an Gesicht, Hals und Gelenkbeugen<br>▸ schubartiger Verlauf, Verstärkung bei Stress<br>▸ trockene, empfindliche Haut | Neurodermitis (→ Abb. 11.8 S. 374), typische Form bei älteren Kindern und Erwachsenen | ▸ wenn die Beschwerden erstmals auftreten: in den nächsten Tagen zum Dermatologen<br>▸ intensive Hautpflege<br>▸ lockere Kleidung, z. B. aus Baumwolle, Leinen, Seide<br>▸ Allergene vermeiden |

## 11.7 Erhabene Hautveränderungen ohne Fieber mit Knötchen, Pusteln und Wucherungen

| Beschwerdebild | Was steckt dahinter? | Vorgehen in der Naturheilpraxis |
|---|---|---|
| **Ausschlag mit kleinen, flachen, rötlichen Knötchen, 7–12 Tage nach Beginn einer Medikamenteneinnahme**<br>▸ vor allem am Stamm<br>▸ meist starker Juckreiz | Arznei(mittel)exanthem (→ Abb. 11.4 S. 369), z. B. bei Einnahme von<br>▸ Antibiotika, v. a. Ampicillin<br>▸ Bluthochdruckmitteln<br>▸ Schmerzmitteln, z. B. NSAR | am selben Tag Rücksprache mit dem verschreibenden Arzt |
| **Ausschlag mit erhabenen, tastbaren Hautblutungen**<br>▸ evtl. Beginn mit juckenden Knötchen oder Quaddeln | allergische Vaskulitis (Gefäßentzündung), z. B. nach<br>▸ viralen oder bakteriellen Infekten<br>▸ Medikamenten wie Schmerzmitteln (NSAR), Antibiotika. Sonderform bei Kindern: Purpura Schönlein-Henoch mit Gelenk- und Bauchschmerzen | ▸ am selben Tag Rücksprache mit dem verschreibenden Arzt<br>▸ Entzündungswerte (→ S. 422) kontrollieren<br>▸ ggf. Antibiotika, Kortison |
| **juckende Knötchen nach intensiver Sonnenbestrahlung**<br>▸ oft bei Verwendung fetthaltiger Sonnenschutzmittel<br>▸ auch nach Sonneneinstrahlung durch Glas | Sonnenallergie, insbesondere Mallorca-Akne | ▸ wenn nach 3 Tagen keine Besserung: zum Dermatologen<br>▸ weitere Sonnenbestrahlung vermeiden<br>▸ bei starkem Juckreiz antihistaminhaltige Creme |
| **Mitesser, entzündliche Knötchen und eitrige Pusteln** auf fettiger Haut<br>▸ vor allem im Gesicht, an Brust und Rücken<br>▸ besonders bei Jugendlichen und jungen Erwachsenen | Akne | ▸ wenn die Akne kosmetisch stört: bei Gelegenheit zum Dermatologen<br>▸ »Pickeldrücken« und fettige Salben vermeiden<br>▸ mit speziellen Waschlotionen reinigen |
| **Gefäßreiser, Rötungen, Knötchen und/oder Pusteln,** vor allem **an Stirn und Wangen**<br>▸ gelegentlich auch an Brust oder Rücken<br>▸ kann Akne ähneln<br>▸ oft schubweiser Verlauf<br>▸ vor allem im mittleren Lebensalter | Rosazea. Harmlose, häufige akneähnliche Hautentzündung unbekannter Ursache, trotzdem helfen oft Antibiotika | ▸ in den nächsten Wochen zum Dermatologen<br>▸ Faktoren meiden, die eine Verschlimmerung auslösen können, z. B. Alkohol, Koffein, Nikotin, Sonnenlicht, starke Gewürze, Stress<br>▸ keine Verwendung von Seifen, sondern von milden Syndets<br>▸ Antibiotika |
| **rote Flecken und Knötchen um den Mund,** oft auch in den Augenwinkeln<br>▸ Brennen und Spannungsgefühl<br>▸ vor allem bei jüngeren Frauen | periorale Dermatitis (Mundrose). Oft durch übermäßiges Cremen verursacht | ▸ Kosmetika und Pflegeprodukte für 6–12 Wochen konsequent absetzen, Gesicht mit klarem Wasser reinigen<br>▸ Kompressen mit schwarzem Tee<br>▸ Breitbandantibiotika |
| **stecknadelkopfgroße, kugelige, weißliche oder hautfarbene Knötchen**<br>▸ v. a. in Gesicht und Genitalbereich<br>▸ meist in Gruppen | Milien (Hautzysten, Hautgrieß). Durch versprengtes Epithel verursachte Hornzysten. Meistens harmlos, gelegentlich Symptom einer bullösen Dermatitis | wenn die Milien kosmetisch stören: bei Gelegenheit zum Dermatologen, der die Haut anritzt und die Milien ausdrückt |

## 11 Haut, Haare und Nägel

| Beschwerdebild | Was steckt dahinter? | Vorgehen in der Naturheilpraxis |
|---|---|---|
| einzelne oder gruppierte, **blassblaue bis rötliche Knötchen mit netzartiger, weißer Zeichnung**<br>▸ auf Haut und/oder Schleimhaut<br>▸ schubweiser Verlauf<br>▸ Juckreiz | Lichen ruber planus (Knötchenflechte). Autoimmunreaktion, unbekannter Auslöser, oft selbstlimitierend | ▸ in den nächsten Wochen zum Dermatologen<br>▸ ggf. Kortikoidtherapie |
| scharf begrenzte, derbe, **weiße bis rötliche Erhebungen,** meist in **Ringform**<br>▸ vor allem an Händen und Füßen<br>▸ oft gehäuft in Reihe auftretend | Granuloma anulare. Unklare Ursache, selbstlimitierend (oft nach 1-2 Jahren), oft Rezidive | ▸ bei Gelegenheit zum Dermatologen<br>▸ ggf. Kryo- oder Photochemotherapie<br>▸ ggf. lokal Kortikoide |
| einzelne gerötete Knoten oder kleine Wunden<br>▸ in der Mitte evtl. kleiner roter Punkt sichtbar<br>▸ evtl. linienförmige Anordnung, vor allem bei Flöhen und Wanzen<br>▸ starker Juckreiz | Stiche durch Insekten bzw. Parasiten, z. B. Mückenstiche, Flohbisse, Wanzenbisse | ▸ wenn Bisse wiederholt auftreten oder in Linien angeordnet sind: in den nächsten Tagen zum Dermatologen<br>▸ nicht kratzen<br>▸ juckreizstillende Präparate<br>▸ bei Flohbefall: Vollbad, Kleidung wechseln und waschen |
| winzige gerötete Linien, später auch Knötchen und Bläschen<br>▸ an Stellen mit dünner Haut, z. B. zwischen den Fingern, an Handgelenken, innerem Fußrand, Ellenbeuge, Penis<br>▸ quälender Juckreiz | Krätze (Scabies, → Abb. 11.16 S. 378), verursacht durch Krätzmilben | ▸ in den nächsten Tagen zum Dermatologen<br>▸ Unter- und Bettwäsche täglich wechseln, bei 60° waschen oder einige Tage luftdicht verpacken |
| geröteter druckschmerzhafter Knoten,<br>▸ oft mit einem Eiterpropf in der Mitte<br>▸ vor allem an Nacken, Gesicht, Achselhöhlen und Gesäß | ▸ Follikulitis (Haarbalgentzündung)<br>▸ Furunkel | ⚠ Furunkel im Gesicht oberhalb der Unterlippe: keine Manipulationen! Es droht Verschleppung ins Gehirn<br>▸ Grunderkrankungen wie Diabetes, AIDS ausschließen<br>▸ wenn die Veränderungen nicht spontan abheilen oder zu mehreren auftreten: zum Dermatologen<br>▸ bei »unreifen« Furunkeln außerhalb des Gesichts Zugsalbe |
| druckschmerzhafte, unscharf abgegrenzte, **rötliche oder gelblich-grüne Knoten**<br>▸ vor allem an der Streckseite der Unterschenkel, Gesäß, Armen<br>▸ oft Muskel- und Gelenkschmerzen | Erythema nodosum (Knotenrose, → Abb. 11.18 S. 380), z. B. bei<br>▸ Sarkoidose<br>▸ Crohn-Krankheit, Colitis ulcerosa<br>▸ Infektionen, z. B. Tuberkulose<br>▸ infektiösen Durchfallerkrankungen | ▸ am selben Tag zum Dermatologen<br>▸ Entzündungswerte (→ S. 422) kontrollieren<br>▸ ggf. Stuhlprobe oder Koloskopie |

## 11.7 Erhabene Hautveränderungen ohne Fieber mit Knötchen, Pusteln und Wucherungen

| Beschwerdebild | Was steckt dahinter? | Vorgehen in der Naturheilpraxis |
|---|---|---|
| **sattrote bis blaurote, kissen- oder schwammartige Erhebung**<br>▸ meist schon bei Geburt vorhanden<br>▸ selten ab 4. Lebensjahrzehnt auftretend | Hämangiom (Blutschwamm) | ▸ wenn ein Blutschwamm in späteren Lebensjahren sein Aussehen ändert, sich vergrößert oder blutet: in den nächsten Tagen zum Dermatologen<br>▸ wenn ein Blutschwamm kosmetisch stört oder bei Säuglingen im Augen-, Mund- oder Windelbereich sitzt: in den nächsten Wochen zum Dermatologen |
| **sattroter, kugel- oder pilzförmiger Knoten**<br>▸ nach Verletzung wachsend<br>▸ vor allem an Händen, Füßen oder im Gesicht | Granuloma pyogenicum. Kapilläres Angiom, meistens nach kleinen Traumen entstanden | zur Entfernung in den nächsten Wochen zum Dermatologen |
| derbe bis erbsengroße **Knötchen mit weißlicher, rauer Oberfläche**<br>▸ vor allem an Händen und Füßen<br>▸ oft beetartige Ausbreitung | gewöhnliche Warzen | ▸ wenn die Warzen bluten, sich entzünden oder sich auf erkrankter Haut, z. B. bei Neurodermitis entwickeln: in den nächsten Tagen zum Dermatologen<br>▸ wenn die Warzen kosmetisch stören oder sich stark ausbreiten: bei Gelegenheit zum Dermatologen<br>▸ mit Silbernitrat verätzen oder vereisen<br>▸ Ansteckungsgefahr beachten |
| weiche, flache, wenig auffällige **Knötchen mit hautfarbener bis rötlich-brauner Färbung**<br>▸ vor allem im Gesicht, an Unterarmen, Hand- und Fußrücken<br>▸ meist zahlreich auftretend | Flachwarze | wenn die Warzen kosmetisch stören oder sich stark ausbreiten: bei Gelegenheit zum Dermatologen |
| kreis- oder augenförmige, erhabene, **gelbliche Hornhautverdickung an belasteten Stellen der Füße**<br>▸ vor allem an Fußsohle und Zehenrücken<br>▸ bei Druck schmerzhaft | Hühnerauge | ▸ bei Rötungen, Schwellungen oder zunehmenden Schmerzen: am nächsten Tag zum Dermatologen<br>▸ bei großen (> 0,5 cm) oder gehäuft auftretenden Hühneraugen, Grunderkrankungen wie Diabetes oder Durchblutungsstörungen der Beine: in den nächsten Wochen zum Dermatologen<br>▸ Druckentlastung durch weiche Schuhe, Hühneraugenringe<br>▸ Hühneraugenpflaster aus der Apotheke<br>▸ vorsichtiges, schichtweises Abtragen mit Bimsstein oder speziellen Hobeln |

| Beschwerdebild | Was steckt dahinter? | Vorgehen in der Naturheilpraxis |
|---|---|---|
| **linsengroße, hautfarbene, in der Mitte eingedellte Knötchen, die wie Perlen aussehen**<br>▶ in Gruppen an Gesicht, Hals, Oberkörper, Gesäß und Genitalbereich<br>▶ auf Druck Entleerung von breiigem, weißlichen Inhalt | Dellwarze (Molluske) | wenn die Dellwarzen massenhaft oder auf erkrankter Haut, z. B. bei Neurodermitis, auftreten: in den nächsten Wochen zum Dermatologen |
| **hautfarbene Knötchen** mit stielartiger Verengung<br>▶ an Hals und Achseln<br>▶ zahlreich auftretend | weiches Fibrom (Fleischwarze) | bei Gelegenheit zum Dermatologen |
| weiche, **gelblich bis rötlich schimmernde Knötchen**<br>▶ v. a. an Augenlidern, Knien, Ellenbogen, Händen, Füßen und Gesäß<br>▶ meist in Gruppen auftretend | ▶ Xanthelasmen (→ Abb. 11.19 S. 381), an Augenlidern<br>▶ Xanthom | in den nächsten Wochen zum Dermatologen |
| **gelblich-weiße Knoten in der Umgebung von schmerzenden Gelenken** und/oder am Ohrmuschelrand | Gichttophi bei chronischer Gicht | bei Gelegenheit dem behandelnden Arzt zeigen |
| **gelbliche, braune oder schwarze Knötchen mit fettig wirkender Oberfläche**<br>▶ vor allem an Brust und Rücken<br>▶ ab dem 5. Lebensjahrzehnt | Alterswarze, gutartige Veränderung | ❗ zum Ausschluss eines Melanoms in den nächsten Wochen zum Dermatologen |
| **hautfarbene oder bräunliche bis braun-schwarze, glatte Knötchen**<br>▶ vor allem an Armen und Beinen<br>▶ evtl. juckend oder druckschmerzhaft | ▶ hartes Fibrom (Dermatofibrom)<br>▶ gutartiges Histiozytom | bei Gelegenheit zum Dermatologen |
| **mittelbraune bis braunschwarze, scharf begrenzte, knotige Hautwucherung**<br>▶ kein Wachstum<br>▶ evtl. behaart | ▶ Naevuszellnaevus (→ Abb. 11.20 S. 381)<br>▶ gutartiges Histiozytom | bei Gelegenheit zum Dermatologen |
| **braune oder schwarze, knotige Hautwucherung mit unregelmäßiger Oberfläche und Begrenzung**<br>▶ Wachstum und/oder Veränderung des Aussehens<br>▶ meist Juckreiz<br>▶ umgebende Haut häufig gerötet<br>▶ evtl. wiederholte Blutungen | Malignes Melanom (→ Abb. 11.23 S. 382) | ❗ Tumor ausschließen: zum Dermatologen zur Exzision |

| Beschwerdebild | Was steckt dahinter? | Vorgehen in der Naturheilpraxis |
|---|---|---|
| rötlich-bräunliches, oft perlmuttartig glänzendes, **langsam wachsendes Knötchen**<br>▸ erhöhter Randsaum, erweiterte Gefäße, oft feine Blutungen und Krusten<br>▸ vor allem an Kopf und Hals | Basaliom (bedingt bösartiger Hauttumor, → Abb. 11.21 S. 381) | ▸ in den nächsten Tagen zum Dermatologen<br>▸ Sonnenschutz<br>▸ ab dem 45. Lebensjahr regelmäßige Selbstkontrolle |
| knötchenförmige oder blumenkohlartige, **langsam wachsende Hautwucherung**<br>▸ evtl. blutige Krusten und/oder schmierig belegte Geschwüre<br>▸ vor allem im Gesicht | Spinaliom (Stachelzellenkrebs, bösartiger Hauttumor, → Abb. 11.22 S. 381) | ⚠ Tumor ausschließen: zum Dermatologen zur Exzision oder Biopsie |

# 11.8 Knoten unter der Haut

Muskeln, Sehnen, Knochen, Schilddrüse, weibliche Brust – in zahlreichen Geweben können Knoten entstehen, die von außen tastbar sind. In der untenstehenden Tabelle finden Sie die Veränderungen aufgelistet, die ihren Ursprung in den tieferen Hautschichten inklusive der dort gelegenen Lymphknoten haben.

| Beschwerdebild | Was steckt dahinter? | Vorgehen in der Naturheilpraxis |
|---|---|---|
| **Dellenbildung in der Haut** (»Orangenhaut«)<br>▸ vor allem an Gesäß, Hüfte, Oberschenkeln und -armen<br>▸ meist bei übergewichtigen Frauen | Zellulite (→ Abb. 11.24 S. 382). Östrogenbeeinflusste Dellenbildung im Unterhautgewebe (Cremes sind daher ohne Effekt). Gefördert durch Übergewicht, Blut- und Lymphabflussbehinderungen | ▸ Ausdauersport, z. B. Jogging, Walking<br>▸ Gewichtsreduktion<br>▸ Muskelaufbau, da es auch den Kreislauf lokal bessert<br>▸ möglichst Rauchverzicht |
| **elastischer oder derber Knoten** unter unauffälliger Haut<br>▸ Erbsen- bis Apfelsinengröße<br>▸ oft mehrfaches Auftreten | ▸ Atherom (Grützbeutel), vor allem am behaarten Kopf<br>▸ Fettgewebsgeschwulst | in den nächsten Tagen zum Dermatologen |
| **derbe Knötchen in Gelenknähe oder über Knochenvorsprüngen** mit Gelenkschmerzen | Rheumaknoten, z. B. bei Rheumatoider Arthritis | bei Gelegenheit betreuendem Arzt zeigen |
| **bis erbsengroße Knoten, Mitesser und Pusteln**<br>▸ v. a. an Nacken, Rücken, Achseln, Gesäß und Leistenbeugen<br>▸ später evtl. großflächige Entzündungen und Abszesse | Akne conglobata | für eine systemische und systematische Therapie in den nächsten Wochen zum Dermatologen |

| Beschwerdebild | Was steckt dahinter? | Vorgehen in der Naturheilpraxis |
|---|---|---|
| einzelne, schmerzlose Knoten oder knotige Schwellungen an Hals, Achsel oder Leiste<br>▸ evtl. Abgeschlagenheit, Fieber und/oder Nachtschweiß | ▸ Infektionskrankheiten, z. B. Röteln, Rachenentzündung, Pfeiffer-Drüsenfieber, Tuberkulose, AIDS<br>▸ rheumatische Erkrankungen wie Lupus erythematodes<br>▸ selten: Leukämie, malignes Lymphom, Lymphknotenmetastasen | wenn sich die Knoten neu bilden:<br>▸ in den nächsten Tagen Entzündungswerte (→ S. 422) kontrollieren<br>▸ ggf. AIDS, rheumatische Erkrankungen, Leukämie, Lymphome ausschließen: zum Rheumatologen und Hämatologen<br>❗ IfSG beachten |
| einzelne, druckempfindliche Knoten oder knotige Schwellungen<br>▸ v. a. an Hals, Achsel oder Leiste<br>▸ evtl. roter Streifen, von dem Infektionsherd Richtung Herz ziehend<br>▸ evtl. Fieber | Lymphadenitis als Begleitreaktion bei bakteriellen Infektionen, z. B. (Streptokokken)Angina, infizierte Wunden, Furunkel, Wundrose | ▸ am selben Tag Entzündungswerte (→ S. 422) kontrollieren<br>▸ ggf. Antibiose |

## 11.9 Hautveränderungen mit Fieber

Wenn Hautveränderungen – sei es ein Ausschlag oder ein lokalisierter Befund – mit Fieber verbunden sind, kommt als Ursache vor allem eine Infektion oder eine überschießende Immunreaktion in Frage. Bei letzterer kann es sich um eine Autoimmunerkrankung handeln, die zu krankhaften Angriffen des Immunsystems auf Haut und Unterhaut führt, oder aber um eine allergische Reaktion, z. B. auf Medikamente. Manchmal sind auch verschiedene Ursachen beteiligt, wenn das Immunsystem auf eine banale Infektion fehlerhaft reagiert, etwa mit einer Knotenrose, einer allergischen Vaskulitis, einem Stevens-Johnson- oder Lyell-Syndrom.

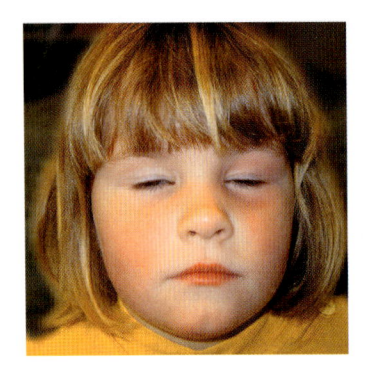

Abb. 11.25: *Phlegmone. Diffuse Eiteransammlung in Geweben. Im Gesicht können besonders bakterielle Infektionen am Auge zu Phlegmonen führen, da das umgebende Gewebe locker ist.* [RKL]

## 11.9 Hautveränderungen mit Fieber

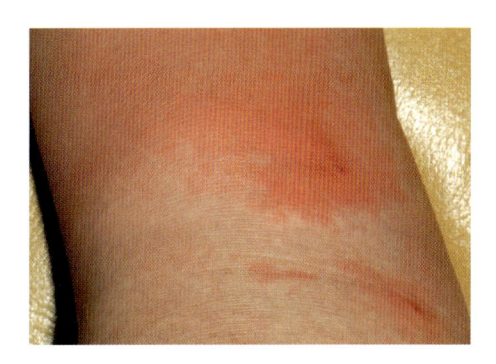

**Abb. 11.26:** *Erysipel. Kennzeichen des Erysipel ist die scharfe, gelegentlich flammenartige Begrenzung.* [PPU]

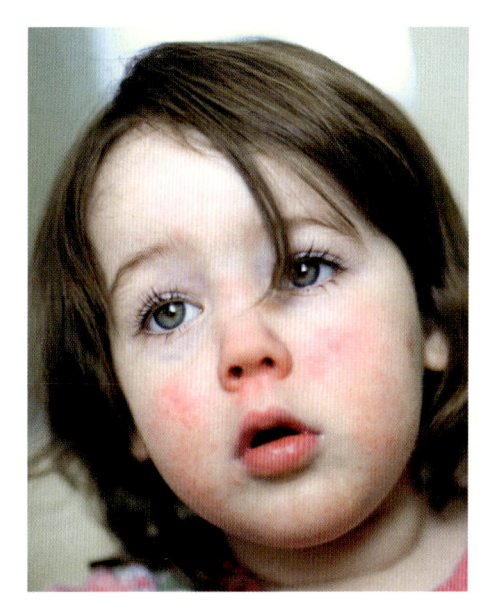

**Abb. 11.27:** *Scharlach. Die Zunge ist zunächst weiß belegt, später lösen sich die Beläge, und die Zunge erscheint glänzend rot (Erdbeer- oder Himbeerzunge). Nach 1-4 Tagen zeigen sich dichte stecknadelkopfgroße, rote, leicht erhabenen Flecken vor allem in den Achseln und Leisten. Typisch ist das freibleibende Mund-Kinn-Dreieck. Etwa 2 Wochen später kann es zu einer charakteristischen Schuppung an den Finger- oder Zehenkuppen oder an Handflächen und Fußsohlen kommen.* [ISP]

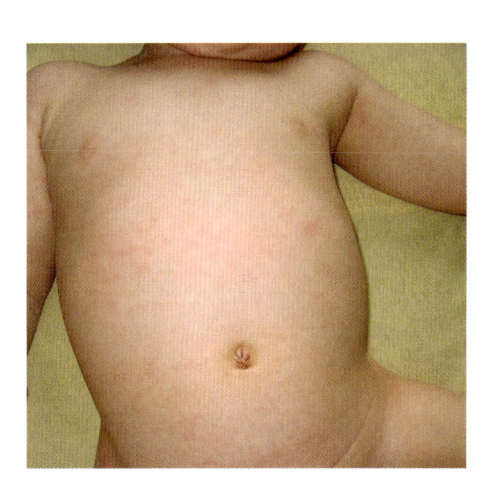

**Abb. 11.28:** *Masern. Zuerst treten regelmäßig eine Konjunktivitis und weiße Koplik-Flecken (→ Abb. 6.8 S. 147) an der Wangenschleimhaut auf. Zunächst lässt sich die Krankheit mit einer Erkältung verwechseln, doch kurz nachdem diese sich zu bessern scheint, steigt das Fieber erneut an und das Masernexanthem tritt auf: rote, anfänglich kleine Flecken, die sich auch vom Kopf nach unten ausbreiten und im Verlauf konfluieren. Bei Masern drohen Komplikationen wie Laryngitis, Otitis oder Pneumonie. Gefürchtet ist die Masernenzephalitis mit bleibenden Hirnschäden, die gelegentlich auch tödlich verläuft.* [HSH]

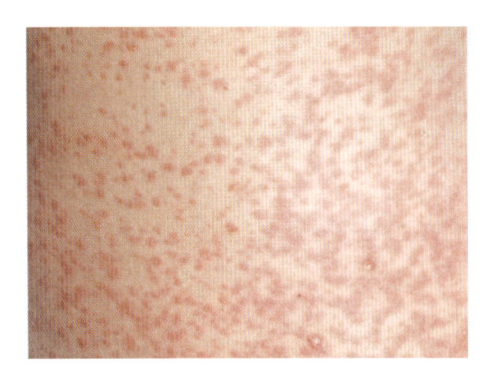

Abb. 11.29: *Röteln. Charakteristisch sind linsen- bis erbsengroße, hellrote und nichtkonfluierenden Flecken. Sie sind leicht erhaben, breiten sich vom Kopf nach unten aus und verblassen in umgekehrter Richtung. Die Hälfte der Patienten hat keinen Hautausschlag.* [DGK]

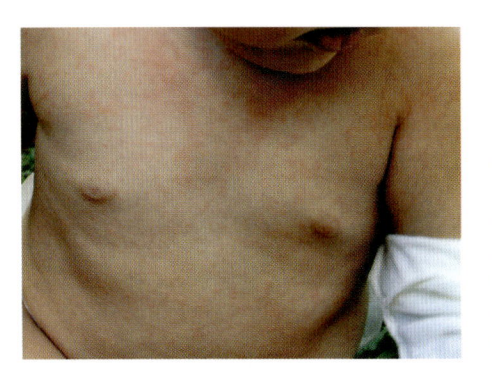

Abb. 11.30: *Dreitagefieber (Exanthema subitum). Kennzeichnend ist hohes Fieber ohne erkennbare Ursache, das meist drei Tage dauert. Erst wenn das Fieber sinkt, bildet sich das kleinfleckige, sehr helle Exanthem. Es breitet sich vom Hals über Bauch und Rücken aus und bleibt nie lange, manchmal nur Stunden.* [WKY]

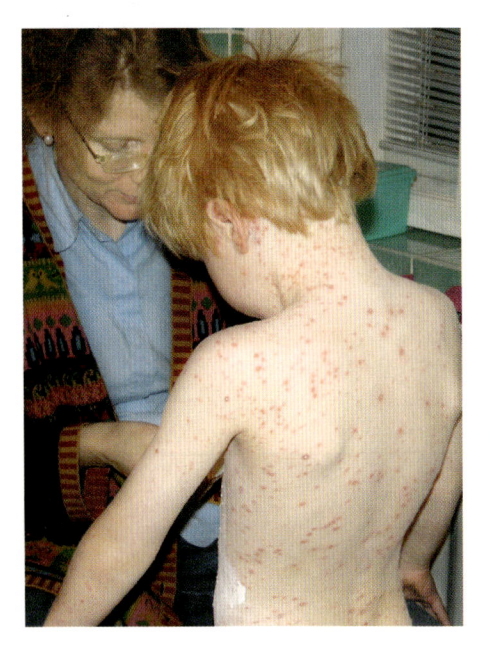

Abb. 11.31: *Windpocken. Beim typischen Windpockenausschlag spricht man vom Sternenhimmel, denn die einzelnen Windpockenpusteln sind verschieden weit entwickelt und »leuchten« unterschiedlich stark. Manchmal entwickeln Infizierte keine oder nur einzelne Pocken.* [ASL]

## 11.9 Hautveränderungen mit Fieber

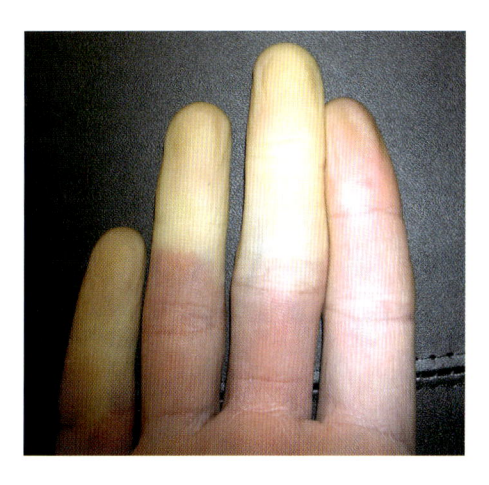

*Abb. 11.32: Raynaud-Syndrom. Anfallsartig werden Finger – seltener Zehen, Ohrmuscheln, Nase, Gesicht, Knie oder Brustwarzen – weiß. Anschließend färben sie sich blau, gelegentlich schmerzhaft rot. Sensibilitätsstörungen begleiten die Anfälle.* [WKY]

| Beschwerdebild | Was steckt dahinter? | Vorgehen in der Naturheilpraxis |
|---|---|---|
| **stark schmerzhafte, teigige Schwellung und Rötung** mit hohem Fieber und Schüttelfrost<br>▸ unscharfe Begrenzung | Phlegmone (flächenhafte, eitrige Entzündung, → Abb. 11.25 S. 388) | ⚠ Sepsis und Gewebeschäden drohen: Antibiose, ggf. chirurgische Sanierung |
| **schmerzhafte, flammende Rötung** mit hohem Fieber und Schüttelfrost, scharfe Begrenzung mit zungenförmigen Ausläufern | Erysipel (Wundrose, → Abb. 11.26 S. 389) | ▸ wegen Rezidiven und drohendem Lymphödem: Antibiose<br>▸ falls noch sichtbar: Eintrittspforte sanieren |
| **kreisförmige, sich vergrößernde oder wandernde Rötung** mit leichtem Fieber<br>▸ oft Kopfschmerz, Krankheitsgefühl<br>▸ vorangegangener Zeckenbiss (evtl. unbemerkt) | Erythema migrans (Wanderröte, → Abb. 11.2 S. 368) bei Borreliose | ▸ Serologie<br>▸ frühzeitige Antibiose nötig, um mögliche Komplikationen zu verhindern, z. B. Lähmungen, Nervenschmerzen, Gelenkentzündung |
| **symmetrische Rötung auf Wangen und Nasenrücken** mit Fieber<br>▸ oft Gelenkschmerzen | Schmetterlingserythem (→ Abb. 11.1 S. 368), z. B. bei<br>▸ Lupus erythematodes<br>▸ beginnenden Ringelröteln | ▸ Blutbild (→ S. 408), Entzündungswerte (→ S. 422) kontrollieren<br>▸ Antikörper (ANA, ds-DNA-AK, anti-Sm-AK) kontrollieren<br>▸ ggf. Biopsie |
| **druckschmerzhafte**, unscharf abgegrenzte, **rötliche oder gelblichgrüne Knoten** mit mäßigem Fieber<br>▸ vor allem an der Streckseite der Unterschenkel, Gesäß, Armen<br>▸ oft Muskel- und/oder Gelenkschmerzen | Erythema nodosum (Knotenrose, → Abb. 11.18 S. 380), z. B. bei<br>▸ Sarkoidose<br>▸ Crohn-Krankheit, Colitis ulcerosa<br>▸ Infektionen, z. B. Tuberkulose<br>▸ infektiösen Durchfallerkrankungen | ▸ am selben Tag zum Dermatologen<br>▸ Entzündungswerte (→ S. 422) kontrollieren<br>▸ ggf. Stuhlprobe oder Koloskopie |

| Beschwerdebild | Was steckt dahinter? | Vorgehen in der Naturheilpraxis |
|---|---|---|
| **lila-rötliche, schuppende Hautveränderungen** mit mäßigem Fieber<br>▸ v. a. an Gesicht, Streckseite der Finger, Knie, Ellenbogen<br>▸ Schwellung der Augenlider<br>▸ Muskelschmerzen und -schwäche, vor allem an der Schulter- und Hüftmuskulatur | Dermatomyositis | 4 Kriterien:<br>▸ stammnahe Muskelschwäche<br>▸ CK erhöht<br>▸ Elektromyogramm typisch verändert<br>▸ Histologie<br>Ggf. Immunsuppression |
| **samtartiger Ausschlag mit kleinen, blauroten Flecken** und hohem Fieber<br>▸ Ausbreitung von der Brust aus<br>▸ Halsschmerzen, geschwollene Halslymphknoten | Scharlach (→ Abb. 11.27 S. 389) | am selben Tag zum Pädiater wegen Penicillintherapie bei drohendem rheumatischen Fieber mit Herzklappen- und Nierenschädigung |
| **Ausschlag mit hellroten, rasch zusammenfließenden Flecken** und hohem Fieber<br>▸ Ausbreitung vom Gesicht aus<br>▸ Schnupfen, Husten, gerötete Augen | Masern (→ Abb. 11.28 S. 389)<br>❗ Meldepflicht nach IfSG | ▸ am selben Tag Kinderarzt benachrichtigen<br>▸ Bettruhe in abgedunkeltem Raum<br>▸ Ansteckungsgefahr beachten |
| **Ausschlag mit linsengroßen, hellroten Flecken** und leichtem Fieber<br>▸ Ausbreitung vom Gesicht aus<br>▸ evtl. Schnupfen, gerötete Augen | Röteln (→ Abb. 11.29 S. 390) | ❗ kein Kontakt zu ungeimpften Schwangeren<br>▸ am selben Tag zum Pädiater wegen symptomlindernder Medikation |
| **kurzfristiger Ausschlag mit feinen, hellroten Flecken** an Rumpf und Hals<br>▸ im Anschluss an 3(-7) Tagen Fieber<br>▸ in den ersten 3 Lebensjahren | Dreitagefieber (Exanthema subitum, → Abb. 11.30 S. 390) | am selben Tag zum Pädiater wegen symptomlindernder Medikation |
| **Ausschlag mit kleinen, unregelmäßigen, blutig-dunklen Flecken** und Fieber<br>▸ an Armen, Beinen, Handinnenflächen und Fußsohlen, Mundschleimhaut<br>▸ evtl. Kopfschmerzen, Nackensteifigkeit | ▸ Sepsis (Blutvergiftung)<br>▸ Hirnhautentzündung<br>▸ Endokarditis (Herzinnenhautentzündung), Flecken meist nur an Handinnenfläche und Fußsohle<br>▸ Tropenerkrankungen wie Denguefieber | ❗ bei hohem Fieber, schlechtem Zustand oder Nackensteifigkeit: Notarzt rufen<br>▸ in Klinik einweisen |
| **Ausschlag mit erhabenen, tastbaren Hautblutungen** und Fieber<br>▸ evtl. Beginn mit juckenden Knötchen oder Quaddeln | ▸ allergische Vaskulitis (Gefäßentzündung), z. B. nach viralen oder bakteriellen Infekten, Medikamenten wie NSAR, Antibiotika<br>▸ Sonderform bei Kindern: Purpura Schönlein-Henoch mit Gelenk- und Bauchschmerzen | ▸ am selben Tag Rücksprache mit dem verschreibenden Arzt<br>▸ Entzündungswerte (→ S. 422) kontrollieren<br>▸ ggf. Antibiotika, Kortison |

| Beschwerdebild | Was steckt dahinter? | Vorgehen in der Naturheilpraxis |
|---|---|---|
| **Ausschlag mit stark juckenden Knötchen und verkrustenden Bläschen** auf Haut und Schleimhaut mit leichtem Fieber<br>▸ schubweiser Verlauf | Windpocken (→ Abb. 11.31 S. 390) | ▸ bei Erkrankung im ersten Lebenshalbjahr, unklaren Beschwerden, Entzündungen, unbeherrschbarem Juckreiz: am selben Tag zum Pädiater<br>▸ kühlende Umschläge, Lotionen<br>▸ lockere Kleidung, kurze Fingernägel<br>▸ Ansteckungsgefahr beachten |
| **rote, rosettenförmige Herde mit zentralen Blasen** und hohem Fieber<br>▸ an Armen, Beinen und Schleimhäuten (Mund, Auge, Genitale)<br>▸ schlechter Allgemeinzustand | Stevens-Johnson-Syndrom | ⚠ Notarzt rufen |
| **plötzliche Bildung großer Blasen und großflächige Ablösung der Oberhaut** mit Fieber<br>▸ befallene Haut wirkt wie verbrüht<br>▸ starkes Krankheitsgefühl | Lyell-Syndrom (Syndrom der verbrühten Haut), bei kleinen Kindern als Folge einer Infektion, ansonsten als seltene Nebenwirkung, z. B. von manchen Schmerzmitteln und Antibiotika | ⚠ Notarzt rufen |
| **Verdickungen und Verhärtungen der Haut** mit Fieber<br>▸ ausgedehnt oder auf Hände und Füße beschränkt<br>▸ kleine weiße Stippchen (Kalkspritzer)<br>▸ anfallsweises Weißwerden der Finger | Sklerodermie | ▸ Kapillaroskopie<br>▸ Autoantikörper (Anti-Zentromer-AK, Topoisomerase-AK) kontrollieren |

# 11.10 Großflächiger Hautjuckreiz

Juckreiz (Pruritus) entsteht, wenn der Botenstoff Histamin an irgendeiner Stelle des Körpers freigesetzt wird – z. B. durch Entzündungsprozesse – und dort die Nervenendigungen der Haut reizt. Nervenfasern leiten die Empfindung zum Gehirn weiter, wo sie den typischen, reflexartigen Drang zum Kratzen auslöst. Der dabei entstehende leichte Schmerz führt zu einer unmittelbaren, wenn auch meist nur kurzfristigen Unterbrechung des Juckreizes, da die schmerzleitenden Nervenfasern schneller sind als die für die Weiterleitung von Juckempfindungen zuständigen. Dadurch überlagert der Schmerz als »kleineres Übel« die als besonders unangenehm erlebte Juckempfindung.

Sobald der Schmerz nachlässt, kehrt jedoch meist der Juckreiz zurück, oft sogar verstärkt.

Je nach Dauer des Juckreizes wird unterschieden zwischen einer akuten und einer chronischen Form.

Juckreiz von bis zu 6 Wochen Dauer hat meist eine nachweisbare, körperliche Ursache. Dagegen findet sich bei chronischem Juckreiz häufig kein Auslöser. Leidet der Betroffene unter starkem Stress oder seelischer Belastung, hat der Juckreiz oft eine psychische Komponente: Er symbolisiert dann den Wunsch, »aus der Haut zu fahren«.

## 11 Haut, Haare und Nägel

| Beschwerdebild | Was steckt dahinter? | Vorgehen in der Naturheilpraxis |
|---|---|---|
| **großflächiger Juckreiz ohne weitere Beschwerden** | ▸ Juckreiz ohne nachweisbare Ursache (idiopathischer Juckreiz), liegt bei 50 % der Betroffenen vor<br>▸ somatoforme Störung, Angststörung | ▸ in den nächsten Tagen zum Dermatologen<br>▸ Entspannungsverfahren |
| großflächiger **Juckreiz bei bekanntem Diabetes** oder mit Beschwerden wie<br>▸ starkem Durst, häufigem Wasserlassen<br>▸ Gewichtsabnahme, Müdigkeit | Diabetes | am selben Tag: BZ messen (→ S. 420) |
| großflächiger **Juckreiz bei trockener, leicht schuppender Haut**<br>▸ häufig Spannungsgefühl<br>▸ Verstärkung des Juckreizes bei Kälte oder trockener Heizungsluft<br>▸ Neigung zu Ekzemen | ▸ anlagebedingte Trockenheit der Haut meist verstärkt im höheren Alter (Altershaut)<br>▸ Reinigungsmaßnahmen mit stark entfettender Wirkung<br>▸ Textilien aus luftundurchlässigen oder rauen Materialien, z. B. Synthetics, Wolle | ▸ in den nächsten Wochen zum Dermatologen<br>▸ nicht täglich baden oder duschen<br>▸ rückfettende und pH-neutrale Seifen, Duschgels und Badezusätze<br>▸ nach Hautreinigung eincremen mit stark fetthaltigen Emulsionen oder Öl<br>▸ Raumluft anfeuchten<br>▸ luftdurchlässige Kleidung, auf Wolle verzichten<br>▸ evtl. auf Alkohol, scharfe Gewürze und sehr heiße Getränke verzichten |
| **Juckreiz, der nach Vorstellung der Betroffenen durch (nicht nachweisbare) kleine Tierchen ausgelöst wird** | Ungezieferwahn mit Berührungshalluzinationen, z. B. bei Schizophrenie, chronischen organischen Psychosen | in den nächsten Tagen zum Psychiater |
| großflächiger **Juckreiz mit auffallend »blühender« Gesichtsfarbe** | Polyglobulie | in den nächsten Tagen Blutbild (→ S. 408) kontrollieren |
| großflächiger **Juckreiz mit knotenförmigen Schwellungen**, z. B. an Hals, Achseln, Leisten<br>▸ evtl. Abgeschlagenheit<br>▸ evtl. Fieber, Nachtschweiß, Gewichtsverlust | ▸ chronisch lymphatische Leukämie<br>▸ Malignes Lymphom (Lymphknotenkrebs) | ▸ in den nächsten Tagen Blutbild (→ S. 408) kontrollieren<br>▸ Leukämie und Lymphom ausschließen: zum Internisten oder Hämotologen |
| großflächiger **Juckreiz mit vermehrtem Schwitzen** und Gewichtsverlust<br>▸ Heißhunger, Durchfall<br>▸ Unruhe, Händezittern<br>▸ evtl. Hervortreten der Augen | Hyperthyreose (Schilddrüsenüberfunktion) | ▸ TSH und Schilddrüsenhormone (→ S. 429) kontrollieren<br>▸ Schilddrüsenautonomie ausschließen: TRAK (→ S. 428) kontrollieren, Ultraschall, Szintigrafie |
| großflächiger **Juckreiz mit bräunlicher Verfärbung der Haut**<br>▸ erhöhte Lichtempfindlichkeit der Haut<br>▸ Übelkeit, Erbrechen | chronisches Nierenversagen | in den nächsten Tagen Nierenwerte (→ S. 426) und Elektrolyte (→ S. 411) kontrollieren |

| Beschwerdebild | Was steckt dahinter? | Vorgehen in der Naturheilpraxis |
|---|---|---|
| großflächiger **Juckreiz mit gelblicher Verfärbung von Haut und/oder Bindehaut** | Ikterus (Gelbsucht) bei Leber- und Gallenwegserkrankungen, z. B. Virushepatitis, Leberzirrhose, primär sklerosierender Cholangitis | ▸ am selben Tag Leberwerte (→ S. 424) kontrollieren<br>▸ Ultraschall |
| großflächiger **Juckreiz bei Medikamenteneinnahme**, meist mit Gelbsucht | Leberschaden als Medikamentennebenwirkung z. B. von<br>▸ Schmerzmitteln, vor allem NSAR<br>▸ Antibiotika, vor allem Tetrazyklin<br>▸ Mitteln gegen Fettstoffwechselstörungen<br>▸ Neuroleptika<br>▸ »Pille« | ▸ am selben Tag Leberwerte (→ S. 424) kontrollieren<br>▸ Ultraschall |
| großflächiger **Juckreiz mit Hautauschlag bei Medikamenteneinnahme** | Medikamentenausschlag (Arznei-(mittel)exanthem), z. B. als Nebenwirkung von Antibiotika (vor allem Ampicillin) | alternative Therapie oder Medikamente |

## 11.11 Taubheitsgefühl, Kribbeln und andere Missempfindungen

Missempfindungen an der Haut umfassen verschiedene Beschwerden, die einzeln, jedoch auch in Kombination auftreten können. Empfindungen wie Kribbeln, Pelzigkeitsgefühl oder Ameisenlaufen werden als **Parästhesie** bezeichnet, wörtlich mit »Fehlempfindung« zu übersetzen. Sie kennzeichnen z. B. das anfängliche Beschwerdebild von Polyneuropathien und Nervenkompressionssyndromen.

Bekommen die Missempfindungen einen schmerzhaften Charakter, handelt es sich definitionsgemäß um **Dysästhesien.** Schmerzhafte Missempfindungen treten bei verschiedensten Schädigungen des Nervensystems auf, etwa bei fortgeschrittenen Polyneuropathien, Schlaganfällen oder Nervenverletzungen.

Als **Hypästhesie** bezeichnet man eine verminderte Berührungsempfindlichkeit der Haut, die zu einem Taubheitsgefühl führt. Als Ursache kommt jede Schädigung des Nervensystems in Frage, sei es durch Verletzungen, Druck, Stoffwechselerkrankungen, Durchblutungsstörungen, Infektionen oder andere Erkrankungen. Besonders häufig tritt eine Hypästhesie als Symptom einer Polyneuropathie oder eines Bandscheibenvorfalls auf.

Das Gegenteil der Hypästhesie ist die **Hyperästhesie,** eine erhöhte Empfindlichkeit der Haut gegenüber verschiedenen Sinnesreizen, z. B. Berührung, Druck oder Temperatur. Sie ist ein typisches Symptom der Sudeck-Krankheit, kommt jedoch auch häufig im Randbereich eines »tauben« Hautgebiets vor. Eine Sonderform der Hyperästhesie ist die **Hyperalgie,** bei der die Haut nur auf Schmerzreize überempfindlich reagiert.

| Beschwerdebild | Was steckt dahinter? | Vorgehen in der Naturheilpraxis |
|---|---|---|
| **Taubheitsgefühl und Kribbeln** in einem Arm oder Bein nach dem Aufwachen oder längerem unbequemen Sitzen | meistens harmlos, vorübergehend verminderte Durchblutung durch Druck | ▸ wenn die Gefühlsstörung nicht nach wenigen Stunden abklingt wegen Ausschluss eines Schlaganfalls o. Ä.: am selben Tag zum Neurologen<br><br>**Erstmaßnahme:** Position ändern, Gliedmaßen leicht ausschütteln |
| **Taubheitsgefühl in Fingern, Zehen und Gesicht**<br>▸ Schwellungsgefühl an den Händen<br>▸ Schmerzen an verschiedenen Muskeln, Sehnen und Gelenken<br>▸ ständige Müdigkeit | Fibromyalgie. Unbekannte Ätiologie. Prävalenz 1–3 %. Verursacht keine Gelenk- oder Muskelschäden | ▸ die 18 Druckschmerzpunkte untersuchen. 11 müssen positiv sein<br><br>Ausschließen:<br>▸ rheumatische Erkrankungen, z. B. Psoriasis-Arthritis, Polymyositis<br>▸ Hypothyreose: TSH, fT3, fT4 (→ S. 429) kontrollieren<br>▸ paraneoplastisches Syndrom |
| **plötzliches Taubheitsgefühl und Kribbeln im Mundbereich, an Armen und Beinen**<br>▸ Verkrampfung von Händen, evtl. Füßen und Mund<br>▸ rasche Atmung, Angst, Engegefühl in der Brust | ▸ Hyperventilationssyndrom<br>▸ Panikattacke | ▸ wenn sich der Anfall nicht unterbrechen lässt: Notarzt rufen<br>▸ wenn wiederholt Attacken auftreten: in den nächsten Tagen Elektrolyte (→ S. 411) kontrollieren<br><br>**Erstmaßnahme:** in die vorgehaltene gewölbte Hand oder eine Plastiktüte atmen, bis sich die Beschwerden gebessert haben |
| **Taubheitsgefühl und/oder Missempfindungen an der Daumenseite der Hand**<br>▸ evtl. mit Ausbreitung auf den Arm<br>▸ evtl. Lähmungserscheinungen<br>▸ insbesondere nachts | Karpaltunnel-Syndrom | ▸ in den nächsten Tagen zum Neurologen<br>▸ ggf. operative Behandlung |
| **Taubheitsgefühl und/oder Missempfindungen an der Kleinfingerseite der Hand**<br>▸ im Bereich des 4. und 5. Fingers<br>▸ evtl. Lähmungserscheinungen | Sulcus-ulnaris-Syndrom | ▸ in den nächsten Tagen zum Neurologen<br>▸ ggf. operative Behandlung |
| **anfallartiges Abblassen oder schmerzhafte Rötung der Finger mit Taubheitsgefühl** und Kribbeln<br>▸ oft bei Kälte | Raynaud-Syndrom (→ Abb. 11.32 S. 391) | ▸ rheumatologische Erkrankung ausschließen<br>▸ bei Kälte Taschenwärmer verwenden<br>▸ im Anfall Hände massieren, bewegen, unter die Achseln stecken oder in fließend warmes Wasser halten |

## 11.11 Taubheitsgefühl, Kribbeln und andere Missempfindungen

| Beschwerdebild | Was steckt dahinter? | Vorgehen in der Naturheilpraxis |
|---|---|---|
| **tiefsitzendes Kribbeln, Zuckungen und heftiger Bewegungsdrang in den Beinen**<br>▸ evtl. auch in den Armen<br>▸ Verschlechterung in Ruhephasen, vor allem abends und nachts | Restless-legs-Syndrom (Syndrom der unruhigen Beine) | ▸ bei Bedarf zum Neurologen<br>▸ abendliches Radfahren, Schwimmen, Joggen<br>▸ Beine abbrausen<br>▸ Beinmassagen |
| **Taubheitsgefühle und Beinschmerzen vor allem bei längerem Gehen**<br>▸ blasse und kühle Füße oder Zehen<br>▸ Wundheilungsstörungen, evtl. offene Stellen | periphere arterielle Verschlusskrankheit (pAVK) | ⚠ bei starken Schmerzen oder Lähmungen: Notarzt rufen wegen eventueller Reperfusionsbehandlung<br>▸ Doppler-Ultraschall<br>▸ ggf. Angiografie<br>▸ Gefäßtraining<br>▸ Risikofaktoren reduzieren |
| **Taubheitsgefühl, Kribbeln und/oder Schmerzen am inneren Fußrand**<br>▸ besonders nachts und bei Belastung<br>▸ evtl. Ausstrahlung in Fußsohle, Wade | Tarsaltunnelsyndrom (Engpasssyndrom des Tibialisnerven), oft nach Verletzungen im Sprunggelenk (z. B. Außenknöchelbruch) oder Fußbereich | ▸ in den nächsten Tagen zum Neurologe<br>▸ ggf. operative Behandlung |
| **plötzliches, vorübergehendes Taubheitsgefühl und/oder Missempfindungen**<br>▸ oft halbseitig<br>▸ evtl. Kopfschmerzen<br>▸ evtl. Lähmungen<br>▸ evtl. Seh- oder Sprachstörungen | ▸ transitorische ischämische Attacke (TIA)<br>▸ Warnblutung bei Hirnarterienaneurysma<br>▸ kleiner Schlaganfall<br>▸ Multiple Sklerose | ⚠ Notarzt rufen |
| **über Minuten bis Stunden zunehmendes Taubheitsgefühl und/oder Missempfindungen mit Kopfschmerzen**<br>▸ meist halbseitig<br>▸ evtl. Lähmungen | ▸ Schlaganfall, evtl. auch als vorübergehendes Ereignis («Schlägelchen»)<br>▸ Hirnaneurysmablutung<br>▸ Sinus(venen)thrombose<br>▸ Migräne | ⚠ Notarzt rufen |
| **über Stunden bis Tage zunehmendes Taubheitsgefühl und/oder Missempfindungen ohne Kopfschmerzen**<br>▸ evtl. Lähmungen | ▸ Multiple Sklerose<br>▸ Guillain-Barré-Syndrom<br>▸ Durchblutungsstörung des Rückenmarks | ⚠ Notarzt rufen |
| **über Stunden bis Tage zunehmendes Taubheitsgefühl und/oder Missempfindungen mit Kopfschmerzen und Fieber**<br>▸ meist Bewusstseinstrübung<br>▸ evtl. Seh- oder Sprachstörungen | ▸ Hirnhautentzündung<br>▸ Gehirnentzündung<br>▸ Hirnabszess | ⚠ Notarzt rufen |

| Beschwerdebild | Was steckt dahinter? | Vorgehen in der Naturheilpraxis |
|---|---|---|
| **über Wochen bis Monate zunehmendes Taubheitsgefühl und/oder Missempfindungen**<br>▸ evtl. Lähmungserscheinungen<br>▸ evtl. Schmerzen | ▸ Multiple Sklerose<br>▸ Polyneuropathie, z. B. bei Diabetes oder Alkoholabhängigkeit<br>▸ Gehirntumor<br>▸ Rückenmarktumor<br>▸ chronische Subduralblutung<br>▸ Kollagenosen, z. B. Lupus erythematodes | in den nächsten Tagen zum Neurologen |
| **Taubheitsgefühl und/oder Missempfindungen an Armen oder Beinen nach Unfall oder Verletzung**<br>▸ evtl. Lähmungen | ▸ Rückenmarkverletzung<br>▸ Beschleunigungsverletzung der Halswirbelsäule<br>▸ Schädel-Hirn-Verletzung (SHT)<br>▸ Epiduralblutung<br>▸ akute Subduralblutung<br>▸ Nervenverletzung bei Knochenbruch, Verrenkung oder Quetschung<br>▸ Kompartment-Syndrom<br>▸ Sudeck-Erkrankung | ⚠ Notarzt rufen<br>**Erstmaßnahmen:**<br>▸ beim Verletzten bleiben, ggf. Wiederbelebung<br>▸ Rückenverletzte nur bei Lebensgefahr bewegen |
| **Taubheitsgefühl und/oder Missempfindungen mit Rückenschmerzen**<br>▸ meist Schmerzen im betroffenen Arm oder Bein<br>▸ evtl. Lähmungen | ▸ Bandscheibenvorfall<br>▸ Spinalstenose<br>▸ Wirbelbruch<br>▸ Spondylolisthesis<br>▸ Beschleunigungsverletzung (Schleudertrauma)<br>▸ Knochentumor oder Knochenmetastase in der Wirbelsäule<br>▸ Multiple Sklerose<br>▸ Borreliose | ⚠ Notarzt rufen |
| **wechselndes Taubheitsgefühl und/oder Missempfindungen**<br>▸ meist demonstrativer Charakter | ▸ dissoziative Störung<br>▸ somatoforme Störung | am selben Tag zum Psychiater |
| **sonderbare Missempfindungen, verbunden mit Wahnvorstellungen** | Berührungshalluzinationen, z. B. bei<br>▸ Schizophrenie<br>▸ akuten organischen Psychosen | ⚠ Notarzt rufen zur Einweisung in die Psychiatrie |
| **anfallartiges Ameisenlaufen auf der Haut**<br>▸ evtl. wandernd oder sich ausbreitend<br>▸ kein Bewusstseinsverlust | Epilepsie mit einfach-fokalen Anfällen | am selben Tag zum Neurologen |

| Beschwerdebild | Was steckt dahinter? | Vorgehen in der Naturheilpraxis |
|---|---|---|
| Taubheitsgefühl und/oder Missempfindungen in Armen und Beinen<br>1. bei oder nach Medikamenteneinnahme<br>2. bei oder nach Kontakt mit verschiedenen Giftstoffen | 1. Medikamentennebenwirkung, z. B. von bestimmten Antibiotika, Zytostatika, Rheumamitteln (Indometazin, Chloroquin)<br>2. toxische Wirkung, z. B. von Blei, Quecksilber, bestimmten Lösungsmitteln, Insektiziden | 1. am selben Tag Rücksprache mit dem verschreibenden Arzt<br>2. auslösendes Toxin suchen |

# 11.12 Haarausfall und andere Haarveränderungen

| Beschwerdebild | Was steckt dahinter? | Vorgehen in der Naturheilpraxis |
|---|---|---|
| gesteigerter täglicher Haarausfall (> 100 Haare), abnehmende Haardichte und Glatzenbildung<br>▶ bei Männern: Geheimratsecken, Platte, Haarkranz<br>▶ bei Frauen: abnehmende Haardichte im Scheitelbereich<br>▶ bildet sich nicht zurück | androgener Haarausfall | in den nächsten Wochen zum Dermatologen |
| vorübergehender, diffuser Haarausfall<br>▶ meist im vorderen Scheitelbereich<br>▶ spontane Rückbildungstendenz | diffuser Haarausfall, z. B. bei<br>▶ Schwangerschaft, Stillzeit<br>▶ Einnahme der »Pille«<br>▶ Hyperandrogenämie<br>▶ Schilddrüsenerkrankungen<br>▶ Stress<br>▶ schweren Allgemeinerkrankungen<br>▶ Magersucht<br>▶ Mangel an Biotin, Zink, Eisen oder Eiweiß | ▶ in den nächsten Tagen oder Wochen zum Dermatologen<br>▶ TSH, fT3, fT4 (→ S. 429) kontrollieren<br>▶ Sexualhormonanalyse oder Therapieversuch mit niedrig dosiertem Kortison<br>▶ milde Shampoos<br>▶ auf Föhnen, Tönen, Färben, Dauerwelle verzichten<br>▶ keine straffen Frisuren<br>▶ Stressmanagement<br>▶ evtl. Einnahme von Zink, Selen, Eisen |
| rasch auftretender, vorübergehender, herdförmiger Haarausfall<br>▶ mehrere kreisrunde, haarlose Herde (Durchmesser bis 3 cm)<br>▶ manchmal Verlust der gesamten Kopfhaare, Augenbrauen, Wimpern, der Bart- und/oder Körperhaare<br>▶ evtl. Nägel mit Tüpfel<br>▶ spontane Rückbildungstendenz | Alopecia areata (kreisrunder Haarausfall), vermehrtes Vorkommen bei<br>▶ Atopikern (Patienten mit Neurodermitis, Heuschnupfen oder allergischem Asthma)<br>▶ Schilddrüsenerkrankungen<br>▶ Autoimmunerkrankungen | ▶ in den nächsten Tagen zum Dermatologen<br>▶ TSH, fT3, fT4 (→ S. 429) kontrollieren<br>▶ evtl. Einnahme von Zink, Selen, Eisen |

| Beschwerdebild | Was steckt dahinter? | Vorgehen in der Naturheilpraxis |
|---|---|---|
| **umschriebener Haarausfall oder Haarbruch** | Zug- oder Biegebelastung der Haare, z. B. durch<br>▸ intensives Tragen straffer Frisuren, etwa Pferdeschwanz oder Knotenfrisuren<br>▸ häufiges Einreiben mit Haarwässern<br>▸ ständiges Tragen von Helmen, Mützen, Schweißbändern<br>▸ zwanghaftes Haareausreißen | ▸ wenn ein Verdacht auf zwanghaftes Haareausreißen besteht: in den nächsten Wochen zum Psychiater<br>▸ Ursache der Haarschädigung beseitigen |
| **vorübergehender, diffuser Haarausfall bei Medikamenteneinnahme**<br>▸ spontane Rückbildungstendenz | Nebenwirkung, z. B. von<br>▸ manchen Medikamenten bei Bluthochdruck wie Betablockern, ACE-Hemmern<br>▸ Zytostatika<br>▸ cholesterinsenkenden Medikamenten<br>▸ Schmerzmitteln (NSAR) | ▸ Rücksprache mit dem verschreibenden Arzt<br>▸ Der durch Zytostatika verursachte Haarausfall lässt sich nicht vermeiden, doch wachsen die Haare wieder nach |
| **verstärkter Haarwuchs** an ungewöhnlichen Stellen wie Wangen, Steißbein, Unterarmen und Unterschenkeln | Hypertrichose | ▸ bei Gelegenheit zum Dermatologen<br>▸ regelmäßiges Entfernen der Haare durch Rasur, Wachs oder (dauerhaft) Laser. |
| **männliches Behaarungsmuster** bei Frauen<br>▸ oft Störungen der Monatsregel | Hirsutismus | in den nächsten Wochen zum Gynäkologen |

## 11.13 Kopfhautveränderungen

| Beschwerdebild | Was steckt dahinter? | Vorgehen in der Naturheilpraxis |
|---|---|---|
| **gerötete, schuppende Kopfhautherde**<br>▸ evtl. Bläschen<br>▸ evtl. Haarausfall<br>▸ Abheilung mit Narben | Pilzinfektion der Kopfhaut und Haare | in den nächsten Tagen zum Dermatologen |
| **rundliche, unterschiedlich große Kopfhautareale mit abgebrochenen, stumpfen Haaren**<br>▸ mehlstaubartige Kopfschuppen<br>▸ evtl. Abheilung mit Narben | Mikrosporie, Pilzinfektion der Kopfhaut und Haare überwiegend bei Kindern | in den nächsten Tagen zum Dermatologen oder Pädiater |
| **eitrig-gelbe runde Schuppungen (1–2 cm Größe) auf der Kophaut**<br>▸ übler Geruch<br>▸ erst stumpfe Haare, dann Haarausfall<br>▸ Narbenbildung | Favus. Chronische, tiefe Follikulitis, meist durch Trichophyton schönleinii | in den nächsten Tagen zum Dermatologen |

## 11.13 Kopfhautveränderungen

| Beschwerdebild | Was steckt dahinter? | Vorgehen in der Naturheilpraxis |
|---|---|---|
| **roter Kopfhautherd mit größeren Schuppen**<br>▸ etwa linsen- bis münzgroß<br>▸ zeitweise scheinbar verschwunden, kommt dann wieder | aktinische Keratose | ▸ in den nächsten Tagen zum Dermatologen<br>▸ Sonnenschutzcreme, Kopfbedeckung, v. a. bei lichtem Haar<br>▸ ab dem 45. Lebensjahr regelmäßige Selbstkontrolle |
| **schuppender, roter Kopfhautherd mit krustig-blutigen Hautdefekten**<br>▸ langsames Wachstum<br>▸ schubweise scheinbare Besserung<br>▸ umschriebener Haarausfall | Spinaliom | ❗ Tumor ausschließen: zum Dermatologen zur Exzision oder Biopsie |
| **scharf begrenzte, rötliche Kopfhautherde mit gelblichen, fettigen Schuppen**<br>▸ Herde auch an Stirn, Nasenlippenfurche, Brust, Rücken<br>▸ oft bei Säuglingen und jungen Männern | seborrhoisches Ekzem (→ Abb. 11.6 S. 373) | ▸ in den nächsten Wochen zum Dermatologen<br>▸ bei starker Kopfschuppung Kuren mit Schuppenshampoo |
| **scharf begrenzte, rötliche Kopfhautherde mit silbrig-grauen Schuppen und Krusten**<br>▸ oft starker Juckreiz<br>▸ Herde auch an Ellenbogen, Knien, Handinnenflächen, Fußsohlen<br>▸ oft Nagelveränderungen, z. B. gelbliche Flecken, Vertiefungen | Psoriasis (Schuppenflechte, → Abb. 11.7 S. 373) | ▸ in den nächsten Wochen zum Dermatologen<br>▸ auf Föhnen, Tönen, Färben, Dauerwelle, längeres Tragen von Mützen verzichten<br>▸ Kopfhautpflege nach Empfehlung des Arztes |
| **stark juckende, gerötete und oft nässende Herde mit Bläschen und Schuppenkrusten bei Säuglingen**<br>▸ oft auch Herde an den Wangen<br>▸ Kratzspuren, entzündete und offene Stellen | Milchschorf, bei 50 % der Kinder als erstes Symptom einer Neurodermitis | ▸ wenn die Beschwerden erstmals auftreten: in den nächsten Tagen zum Pädiater<br>▸ Krusten mit Babyöl lösen, dann mit Babyshampoo abwaschen<br>▸ bei starkem Juckreiz feuchte Auflagen |
| **stark juckende, entzündete Kopfhaut vor allem hinter den Ohren, am Hinterkopf und Nacken**<br>▸ evtl. weißliche, schuppenähnliche Läuseeier (Nissen) am Haarschaft | Pediculi capitis (Kopfläuse) | ▸ am selben Tag zum Dermatologen oder Pädiater<br>▸ auf Ansteckungsgefahr achten<br>▸ bei Kindergarten, Schule, Freunden Bescheid sagen<br>▸ Behandlung und Entlausen der Umgebung |
| **rötlich-bräunliches**, oft perlmuttartig glänzendes, **langsam wachsendes Knötchen**<br>▸ erhöhter Randsaum, erweiterte Gefäße, oft feine Blutungen und Krusten | Basaliom (bedingt bösartiger Hauttumor, → Abb. 11.21 S. 381) | ❗ Tumor ausschließen: zum Dermatologen zur Exzision oder Biopsie |

# 11 Haut, Haare und Nägel

| Beschwerdebild | Was steckt dahinter? | Vorgehen in der Naturheilpraxis |
|---|---|---|
| gerötete, druckschmerzhafte Knötchen oder Knoten<br>▸ oft mit einem Eiterpropf in der Mitte<br>▸ evtl. Fieber | ▸ Follikulitis (Haarbalgentzündung)<br>▸ Furunkel<br>▸ Karbunkel | ⚠ Furunkel im Gesicht oberhalb der Unterlippe: keine Manipulationen! Es droht eine Verschleppung ins Gehirn<br>▸ Grunderkrankungen wie Diabetes, AIDS ausschließen<br>▸ wenn die Veränderungen nicht spontan abheilen oder zu mehreren auftreten: zum Dermatologen<br>▸ bei »unreifen« Furunkeln außerhalb des Gesichts Zugsalbe |
| kugelförmige Erhebung (erbsen- bis walnussgroß)<br>▸ druckelastisch oder derb<br>▸ Haare liegen weit auseinander oder fehlen ganz | ▸ Grützbeutel<br>▸ Fettgewebsgeschwulst | bei Gelegenheit zum Chirurgen |
| dunkler (dunkelbraun oder schwarz), unregelmäßig geformter Fleck<br>▸ erhabene, dunkle, knotige Hautgeschwulst<br>▸ feine Blutung | ▸ seborrhoische Alterswarze<br>▸ Malignes Melanom | ⚠ Tumor ausschließen: zum Dermatologen zur Exzision |
| umschriebene, narbige Kopfhautareale mit teilweisem oder vollständigem Haarverlust | Endzustand verschiedener entzündlicher Haut- und Kopfhauterkrankungen, z. B.:<br>▸ Lupus erythematodes<br>▸ Lichen planopilaris<br>▸ Sklerodermie | in den nächsten Tagen zum Dermatologen |

## 11.14 Veränderungen von Nagelfalz und Nagelbett

| Beschwerdebild | Was steckt dahinter? | Vorgehen in der Naturheilpraxis |
|---|---|---|
| schmerzhafte Rötung und Schwellung der seitlichen und hinteren Begrenzung der Nagelplatte (Nagelfalz)<br>▸ evtl. Bläschen oder Blasen<br>▸ evtl. Eiterentleerung auf Druck<br>▸ bei chronischem Verlauf Verlust des Nagelhäutchens | ▸ akute Nagelfalzentzündung, meist bakteriell, selten durch Herpes-simplex-Viren<br>▸ Panaritium<br>▸ chronische Nagelfalzentzündung, meist Pilzbefall (Candida albicans), z. B. bei häufigen Arbeiten in kaltem Wasser oder chronischen Reizen | bei Eiterbildung und starken Schmerzen am selben Tag zum Dermatologen oder Chirurgen, ansonsten in den nächsten Tagen |
| schmerzhafte Verdickung des Nagelfalzes mit Gefäßerweiterungen<br>▸ verkürzte und verbreiterte Nagelplatte mit Krümmung des Nagelrands | Kollagenosen, vor allem Sklerodermie | ▸ Kapillaroskopie<br>▸ Autoantikörper (Anti-Zentromer-AK, Topoisomerase-AK) kontrollieren |

| Beschwerdebild | Was steckt dahinter? | Vorgehen in der Naturheilpraxis |
|---|---|---|
| schmerzhafte Rötung und Schwellung des seitlichen Nagelfalzes, meist am großen Zeh<br>▸ evtl. Eiterentleerung auf Druck | eingewachsener Zehennagel, oft bei falschem Schneiden der Nägel oder zu engem Schuhwerk | ▸ bei Eiterbildung und starken Schmerzen am selben Tag zum Dermatologen oder Chirurgen, ansonsten in den nächsten Tagen oder zum medizinischen Fußpfleger<br>▸ Fußbäder mit Kernseife, Kamille oder 1-%iger Kaliumpermanganat-Lösung<br>▸ anschließend das »wilde« Fleisch mit einem Silbernitrat-Stift betupfen |
| kleine Knoten oder Geschwülste im Nagelbereich<br>▸ meist nicht schmerzhaft<br>▸ evtl. dunkel verfärbt | ▸ Warze<br>▸ Muttermal<br>▸ selten: Tumoren neben oder unter der Nagelplatte, z. B. malignes Melanom | ⚠ bei V. a. Melanom: zum Dermatologen<br>▸ wenn Muttermale sich verändern, rasch wachsen, bluten oder jucken: in den nächsten Tagen zum Dermatologen<br>▸ mit Silbernitrat verätzen oder vereisen |

# 11.15 Veränderungen der Nagelplatte

Veränderungen der Nagelplatte betreffen Nagelform, -farbe und -konsistenz, häufig in Kombination. Wenn eine Schädigung der Nagelwurzel nur einmal auftritt, z. B. durch einen Nagetierbiss, wird sie etwa 6 Wochen später an der Nagelplatte sichtbar und wächst dann über einen Zeitraum von einem bis mehreren Jahren heraus, am langsamsten beim Daumennagel.

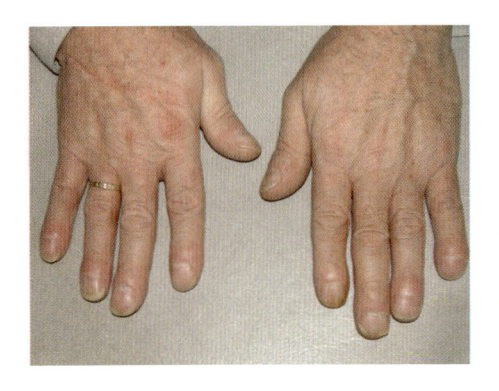

Abb. 11.33: *Trommelschlägelfinger mit Uhrglasnägeln. Entstehen durch lokale – dann oft nur einseitig – oder systemische Gewebshypoxie, die zur Neubildung von Kapillaren führt. Sie sind z. B. typisch bei Herzfehlern mit Rechts-Links-Shunt und chronischen Lungenerkrankungen.* [RKL]

# 11 Haut, Haare und Nägel

| Beschwerdebild | Was steckt dahinter? | Vorgehen in der Naturheilpraxis |
|---|---|---|
| **Verdickungen oder Verdünnung der Nagelplatte mit Verlust des Glanzes**<br>▸ evtl. Grübchen und Rillen<br>▸ evtl. bröckeliger Zerfall (Krümelnagel) | ▸ Folge von Verletzungen<br>▸ Onychomykose (Nagelpilz)<br>▸ Schuppenflechte<br>▸ Knötchenflechte<br>▸ Ekzemerkrankungen, z. B. Neurodermitis | in der nächsten Zeit zum Dermatologen |
| **Abhebung der Nagelplatte vom Nagelbett** | ▸ Folge von Verletzungen<br>▸ Warzen oder Tumoren unter der Nagelplatte<br>▸ Schuppenflechte<br>▸ Nagelpilz<br>▸ Allgemeinerkrankungen, z. B. der Schilddrüse, Durchblutungsstörungen<br>▸ Ekzeme, z. B. bei Neurodermitis<br>▸ angeborene Störung der Nagelbildung<br>▸ Medikamente, z. B. Psoralen zur Behandlung von Schuppenflechte | ▸ in der nächsten Zeit zum Dermatologen<br>▸ Nägel kurz schneiden und konsequent kurz halten |
| **Nagelgrübchen oder wellige Oberfläche an einem oder mehreren Nägeln** | ▸ Tüpfelnägel bei Schuppenflechte<br>▸ kreisrunder Haarausfall<br>▸ Röschenflechte<br>▸ Knötchenflechte | regelmäßige Kontroll-untersuchungen im Rahmen der Grunderkrankung |
| **stark verdickte, dunkel verfärbte, klauenartig wachsende Zehennägel** | Krallennägel, ohne erkennbare Ursache oder bei<br>▸ zu engem Schuhwerk<br>▸ Spreizfuß<br>▸ mangelhafter Nagelpflege | ▸ in der nächsten Zeit zum Dermatologen<br>▸ bequeme, weiche Schuhe |
| **quer verlaufende Rillen** an allen Nägeln | ▸ harmlose Erscheinung bei Babys und bei jüngeren Frauen<br>▸ Allgemeinerkrankungen, z. B. Leberentzündung (Hepatitis), Lupus erythematodes, schwere Infektionen<br>▸ Zinkmangel<br>▸ Nebenwirkung von Zytostatika | regelmäßige Kontrolluntersuchungen im Rahmen der Grunderkrankung |
| **quer verlaufende Rillen** an einzelnen Nägeln | ▸ Verletzung, z. B. durch Maniküre<br>▸ Neurodermitis<br>▸ chronische Nagelfalzentzündung | wenn der Nagelfalz gerötet ist: in den nächsten Tagen zum Dermatologen |
| **Rauigkeit, graue Verfärbung und Brüchigkeit der Nägel** | ▸ entfettende Maßnahmen, z. B. häufiges Waschen oder Verwenden von Nagellackentferner<br>▸ Vitaminmangel<br>▸ Eisenmangel<br>▸ Schilddrüsenüberfunktion<br>▸ erbliche Störung der Nagelbildung | ▸ Vitaminmangel ausschließen<br>▸ Blutbild (→ S. 408), Eisenstoffwechsel (→ S. 418), TSH, fT3, fT4 (→ S. 429) kontrollieren<br>▸ Nägel möglichst schonen, Nagellack und häufiges Waschen vermeiden |
| **Spaltung oder Splitterung des Nagels in horizontalen Lagen** | ▸ mechanische Belastungen oder Verletzungen, z. B. bei Musikern<br>▸ entfettende Maßnahmen (Waschen) | Nägel möglichst schonen, Nagellack und häufiges Waschen vermeiden |

## 11.15 Veränderungen der Nagelplatte

| Beschwerdebild | Was steckt dahinter? | Vorgehen in der Naturheilpraxis |
|---|---|---|
| kolbenförmig aufgetriebene Fingerendglieder mit vergrößerten, stärker konvex gekrümmten Nägeln | Trommelschlägelfinger und Uhrglasnägel (→ Abb. 11.33 S. 403) z. B. bei<br>▸ schweren Herzerkrankungen<br>▸ schweren Lungenerkrankungen<br>▸ Lebertumoren<br>▸ Eisenmangel<br>▸ Darmerkrankungen, z. B. Crohn-Krankheit, Colitis ulcerosa, Zöliakie | regelmäßige Kontrolluntersuchungen im Rahmen der Grunderkrankung |
| konkave (löffelartige) Eindellung der Nagelplatte | Löffelnägel, z. B. bei<br>▸ Eisenmangel<br>▸ Raynaud-Syndrom<br>▸ Mangel der Aminosäure Cystin | ▸ regelmäßige Kontrolluntersuchungen im Rahmen der Grunderkrankung<br>▸ Eisenstoffwechsel (→ S. 418) kontrollieren<br>▸ versuchsweise Cystin einnehmen |
| teilweises bis vollständiges Fehlen oder Verlust von Nägeln | ▸ genetisch bedingte Störung<br>▸ Onychomykose (Nagelpilz)<br>▸ Schuppenflechte | in der nächsten Zeit zum Dermatologen |
| umschriebene bräunliche Verfärbung eines oder mehrerer Nägel | ▸ Hämatom (Einblutung) unter der Nagelplatte<br>▸ Ölfleck-Nägel bei Schuppenflechte<br>▸ Malignes Melanom unter der Nagelplatte<br>▸ Nebennierenrinden-Unterfunktion<br>▸ Medikamente, z. B. manche Antibiotika (Doxycyclin), Psoralen zur Psoriasistherapie, Chloroquin, Gold | ⓘ Melanom ausschließen: zum Dermatologen, ggf. zur Exzision<br>▸ in den nächsten Tagen Elektrolyte (→ S. 411), morgentliches Cortisol (→ S. 428) kontrollieren<br>▸ ggf. ACTH-Test<br>▸ wenn Sie keine offensichtliche Erklärung finden: in den nächsten Tagen zum Dermatologen |
| Weißverfärbung eines oder mehrerer Nägel<br>1. punktförmig (sehr häufig)<br>2. Querstreifen<br>3. Längsstreifen<br>4. gesamte Nagelplatte | 1. mechanische Belastungen oder Verletzungen<br>2. Eiweißmangel, Pellagra (Vitamin-B3-Mangel), nach schweren Infektionskrankheiten<br>3. unbekannte Ursache oder genetisch bedingte Verhornungsstörung<br>4. Kontakt mit Salpetersäure oder genetisch bedingte Verhornungs-störung | ▸ wenn die Nägel weiße Querstreifen haben: in den nächsten Wochen zum Dermatologen<br>▸ Nägel möglichst schonen<br>▸ Mangelzustände beheben |
| trüb-weiße Nägel | Milchglasnägel bei z. B.<br>▸ Leberzirrhose<br>▸ Colitis ulcerosa | ▸ Leberwerte (→ S. 424) kontrollieren<br>▸ Ultraschall<br>▸ ggf. Koloskopie |
| Gelbfärbung der Nägel | ▸ Rauchen<br>▸ Schuppenflechte<br>▸ Nagelpilz<br>▸ Verwendung von Nagellack | ggf. zum Dermatologen |
| Gelbfärbung der Nägel zusammen mit Ödemen der Beine und Atemstörungen | Yellow-nail-Sydrom | zum Dermatologen |
| Verlust des Nagelmonds | ▸ Leberzirrhose<br>▸ Crohn-Krankheit | ▸ Leberwerte (→ S. QV) kontrollieren<br>▸ Ultraschall<br>▸ ggf. Koloskopie |

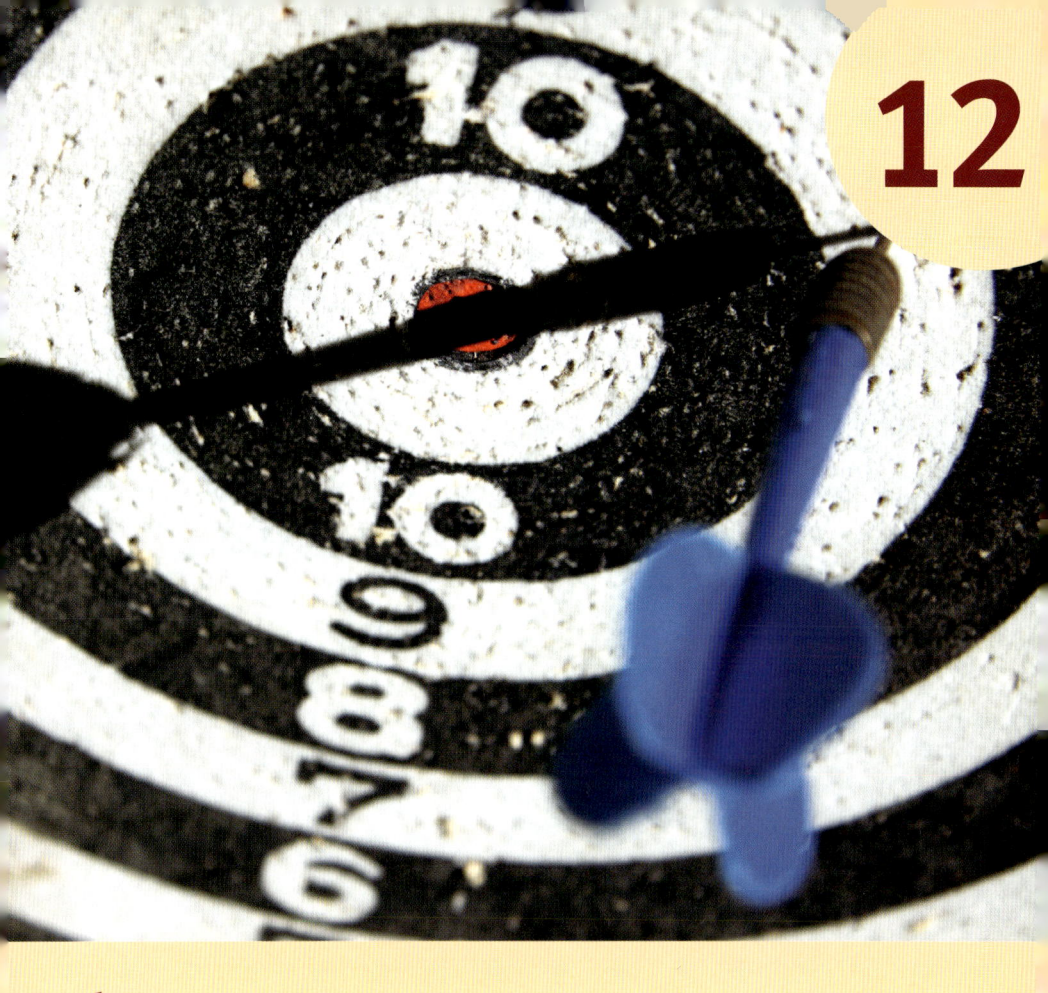

# Labor

| | | |
|---|---|---|
| 12.1 | Hämatologische Diagnostik | 408 |
| 12.2 | Gerinnung | 410 |
| 12.3 | Elektrolyte | 411 |
| 12.4 | Eiweißstoffwechsel | 414 |
| 12.5 | Fettstoffwechsel | 416 |
| 12.6 | Eisenstoffwechsel | 418 |
| 12.7 | Säure-Basen-Haushalt | 419 |
| 12.8 | Folsäure | 420 |
| 12.9 | Diabetesdiagnostik | 420 |
| 12.10 | Entzündungswerte | 422 |
| 12.11 | Herz- und Muskelwerte | 423 |
| 12.12 | Leberwerte | 424 |
| 12.13 | Pankreaswerte | 426 |
| 12.14 | Nierenwerte | 426 |
| 12.15 | Kortisol | 428 |
| 12.16 | Schilddrüse | 428 |

Die hier aufgeführten Normwerte dienen nur zur Orientierung, da je nach Labor und Methode die Normwerte schwanken. Sie werden in der Regel auf dem Befundbogen aufgeführt.

## 12.1 Hämatologische Diagnostik

### Blutbild, kleines

Das kleine Blutbild gehört zur Basisdiagnostik jeder unklaren Erkrankung. Es umfasst:
- Zahl der Erythrozyten
- Hämoglobin
- Hämatokrit
- Erythrozytenindizes MCV, MCH, MCHC
- Zahl der Leukozyten
- Zahl der Thrombozyten.

### Blutbild, großes

Auch das große Blutbild ist eine Standarduntersuchung. Es beinhaltet die Werte des kleinen Blutbilds und zusätzlich ein Differenzialblutbild, das die Leukozyten in die einzelnen Zellgruppen differenziert.

### Erythrozyten, Erys

Die kernlosen, scheibenförmigen Erythrozyten (rote Blutkörperchen) machen ungefähr 99 % der festen, zellulären Blutelemente aus. Sie bestehen zu rund einem Drittel aus dem roten Blutfarbstoff Hämoglobin. Ganz junge Erythrozyten heißen Retikulozyten.

#### Normalbereich Blut
- Frauen: 3,5–5,0 Mio. Erythrozyten/µl
- Männer: 4,3–5,9 Mio. Erythrozyten/µl.

#### Indikation
Diagnose, Verlaufs- und Therapiekontrolle einer (vermuteten) Anämie oder Polyglobulie (stark vermehrte rote Blutkörperchen, Blutverdickung).

Bei einer Polyglobulie sind die Erythrozyten auf über 5,5 Mio/µl bei Frauen und bei Männern auf über 6 Mio/µl erhöht.

#### Ursachen erhöhter Werte
- scheinbare Polyglobulie bei starkem Flüssigkeitsmangel (Austrocknung)
- Sauerstoffmangel, z. B. infolge starken Rauchens, schwerer (länger dauernder) Lungen- oder Herzerkrankungen, eines Aufenthalts im Hochgebirge
- Nierentumoren, Zystennieren
- Polyzythämie
- Doping mit Blut oder Erythropoetin.

#### Ursachen erniedrigter Werte
- alle Formen der Anämie
- Überwässerung.

### Leukozyten, Leukos

Zu den Leukozyten zählen die Granulozyten, Lymphozyten und Monozyten.

#### Normalbereich
- Blut: 4 000–10 000/µl
- Urin: Urin-Teststreifen negativ, Urinsediment < 5 Leukozyten/Gesichtsfeld bzw. < 8/µl Urin
- Liquor: < 4 Leukozyten/µl.

#### Indikation
- Blut: Diagnose, Verlaufs- und Therapiekontrolle, z. B. von Infektionen, Entzündungen, Gewebezerstörungen, Vergiftungen, Blut-, Knochenmark- oder Tumorerkrankungen

- Urin: Erkrankungen der Nieren oder Harnwege, vor allem bei Verdacht auf Entzündung
- Liquor: Verdacht auf Infektionen oder andere Entzündungen des zentralen Nervensystems.

**Ursachen erhöhter Werte (Leukozytose)**
- Blut → Differenzialblutbild
- Urin: entzündliche, infektiöse oder bösartige Erkrankungen der Nieren oder Harnwege sowie der Prostata
- Liquor: z. B. Hirnhautentzündung, Multiple Sklerose.

**Ursachen erniedrigter Werte (Leukopenie)**
- Blut → Differenzialblutbild
- Urin und Liquor: ohne Krankheitswert.

## Thrombozyten

Die kernlosen Thrombozyten (Blutplättchen) spielen eine Schlüsselrolle in der Anfangsphase der Blutgerinnung.

**Normalbereich Blut**
150 000–400 000/μl (= 150–400 x $10^9$/l).

**Indikation**
- Klärung unklarer Blutungen, Ausschluss einer Blutungsneigung
- Verdacht auf Blut- oder Knochenmarkerkrankungen
- Kontrolle vor Operationen, während einer Heparinbehandlung, Bestrahlung und Chemotherapie.

**Ursachen erhöhter Werte (Thrombozytose)**
- kurzzeitig nach körperlicher Anstrengung
- Reaktion auf Infektionen, Tumoren, Blutungen, nach Milzentfernung
- Erkrankungen des Knochenmarks, vor allem myeloproliferative Erkrankungen wie die essenzielle Thrombozythämie.

**Ursachen erniedrigter Werte (Thrombozytopenie)**
- Bildung von Autoantikörpern gegen Blutplättchen, z. B. nach Virusinfektionen, durch andere Krankheiten oder Medikamente wie Heparin
- Infektionen
- Knochenmarkerkrankungen oder -schädigungen, z. B. Leukämie, Medikamentennebenwirkungen, Chemotherapie, Bestrahlung
- Überfunktion der Milz
- künstliche Herzklappen.

## Differenzialblutbild (Weißes Blutbild, Diff-BB)

Das Differenzialblutbild gibt die zelluläre Zusammensetzung der Leukozyten an.

Die Leukozyten sind alle an der Immunabwehr beteiligt, bilden aber keine einheitliche Zellgruppe, sondern werden unterteilt in:
- Granulozyten mit den drei Untergruppen neutrophile, eosinophile und basophile Granulozyten
- T-Lymphozyten und B-Lymphozyten, die eine wichtige Rolle bei der spezifischen Abwehr haben
- Monozyten, die zu den Fresszellen zählen.

Im Differenzialblutbild werden die Leukozyten in die verschiedenen Untergruppen aufgeschlüsselt. Meist geschieht dies heute vollautomatisch mit Hilfe eines Geräts (Automaten-Differenzialblutbild). Sind die Ergebnisse jedoch zweifelhaft und sucht man nach Veränderungen im Aussehen der weißen Blutzellen oder werden Einlagerungen in ihnen gesucht, muss ein manuelles Differenzialblutbild gemacht werden. Bei diesem wird ein Blutausstrichpräparat angefertigt und mikroskopiert.

**Indikation**
- Klärung von erhöhten oder erniedrigten Zahlen weißer Blutkörperchen
- Diagnose und Verlaufskontrolle von Infektionen oder Blutkrankheiten, z. B. Anämie, Leukämie.

## 12.2 Gerinnung

### [a]PTT ([aktivierte] Partielle Thromboplastinzeit)

Die [a]PTT ist ein Suchtest zur Erfassung von Blutgerinnungsstörungen.

**Normalbereich Blut**
26–36 Sekunden.

**Indikation**
- Klärung einer Blutungsneigung
- Ausschluss einer Gerinnungsstörung vor Operationen
- Überwachung einer Behandlung mit intravenös verabreichtem Heparin.

**Ursachen erhöhter Werte**
- Behandlung mit Heparin oder auch mit Hirudin
- angeborener oder erworbener Gerinnungsfaktormangel, z. B. von-Willebrand-Jürgens-Syndrom
- Bildung von Antikörpern gegen Gerinnungsfaktoren.

### PTZ (Blutplasmathrombinzeit, Thrombinzeit, TZ)

Die PTZ misst die Umwandlung vom Fibrinogen zum Fibrin.

**Normalbereich Blut**
17–24 Sekunden.

**Indikation**
- Suchtest zur Diagnose von Fibrinbildungsstörungen
- Überwachung einer gerinnselauflösenden Therapie (Lysetherapie)
- unklare Blutgerinnungsstörung.

**Ursachen erhöhter Werte**
- blutverdünnende Therapie, z. B. mit Heparin
- Fibrinogenmangelzustände, angeborene Störungen der Fibrinbildung
- Verbrauchskoagulopathie, gesteigerte Fibrinolyse.

### Quickwert (Thromboplastinzeit, TPZ) und INR

Der Quickwert ist ein Suchtest auf Gerinnungsstörungen. Er dient außerdem zur Überwachung einer gerinnungshemmenden Therapie mit Cumarinen. Da aber die Quickwerte verschiedener Labore nur unzureichend miteinander vergleichbar sind, wird hier zunehmend die INR (international normalized ratio) benutzt. Sie ist international standardisiert und weniger laborabhängig.

**Normalbereich Blut**
- Quickwert: 70–130 % (laborabhängig)
- INR: 0,85–1,15.

**Indikation**
- Suchtest bei Blutungsneigung
- Ausschluss einer Gerinnungsstörung vor operativen Eingriffen
- Überwachung der Behandlung mit Cumarinen
- Verlaufskontrolle bei schweren Lebererkrankungen und Vitamin-K-Mangel.

**Ursachen erniedrigter Werte**
- Behandlung mit Cumarinen
- schwere Lebererkrankungen mit verminderter Bildung von Gerinnungsfaktoren
- Vitamin-K-Mangel
- angeborener Mangel an Gerinnungsfaktoren
- Verbrauchskoagulopathie, gesteigerte Fibrinolyse.

### Hinweise

Der Zielbereich, d. h. der therapeutische Bereich, für den Quickwert bei einer Cumarinbehandlung liegt je nach gewünschtem Grad der Gerinnungshemmung bei 15–40 % (15 % = starke Gerinnungshemmung mit höherer Gefahr von Spontanblutungen, 40 % = mäßige Gerinnungshemmung mit geringer Gefahr von Spontanblutungen). Bei der INR liegt der Zielbereich bei 1,5–4,5, wobei hohe Zahlenwerte eine starke Gerinnungshemmung anzeigen.

## 12.3 Elektrolyte

### Kalium (K, K$^+$)

Kalium ist eines der wichtigsten Mengenelemente des Körpers und eines der bedeutsamsten Blutsalze. Es spielt eine wesentliche Rolle bei der Nerven- und Muskelfunktion sowie der Regulation des Wasser- und Säure-Basen-Haushalts. Das meiste Kalium ist in den Zellen.

#### Normalbereich
- Blut: 3,6–5,0 mmol/l
- 24-Stunden-Sammelurin: 30–100 mmol/24 Std.

#### Indikation
- Verlaufskontrolle bei Nierenversagen
- Kontrolle einer Diuretikabehandlung und bei Verdacht auf Abführmittelmissbrauch
- Kontrolle des Mineralienverlusts bei Durchfall und Erbrechen
- Diagnose und Verlaufskontrolle von Störungen des Säure-Basen-Haushalts sowie einer Funktionsstörung der Nebennierenrinde
- Klärung von Herzrhythmusstörungen
- Kontrolluntersuchung in der Intensivmedizin sowie bei Infusionstherapie.

#### Ursachen erhöhter Werte (Hyperkaliämie)
- Nierenversagen
- Azidose, z. B. diabetische Ketoazidose
- Einnahme/Überdosierung bestimmter Medikamente, vor allem sogenannter kaliumsparender Diuretika, ACE-Hemmer, Digitalis
- Addison-Krankheit (Form der Nebennierenrinden-Unterfunktion)
- Kaliumfreisetzung durch massiven Zelluntergang, z. B. bei Verletzungen/Operationen, Verbrennungen, Hämolyse (Zerfall von Erythrozyten), Krebstherapie mit Zytostatika.

#### Ursachen erniedrigter Werte (Hypokaliämie)
- Kaliumverlust bei bestimmten Nierenerkrankungen, Durchfällen oder Erbrechen
- Einnahme/Überdosierung einiger Medikamente, z. B. Abführmittel, Kortison
- exzessiver Verzehr von Lakritze
- Alkalose
- Hyperaldosteronismus, Cushing-Syndrom.

### Kalzium (Calcium, Ca, Ca$^{2+}$)

Kalzium bildet zusammen mit Phosphat den wichtigsten Teil der Knochen- und Zahnsubstanz. Es ist beteiligt an der Erregungsübertragung von Nerven auf Muskeln, der Muskelkontraktion und der Blutgerinnung.

#### Normalbereich
- Blut: 2,1–2,6 mmol/l (8,4–10,4 mg/dl)
- 24-Stunden-Urin: Frauen < 6,5 mmol/24 Std. (< 260 mg), Männer < 7,5 mmol/24 Std. (< 300 mg)

#### Indikation
- Klärung einer Tetanie
- Ursachensuche bei Nierensteinen
- Verdacht auf eine Funktionsstörung der Nebenschilddrüse, nach Schilddrüsenoperationen
- bösartige Tumoren, insbesondere bei einer Chemotherapie
- Kontrolluntersuchung bei Erkrankungen, die oft zu einer Veränderung des Blutkalziums führen.

## Ursachen erhöhter Werte (Hyperkalzämie)

Blut:
- bösartige Tumoren, vor allem bei Knochenbeteiligung und bei Plasmozytom
- Nebenschilddrüsen-Überfunktion, Schilddrüsenüberfunktion, Nebennierenrinden-Unterfunktion
- Überdosierung von Vitamin D oder A
- lange Bettlägerigkeit
- Medikamente, wie Diuretika
- Sarkoidose.

Urin:
- Nebenschilddrüsen-Überfunktion
- bestimmte Nierenerkrankungen, Nierensteine
- bösartige Tumoren
- Sarkoidose.

## Ursachen erniedrigter Werte (Hypokalzämie)
- Vitamin-D-Mangel
- verminderte Kalziumaufnahme über den Darm bei Verdauungsstörungen
- Nebenschilddrüsen-Unterfunktion, meist durch versehentliche Entfernung oder Schädigung der Nebenschilddrüsen bei Schilddrüsenoperation
- chronisches Nierenversagen
- akute Bauchspeicheldrüsenentzündung.

# Natrium (Na, Na$^+$)

Der Mineralstoff Natrium reguliert den Wasserhaushalt. Ein intakter Natrium- und Wasserhaushalt ist eine Voraussetzung für die geordnete Zellfunktion. 98 % des Körpernatriums befinden sich außerhalb der Körperzellen.

## Normalbereich Blut
135–145 mmol/l.

## Indikation
- Diagnose und Verlaufskontrolle von Erkrankungen und Situationen, die mit Störungen des Wasser- und Elektrolythaushalts einhergehen, z. B. Nierenerkrankungen, Ödeme
- parenterale Ernährung über Infusionen.

## Ursachen erhöhter Werte (Hypernatriämie)
- Flüssigkeitsmangel (Austrocknung) durch verminderte Flüssigkeitszufuhr oder erhöhten Flüssigkeitsverlust
- chronische Nierenerkrankungen
- Diabetes insipidus
- Hyperaldosteronismus
- exzessive Aufnahme von Natrium
- fehlgesteuerte Infusionstherapie.

## Ursachen erniedrigter Werte (Hyponatriämie)
- Krankheiten, die mit einer Vermehrung der Körperflüssigkeit einhergehen, z. B. Herzschwäche, Leberzirrhose, Nephrotisches Syndrom, Nierenversagen
- Krankheiten, die mit einem vermehrten Natriumverlust einhergehen, z. B. Erbrechen, Durchfälle
- Behandlung mit Diuretika
- Unterfunktion der Nebennierenrinde
- fehlgesteuerte Infusionstherapie.

# Magnesium (Mg, Mg$^{2+}$)

Der Mineralstoff Magnesium ist ein Bestandteil der Knochen. Er ist auch wichtig für die Funktion vieler Enzyme und die Muskelkontraktion. Nur 1 % des Magnesiumbestands befindet sich im Blut.

## Normalbereich
- Blut: 0,7–1,10 mmol/l
- 24-Stunden-Sammelurin: 3–5 mmol/24 Std.

## Indikation
- Verdacht auf Magnesiummangel bei Muskelkrämpfen, Empfindungsstörungen (»Kribbeln«) oder Herzrhythmusstörungen
- Kontrolle z. B. bei Nierenversagen, schweren Magen-Darm-Erkrankungen, künstlicher Ernährung oder Behandlung mit Diuretika.

### Ursachen erhöhter Werte (Hypermagnesiämie)
- Blut: akutes und chronisches Nierenversagen
- Urin: Nebenschilddrüsen-Überfunktion, Hyperaldosteronismus, Diabetes insipidus, Behandlung mit Diuretika.

### Ursachen erniedrigter Werte (Hypomagnesiämie)
- vermehrter Magnesiumverlust über die Niere durch Einnahme nierenschädigender Medikamente oder Diuretika
- verminderte Zufuhr durch z. B. künstliche Ernährung, Alkoholabhängigkeit, Fasten
- hormonelle Erkrankungen wie Nebenschilddrüsen-Überfunktion, Hyperaldosteronismus.

## Phosphat ($PO_4^{3-}$) und Phosphat-Clearance

Phosphat ist ein lebenswichtiger Mineralstoff für alle Körperzellen. Er ist reichlich in Knochen enthalten, als Bestandteil des Hydroxylapatits. Die Phosphat-Clearance gibt an, wie viel Blut pro Minute von Phosphat »gereinigt« werden kann.

### Normalbereich
- Phosphat (Blut, nüchtern): 2,6–4,5 mg/dl (0,84–1,45 mmol/l).
- Phosphat-Clearance: 5,4–16,2 ml/Min.

### Indikation
Phosphat:
- Verdacht auf Störung des Kalziumstoffwechsels
- Nierensteine
- Kontrolluntersuchung bei chronischem Nierenversagen, nach Schilddrüsenoperationen, bei schweren Verdauungsstörungen und Alkoholmissbrauch.

Phosphat-Clearance:
- Nebenschilddrüsenerkrankungen
- Nierenerkrankungen mit Phosphatverlust.

### Ursachen erhöhter Werte (Hyperphosphatämie)
- Phosphat: Chronisches Nierenversagen, Nebenschilddrüsenunterfunktion
- Phosphat-Clearance: Nebenschilddrüsen-Überfunktion, Hyperparathyreoidismus, Verdauungsstörungen, Nierenschäden mit vermehrter Phosphatausscheidung.

### Ursachen erniedrigter Werte (Hypophosphatämie)
- Phosphat: Nebenschilddrüsen-Überfunktion, Verdauungsstörungen, Rachitis bei Vitamin-D-Mangel, Alkoholabhängigkeit, Einnahme aluminiumhaltiger Antazida
- Phosphat-Clearance: Nierenversagen, Nebenschilddrüsenunterfunktion.

### Phosphat-Clearance
Zur Bestimmung der Phosphat-Clearance trinkt der Patient morgens nüchtern 500 ml Tee, eine Stunde später nochmals 250 ml. Es beginnt die zweistündige Urinsammelperiode (Urin von erster und zweiter Stunde getrennt sammeln). Außerdem ist eine Blutentnahme erforderlich.

## Chlorid

Chlorid ist eines der wichtigsten Mengenelemente des Körpers und gleichzeitig eines der bedeutsamsten Blutsalze. Die Interpretation veränderter Chlorid-Werte ist nur zusammen mit weiteren Elektrolyten wie Natrium und Kalzium möglich.

### Normalbereich Blut
96–110 mmol/l.

### Indikation
- Störungen des Natrium-, Wasser- und Säure-Basen-Haushalts (Azidose und Alkalose)
- Kontrolluntersuchung in der Intensivmedizin.

**Ursachen erhöhter Werte (Hyperchlorämie)**

- Azidose
- intensivmedizinische Therapie
- scheinbar durch Einnahme bromid- oder jodidhaltiger Medikamente.

**Ursachen erniedrigter Werte (Hypochlorämie)**

- Chloridverluste, z. B. durch heftiges Erbrechen, Einnahme von Diuretika
- Alkalose
- intensivmedizinische Therapie.

## 12.4 Eiweißstoffwechsel

### Albumin

Das von der Leber gebildete Albumin ist mit 80 % das mengenmäßig wichtigste Bluteiweiß. Es ist wesentlich verantwortlich für den kolloidosmotischen Druck und dient als Transportprotein.

**Normalbereich Blut**
Kinder über 1 Jahr und Erwachsene unter 60 Jahren: 35–55 g/l, mit zunehmendem Alter abnehmend.

**Normalbereich Urin**
- Urin-Teststreifen: negativ
- 24-Stunden-Sammelurin: < 30 mg/24 Std.

**Normalbereich Liquor**
- < 35 mg/dl
- **Liquor-Serum-Albumin-Quotient:** Normalbereich stark altersabhängig, z. B. Erwachsene über 40 Jahre < 0,008.

**Indikation**
- Blut: Leber- und Nierenerkrankungen, unklare Ödeme im Gewebe, Verdacht auf Eiweißmangel, z. B. bei Mangelernährung oder Eiweißverlusten über Niere oder Darm
- Urin: Nierenerkrankungen, z. B. Verdacht auf eine Nierenschädigung infolge Diabetes oder Bluthochdruck
- Liquor: Verdacht auf Hirnhaut- oder Gehirnentzündung, -blutung.

**Ursachen erhöhter Werte**

- Blut: Wassermangel im Körper
- Urin: Nierenerkrankung, z. B. bei Glomerulonephritis oder Nephrotischem Syndrom. Leicht erhöhte Albuminwerte bei ansonsten noch normaler Nierenfunktion (Mikroalbuminurie) sind Frühzeichen beginnender Nierenschäden bei Diabetes oder Bluthochdruck
- Liquor: unspezifisches Zeichen für eine Erkrankung des zentralen Nervensystems, z. B. eine akute Hirnhaut- oder Gehirnentzündung oder einen Rückenmarktumor.

**Ursachen erniedrigter Werte im Blut**

- akute schwere Entzündungen
- chronische Lebererkrankungen wie Leberzirrhose, Aszites
- Nierenerkrankungen, vor allem Nephrotisches Syndrom, Glomerulonephritis
- Überwässerung
- Plasmozytom
- großflächige Verbrennungen
- Schwangerschaft
- Eiweißmangelernährung.

### Eiweißelektrophorese (Proteinelektrophorese)

Neben Albumin gehören die **Globuline** zu den Bluteiweißen. Im Blut sind sie zuständig für Stofftransport, pH-Wert-Regulierung und Immunabwehr.

Die Bluteiweiße werden in der Eiweißelektrophorese nach ihrer Größe und ihrer elektrischen Ladung in einem elektrischen Feld aufgetrennt.

Im Normalfall lassen sich fünf Gruppen von Bluteiweißen als »Banden« darstellen, nämlich:
- **Albumin**
- **Alphaglobuline** (Alpha-Globuline, α-Globuline)
  - **Alpha-1-Globulin** (α-1-Globulin)
  - **Alpha-2-Globulin** (α-2-Globulin)
- **Betaglobuline** (Beta-Globuline, β-Globuline)
- **Gammaglobuline** (Gamma-Globuline, γ-Globuline), auch Immunglobuline genannt.

Nicht alle Bluteiweiße sind Teil des gesunden Stoffwechsels; manchmal liegt eine monoklonale Gammopathie vor. Dabei bilden die Nachkommen eines einzelnen B-Lymphozyten große Mengen eines gleichförmigen Immunglobulins, z. B. beim Plasmozytom. Eine monoklonale Gammopathie ist durch eine zusätzliche spitze »Zacke« in der Elektrophorese erkennbar.

### Normalbereich Blut
- Albumin: 56,0–68 % der gesamten Bluteiweiße (in Absolutwerten: 35–55 g/l)
- Alpha-1-Globulin: 2–5 % (1–3,5 g/l)
- Alpha-2-Globulin: 6–10 % (3–8,5 g/l)
- Betaglobuline: 8–14 % (5–11 g/l)
- Gammaglobuline: 10–20 % (6,5–16 g/l).

### Indikation
Blut:
- erhöhtes oder erniedrigtes Gesamteiweiß im Blut
- erhöhte BSG
- Diagnose und Verlaufsbeurteilung von akuten und chronischen Entzündungen
- Verlaufsbeurteilung von Eiweißverlusten der Niere, z. B. beim Nephrotischen Syndrom, oder des Magen-Darm-Trakts
- Verlaufsbeurteilung bei Plasmozytom oder einer anderen monoklonalen Gammopathie.

Urin:
- Klärung einer monoklonalen Gammopathie im Blutserum
- Verdacht auf Bence-Jones-Myelom: Entartete Blutplasmazellen eines Plasmozytoms produzieren hier Bruchstücke von Immunglobulinen.
- Amyloidose.

## Gesamteiweiß (Gesamtprotein, Totalprotein)

Das Gesamteiweiß im Blutplasma gliedert sich in mehr als 100 unterschiedliche Eiweiße, die durch Eiweißelektrophorese weiter aufgetrennt werden können.

### Normalbereich
- Blutserum/Blutplasma: 66–83 g/l
- Urin: < 0,15 g/24 Std.
- Liquor: < 0,4 g/l.

### Indikation
- Blutserum: Verdacht auf erhöhte oder verminderte Konzentration von Gesamteiweiß im Blut, z. B. bei Nierenerkrankungen, Störungen des Wasserhaushalts
- Urin: Verdacht auf vermehrte Eiweißausscheidung im Urin
- Liquor: Diagnose und Verlaufskontrolle vor allem von entzündlichen Erkrankungen des zentralen Nervensystems.

### Ursachen erhöhter Werte
- Blutserum: Austrocknung, chronische Entzündungen, Leberzirrhose, Plasmozytom
- Urin: langes Stehen, körperliche Anstrengung, Fieber, Eiweißverlust über die Niere bei z. B. Nephrotischem Syndrom, Glomerulonephritis, diabetischen Nierenschäden, Harnwegsinfektion, Plasmozytom
- Liquor: vor allem bei nicht infektiösen Entzündungen und Infektionen des zentralen Nervensystems, Zirkulationsstörungen des Liquors.

### Ursachen erniedrigter Werte
- Blutserum: Überwässerung, Verminderung der Albumin-Konzentration, Antikörpermangel
- Urin und Liquor: ohne Krankheitswert

## 12.5 Fettstoffwechsel

### Gesamtcholesterin (Cholesterin)

Cholesterin ist Baustoff der Zellmembranen und notwendig für die Herstellung von Gallensäuren, Hormonen und Vitamin D. Es wird mit der Nahrung aufgenommen und auch im Körper selbst gebildet. Da es als Fett im wässrigen Blut kaum löslich ist, wird Cholesterin im Blut an verschiedene Apolipoproteine gebunden und als Lipoprotein transportiert.

Der Cholesterinspiegel im Blut ist ein Schlüsselindikator für das Risiko arteriosklerosebedingter Erkrankungen, allen voran für die koronare Herzkrankheit. Neben dem Gesamtcholesterin sind dabei vor allem auch die Konzentrationen des »schlechten« LDL-Cholesterins und des »guten« HDL-Cholesterins sowie deren Verhältnis zueinander maßgeblich.

#### Normalbereich Blut
< 200 mg/dl (< 5,2 mmol/l).

#### Indikation
- Basisuntersuchung zur Früherkennung eines erhöhten Risikos für arteriosklerosebedingte Herz-Kreislauf-Erkrankungen, vor allem koronare Herzkrankheit
- Kontrolle bei diätetischer oder medikamentöser Behandlung einer Hypercholesterinämie, also zu hohem Cholesterinspiegel.

#### Ursachen erhöhter Werte (Hypercholesterinämie)
- fett- und cholesterinreiche Ernährung
- Schilddrüsenunterfunktion, Nephrotisches Syndrom, Gallenstauung, Diabetes
- Schwangerschaft
- »Pille«, Glukokortikoide, Diuretika
- primäre erbliche Hypercholesterinämien.

#### Ursachen erniedrigter Werte (Hypocholesterinämie)
In der Regel begleitend, z. B. bei Schilddrüsenüberfunktion oder schweren Erkrankungen, und ohne eigenen Krankheitswert.

### HDL-Cholesterin

HDL (high density lipoprotein) ist ein Lipoprotein mit hoher Dichte, das in der Leber gebildet wird und Cholesterin aus der Körperperipherie zur Leber transportiert. Ein hoher HDL-Spiegel im Blut ist ein Schutzfaktor vor arteriosklerotischen Erkrankungen, insbesondere vor einer koronaren Herzkrankheit. HDL-Cholesterin wird deshalb auch – im Gegensatz zum LDL-Cholesterin – als das »gute Cholesterin« bezeichnet. Durch regelmäßige körperliche Aktivität lässt sich der HDL-Spiegel erhöhen.

#### Normalbereich Blut
> 35 mg/dl (0,9 mmol/l).

#### Indikation
- Einschätzung des Arteriosklerose-Risikos
- Therapiekontrolle bei Behandlung einer Fettstoffwechselstörung mit lipidsenkenden Medikamenten.

#### Bedeutung erhöhter Werte
Schutzfaktor vor Arteriosklerose und damit auch vor koronarer Herzkrankheit und anderen arteriellen Verschlusskrankheiten bei Werten > 54 mg/dl.

#### Bedeutung erniedrigter Werte
Risikofaktor vor allem für eine koronare Herzkrankheit.

## LDL-Cholesterin

LDL (low density lipoprotein) ist ein Lipoprotein mit geringer Dichte. Es transportiert das Cholesterin in die Körperperipherie. Da hohe LDL-Konzentrationen zu Cholesterinablagerungen an den Blutgefäßwänden führen und damit eine Arteriosklerose fördern, heißt das LDL-Cholesterin auch »schlechtes Cholesterin« (→ Vergleich HDL-Cholesterin).

### Normalbereich Blut
Abhängig vom Risikoprofil:
- < 160 mg/dl (< 4,1 mmol/l) ohne weitere Risikofaktoren
- < 135 mg/dl (< 3,5 mmol/l) mit Risikofaktoren für Arteriosklerose
- < 100 mg/dl (< 2,6 mmol/l) bei Arteriosklerose, koronarer Herzkrankheit.

### Indikation
- Beurteilung des Arterioskleroserisikos und des Risikos für eine koronare Herzkrankheit
- Therapiekontrolle bei bekannter Fettstoffwechselstörung.

### Ursachen erhöhter Werte
- primäre, also genetisch bedingte Hyperlipoproteinämien
- sekundäre Hyperlipoproteinämien, begünstigt z. B. durch cholesterinreiche Ernährung, Rauchen
- Nephrotisches Syndrom, Schilddrüsenunterfunktion
- Diuretika, Kortison oder »Pille«.

## LDL-HDL-Quotient (LDL-HDL-Verhältnis)

Der LDL-HDL-Quotient ist ein errechneter Wert, der das Verhältnis der Konzentrationen von LDL und HDL beschreibt.

### Normalbereich
Abhängig vom Risikoprofil:
- < 4 ohne weitere Risikofaktoren
- < 3 bei bestehenden Risikofaktoren für Arteriosklerose
- < 2 bei Patienten mit Arteriosklerose, koronarer Herzkrankheit.

### Indikation
Fettstoffwechselstörungen.

## Triglyzeride (Neutralfette)

Triglyzeride oder Neutralfette werden zum einen mit der Nahrung aufgenommen und dann im Blut mithilfe von Chylomikronen, einer Lipoproteinart, transportiert. Zum anderen werden sie im Körper selbst hergestellt und an Lipoproteine mit sehr geringer Dichte (VLDL) gebunden.

Ein hoher Triglyzeridspiegel im Blut ist ein Risikofaktor für die koronare Herzkrankheit.

### Normalbereich Blut
< 200 mg/dl (< 2,3 mmol/l).

### Indikation
- Beurteilung des Arterioskleroserisikos zusammen mit Cholesterinwerten
- Diagnose und Klassifikation einer Fettstoffwechselstörung
- Therapiekontrolle unter diätetischer und medikamentöser Behandlung einer Fettstoffwechselstörung.

### Ursachen erhöhter Werte (Hypertriglyzeridämie)
- reaktive sekundäre Fettstoffwechselstörung bei Überernährung, vor allem mit fett- und zuckerreicher Kost, schlecht eingestelltem Diabetes, Nierenversagen, Nephrotischem Syndrom, Schilddrüsenunterfunktion
- Alkoholmissbrauch
- Kortison, »Pille« oder Diuretika
- Schwangerschaft
- vererbte primäre Fettstoffwechselstörung.

## 12.6 Eisenstoffwechsel

### Eisen (Ferrum, Fe)

Eisen ist nicht nur ein wichtiger Bestandteil des Hämoglobins, sondern kommt auch im Myoglobin, dem roten Muskelfarbstoff, und in Enzymen des Zellstoffwechsels vor.

**Normalbereich Blut**
45–160 µg/dl (7–29 µmol/l).

**Indikation**
- bei Verdacht auf Eisenmangel zur Berechnung der Transferrin-Sättigung
- Eisenüberladung, Eisenvergiftung.

**Ursachen erhöhter Werte**
- hämolytische Anämie
- Eisenüberladung, z. B. nach häufigen Bluttransfusionen, bei Hämochromatose
- Porphyrien
- schwere Leberzellschädigung.

**Ursachen erniedrigter Werte**
- Eisenmangel bei gleichzeitig erniedrigtem Ferritin
- chronische Entzündungen, Infektionen, Tumoren.

**Hinweise**
Die Bestimmung des Eisens im Blut ist für die Diagnose eines Eisenmangels nicht geeignet, da die Werte von zahlreichen Faktoren abhängig sind, z. B. Schwankungen je nach Uhrzeit und Angebot in der Nahrung, Absinken bei Entzündungen. Besser geeignet sind das Ferritin und die Transferrin-Sättigung.

### Ferritin

Das Eisenspeichereiweiß Ferritin kommt überall im Körper vor, vor allem aber in der Leber. Seine Blutkonzentration spiegelt den Zustand der Eisenspeicher im Körper wider.

**Normalbereich Blut**
Laborabhängig.
- Frauen: 15–250 µg/l
- Männer: 20–500 µg/l

**Indikation**
- Verdacht auf Eisenmangel, Überwachung von Risikogruppen
- Anämie
- Verdacht auf Eisenüberladung.

**Ursachen erhöhter Werte**
- Anämie bei chronischer Entzündung, Tumoranämie
- Eisenüberladung infolge häufiger Bluttransfusionen oder bei Hämachromatose
- Leberschäden.

**Ursachen erniedrigter Werte**
Eisenmangel mit oder ohne Anämie.

### Transferrin und Transferrin-Sättigung

Transferrin ist das Transporteiweiß für Eisen, das so über das Blut zu den Geweben gebracht wird. Die Bestimmung des Transferrins hilft jedoch bei der Beurteilung des Eisenhaushalts nicht weiter. Besser, aber immer noch störanfällig, ist die Transferrin-Sättigung. Sie gibt an, wieviel Prozent des Transferrins mit Eisen beladen sind, und wird berechnet aus der Eisenkonzentration im Blutserum dividiert durch die Transferrinkonzentration.

**Normalbereich Blut**
- Transferrin: 212–360 mg/dl
- Transferrin-Sättigung: 16–45 %.

**Indikation**
Verdacht auf Eisenmangel oder Eisenüberladung.

**Ursachen erhöhter Transferrin-Sättigung**
- hämolytische oder megaloblastäre Anämie, Porphyrie
- Eisenüberladung, z. B. bei Hämochromatose (Eisenspeicherkrankheit), häufigen Bluttransfusionen (> 50 Erythrozytenkonzentrate).

**Ursachen erniedrigter Transferrin-Sättigung**
- Eisenmangel
- Anämie bei chronischen Entzündungen und Tumoren.

## 12.7 Säure-Basen-Haushalt

### Azidose

Absinken des pH-Wertes im arteriellen Blut unter 7,36.

Von einer **akuten Übersäuerung** (metabolische Azidose) spricht man, wenn der pH-Wert des arteriellen Bluts unter 7,35 liegt. Solche behandlungsbedürftigen Übersäuerungen drohen vor allem bei schweren Stoffwechselstörungen wie dem diabetischen Koma, Schock, Nierenversagen oder schwerem, lange bestehenden Durchfall.

### Alkalose

Anstieg des arteriellen pH-Wertes über 7,44. Je nach Ursache unterscheidet man zwischen metabolischer und respiratorischer Alkalose.

Eine stoffwechselbedingte metabolische Alkalose ist häufig Folge von Säureverlust durch starkes Erbrechen. Eine atmungsbedingte respiratorische Alkalose entsteht durch zu schnelle Atmung, z. B. als Folge psychischer Erregung (Hyperventilationssyndrom). Meistens ist diese psychosomatisch bedingt, seltener durch Fieber, Gehirnerkrankungen oder Sepsis.

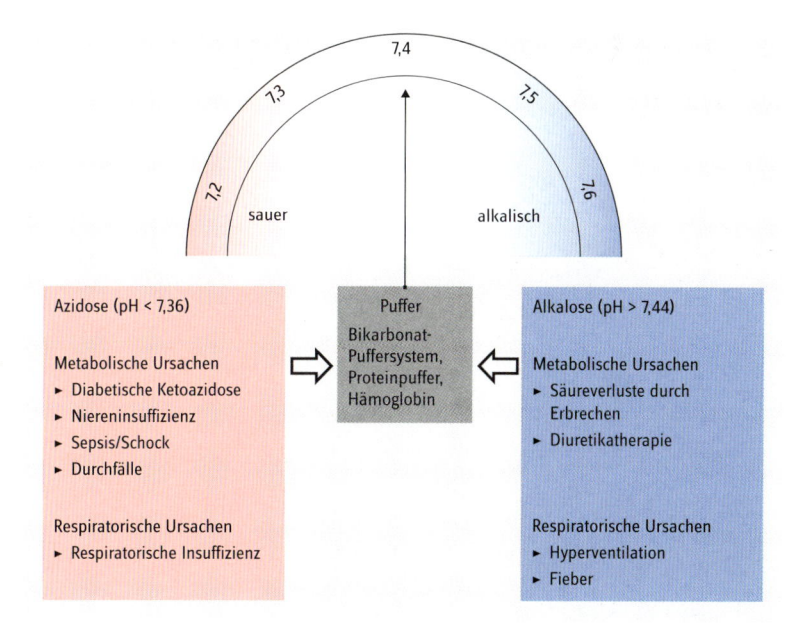

Abb. 12.1: *Häufige Ursachen von Azidosen und Alkalosen. Zur genauen Abschätzung gehört eine Blutgasanalyse.* [SKO]

**Azidose (pH < 7,36)**

Metabolische Ursachen
- Diabetische Ketoazidose
- Niereninsuffizienz
- Sepsis/Schock
- Durchfälle

Respiratorische Ursachen
- Respiratorische Insuffizienz

**Puffer**
Bikarbonat-Puffersystem, Proteinpuffer, Hämoglobin

**Alkalose (pH > 7,44)**

Metabolische Ursachen
- Säureverluste durch Erbrechen
- Diuretikatherapie

Respiratorische Ursachen
- Hyperventilation
- Fieber

## 12.8 Folsäure

Das Vitamin Folsäure (Folat, FH4) wird mit der Nahrung normalerweise nur in knapp ausreichender Menge aufgenommen. Ein Folsäuremangel bei Frauen erhöht das Risiko für Rückenmarkfehlbildungen beim Ungeborenen.

### Normalbereich Blut
> 4 µg/l.

### Indikation
▶ Verdacht auf Folsäuremangel, z. B. bei megaloblastärer Anämie
▶ erhöhter Homozysteinspiegel, der am häufigsten durch einen Folsäuremangel verursacht ist.

### Ursachen erhöhter Werte
Zu hohe Dosierung von Folsäure- bzw. Multivitaminpräparaten.

### Ursachen erniedrigter Werte
▶ unausgewogene Ernährung
▶ Schwangerschaft, Stillperiode
▶ chronische Darmerkrankungen, z. B. Crohn-Krankheit und Colitis ulcerosa
▶ Einnahme von Medikamenten, die in den Folsäurehaushalt eingreifen.

## 12.9 Diabetesdiagnostik

### Insulin, C-Peptid

Das in der Bauchspeicheldrüse produzierte Insulin hat eine zentrale Rolle bei der Blutzuckerregulation und im Kohlenhydratstoffwechsel. Dabei wird zunächst ein Vorläuferhormon gebildet, das in der Folge in Insulin und C-Peptid gespalten wird; beide werden dann ins Blut freigesetzt.

Beim Diabetes Typ 1 gehen die Insulin produzierenden Zellen zugrunde, sodass immer weniger Insulin produziert wird. Beim Diabetes Typ 2 liegt eine Insulinresistenz vor, bei der die Gewebe aufgrund genetischer Veranlagung, Übergewicht und Bewegungsmangel zu wenig auf das reichlich vorhandene Insulin ansprechen.

### Normalbereich Blut
▶ Insulin: 6-25 mU/l (36-150 pmol/l)
▶ C-Peptid: 0,7-2,0 µg/l (0,2-0,6 nmol/l).

### Indikation
▶ Ursachenklärung bei Unterzuckerung
▶ Verdacht auf Insulinresistenz, z. B. bei Patientinnen mit polyzystischen Ovarien
▶ in Ausnahmefällen zur Differenzierung von Diabetes.

### Typische Veränderungen und ihre Ursachen
▶ erhöhtes Insulin und erhöhtes C-Peptid: Insulinom, Einnahme von Insulinsekretion steigernden Medikamenten bei Nichtdiabetikern, vor allem Sulfonylharnstoffe
▶ erhöhtes Insulin und erniedrigtes C-Peptid: Spritzen von Insulin bei Nichtdiabetikern.

### Nüchternblutzucker (Nüchtern-BZ, Nüchtern-Glukose)

Glukose ist der wichtigste Energielieferant des Körpers. Der Blutzuckerspiegel wird beim Gesunden in verhältnismäßig engen Grenzen konstant gehalten. Erster Labortest zur Beurteilung des Glukosestoffwechsels ist meist die Bestimmung des Nüchternblutzuckers.

## Normalbereich Blut

- Kapillar- oder Venenvollblut: 55-100 mg/dl (3,1-5,6 mmol/l)
- Blutplasma: 70-110 mg/dl (3,8-6,1 mmol/l).

### Indikation
Verdacht, Diagnose und Therapiekontrolle eines Diabetes im Rahmen von Vorsorgeuntersuchungen oder Basisuntersuchung bei Krankenhausaufnahme.

### Ursachen erhöhter Werte (Hyperglykämie)
- Diabetes
- diabetische Stoffwechsellage bei anderen hormonellen Erkrankungen, z. B. Akromegalie, Cushing-Syndrom
- vorübergehend bei Stress-Situationen, z. B. Herzinfarkt, Schlaganfall, schweren Infektionen, Verletzungen, Operationen
- Behandlung mit Medikamenten wie Kortison oder Diuretika.

### Ursachen erniedrigter Werte (Hypoglykämie)
- Diabetiker: Überdosierung von Insulin oder blutzuckersenkenden Medikamenten, Wechselwirkung mit anderen Medikamenten, z. B. ACE-Hemmern und Sulfonamiden
- Nicht-Diabetiker: insulinproduzierender Tumor (Insulinom), schwere Lebererkrankungen, Alkoholmissbrauch, Nierenversagen, Blutvergiftung, Unterfunktion der Nebennierenrinde oder des Hypophysenvorderlappens, Magersucht.

## Normalbereich Blut

Zwei Stunden nach Glukosebelastung:
- normal: Kapillarblut < 140 mg/dl (< 7,8 mmol/l), venöses Vollblut < 120 mg/dl (< 6,7 mmol/l)
- gestörte Glukosetoleranz: Kapillarblut 140-199 mg/dl (7,8-11 mmol/l), venöses Vollblut 120-179 mg/dl (6,7-10 mmol/l)
- Diabetes: Kapillarblut ≥ 200 mg/dl (≥ 11 mmol/l), venöses Vollblut ≥ 180 mg/dl (≥ 10 mmol/l).

### Indikation
- Verdacht auf eine gestörte Glukosetoleranz bei Menschen mit erhöhtem Risiko für Diabetes, koronare Herzkrankheit oder Fettstoffwechselstörungen
- grenzwertiger Nüchternblutzuckerwert
- erhöhte Glukoseausscheidung im Urin.

### Ursachen erhöhter Werte
Gestörte Glukosetoleranz und Diabetes.

Im letzten Schwangerschaftsdrittel wird bei Verdachtsmomenten auf einen Schwangerschaftsdiabetes eine kleinere Variante des oGTT durchgeführt: Die Schwangere muss nicht nüchtern sein, und die verabreichte Glukosemenge beträgt lediglich 50 g. Eine Stunde später sollte der Blutglukosewert nicht über 140 mg/dl im Kapillarblut bzw. über 125 mg/dl im Vollblut liegen. Bei Werten über dieser Grenze wird ein regulärer oGTT zur Bestätigung der Diagnose eines Schwangerschaftsdiabetes angeschlossen.

# oGTT (oraler Glukosetoleranztest)

Der oGTT dient zur Erkennung einer gestörten Glukosetoleranz als Vorstufe von Diabetes. Der Test misst, auf welchen Wert der Blutzucker zwei Stunden nach Trinken einer standardisierten Glukoselösung ansteigt.

## 12.10 Entzündungswerte

### BSG (Blutkörperchensenkungsgeschwindigkeit, Blutsenkung, BKS, BSR)

Lässt man durch Zitratzusatz ungerinnbares Blut in einem senkrechten Röhrchen stehen, so sinken die festen Blutbestandteile nach unten. Die Geschwindigkeit, mit der dies geschieht, also die BSG, ist von vielen Faktoren abhängig, u. a. von Zellgehalt und Eiweißzusammensetzung des Bluts. Letztere ändert sich z. B. bei Entzündungen. Eine beschleunigte Blutsenkung ist vor allem ein Hinweis auf eine Entzündung irgendwo im Körper – die BSG gehört deshalb wie das CRP zu den Entzündungswerten.

#### Normalbereich Blut
- Frauen unter 50 Jahren: 1. Stunde (Ablesung nach 60 Minuten) bis 20 mm, über 50 Jahren bis 30 mm
- Männer unter 50 Jahren: 1. Stunde bis 15 mm, über 50 Jahren bis 20 mm

#### Indikation
Suchtest auf Entzündungen im Körper.

#### Ursachen beschleunigter Blutsenkung
- Entzündungen bei z. B. rheumatischen Erkrankungen oder anderen Autoimmunerkrankungen, Infektionen
- Nephrotisches Syndrom
- fortgeschrittene Tumoren, Plasmozytom (sehr starke Beschleunigung, sog. Sturzsenkung)
- Schwangerschaft.

#### Ursachen verlangsamter Blutsenkung
Vermehrung der Erythrozyten (Polyglobulie, Polyzythämie).

### CRP (C-reaktives Protein) und hsCRP (high sensitivity CRP)

Das Eiweiß CRP (C-reaktives Protein) ist an der Eliminierung von Krankheitserregern und kranken körpereigenen Zellen beteiligt. Bei akuten Entzündungen steigt seine Produktion innerhalb 6–12 Stunden an und fällt nach Abklingen innerhalb von 24 Stunden wieder ab. Methoden, die besonders auf die Messung geringer CRP-Konzentrationen ausgelegt sind, werden als hsCRP (high sensitivity CRP) bezeichnet.

#### Normalbereich Blut
< 8,2 mg/l.

#### Indikation
CRP:
- Diagnose, Verlaufs- und Therapiekontrolle insbesondere bakterieller Infektionen
- Verdacht auf andere Entzündungen oder Gewebeschäden, z. B. Autoimmunerkrankungen.

hsCRP: Risikoabschätzung arteriosklerotischer Erkrankungen wie Herzinfarkt.

#### Ursachen erhöhter Werte:
- Infektionen, vor allem bakterielle, wobei allerdings keine sichere Unterscheidung zwischen bakterieller und viraler Ursache möglich ist
- nicht infektiöse Entzündungen, z. B. rheumatische und andere Autoimmunerkrankungen, chronisch-entzündliche Darmerkrankungen, Bauchspeicheldrüsenentzündung
- akutes Koronarsyndrom oder Herzinfarkt
- Operation
- bösartige Tumoren.

#### Hinweise
Das CRP ist weniger störanfällig und reagiert schneller als die früher vergleichbar eingesetzte Blutsenkungsgeschwindigkeit (BSG).

## 12.11 Herz- und Muskelwerte

### CK (Creatin-, Kreatinkinase)

Die CK kommt in hoher Konzentration in der Skelettmuskulatur, im Herzmuskel sowie im Gehirn vor. Die Untereinheiten CK-M und CK-B sind dabei verschieden kombiniert: Die vor allem im Herzmuskel vorkommende CK-MB besteht aus je einer Untereinheit CK-M und CK-B, die CK-MM des Skelettmuskels aus zwei Untereinheiten CK-M und die CK-BB des Gehirns aus zwei Untereinheiten CK-B.

#### Normalbereich Blut
- Gesamt-CK: Frauen < 145 U/l, Männer < 170 U/l (Messung bei 37 °C)
- CK-MB: < 24 U/l (Messung bei 37 °C) bzw. weniger als 6 % der Gesamt-CK.

#### Indikation
- Herzmuskelerkrankungen
- Muskelerkrankungen
- Kontrolle bei Behandlung mit bestimmten blutfettsenkenden Medikamenten, die als seltene Nebenwirkung zu Muskelschäden führen können.

#### Ursachen erhöhter Werte
Erhöhung der Gesamt-CK:
- Herzerkrankungen: CK-MB > 6 % der Gesamt-CK
- Muskelerkrankungen: CK-MB < 6 % der Gesamt-CK
- starke körperliche Anstrengung, Sport, Krampfanfall, Entbindung
- Spritze in den Muskel (intramuskuläre Injektion)
- Operation, schwere Verletzung, Wiederbelebung
- CK-Varianten (Makro-CK).

Erhöhung der CK-MB > 6 % der Gesamt-CK: Herzerkrankungen, insbesondere akuter Herzinfarkt, Herzmuskelentzündung, Herzoperation, Herzprellung bei z. B. Unfall.

### kardiale Troponine: cTnT, cTnI

Die Eiweiße Troponin T (cTnT) und Troponin C (cTnI) kommen fast nur im Herzmuskel vor und werden daher als kardiale Troponine zusammengefasst. Sie werden bei schweren Herzmuskelschäden freigesetzt und gehören derzeit zu den aussagekräftigsten Blutwerten bei Verdacht auf Herzinfarkt.

#### Normalbereich Blut
- cTnT: < 0,1 µg/l
- cTnI: < 0,6 µg/l, Grauzone 0,6–1,5 µg/l – laborabhängig.

#### Indikation
Diagnose und Schweregradeinschätzung bei akutem Herzinfarkt oder einer anderen Herzmuskelschädigung.

#### Ursachen erhöhter Werte
- akuter Herzinfarkt – Anstieg nach 3–8 Std., Maximum nach etwa 20 Std., Normalisierung nach 1–2 Wochen
- Herz-OP, z. B. Bypassoperation, Lungenembolie mit Rechtsherzinsuffizienz, schwere Herzmuskelentzündung, Herzprellung bei Unfällen
- Nierenversagen.

## 12.12 Leberwerte

### Bilirubin, Urobilinogen

Bilirubin ist ein Abbauprodukt der Erythrozyten. Da diese nur etwa 120 Tage leben, fällt jeden Tag eine größere Menge Bilirubin an.

Aus dem zunächst entstehenden wasserunlöslichen indirekten Bilirubin wird in der Leber das wasserlösliche direkte Bilirubin gebildet und mit der Galle in den Darm ausgeschieden. Von dort wird es zu etwa 85 % wieder ins Blut aufgenommen und zu 15 % nach Umbau mit dem Stuhl als bräunlicher Stuhlfarbstoff ausgeschieden. Steigt der Bilirubinspiegel im Blut krankhaft an, verfärben sich Haut, Schleimhäute und auch die Lederhaut des Auges gelb (Gelbsucht oder Ikterus).

#### Normalbereich
- direktes Bilirubin im Blut: < 0,3 mg/dl = 5,1 µmol/l
- indirektes Bilirubin (= Gesamt-Bili – direktes Bili) im Blut: < 0,8 mg/dl = < 13,7 µmol/l
- Gesamtbilirubin (= direktes Bili + indirektes Bili) im Blut: < 1,1 mg/dl = < 18,8 µmol/l
- Neugeborene: je nach Lebenstag insgesamt höher aufgrund der noch nicht voll ausgereiften Leberfunktion
- Urobilinogen im Urin: nicht nachweisbar.

#### Indikation
Nachweis, Ursachensuche und Verlaufskontrolle einer Gelbsucht.

#### Ursachen erhöhter Werte (Hyperbilirubinämie)
- Lebererkrankungen, z. B. akute Leberentzündung (Virushepatitis), Leberzirrhose, Leberschädigung im Rahmen einer Vergiftung
- Stauung der Gallenflüssigkeit (Cholestase), z. B. infolge einer Entzündung oder eines Abflusshindernisses in den Gallengängen durch Gallensteine oder Tumor
- übermäßiger Abbau von Erythrozyten (Hämolyse), z. B. bei hämolytischen Anämien, Blutgruppenunverträglichkeit bei Transfusionen
- angeborene Bilirubinausscheidungsstörungen wie das Meulengracht-Syndrom. Dabei ist die Bilirubinausscheidung zwar verlangsamt, und es kommt bei Stress oder Hungerzuständen zu einer leichten Gelbfärbung von Augäpfeln oder Haut, ansonsten ist aber die Leberfunktion normal, und die Aussichten für den Betroffenen sind gut.
- bei Neugeborenen: Neugeborenenikterus.

### gamma-GT (Gamma-Glutamyltransferase, gGT, γ-GT)

Das Enzym gamma-GT findet sich in höheren Konzentrationen in Leber, Nieren und Dünndarm. Die gamma-GT-Konzentrationen im Blut lassen Rückschlüsse auf Störungen der Leber bzw. Gallenwege zu.

#### Normalbereich Blut
Messung bei 37 °C.
- Frauen: < 38 U/l
- Männer: < 55 U/l.

#### Indikation
- Diagnose und Verlaufskontrolle von Erkrankungen der Leber und der Gallenwege
- Diagnose und Verlaufskontrolle bei chronischem Alkoholmissbrauch.

#### Ursachen erhöhter Werte
- Gallenstauung, entweder in der Leber oder durch Abflussstörungen der Galle, z. B. bei Steinen in den Gallengängen, Tumor der Bauchspeicheldrüse, Gallengangsentzündung
- Lebererkrankungen
- Alkoholmissbrauch
- Einnahme der »Pille« und anderer Medikamente (z. B. Anitepileptika, Rheumamedikamente, Diuretika).

## GOT (Glutamat-Oxalacetat-Transaminase, AST, ASAT, Aspartatamino-Transferase)

Das Enzym GOT kommt vor allem in Leber, Herz und Muskulatur vor und wird dort bei Erkrankungen in erhöhter Konzentration im Blut gefunden. Die GOT überträgt Aminogruppen, weshalb sie auch als Transaminase bezeichnet wird.

### Normalbereich Blut
Messung bei 37 °C.

- Frauen: < 35 U/l
- Männer: < 50 U/l.

### Indikation
Diagnose, Verlaufskontrolle und Schweregradbeurteilung bei Erkrankungen der Leber, der Skelettmuskulatur und beim Herzinfarkt.

### Ursachen erhöhter Werte
- akute und chronische Lebererkrankungen, besonders stark erhöht bei akuter Virushepatitis oder Leberschäden im Rahmen von Vergiftungen
- Herzinfarkt
- Muskelkrankheiten, besonders hoch bei Muskeldystrophie vom Typ Duchenne.

## GPT (Glutamat-Pyruvat-Transaminase, ALT, ALAT, Alanin-Amino-Transferase)

Das Enzym GPT gehört, wie die GOT, zu den Transaminasen und ist in höheren Konzentrationen hauptsächlich in der Leber zu finden.

### Normalbereich Blut
Messung bei 37 °C.

- Frauen: < 35 U/l
- Männer: < 50 U/l.

### Indikation
Diagnose, Verlaufs- und Therapiekontrolle von Erkrankungen der Leber und Gallenwege.

### Ursachen erhöhter Werte
Akute und chronische Lebererkrankungen jeglicher Art.

## GLDH (Glutamat-Dehydrogenase)

Das Enzym GLDH kommt in besonders hoher Konzentration in der Leber vor. Es geht beim Untergang von Leberzellen ins Blut über und wird dort in erhöhter Konzentration gefunden.

### Normalbereich Blut
Messung bei 37 °C.

- Frauen: < 5 U/l
- Männer: < 7 U/l.

### Indikation
Differenzialdiagnostik und Schweregradeinschätzung von Lebererkrankungen (Leberlabor).

### Ursachen erhöhter Werte
Schwere Lebererkrankungen mit Leberzelluntergang, z. B. schwere Virushepatitis, Vergiftungen.

## 12.13 Pankreaswerte

### Lipase (Pankreaslipase)

Lipasen sind fettspaltende Enzyme. Die im Blut gemessene Lipase stammt aus der Bauchspeicheldrüse.

**Normalbereich Blut**
Messung bei 37 °C.

< 60 U/l.

**Indikation**
- Verdacht auf Bauchspeicheldrüsenerkrankung oder Mitbeteiligung der Bauchspeicheldrüse bei anderen Erkrankungen des Bauchraums
- unklare Oberbauchbeschwerden.

**Ursachen erhöhter Werte**
- Bauchspeicheldrüsenentzündung
- nach ERCP
- fortgeschrittenes Nierenversagen.

**Normalbereich Blut**
Messung bei 37 °C, laborabhängig.

< 100 U/l.

**Indikation**
- Klärung unklarer Oberbauchbeschwerden
- Nachweis einer Bauchspeicheldrüsenentzündung
- Nachweis einer Speicheldrüsenerkrankung.

**Ursachen erhöhter Blutwerte**
- akute Bauchspeicheldrüsenentzündung oder akuter Schub einer chronischen Bauchspeicheldrüsenentzündung
- Bauchspeicheldrüsenbeteiligung bei anderen Erkrankungen im Bauchraum oder nach ERCP
- Erkrankung der Speicheldrüsen
- Alkoholmissbrauch
- Tumoren, vor allem Bauchspeicheldrüsenkrebs
- chronisches Nierenversagen.

### Alpha-Amylase ($\alpha$-Amylase)

Die in den Mundspeicheldrüsen und der Bauchspeicheldrüse gebildete alpha-Amylase ist ein Enzym der Kohlenhydratverdauung.

## 12.14 Nierenwerte

### Harnsäure (Urat)

Harnsäure entsteht beim Purin-Abbau und fällt vor allem bei fleischreicher Ernährung an, aber auch beim Abbau von Muskeln. Eine erhöhte Harnsäurekonzentration im Blut, d. h. eine Hyperurikämie, kann zu Nierensteinen oder Gicht führen.

**Normalbereich**
- Blut: Frauen 2,5–6 mg/dl (149–357 µmol/l), Männer 3,5–7 mg/dl (208–416 µmol/l)
- 24-Stunden-Sammelurin (bei normaler Kost): < 900 mg/24 Std. (5,35 mmol/24 Std.).

**Indikation**
Blut:
- Klärung von akuten Gelenkschmerzen, vor allem im Großzehengrundgelenk
- Nierensteine

- bei Erkrankungen und Situationen, die mit einem vermehrten Harnsäureanfall einhergehen, wie lange Fastenkuren, Krebstherapien.

24-Stunden-Sammelurin: Weitere Klärung einer unklaren Erhöhung der Harnsäure im Blut.

### Ursachen erhöhter Werte (Hyperurikämie)
- kurzzeitig nach starker körperlicher Anstrengung
- Hyperurikämie und Gicht (beide)
- Fasten
- Diuretika, Schmerzmittel oder das Parkinson-Medikament L-Dopa
- verminderte Harnsäureausscheidung über die Nieren, z. B. bei Nierenversagen, Alkoholmissbrauch, EPH-Gestose
- vermehrter Anfall von Harnsäure bei Knochenmarkerkrankungen, Leukämien, Tumoren, insbesondere während einer Strahlen- oder Chemotherapie.

## Harnstoff (Urea)

Der beim Eiweißabbau entstehende Ammoniak wird in der Leber zu Harnstoff »entgiftet«. Harnstoff gelangt dann über das Blut in die Nieren und wird mit dem Urin ausgeschieden.

### Normalbereich Blut
10–50 mg/dl (1,7–8,3 mmol/l).

### Indikation
Verlaufskontrolle einer stark eingeschränkten Nierenfunktion, insbesondere bei drohendem Nierenversagen sowie bei Dialysepatienten.

### Ursachen erhöhter Werte
- fortgeschrittenes chronisches Nierenversagen (zu mindestens 50 % eingeschränkte Nierenfunktion), akutes Nierenversagen
- ausgeprägter Flüssigkeitsmangel, Durst und Fieber
- sehr eiweißreiche Kost
- katabole Stoffwechsellage (starker Eiweißabbau, z. B. beim Fasten, nach Operationen).

### Ursachen erniedrigter Werte
- schwere Lebererkrankungen
- angeborene Stoffwechselstörungen (führen schon bei Neugeborenen zu Beschwerden)
- eiweißarme Ernährung.

## Kreatinin (Creatinin)

Kreatinin entsteht im Muskelstoffwechsel, wird aber auch mit der Nahrung aufgenommen. Da es nahezu vollständig und nur über die Nieren ausgeschieden wird, kann es zur Beurteilung der Nierenfunktion genutzt werden.

### Normalbereich Blut
Laborabhängig.
- Frauen: < 0,9 mg/dl
- Männer: < 1,1 mg/dl.

### Indikation
- Kontrolle der Nierenfunktion
- Verlaufskontrolle einer eingeschränkten Nierenfunktion.

### Ursachen erhöhter Werte
- Nierenversagen
- Flüssigkeitsmangel (v. a. bei älteren Patienten)
- exzessiver Verzehr von Fleisch
- ausgedehnte Muskelverletzungen.

## Kreatinin-Clearance (Creatinin-Clearance) und Cystatin C

Bei der Kreatinin-Clearance wird die Kreatininausscheidung pro Minute berechnet und auf die Körperoberfläche bezogen. Hierfür sind eine Blutentnahme und ein 24-Stunden-Sammelurin nötig. Die Kreatinin-Clearance erlaubt eine genaue Einschätzung der Nierenfunktion.

### Normalbereich
- bis zum 30. Lebensjahr, jeweils bezogen auf 1,73 m$^2$ Körperoberfläche: Frauen 70–110 ml/Min., Männer 95–140 ml/Min.

▶ danach pro Lebensjahrzehnt etwa –10 ml/Min.

**Indikation**
▶ Kontrolle der Nierenfunktion bei normalen oder nur leicht erhöhten Kreatininwerten im Serum
▶ Diagnose und Verlaufskontrolle einer eingeschränkten Nierenfunktion.

**Ursachen erniedrigter Werte**
Nierenfunktionsstörung jeglicher Ursache.

## 12.15 Kortisol

Das Nebennierenrindenhormon Kortisol (Cortisol) hat viele Wirkungen, v. a. in seiner Funktion als Leistungs- und Stresshormon. Kortisol ist zu 97 % an Transporteiweiße gebunden, biologisch aktiv ist nur das freie Kortisol. Die Abgabe ins Blut ist sehr von der Tageszeit abhängig, weshalb eine einzelne Bestimmung wenig hilfreich ist.

**Normalbereich**
▶ Gesamt-Kortisol im Blut: 8 Uhr: 9–32 µg/dl; 16 Uhr: 7–13 µg/dl
▶ freies Kortisol im 24-Stunden-Urin: 10–90 µg/24 Std.

**Indikation**
Mangel oder Überproduktion von Kortisol.

**Ursachen erhöhter Werte**
▶ Cushing-Syndrom
▶ schwere Krankheiten oder größere Operationen
▶ Depression
▶ Über- oder Untergewicht
▶ Alkoholmissbrauch
▶ starker Stress, unregelmäßiger Tagesrhythmus.

**Ursachen erniedrigter Werte**
▶ Unterfunktion der Nebennierenrinde
▶ Unterfunktion des Hypophysenvorderlappens oder Hypothalamus
▶ Adrenogenitales Syndrom
▶ Langzeitbehandlung mit Kortisonpräparaten.

**Hinweis**
Eine Veränderung des Transporteiweißes im Blut verändert auch die Gesamt-Kortisolkonzentration im Blut (z. B. Erhöhung bei Schwangerschaft, Behandlung mit Östrogenen, Pilleneinnahme). Das freie, also wirksame Kortisol ist aber normal, es liegt kein krankhafter Zustand vor.

## 12.16 Schilddrüse

### Schilddrüsen-Autoantikörper (SD-AK): MAK, TAK, TRAK, TPO-AK

Schilddrüsen-Autoantikörper richten sich gegen Bestandteile der Schilddrüse:
▶ Schilddrüsenperoxidase-Autoantikörper (TPO-AK, Anti-TPO) richten sich gegen ein Enzym, das eine wesentliche Rolle bei der Bildung von Schilddrüsenhormon spielt.
▶ Ziel der TSH-Rezeptor-Autoantikörper (TRAK, TSH-R-AK) sind die Andockstellen für das Hypophysenhormon TSH auf der Schilddrüsenzelloberfläche. In der Regel führen die TRAK zu einer verstärkten Abgabe von Schilddrüsenhormonen.
▶ Diagnostisch weniger bedeutsam sind z. B. TAK, (Thyreoglobulin-Autoantikörper, Tg-Ak) gegen die Schilddrüsenhormon-Vorläufersubstanz Thyreoglobulin, MAK (Schilddrüsen-Mikrosomen-Autoantikörper) gegen die Mikrosomen der Schilddrüse (abgegrenzte Strukturen in den Schilddrüsenzellen) sowie T3-Autoantikörper

und T4-Autoantikörper gegen die Schilddrüsenhormone T3 (Trijodthyronin) bzw. T4 (Thyroxin).

### Normalbereich Blut
Laborabhängig.

### Indikation
Unklare Schilddrüsenfunktionsstörung, Verdacht auf Schilddrüsenentzündung.

### Ursachen eines Antikörper-nachweises
- TPO-AK positiv bei 60–70 % der Patienten mit einer Basedow-Krankheit, bei 60–90 % der Patienten mit Hashimoto-Thyreoiditis, bei 5 % der Patienten mit Schilddrüsenautonomie/Gesunden
- TRAK positiv bei 80–100 % der Patienten mit einer Basedow-Krankheit, bei 10 % der Patienten mit Hashimoto-Thyreoiditis, bei 5 % der Patienten mit Schilddrüsenautonomie/Gesunden
- TAK positiv bei 10–20 % der Patienten mit einer Basedow-Krankheit, bei 30–40 % der Patienten mit Hashimoto-Thyreoiditis, bei 5 % der Patienten mit Schilddrüsenautonomie/Gesunden.

## T3 (Trijodthyronin, Triiodthyronin)

Das Schilddrüsenhormon T3 wird überwiegend durch Abspaltung eines Jods aus dem Schilddrüsenhormon T4 (Thyroxin) außerhalb der Schilddrüse gebildet. T3 ist das aktivere der beiden (→ Wirkung siehe T4). Es ist im Blut überwiegend an Eiweiße gebunden und biologisch inaktiv. Nur das freie Trijodthyronin – fT3 oder freies T3 – ist biologisch wirksam.

### Normalbereich Blut
- Gesamt-T3 (TT3): 0,9–1,8 µg/l (1,4–2,8 nmol/l)
- fT3: 3,5–8 ng/l (5,4–12,3 pmol/l).

### Indikation
Verdacht auf Unter- oder Überfunktion der Schilddrüse, der durch Bestimmung von T4 und TSH nicht zu klären ist

### Ursachen erhöhter Werte
- Schilddrüsenüberfunktion, Überdosierung von Schilddrüsenhormonen
- isolierte T3-Hyperthyreose.

### Ursachen erniedrigter Werte
- Schilddrüsenunterfunktion
- Behandlung mit Thyreostatika (hemmen die Schilddrüsentätigkeit)
- Low-T3-Syndrom durch verminderte Umwandlung von T4 zu T3 bei schwerstkranken Patienten (z. B. mit Blutvergiftung) oder im Alter.

## T4 (Thyroxin) und TBG (Thyroxinbindendes Globulin)

Das jodhaltige Schilddrüsenhormon T4 ist im Blut größtenteils an das TBG (thyroxinbindendes Globulin) gebunden. Biologisch aktiv ist nur das freie Thyroxin – fT4 oder freies T4.

Die beiden Schilddrüsenhormone T3 (Trijodthyronin) und T4 (Thyroxin) wirken praktisch auf den gesamten Organismus, wobei T3 wirksamer ist als T4. Sie steigern u. a. den Grundumsatz, also den Energieverbrauch und die Wärmeproduktion in Ruhe, sowie den Stoffwechsel. Sie sind unverzichtbar für ein normales Wachstum und die körperliche und geistige Entwicklung.

### Normalbereich Blut
- Gesamt-T4 (TT4): 55–110 µg/l (77–142 nmol/l)
- fT4: 8–18 ng/l (10–23 pmol/l).

### Indikation
- weiterführende Untersuchung bei Erhöhung oder Erniedrigung des TSH-Werts
- Verdacht auf Unter- oder Überfunktion der Schilddrüse
- Kontrolle einer Behandlung mit Schilddrüsenhormonen.

### Ursachen erhöhter Werte

- Schilddrüsenüberfunktion, z. B. bei autonomem Schilddrüsenadenom, Basedow-Krankheit oder im Frühstadium einer subakuten oder chronischen Schilddrüsenentzündung
- Überdosierung von Schilddrüsenhormonen
- Einnahme jodhaltiger Medikamente oder Untersuchung mit jodhaltigen Kontrastmitteln bei bis dahin unerkannter Schilddrüsenfunktionsstörung.

### Ursachen erniedrigter Werte

- Schilddrüsenunterfunktion, z. B. angeboren, bei chronischer Schilddrüsenentzündung, nach Schilddrüsenoperation oder Radiojodtherapie, bei Funktionseinschränkung der Hypophyse
- Überdosierung schilddrüsenfunktionshemmender Medikamente (Thyreostatika)
- extremer Jodmangel.

## TSH (Thyreoidea stimulierendes Hormon) und TRH-Stimulations-Test

Das Hypophysenvorderlappenhormon TSH reguliert die Jodaufnahme in die Schilddrüse und stimuliert die Schilddrüsentätigkeit. Die TSH-Freisetzung wiederum wird durch das Steuerhormon TRH (Thyreotropin-releasing-Hormon) aus dem Hypothalamus kontrolliert

Die TSH-Bestimmung ist der wichtigste Suchtest auf eine Hyper- und Hypothyreose (Schilddrüsenüber- bzw. -unterfunktion). Liegt der TSH-Wert außerhalb des Normalbereichs, folgen weitere Untersuchungen, vor allem die Bestimmung der Schilddrüsenhormone T3 und T4 sowie gelegentlich ein TRH-Stimulations-Test. Dabei wird geprüft, um wie viel der TSH-Wert auf Gabe von TRH ansteigt.

### Normalbereich Blut

- TSH: 0,4–4,0 mU/l
- TRH-Stimulations-Test: Anstieg des TSH-Werts nach TRH-Gabe um 2–25 mU/l.

### Indikation

TSH:
- Suchtest auf Schilddrüsenfunktionsstörungen, Neugeborenen-Screening
- Therapiekontrolle bei Behandlung mit Schilddrüsenhormonen
- Klärung von erhöhten Prolaktinspiegeln oder Cholesterinwerten im Blut
- unklare Krankheitszustände, bei denen die Möglichkeit einer Schilddrüsenfunktionsstörung besteht.

TRH-Stimulations-Test:
- unklare Schilddrüsenfunktionsstörungen, die durch Bestimmung der übrigen Schilddrüsenwerte nicht zu klären sind
- Erkrankungen von Hypothalamus und Hypophyse.

### Ursachen erhöhter Werte

TSH:
- Schilddrüsenunterfunktion
- selten TSH produzierende Tumoren der Hypophyse mit nachfolgender Schilddrüsenüberfunktion.

TRH-Stimulations-Test:
- Schilddrüsenunterfunktion
- Jodmangel.

### Ursachen erniedrigter Werte

TSH:
- Schilddrüsenüberfunktion
- erstes Schwangerschaftsdrittel, schwere körperliche und seelische Krankheiten, Behandlung mit Kortison oder Dopamin
- Funktionseinschränkung der Hypophyse oder des Hypothalamus.

TRH-Stimulations-Test:
- vor allem in Frühstadien verschiedener Schilddrüsenerkrankungen
- Behandlung mit Schilddrüsenhormonen, Schilddrüsenüberfunktion
- Schilddrüsenunterfunktion durch Hypophysenstörung.

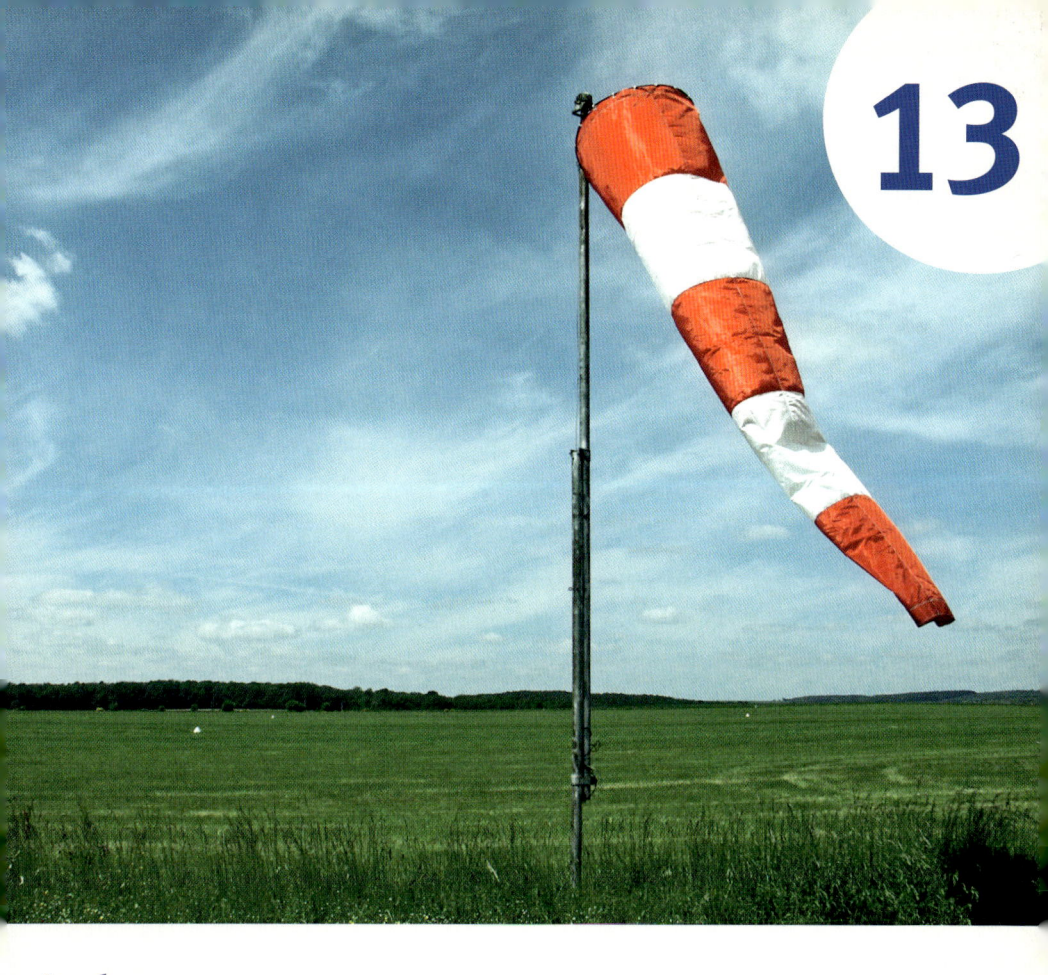

# Anhang

Register. . . . . . . . . . . . . . . . . . . . . . . . . . . . . . . . . . . . . . . . . . . . . . . . . . . . . . . . . . . . . . .  432
Abkürzungen . . . . . . . . . . . . . . . . . . . . . . . . . . . . . . . . . . . . . . . . . . . . . . . . . . . . . . . .  445
Abbildungsquellen . . . . . . . . . . . . . . . . . . . . . . . . . . . . . . . . . . . . . . . . . . . . . . . . . .  447

# Register

## α–ω

α-Amylase, Labor 426
α-Globuline, Labor 415
α-Globuline, Labor 415
γ-GT, Labor 424

## A

Abdomen
- akutes 235
- akutes, Ursachen: Abbildung 234
- Auskultation 227
- Perkussion 228
- Untersuchung 226

Abgeschlagenheit
- anhaltende abnorme: DD-Tabelle 55
- zeitweilige abnorme: DD-Tabelle 54

Ablaufschema
- Differenzialdiagnose 12
- Reanimation 30
- Schock 31

Abszess 364
abwendbar gefährlicher Verlauf 11
Achillessehnenreflex 83
Addison-Krise 36
Adipositas Grad III
- Verlauf, abwendbar gefährlicher 36

After
- Juckreiz: DD-Tabelle 258
- Schmerzen: DD-Tabelle 258

akutes Abdomen 235
Alanin-Amino-Transferase, Labor 425
Albumin, Labor 414
Alkalose
- Labor 419
- metabolische 419
- respiratorische 419
- Ursachen: Abbildung 419

Allen-Test 365
Allgemeinsymptome 34
- Anamnese 34

Alpha-Amylase, Labor 426
Alpha-Globuline, Labor 415
Altersschwerhörigkeit 168
ALT, Labor 425
Amaurosis fugax 134
AMD 132
Amnesie 97
Amylase, Labor 426
Anamnese 35
- Appetit 34
- Augen 114
- Bauchraum 226
- Bewegungsapparat 302
- Geschlechtsorgane 262
- Gewicht 34
- Haare, Haut 362
- Hals 138
- Harnwege 262
- Herz 192
- Kopfschmerzen 83
- Lunge 192
- Mund 138
- Nägel 362
- Nase 138
- Neurologie 70
- Ohren 138
- Rachen 138
- Schlafstörungen 34
- Sprache, Sprechen 138

Anfälle, tonisch-klonische 30
Angina herpetica 181
Angina Ludovici 150
Angina pectoris, instabile 30
Angst
- DD-Tabelle 103

Anisokorie 116
Anorexia nervosa 37
Anosmie 163
Anthrax
- Verlauf, abwendbar gefährlicher 367

Antigen, prostataspezifisches, Screening 23
Anzeichen
- Bewusstseinsstörungen 27
- Kreislaufversagen 26
- Notfall 26

Aphasie 158
Apoplex 30
Appetit
- Anamnese 34
- gesteigerter: DD-Tabelle 38

Appetitlosigkeit 43
Arm
- Beschwerden nach Gewalteinwirkung: DD-Tabelle 332
- Beschwerden ohne Gewalteinwirkung: DD-Tabelle 334

Arteria brachialis tasten 198
Arteria carotis tasten 198
Arteria dorsalis pedis tasten 199
Arteria femoralis tasten 198
Arteria poplitea tasten 198
Arteria tibialis posterior tasten 199
Arteriitis cranialis 134
Arteriitis temporalis 134
Arteriitis temporalis: Abbildung 107
Arzneimittelexanthem
- Abbildung 369

Aspartatamino-Transferase, Labor 425
AST, Labor 425
Aszites 226
Ataxie, sensorische 302
Atemgeräusch 195
Ateminsuffizienz
- Anzeichen 26

Atemnot
- akute: DD-Tabelle 202
- akute: Verlauf, abwendbar gefährlicher 201
- anhaltende, wiederkehrende: DD-Tabelle 205

Atmung kontrollieren 28
Atrophie 364
Augen
- Anamnese 114
- Untersuchung 114

Augenbewegungen 73
Augenhintergrund
- Glaukom: Abbildung 124
- Hypertonus 135
- normaler 117
- Retinopathie: Abbildung 135

Augeninnendruck
- Untersuchung 116

Augenjucken
- DD-Tabelle 126

Augenlid
- DD-Tabelle 119

Augenschmerzen
- DD-Tabelle 126

# Register

Auskultation
- Bauchraum 227
- Herz 199
- Herz, Abbildung 199
- Lunge 195

Auswurf
- DD-Tabelle 211

AV-Block: Abbildung 221

Azidose
- Labor 419
- metabolische 419
- Ursachen: Abbildung 419

## B

Basaliom 121
Basaliom: Abbildung 381
Bauchfellentzündung
- Verlauf, abwendbar gefährlicher 234

Bauchraum
- Anamnese 226
- Auskultation 227
- Blutung: Verlauf, abwendbar gefährlicher 233
- Palpation 229
- Perkussion 228
- Untersuchung 226

Bauchwassersucht 226
Bein
- Beschwerden nach Gewalteinwirkung: DD-Tabelle 342
- Beschwerden ohne Gewalteinwirkung: DD-Tabelle 348

Beinvenenthrombose
- Abbildung 310
- tiefe: Verlauf, abwendbar gefährlicher 310

Beißschutz 30
Belastungsdyspnoe 205
Beta-Globuline, Labor 415
Bewegungsapparat
- Anamnese 302
- Untersuchung 302

Bewegungsschwindel
- DD-Tabelle 93

Bewegungstremor 315
Bewusstlosigkeit
- Verlauf, abwendbar gefährlich 85

Bewusstseinsstörung

- Anzeichen 27
- DD-Tabelle 86

Bewusstseinstrübung
- DD-Tabelle 88

Bewusstseinsverlust
- DD-Tabelle 88

b-Globuline, Labor 415
Bigeminus: Abbildung 222
Bilirubin, Labor 424
Bindehautentzündung 126
Bizepssehnenreflex 81
Blase, Perkussion 263
Blepharochalasis 119
Blepharospasmus 116
Blickrichtungsnystagmus 116
Blutbild
- Labor 408
- weißes, Labor 409

Blutdruckmessung 193
Blutkörperchensenkungsgeschwindigkeit, Labor 422
Blutplasmathrombinzeit, Labor 410
Blutsenkung, Labor 422
Blutung
- aus dem Analbereich: DD-Tabelle 257
- Bauchraum: Verlauf, abwendbar gefährlicher 233
- gastrointestinale, Verlauf: abwendbar gefährlicher 233
- intrakranielle: Verlauf, abwendbar gefährlicher 85
- Scheide: DD-Tabelle 298

BMI, Body-Mass-Index 34
Botulismus 150
- Verlauf, abwendbar gefährlicher 85

Brachialispuls 198
Bradyarrhthmie: Abbildung 221
Bragard-Zeichen 309
Broca-Aphasie 158
Bronchophonie 197
Brüste
- Auffälligkeiten, äußere: DD-Tabelle 282
- Knoten, Schwellungen: DD-Tabelle 284
- Schmerzen: DD-Tabelle 285
- Untersuchung 264

Brustschmerzen
- DD-Tabelle 213
- Ursachen: Abbildung 213

Brustwirbelsäuleschmerzen
- DD-Tabelle 324

BSG, Labor 422
Bulla 364
BWS-Schmerzen
- DD-Tabelle 324

## C

Calcium, Labor 411
Chalazion 115
Chlorid, Labor 413
Cholesterin
- gesamt, Labor 416
- HDL, Labor 416
- LDL, Labor 417

Chorioretinitis 132
CK-BB, -MB, -MM 423
CK, Labor 423
Coma diabeticum 29
Cortisol, Labor 428
Courvoisier-Zeichen 231
C-Peptid, Labor 420
C-reaktives Protein, Labor 422
Creatinin-Clearance, Labor 427
Creatinin, Labor 427
Creatinkinase, Labor 423
CRP, Labor 422
- high sensitivity CRP 422

cTnl, cTnT, Labor 423
Cystatin C, Labor 427

## D

Damm-Beschwerden
- DD-Tabelle 280

Darmmilzbrand 367
Défense musculaire 232
Dehydratation 37
Denken, differenzialdiagnostisches 10
Depression
- DD-Tabelle 101

Desorientierung
- DD-Tabelle 99

Diabetes
- Augenkomplikationen 118
- Labor 420

diabetisches Koma 29
Diadochokinese 79

Diagnostik
- Diabetes, Labor 420
- hämatologische, Labor 408
- Herz, Labor 423
- Leber, Labor 424

Diaphanoskopie 263
Differenzialblutbild, Labor 409
Differenzialdiagnose
- Ablaufschema 12
- Anlässe 10

Differenzialdiagnosentabelle
- Abdomenschmerzen 235
- Abgeschlagenheit, anhaltende abnorme 55
- Abgeschlagenheit, zeitweilige abnorme 54
- After, Schmerzen und Juckreiz 258
- Angst 103
- Appetit, gesteigerter 38
- Armbeschwerden nach Gewalteinwirkung 332
- Armbeschwerden ohne Gewalteinwirkung 334
- Atemnot, akute 202
- Atemnot, anhaltende, wiederkehrende 205
- Augenjucken 126
- Augenlid-Auffälligkeiten 119
- Augenschmerzen 126
- Auge, schmerzlose Auffälligkeiten 124
- Auswurf 211
- Bauchschmerzen, akute 235
- Beinbeschwerden nach Gewalteinwirkung 342
- Beinbeschwerden ohne Gewalteinwirkung 348
- Bewegungsschwindel 93
- Bewusstseinsstörung 86
- Bewusstseinstrübung 88
- Bewusstseinsverlust 88
- Blutung aus dem Analbereich 257
- Blutung aus Scheide 298
- Brüste, äußere Auffälligkeiten 282
- Brüste, Knoten, Schwellungen 284
- Brüste, Schmerzen 285
- Brustschmerzen 213
- Brustwirbelsäule, Schmerzen 324
- Dammbeschwerden 280
- Depression 101
- Desorientierung 99
- Doppelbilder 130
- Druckgefühl im Ohr 164
- Durchfall, akuter 252
- Durchfall, chronischer 253
- Durst 46
- Dyspareunie 290
- Ellenbogenbeschwerden nach Gewalteinwirkung 332
- Ellenbogenbeschwerden ohne Gewalteinwirkung 334
- Erblindung, zunehmende 132
- Erbrechen und Übelkeit mit Bauch- oder Schluckbeschwerden 244
- Erbrechen und Übelkeit ohne Bauchbeschwerden 248
- Fersenbeschwerden 351
- Fieber und Beschwerden an Muskeln, Knochen, Gelenken und Haut 64
- Fieber und Beschwerden im Bauch-, Flanken, Genitalbereich 61
- Fieber und Beschwerden im Brustbereich 60
- Fieber und Beschwerden im Kopf- und Halsbereich 58
- Fieber und uncharakteristische Beschwerden 66
- Flankenschmerzen 238
- Frieren, übermäßiges 51
- Gangstörung, asymmetrische oder einseitige 357
- Gangstörung, beidseitige 359
- Gedächtnisstörung 97
- Genitalbereich, Hautveränderungen 294
- Genitalbereich, Jucken, Schmerzen 288
- Geräuschüberempfindlichkeit 171
- Geschlechtsverkehr, schmerzhafter 290
- Gesichtsschmerzen 176
- Gewichtsverlust 43
- Haarausfall 399
- Haarveränderungen 399
- Halluzinationen 105
- Halsschmerzen mit Fieber 146
- Halsschmerzen ohne Fieber 148
- Handbeschwerden nach Gewalteinwirkung 335
- Handbeschwerden ohne Gewalteinwirkung 337
- Harnabgang, ungewollter, verstärkter 274
- Haut, großflächiger Juckreiz 393
- Haut, Knoten unter der 387
- Haut, Schuppen 373
- Hautveränderungen, erhabene mit Hautverdickung und Schuppen ohne Fieber 373
- Hautveränderungen, erhabene mit Knötchen, Pusteln und Wucherungen ohne Fieber 380
- Hautveränderungen, erhabene mit Quaddeln, Bläschen und Blasen ohne Fieber 376
- Hautveränderungen, flache ohne Fieber 368
- Hautveränderungen im Genitalbereich 294
- Hautveränderungen mit Fieber 388
- Hautverdickungen 373
- Heiserkeit 154
- Heißhungerattacken 38
- Herzklopfen, -rasen und -stolpern, häufiges 219
- Herzklopfen, -rasen und -stolpern, seltenes 217
- Hinken, asymmetrisches oder einseitiges 357
- Hinken, beidseitiges 359
- Hodenbeschwerden 280
- Hüftschmerzen, akute 339
- Hüftschmerzen, chronische 340
- Husten, feuchter 211
- Husten, trockener 209
- Hyperakusis 171
- Inkontinenz 274
- Juckreiz, großflächiger an der Haut 393
- Kältegefühl 51
- Kniebeschwerden nach Gewalteinwirkung 342
- Kniebeschwerden ohne Gewalteinwirkung 344
- Knoten oder Schwellungen an Hals und Nacken 173
- Konzentrationsstörungen 97
- Kopfhautveränderungen 400

# Register

- Kopfschmerzen, akute 110
- Kopfschmerzen, chronische oder wiederkehrende 107
- Kreuzschmerzen 326
- Kribbeln 395
- Kurzatmigkeit, akute 202
- Kurzatmigkeit, anhaltende, wiederkehrende 205
- Lagerungsschwindel 93
- Lähmung 312
- Lärmüberempfindlichkeit 171
- Leistenschmerzen, akute 339
- Leistenschmerzen, chronische 340
- Lippenbeschwerden 179
- Menstruationsstörungen 295
- Missempfindungen 395
- Mittelbauchschmerzen 238
- Mittelfußbeschwerden 353
- Müdigkeit, anhaltende abnorme 55
- Müdigkeit, zeitweilige abnorme 54
- Mundgeruch mit weiteren Beschwerden 188
- Mundgeruch ohne weitere Beschwerden 187
- Mund, trockener 186
- Muskelkrampf 320
- Muskelschwäche 312
- Muskelzuckungen 318
- Myoklonus 318
- Nackenschmerzen 322
- Nagelbettveränderungen 402
- Nagelfalzveränderungen 402
- Nagelplattenveränderungen 403
- Nasenbeschwerden 160
- Nervosität 94
- Niedergeschlagenheit 101
- Oberbauchschmerzen 238
- Oberschenkelschmerzen, akute 339
- Oberschenkelschmerzen, chronische 340
- Obstipation 256
- Ohnmacht 86
- Ohrendruck 164
- Ohrenschmerzen 164
- Panik 103
- Parästhesie 395
- Penis, schmerzende, juckende Veränderungen 279
- Penis, schmerzlose Veränderungen 277
- Reizbarkeit 94
- Reizhusten 209
- Riechstörungen 163
- Rückenschmerzen 326
- Scheide, Blutung 298
- Scheidenausfluss 286
- Schluckbeschwerden vornehmlich bei fester Nahrung 152
- Schluckbeschwerden vornehmlich beim Trinken 150
- Schulterschmerzen, akute 328
- Schulterschmerzen, chronische 330
- Schwindel, unabhängig von Kopf- und Körperlage 91
- Schwitzen, übermäßiges 48
- Sehschwäche, zunehmende 132
- Sehverschlechterung, plötzliche 134
- Sinnestäuschung 105
- Sprachstörungen 158
- Sprechstörungen 156
- Sprunggelenksbeschwerden 351
- Steißbeinschmerzen 326
- Stimmstörungen 154
- Stuhl, blutiger 257
- Synkope 86
- Taubheitsgefühl 395
- Tinnitus 170
- Tremor 315
- Übelkeit und Erbrechen mit Bauch- und Schluckbeschwerden 244
- Übelkeit und Erbrechen ohne Bauchbeschwerden 248
- Unterbauchschmerzen 242
- Unterleibsschmerzen, zyklusabhängige 300
- Urin, Farbveränderungen, Trübungen 269
- Urinmenge, veränderte 272
- Vergesslichkeit 97
- Verstimmung, depressive 101
- Verstopfung 256
- Verwirrtheit 99
- Wahn 105
- Wahrnehmungen, ungewöhnliche 130
- Wangenschleimhautbeschwerden 181
- Wasserlassen, erschwertes 272
- Wasserlassen, schmerzhaftes 266
- Zahnfleischbeschwerden 181
- Zahnschmerzen 176
- Zehenbeschwerden 353
- Zittern 315
- Zungenbeschwerden 184

Diphtherie 145
Doppelbilder
- DD-Tabelle 130
Dreitagefieber: Abbildung 390
Druckgefühl im Ohr
- DD-Tabelle 164
Durchblutungsstörungen
- Verlauf, abwendbar gefährlicher 311
Durchfall
- akuter: DD-Tabelle 252
- chronischer: DD-Tabelle 253
Durst
- DD-Tabelle 46
Dysarthrien 156
Dyspareunie
- DD-Tabelle 290
Dysphagia lusoria 152
Dyspnoe 205
Dysurie 266
- DD-Tabelle 266

# E

EbM 14
Effloreszenz 363
Eingeweideschmerz 238
Eisen, Labor 418
Eisenstoffwechsel, Labor 418
Eiweißelektrophorese, Labor 414
Eiweißstoffwechsel, Labor 414
Eklampsie
- Verlauf, abwendbar gefährlicher 265
Ektropium 121
Ekzem, seborrhoisches: Abbildung 373
Elektrolyte, Labor 411
Elektrolytverschiebung
- Verlauf, abwendbar gefährlicher 233

Ellenbogen
- Beschwerden nach Gewalteinwirkung: DD-Tabelle 332
- Beschwerden ohne Gewalteinwirkung: DD-Tabelle 334
- Untersuchung 307
Empfindlichkeit 20
Entropium 121
Entzündungswerte, Labor 422
Enzephalitis
- Verlauf, abwendbar gefährlicher 145
EPH-Gestose
- Verlauf, abwendbar gefährlicher 265
Epicondylitis humeri
- radialis 307
- ulnaris 307
Epilepsie 30
Erblindung
- Verlauf, abwendbar gefährlicher 118
- zunehmende: DD-Tabelle 132
Erbrechen
- Blut: DD-Tabelle 251
- mit Bauch- oder Schluckbeschwerden: DD-Tabelle 244
- ohne Bauchbeschwerden: DD-Tabelle 248
Erosion 364
Erstickung, drohende
- Verlauf, abwendbar gefährlicher 145
Erysipel: Abbildung 389
Erythema exsudativum multiforme: Abbildung 378
Erythema migrans: Abbildung 368
Erythema nodosum: Abbildung 380
Erythrozyten, Labor 408
evidenzbasierte Medizin 14
Exophthalmus 124
Exsikkose 37
- Verlauf, abwendbar gefährlicher 233
Extrasystolen, ventrikuläre: Abbildung 222
Extrasystole. supraventrikuläre: Abbildung 220
Extrauteringravidität
- Verlauf, abwendbar gefährlicher 234

## F

Falsch-negativ-Rate 20
Falsch-positiv-Rate 20
Fasciitis necroticans
- Verlauf, abwendbar gefährlicher 367
Faustschlussprobe 365
Fazialisparese 312
Fehlbesiedlung, bakterielle des Darms 253
Fehler 1. Art 20
Fehler 2. Art 20
Fehlgeburt, drohende
- Verlauf, abwendbar gefährlicher 265
Femoralispuls 198
Ferritin, Labor 418
Fersenbeschwerden
- DD-Tabelle 351
Fettstoffwechsel, Labor 416
Fibulaköpfchen-Syndrom
- Verlauf, abwendbar gefährlicher 310
Fieber
- Anamnese 35
- Beschwerden an Muskeln, Knochen, Gelenken und Haut: DD-Tabelle 64
- Beschwerden im Bauch-, Flanken- und Genitalbereich: DD-Tabelle 61
- Beschwerden im Brustbereich: DD-Tabelle 60
- Beschwerden im Kopf-, Halsbereich: DD-Tabelle 58
- Beschwerden, uncharakteristische: DD-Tabelle 66
- intermittierendes 35
- remittierendes 35
- unklares 66
- Untersuchung 36
- Verlauf, abwendbar gefährlicher 37
Fieberbläschen: Abbildung 377
Filzläuse 288
Finger-Finger-Versuch 79
Finger-Nase-Versuch 79
Fissur 364
Fixationsnystagmus 75
Fluor genitalis 286
Fluor vaginalis 286

Flussdiagramm
- Differenzialdiagnose 12
- Reanimation 30
- Schock 31
Folsäure, Labor 420
Frieren, übermäßiges
- DD-Tabelle 51
fT3, Labor 429
fT4, Labor 429
Fuß, Untersuchung 305

## G

Gamma-Globuline, Labor 415
Gamma-Glutamyltransferase, Labor 424
Gamma-GT, Labor 424
Gang
- ataktischer 302
- spastischer 302
Gangbild 302
Gangrän 364
Gangstörung
- asymmetrische: DD-Tabelle 357
- beidseitige: DD-Tabelle 359
- einseitige: DD-Tabelle 357
Gasbrand
- Verlauf, abwendbar gefährlicher 367
Gebärmutterhalskrebs
- Screening 22
Gedächtnisstörung
- DD-Tabelle 97
gefährliche Verläufe, abwendbar 11
Genitalbereich
- Hautveränderungen: DD-Tabelle 294
- Jucken, Schmerzen: DD-Tabelle 288
Genitale der Frau
- Palpation 264
- Untersuchung 263
Genitale des Mannes
- Palpation 263
- Untersuchung 263
Geräuschüberempfindlichkeit
- DD-Tabelle 171
Gerinnung, Labor 410
Gerstenkorn 115
Gesamtcholesterin, Labor 416
Gesamteiweiß, Labor 415

## Register

Gesamtprotein, Labor 415
Geschlechtsorgane
– Anamnese 262
Geschlechtsverkehr
– Schmerzen: DD-Tabelle 290
Gesichtsfeldausfall: Abbildung 71
Gesichtsschmerzen
– DD-Tabelle 176
Gewicht
– Anamnese 34
Gewichtsverlust
– DD-Tabelle 43
– Verlauf, abwendbar gefährlicher 37
Gewichtszunahme
– DD-Tabelle 40
Glaukom, akutes
– Verlauf, abwendbar gefährlicher 118
GLDH, Labor 425
Gleichgewicht prüfen 145
Globulin, thyroxinbindendes, Labor 429
Glossopharyngeus-Neuralgie 148
Glukosetoleranztest, oraler, Labor 421
Glutamat-Dehydrogenase, Labor 425
Glutamat-Oxalacetat-Transaminase, Labor 425
Glutamat-Pyruvat-Transaminase, Labor 425
Golferellenbogen 307
GOT, Labor 425
GPT, Labor 425
Grauer Star 132
Grüner Star 119, 124

## H

Haarausfall
– DD-Tabelle 399
Haare
– Anamnese 362
– Untersuchung 365
– Veränderungen: DD-Tabelle 399
Hagelkorn 115
Halluzinationen 105
– DD-Tabelle 105
Halslymphknoten palpieren 139
Halsschmerzen
– mit Fieber: DD-Tabelle 146
– ohne Fieber: DD-Tabelle 148
Halszysten 173
Hämatologie, Labor 408
Hand
– Beschwerden nach Gewalteinwirkung: DD-Tabelle 335
– Beschwerden ohne Gewalteinwirkung: DD-Tabelle 337
– Untersuchung 308
Handgelenk
– Untersuchung 308
Harnabgang
– ungewollter, verstärkter: DD-Tabelle 274
Harnsäure, Labor 426
Harnstoff, Labor 427
Harnwege
– Anamnese 262
– Untersuchung 262
Haut
– Anamnese 362
– Juckreiz, großflächiger: DD-Tabelle 393
– Knoten: DD-Tabelle 387
– Kopfhautveränderungen: DD-Tabelle 400
– Schuppen: DD-Tabelle 373
– Untersuchung 362
– Veränderungen, erhabene mit Knötchen, Pusteln und Wucherungen ohne Fieber: DD-Tabelle 380
– Veränderungen, erhabene mit Quaddeln, Bläschen und Blasen ohne Fieber: DD-Tabelle 376
– Veränderungen, erhabene ohne Fieber: DD-Tabelle 373
– Veränderungen, flache ohne Fieber: DD-Tabelle 368
– Veränderungen mit Fieber: DD-Tabelle 388
– Verdickungen: DD-Tabelle 373
Hautdelle: Abbildung 36
Hautfarbe 362
Hautmilzbrand 367
Hautturgor 36, 364
Hautveränderungen
– erhabene ohne Fieber: DD-Tabelle 373
– flache ohne Fieber: DD-Tabelle 368
– Genitalbereich: DD-Tabelle 294
– Knoten unter der Haut: DD-Tabelle 387
– mit Blasen und Quaddeln ohne Fieber: DD-Tabelle 376
– mit Fieber: DD-Tabelle 388
– mit Hautverdickung ohne Fieber: DD-Tabelle 373
– mit Knötchen, Pusteln, Wucherungen: DD-Tabelle 380
– mit Schuppen ohne Fieber: DD-Tabelle 373
HDL-Cholesterin, Labor 416
Heiserkeit
– DD-Tabelle 154
Heißhungerattacke
– DD-Tabelle 38
Herpangina 181
Herpesbläschen: Abbildung 377
Herpes zoster
– Abbildung 377
– Verlauf, abwendbar gefährlicher 367
Herz
– Anamnese 192
– Auskultation 199
– Labordiagnostik 423
– Untersuchung 197
Herzdruckmassage 29
Herzgeräusche: Abbildung 200
Herzinfarkt 30
– Verlauf, abwendbar gefährlicher 146, 201
Herzklopfen, -rasen und -stolpern
– häufiges: DD-Tabelle 219
– seltenes: DD-Tabelle 217
Herzrhythmusstörungen: Abbildung 219
Herzspitzenstoß 197
high density lipoprotein, Labor 416
high sensitivity CRP, Labor 422
Hinken
– asymmetrisches: DD-Tabelle 357
– beidseitiges: DD-Tabelle 359
– einseitiges: DD-Tabelle 357
Hirndruck, erhöhter
– Verlauf, abwendbar gefährlicher 85
Hirnnerven 70
Hodenbeschwerden
– DD-Tabelle 280

Hodentorsion
- Verlauf, abwendbar gefährlicher 265
Hordeolum 115
Horner-Syndrom 121
Hornhautentzündung 127
Hörweitenprüfung 144
hsCRP, Labor 422
Hüfte
- Schmerzen, akute: DD-Tabelle 339
- Schmerzen, chronische: DD-Tabelle 340
Husten
- feuchter: DD-Tabelle 211
- trockener: DD-Tabelle 209
HWS-Syndrom 322
Hypästhesie 395
Hyperakusis 74
- DD-Tabelle 171
Hyperalgie 395
Hyperästhesie 395
Hyperchlorämie 414
Hypercholesterinämie 416
Hyperglykämie 421
Hyperhidrosis 48
Hyperkaliämie 411
Hyperkalzämie 412
Hypermagnesiämie 413
Hypernatriämie 412
hyperosmolares Koma 29
Hyperphosphatämie 413
Hypersomnie 35
hypertensive Krise 29
Hyperthyreose 37
Hypertonus
- Augenhintergrund: Abbildung 135
Hypertriglyzeridämie 417
Hypochlorämie 414
Hypocholesterinämie 416
Hypoglykämie 29, 421
Hypokaliämie 411
Hypokalzämie 412
Hypomagnesiämie 413
Hyponatriämie 412
Hypophosphatämie 413
Hyposmie 163
Hyposphagma 124
Hypothyreose 37
Hypotonie, schwere
- Verlauf, abwendbar gefährlicher 201

## I

Immunglobuline, Labor 415
Impetigo: Abbildung 377
Inguinalhernie 232
Inkontinenz
- DD-Tabelle 274
Innenohrschwerhörigkeit 168
INR, Labor 410
Insulin, Labor 420
Intentionstremor 315
Inzidenz 15
Irisdiagnose 117

## J

Juckreiz
- After: DD-Tabelle 258
- Genitalbereich: DD-Tabelle 288
- Haut: DD-Tabelle 393

## K

Kachexie 37
Kalium, Labor 411
Kallmann-Syndrom 163
Kältegefühl, übermäßiges
- DD-Tabelle 51
Kalzium, Labor 411
Kammerflattern: Abbildung 222
Kammerflimmern: Abbildung 222
Karotispuls 198
Katarakt 132
Kauda-Syndrom
- Verlauf, abwendbar gefährlicher 310
Keratitis 127
Keratitis photoelectrica 126
Keratitis sicca 127
ketoazidotisches Koma 29
Kinderlähmung 150
Klappmesser-Phänomen 77
Knie
- Beschwerden nach Gewalteinwirkung: DD-Tabelle 342
- Beschwerden ohne Gewalteinwirkung: DD-Tabelle 344
- Untersuchung 304
Knie-Hacken-Versuch 79
Knötchen 364

Knoten oder Schwellungen an Hals und Nacken
- DD-Tabelle 173
Kolik, Ursachen: Abbildung 235
Koma
- diabetisches 29
- hyperosmolares 29
- ketoazidotisches 29
- Verlauf, abwendbar gefährlicher 85
Kompartmentsyndrom
- Verlauf, abwendbar gefährlicher 310
Konjunktiven
- Untersuchung 117
Konjunktivitis 126
Kontaktdermatitis: Abbildung 374
Kontinuafieber 35
Konvergenzreaktion 73
Konzentrationsstörungen
- DD-Tabelle 97
- Verlauf, abwendbar gefährlicher 86
Koordination 79
Kopfhautveränderungen
- DD-Tabelle 400
Kopfschmerzen
- akute: DD-Tabelle 110
- Anamnese 83
- chronische oder wiederkehrende: DD-Tabelle 107
Kopfschmerzpatienten
- Untersuchung 83
Kortisol, Labor 428
Kraftgrade 77
Kraft, Untersuchung 77
Krampfanfall 31
Kreatinin-Clearance, Labor 427
Kreatinin, Labor 427
Kreatinkinase, Labor 423
Kreislauf kontrollieren 28
Kreislaufversagen
- Anzeichen 26
Krepitation 196
Kreuzschmerzen
- DD-Tabelle 326
Kribbeln
- DD-Tabelle 395
Krise
- Addison-: Verlauf, abwendbar gefährlicher 36
- hypertensive 29

- hypertensive: Verlauf, abwendbar gefährlicher 201
- hyperthyreotische: Verlauf, abwendbar gefährlicher 37

Kurzatmigkeit
- akute: DD-Tabelle 202
- anhaltende, wiederkehrende: DD-Tabelle 205

Kutschersitz: Abbildung 202

# L

Labordiagnostik
- Diabetes 420
- Eiweißstoffwechsel 414
- Elektrolyte 411
- Entzündung 422
- Fettstoffwechsel 416
- Gerinnung 410
- Hämatologie 408
- Herz 423
- Leber 424
- Niere 426
- Pankreas 426
- Säure-Basen-Haushalt 419
- Schilddrüse 428

Laborwerte 408
Laborwerte, falsch positiv, negativ: Abbildung 22
Lageempfinden
- Untersuchung 81

Lagerungsnystagmus 75
Lagerungsprobe nach Ratschow 364
Lagerungsschwindel
- DD-Tabelle 93
- Untersuchung 75

Lähmung
- DD-Tabelle 312

Lärmüberempfindlichkeit
- DD-Tabelle 171

Laryngozele 173
Lasègue-Test 309
Lautheitsausgleich 171
LDL-Cholesterin, Labor 417
LDL-HDL-Quotient, Labor 417
Leber
- Labordiagnostik 424
- Palpation 230

Leiste

- Schmerzen, akute: DD-Tabelle 339
- Schmerzen, chronische: DD-Tabelle 340

Leistenhernie 232
Leukopenie 409
Leukozyten, Labor 408
Leukozytose 409
Lipase, Labor 426
Lippenbeschwerden
- DD-Tabelle 179

Lippenherpes: Abbildung 377
Loslassschmerz 232
low density lipoprotein, Labor 417
Lunge
- Anamnese 192
- Auskultation 195
- Perkussion 194
- Untersuchung 194

Lungenembolie
- Verlauf, abwendbar gefährlicher 202

Lungenentzündung
- Verlauf, abwendbar gefährlicher 202, 311

Lungengrenzen: Abbildung 195
Lungenmilzbrand 367
Lyell-Syndrom
- Verlauf, abwendbar gefährlicher 367

Lymphknoten
- axillär, infra-, supraklavikulär: Palpation 265
- Hals-, palpieren 139

# M

Magnesium, Labor 412
MAK, Labor 428
Makuladegeneration, altersbedingte 132
Malignom 37
Mammae, Untersuchung 264
Mandelabszess
- Verlauf, abwendbar gefährlicher 146

Masern: Abbildung 389
Mastoid 143
Mastoiditis
- Verlauf, abwendbar gefährlicher 146

MDS 311
Medizin, evidenzbasierte 14
Melanom: Abbildung 382
Meningitis
- Verlauf, abwendbar gefährlicher 85, 145

Meniskusschaden
- Untersuchung 305

Menstruationsstörungen
- DD-Tabelle 295

Mesenterialinfarkt
- Verlauf, abwendbar gefährlicher 234

Metrorrhagie 295
Milzbrand
- Verlauf, abwendbar gefährlicher 367

Milz palpieren 231
Minimalschielen 124
Miosis 116
Missempfindungen
- DD-Tabelle 395

Mittelfußbeschwerden
- DD-Tabelle 353

Mittelohrschwerhörigkeit 168
Monatsblutung, Störungen
- DD-Tabelle 295

Motorik, Untersuchung 76
Müdigkeit
- anhaltende abnorme: DD-Tabelle 55
- zeitweilige abnorme: DD-Tabelle 54

Mundbodenzyste 173
Mundgeruch
- mit weiteren Beschwerden: DD-Tabelle 188
- ohne weitere Beschwerden: DD-Tabelle 187

Mund, trockener
- DD-Tabelle 186

Murphy-Zeichen 231
Muskel
- Labordiagnostik 423

Muskelkrampf
- DD-Tabelle 320

Muskelschwäche
- DD-Tabelle 312

Muskeltonus
- Untersuchung 76

Muskelzuckungen
- DD-Tabelle 318

Mydriasis 116
Myogelose 173
Myokarditis
– Verlauf, abwendbar gefährlicher 202
Myoklonus
– DD-Tabelle 318
Myositis, okuläre 126

# N

Nackenschmerzen
– DD-Tabelle 322
Naevuszellnaevus: Abbildung 381
Nägel
– Anamnese 362
– Untersuchung 366
Nagelbettveränderungen
– DD-Tabelle 402
Nagelfalzveränderungen
– DD-Tabelle 402
Nagelplattenveränderungen
– DD-Tabelle 403
Nasenbeschwerden
– DD-Tabelle 160
Nasenbluten
– Verlauf, abwendbar gefährlicher 145
Nasenpolypen 160
Natrium, Labor 412
Nebengeräusche
– Auskulation Lunge 196
negative predictive value 22
negativer Vorhersagewert 22
Nervenaustrittspunkte 142
Nervendehnungstest 309
Nervenschäden
– Verlauf, abwendbar gefährlicher 311
Nervosität
– DD-Tabelle 94
Nervus abducens 72
Nervus accessorius 76
Nervus facialis 73
– Verlauf: Abbidlung 74
Nervus glossopharyngeus 75
Nervus hypoglossus 76
Nervus oculomotorius 72
Nervus olfactorius 70
Nervus recurrens 76, 154
Nervus trigeminus 73

Nervus trochlearis 72
Nervus vagus 75
Nervus vestibulocochlearis 74
Netzhautablösung 119
Netzhautarterienverschluss 119, 134
Netzhautmigräne 134
Netzhautvenenverschluss 134
Neuralgien 176
Neuritis nervi optici 134
Neurodermitis: Abbildung 374
Neutralfette, Labor 417
Niedergeschlagenheit
– DD-Tabelle 101
Niere
– Labordiagnostik 426
– Palpation 262
Niereninfarkt
– Verlauf, abwendbar gefährlicher 265
Nierenversagen, akutes
– Verlauf, abwendbar gefährlicher 265
Notfall 26
– Angina pectoris, instabile 30
– Anzeichen 26
– Ateminsuffizienz 26
– Bewusstseinsstörungen 27
– Herzinfarkt 30
– Hypoglykämie 29
– Krampfanfall 31
– Kreislaufversagen 26
– Krise, hypertensive 29
– Schlaganfall 30
– Schmerzen 27
– Schock 28
Notruf tätigen 28
NPV 22
Nüchternblutzucker, Labor 420
Nüchtern-Glukose, Labor 420
Nystagmus 74, 116

# O

Oberschenkel
– Schmerzen, akute: DD-Tabelle 339
– Schmerzen, chronische: DD-Tabelle 340
Obstipation
– DD-Tabelle 256
Ödem 364

– Hautdelle: Abbildung 36
oGTT, Labor 421
Ohnmacht
– DD-Tabelle 86
Ohrendruck
– DD-Tabelle 164
Ohrenschmerzen
– DD-Tabelle 164
Olfaktometrie 163
Ophthalmoskopie 117
Orbitalphlegmone 120
Orthopnoe 205

# P

Painful arc, drop 306
Palpation
– A. brachialis 198
– A. carotis 198
– A. dorsalis pedis 199
– A. femoralis 198
– A. poplitea 198
– A. radialis 198
– A. tibialis posterior 199
– Bauchraum 229
– Genitale der Frau 263
– Genitale des Mannes 263
– Halslymphknoten 139
– Haut 364
– Herzspitzenstoß 197
– Leber 230
– Lymphknoten, axillär, infra-, supraklavikulär 265
– Mammae 264
– Milz 231
– Niere 262
Panik
– DD-Tabelle 103
Pankreas
– Labordiagnostik 426
Pankreaskarzinom
– Verlauf, abwendbar gefährlicher 234
Pankreaslipase, Labor 426
Pankreatitis, akute
– Verlauf, abwendbar gefährlicher 234
Papel 364
Papillitis 134
Parasomnie 35
Parästhesie 395

- DD-Tabelle 395
partielle Thromboplastinzeit, Labor 410
Patellarsehnenreflex 82
Payr-Zeichen 365
Penis
- Veränderungen, schmerzende, juckende: DD-Tabelle 279
- Veränderungen, schmerzlose: DD-Tabelle 277
Peritonitis
- Verlauf, abwendbar gefährlicher 234, 265
Perkussion
- Bauchraum 228
- Blase 263
- Lunge 194
Perthes-Test 365
Phonophobie 171
Phosphat-Clearance 413
Phosphat, Labor 413
Pityriasis versicolor: Abbildung 374
Plazentalösung, vorzeitige
- Verlauf, abwendbar gefährlicher 266
Pneumonie
- Verlauf, abwendbar gefährlicher 202, 311
Polio 150
Politzer-Test 144
Poplitealpuls 198
positive predictive value 21
positiver Vorhersagewert 21
Postmenopausenblutungen 295
PPV 21
Präemklampsie
- Verlauf, abwendbar gefährlicher 265
Prävalenz 15
Presbyakusis 168
Propriozeption, mangelhafte 79
Prostatakrebs, Screening 23
prostataspezifisches Antigen
- Screening 23
Protein, C-reaktives, Labor 422
Proteinelektrophorese, Labor 414
Pruritus
- After: DD-Tabelle 258
- großflächiger: DD-Tabelle 393
PSA, Screening 23
Pseudotumor cerebri 134
Psoriasis, Abbildung 373

Ptosis, angeborene 121
PTT, Labor 410
PTZ, Labor 410
Puls 198
- A. brachialis 198
- A. carotis 198
- A. dorsalis pedis 199
- A. femoralis 198
- A. poplitea 198
- A. tibialis posterior 199
- tasten: Abbildung 198
Pupillenreaktion 72, 116
- Abbildung 72
Pupille untersuchen 116
Pustel 364
Pyelonephritis
- Verlauf, abwendbar gefährlicher 265

## Q

Quickwert, Labor 410

## R

Radialispuls 198
Radiusperiostreflex 82
Ratschow, Lagerungsprobe nach 364
Reanimation 29
- Flussdiagramm 30
Recruitment 171
Reflexe 81
- Achillessehnenreflex 83
- Bizepssehnenreflex 81
- Patellarsehnenreflex 82
- Radiusperiostreflex 82
- Trizepssehnenreflex 82
Reiben, pleuritisches 196
Reizbarkeit
- DD-Tabelle 94
Reizhusten
- DD-Tabelle 209
Relevanz 21
Retinitis pigmentosa 132
Retinopathie, diabetische: Abbildung 135
Retrobulbärneuritis 134
Richtig-negativ-Rate 20
Richtig-positiv-Rate 20

Riechstörungen
- DD-Tabelle 163
Riesenzellarteriitis 134
Rigidität 77
Ringelröteln: Abbildung 369
Rinne-Test 144
Romberg-Versuch 74
Röteln: Abbildung 390
Rückenmarkdurchblutungsstörung
- Verlauf, abwendbar gefährlicher 85
Rückenschmerzen
- akute: Verlauf, abwendbar gefährlicher 311
- DD-Tabelle 326
Ruhedyspnoe 205
Ruhetremor 315

## S

Sängerknötchen 154
Säure-Basen-Haushalt, Labor 419
Schädelbruch
- Verlauf, abwendbar gefährlicher 146
Schallleitungsschwerhörigkeit 168
Schallleitungsstörungen 144
Schallwahrnehmungsstörungen 144
Schamläuse 288
Scharlach: Abbildung 389
Scheide
- Ausfluss: DD-Tabelle 286
- Blutung: DD-Tabelle 298
Schema
- Ablauf Differenzialdiagnose 12
- Reanimation, Vorgehen 30
- Schock, Vorgehen 31
Schilddrüse
- Autoantikörper, Labor 428
- Labordiagnostik 428
- palpieren 139
Schilddrüsenentzündung 173
Schilddrüsengewebe, versprengtes 763
Schirmer-Test 118
Schläfenarterienentzündung 134
Schlafstörungen
- Anamnese 34
Schlaganfall 30

- Verlauf, abwendbar gefährlicher 85, 146
Schluckbeschwerden
- vornehmlich bei fester Nahrung: DD-Tabelle 152
- vornehmlich beim Trinken: DD-Tabelle 150
Schlupflid 119
Schmerzempfinden
- Untersuchung 80
Schmerzen
- After: DD-Tabelle 258
- Ausstrahlung im Bauchraum: Abbildugn 238
- Bauchraum, gesamter: DD-Tabelle 235
- Brust: DD-Tabelle 213
- Brüste: DD-Tabelle 285
- Brust, Ursachen: Abbildung 213
- Brustwirbelsäule: DD-Tabelle 324
- Flanke: DD-Tabelle 238
- Geschlechtsverkehr: DD-Tabelle 290
- Hüfte, akute S.: DD-Tabelle 339
- Hüfte, chronische S.: DD-Tabelle 340
- Kolik, Ursachen: Abbildung 235
- Kreuz: DD-Tabelle 326
- Leiste, akute S.: DD-Tabelle 339
- Leiste, chronische S.: DD-Tabelle 340
- Mittelbauch: DD-Tabelle 238
- Nacken: DD-Tabelle 322
- Notfall 27
- Oberbauch: DD-Tabelle 238
- Oberschenkel, akute S.: DD-Tabelle 339
- Oberschenkel, chronische S.: DD-Tabelle 340
- Rücken, ganzer: DD-Tabelle 326
- Schulter, akute S.: DD-Tabelle 328
- Schulter, chronische S.: DD-Tabelle 330
- somatische 238
- Steißbein: DD-Tabelle 326
- Unterbauch: DD-Tabelle 242
- Unterleib, zyklusabhängige: DD-Tabelle 300
- viszerale 238
- Wasserlassen: DD-Tabelle 266

Schmetterlingserythem: Abbildung 368
Schock
- Anzeichen 28
- Flussdiagramm 31
- Haut, Zeichen an der 368
Schreiknötchen 154
Schubladenphänomen 305
Schulter
- Schmerzen, akute: DD-Tabelle 328
- Schmerzen, chronische: DD-Tabelle 330
- Untersuchung 305
Schulter-Arm-Syndrom 322
Schwangerschaft
- Verlauf, abwendbar gefährlicher 265
Schwindel
- unabhängig von Kopf- und Körperlage, DD-Tabelle 91
- Verlauf, abwendbar gefährlicher 85
Schwitzen, übermäßiges
- DD-Tabelle 48
Screening 22
- Gebärmutterhalskrebs 22
- Prostatakrebs 23
- Statistik 23
SD-AK, Labor 428
Segreganz 21
Sehbahn: Abbildung 71
Sehnerventzündung 134
Sehschwäche, zunehmende
- DD-Tabelle 132
Sehverschlechterung, plötzliche
- DD-Tabelle 134
Sekundäreffloreszenz 364
Sensibilität
- Untersuchung 80
Sensibilitätsstörungen
- Verlauf, abwendbar gefährlicher 368
Sensitivität 20
Sepsis 38
Sicca-Syndrom 127
Sinnestäuschung 105
- DD-Tabelle 105
Sinusbradykardie: Abbildung 219
Sinusrhythmus: Abbildung 219
Sinustachykardie: Abbildung 220
Sklerose 364
Spastik 77

Spezifität 20
Spinaliom: Abbildung 381
Spontannystagmus 116
Sprachstörungen 158
- DD-Tabelle 158
Sprechstörungen 156
Sprunggelenk
- Beschwerden: DD-Tabelle 351
- Untersuchung 305
Sputum 211
Star, Grauer 132
Star, Grüner 119, 124
Statistik
- Screening 23
Stehversuch 145
Steißbeinschmerzen
- DD-Tabelle 326
Steppergang 303
Stimmlippenlähmung 154
Stimmstörungen
- DD-Tabelle 154
Stresskrankheiten 94
Striae 826
Stroke 30
Suchtests 23
Suchuntersuchungen 20
Suizid
- Verlauf, abwendbar gefährlicher 85
SVES: Abbildung 220
Synkope
- DD-Tabelle 86

T

T3, Labor 429
T4, Labor 429
Tachyarrhyhmia absoluta: Abbildung 221
Tachykardie, supraventrikuläre: Abbildung 220
TAK, Labor 428
Tastempfinden
- Untersuchung 80
Taubheit: DD-Tabelle 168
Taubheitsgefühl
- DD-Tabelle 395
TBG, Labor 429
Teerstuhl
- DD-Tabelle 257
Temperaturempfinden
- Untersuchung 80

## Register

Temperatur, subfebrile 35
Temporalarteriitis 134
Tennisellenbogen 307
Tetanus
- Verlauf, abwendbar gefährlicher 311
Thorax untersuchen 193
Thrombinzeit, Labor 410
Thromboplastinzeit, Labor 410
Thromboplastinzeit, partielle, Labor 410
Thrombozyten, Labor 409
Thrombozytopenie 409
Thrombozytose 409
Thyreoidea stimulierendes Hormon, Labor 430
Thyreoiditis 173
thyroxinbindendes Globulin, Labor 429
Thyroxin, Labor 429
Tinea corporis: Abbildung 374
Tinnitus 170
- DD-Tabelle 170
Tollwut
- Verlauf, abwendbar gefährlicher 86
Totalprotein, Labor 415
Toynbee-Versuch 144
TPO-AK, Labor 428
TPZ, Labor 410
Tragus 143
TRAK, Labor 428
Tränenwege
- Untersuchung 117
Transferrin, Labor 418
Tremor
- DD-Tabelle 315
Trendelenburg-Versuch 365
TRH-Stimulations-Test, Labor 430
Trigeminusneuralgie 83
Triglyzeride, Labor 417
Trijodthyronin, Labor 429
Trizepssehnenreflex 82
Trommelschlägerfinger: Abbildung 403
Troponine, kardiale, Labor 423
TSH, Labor 430
Tubendurchlässigkeit prüfen 144
Tuber 364
Tumoren im Bauchraum
- Verlauf, abwendbar gefährlicher 234
TZ, Labor 410

## U

Übelkeit
- mit Bauch- oder Schluckbeschwerden: DD-Tabelle 244
- ohne Bauchbeschwerden: DD-Tabelle 248
Übersäuerung 419
Uhrglasnägel: Abbildung 403
Ulkus, Haut 364
Unterbauchschmerzen
- DD-Tabelle 242
- zyklusabhängige: DD-Tabelle 300
Unterberger-Tretversuch 145
Untersuchung
- Augen 114
- Augenbewegungen 73
- Augeninnendruck 116
- Bauchraum 226
- Bewegungsapparat 302
- Ellenbogen 307
- Extremität, obere 77, 305
- Extremität, untere 78, 303
- Fieber 36
- Fuß 305
- Genitale der Frau 263
- Genitale des Mannes 263
- Haare 365
- Hals 139
- Hand 308
- Handgelenk 308
- Harnwege 262
- Haut 362
- Herz 197
- Hirnnerven 70
- Hüfte 303
- Knie 304
- Konjunktiven 117
- Konvergenzreaktion 73
- Koordination 79
- Kopfschmerzpatienten 83
- Kraft 77
- Lageempfinden 81
- Lagerungsschwindel 75
- Lichtreaktion 72
- Lunge 194
- Mammae 264
- Meniskusschaden 305
- Motorik 76
- Mundhöhle und Rachen 140
- Muskeltonus 76
- Nägel 366
- Nase und Nasennebenhöhlen 142
- Nervus abducens 72
- Nervus accessorius 76
- Nervus facialis 73
- Nervus glossopharyngeus 75
- Nervus hypoglossus 76
- Nervus oculomotorius 72
- Nervus olfactorius 70
- Nervus trigeminus 73
- Nervus trochlearis 72
- Nervus vagus 75
- Nervus vestibulocochlearis 74
- Neurologie 70
- Nystagmus 74
- Ohr 143
- Pupille 116
- Schmerzempfinden 80
- Schulter 305
- Sensibilität 80
- Sprunggelenk 305
- Tastempfinden 80
- Temperaturempfinden 80
- Thorax 193
- Tränenwege 117
- Vibrationsempfinden 81
- Wirbelsäule 309
- Zunge 141
Urämie
- Verlauf, abwendbar gefährlicher 266
Urat, Labor 426
Urea, Labor 427
Urin
- Farbveränderungen: DD-Tabelle 269
- Menge, veränderte: DD-Tabelle 272
- Trübungen: DD-Tabelle 269
Urin-Teststreifen 266
Urobilinogen, Labor 424
Urtikaria 364

## V

Valsalva-Test 144
Venenzeichnung 226
Vergesslichkeit
- DD-Tabelle 97
- Verlauf, abwendbar gefährlicher 86
Verlauf, abwendbar gefährlicher 11
- Addison-Krise 36

- Adipositas Grad III  36
- Anorexia nervosa  37
- Anthrax  367
- Atemnot, akute  201, 202
- Augenkomplikationen bei Diabetes  118
- Bauchfellentzündung  234
- Beinvenenthrombose, tiefe  310
- Bewusstlosigkeit  85
- Blutung, gastrointestinale  233
- Blutung, intrakranielle  85
- Botulismus  85
- Dehydratation  37
- Diphtherie  145
- Durchblutungsstörungen  311
- Eklampsie  265
- Elektrolytverschiebung  233
- Enzephalitis  145
- EPH-Gestose  265
- Erblindung  118
- Erstickung, drohende  145
- Exsikkose  37, 233
- Extrauteringravidität  234
- Fasciitis necroticans  367
- Fehlgeburt, drohende  265
- Fibulaköpfchen-Syndrom  310
- Fieber  37
- Gasbrand  367
- Gewichtsverlust  37
- Glaukom, akutes  118
- Herpes zoster  367
- Herzinfarkt  146, 201
- Hirndruck, erhöhter  85
- Hodentorsion  265
- Hyperthyreose  37
- Hypothyreose  37
- Hypotonie, schwere  201
- Kachexie  37
- Kauda-Syndrom  310
- Koma  85
- Kompartmentsyndrom  310
- Konzentrationsstörungen  86
- Krise, hypertensive  201
- Lungenembolie  202
- Lungenentzündung  202
- Lyell-Syndrom  367
- Malignom  37
- Mandelabszess  146
- Mastoiditis  146
- Meningitis  85, 145
- Mesenterialinfarkt  234
- Milzbrand  367
- Myokarditis  202
- Nasenbluten, schweres  145
- Nervenschäden  311
- Netzhautablösung  119
- Netzhautarterienverschluss  119
- Niereninfarkt  265
- Nierenversagen, akutes  265
- Pankreaskarzinom  234
- Pankreatitis, akute  234
- Peritonitis  234, 265
- Plazentalösung, vorzeitige  266
- Pneumonie  202, 311
- Präemklampsie  265
- Pyelonephritis  265
- Rückenmarkdurchblutungsstörung  85
- Rückenschmerzen, akute  311
- Schädelbruch  146
- Schlaganfall  85, 146
- Schwangerschaftsstörungen  265
- Schwindel, unabhängig von Kopf- und Körperlage  85
- Sensibilitätsstörungen  368
- Sepsis  38
- Suizid  85
- Tetanus  311
- Tollwut  86
- Tumoren im Bauchraum  234
- Urämie  266
- Vergesslichkeit  86
- Verwirrtheit  86
- Zentralarterienverschluss  119

Verstimmung, depressive
 - DD-Tabelle  101
Verstopfung
 - DD-Tabelle  256
Verwirrtheit
 - DD-Tabelle  99
 - Verlauf, abwendbar gefährlicher  86
VES: Abbildung  222
Vesikula  364
Vibrationsempfinden
 - Untersuchung  81
Vorhersagewert
 - negativer  22
 - positiver  21
Vorhofflattern: Abbildung  220
Vorhofflimmern: Abbildung  220

# W

Wahn  105
 - DD-Tabelle  105
Wahrnehmungen, ungewöhnliche
 - DD-Tabelle  130
Wangenschleimhautbeschwerden
 - DD-Tabelle  181
Wasserlassen, erschwertes
 - DD-Tabelle  272
Wasserstoff-Atemtest  253
Watschelgang  303
Weber-Versuch  144
Wegener-Granulomatose  160
Weißes Blutbild, Labor  409
Windpocken: Abbildung  390
Wirbelsäule untersuchen  309

# X

Xanthelasmen  120
Xanthelasmen: Abbildung  381
Xerostomie  186

# Z

Zahnfleischbeschwerden
 - DD-Tabelle  181
Zahnradphänomen  77
Zahnschmerzen
 - DD-Tabelle  176
Zehenbeschwerden
 - DD-Tabelle  353
Zellulite: Abbildung  382
Zentralarterienverschluss  119, 134
Zentralvenenverschluss  134
Zittern
 - DD-Tabelle  315
Zungenbeschwerden
 - DD-Tabelle  184
Zwischenblutungen  295
Zyanose  362
Zyste  364

# Abkürzungen

| | |
|---|---|
| A., Aa. | Arteria, Arteriae |
| AD(H)S | Aufmerksamkeitsdefizit-(Hyperaktivitäts-)Syndrom |
| AIDS | Acquired Immune Deficiency Syndrome |
| AMD | Altersbedingte Makuladegeneration |
| ANA, anf | Antinukleäre Antikörper bzw. Faktoren |
| BMI | Body-Mass-Index |
| BZ | Blutzucker |
| BWS | Brustwirbesäule |
| C1–C8 | Cervikalsegmente |
| CCT | cranielle Computertomografie |
| CT | Computertomografie |
| ds-DNA-Ak | Doppelstrang-DNA-Antikörper |
| EbM | Evidenzbasierte Medizin |
| EKG | Elektrokardiogramm |
| EPH | Edema – Proteinurie – Hypertension |
| ERCP | endoskopisch-retrograde Cholangio-Pankreatographie |
| fT3, fT4 | freies T3 bzw. T4 |
| h | Stunden |
| HbA1c | glykolisiertes Hämoglobin als Langzeitmaß für »Zuckerlast« des Blutes |
| HWS | Halswirbelsäule |
| Hz | Hertz, 1 Hz = 1 Schwingung/s) |
| i. m. | intramuskulär (in den Muskel) |
| i. v. | intravenös (in die Vene) |
| ICR | Interkostalraum |
| IfSG | Infektionsschutzgesetz |
| L1–L5 | Lumbalsegmente |
| LE | Lupus erythematodes |
| LWS | Lendenwirbelsäule |
| M., Mm. | Musculus, Musculi |
| mg | Milligramm |

| | |
|---|---|
| Min. | Minuten |
| mmHg | Millimeter Quecksilbersäule |
| MMST | Mini-Mental-Status-Test |
| MRT | Magnetresonanztomogramm (= NMR, nuclear magnetic resonance) |
| MS | Multiple Sklerose |
| N., Nn. | Nervus, Nervi |
| NAP | Nervenaustrittspunkte |
| NSAR | nichtsteroidale Antirheumatika |
| PMS | Prämenstruelles Syndrom |
| RF | Rheumafaktor |
| s | Sekunde |
| s.c. | subkutan (unter die Haut) |
| S1–S4 | Sakralsegmente |
| SHT | Schädel-Hirn-Verletzung |
| SS-A, SS-B | Sjögren-Syndrom-Antigen A bzw. B |
| T3, T4 | Tri-, Tetrajodthyronin (Thyorxin). Schilddrüsenhormone |
| Th1–Th12 | Thorakalsegmente |
| TIA | transitorische ischämische Attacke |
| TRAK | Thyreotropin-(TSH-)Rezeptor-Autoantikörper |
| TSH | Thyroidea-stimulierendes Hormon |
| u.Ä. | und Ähnliche(s) |
| V., Vv. | Vena, Venae |
| V.a. | Verdacht auf |
| WPW-Syndrom | Wolff-Parkinson-White-Syndrom |

# Abbildungsquellen

## Fotos und Zeichnungen

| | |
|---|---|
| AMR | Foto: Anja Messerschmidt, Lübeck; Bearbeitung: Gerda Raichle, Ulm |
| ASL | Arne Schäffler, Augsburg |
| ASM | Michael Amarotico, München |
| BEU | Bernd Untiedt/Wikimedia |
| BVA | Berufsverband der Augenärzte Deutschlands e.V., Düsseldorf |
| CDC | Centers for Disease Control and Prevention, USA, www.cdc.gov |
| CVN | The UK Clinical Virology Network, www.clinical-virology.org |
| DGK | Deutsches Grünes Kreuz, Marburg |
| EIS | Eisfelder/Wikimedia |
| EST | Alicia Williams, Minnesota. Lizenziert unter Creative Commons CC-BY 2.5 |
| GPR | Gesundheitspraxis Roth, Zürich |
| GRA | Gerda Raichle, Ulm |
| GRE | Prof. Dr. Gerhard Grevers, Starnberg |
| HRE | Health Resources, www.health-res.com |
| HSH | Heiko Schaefer, Heiligenhaus |
| IRO | iroc.ch, Schweiz |
| ISP | Istockphoto.com, Kanada |
| JAN | Jan Schürmann, Dortmund, www.photojan.de; Sascha Loss, Köln, www.salossi.de |
| JMH | Dr. James Heilman (Jmh649), Kanada. Lizenziert unter Creative Commons Attribution-Share Alike 3.0. |
| KDP | Klaus D. Peter, Wiehl/Gummersbach |
| LFL | Dr. Mike Cadogan, www.lifeinthefastlane.com |
| MES | www.medspain.com |
| NCI | National Cancer Institute, USA, www.cancer.gov |
| NIH | National Institutes of Health, USA, www.nih.gov |
| OJO | eaglevis.net |
| PLA | Johannes Plattner, Innsbruck |
| PPU | Poupou l'quourouce/Wikimedia |
| PSK | Foto: Johannes Plattner, Innsbruck; Bearbeitung: Schäffler & Kollegen, Augsburg |
| RKL | Reinhold Klein, Pfaffenhofen |
| SKO | Schäffler & Kollegen, Augsburg |
| TIN | Thrombose-Initiative e.V., Ronneburg |
| WKY | Wikimedia |

## Kapitelöffner

| | |
|---|---|
| 1 | Fotolia.com – frankoppermann |
| 2 | Photocase.de – cinematic |
| 3 | Fotolia.com – bastan |
| 4 | Fotolia.com – Dawn |
| 5 | Photocase.de – misterQM |
| 6 | Photocase.de – designritter |
| 7 | Fotolia.com – fotografiche.eu |
| 8 | Istockphoto.com, Kanada |
| 9 | Fotolia.com – pr2is |
| 11 | Fotolia.com – Andre van der Veen |
| 12 | Photocase.de – Mr. Nico |
| 13 | Photocase.de – Gerti-G. |

# FOITZICK
www.foitzick-verlag.de

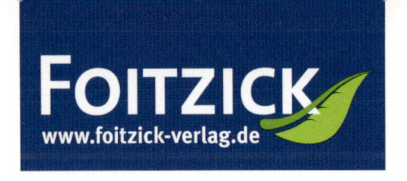

## Für Heilpraktiker in Praxis und Ausbildung

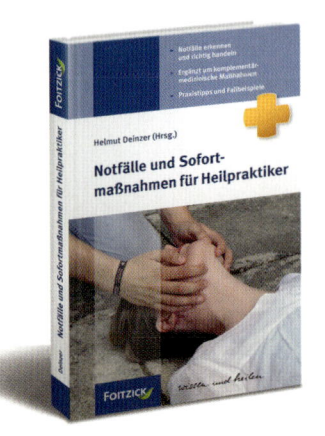

Helmut Deinzer (Hrsg.)

### Notfälle und Sofortmaßnahmen für Heilpraktiker

2009

216 farbige S., 70 Abb. und Abb.-Serien,
30 Tabellen, gebunden
ISBN 978-3-929338-49-2

EUR 29,95

**Praktisch:** Gliederung nach Leitsymptomen und Notfallarten, schnelle Wegweiser zu Reanimation, Schockbehandlung und Notfällen im Buchdeckel.

**Praktisch:** ergänzende naturheilkundliche Möglichkeiten im Notfall, Notfallmedikamente, die der Heilpraktiker einsetzen kann.

**Praktisch:** Rechtslage, Praxistipps, Fallbeispiele.

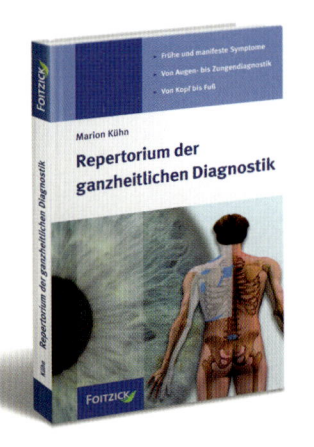

Marion Kühn

### Repertorium der ganzheitlichen Diagnostik

2010

128 S., 115 farbige Abb., gebunden
ISBN 978-3-929338-53-9

EUR 29,95

Das **Repertorium der ganzheitlichen Diagnostik** unterstützt die Diagnosefindung, indem es Befunde Organen und Organsystemen zuordnet und auf der anderen Seite für jedes Organ(system) mögliche Befunde auflistet.

Knappe Texte und anschauliche Abbildungen beschreiben Maximalpunkte, Meridiane, Reflexzonen sowie Zahn- und Irisbefunde, ergänzt um wichtige Laborwerte.

## Dermatome

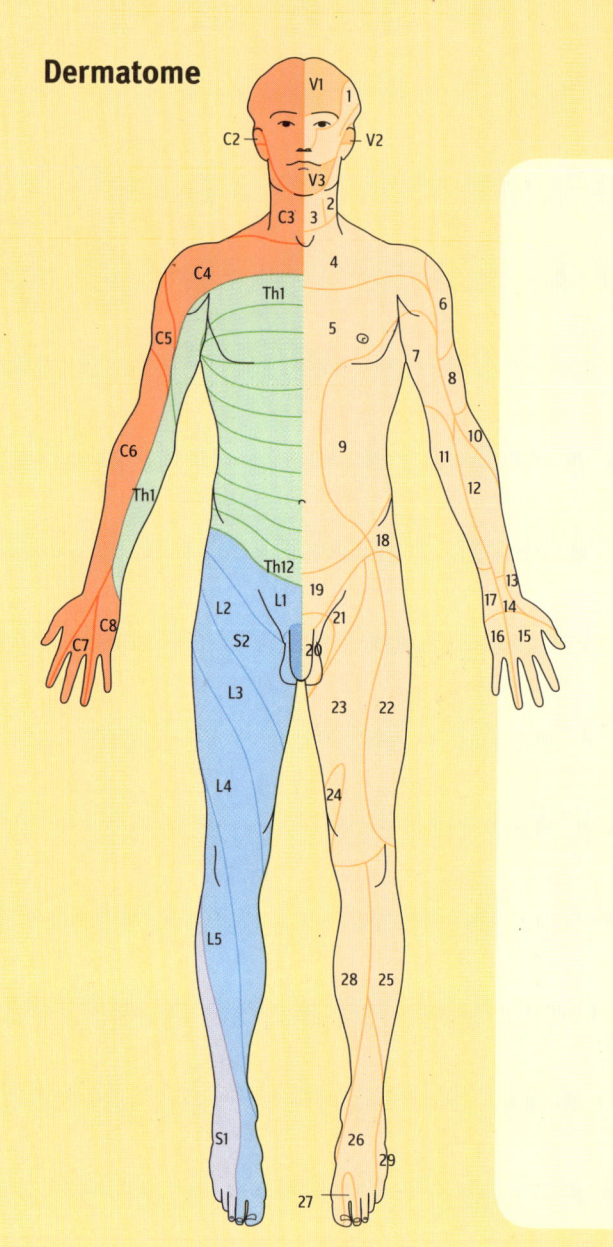

## Periphere Nerven

1. N. trigeminus (V1, V2, V3)
2. N. auricularis magnus
3. N. transversus colli
4. Nn. supraclaviculares
5. Rr. cutanei anteriores nn. intercostales
6. N. cutaneus brachii lateralis superior (N. axillaris)
7. N. cutaneus brachii medialis
8. N. cutaneus brachii posterior (N. radialis)
9. Rr. mammarii lateralis nn. intercostales
10. N. cutaneus antebrachii posterior (N. radialis)
11. N. cutaneus antebrachii medialis
12. N. cutaneus antebrachii lateralis (N. musculocutaneus)
13. Ramus superficialis n. radialis
14. R. palmaris n. mediani
15. N. medianus
16. Nn. digitales palmares communes (N. ulnaris)
17. N. palmaris n. ulnaris
18. R. cutaneus lateralis n. iliohypograstici
19. R. cutaneus anterior n. iliohypogastrici